第4版

从症状到诊断
循证学指导

Symptom to Diagnosis
An Evidence-Based Guide

原 著　Scott D.C. Stern
　　　　Adam S. Cifu
　　　　Diane Altkorn

主 译　任菁菁

副主译　曾学军　胡丙杰

译 者　(以姓氏汉语拼音为序)

戴晓敏	复旦大学附属中山医院	潘云菲	湖州市中心医院
顾 杰	复旦大学附属中山医院	任菁菁	浙江大学医学院附属第一医院
国丽茹	河北医科大学第四医院	任延平	西安交通大学第一附属医院
胡丙杰	广州医科大学	王彩霞	广州市第一人民医院
黄新园	嵊州市人民医院	叶 梅	武汉大学中南医院
蒋 黎	宁波市医疗中心李惠利医院	曾学军	北京协和医院
厉 蓓	浙江大学医学院附属杭州市	张 昀	北京协和医院
	第一人民医院	郑 旸	浙江大学医学院附属第一医院
廖晓阳	四川大学华西医院	郑晓文	广西医科大学第二附属医院
罗荧荃	中南大学湘雅二医院	周宁天	南京医科大学第一附属医院

秘 书
　　　　蒋 乐　浙江大学医学院附属第一医院

人民卫生出版社
·北京·

作　者

Jason Alexander, MD
Assistant Professor of Medicine
Section of General Internal Medicine
University of Chicago
Chicago, Illinois
Edema
Hypertension
Jaundice

Diane Altkorn, MD
Professor of Medicine
Section of General Internal Medicine
University of Chicago
Chicago, Illinois
Diagnostic Process
Screening and Healthcare Maintenance
Back Pain
Diabetes

David Beiser, MD
Associate Professor of Medicine
Section of Emergency Medicine
University of Chicago
Chicago, Illinois
Chest Pain

Nadia L. Bennett, MD, MSEd
Associate Professor of Clinical Medicine
Section of Hospital Medicine
University of Pennsylvania
Philadelphia, Pennsylvania
Wheezing and Stridor

Jean Luc Benoit, MD
Associate Professor of Medicine
Section of Infectious Diseases
University of Chicago
Chicago, Illinois
AIDS

Adam S. Cifu, MD
Professor of Medicine
Section of General Internal Medicine
University of Chicago
Chicago, Illinois
Hypercalcemia
Joint Pain

Ernie L. Esquivel, MD
Assistant Professor of Medicine
Section of Hospital Medicine, Division of General
Internal Medicine
Weill Cornell Medical College
New York, New York
Kidney Injury, Acute

Keith W. Hamilton, MD
Assistant Professor of Clinical Medicine
Division of Infectious Diseases
Perelman School of Medicine at the University of Pennsylvania
Philadelphia, Pennsylvania
Diarrhea

Philip Hoffman, MD
Professor of Medicine
Section of Hematology and Oncology
University of Chicago
Chicago, Illinois
Bleeding Disorders

Matthew M. Kalscheur, MD
Assistant Professor of Medicine
Division of Cardiovascular Medicine
University of Wisconsin School of Medicine and Public Health
Madison, Wisconsin
Hypotension

Ryan W. Nall, MD
Assistant Professor of Medicine
Division of General Internal Medicine
University of Florida
Gainesville, Florida
Sore Throat

Deepa Rani Nandiwada, MD, MS
Assistant Professor of Clinical Medicine
Division of General Internal Medicine
University of Pennsylvania, Perelman School of Medicine
Philadelphia, Pennsylvania
GI Bleeding

Andrew Olson, MD
Assistant Professor
Director, Medical Educator Scholarship and Development
Director, Becoming a Doctor Course
Departments of Medicine & Pediatrics
University of Minnesota Medical School
Weight Loss, Unintentional

Amber Pincavage, MD
Associate Professor of Medicine
Section of General Internal Medicine
University of Chicago
Chicago, Illinois
Dysuria

Jennifer Rusiecki, MD
Assistant Professor of Medicine
Section of General Internal Medicine
University of Chicago
Chicago, Illinois
Headache

Payal K. Sanghani, MD
Assistant Professor of Medicine
Section of General Internal medicine
Medical College of Wisconsin
Milwaukee, Wisconsin
Delirium

Elizabeth Schulwolf, MD, MA
Associate Professor of Medicine
Division of Hospital Medicine
Loyola Medicine
Maywood, Illinois
Screening and Healthcare Maintenance

Sachin Shah, MD
Associate Professor of Medicine and Pediatrics
Section of General Internal Medicine
University of Chicago
Chicago, Illinois
Hematuria

Jeremy Smith, MD
Associate Professor of Medicine
Division of General Internal Medicine
University of Wisconsin
Madison, Wisconsin
Anemia

Shobha W. Stack, PhD, MD
Assistant Professor of Medicine
Division of General Internal Medicine
University of Washington
Seattle, Washington
Abdominal Pain

Sarah Stein, MD
Associate Professor of Pediatrics and Medicine
Section of Dermatology
University of Chicago
Chicago, Illinois
Rash

Scott D. C. Stern, MD
Professor of Medicine
Section of General Internal Medicine
University of Chicago
Chicago, Illinois
Acid Base
Cough and Fever
Dizziness
Hyponatremia
Syncope

Robert L. Trowbridge, MD
Associate Professor of Medicine
Tufts University School of Medicine
Maine Medical Center
Portland, Maine
Dyspnea

Amy R. Weinstein, MD, MPH
Assistant Professor
Division of General Medicine
Harvard Medical School
Boston, Massachusetts
Fatigue

序

医学教育是关系我国教育和卫生健康事业优先发展的重要一环,全面提高医学人才培养质量是推进健康中国建设、保障人民健康的重要内容。一种疾病的诊断正确与否,关键在于临床医生是否拥有正确的诊断思维。

目前,流行病学、循证医学蓬勃发展,给传统的诊断思维带来了新的变革。在医学迅猛发展、临床实践日新月异的今天,临床医生面临的问题是如何从众多临床信息中高效地挑选出具有重要意义的证据,并以此做出正确的诊断。

在这样的大背景下,《从症状到诊断:循证学指导》(第4版)的译著应运而生。本译著对应的英文原著为 *Symptom to Diagnosis:An Evidence Based Guide*,4e,由芝加哥大学 Scott D.C. Stern,Adam S. Cifu,Diane Altkorn 三位教授编写。本书作者抽丝剥茧般对临床诊断流程进行讲解,对疾病的分析全面且细致。

本版译著由浙江大学医学院附属第一医院任菁菁主任领衔,联合国内诸多经验丰富的医学专家合作译成。在与原著保持较高的内容一致度及专业严谨度的情况下,本译著在翻译过程中经过不断汉化,更贴近国内语言表达习惯,易于国内读者阅读、学习。本书每一章节以一个真实病例作为线索,通过介绍疾病的教科书内容、疾病要点、循证医学诊断和治疗方法,对疾病进行全面讲解。希望临床医生或见习/实习医生可通过本书的学习,在医疗实践中不断总结经验,完善临床思维。

本版在既往版本的基础上,根据临床医学研究新进展及指南做了全面更新,更贴近于目前临床医生的日常诊疗工作现状。无论对医学生还是已踏入临床工作的医生来说,它都是一本不可多得的著作。鉴于此,我特提笔作序,望与广大读者共享。

巴德年

中国工程院院士

浙江大学医学院名誉院长

2022 年 7 月

前　言

随着现代医学模式已发展为生物—心理—社会医学模式，全科医学的原则之一——以人为中心显得尤为重要。由于某些局限于器官的疾病可有全身性的表现，某些全身性疾病亦可反映出某局部器官的临床征象，这些错综复杂的关系给临床诊断带来一定的阻碍。因此，对于现代医学生和医生来说，学好症状学并掌握未分化疾病的诊断技能极为重要。

本译著的英文原著 *Symptom to Diagnosis：An Evidence Based Guide，4e* 由芝加哥大学 Scott D.C. Stern，Adam S. Cifu，Diane Altkorn 三位教授编写，通过真实病例分享，基于循证医学逐步进行讲解，形象生动地介绍了如何对常见症状进行精准诊断。

为使本书在国内得到更广泛的使用，此次有幸由我担任主译、曾学军主任和胡丙杰教授担任副主译，同时邀请国内各省市 16 位知名专家共同承担此次翻译工作。在翻译过程中，我们秉承完整、规范、准确、顺畅、灵活的总原则，多次审稿、修订，在严格遵照原文的基础上对翻译语句反复推敲，以期通过更严谨、更流畅、更符合中文表达习惯的字句，为读者带来更权威的专业知识。

本译著第 1 章介绍了如何建立临床诊断思路，第 2 章介绍了如何选择健康筛查项目，第 3~33 章分别以具体病例为载体，详细地讲解了如何从主诉及相关病例信息初步构建鉴别诊断并对其排序，最后做出诊断并给出治疗方案。因此，对读者而言，既可通读全书，从中体会临床诊断的技巧，亦可在对某个疾病了解不充分时从本书中查找、学习，以查补漏缺。

本书在翻译过程中，全体译者认真负责、细心务实，但因水平和能力有限，仍难免存在不足之处，恳请使用本书的医学生和医生在阅读过程中将发现的问题不吝指出，谢谢！

浙江大学医学院附属第一医院

2022 年 7 月

原 著 前 言

我们编写《从症状到诊断：循证学指导》（第4版）一书的目的是介绍一种有趣、实用且内容丰富的途径来讲授内科的诊断流程。有趣在于每一章中都整合了真实的病例，使原本可能枯燥和令人昏昏欲睡的内容具有吸引力。内容丰富在于清楚地讲解了成为内科医生最困难的过程——做出准确的诊断。许多教科书只讲解了疾病本身，但没有讲解从患者的临床表现推理出诊断这一过程。虽然在没有指导的情况下，学生通常可直接凭借经验和直觉来学习这种诊断推理过程，但是我们认为可以给学生讲解诊断推理过程，让学生对诊断推理的理解从复杂变得简单。此外，在许多书中，对疾病的描述过于简化，也缺乏关于症状、体征和诊断性检查结果的预测价值的现有证据。对于经验不足的医生来说，基于典型表现的教学往往不能够帮助其辨认出常见但不典型的表现。这种疏忽加上缺乏对检查特征的了解，常常导致过早地排除诊断。

《从症状到诊断：循证学指导》（第4版）一书旨在帮助医学生和住院医生学习内科学，并将重点放在诊断这一具有挑战性的过程上。每一章都使用第一章中介绍的框架和术语来讨论一个常见的主诉，如胸痛。章节均以一个病例开始，讲解构建或组织鉴别诊断的方法。每个章节中提出的诊断步骤，给学习者提供了一套完成诊断流程的方法。随着病例的进展，临床推理思路逐渐清晰。每一个特别的病例的鉴别诊断会总结在表格中，表格内容包含主要诊断假设和重要备选诊断假设的临床证据和重要检查。随着章节的进展，后面也会对相关疾病进行回顾。如同在现实生活中一样，随着检查的进行，我们将病例展开，逐步确认或排除诊断。读者可不断地被文中一系列指导评估的问题所吸引。

《从症状到诊断：循证学指导》（第4版）一书可以通过三种方式使用。第一种，读者可以完整地阅读本书，以辅助完成医院见习。本书中的症状和疾病是我们通过借鉴普通内科医师学会/见习带教的核心医学见习课程指南而确定的，我们相信本书在讲授内科基础知识方面表现优异。第二种，本书也很适合读者通过学习个别章节来了解某个特定疾病。读者可通过专注阅读一个章节而学到解决问题的全面方法——鉴别诊断的框架，学习一部分有趣病例，以及对相

关疾病的回顾。第三种，本书也非常适用于通过使用索引词来回顾特定的疾病，以查找关于当前感兴趣的某特定疾病的资料。

本书讨论特定疾病的方法与其他大多数教科书不同。本书不仅将信息用强调符号列出，使其简明易读，而且将每一种疾病都分为四个部分进行讨论。本书中的第一部分"临床表现"，是对该特定疾病的常见或典型表现的简明陈述。第二部分"疾病要点"回顾相关的流行病学和病理生理学信息。第三部分"循证医学诊断"回顾特定疾病的病史、体格检查、实验室检查和影像学检查的准确性。我们尽可能列出了临床表现和检查结果的敏感度、特异度和似然比。此部分帮助我们指出了各种有助于"纳入"或"排除"各种疾病的表现。病史和体格检查结果具有高度特异性并且直接指向一个特定诊断的，用以下"指纹"图标表示：

$$\triangle_{FP} = 指纹$$

我们还对检查的选择提出建议。正是由于这一部分，使得这本书不同于许多其他图书。在最后一部分"治疗"中，我们复习了所考虑到的疾病的基本治疗方法。考虑到治疗手段的快速发展，我们主要讨论治疗的基本原则。

《从症状到诊断：循证学指导》（第4版）在回顾了相关文献后进行了全面更新，许多章节由新作者进行了大量修订，改动内容包括胸痛、晕厥、头晕和其他章节中的新步骤和方法。腹泻、黄疸、咳嗽和发热等章节讨论了新的诊断方法，筛查、糖尿病和高血压等章节中也加入了新的指南。

长期以来，很多学生都是通过"学徒制"和直觉来学习诊断方法。虽然各种疾病已有详细讲解，但诊断的方法还未规范化。在《从症状到诊断：循证学指导》（第4版）一书中，我们认为已经较好地阐明了这门科学和艺术，同时也使这本书读起来有趣。

Scott D. C. Stern, *MD*

Adam S. Cifu, *MD*

Diane Altkorn, *MD*

致　　谢

我们要感谢 21 位共同作者,感谢他们在本文拓展方面的辛勤付出。感谢 McGraw-Hill 公司 Harriet Lebowitz 与 James Shanahan 的支持,他们在整个过程中帮助了我们,并相信我们的愿景。感谢 Jennifer Bernstein 精心的文案编辑。我们的患者也值得特别赞扬,他们向我们分享了他们的生活,信任我们,并且当我们因能力有限而出错时原谅我们,就像他们有时也不可避免出错一样。正是为了他们,我们才反复实践自己的医术。

Scott Stern:我要感谢许多直接或间接为这本书做出贡献的一些人。首先,我要感谢我的妻子 Laura,她在我们近 42 年的人生以及此次著书过程中的不懈支持,才使得这项工作成为可能。我的母亲 Suzanne Black 女士,在她整个人生中她一直是我的支持者。还有其他一直给我鼓励的家庭成员,包括我的孩子 Michael、David 和 Elena,我的父亲 Robert Stern 和我的奶奶 Elsie Clamage。这里必须要提到我的两位导师,David Sischy 在与我共同工作的十年时间里,与我分享了许多他的临床智慧和见解。David 是我见过的最棒的诊断学家,他教过我很多临床知识,比我职业生涯中的任何人都多,我一直很感激他。我还要感谢我后期的导师 John Ultmann 博士,1983 年他在一家繁忙的血液肿瘤中心与患者进行日常交流时就展示了共情能力。

Adam Cifu:优秀的导师很难遇到,我一直很幸运有导师指导我的生活和事业。我父母给了我一切可能的机会。Claude Wintner 教会了我组织、奉献和专注的重要性,并且给我树立了一个天赋型导师的榜样。Olaf Andersen 培养了我对科学的兴趣并引领我踏入医学领域。Carol Bates 让我明白了成为内科专家和临床老师的意义。在我整个芝加哥大学就读期间,Halina Brukner 全程对我进行指导。我的家人 Sarah,Ben 和 Amelia 也时刻在提醒着我到底什么才是最重要的。谢谢你们。

Diane Altkorn:我要感谢芝加哥大学的学生和校务人员,感谢他们帮助我不断审视和完善我对临床医学的思考,以及如何实践和教授临床医学。我一直很庆幸我有这样的导师和老师们。我尤其要提到 Steven MacBride 博士,是他最先教我临床思维,是在他的影响下我才成为一名普通内科医生和临床医学教育工作者。作为一名住院医生和初级临床教员,我有幸加入芝加哥大学 Arthur Rubenstein 博士的医学部。Rubenstein 博士在医学各个领域出色的表现是我学习的榜样。他的亲切鼓励和许多有益的建议对我的职业发展非常重要。我要感谢我的家人。我的父母给予我毕生的支持和鼓励,我的丈夫 Bob 永远是那么有耐心并一直支持我做任何事,我的两个孩子 Danny 和 Emily 使我的人生变得完整。

目　录

第 1 章　诊断流程

遇到患者，该如何寻找可能的病因？

Diane Altkorn

诊断流程

对于所有医生来说，进行鉴别诊断、选择诊断性检查和解释检查结果是一项关键技能。诊断流程通常也被称为临床推理，过程复杂，临床推理错误占所有不良事件的17%。诊断错误可能由知识错误、信息收集错误和信息处理错误导致。虽然本章重点介绍临床推理过程，但请记住，在病史采集和体格检查过程中获得的信息，结合初步的实验室检查结果，是初步诊断推理的基础。如果收集到的资料不够准确，即使临床推理过程完美无缺，最终诊断也是错误的。因此，医生须具备完善的询问病史和体格检查技能。

临床医生通常使用双重推理过程来处理一个案例。推理过程1相对快速和直观，以模式识别为基础，将患者的表现与记忆中的疾病谱相匹配。推理过程2是一个较慢的过程，在此过程中临床医生使用明确的分析方法。当有经验的临床医生遇到简单的病例时，推理过程1的思维占主导地位，而当病例比较复杂或临床医生经验不足时，推理过程2的思维占主导地位。大多数时候，这两个推理思维会不自觉地融合在一起。临床医生应该意识到临床推理中常见的偏倚（表1-1），并反思自己的推理过程，寻找潜在的错误。本章将推理过程分解为一系列步骤，可以帮助医生完成庞大的鉴别诊断，避免偏倚，并在诊断错误时回顾性地识别错误的来源。

表 1-1　临床推理中常见的偏倚

偏倚名称	描述
可获得性	考虑容易记住的诊断而不是患病率
忽视基础概率	一味追求"斑马"*
代表性	忽视那些与怀疑诊断不一致的不典型特征
验证性偏倚	寻求数据来验证而不是反驳最初的假说
过早终止	过早结束诊断流程

*译者注：忽视基础概率——当你听到蹄声时，不要期待斑马。细节的描绘让我们高估基础概率，即基础概率错觉，推理中常见错误。

临床推理过程（图 1-1）

第 1 步：确定问题

确定你理解患者跟你说的内容。有时"我很累"意味着"我走路时气短"，有时则意味着"我的肌肉无力"。构建一个完整的问题清单，包括主诉、其他急性症状、体格检查异常、实验室检查异常、慢性活动性疾病（如糖尿病或高血压），以及重要的既往史（如肠梗阻或癌症史）。有关联的问题应归为一组，如气短和胸痛。每次评估患者时，必须明确各问题的内容。

第 2 步：构建鉴别诊断

鉴别诊断应该以一种**便于记忆**的方式来构建。面对某一问题，你可能能列出一长串病因或鉴别诊断，但这样做不一定有助于记忆和应用、组建临床上有用的鉴别诊断。相反，使用一些框架结构来建立、组织和记忆鉴别诊断反而更合适。具体问题的框架是可以是**解剖学框架**，常用于胸痛类问题；**器官/系统的框架**，用于有较广泛鉴别诊断的症状，如乏力；**生理学的框架**；或基于**关键点**（定义见下文）的框架。本书中的每一章都以一个具体问题的鉴别框架开始。使用这种框架已被证明可以提高医学生的诊断准确性。

第 3 步：组织鉴别诊断

将鉴别诊断组建为临床上有用的分组，可以系统地进行鉴别诊断。有时，最容易记住的框架并不能促进推理，如将呼吸困难的原因归为心脏或肺部。此时，有必要以一种有助于考虑各种诊断顺序的方式重新组织鉴别诊断框架。在临床上最有用的鉴别诊断框架是用关键点来组织的，关键点是用于对比诊断或临床特征的对立特征的其中之一。比如，长年的头痛与新发头痛，单侧水肿与双侧水肿，右下腹痛与上腹痛。如果首先用关键点来确定鉴别诊断的框架，就没有必要重新组织一种新的鉴别诊断推理步骤。

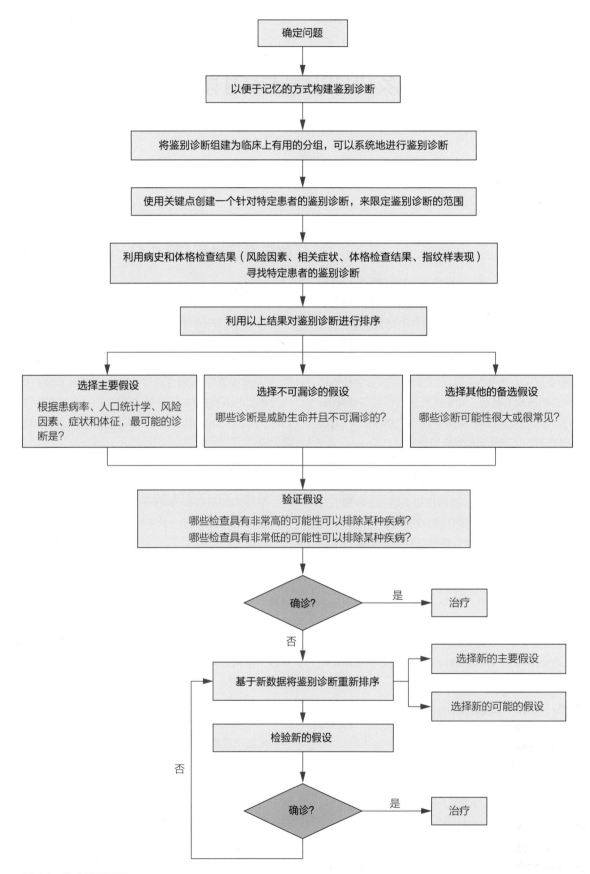

图 1-1 临床推理过程

你可以自己构建并重新组织鉴别诊断框架，或者以一种你认为有意义的方式组建鉴别诊断。本书中的每一章都包含一个诊断步骤，使用关键点来强调每个症状的逻辑推理途径。对于你遇到的每一个临床问题，步骤 2 和步骤 3 只需进行一次；随着经验的积累，你会发展出一套有逻辑的鉴别诊断框架和结构化的诊断方法来解决你遇到的问题。

第 4 步：限定鉴别诊断的范围

鉴别诊断中的每一种疾病不一定都与某个患者相关，所以使用**关键点**来创建一个**针对特定患者**的鉴别诊断可以帮助缩小范围。从病史和体格检查中提取关键点，使临床医生能够将庞大、全面的鉴别诊断限定在与该患者相关的更有针对性的诊断中。你对所有患者的临床推理中应包括这一步骤以及步骤 5~9。

第 5 步：利用病史和体格检查结果寻找可能的诊断结果

下一步是寻找指向最可能的诊断的临床线索。患者是否具有某一特定诊断的风险因素？患者对症状的描述是否表明可能的病因？你在体格检查中观察到了什么？注重阳性结果——在病史或体检中的阳性表现很重要（65% 的阳性表现的特异度 >80%，43% 的阳性表现的特异度 >90%）。1/3 有 LR+>5，16% 有 LR+>10。某些非常特异的阳性表现非常明确地指向某种特异的诊断，因为它们在没有此种疾病的患者中非常罕见，就像指纹指向一个特定的人一样，因为同样的指纹不会出现在另一个人的手上。这样的"指纹样"表现将在全书中用符号"FP"标记。另一方面，不要被阴性表现所迷惑；"典型"表现，特别是个别表现，往往不会出现。只有 21% 的阴性表现的敏感度 >80%，只有 11% 的敏感度 >90%；只有 7% 的 LR-<0.1。

第 6 步：对鉴别诊断进行排序

使用步骤 5 中获得的结果对鉴别诊断进行排序。即使在范围内的鉴别诊断，也不是所有的诊断都有相同的可能性或同样重要。对某个给定问题的鉴别诊断进行排序或确定其优先次序，有 4 种方法：可能性、概率性、预后性和实用性。

A. **可能性方法**：认为所有考虑到的病因可能性相同，同时对所有病因进行检验。这并非一个有用的方法。

B. **概率性方法**：首先考虑那些更有可能发生的疾病；也就是具有最大的**验前概率**的疾病，验前概率即在进一步检验之前某疾病存在的概率。

C. **考虑预后的方法**：首先考虑最严重的诊断。

D. **注重实用性的方法**：首先考虑治疗最主要的诊断。

显然，每个方法都有其局限性。有经验的临床医生在对鉴别诊断进行重组和排序时，同时结合了概率、预后和实用性的方法，以决定何时、如何选择检验（表 1-2）。临床医生利

表 1-2　鉴别诊断排序

诊断假设	可选择的检查
主要假设	
• 根据患病率、人口统计学、风险因素、症状和体征，最可能的诊断	选择可确诊疾病的检查
	• 高特异性
	• 高 LR+
备选假设	
• 威胁生命的诊断——**不可漏诊**	选择可排除疾病的检查
• 患病率高的诊断——**最常见**	• 高敏感度
• 根据人口统计学、风险因素、症状和体征，合理的诊断	• 极低 LR-
其他假设	
• 未排除	不要在最初进行检查
• 不严重、可治疗，或可在最初检查	• 在主要假设和备选假设不成立时才进行检查
排除的假设	
• 根据人口统计学、风险因素、症状和体征或之前的检查，诊断不成立	不需做进一步检查

用其对关键点、"指纹样"表现、风险因素、疾病的典型或"教科书"式的表现、疾病表现的变异性以及患病率和预后的考虑来选择一个主要的假设、"不可漏诊"的假设以及其他可能的备选假设。

第 7 步：检验假设

有时根据初步的信息即可明确诊断并进行治疗。但大多数时候，你需要其他信息来证实你的诊断假设，也就是说，你需要进行诊断性检查。你选择检查的时候应该了解此检查能多大程度地改变疑诊疾病的可能性。

第 8 步：根据新的数据，重新对鉴别进行排序

切记，排除一种疾病通常是不够的；你还必须确定引起患者症状的原因。例如，你可能已经排除了胸痛的原因是心肌梗死（myocardial infarction，MI），但你仍需要确定胸痛是否由胃食管反流、肌肉劳损、主动脉夹层等引起。当你尚未做出诊断，或数据与你的原始假设矛盾时，应该退回到全面的鉴别诊断，将新的数据纳入考虑并将鉴别诊断重新排序。不重新考虑各种可能性被称为过早终止（表 1-1），也是临床医生最常犯的诊断错误之一。

第 9 步：检验新的假设

重复以上步骤直到做出诊断。

构建鉴别诊断

第1步:确定问题

病例 1

S夫人,58岁女性,左侧小腿肿胀伴疼痛2天就诊于急诊室。轻度发热,但无胸痛、气短、腹痛等症状。既往高血压、膝关节骨关节炎病史,胆囊切除术史,无其他病史、手术史及骨折史。服用氢氯噻嗪。1个月前行盆腔检查及宫颈巴氏涂片正常。查体发现左侧小腿周长较右侧小腿长3.5cm,凹陷性水肿(+)。左侧小腿均匀发红、柔软,沿腘静脉及左侧小腿内侧有轻微触痛。左脚可见一愈合中的切口。体温37.7℃。其余正常。

S太太的问题都有哪些?

病史询问应该以急性问题开始,然后是慢性活动性问题,最后是非活动性问题。S夫人的问题是:①左腿水肿疼痛并有红斑;②高血压;③膝关节骨关节炎;④胆囊切除术后的状况。

第2步:构建鉴别诊断

对于水肿,如何构建鉴别诊断?

正如第17章中所讨论的,特定问题的全面鉴别诊断构建从水肿的分布开始:全身与单侧,肢体与局部。水肿的原因在每一个分组中都是不同的。例如,心力衰竭和慢性肾脏病引起的是全身性水肿而不是单侧水肿。

第3步:组织鉴别诊断

由于水肿的鉴别诊断是用水肿分布作为关键点来构架的,所以没有必要进行此步骤——第3步已经完成。

第4步:限定鉴别诊断的范围

对于S夫人的临床表现,关键点是什么?你会怎样限定鉴别诊断的范围?

S夫人病例的关键点是**急性单侧腿部**水肿,得出水肿的鉴别诊断范围。

诊断的可能性现在缩小到一个特定的范围内,可以使用解剖学框架来组织:

A. 皮肤:淤积性皮炎
B. 软组织:蜂窝织炎
C. 小腿静脉:远端深静脉血栓形成(deep venous thrombosis, DVT)
D. 膝关节:腘窝囊肿破裂
E. 大腿静脉:近端DVT
F. 盆腔:肿物导致淋巴管堵塞

第5步:利用病史和体格检查结果寻找可能的诊断结果

考虑每一种诊断的风险因素:可能性以及其相关的症状和体征。例如,静脉功能不全是淤积性皮炎的一个危险因素,查体时可能会有踝部表面皮肤的含铁血黄素沉积。蜂窝织炎常常发生在皮肤损伤之后,查体时可有红斑和触痛。深静脉血栓形成在有潜在恶性肿瘤或近期固定的患者中更常见,如果血栓出现栓塞,可能会出现呼吸短促。

第6步:对鉴别诊断进行排序

对于S夫人的临床表现,重要的临床线索是什么?你会怎样给以上鉴别诊断排序?你的主要假设是什么?你的备选假设是什么?

S夫人有一系列症状及体征支持蜂窝织炎成为主要假设:发热;脚上有感染的侵入伤口;小腿红、痛、肿。即使没有DVT的危险因素,近端及小腿静脉DVT都应成为可能的备选假设,因为其为常见病且是"不可漏诊"的假设。如果蜂窝织炎和DVT都不成立则可以考虑腘窝囊肿破裂和盆腔肿物。最后,因患者无慢性小腿肿胀的病史可排除淤积性皮炎。

你有多确定S夫人的诊断是蜂窝织炎?你应该进行抗生素治疗吗?你有多确定她未患有DVT?你应该进一步做DVT的相关检查吗?

诊断性检查的作用

第7步:检验假设

我有一个主要假设和一个备选假设——我怎么能知道我是否需要做进一步检查,或是否应该开始治疗?

一旦你选择了一个主要假设,不管有无备选假设,在开始治疗或排除这个诊断之前你都需要决定你是否需要更多的信息。考虑这个问题的一种方法是确定度:你有多确定你的假设是正确的,在开始治疗之前你还需要确定到何种程度? 考虑这个问题的另一种方法是**概率性**:这个疾病的**验前概率**是否足够高或足够低以至于你不需要进一步检查来得到更多信息?

确定验前概率

共有 3 种方法来确定主要诊断和最重要(通常是最严重)的备选诊断的验前概率:运用已被认可的临床决策规划(clinical decision rule,CDR),运用在既定疾病中某个症状的发生率的信息,以及运用你的整体临床印象。

A. 运用已被认可的 CDR

  1. 研究者列出一系列与结局可能相关的预测因素,然后在一组人群中进行调查以确定预测因子与结局之间的关系。

    a. 多元回归(logistic 回归分析)可用于确定哪些预测因素有最大的作用,哪些可以被省略掉。

    b. 通过另一患者群组以确定预测因素与结局的模型。

    c. 为了便于使用,模型中的临床预测因素通常为指定的数值,且不同的总数值对应不同的验前概率。

  2. CDR 较少能得到,但其是估计验前概率最精确的方法。

  3. 如果你能找到已被认可的 CDR,则可得到一个精确的数字(或一范围数值)作为你的验前概率。

B. 运用在既定疾病中某个症状的发生率的信息

  1. 有时你可以在教科书或综述中找到这些信息。

  2. 在使用数据之前,有必要评估你所找到的这些研究的质量。

C. 运用你的整体临床印象

  1. 将疾病患病率、预期的病史和体格检查结果与患者的病史和体格检查结果之间的对比、你的临床经验,以及难以捉摸的"临床判断"相结合。

2. 这跟它本身听起来一样不精确,也表示医生会或多或少地受到最近的临床经验的影响。

3. 同时,它也显示出有经验的医生的整体临床印象有重要的预测价值

4. 临床医生通常将验前概率划分为低、中、高。这种不精确的划分也是有帮助的,不必因一个具体的数字费心思考。

考虑潜在危害

考虑漏诊和治疗的潜在危害。

A. 如遗漏某些诊断可能造成极大危害,如心肌梗死或肺栓塞,而其他一些漏诊则危害较小,如轻度腕管综合征。你需要非常确定若不进一步做检查时,这些危及生命的诊断也可排除(即验前概率非常低)。

B. 有些治疗方法比其他方法危害更大,如溶栓药物比口服抗生素的危害更大。你需要非常确定可以在没有进一步做检查的情况下有必要采取这些可能有危害的治疗方法(即验前概率非常高)。

阈值模型:概念化概率

阈值模型的条形末端分别代表 0% 和 100% 的验前概率。**治疗阈值**是指超过这个阈值,你就有很大可能不进一步检查就对患者进行治疗。**检查阈值**是指低于这个阈值,你就不大可能不做进一步检查而直接排除诊断(图 1-2)。

以 19 岁的 A 女士为例,她抱怨说,在举起一个沉重的箱子后,右侧胸口会有 30s 的剧烈疼痛。但她心脏缺血的验前概率很低,故没有必要进行进一步的检测(图 1-3)。

现在以 B 先生为例,一位 60 岁的男性,吸烟,患有糖尿病和高血压,出现 15min 的胸骨下压榨性胸痛并伴有恶心、出汗,心电图显示前导联 ST 段抬高。急性心肌梗死的验前概率很高,故可以不做进一步的检测(如测量心肌酶)而直接进行治疗(图 1-4)。

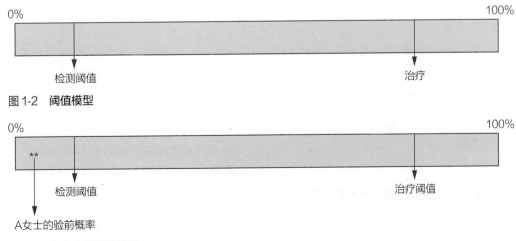

图 1-2　阈值模型

图 1-3　A 女士的阈值模型

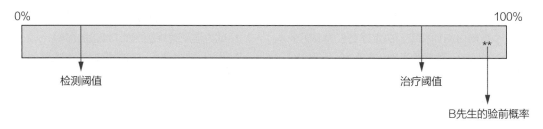

图 1-4　B 先生的阈值模型

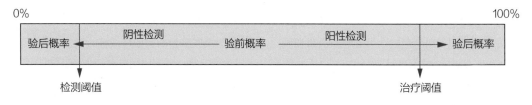

图 1-5　诊断试验的作用

当疾病的验前概率处于中间,即高于检查阈值和低于治疗阈值时,则有必要进行检查以明确诊断。一个真正有用的检查可改变疾病的概率,使**验后概率**(完成检查后诊断的概率)会低于检测阈值或高于治疗阈值(图 1-5)。检查和治疗的阈值取决于疾病的严重程度、治疗的风险和检查的侵入性。例如,细菌性脑膜炎的治疗阈值很低:它是一种潜在的致命疾病,抗生素是一种风险相对小的治疗方法。肺癌的治疗(如化疗或放疗)毒性较大,这使肺癌的治疗阈值达到100%;除非活检呈阳性,否则不接受治疗。

你没有找到很多关于蜂窝织炎的验前概率的信息。你认为使用抗生素的潜在风险很低,根据整体临床印象,蜂窝织炎的验前概率高到足以超过治疗阈值,由此你开始使用抗生素。

你认为 DVT 的验前概率很低,但也不是低到你可以不做检查就可排除,特别是考虑到这种诊断可能性的潜在严重性。你可以用 CDR 来量化验前概率,并计算出 DVT 的验前概率为 17%(见第 15 章)。

你已经查阅到彩色多普勒超声是 DVT 最佳的无创检查。它有多好?阴性结果能排除 DVT 吗?

了解检测结果

我如何知道一个检测是否真的有用,它是否真的会改变疾病的概率以至于超过其中一个阈值?

一个理想的诊断性检查是在有这种疾病的患者中总是呈阳性,而在没有这种疾病的患者中总是呈阴性(图 1-6)。由于没有完美的诊断性检查,有些患有此病的患者检测呈阴性(假阴性),而有些没有此病的患者检测呈阳性(假阳性)(图 1-7)。

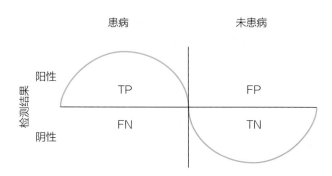

图 1-6　一个完美的诊断试验。FN,假阴性;FP,假阳性;TN,真阴性;TP,真阳性

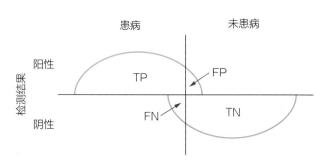

图 1-7　检测特征的图形表示。FN,假阴性;FP,假阳性;TN,真阴性;TP,真阳性

检测特征可以帮助你了解假性结果发生的概率。它们是通过对已知患有或未患该病的患者进行检测并记录结果分布情况来确定的(表 1-3)。

表1-3　检测特征

	患病	未患病
检测阳性	真阳性	假阳性
检测阴性	假阴性	真阴性

表 1-4 给出了 200 例患者经彩色多普勒超声诊断近端 DVT 的特征,其中 90 例患有 DVT。

敏感度是指患 DVT 的患者检查结果真阳性(TP)的比例:

敏感度 =TP/DVT 患者总数 =86/90=0.96=96%

由于敏感度非常高的检查的假阴性结果的百分比非常低(表 1-4 中,4/90=0.04=4%),所以阴性结果很可能是真阴性。

特异度是指无 DVT 患者的检查结果真阴性(TN)的比例:

特异度 =TN/ 无 DVT 患者总数 =108/110=0.98=98%

由于具有非常高特异度的检查中假阳性结果的百分比很低(表 1-4 中,2/110=0.02=2%),所以阳性结果可能是真阳性。

表 1-4　计算彩色多普勒超声检测特征的结果

	患有近端 DVT	未患近端 DVT
异常彩色多普勒超声	TP=86 位患者	FP=2 位患者
正常彩色多普勒超声	FN=4 位患者	TN=108 位患者
	患有 DVT 患者总人数 =90	无 DVT 患者总人数 =110

DVT,深静脉血栓;FN,假阴性;FP,假阳性;TN,真阴性;TP,真阳性。

敏感度和特异度是检查的重要参数,但它们并不能说明检查结果是否足以使其验前概率低于检查阈值或高于治疗阈值;概率的变化取决于敏感度、特异度和验前概率之间的相互作用。**似然比(LR)**,即给定的检查结果在患有该疾病的患者中发生的可能性与同样的结果在未患该疾病的患者中发生的可能性之比,你可据此计算出该概率将发生多大的变化。

阳性似然比(LR+)表示一个结果是真阳性(TP)而不是假阳性(FP)的可能性有多大:

$$LR+=\frac{TP/DVT\ 患者总数}{FP/\ 无\ DVT\ 患者总数}=\frac{\%TP}{\%FP}=\frac{敏感度}{1-\ 特异度}=\frac{0.96}{0.02}=48$$

显著大于 1 的阳性 LR 表明真阳性比假阳性的可能性大得多,这使疾病概率高于治疗阈值。LR+>10 会让疾病概率发生很大的改变;一般来说,LR+>10 的检查对疾病确诊非常有用。LR+ 在 5~10 会导致概率的中度变化,LR 在此范围内的检测是有用的。"指纹",即可确诊疾病的检查结果,其阳性 LR 非常高。

阴性似然比(LR-)表示一个结果是假阴性(FN)而不是真阴性(TN)的可能性有多大:

$$LR-=\frac{FN/DVT\ 患者总数}{TN/无\ DVT\ 患者总数}=\frac{\%FN}{\%TN}=\frac{1-\ 敏感度}{特异度}=\frac{0.04}{0.98}=0.04$$

显著小于 1 的阴性 LR 表明假阴性比真阴性的可能性小得多,这使疾病概率低于检查阈值。LR-<0.1 会让疾病概率发生很大的改变;一般来说,LR-<0.1 的检测对于排除疾病非常有用。LR- 在 0~5 会导致概率的中度变化,LR 在此范围内的检测是有用的。

LR 越接近 1,检测的用处就越小;LR=1 的检测根本不会改变概率,是无用的检查。图 1-8 中的阈值模型结合了 LR,并说明了检测如何改变疾病概率。

当有一个特定的验前概率时,可以使用 LR 来计算一个精确的验后概率(见方框——计算一个精确的后测概率,以及图 1-9——似然比列线图)。表 1-5 给出了不同大小的 LR 对验前概率的影响程度。

如果使用的是描述性的验前概率术语,如低、中、高,可以使用 LR,如下所示:

A. LR-≤0.1 的检测将排除低或中等验前概率的疾病。

B. LR+≥10 的检测将确诊中或高验前概率的疾病。

C. 如果检测结果与预测相反,请注意!

　1. 如果验前概率很高,阴性检测很少能排除疾病,无论阴性 LR 是多少。

　2. 如果验前概率低,无论阳性 LR 是多少,阳性检测很少能确诊该疾病。

　3. 在这些情况下,需要进一步检测。

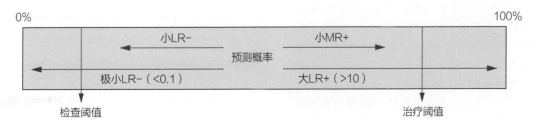

图 1-8　将似然比纳入阈值模型

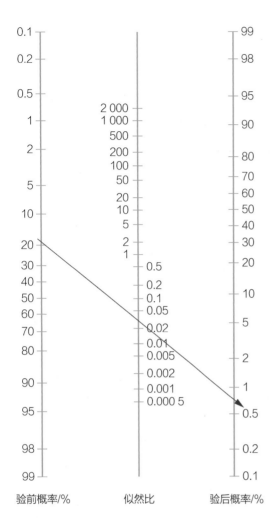

图 1-9　似然比列线图。左侧为患者的验前概率,通过检测的似然比画一条线,得到患者的验后概率

表 1-5　使用似然比(LR)和验前概率计算验后概率

验前概率	5%	10%	20%	30%	50%	70%
LR=10	34%	53%	71%	80%	91%	96%
LR=3	14%	25%	43%	56%	75%	88%
LR=1	5%	10%	20%	30%	50%	70%
LR=0.3	1.5%	3.2%	7%	11%	23%	41%
LR=0.1	0.5%	1%	2.5%	4%	9%	19%

S 夫人的彩色多普勒超声检查正常。根据 CDR,她的验前概率为 17%;考虑到阴性 LR 为 0.4,她的验后概率小于 1%,从而排除了 DVT(图 1-9)。因为彩色多普勒超声对远端 DVT 的敏感性低于近端 DVT,因此临床随访尤为重要。一些临床医生在 1 周后再做一次多普勒彩超以确认无 DVT,一些临床医生要求患者进行 D-二聚体检测。S 夫人 2 天后再次检查时,腿部看起来好多了,红斑很小,无水肿,无压痛。临床表现证实了蜂窝织炎的诊断是对的,没有进一步诊断检测的必要(关于下肢 DVT 诊断方法的详细讨论见第 15 章)。

计算精确的验后概率

下面是给定验前概率和 LR 后计算验后概率的过程。

A. 第一步
1. 将验前概率转换为验前比。
2. 验前比 = 验前概率 /(1− 验前概率)。

B. 第二步
1. 用验前比乘以 LR 得到验后比。
2. 验后比 = 验前比 ×LR。

C. 第三步
1. 将验后比转换为验后概率。
2. 验后概率 = 验后比 /(1+ 验后比)。

对于 S 夫人,其 DVT 的验前概率为 17%,双功能彩色多普勒超声检查的阴性 LR 为 0.04。
A. 步骤 1:验前比 = 验前概率 /(1− 验前概率) =0.17/(1−0.17)=0.17/0.83=0.2
B. 步骤 2:验后比 = 验前比 ×LR=0.2×0.04=0.008
C. 步骤 3:验后概率 = 验后比 /(1+ 验后比)=0.008/ (1+0.008)=0.008/1.008=0.008

综上,S 女士的近端深静脉血栓的验后概率是 0.8%。

参考文献

Bowen JL. Educational strategies to promote clinical diagnostic reasoning. N Engl J Med. 2006;355:2217–25.

Coderre S, Jenkins D, McLaughlin K. Qualitative differences in knowledge structure are associated with diagnostic performance in medical students. Adv Health Sci Educ. 2009;14:677–84.

Croskerry P. From mindless to mindful practice—cognitive bias and clinical decision making. N Engl J Med. 2013;368:2445–8.

Graber ML, Franklin N, Gordon R. Diagnostic error in internal medicine. Arch Intern Med. 2005;165:1493–9.

Guyatt G, Rennie D, Cook D. *Users Guides to the Medical Literature,* 2nd ed. McGraw-Hill/JAMA. 2008.

Norman G, Eva K. Diagnostic error and clinical reasoning. Med Educ. 2010;44:94–100.

Richardson WS, Wilson MC, Guyatt GH, Cook DJ, Nishikawa J; for the Evidence-Based Medicine Working Group. Users' Guides to the Medical Literature: XV. How to use an article about disease probability for differential diagnosis. JAMA. 1999;281:1214–9.

Sanders L. *Every Patient Tells a Story*. New York: Broadway Books; 2009.

(任菁菁 译　王彩霞 校)

第2章 筛查与健康管理

对于一位健康的患者，该给他做哪些筛查？

Diane Altkorn, Elizabeth Schulwolf

病例 1

S先生是一位45岁的白种人，他想做一个全面的检查。

对于某个疾病来说，你该如何确定其检查时机？该去哪里寻找筛查指南相关的信息？又该如何解读筛查指南？

一般来说，预防疾病的发生为主，尽早诊断和治疗次之。然而，每项干预措施都是风险和获益并存的，因此我们要确保干预措施不会对健康人构成伤害。本章着重讨论当前筛查项目的合理性。

A. 对看上去健康的人来说，筛查可用于确定未发现的疾病或危险因素。

B. 筛查可以通过收集完整的病史、进行体格检查或进行实验室检查来完成。

C. 以乳房X线成像术（钼靶）与胆固醇检查来举例。

  1. 钼靶可以检查未被发现的、无临床症状的乳腺癌。

  2. 胆固醇检查可以用于：

    a. 识别暂时还没有冠状动脉疾病的高风险人群（即临床一级预防）。

    b. 预防已确诊为冠状动脉疾病的患者可能出现的并发症（即临床二级预防，实际上并不是筛查）。

D. 以下标准有助于确定是否值得进行某种疾病的筛查。

  1. 疾病的负担足够大而需要进行筛查。

    a. 只筛查可导致严重疾病、残疾或死亡的疾病。

    b. 由于高危人群的筛查检出率较高，因此需考虑目标疾病的患病率和筛查检测识别高危人群的能力。

  2. 用于筛查的检查应是高质量的。

    a. 筛查项目应准确地检测出无症状的目标疾病。

    b. 筛查项目应具有高敏感度及特异度。

    c. 检查结果应在各种环境中可重复。

    d. 筛查项目应是安全的并且是患者可接受的。

    e. 理论上，筛查项目应简单并且是低成本、高效益的。

  3. 应当有证据表明筛查可降低发病率或死亡率。

a. 目标疾病应有有效的治疗方法。

b. 相比于疾病出现后进行常规的筛查和治疗相比，早期筛查和治疗应有效提高生存率。换言之，相比通过临床诊断的患者来说，通过筛查确诊的患者应当有更好的疾病转归。

c. 筛查的益处应大于筛查项目与治疗的不良反应或早期诊断带来的不利影响。

d. 理论上，可通过随机筛选试验评价其利弊（图2-1）。

  （1）最好的测量结果是全因死亡率或病因特异性死亡率，如乳腺癌或前列腺癌死亡率。

  （2）癌症分期（即是否发现更多或更少的早期癌症）和诊断后的生存期等结果可能会因领先时间偏倚和病程长短偏倚而产生误导。

    （a）领先时间偏倚：如果早期治疗不比后期治疗更有效，则个体患病时间更长，但死亡率相同（图2-2）。

    （b）病程长短偏倚：与生长缓慢的肿瘤相比，从起病到出现症状进展迅速的肿瘤更不容易通过筛查发现，因此筛查往往能筛选出预后更好的患者。

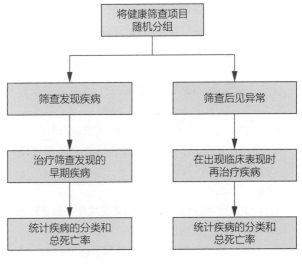

图2-1 随机筛查项目设计

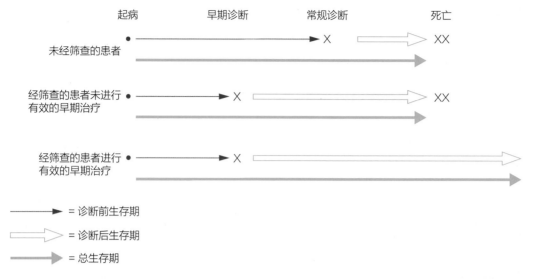

图2-2　领先时间偏倚（未做筛查患者和未进行有效早期治疗的筛查患者的总生存期相同。进行有效早期治疗的筛查患者的总生存期延长）

e. 筛查的决策通常基于非直接的依据,如队列研究或病例对照研究结果。鉴于此类研究设计中存在固有的偏倚,故这并不是最好的选择,并催生了对患者无明显获益的筛查机构。

 你可以在哪里检索筛查指南相关的信息?

由于筛查建议所依据的证据复杂且多变,大多数医生依据公布的指南来做出筛查决策。指南由各种组织制定和更新。熟悉指南的不同来源以及了解如何使用最新版本的指南显得十分重要。

A. 美国预防医学工作组（The US Preventive Services Task Force,USPSTF）

1. 网址:http://www.uspreventiveservicestaskforce.org/。

2. 一个由初级医疗和预防专家组成的独立小组,现在隶属于美国医疗保健研究与质量局(the Agency for Health-care Research and Quality,AHRQ)。

3. 由外部专家、多个循证实践中心和大学中心提供支持,帮助确定高优先级主题、进行系统综述及起草指南。

4. USPSTF指南通常是专业协会制定临床指南的基础。

5. 提供了关于何时以及如何进行筛查的高度循证建议。

B. 职业／专科协会

1. 经常进行学科相关的独立综述并发布相应学科的疾病指南。

2. 一般可通过协会网站获得具体指南。

3. 示例包括:

a. 医学专科协会［如美国医师协会(内科),美国妇产科学会,美国外科学会］。

b. 医学亚专科学会(如美国胸科学会,美国风湿病学会,美国泌尿学会,美国胃肠病学会,美国心脏病学会)。

c. 其他(如美国癌症学会,美国糖尿病协会,美国骨质疏松症基金会,美国心脏协会)。

 如何解读筛查指南?

USPSTF已经开发了一个标准化的体系和词汇表,用于评估筛查的证据质量和评级建议。指南推荐等级是基于潜在证据质量和对获益大小评估的综合考量。其他提出筛查建议的机构也经常采用这种方法。

A. USPSTF关于净获益的分级(净获益＝获益－在初级医疗人群中实施筛查而造成的危害)

1. 高:在具有代表性的初级医疗人群中进行精心设计的研究所得出的一致结果,这些研究评估了预防措施对健康结果的影响;这些结论不大可能会因为未来的研究而改变。

2. 中等:证据足以确定预防措施对健康结果的影响,但存在方法学问题,如普适性有限、研究结果不一致或是研究规模或现有研究数量不足;这些结论可能会随着未来的研究而发生改变。

3. 低:由于研究数量或规模有限、研究设计有不足、研究结果不一致、缺乏普适性,因此缺乏足够的证据来评估对健康状况的影响。

B. 推荐等级

1. A 级：USPSTF 推荐这个筛查项目。可以十分确定其净获益巨大。

2. B 级：USPSTF 推荐这个筛查项目。很确定其有中等的净获益，或者相对确定其净获益是中等到高等水平的。

3. C 级：USPSTF 建议根据专业判断和患者的选择，选择性地向个别患者提供这个筛查项目。至少相对确定其净收益小。

4. D 级：USPSTF 不建议使用该筛查项目。相对确定或者说很确定的是，这个筛查项目没什么益处或弊大于利。

5. I 级声明：USPSTF 的结论是，目前的证据不足以权衡筛查项目的利弊。证据缺乏且质量较差，或相互矛盾，不能确定利弊关系。

S 先生感觉很好，无既往病史，无特殊用药史，目前不吸烟，偶尔喝酒。但是，他在大学里偶尔吸烟，过去 4 年内，他的吸烟量为一年 2~3 包。他通过每周骑自行车 80~160km 锻炼身体。家族史中，他的父亲有高胆固醇、高血压、脑血管意外（cerebrovascular accident，CVA）史，他的母亲在 54 岁时被诊断为结肠癌。他的体检显示血压为 120/80mmHg，脉搏为 56 次/min。他的身体质量指数（body mass index，BMI）为 22kg/m²。心脏、颈部、肺、腹部和四肢检查均正常。他拒绝直肠检查。S 先生向你展示了一份他想做的检查清单，这些检查来源于他在互联网上所做的研究：血脂检测、前列腺特异性抗原（prostate specific antigen，PSA）、胸片和粪便隐血试验（fecal occult blood test，FOBT）。此外，他还向你展示了一封来自一家公司的信，该公司提供针对颈动脉和主动脉超声的"血管筛查"，并想知道他是否应该做这些检查。

　S 先生应该用通过 PSA 来筛查前列腺癌吗？

前列腺癌筛查

A. 前列腺癌的疾病负担：

1. 2017 年新诊断前列腺癌 161 360 例，死亡人数约 26 730 人。

2. 是美国男性癌症死亡的第二大原因。

3. 终身患前列腺癌风险约为 11.0%；终身因前列腺癌死亡的风险约为 2.5%；尸检研究表明，隐匿性前列腺癌在 50~59 岁的男性中患病率超过 20%，在 70~79 岁男性中超过 33%。

B. 是否可发现显著受益于这项筛查的高危人群？

1. 年龄越大，发生前列腺癌的可能性越高，但死于前

列腺癌的可能性越低（由于其他原因导致的死亡率增加）。

a. 每 10 万 50~59 岁白种人男性中有 200 人患有前列腺癌，而每 10 万 70 岁以上的白种人男性中有 900 人患前列腺癌。

b. 在 71 岁以下的男性中未经治疗的前列腺癌死亡率为 22%~23%，在 71~81 岁的男性中为 12%，在 81 岁以上的男性中仅为 4%。

2. 黑种人。

a. 前列腺癌发病率高于白种人男性：203.5/100 000 vs. 121.9/100 000

b. 前列腺癌死亡率高于白种人男性：黑种人因前列腺癌死亡的终身风险为 4.2%，而西班牙裔男性为 2.9%，白种人男性为 2.3%，亚裔和太平洋岛屿男性为 2.1%。

3. 家族史：若有一位一级亲属患前列腺癌，则患前列腺癌的相对风险度约为 2；如果有两个一级亲属患前列腺癌，则患病相对风险度约为 5。

C. 筛查项目的质量如何？

1. 直肠指检（digital rectal examination，DRE）

a. 敏感度：59%。

b. 特异度未知，但可能高达 94%，重复性差。

c. 阳性预测值：5%~30%。

d. DRE 的敏感度和特异度都不满足前列腺癌筛查的要求，但与 PSA 联合使用可能有助于癌症检出。

2. 前列腺特异性抗原（PSA）

a. PSA≥4ng/mL 时，敏感度为 68%~80%，特异度为 60%~70%。

b. 阳性预测值（PPV）随 PSA 浓度改变而改变。

(1) 当 PSA 在 4~10ng/mL 时，PPV 约为 25%。

(2) 当 PSA>10ng/mL 时，PPV 为 42%~64%。

c. 前列腺癌也可出现在 PSA 非常低的男性中。

(1) PSA≤0.5ng/mL 见于 6.6% 的男性前列腺癌患者，其中 12% 为晚期。

(2) PSA 在 0.6~1.0ng/mL 见于 10% 的男性前列腺癌患者。

(3) PSA 在 1.1~2.0ng/mL 见于 17% 的男性前列腺癌患者。

(4) PSA 在 2.1~3.0ng/mL 见于 24% 的男性前列腺癌患者，其中 19% 为晚期。

d. PSA 速度（PSA 变化的速度），PSA 密度（经直肠超声或 MRI 测量每单位体积前列腺组织中 PSA），以及游离 PSA 比值（游离 PSA 与总 PSA 之比）可以提高 PSA 的准确度，但推荐其使用的数据不足。

D. 筛查能降低发病率或死亡率吗？

1. 两个关于 PSA 筛查的大型随机对照试验发现，筛查

组的癌症级别较低。

2. 一项对 76 693 名 55~74 岁美国男性的前列腺 - 肺 - 结直肠 - 卵巢（PLCO）试验：

　a. 连续 6 年每年检测 PSA，连续 4 年每年监测 DRE；97% 的人在第 7 年随访，67% 的人在第 10 年随访。

　b. 在不进行筛查的对照组中，有 50% 的受试者与积极筛查的效果不符。

　c. 筛查能增加诊断率，但随访近 15 年后前列腺癌死亡率无差异。

3. 欧洲一项 182 000 名 50~74 岁男性的试验：

　a. 每 4 年测一次 PSA；中位随访时间为 9 年。

　b. 筛查组前列腺癌死亡的相对危险度为 0.8（95%*CI*，0.67~0.98）；绝对风险度降低率为 0.7%。

　c. 为了预防 1 例前列腺癌死亡，需要对 781 例患者进行筛查，并对 48 例患者进行诊断。

　d. 在一项仅有瑞典患者参与的独立分析中，每两年对患者筛查一次，前列腺癌死亡的相对风险度为 0.56（95%*CI*，0.39~0.82），绝对风险度降低率 0.4；筛查人数为 293，诊断人数为 12。

　e. 每 1 000 名接受筛查的男性中，癌症转移的风险降低了 30%，绝对风险度降低了 3%。

4. 总的来说，对 55~69 岁的男性进行筛查，可在每 1 000 名男性中预防约 1.3 例前列腺癌死亡，在 13 年中预防约 3 例转移性前列腺癌死亡。

5. 为比较筛查的益处和风险，我们谨慎选择了曾接受过该筛查的年龄在 55~65 岁的 1 000 位男性受试者。

　a. PSA 异常者 240 名。

　b. 经活检确诊前列腺癌的男性受试者 100 名。

　　（1）其中 25~50 人患有不影响健康的慢性癌症。

　　（2）这些患者组成了过度诊断组，他们的癌症在未来也不会出现症状。

　c. 80 人将选择手术或放射治疗，其中 60 人出现尿失禁，或勃起功能障碍，或两者兼有。

　d. 可阻止 3 例癌症转移。

　e. 可阻止 1~2 例前列腺癌死亡。

E. 目前的指导方案是什么？

1. USPSTF（2018）

　a. 55~59 岁男性：临床医生应与每位患者讨论筛查的风险和益处，并制订个性化方案（C 级推荐）。

　b. 70 岁及以上男性：不筛查前列腺癌（D 级推荐）。

　c. 以下建议适用于所有男性，包括黑种人和有阳性家族史的男性。

　　（1）没有数据表明筛查对高危男性是否更有益处。

　　（2）一项决策分析表明，黑种人男性行 PSA 筛查可能比其他人群获益更多，且在 55 岁之前进行 PSA 筛查或可降低死亡率。

　　（3）有一级亲属患有前列腺癌、发生转移性前列腺癌或死于前列腺癌的男性最有可能从筛查中获益。

2. 美国癌症协会（2016）

　a. 以下年龄和人口统计学类别的男性应与其医生讨论筛查的风险和益处：

　　（1）年龄在 50 岁及以上，预期寿命至少 10 年或以上，有患前列腺癌的平均风险。

　　（2）年龄为 45 岁且有患前列腺癌的高风险：黑种人和有一级亲属在 65 岁之前确诊的男性。

　　（3）年龄为 40 岁，且有不止一位一级亲属在 65 岁之前确诊的男性。

　b. 选择进行筛查的男性：如果 PSA<2.5ng/mL，每 2 年检测一次；否则，应每年进行一次测试。

F. 表 2-1 总结了前列腺癌的分期、检测、组织学、预后和治疗。

你和 S 先生一起回顾了筛查的潜在好处和潜在危害，同时指出目前没有任何指南推荐在没有一级亲属患病的 50 岁之前的白种人男性群体中进行 PSA 测试项目。

S 先生是否应该接受粪便隐血的结直肠癌筛查？

结肠癌筛查

A. 结肠癌的疾病负担：

1. 美国第四大常见癌症和第二大癌症死亡原因。

2. 2017 年诊断约 135 430 例，每年死亡约 50 260 例。

3. 美国人一生中患结直肠癌的风险为 5%；85% 的病例发生在 50 岁以后。

4. 80%~95% 的结直肠癌起源于腺瘤性息肉，晚期腺瘤定义为直径≥1cm 或直径 <1cm 但绒毛状特征至少占 25%，高度异型增生或癌。

　a. 腺瘤发现于 20%~53% 的 50 岁之前的成年人。

　b. 患癌症的风险因腺瘤大小而异。

　　（1）腺瘤直径≤5mm 的占检出腺瘤的 45%~71%；其中 7%~16% 为晚期，0.05% 为恶性。

　　（2）腺瘤直径在 6~9mm 的占检出腺瘤的 21%~23%；其中 10%~34% 为晚期，0.2% 为恶性。

　　（3）腺瘤直径≥1cm 的占检出腺瘤的 8%~22%；其中所有病例依据直径大小均为晚期，但 37%~54% 的病例有其他晚期组织病理学特征，3.2%~11% 的病例为恶性。

表 2-1 前列腺癌

分级	分级组	定义	复发或死亡的相对危险度
	1	Gleason 分级 [1] ≤6	参考
	2	Gleason 3+4=7	1.9
	3	Gleason 4+3=7	5.4
	4	Gleason 8	8.0
	5	Gleason 9~10	11.7

癌症分期	分期	定义
	I	前列腺内的肿瘤($T_1 \sim T_2$);分级组 1;PSA<10
	II A	前列腺内的肿瘤($T_1 \sim T_2$);分级组 1;PSA<20
	II B	前列腺内的肿瘤($T_1 \sim T_2$);分级组 2;PSA<20
	II C	前列腺内的肿瘤($T_1 \sim T_2$);分级组 3~4;PSA<20
	III A	前列腺内的肿瘤($T_1 \sim T_2$);分级组 1~4;PSA≥20
	III B	前列腺外扩散($T_3 \sim T_4$);分级组 1~4;任意 PSA
	III C	任意 T;分级组 5;任意 PSA
	IV A	区域淋巴阳性
	IV B	远端转移(非局部淋巴结、骨、其他部位)

常用检测	诊断用:	分期用:
	超声引导经直肠穿刺活检	腹部 / 盆腔 CT 扫描
		骨骼扫描
		PSA

组织学	
	腺癌(95%)
	小细胞肿瘤
	小叶腺泡癌
	导管癌
	透明细胞癌
	黏液癌

预后	
	前列腺内的肿瘤 5 年存活率为 100%
	转移性癌症的 5 年生存率为 28.7%
	大多数人死于其他疾病,而不是前列腺癌

治疗	
	1 期
	积极监测
	根治性前列腺切除术
	外线束放射治疗
	将放射性粒子直接植入前列腺
	2 期
	与 1 期相同的治疗方案
	外照射加雄激素剥夺治疗的附加选择
	3 期
	与 2 期相同
	4 期
	姑息性放射治疗或经尿道前列腺切除术
	雄激素剥夺疗法
	磷酸盐

[1] Gleason 分级:腺癌的 Gleason 评分范围从 1 级(高分化)到 5 级(低分化)。根据主要组织学和第二主要组织学对肿瘤进行分级。这两个数字的得分为 2~10。例如,主要的组织学是高分化的,低分化的区域报告为 1+5=6。

PSA,前列腺特异性抗原。

B. 有无可能鉴定出可能从该筛查中获益较高的高危人群（表 2-2 和表 2-3）？

表 2-2　有助于确定结直肠癌高危患者的问题

患者有无结直肠癌或腺瘤性息肉？

患者有无增加结直肠癌风险的疾病，如炎症性肠病？

有无家族成员诊断出结直肠癌或腺瘤性息肉？

　　是一级亲属（父母、兄弟姐妹或家庭成员）吗？

　　癌症或息肉最初是在什么年龄诊断的？

　　有多少位一级亲属被确诊？

表 2-3　结直肠癌的危险等级

危险因素	结直肠癌的近似相对危险度
无	基线风险 = 5%
1 位一级亲属患结肠癌	2~3
2 位一级亲属患结肠癌	3~4
一级亲属 50 岁之前确诊癌症	3~4
1 位二级亲属或三级亲属患结肠癌	1.5
2 位二级亲属患结肠癌	2~3
一位 60 岁以上的一级亲属患有腺瘤	1.8
一位小于 60 岁的一级亲属患有腺瘤	2.6

1. 20% 的结直肠癌发生在有特定危险因素的患者身上。
   a. 有一位一级亲属有结直肠癌或腺瘤性息肉病史，尤其是在 60 岁之前诊断出患病。
   b. 本人有腺瘤性息肉病史。
   c. 长期溃疡性结肠炎。
2. 6% 发生在罕见的遗传综合征患者中，如家族性息肉病或遗传性非息肉病性结直肠癌（hereditary non-polyposis colorectal cancer，HNPCC）。
   a. 80% 的 HNPCC 患者在 50 岁前发生结直肠癌。
   b. 与 HNPCC 相关的突变也增加了子宫、卵巢、输尿管、肾盂、胃、小肠和胆管癌的风险。
   c. 家族性息肉病患者在早期就有弥漫性结肠息肉，不经干预会发展成结直肠癌。
3. 其余的结直肠癌属于散发状况。

C. 筛查的质量如何？
   1. 高敏感度愈创木脂便隐血检测
      a. 将 3 种不同粪便的两个不同样品应用于 6 个测试卡面板。
      b. 如果存在血红蛋白，添加过氧化氢时会出现蓝色。
      c. 如果患者摄入 >250mg 的维生素 C，则可能出现假阴性试验，而服用阿司匹林、非甾体抗炎药（NSAID）和摄入红肉则可能出现假阳性试验，因为该试验检测任何来源的血红蛋白。
      d. "低敏感度"试验，如隐血检测试纸 Ⅱ（hemoccult Ⅱ），其敏感度为 25%~38%，特异度为 98%。
      e. "高敏感度"测试，如血液凝集敏感度，敏感度为 64%~80%，特异度为 87%~90%。
      f. 每年筛查可发现 49% 的癌症；一年两次的筛查可发现 27%~39% 的癌症。
      g. DRE 后的单组试验敏感度为 9%，不应被视为结直肠癌的充分筛查试验。
   2. 粪便免疫化学试验（fecal immunochemical test，FIT）
      a. 使用与人血红蛋白特异反应的抗体，但尚未被标准化。
      b. 检测结直肠癌的敏感度为 73%~88%，特异度为 90%~96%；诊断晚期腺瘤的敏感度为 24%。
   3. 粪便 DNA 检测
      a. 比其他粪便检查费用要高。
      b. 诊断结直肠癌的敏感度为 92%，特异度为 84%；诊断晚期腺瘤的敏感度为 42%，特异度为 87%。
   4. 软式乙状结肠镜检查
      a. 检查结肠的前 60cm；息肉患者需接受结肠镜检查。
      b. 只有 20%~30% 的近端癌与远端腺瘤相关。
      c. 然而，通过乙状结肠镜检查已经发现 66% 具有结肠病变的男性，若发现一个息肉则应进行完整的结肠镜检查；女性中只有 55% 的病灶会被确认，因为女性的癌症通常是近端的。
      d. 每 1 000 次检查可检出 7 例癌症和约 60 个大息肉（>1cm）。
      e. 乙状结肠镜检查肠穿孔率为 1/10 000，出血率为 2/10 000。
      f. 严重并发症发生率（死亡或需要住院的事件）3.4/10 000 次操作。
   5. FOBT 与弹性乙状结肠镜联合检查
      a. 与单纯乙状结肠镜检查相比，每 1 000 次检查中可多检查出 7 例癌症。
      b. 在初筛检查时并不能提高检出量。
   6. 结肠镜检查
      a. 对直径≥1cm 的腺瘤的敏感度为 89%~98%，对直径≥6mm 的腺瘤的敏感度为 75%~93%。
      b. 并发症发生率：
         (1) 主要并发症包括穿孔或出血，出血发生率为 8/10 000，穿孔发生率为 4/10 000。
         (2) 息肉切除术增加了这些并发症的风险，一项荟萃分析显示 96% 的出血和 36% 的穿孔发生在息肉切除术中。

7. CT 结肠造影

   a. 二维和三维图像显示的 CT 扫描。

   b. 需要做与结肠镜检查相同的肠道准备。

   c. 插入一个小的直肠导管进行吹气,但不需要镇静。

   d. 对癌症的敏感度为 96%。

   e. 对直径≥10mm 的息肉的敏感度为 67%~94%,特异度为 97%。

   f. 对直径在 6~9mm 的息肉的敏感度为 73%~98%,特异度为 89%~91%。

D. 筛查能降低发病率或死亡率吗?

1. 高敏感度愈创木脂便隐血检测

   a. 3 项大型随机试验显示结直肠癌死亡率降低。

   b. 结直肠癌死亡相对风险降低:15%~33%。

   c. 需要每年筛查的人数为 217,需要两年筛查一次的人数为 344~1 250。

2. 软式乙状结肠镜检查

   a. 对 5 个随机试验的荟萃分析表明,筛查组结直肠癌死亡率的相对危险为 0.72。

   b. PLCO 筛查试验随机选取了近 155 000 名 55~74 岁的患者,每 3~5 年接受乙状结肠镜检查或进行常规护理。在筛查组中,结直肠癌死亡率的相对风险为 0.74(结直肠癌死亡率绝对值从 3.9/10 000 人年降至 2.9/10 000 人年)。

3. FOBT 与弹性乙状结肠镜联合检查

   a. 在一项随机试验中,愈创木脂联合乙状结肠镜检查可比单纯愈创木脂 FOBT 检查发现更多的癌症。

   b. 结直肠癌死亡率不是终点。

4. 结肠镜检查

   a. 无随机试验数据。

   b. 一些病例对照研究显示结肠癌的发病率较低。

   c. 2009 年的一项病例对照研究发现左半结肠癌的死亡率降低了(OR 为 0.33),而右半结肠癌的死亡率没有降低(OR 为 0.99);其他病例对照研究也发现左右侧晚期癌症的发病率都有类似的降低。

   d. 一般认为 FOBT 试验中死亡率的降低实际上是由于后续结肠镜检查导致的。

5. CT 结肠造影

   a. 无随机试验数据。

   b. 1 项非随机研究显示,与常规结肠镜检查(3.4%)相比,CT 结肠镜检查筛查的患者中晚期腺瘤 + 癌症的检出率结果相似(3.2%)。

6. 筛查的潜在危害包括先前提到的并发症发生率、结肠镜下使用镇静剂的并发症、辐射暴露和患者不适。

E. 现行的指南是什么?

1. USPSTF(2016)

   a. 强烈建议 50~75 岁的平均风险男性和女性接受 FOBT、乙状结肠镜或结肠镜检查。

     (1) A 级推荐。

     (2) 没有足够的数据来评估 CT 结肠造影和粪便 DNA 检测作为筛查方式的利弊(I 级推荐)。

   b. 不建议 76~85 岁的成年人进行常规筛查(C 级推荐)。

   c. 不建议 85 岁以上的成年人进行筛查(D 级推荐)。

2. 美国癌症协会(2008)

   a. 50 岁开始筛查。

   b. 可接受的计划包括每年一次的 FOBT(无论是基于愈创木脂还是免疫化学),每 3 年进行一次粪便 DNA 检测,每 5 年乙状结肠镜检查,每 10 年结肠镜检查,每 5 年 CT 结肠镜检查,或每 5 年双对比钡灌肠。

   c. 可以同时检测腺瘤性息肉和癌症的影像学检查优于主要检测癌症的粪便检查。

3. 美国胃肠病学会(2009)

   a. 风险平均的成年人在 50 岁开始筛查,黑种人在 45 岁开始筛查;每 10 年筛查一次。

   b. 有以下情况的成年人 40 岁开始筛查,每 5 年筛查一次(或比最年轻的受影响亲属年轻 10 岁的年龄):

     (1) 有一名一级亲属在 60 岁之前诊断为结直肠癌或晚期腺瘤(≥1cm,高级别异型增生,绒毛状成分)。

     (2) 有 2 名一级亲属患有结直肠癌或晚期腺瘤(年龄不限)。

   c. 结肠镜检查是首选方法;也可接受乙状结肠镜、CT 结肠造影和粪便检查。

   d. 息肉切除术后的监测(表 2-4)。

表 2-4　对基线检查时发现的息肉进行结肠镜检查

病理	建议监测周期 / 年
直径 <10mm 的增生息肉	10
1~2 个小的(直径 <10mm)管状腺瘤	5~10
直径 <10mm 的无蒂锯齿状息肉	5
3~10 个管状腺瘤	3
多于 10 个腺瘤	
1 个或更多大的(直径 >10mm)管状腺瘤或无蒂锯齿状息肉	
1 例或更多绒毛状腺瘤	
高度发育不良腺瘤	

F. 表 2-5 总结了有关结肠癌的分期、检测、组织学、预后和治疗的信息。

表 2-5　结肠癌

癌症分期	分期	定义
	0 期	结肠最内层（原位癌）
	Ⅰ 期	癌症在结肠的内层
	Ⅱ 期	癌细胞已通过黏膜肌层扩散
	Ⅲ 期	癌症已转移到淋巴结
	Ⅳ 期	远端转移
常用测试	诊断用：	分期用：
	结肠镜检查	腹部 / 盆腔 CT 扫描
组织学	腺癌（>90%）	
	分化良好（10%）	
	中分化（70%）	
	低分化（20%）	
	黏液腺癌	
	印戒细胞腺癌	
	髓样癌	
预后	1 年生存率为 84%	
	5 年生存率为 64%	
	Ⅰ 期 5 年生存率为 90%	
	Ⅳ 期 5 年生存率为 12%	
治疗	0 期患者适用局部切除或息肉切除	
	Ⅰ~Ⅱ 期患者适用病变结肠切除术	
	Ⅲ 期患者病变结肠切除后可能进行化疗	
	Ⅳ 期患者切除病变结肠及孤立转移灶后可能经常会化疗	

你向 S 先生解释说，因为他母亲 54 岁时诊断出结肠癌，他一生中患结肠癌的风险从 6% 左右增加到 12%~18%。虽然粪便隐血试验是一种可接受、低风险的个体筛查方案，但所有的专家、指南都建议对有这种风险的患者进行结肠镜筛查。

S 先生是否应该进行高脂血症检查？

胆固醇筛查

A. 胆固醇相关的疾病负担：

1. 冠状动脉性心脏病（coronary heart disease，CHD）简称冠心病，是美国人的主要死因。

2. 2011—2012 年，冠心病和卒中的总医疗费用估计为 3 170 亿美元。

3. 以 40 岁年龄计算，男性患冠心病的终身风险为 49%，女性为 32%；近 1/3 的冠心病归因于总胆固醇 >200mg/dL（5.18mmol/L）。

B. 有无可能鉴定出可能从该筛查中特别获益的高危人群？

1. 低密度脂蛋白（low density lipoprotein，LDL）和高密度脂蛋白（low density lipoprotein，HDL）水平本身是冠心病的独立危险因素，其风险增加呈连续线性。

   a. 低密度脂蛋白高于 118mg/dL（3.06mmol/L）时每增加 38mg/dL（0.98mmol/L），男性患冠心病的相对风险为 1.42，女性为 1.37。

   b. 男性高密度脂蛋白在 40mg/dL（1.04mmol/L）以上时每增加 15.5mg/dL（0.40mmol/L），患冠心病的相对风险为 0.64。

   c. 在女性中，高密度脂蛋白高于 51mg/dL（1.32mmol/L）时每增加 15.5mg/dL（0.40mmol/L），患冠心病的相对风险为 0.69。

   d. 总胆固醇高密度脂蛋白比值：
      (1) 在男性中，比值≥6.4 比总胆固醇或低密度脂蛋白预测的风险高 2%~14%
      (2) 在女性中，比值≥5.6 比总胆固醇或低密度脂蛋白预测的风险高 25%~45%

2. 患有动脉粥样硬化性心血管疾病（arteriosclerotic cardiovascular disease，ASCVD）的患者（定义为急性冠脉综合征），有心肌梗死、稳定型心绞痛、冠状动脉或其他动脉血管再通、卒中、短暂性缺血发作或外周动脉疾病史的患者属于最高危险类别。

3. 未患有动脉粥样硬化性心血管疾病（ASCVD）的患者应计算出总体风险评分。

   a. 美国心脏病学会 / 美国心脏病协会（The American College of Cardiology/American Heart Association，ACC/AHA）2013 年指南推荐了汇集队列方程，这是一种风险评估工具，用于估计 10 年内首次患 ASCVD 的风险，ASCVD 定义为非致命性心肌梗死或冠心病死亡或致命性或非致命性卒中。

      (1) 在非西班牙裔白种人和非西班牙裔黑种人中推导和验证
      (2) 可以在其他人群中使用针对非西班牙裔白种人推导的公式，尽管风险评估可能不那么准确
      (3) 可以在以下网站中找到：http://clincalc.com/cardiology/ascvd/pooledcohort.aspx
      (4) 一些研究表明，它高估了风险；其他研究表明，与其他算法相比，它能更准确地预测心血管疾病

   b. Framingham Risk Score 是另一个常用的算法，可以在以下网站中找到：https://www.mdcalc.com/framingham-coronary-heart-disease-risk-score。

      (1) 在 40 岁以上的人群中有效
      (2) 未按照下文所述的 2013 ACC/AHA 指南进行验证

C. 筛查的质量如何？

1. 总胆固醇和 HDL 受饮食的影响最小，禁食或不禁食均可测量。

2. 甘油三酯可能会因饮食增加 20%~30%，必须在禁食状态下进行测量。

3. LDL 可以直接测量，但最常用的估计方法是使用以下方程式计算，该方程式仅在空腹甘油三酯 <400mg/dL（4.52mmol/L）时有效：LDL= 总胆固醇 −（甘油三酯 /5+ 高密度脂蛋白）。

4. 总胆固醇在日常测量中可有 6% 的变化幅度，HDL 变化幅度高达 7.5%；临床医生应该在开始治疗前获得两个测量值。

D. 筛查能降低发病率或死亡率吗？

1. 一项仅包括未确诊冠状动脉疾病患者的他汀类药物一级预防的荟萃分析显示，

   a. 全因死亡率降低了 14%，需要治疗 5 年以上的人数为 138。

   b. 总的心血管疾病病例减少了 25%，其中需要治疗 5 年以上的 49 例。

   c. 冠心病病例减少 27%，需要治疗超过 5 年的人数为 88。

2. 没有证据表明饮食疗法可以减少一级预防人群中的冠心病病例。

   a. 饮食疗法对胆固醇降低的最大预期为 10%~20%。

   b. 大多数试验的平均降幅约为 5%。

E. 现行的指南是什么？

1. USPSTF（2016）

   a. 2016 年指南的重点是谁应该接受他汀类药物治疗，类似于 ACC/AHA 指南。

   （1）USPSTF 建议 40~75 岁人群定期评估心脏危险因素。

   （2）虽然风险评估的最佳时间间隔尚不清楚，但 USPSTF 建议每年评估血压和吸烟，每 5 年评估一次血脂水平；高风险患者可能需要更频繁的评估，而低风险个体需要更少频率的评估。

   b. 无心血管疾病（CVD）史的成人应使用低至中等剂量他汀类药物，以预防患 CVD 及死亡，前提是满足以下所有标准：

   （1）年龄在 40~75 岁。

   （2）他们有一个或多个心血管疾病危险因素（即血脂异常、糖尿病、高血压或吸烟）。

   （3）使用 ACC/AHA 算法计算出的 10 年心血管患病风险为 10% 或更高（B 级建议）。

   c. 对于符合上述标准且计算风险为 7.5%~10%（C 级推荐）的患者，应考虑使用低至中等剂量他汀类

药物。没有足够的依据为 76 岁及以上无心血管疾病的成年人提出建议（ I 级建议）。

2. ACC/AHA（2013）

   a. ACC/AHA 于 2013 年发布了针对未患 ASCVD 的患者的最新风险评估指南。

   （1）20~79 岁的成年人应每 4~6 年评估一次传统的 ASCVD 危险因素：总胆固醇和高密度脂蛋白胆固醇，收缩压，使用降压药物治疗，糖尿病，吸烟。

   （2）年龄在 40~79 岁的成年人应该每 4~6 年使用汇集队列方程进行一次 ASCVD 风险评估。

   （3）在选定的患者中，根据集合队列方程评估，在药物治疗开始方面存在不确定性时，可以考虑其他危险因素：

   （a）早发 CVD 家族史（男性一级亲属 <55 岁；女性一级亲属 <65 岁）。

   （b）超敏 C 反应蛋白 ≥2mg/L。

   （c）冠状动脉钙评分 ≥300 Agatston 单位或大于等于对应年龄、性别和种族的第 75 百分位数。

   （d）踝肱指数 <0.9。

   b. 2013 年的治疗指南在第 23 章进行总结。

你同意 S 先生的观点，空腹血脂测试是对 45 岁以上男性进行的一项重要的筛查测试，即使没有其他危险因素。

S 先生应该拍一张胸片吗？

肺癌筛查

A. 肺癌的疾病负担：

1. 肺癌是导致男性和女性癌症死亡的主要原因。

2. 2018 年约有 15 万人死于肺癌，超过乳腺癌、前列腺癌和结肠癌死亡人数的总和。

3. 非 I 期肺癌预后差。

B. 有无可能鉴定出可能从该筛查中特别获益的高危人群？

1. 吸烟导致大约 85% 的肺癌。

   a. 与不吸烟者相比，吸烟者患肺癌的相对危险度约为 20。

   b. 一个 65 岁的人，每天吸 1 包烟已经 50 年，在接下来的 10 年里，他患肺癌的风险是 10%。

   c. 一个 75 岁的人，50 年来每天吸 2 包烟，有 15% 的风险。

2. 其他危险因素包括肺癌家族史和接触石棉、镍、砷、卤代醚、多环芳烃和环境香烟烟雾。

C. 筛查的质量如何?

1. 胸片:敏感度为 60%,特异度为 94%

2. CT 扫描:敏感度为 94%,特异度为 73%

D. 筛查能降低发病率或死亡率吗?

1. 胸片:6 项随机胸片试验(伴或不伴痰细胞学检查)均未能证明肺癌死亡率降低,这些病例都有接受筛查的人群作为对照。

2. CT 扫描:国家肺部筛查试验(The National Lung Screening Trial,NLST)。

   a. 超过 53 000 名年龄 55~74 岁、每年吸烟≥30 包的吸烟史的无症状人士;15 年内戒烟的戒烟者。

   b. 排除标准:既往肺癌,过去 5 年内其他癌症,过去 18 个月内 CT 扫描,胸部或背部金属植入物,家庭吸氧,肺炎或过去 12 周内接受抗生素治疗的其他急性上呼吸道感染。

   c. 随机分为 3 组,每年进行一次低剂量 CT 扫描或单次后前位胸片检查,结节直径≥4mm 时被定义为筛查结果异常。

   d. 低剂量 CT 组肺癌特异度死亡率显著降低。

   (1) CT 组肺癌死亡率为 1.3%,而胸片组为 1.6%。

   (2) 相对风险降低,为 20%;每 1 000 例 CT 筛查患者中有 3 例肺癌死亡的绝对风险降低;预防 1 例肺癌死亡所需筛查人数为 320。

   e. 近 40% 的受试者至少有 1 次 CT 阳性结果;其中 96% 为假阳性。大多数假阳性结果通过后续 CT 扫描得以解决,尽管有些患者需要活检。

E. 现行的指南是什么?

1. USPSTF(2013)。

   a. 55~80 岁每年每年 30 包吸烟史、目前吸烟或在过去 15 年内戒烟的成年人应进行年度低剂量 CT 筛查。

   b. 一旦一个人 15 年没有吸烟,或出现严重限制预期寿命或无法进行可治愈性肺部手术的健康问题,就应停止筛查。

   c. B 级推荐。

2. 美国胸科医师学会(American College of Chest Physicians)建议,对于无症状吸烟者和 55~77 岁、吸烟 30 年或以上、在过去 15 年内继续吸烟或已经戒烟的人,每年进行低剂量 CT 检查。

3. 美国癌症协会和美国临床肿瘤协会(2012)建议与符合上述 NLST 标准的患者讨论筛查。

F. 表 2-6 总结了肺癌的分期、检测、组织学、预后和治疗。

表 2-6 肺癌

癌症分期	分期	定义
	ⅠA(T1N0M0)	肿瘤大小≤3cm,被肺实质包围;无支气管内侵犯的证据
	ⅠB(T2N0M0)	肿瘤大小 >3cm,或任意大小但侵犯肺胸膜或主支气管
	ⅡA(T1N1M0)	肿瘤大小≤3cm,累及支气管周围或肺门淋巴结
	ⅡB(T2N1M0 和 T3N0M0)	肿瘤大小 >3cm,累及支气管周围或肺门淋巴结
	ⅢA(T3N1M0 和 T1,2,3N2M0)	局限性肺外扩张的肿瘤,累及支气管周围或肺门淋巴结,或任何累及同侧纵隔和心下淋巴结的肿瘤
	ⅢB(T4N,M0;T3 M0)	扩散的肺外肿瘤侵犯纵隔结构
	Ⅳ期	任意远端转移肿瘤
常用测试	诊断用:	分期用:
	活检方法	肾上腺水平 CT 扫描(对纵隔淋巴结敏感度为 51%,特异度为 86%)
	支气管镜检查	正电子发射断层扫描(对纵隔淋巴结的敏感度为 74%,特异度为 85%)
	纵隔镜检查	
	纵隔前切开术	
组织学	小细胞(20%~25%)	
	非小细胞	
	鳞状上皮细胞(25%)	
	腺癌(40%)	
	大细胞腺癌(10%)	
预后	基于诊断分期	
	总体 5 年生存率为 16%,因为只有 15% 是在原发阶段确诊的,而原发阶段确诊的癌症总体生存率为 52%	
治疗	局部病灶切除术	
	ⅡA~ⅢA 期患者病灶切除后辅助化疗	
	对于不可切除病灶的Ⅲ期患者,可采用化疗 + 放疗配合治疗	
	Ⅳ期患者可采取化疗 + 姑息治疗	

你向 S 先生解释说,没有研究表明,胸片筛查能降低吸烟者的肺癌死亡率,更不用说非吸烟者了。你补充说道,他不符合 NLST 标准,所以不应该做肺癌筛查。

 S 先生是否需要进行腹主动脉瘤和颈动脉狭窄的超声检查?

腹主动脉瘤(abdominal aortic aneurysm,AAA)筛查

A. 腹主动脉瘤的疾病负担:

1. 4%~8% 的老年男性和 0.5%~1.5% 的老年女性患有腹主动脉瘤。

2. 在美国,腹主动脉瘤每年造成约 9 000 人死亡。

   a. 5.5~5.9cm 的腹主动脉瘤的 1 年破裂率为 9%,6~6.9cm 的腹主动脉瘤为 10%,≥7cm 的腹主动脉瘤为 33%。

   b. 只有 10%~25% 的腹主动脉瘤破裂患者可存活到出院。

B. 有无可能鉴定出可能从该筛查中特别获益的高危人群?

1. 年龄 >65 岁、既往吸烟史(一生吸烟≥100 支)、男性、家族史是腹主动脉瘤 >4.0cm 的最强危险因素。

   a. 每隔 7 年,优势比(odds ratio,OR)增加 1.7。

   b. 当前吸烟或既往吸烟会使患腹主动脉瘤的风险增加 3~5 倍。

   c. 在吸烟者中,腹主动脉瘤的患病率随着年龄的增长比从不吸烟者中更快。

   d. 所有年龄段的非吸烟者中,出现 >4cm 腹主动脉瘤的患病率均 <1%。

   e. 阳性家族史的 OR 为 1.94。

   f. 冠心病、高胆固醇血症或脑血管病病史的 OR 为 1.3~1.5。

   g. 黑种人的 OR 为 0.53,糖尿病患者的 OR 为 0.52。

C. 筛查的质量如何?

1. 超声对腹主动脉瘤的检测敏感度为 94%~100%,特异度为 98%~100%,腹主动脉瘤定义为肾下主动脉直径 >3.0cm。

2. 一次性筛查即可,因为重复筛查的队列研究显示,10 年以上,新的腹主动脉瘤发病率为 4%,其中少数腹主动脉瘤 >4.0cm。

3. 腹部触诊不可靠。

D. 筛查能降低发病率或死亡率吗?

1. 4 个随机对照试验的荟萃分析显示,对男性腹主动脉瘤进行筛查可降低腹主动脉瘤的死亡率,13~15 年的合并优势比(OR)为 0.50。

   a. 开放性腹主动脉瘤修复的住院总死亡率为 4.2%;每年进行超过 35 次手术的高容量医疗中心(死亡率为 3%,低容量医疗中心死亡率为 5.5%)和血管外科医生进行修复手术(血管外科医生为 2.2%,心脏外科医生为 4.0%,普通外科医生为 5.5%)的死亡率较低。

   b. 开放修复术后 30 天的死亡率高于血管内修复(2% 绝对风险增加,需要损害的数量为 50)。在长期的全因死亡率或心血管死亡率,或卒中率方面没有差异;因此,首选血管内修复。

2. 在全因死亡率或女性腹主动脉瘤特异死亡率方面没有下降。

E. 现行的指南是什么?

1. USPSTF (2014)

   a. B 级推荐建议 65~75 岁曾吸烟的男性进行一次性超声检查(中等净收益)。

   b. C 级推荐建议 65~75 岁从未吸烟的男性选择性进行筛查(净收益很小)。

   c. 对 65~75 岁曾吸烟的女性不推荐(Ⅰ级)(没有足够的证据来确定利弊关系)。

   d. D 级推荐,不建议对从未吸烟的女性进行筛查(弊大于利)。

2. 血管外科学会(2009)

   a. 65 岁以上男性应进行一次性筛查(如果家族史呈阳性,则为 55 岁以上)。

   b. 65 岁以上吸烟或有阳性家族史的女性应进行一次性筛查。

颈动脉狭窄(carotid artery stenosis,CAS)筛查

A. CAS 的疾病负担:

1. 据估计,普通人群中重度 CAS(70%~99%)患病率为 0.5%~1%。

2. 重度 CAS 对卒中发病率或死亡率的贡献尚不清楚,无症状 CAS 的自然进展也不清楚。

B. 有无可能鉴定出可能从该筛查中特别获益的高危人群?

1. CAS 的危险因素包括高血压、心脏病、吸烟、高龄、男性、高胆固醇血症和糖尿病。

2. 目前还没有可靠、有效的风险评估工具来可靠地识别临床重度 CAS 患者。

C. 筛查的质量如何?

1. 颈动脉双功能超声检测颈动脉狭窄 >70% 的敏感度为 90%,特异度为 94%。

2. 检测 CAS>50% 的敏感度为 98%,特异度为 88%。

3. 在不同的实验室进行的测量可能有很大的差异。

4. 体格检查中杂音的可靠性和敏感度较差。

D. 筛查能降低发病率或死亡率吗？

1. 目前还没有关于筛查无症状 CAS 的利与弊的研究。

2. 颈动脉内膜切除术对比药物疗法治疗无症状颈动脉粥样硬化的随机对照试验共有 3 项（无症状颈动脉粥样硬化研究、退伍军人事务合作研究和无症状颈动脉手术试验）。

   a. 综合所有 3 项试验的结果显示，手术组在围手术期卒中或死亡以及随后的同侧卒中的绝对减少率为 2%，在死亡率、围手术期卒中或任何随后的卒中的绝对减少率为 3.5%。

   b. 由于受试者和外科医生的高度挑选，这些结果可能无法概括得到。

   c. 医学治疗没有明确定义或标准化。

   d. 这些数据来自 20 世纪 80 年代和 90 年代，并不能反映目前的标准治疗，如血压和血脂的积极控制。

   e. 无症状 CAS 的颈动脉血运重建和药物治疗试验（CREST-2）正在进行中，该试验将患者随机分为颈动脉内膜切除术与药物治疗，或颈动脉支架植入术与药物治疗，并将提供更多最新数据。

3. 所有异常超声都需要通过数字减影血管造影（有 1% 的脑卒中风险）或磁共振血管造影（magnetic resonance angiography，MRA）或 CT 血管造影（CT angiography，CTA）进行确认，其准确率均小于 100%。

4. 无症状患者的 30 天围手术期卒中或死亡率为 2.4%~3.3%，女性的比例在这一范围内偏高；在一些州，比例超过 5%。

5. 围手术期心肌梗死率为 0.8%~2.2%。

6. 颈动脉支架植入术后 30 天的卒中或死亡率为 3.1%~3.8%

E. 现行的指南是什么？

1. USPSTF（2014）

   a. 不建议普通成年人筛查无症状性 CAS。

   b. D 级推荐，中等可信度，筛查的益处并没有超过害处。

2. 美国健康协会（2010 年）、美国卒中协会（2011 年）和血管外科学会（2011 年）不推荐基于人群的筛查。

3. 其他协会，包括美国心脏病学会和美国放射学会不建议常规筛查，尽管他们确实建议筛查有杂音的患者，并考虑对已知患有动脉粥样硬化疾病的患者进行筛查。

你向 S 先生解释他不需要进行血管筛查。普通人群并不被建议进行 CAS 筛查，因为他的年龄小于 65 岁，仅有少量的吸烟史，他不需要进行 AAA 筛查。

S 先生还有另一份给他妻子的筛查清单：血脂检查、骨密度（bone mineral density，BMD）、巴氏涂片和乳房 X 线检查。后续她也会来见你。

S 夫人是一名 42 岁的健康女性，除了 2 次正常阴道分娩（第一次是 25 岁）外，她也没有任何病史。她的月经很规律。她不吸烟、不喝酒，还经常慢跑。她 20 年间只有一个性伴侣。她的母亲和祖母患有骨质疏松症，无其他异常家族史。自从她的第一个孩子出生后，她每年都会进行一次正常的巴氏涂片检查。她的体重是 56.75kg，血压是 105/70mmHg，她的全身检查，包括乳房检查，完全正常。

 S 夫人是否应该做巴氏涂片筛查宫颈癌？

宫颈癌筛查

A. 宫颈癌的疾病负担：

1. 据估计，2015 年美国新增约 12 900 例宫颈癌病例和 4 100 例宫颈癌相关死亡病例。

2. 发病率因种族 / 民族而异：西班牙裔妇女为 11.1/100 000；黑种人妇女为 10/100 000；白种人妇女为 7.4/100 000；亚洲妇女为 7.3/100 000。

3. 在细胞学检查不能被广泛认可的国家，这一比率要高得多；在世界范围内，宫颈癌是女性第二常见的癌症，也是妇科恶性肿瘤最常见的死亡原因。

4. 有癌前病变的妇女 5 年生存率接近 100%，早期浸润性癌的 5 年生存率为 92%，当发生转移时，5 年生存率仅 13%。

B. 有无可能鉴定出可能从该筛查中特别获益的高危人群？

1. 93%~100% 的鳞状细胞宫颈癌中可检测出高危人乳头瘤病毒（human papilloma virus，HPV）的 DNA。

   a. 低风险和高风险亚型。

   b. 子宫颈在青少年时期尤其易受感染，此时鳞状上皮化生最为活跃。

   c. 大多数感染在 1~2 年内被免疫系统清除而不会变成肿瘤。

   (1) 90% 的低风险亚型在 5 年内被清除。

   (2) 70% 的高危亚型能够被清除。

   d. 30 岁以上的 HPV 患者比 30 岁以下的 HPV 患者更有可能出现高级别病变或癌症。

2. 早发性行为（17 岁之前）和一生中有更多的性伴侣（>2）是感染 HPV 的危险因素。

3. 吸烟会使患病风险增加 2~4 倍。

4. 免疫缺陷和其他性传播感染，如疱疹和 HIV，也会增加感染风险。

5. 子宫内暴露于己烯雌酚和先前对高级别病变的治疗也是宫颈癌的危险因素。

C. 筛查的质量如何？

1. 巴氏涂片的解释：宫颈细胞学的 Bethesda 分类：

    a. 上皮内病变阴性或恶性肿瘤阴性。

    b. 上皮细胞异常：鳞状细胞。

      (1) 非典型鳞状细胞(atypical squamous cells，ASC)。

        (a) ASC-US：意义不明的非典型鳞状细胞。

        (b) ASC-H：不能排除高级别鳞状上皮内病变的非典型鳞状细胞。

      (2) 低级别鳞状上皮内病变。

        (a) 与 HPV 一致的细胞变化。

        (b) 与轻度异型增生相同，组织学诊断为宫颈上皮内瘤变(cervical intraepithelial neoplasia，CIN)1 级。

      (3) 高级别鳞状上皮内病变。

        (a) 与中 / 重度异型增生相同，组织学诊断为 CIN2 级、CIN3 级、CIS(原位癌)。

        (b) 应注明是否怀疑有侵犯。

      (4) 鳞状细胞癌。

    c. 上皮细胞异常：腺细胞。

      (1) 非典型(宫颈内、子宫内膜或腺体)。

      (2) 非典型，有利于肿瘤。

      (3) 宫颈内膜原位腺癌。

      (4) 腺癌。

2. 巴氏涂片技术：

    a. 常规巴氏涂片检查：检查人员将子宫颈细胞涂在载玻片上并用固定剂处理。

    b. 液基细胞学检查：检查人员将宫颈细胞悬浮在一个装有液体防腐剂的小瓶中，随后清除碎片并放置在实验室的载玻片上。

3. HPV 检测：

    a. 将宫颈标本置入载体或液体防腐剂中，用于液基细胞学巴氏涂片法。

    b. 添加特定的 RNA 探针与致癌 DNA 结合，通过抗体检测 DNA-RNA 杂交体。

4. 常规细胞学和液基细胞学的检测特征相同。

    a. 对高级别鳞状上皮内病变的敏感度约为 56%；对低级别鳞状上皮内病变的敏感度约为 77%。

    b. 对高级别鳞状上皮内病变的特异度约为 97%；对低级别鳞状上皮内病变的特异度约为 80%。

5. HPV 检测对 CIN2 级和 CIN3 级的检测更敏感，但特异度较低；在 35 岁以下的女性中假阳性率更高。

D. 筛查能降低发病率或死亡率吗？

1. 没有随机试验数据表明筛查可降低宫颈癌死亡率。

2. 许多观察数据显示，宫颈癌发病率(60%~90%)和宫颈癌死亡率(20%~60%)均有所下降。

3. 在美国，许多宫颈癌发生在从未接受过筛查的女性身上；模型研究表明，对这些妇女进行筛查可以将宫颈癌死亡率降低 74%。

4. 筛选间隔是基于随机试验数据和模型研究的结合。

E. 对于无 CIN2 级病史或更严重病变、无 HIV、无子宫内暴露己烯雌酚的女性，现行的指南是什么？

1. USPSTF（2018）

    a. 建议 21~29 岁的女性每 3 年进行一次细胞学检查(巴氏涂片)；30~65 岁的女性可每 3 年单独进行细胞学检查，或每 5 年单独进行 HPV 检测(A 级建议)。

    b. 建议 65 岁以上、最近有过充分筛查史的妇女不要进行筛查，这些妇女并非处于高风险。

      (1) D 级推荐。

      (2) 充分筛查是指在停止筛查后 10 年内连续 3 次细胞学检查阴性或 2 次 HPV 检测阴性，最近一次检测发生在 5 年内。

    c. 对于已行子宫全切术且无 CIN2 级、CIN3 级或宫颈癌病史的女性，不建议进行常规筛查(D 级推荐)。

    d. 不建议 21 岁以下的女性进行筛查(D 级建议)。

2. 美国妇产科医师学会(ACOG)指南(2016)与 USPSTF 指南类似

    a. ACOG 建议 21~65 岁的女性每 3 年做一次细胞学检查。

    b. 21~29 岁女性每 3 年进行一次细胞学检查，30~65 岁女性进行细胞学检查加 HPV 检测(共同检测)。

你向 S 夫人解释说，她的性生活史和连续 12 次正常的巴氏涂片结果表明她患宫颈癌的风险极低。你指出所有的专家指南都认为她的情况，每三年做一次巴氏涂片检查是可以接受的。

S 夫人是否应该通过乳房 X 线检查来筛查乳腺癌？

乳腺癌筛查

A. 乳腺癌的疾病负担：

1. 女性癌症的第二大原因。

2. 在平均患病风险的女性中，患乳腺癌的累积终身风险为 12%。

3. 40 岁时的 10 年风险为 1.5%；50 岁时，10 年风险为 2.4%，到 60 岁时，10 年风险为 3.5%。

4. 2015 年, 23.2 万名妇女被诊断为乳腺癌, 其中 4 万人死于乳腺癌。

B. 有无可能鉴定出可能从该筛查中特别获益的高危人群?

1. 携带 *BRCA1/BRCA2* 突变基因的女性是一个特殊的高危人群, 罹患乳腺癌的相对风险为 10.0~32.0, 累积终身风险为 45%~70%。

2. 对于具有以下特征的乳腺癌患者, 建议转诊进行基因咨询和检测:

   a. 家族中有一个已知的基因突变。

   b. 50 岁前确诊乳腺癌。

   c. 女性在 60 岁前确诊为三阴性(雌激素受体阴性、孕激素受体阴性、人表皮生长因子受体 2 阴性)乳腺癌。

   d. 一名患者患两种乳腺癌。

   e. 确诊为乳腺癌(任何年龄)且有一位或以上亲属于 50 岁前确诊为乳腺癌; 或有一位或以上亲属确诊为卵巢癌(年龄不限); 或有两位或以上亲属确诊为乳腺癌、胰腺癌或前列腺癌(年龄不限)。

   f. 男性。

   g. 德系犹太人后裔, 且被诊断患有乳腺癌、卵巢癌或胰腺癌(年龄不限)。

   h. 曾患卵巢癌。

3. 若家族中有已知的突变; 或一例患者患两种乳腺癌; 或家族中有两例同侧乳腺癌患者, 且其中一例于 50 岁前确诊; 或家族中有卵巢癌患者; 或家族中有男性患乳腺癌; 或有一级亲属或二级亲属于 45 岁前确诊乳腺癌, 则家庭成员应该接受遗传咨询。

4. 其他高危女性, 定义为: 累积终身风险 >20%, 包括有胸部放疗史、个人乳腺癌病史、家族病史(两位或以上一级亲属患乳腺癌, 或一位或以上亲属患绝经前乳腺癌, 或一位或以上男性亲属患乳腺癌)的女性, 且活检证实为不典型增生或小叶原位癌。

5. 乳腺密度是乳腺癌的危险因素之一。

   a. 按密度分为: 脂肪密度(BiRads A 类)、散在纤维腺密度(B 类)、不均匀密度(C 类)或致密(D 类)。

   b. 与 A 类密度的女性相比, D 类密度的女性患乳腺癌的相对风险为 2.4~4.5。

6. 年龄是一个高风险因素。

7. 其他危险因素, 见表 2-7。

8. 保护性因素包括: 母乳喂养超过 16 个月、妊娠 5 次或以上、运动、绝经后 BMI<23kg/m² 、35 岁前卵巢切除。

9. 已经开发了一种乳腺癌风险评估工具。

   a. 网址: https://bcrisktool.cancer.gov/

   b. 该项目是 20 世纪 70 年代进行的一项乳房 X 线检查项目, 使用统计学方法对乳腺癌检测和示范项目的数据进行分析, 用以评估乳腺癌风险

表 2-7　乳腺癌风险等级

风险因素	乳腺癌的近似相对危险度
无其他危险因素的 50 岁女性	10 年风险为 2.4%
BRCA1/BRCA2	10~32
30 岁前做过胸部放疗	26.0
与 A 类相比, D 类乳腺密度	2.4~2.5
过往活检中有非典型导管或小叶增生或小叶原位癌	4.0
与无亲属患病相比, 两位一级亲属患有乳腺癌	3.5
与无亲属患病相比, 一位一级亲属患有乳腺癌	2.5
绝经后肥胖(与 BMI<22kg/m² 相比, BMI>30kg/m²)	1.5
未生育女性或首次足月妊娠年龄 >30 岁的女性	2.0
初潮年龄 <12 岁或绝经年龄 >55 岁	1.5~2.0
使用激素替代疗法患者与未使用者的比较	1.2
每天饮酒超过 2 次	1.1

   c. 不包括乳腺密度

C. 筛查的质量如何?

1. 现在 95% 的乳房 X 线检查都是数字化的, 对老年女性和乳腺密度低的女性的检测更加敏感。

   a. 对于 40~49 岁的女性, 敏感度为 63%~84%, 特异度为 85%~93%。

   b. 对于 60~69 岁的女性, 敏感度为 65%~93%, 特异度为 90%~95%。

   c. 密度 A 类的敏感为 87%, 密度 D 类为 63%, 随着乳腺密度的增加, 特异度从 96% 下降到 90%。

2. 筛查 10 年后, 乳房 X 线假阳性的累积风险为 50%~60%, 不必要活检的风险为 7%~10%。

3. 年轻女性和乳腺密度增加的女性的假阳性率更高。

D. 筛查能降低发病率或死亡率吗?

1. 表 2-8 总结了乳房 X 线检查的随机试验荟萃分析结果。

2. 潜在的危害包括对测试的焦虑、过度诊断、辐射暴露和乳房 X 线检查假阳性。

   a. 过度诊断率(检查出没有临床意义的癌症)尚不清楚。

   (1) 估计在 10%~19%。

   (2) 一项模型研究估计, 在 40~74 岁接受筛查的女性中, 过度诊断的终身风险为每 1 000 例接受筛查的女性中有 21 例, 相比之下, 预防了

8 例乳腺癌死亡。

  b. 辐射诱发乳腺癌的风险很小,接受检查的妇女终身死亡率为 0.4/10 000~1.2/10 000。

 3. 乳房自我检查试验的荟萃分析(随机和非随机)显示对乳腺癌死亡率没有影响。

E. 现行的指南是什么?

 1. USPSTF(2016)

  a. 40~49 岁妇女:应由个人决定是否进行筛查(C 级建议;虽可获益,但也有限,应该根据患者的价值观和风险水平做出决定)。

  b. 50~74 岁的女性:每 2 年筛查一次。

   (1) B 级推荐(获益适中)。

   (2) 一项研究中,18~33 个月筛查间隔和 12 个月筛查间隔的乳腺癌死亡率降低是相似的,据此得出每 2 年筛查一次的结论。此外,使用统计模型进行的决策分析发现,与每年进行

一次筛查相比,每 1 000 名接受筛查的妇女中,一年两次的筛查可多发现 2 例死亡。

  c. 目前的证据不足以评估 75 岁及以上女性进行筛查的益处和危害(Ⅰ级声明)。

  d. 目前的证据不足以评估使用乳腺超声、MRI 或数字乳腺断层成像辅助筛查对乳腺密度高而乳房 X 线检查正常的女性的益处和危害。

 2. 美国癌症协会(2015)

  a. 45~54 岁女性:每年做一次乳房 X 线检查。

  b. 55 岁及以上的妇女:每年或两年检查一次,只要预期寿命至少为 10 年,就继续进行检查。

 3. 美国妇产科学会(2017)

  a. 从 40 岁开始,每 1~2 年进行一次乳房 X 线检查,直到 75 岁。

  b. 75 岁后是否继续筛查应另作讨论。

F. 表 2-9 总结了乳腺癌的分期、检测、组织学、预后和治疗。

表 2-8　基于临床试验数据的乳腺 X 线检查的利弊

	40~49 岁	50~59 岁	60~69 岁	70~74 岁
每 10 000 名接受 10 年筛查的妇女中可避免死亡人数	3	8	21	13
每 10 000 名妇女接受一次检查的危害				
假阳性结果	1 212	932	808	696
乳房活检	164	159	165	175
假阴性结果	10	11	12	13

表 2-9　乳腺癌

癌症分期	分期	定义
	0 期	原位癌,包括 DCIS、LCIS 和仅累及乳头的湿疹样癌
	Ⅰ A 期	≤2cm 的肿瘤,局限于乳房
	Ⅰ B 期	肿瘤≤2cm,淋巴结中发现 <2mm 的乳腺癌细胞病灶
	Ⅱ A 期	肿瘤≤2cm,且在 1~3 个腋淋巴结或胸骨附近的淋巴结中发现 <2mm 的乳腺癌细胞病灶;或肿瘤为 >2cm 及 <5cm,但未扩散至淋巴结
	Ⅱ B 期	肿瘤 >2cm 且 <5cm,淋巴结内可见 <2mm 的乳腺癌细胞病灶;或肿瘤 >2cm 且 <5cm,癌细胞已扩散至 1~3 个腋淋巴结或胸骨附近淋巴结;或肿瘤 >5cm 但未扩散至淋巴结
	Ⅲ A 期	肿瘤大小不限,4~9 处腋淋巴结或胸骨附近淋巴结中发现癌细胞;或肿瘤 >5cm,淋巴结内可见 <2mm 的乳腺癌细胞灶;或肿瘤 >5cm,癌细胞已扩散至 1~3 个腋淋巴结或胸骨附近淋巴结
	Ⅲ B 期	肿瘤大小不限,已扩散到胸壁或乳房皮肤并溃烂,可能已扩散到 9 个腋淋巴结或胸骨附近淋巴结
	Ⅲ C 期	肿瘤大小不限,已扩散至胸壁或乳房皮肤并溃烂,可能已扩散至≥10 个腋淋巴结或胸骨附近淋巴结或锁骨上淋巴结
	Ⅳ期	任意远端转移肿瘤
常用检测	诊断用:	分期用:
	活检方法	前哨淋巴结活检
	细针抽吸	手术时进行
	取芯活检(宽针取样)	一种放射性蓝色染料被注入肿瘤附近的淋巴系统
	切口(切除部分肿块)	取第一个吸收染料的淋巴结,并在显微镜下进行分析
	切除(肿块全部切除)	如果阳性,其他的淋巴结可能被切除

续表

组织学	非浸润性	
	DCIS	
	浸润性	
	导管(76%)	
	小叶(10%~15%):多发性和双侧性	
	髓质	
	发炎:真皮淋巴浸润伴皮肤改变(橘皮样变化)	
	乳头佩吉特病	
预后	根据诊断时的分期	
	总体 5 年生存率为 90%	
	局限性乳腺癌的 5 年生存率为 98%	
	Ⅳ期 5 年生存率为 24%	
治疗	外科手术	
	手术方法由肿瘤大小、患者偏好决定	
	乳房肿瘤切除术	
	节段性乳房切除术	
	全乳切除术	
	乳腺癌改良根治术	
	在手术期间或以后进行乳房重建	
	放射疗法	
	肿瘤切除术后进行,有时在乳房切除术后进行	
	激素疗法	
	对雌激素/孕激素受体的癌症最有效	
	芳香化酶抑制剂,如依西美坦、阿那唑	
	选择性雌激素反应调节剂,如他莫昔芬	
	曲妥珠单抗(赫赛汀)用于 HER2/neu 阳性癌症	
	化疗是根据分期和生物标志物进行的	

DCIS,导管原位癌;LCIS,小叶原位癌。

你向 S 夫人解释说,在没有增加乳腺癌风险因素的妇女中,乳腺 X 线片假阳性的概率远远高于发现乳腺癌的概率。她是否应该在 50 岁之前接受筛查取决于她的个人风险承受能力。

 S 夫人应该做骨质疏松症筛查吗?

骨质疏松症筛查

A. 骨质疏松症的疾病负担:

　　1. 在美国,50 岁以上的人中大约有 1 030 万人患有骨质疏松症(15.4% 的女性和 4.3% 的男性)。

　　2. 在 65 岁或以上的女性中骨质疏松症的患病率为 25%,在 65 岁或以上的男性中为 5.6%。

　　3. 每年有超过 200 万的骨折病例与骨质疏松症有关,包括约 30 万例髋关节骨折和 70 万例椎骨骨折。

　　4. 髋关节置换术后 1 年死亡率为 20%。

B. 有无可能鉴定出可能从该筛查中特别获益的高危人群?

　　1. 低骨密度本身是骨折的最大危险因素。

　　2. 年龄的增长是低骨密度的最大危险因素;其他危险因素包括低体重(<60kg)、缺乏激素替代疗法、骨质疏松症家族史、个人骨折史、种族(白种人、亚裔、西班牙裔)、目前吸烟、每天饮酒量超过 3 个酒精单位、长期使用皮质类固醇(≥5mg/d 泼尼松,持续 3 个月或以上)。

　　3. WHO 骨折风险预测工具(WHO fracture risk assessment tool,FRAX)使用股骨颈骨密度和临床危险因素计算 10 年髋关节或主要骨质疏松性骨折的概率(此算法可见于 http://www.shef.ac.uk/FRAX/)。

　　　a. 虽然完整的 FRAX 算法包含了股骨颈骨密度,

但可以只输入临床危险因素来估计患者的临床风险。

  b. 仅从临床风险因素来看,没有其他阳性反应的 65 岁女性 10 年内发生骨质疏松性骨折的风险为 9.3%。

4. 骨质疏松自我评估工具(the osteoporosis self-assessment tool, OST)旨在识别更有可能有低骨密度的患者。

  a. OST 值 = [体重(kg) − 年龄(年)] ×0.2

  b. OST 值 <2 的患者为高危患者。

5. FRAX 对鉴别骨质疏松症(T 值≤−2.5)的敏感度为 33.3%,特异度为 86.4%(LR+ 为 2.4, LR− 为 0.77);OST 的敏感度为 79.3%,特异度为 70.1%(LR+ 为 2.6, LR− 为 0.29)。

C. 筛查的质量如何?

1. 背景

  a. 可在多种部位(臀部、腰椎、足跟、前臂)采用多种方法(双能 X 线骨密度仪、单能 X 线骨密度仪、超声、定量 CT)测量骨密度。

  b. 将当前骨密度与预期骨密度峰值进行比较,得出高于或低于预期骨密度峰值的 SD 值。

  c. 骨质疏松症被定义为骨密度 "T 值" 至少低于预期骨密度峰值 2.5 倍 SD 值(T 值 =−2.5 或负值更大)。

  d. 骨量减少定义为 T 值在 −1.0 至 −2.5。

  e. 正常值为预期骨密度峰值的 1 个 SD 范围内。

2. 双能 X 线骨吸收测定法是 "金标准" 检查

  a. 已被证明是髋部骨折风险的一个强有力的预测因素;股骨颈是测量的最佳部位。

  b. 股骨颈的骨密度每降低 1 个 SD,髋部骨折的相对风险为 2.5。

  c. 股骨颈的骨密度每降低 1 个 SD,椎体骨折的相对风险为 1.9。

3. 关于筛选检查之间最佳间隔时间的数据有限

  a. 一项研究发现,与最初的测试相比,在最初测试 8 年后重复进行骨密度测试并没有提高骨折风险预测。

  b. 另一项研究根据基线骨密度对患者进行分组,然后确定每组中 10% 的女性发生骨质疏松或骨质疏松性骨折的估计时间间隔。

    (1) 对于骨密度正常(T 值为 −1.0 或更高)的女性,间隔为 16 年。

    (2) 对于有轻度骨量减少的女性(T 值在 −1.01 至 −1.49),间隔为 17 年。

    (3) 对于中度骨量减少的女性(T 值在 −1.50 至 −1.99),间隔为 5 年;对于重度骨量减少患者(T 值在 −2.0 至 −2.49),间隔时间为 1 年。

D. 筛查能降低发病率或死亡率吗?

1. 没有研究证明筛查对减少骨质疏松症的有效性。

2. 许多研究表明治疗大大降低了骨折风险。

3. 筛查的潜在危害包括对检测结果的错误解读、增加患者的焦虑、药物副作用和成本。

4. 如果对 10 000 名年龄在 65~69 岁的女性进行筛查,假设骨质疏松症患病率为 12%,并且这种治疗可以减少 50% 的脊椎骨折和 66% 的髋部骨折。

  a. 5 年内预防 1 例椎体骨折需要筛查的数量是 233 例,预防 1 例髋部骨折需要筛查的数量是 556 例。

  b. 在 60~64 岁的女性(骨质疏松症患病率 6.5%)中,需要进行椎体骨折筛查的人数为 435 人,需进行髋关节骨折筛查的人数为 1 000 人。

  c. 在 75~79 岁的女性中(骨质疏松发生率为 28%),需要进行椎体骨折筛查的人数为 96 人,需进行髋关节骨折筛查的人数为 238 人。

E. 现行的指南是什么?

1. USPSTF(2018)

  a. 筛查 65 岁或以上妇女和绝经后风险增加的年轻妇女的骨质疏松症(基于无骨密度测量的 FRAX 算法的 10 年风险 >9.3%,或基于其他工具如 OST 的高风险结果)。

    (1) B 级推荐。

    (2) 良好的证据表明,骨质疏松症的风险随着年龄的增长而增加,骨密度测量可以准确预测骨折风险,治疗无症状妇女可以降低骨折风险。

  b. 目前的证据不足以评估男性筛查的利弊关系(I 级推荐)。

2. 美国国家骨质疏松基金会(2014)

  a. 65 岁以上的女性和 70 岁以上的男性应进行筛查。

  b. 根据风险因素分析和 FRAX 值筛选 50~69 岁的绝经后妇女和男性。

  c. 筛查绝经后女性和 50 岁以上在成年时发生过骨折的男性。

你跟 S 夫人说她患骨质疏松症的风险虽然有所增加,但根据 FRAX 算法,她在 10 年内出现骨质疏松的风险很低。目前没有需要进行骨密度测试的指征。你告知对方保持充足的钙和维生素 D 摄入量的重要性(每天 1 200mg 钙和每天 800~1 000U 的维生素 D)。

表 2-10　需要筛选的人数（NNS）

疾病	检查	人群	NNS
AAA	超声	曾吸烟的男性,年龄 65~74 岁	5 年内筛查 500 例以阻止 1 例腹主动脉瘤特异性死亡
骨质疏松症	DEXA	75~79 岁的女性	筛查 238 例以阻止 1 例髋部骨折;筛查 96 例以阻止 1 例椎体骨折
		65~69 岁的女性	5 年内筛查 556 例以阻止 1 例髋部骨折;筛查 233 例以阻止 1 例椎体骨折
		60~64 岁的女性	筛查 1 000 例以阻止 1 例髋部骨折;筛查 435 例以阻止 1 例椎体骨折
乳腺癌	乳房 X 线检查	60~69 岁女性	14 年内筛查 320 例以阻止 1 例乳腺癌死亡
		50~59 岁女性	14 年内筛查 1 138 例以阻止 1 例乳腺癌死亡
		40~49 岁女性	14 年内筛查 1 618 例以阻止 1 例乳腺癌死亡
结直肠癌	便隐血检测	50 岁以上患者,每年筛查一次	筛查 217 例以阻止 1 例结直肠癌死亡
		每两年筛查一次	筛查 344~1 250 例以阻止 1 例结直肠癌死亡
肺癌	低剂量 CT	55~74 岁每年吸烟≥30 包的无症状患者;15 年内戒烟的戒烟者	筛查 320 例以阻止 1 例肺癌死亡
前列腺癌	PSA	55~69 岁男性	筛查 1 410 例以阻止 1 例前列腺癌死亡

AAA,腹主动脉瘤;DEXA,双能 X 线骨吸收仪;PSA,前列腺特异性抗原。

病例解决方案

根据你的讨论,S 先生决定放弃胸片和 PSA 水平的检查。他同意预约空腹血脂检查和结肠镜检查。

你告知 S 夫人,她没有冠心病的其他危险因素,专业指南也对何时开始对低风险女性进行高脂血症筛查存在分歧。

S 夫人选择做乳房 X 线检查,她很乐意等几年再做巴氏涂片和血脂检查。她走时带走了一份关于钙和维生素 D 摄入在预防和治疗骨质疏松症中的作用的宣传资料。

表 2-10 总结了筛查常用测试及所需筛查的人数。

参考文献

Aberle DR, DeMello S, Berg CD et al. Results of the two incidence screenings in the National Lung Screening Trial. N Engl J Med. 2013;369:920–31.

American College of Physicians Guidelines. https://www.acponline.org/clinical-information/guidelines (Accessed 10/19/18)

American College of Cardiology/American Heart Association Task Force on Practice Guidelines. 2013 ACC/AHA Guideline on the Treatment of Blood Cholesterol to Reduce

Atherosclerotic Cardiovascular Risk in Adults. J Am Coll Cardiol. 2014;63: 2889–934.

Boiselle PM. Computed tomography screening for lung cancer. JAMA. 2013;309: 1163–70.

Committee on Practice Bulletins. Cervical cancer screening and prevention. Obstet Gynecol. 2016;128:e111–e128.

Ensrud K, Crandall CJ. Osteoporosis. Ann Intern Med. 2017;167(3):ITC17–ITC32.

Lin JS, Piper MA, Perdue LA et al. Screening for Colorectal Cancer: Updated Evidence Report and Systematic Review for the US Preventive Services Task Force. JAMA. 2016;315(23):2576–94.

Pace LE, Keating NL. A systematic assessment of benefits and risks to guide breast cancer screening decisions. JAMA. 2014;311:1327–35.

Strum WB. Colorectal Adenomas. N Engl J Med. 2016;374:1065–75.

U.S. Preventive Services Task Force. https://www.uspreventiveservicestaskforce.org/Page/Name/recommendations (Accessed 10/19/18)

（任菁菁 译　王彩霞 校）

第3章 腹 痛

碰到腹痛患者,该如何确定病因?

Shobha W. Stack

主诉

C 先生,22 岁,全腹痛 3h。

腹痛的鉴别诊断有哪些? 作为医生你需要如何进行鉴别?

构建鉴别诊断

腹痛是临床最常见的主诉之一。病因从良性的肠易激综合征到危及生命的腹主动脉瘤破裂均有可能。诊断腹痛病因的第一个关键步骤是确定疼痛的位置。根据疼痛部位可缩小鉴别诊断范围(图 3-1)。

下列几个关键点可以帮助缩小鉴别诊断的范围,包括:①疼痛的病程;②腹部体格检查;③原因不明的低血压;④腹

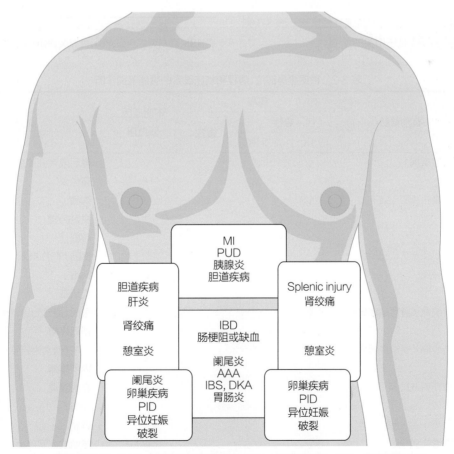

AAA,腹主动脉瘤;DKA,糖尿病酮症酸中毒;IBD,炎症性肠病;IBS,肠易激综合征;MI,心肌梗死;PID,盆腔炎;PUD,消化性溃疡。

图 3-1 腹痛的定位鉴别诊断

胀。下面将对其中的每一项进行论述。

疼痛的病程是一个关键特征。有些疾病在几周至几个月或几年内呈亚急性/慢性病程（如肠易激综合征），而另一些疾病则在发病后几小时至几天内呈急性表现（如阑尾炎）。在首次发作即为急性重度腹痛的患者中，一定要考虑各种危及生命的疾病，千万不能漏诊（例如，腹主动脉瘤破裂）。许多引起急性重度腹痛的疾病不会再发，因为患者要么接受治疗后好转，要么死于并发症（如腹主动脉瘤、急性阑尾炎、脾破裂）。故既往有无急性腹痛发作史可缩小鉴别诊断的范围。因此，腹痛的鉴别诊断可以根据患者是否表现为：①首次急性腹痛发作；②急性腹痛复发；③慢性/亚急性腹痛来确立。表3-1概述了可引起腹痛的不同疾病的典型病程。表3-2根据腹痛部位、病程和临床线索列出的腹痛鉴别摘要。

反跳痛、板状腹和肌紧张是腹膜刺激征的关键特征，提示腹腔内严重病变。典型的病因包括腹主动脉瘤破裂、肠坏死（由肠梗阻或急性肠系膜缺血引起）、肠穿孔（由阑尾炎、消化性溃疡疾病、憩室炎引起）、胰腺炎或盆腔炎。

不明原因的低血压是另一条关键线索。虽然许多腹痛患者由于恶心、呕吐、食欲缺乏导致脱水而出现低血压，但也有一些腹痛患者可能会出现不明原因的低血压。不明原因的低血压可提示脓毒症、腹膜后出血或其他疾病。表3-3列出了与腹痛和不明原因低血压相关的疾病。

表 3-1　按病程进行腹痛的鉴别诊断

急性腹痛		亚急性或慢性腹痛
首发	反复发作	
AAA	胆道疾病	慢性肠系膜缺血
急性肠系膜缺血	憩室炎	IBD
阑尾炎	DKA	IBS
胆道疾病	肾结石	肝炎
憩室炎	胰腺炎	PUD
DKA	PID	
异位妊娠	小肠或大肠梗阻	
胃肠炎		
缺血性结肠炎		
心肌梗死		
卵巢扭转		
肾结石		
胰腺炎		
腹膜炎（由消化性溃疡、憩室炎等引起）		
PID		
小肠或大肠梗阻		
脾破裂		

AAA，腹主动脉瘤；DKA，糖尿病酮症酸中毒；IBD，炎症性肠病；IBS，肠易激综合征；PID，盆腔炎；PUD，消化性溃疡。

表 3-2　根据腹痛部位、病程和临床线索的腹痛鉴别诊断

部位	鉴别诊断	病程 急性 1X	病程 急性 >1X	慢性	不明原因低血压	临床线索
右上腹	胆道疾病	√	√		√[1]	餐后或夜间疼痛 深色尿
	肝炎	√		√		饮酒 注射药物 黄疸 毒品/药物摄入（如对乙酰氨基酚）
	胰腺炎	√	√	√	√[1]	饮酒 胆结石
	肾绞痛:(通常是腰痛)	√	√			血尿（通常为镜下血尿） 剧烈疼痛
左上腹	肾绞痛:(通常是腰痛)	√	√			血尿（通常为镜下血尿） 剧烈疼痛
	脾梗死或破裂	√			√	心内膜炎 外伤 肩痛
上腹部	胆道疾病	√	√		√[1]	餐后或夜间疼痛 深色尿
	胰腺炎	√	√	√	√[1]	卧位加重 酗酒史或胆结石

续表

部位	鉴别诊断	急性 1X	急性 >1X	慢性	不明原因低血压	临床线索
上腹部	消化性溃疡			√	√[2]	黑便 NSAID 用药史
全腹疼痛	AAA	√			√	吸烟史 男性 低血压、晕厥或搏动性腹部肿块
	阑尾炎	√			√[1]	转移性腹痛
	急性肠系膜缺血	√			√[1]	心房颤动史 心力衰竭 瓣膜性心脏病 插管 与体格检查不相称的疼痛
	肠梗阻	√				不能排便或排气 既往手术史
	慢性肠系膜缺血			√		PVD 或 CVD 进食疼痛加重，不敢进食 体重减轻
	胃肠炎	√				腹泻 旅行史
	炎症性肠病			√		家族史 便血 体重减少
	肠易激综合征			√		间歇性腹泻或便秘 便后疼痛缓解
	脾破裂	√			√	外伤
右下腹	阑尾炎				√[1]	转移和进展
	异位妊娠	√			√	有性生活的绝经前女性
	卵巢扭转	√				
	PID	√	√		√[1]	有性生活的女性 阴道分泌物 宫颈举痛
左下腹	憩室炎	√	√		√[1]	腹泻 发热
	异位妊娠	√			√	有性生活的绝经前女性
	卵巢扭转	√				
	PID	√	√		√[1]	有性生活的女性 阴道分泌物异常 宫颈举痛

[1] 合并脓毒症。

[2] 合并出血。

AAA，腹主动脉瘤；CVD，心血管疾病；NSAID，非甾体抗炎药；PID，盆腔炎；PVD，外周血管疾病。

表 3-3 不明原因低血压的腹痛患者的鉴别诊断

低血压机制	鉴别诊断
腹腔内出血	腹主动脉瘤
	异位妊娠破裂
	脾破裂
脓毒症	急性肠系膜缺血
	阑尾炎
	逆行性胆管炎
	肠梗阻(伴有梗死)
	胆囊炎
	憩室炎
	炎症性肠病
	缺血性结肠炎
	肾结石(伴有逆行感染)
	胰腺炎
	盆腔炎症性疾病
	消化性溃疡(穿孔)
	自发性细菌性腹膜炎
其他	肾上腺功能不全
	糖尿病酮症酸中毒
	心肌梗死

有腹痛的患者应记录立位生命体征。它们可以为诊断和治疗提供宝贵的信息。

最后一个关键线索是明显的腹胀,这可能是由于腹部气体或液体过多引起的。肠梗阻或肠穿孔(有游离气体)可能会导致气体过多而引起腹胀,有腹水或出血的患者可能会因为大量液体而导致腹胀。在这类患者中,通常可以通过叩诊和移动性浊音进行鉴别。表3-4列出了腹胀患者的诊断注意事项。

表 3-4 伴有腹胀的腹痛患者的鉴别诊断

气体		液体	
游离气体	肠腔气体	腹水	出血
阑尾炎	LBO	胰腺炎	AAA
肠梗死(SBO,AMI)	SBO	SBP	异位妊娠破裂
憩室炎			脾破裂
PUD(穿孔)			

AAA,腹主动脉瘤;AMI,急性肠系膜缺血;LBO 大肠梗阻;PUD,消化性溃疡;SBO,小肠梗阻;SBP,自发性细菌性腹膜炎。

其他重要的病史包括使疼痛好转或恶化的因素(如进食)、疼痛的性质、疼痛是否放射及相关症状(恶心、呕吐、厌食、便秘、黑便、便血、大小便颜色改变、黄疸、发热、寒战、体重减轻、排便习惯改变、立位症状、泌尿系症状)或既往腹部手术(增加小肠梗阻的风险)等。肺部症状或心脏病史为腹痛可能来源于肺炎或心肌梗死提供线索。育龄期妇女询问生育和月经史很重要。同时应该询问患者的饮酒和长期服药的情况。

最后,关于体格检查需要强调几点。记录生命体征至关重要,低血压、发热、呼吸急促和心动过速是不容忽视的重要体征。一般状况检查应该检查有无脸色苍白或黄疸。黄疸提示肝炎或胆道疾病。仔细的心肺体格检查能提示肺炎等腹外因素引起的腹痛。

腹痛患者的体格检查不能只局限于腹部。

当然,腹部检查是关键。视诊有无腹部膨隆,听诊是否存在肠鸣音。肠鸣音消失常提示腹腔内病变,高调或亢进的肠鸣音提示肠梗阻。触诊应最后进行。在腹部触诊时,应与患者交谈以分散其注意力,这样可以让检查人员更好地了解压痛最明显的部位和严重程度。疼痛的部位应最后触诊。另外,不要忘记直肠指检和大便隐血试验,以及成年女性盆腔和男性睾丸检查。

C 先生诉几小时前无明显诱因出现中/上腹部疼痛,程度不剧烈、可忍受。自诉从未出现过这种症状。无发热、恶心、呕吐、腹泻、尿频、尿急、排尿困难或血尿等伴随症状。自发病以来食欲不佳,未排便。既往身体健康。体格检查:体温37.0℃,呼吸频率 16 次/min,血压 110/72mmHg,脉搏 85次/min。一般状况检查、心肺体格检查无明显异常。腹部平坦,肠鸣音减弱,有轻微的全腹压痛,无明显压痛点,无肌紧张和反跳痛。无肝脾大。直肠指检无异常发现。

此时,最有可能的诊断是什么?鉴别诊断还有什么?是否存在不可漏诊的情况?基于以上鉴别诊断,后续应做哪些检查?

鉴别诊断排序

患者的病史对诊断没有特殊提示,关键线索在于疼痛的位置。C 先生的疼痛在中/上腹部,这缩小了鉴别诊断的范围。中/上腹部疼痛的常见原因包括阑尾炎、肠易激综合征、消化性溃疡、胰腺炎、炎症性肠病、小肠梗阻、大肠梗阻、急性肠系膜缺血、腹主动脉瘤、心肌梗死、糖尿病酮症酸中毒和胃肠炎(图 3-1)。这些诊断中有几种是非常不可能的,不需要进一步考虑。腹主动脉瘤和心肌梗死在这个年龄段非常罕见,胃肠炎在没有呕吐或腹泻的情况下发生的可能性很小。急性肠系膜缺血不太可能发生,因为没有腹痛严重程度与体征不符的表现。糖尿病酮症酸中毒在没有糖尿病病史的患者不太可能发生,除非这是首发症状。通过简单的血糖值检测即可排除这种诊断。腹痛患者的其他关键鉴别点包括其病程(表 3-1),以及不明原因的低血压或腹胀(表 3-3 和表 3-4)。这次腹痛是一次急性发作,因此炎症性肠病和肠易激综合征的可能性很小,剩余诊断中需要考虑阑尾炎、消化性溃疡、胰腺炎和肠梗阻的可能。阑尾炎是最有可能的诊断,因为很常见,而且可以手术治愈(表 3-5)。他既没有不明原因的低血压,也没有不明原因的腹胀,进一步帮助我们鉴别诊断。

表 3-5　C 先生的诊断假设

诊断假设	人口统计学,风险因素,症状和体征	重要检查
主要假设		
阑尾炎	转移性疼痛(从脐周转移至右下腹)	体格检查腹部 CT
备选假设——最常见的		
消化性溃疡	NSAID 用药史幽门螺杆菌感染黑便进食后疼痛缓解	EGD粪便幽门螺杆菌抗原检测
胰腺炎	酗酒胆结石	血清脂肪酶
备选假设——不可漏诊的		
早期肠梗阻	既往腹部手术史不能排便或排气恶心,呕吐	腹部 X 线平片,腹部CT,小肠检查钡剂灌肠

EGD,食管胃十二指肠镜检查;NSAID,非甾体抗炎药。

回顾表 3-5 中的线索(危险因素和相关症状),C 先生没有 NSAID、阿司匹林服药史,没有酗酒史,无胆囊结石和腹部手术史,无肛门排气停止及呕吐。

根据以上信息能否得出诊断? 如不能,还需要哪些额外信息?

主要假设:阑尾炎

教科书内容回顾

　　阑尾炎的典型表现是腹痛,起初是弥漫性的,然后逐渐加重并向右下腹麦克伯尼点(距髂骨前上嵴向脐方向 3.8cm)移动。患者常诉腹胀和厌食。

疾病要点

A. 阑尾炎是急腹症最常见的病因之一,终身发病率为 7%。

B. 阑尾炎常继发于黏液堆积、肿胀、缺血、坏死和穿孔导致的阑尾口阻塞。

C. 阑尾炎起初疼痛部位不确定,随着病程进展,炎症最终累及壁腹膜而导致疼痛局限于右下腹。

D. 穿孔的风险随着年龄增加而增加。

　　1. 年龄 10~40 岁,10%

　　2. 年龄 60 岁,30%

　　3. 年龄 75 岁,50%

循证医学诊断

A. 典型的恶心、呕吐和从脐周转移至右下腹疼痛的症状仅出现在 50%~65% 的患者中。

B. 右下腹疼痛是对诊断最有价值的临床表现,LR+ 为 7.3~8.5,LR− 为 0~0.3。

C. 大多数临床表现对阑尾炎的诊断敏感度较低,难以排除诊断。

　　1. 在一项研究中,22% 的阑尾炎患者完全没有腹肌紧张,16% 的阑尾炎患者完全没有反跳痛。

　　2. 只有 40% 的阑尾穿孔患者出现发热。

阑尾炎患者可以没有发热、剧烈压痛、腹肌紧张和反跳痛。

D. 尽管如此,体格检查一些阳性发现可增加阑尾炎诊断的可能性(如反跳痛,腹肌紧张)(表 3-6)。

表 3-6　阑尾炎的典型临床和实验室检查结果

结果	敏感度	特异度	阳性似然比	阴性似然比
临床结果				
腹肌紧张(中重度)	46%	92%	5.5	0.59
反跳痛(中重度)	61%	82%	3.5	0.47
呕吐	49%	76%	2.0	0.7
转移性右下腹痛	54%	63%	1.5	0.7
RLQ 压痛	89%~100%	12%~59%	1.1~2.2	0~0.2
发热 >38.1℃	15%~67%	85%	1	1
实验室结果				
WBC>7×10^9/L	98%	21%	1.2	0.1
WBC>11×10^9/L	76%	74%	2.9	0.3
WBC>17×10^9/L	15%	98%	7.5	0.9

RLQ,右下腹;WBC,白细胞。

E. 高龄老人(80~89 岁)的症状与 60~79 岁的老年人不同。

　　1. 症状持续时间较长(48h vs. 24h)。

　　2. 典型的转移性右下腹疼痛症状出现概率更小(29% vs. 49%)。

F. 病史对女性鉴别右下腹疼痛的其他原因(如盆腔炎、宫外孕破裂、卵巢扭转和卵巢囊肿破裂)尤为重要。提示盆腔炎的最有用的临床线索包括：

1. 盆腔炎的病史。
2. 阴道分泌物异常。
3. 盆腔检查引起宫颈压痛。

 需要检测尿 β-HCG 排除育龄期妇女的异位妊娠。

G. 白细胞（WBC）计数和 C 反应蛋白（CRP）：

1. WBC 和 CRP 既不能诊断急性阑尾炎，也不能排除急性阑尾炎。
2. WBC>10 000/μL。
   a. 敏感度仅为 82%，LR- 仅为 0.4
   b. 在发病 24h 内即出现的患者
      (1) 敏感度只有 23%，特异度为 41%
      (2) LR+ 为 1.4
3. CRP>10mg/L。
   a. 敏感度为 77%；特异度为 37%
   b. LR+ 为 1.2，LR- 为 0.6

 WBC 和 CRP 在急性阑尾炎的诊断中并不可靠。

H. 由邻近阑尾炎引起的膀胱炎可能引起白细胞尿和血尿，这使得尿液分析有一定的误导性。
I. 急性阑尾炎临床决策方法。
   1. 临床决策方法有 2 条。
      a. Alvarado 评分
         (1) 它是最常用的决策方法。
         (2) 但是，它的敏感度（68%~96%）和特异度（58%~89%）波动范围较大。
      b. 阑尾炎炎症反应评分
         (1) 不常用（表 3-7）。
         (2) 其特异度接近 62%~85%（LR+ 为 2.4~6.2），但敏感度较高（90%~94%），并且 LR 较低（0.08~0.16），这对排除阑尾炎的诊断很有帮助。
         (3) 然而，还没有前瞻性研究将该评分纳入临床决策并证明其安全性。
   2. 总体说来两者的临床使用都不能令人满意。
J. CT 扫描：
   1. 诊断不明确时可选择行 CT 检查排除阑尾炎。
   2. CT 平扫的敏感度为 92.7%，特异度为 96%，LR+ 为 24，LR- 为 0.08。增强 CT 可进一步提高敏感度。
   3. 两项随机对照试验表明，与未行 CT 检查进行临床评估相比，CT 扫描减少了不必要的手术（2.6% vs. 13.9% 和 6.7% vs. 27%）。
   4. CT 降低了诊断和治疗的总体花费。

表 3-7　阑尾炎炎症反应评分

症状 / 体征	得分
呕吐	1
右下腹痛	1
反跳痛	
轻度	1
中度	2
重度	3
体温 >38.5℃	1
中性粒细胞核左移	
70%~84%	1
≥85%	2
白细胞计数	
>10.0×10⁹/L~14.9×10⁹/L	1
≥15.0×10⁹/L	2
C 反应蛋白	
10~49g/L	1
≥50g/L	2

最高分：12
得分 0~4：阑尾炎可能性低

K. 超声检查（放射科医生和有经验的急诊医生）：
   1. 敏感度较低，为 48%~80%，对临床怀疑较低阑尾炎患者可能不敏感，这限制了它的应用。
   2. 操作人员的经验相关：当临床医生完成短期培训课程（1~4h）时，敏感度仅为 33%~66%。
   3. 由有经验的急诊医生进行超声检查不如 CT 扫描敏感，但特异度较高。
      a. 敏感度为 80%（75%~83%），特异度为 90%~94%
      b. LR+ 为 10.2（8.2~12.7），LR- 为 0.22（0.19~0.26）
   4. 不能用来排除阑尾炎。
L. 妊娠患者的诊断：
   1. 超声检查虽然不如 CT 准确，但由于对胎儿的辐射风险，建议使用超声检查。
   2. 妊娠晚期患者不易诊断。
   3. 平扫 MRI：
      a. 超声不确定患者的替代选择；敏感度为 91%，特异度为 98%，LR+ 为 45，LR- 为 0.09。
      b. 钆是妊娠 C 类药物，不建议使用。
   4. 建议请外科和妇科会诊。

治疗

A. 观察很重要。
B. 监测尿量和生命体征。
C. 补液。
D. 应用广谱抗生素，覆盖革兰氏阴性和厌氧菌。
E. 已有临床试验将手术治疗组和非手术治疗组进行了对比。
   1. 患者被随机分为手术组和静脉注射抗生素组。

2. 由 CT 确定的非复杂性阑尾炎。

3. 免疫功能低下、年龄较大或有合并症的患者被排除在外。

4. 非手术治疗组有 10% 的患者需要急诊阑尾切除术。

5. 在非手术治疗组中，另有 30% 的患者在一年内复发阑尾炎并需要手术。

F. 手术仍然是首选的治疗方法。

诊断

C 先生的症状与阑尾炎相符，但还不能确诊阑尾炎。他没有任何胰腺炎、消化性溃疡或肠梗阻的风险因素（分别是饮酒、服用非甾体抗炎药或之前有过腹部手术史）。下一步检查包括获得完整的血细胞计数（但明显诊断价值有限）、继续观察、重复体格检查、外科会诊以及完善 CT 扫描。考虑到没有任何降低阑尾炎可能性的证据，如仍然担心患者有早期阑尾炎，可观察患者，并完善血细胞计数和脂肪酶检查，安排 CT 扫描，请求外科会诊。

 在评估可能患有阑尾炎的患者时，密切的临床观察十分重要。

 血细胞计数显示 WBC 为 8.7×10^9/L（中性粒细胞 86%），血细胞比容为 44%。脂肪酶正常。患者诉疼痛加重，体格检查时有一定的压痛，但仍然没有反跳痛或腹肌紧张。

疼痛转移到右下腹提示阑尾炎。不太可能考虑的因素可能包括克罗恩病回肠炎、憩室炎或结肠癌（这些情况在这个年龄段不太可能）。如果患者是女性，妇科的盆腔炎和卵巢疾病（宫外孕破裂、卵巢扭转或卵巢囊肿破裂）也需要考虑。

 广泛的腹痛局限到某一部位并持续性疼痛，提示炎症累及壁腹膜。

 腹部 CT 提示右侧盲肠下方有一低密度影，可见阑尾。可能是阑尾穿孔或与克罗恩病有关。

病例解决方案

 患者症状复杂，特别是疼痛转移、定位和加剧，高度提示阑尾炎。CT 表现也增加了阑尾炎的可能性。目前，手术探查方案是合适的。

患者接受了手术，在腹腔内发现了脓性物质。切除了坏死的阑尾，冲洗腹膜腔，并使用广谱抗生素治疗，术后恢复良好。

主诉

 病例 2

R 女士，50 岁，女性。间断腹痛一个月余，在此期间大约有 3 次发作。最近一次发作发生在 4 天前。疼痛在上腹部，持续时间最长达 4h，并且常在夜间痛醒。疼痛的性质是一种剧烈的、持续的痉挛性疼痛。疼痛偶尔会放射至右背部，可伴有呕吐。自诉尿液和大便颜色正常。患者生命体征稳定，体温正常。一般情况、心肺体格检查未见明显异常。腹部检查仅在深部触诊时有轻度上腹部不适。墨菲征（在吸气时进行触诊，引起右上腹压痛）阴性。粪便隐血试验阴性。

此时，最有可能的诊断是什么？鉴别诊断还有什么？是否存在不可漏诊的情况？基于以上鉴别诊断，后续应做哪些检查？

鉴别诊断排序

R 女士腹痛的第一个关键特征是腹痛位于上腹部。引起上腹部疼痛的常见原因包括消化性溃疡、胰腺炎和胆绞痛（图 3-1）。R 女士腹痛的第二个关键特征是它的病程，有多次急性发作。许多疾病会导致反复间断地腹痛发作（表 3-1）。但在这些疾病中，只有胰腺炎和胆绞痛主要发生在上腹部。此外，消化性溃疡是引起上腹痛的常见原因，需要考虑。然而，消化性溃疡的疼痛通常是慢性而非急性的，通常不是间断的疼痛，或疼痛程度如此严重，这使得消化性溃疡可能性较小。R 女士没有其他关键线索提示鉴别诊断，如腹膜刺激征、不明原因的低血压或腹胀。最后一个临床线索是疼痛的严重痉挛性质。剧烈痉挛性的疼痛（绞痛）提示空腔脏器梗阻，可由胆道、肠道或输尿管梗阻（分别是胆结石、肠梗阻或肾结石）引起。总而言之，疼痛发作在上腹部，多次间断发作，结合疼痛的性质和强度,使胆绞痛成为最可能的诊断。表3-8列出了鉴别诊断。

表 3-8　R 女士的诊断假设

诊断假设	人口统计学,风险因素,症状和体征	重要检查
主要假设		
胆绞痛	阵发性和痉挛性疼痛可放射至背部	超声检查
备选假设——最常见的		
消化性溃疡	NSAID 用药史 幽门螺杆菌感染 黑便 进食或服用抑酸剂可缓解疼痛	EGD 粪便幽门螺杆菌抗原检测
胰腺炎	酗酒 胆结石	血清脂肪酶

EGD,食管胃十二指肠镜;NSAID,非甾体抗炎药。

 R 女士既往没有酗酒史、非甾体抗炎药的使用史,或已知的消化性溃疡病史。进食或服用抗酸药后疼痛不缓解。排便也不能减轻疼痛。

根据以上信息能否得出诊断? 如不能,还需要哪些额外信息?

主要假设:胆绞痛

教科书内容回顾

胆石症可表现为偶然发现的无症状胆结石、胆绞痛、胆囊炎、胆管炎或胰腺炎。疼痛模式取决于结石的位置和病程(图 3-2)。胆绞痛通常表现为进食后 1h 或更长时间开始剧烈疼痛,患者多有夜间痛醒的经历。胆石症疼痛常位于右上腹,尽管上腹痛也很常见。疼痛可能会放射至背部,并可能伴有恶心和呕吐。疼痛通常持续 30min 以上,甚至数小时。

疾病要点

A. 胆绞痛

1. 胆结石通常无症状。当胆囊结石嵌顿到胆囊管时,引起胆囊收缩以对抗梗阻,进而引起胆绞痛。

2. 无症状胆结石患者每年发生胆绞痛的风险为 1%~4%。

3. 胆石症的危险因素:

   a. 年龄增长是主要的危险因素。40 岁以上患者患病率为 8%,60 岁以上患者患病率为 20%(图 3-3)。

   b. 肥胖。

   c. 性别:女性较男性更易患病(妊娠期间患病风险增加)(图 3-3)。

   d. 胆囊胆汁淤积(可能发生在低卡路里饮食导致的体重迅速减轻、全肠外营养和术后的患者)。

   e. 其他少见的危险因素包括家族史、克罗恩病和可导致胆红素分泌增加和胆红素结石的溶血性贫血

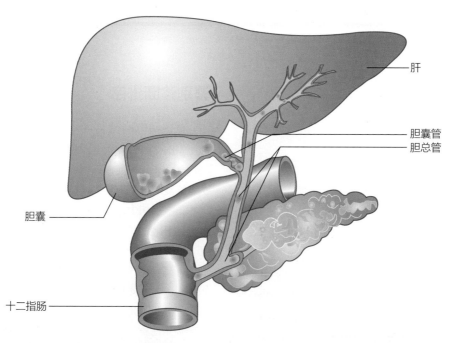

图 3-2　结石在胆囊管中可能导致胆绞痛或胆囊炎。结石在胆总管中可能导致胆管炎和 / 或胰腺炎

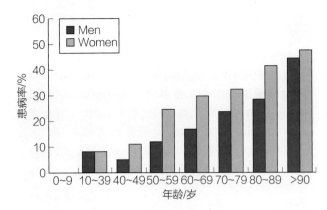

图 3-3　按年龄划分的无症状胆结石的患病率（Reproduced with permission from Bateson MC. Forttnightly review: Gallbladder disease,BMJ.1999;June 26;318(7200): 1745-1748.）

（如：地中海性贫血、镰状细胞疾病）。

4. 表现为典型的空腔脏器梗阻综合征，使患者丧失行动能力，伴有严重的阵发性痉挛样疼痛。

5. 以阵发性周期性疼痛为特征，无痛期可数周至数年。

6. 疼痛可能是进食油腻食物引起的，多在进食后 1~4h 开始，患者可有夜间痛醒的经历。

7. 疼痛常伴随恶心、呕吐。

8. 疼痛常持续 2~4h。如发作持续 4~6h 以上，并伴有发热或典型的右上腹疼痛，提示已进展为胆囊炎。

9. 一旦结石从胆囊管中排出，剧烈疼痛很快得到缓解（可能有 1~2 天持续的轻微不适感）。

10. 预后：

　　a. 50% 有症状的患者胆绞痛会复发。

　　b. 如果结石残留在胆囊管内，就会发生急性胆囊炎。

　　c. 经历过胆绞痛的患者中 25% 会发生并发症（如胰腺炎、急性胆囊炎或急性胆管炎）。

11. 绞痛有时可以发生在无结石的患者，继发于 Oddi 括约肌功能障碍或瘢痕形成导致的梗阻。

循证医学诊断

A. 54% 的患者疼痛位于右上腹，34% 的患者位于上腹部。也可表现为整个上腹部的束带状疼痛，极少数患者表现为中腹部疼痛。疼痛可放射至背部、右肩胛骨、右胸腰部。

B. 单纯胆绞痛的实验室检查（肝脏生化检查、脂肪酶、尿液分析）常无明显异常。若有异常提示其他诊断或发生并发症（例如，结石落入胆总管）。

C. 超声检查是首选的检查方法。

　　1. 敏感度为 89%，特异度为 97%。

　　2. LR+ 为 30，LR− 为 0.11。

D. CT 扫描的敏感度只有 79%。

E. 超声内镜（EUS）敏感度为 100%，对腹部超声阴性但仍强烈怀疑胆绞痛的患者应考虑应用。

治疗

A. 对有症状的患者，建议行胆囊切除术。

B. 无症状胆石症患者不建议胆囊切除术。

 在建议做胆囊切除术之前，要确定是胆结石引起的疼痛。

C. 不建议采用碎石术。

D. 不适合手术的患者可以考虑保守溶石疗法（如熊去氧胆酸或二羟基胆酸）。

诊断

R 女士的病史提示胆绞痛。你给她安排了上腹部的超声检查。

 右上腹超声检查发现胆囊内多发小结石，胆总管正常，没有发现其他异常。血清脂肪酶和肝生化检查正常，Hp 血清学检查正常。

你现在可以得出诊断吗？你已经排除了其他可能的诊断吗？还需要做什么检查来排除其他诊断吗？

鉴别诊断：消化性溃疡

见第 32 章。

鉴别诊断：急性胰腺炎

见下文。

病例解决方案

 R 女士与她的首诊医生和会诊外科医生讨论了她的病情。两人都同意她的症状和超声检查提示胆绞痛。此外，这里没有任何其他诊断的证据。脂肪酶正常可排除胰腺炎，没有非甾体抗炎药服用史，Hp 血清学检查正常，使消化性溃疡可能性下降。治疗方案上，他们都建议择期行手术切除胆囊，R 女士接受了建议并预约了手术。

后续

3 周后(在 R 女士预约的手术日期前)患者出现腹痛,疼痛是从前一天晚上开始的,位置和前几次的疼痛处于同一位置,但疼痛一直不缓解。她整个人很不舒服,并且现在的尿液是深色的。此外,她还说疼的时候牙齿都在打颤。体检时,R 女士有发热(38.5℃)。其他生命体征稳定。巩膜无黄染,心、肺体格检查也无明显异常。腹部检查显示上腹部和右上腹有中度压痛,墨菲征阳性。

此时,最有可能的诊断是什么?鉴别诊断还有什么?是否存在不可漏诊的情况?基于以上鉴别诊断,后续应做哪些检查?

鉴别诊断排序

这次发作的腹痛有几种可能性。首先,目前的症状在某种程度上和她已知的胆石症有关。持续性疼痛提示胆囊炎(由于结石卡在胆囊管内)、胆总管结石、急性胆管炎或胰腺炎。值得注意的是,深色尿液是一条关键的临床线索。血尿和胆红素尿都会导致深色尿液。胆红素尿发生在由胆总管梗阻或肝炎引起的结合型高胆红素血症的患者中。对于 R 女士来说,有过胆绞痛病史、持续性右上腹疼痛和深色尿液最有可能诊断为胆囊结石进入胆总管所致的胆总管梗阻(图 3-2)。与单纯性胆囊炎不同的是,单纯性胆囊炎中的患者只有胆囊管被阻塞而胆总管没有阻塞,胆汁可以畅通无阻地流入肠道,不会回流到肝脏。因此,这些患者不会出现高胆红素血症、胆红素尿、深色尿液或 ALT 或 AST 显著升高。最后,R 女士的发热提示胆总管梗阻后继发逆行性感染。综合考虑以上信息,R 女士是急性胆管炎,这是一种可能危及生命的疾病。

深色尿液提示胆红素尿,可能先于黄疸出现。

寒战(可定义为身体或牙齿的颤抖)提示菌血症,应考虑是否存在威胁生命的细菌感染。

其他考虑因素包括肝炎或胰腺炎(可能由胰管梗阻而引起)。尽管肝炎也会导致右上腹疼痛、高胆红素血症和胆红素尿,但同时给 R 女士另一个与急性胆管炎无关的诊断可能性较小。表 3-9 列出了鉴别诊断。

实验室结果包括白细胞 17×10⁹/L(中性粒细胞 84%)。血细胞比容(HCT)38%,脂肪酶 17U/L(正常参考值 11~65U/L),碱性磷酸酶 467U/L(正常参考值 30~120U/L),胆红素 4.2mg/dL(71.82μmol/L),结合胆红素 3.0mg/dL(正常参考值 0~5.13μmol/L),GGT 246U/L(正常参考值 8~35U/L),ALT 100U/L(正常参考值 15~59U/L)。超声检查显示胆囊内有泥沙样结石,未见胆总管扩张或胆总管结石。并且做了血液培养,经验性使用了广谱抗生素(如哌拉西林 / 他唑巴坦)。

根据以上信息能否得出诊断?如不能,还需要哪些额外信息?

表 3-9　R 女士目前的诊断假设

诊断假设	人口统计学,风险因素,症状和体征	重要检查
主要假设		
急性胆管炎	RUQ 或上腹部疼痛 深色尿 发热 寒战	超声检查 超声内镜检查 ERCP MRCP CBC ALT,AST,胆红素 血培养
备选假设——最常见的		
急性胆囊炎	RUQ 疼痛 发热	超声检查
胰腺炎	酗酒 胆结石	血清脂肪酶 超声检查
肝炎	酗酒 注射药物 RUQ 疼痛 恶心 深色尿	ALT 和 AST 升高 病毒血清学检查

ALT,丙氨酸转氨酶(谷丙转氨酶);AST,天冬氨酸转氨酶(谷草转氨酶);CBC,全血计数;ERCP,内镜逆行胰胆管造影术;MRCP,磁共振胰胆管造影术;RUQ,右上腹。

主要假设:胆总管结石和逆行性胆管炎

教科书内容回顾

患者通常有某种形式的胆道梗阻(胆绞痛、急性胆囊炎或胆石性胰腺炎)。黄疸、肝脏生化检查指标升高或脂肪酶升高提示伴有胆总管梗阻。当伴有发热时,提示逆行性胆管炎。

疾病要点

A. 5%~20% 的有症状的胆结石患者胆总管内有结石。

B. 胆总管结石患者可能没有症状。

C. 胆总管结石的并发症可能是其主要表现。

  1. 可能存在梗阻和黄疸。

  2. 发热、黄疸和白细胞增多可能是源自十二指肠的逆行感染。当胆总管因肿瘤或狭窄而阻塞时,也可能发生逆行性胆管炎。

  3. 如果伴有胰管梗阻,可能会发生胰腺炎。

循证医学诊断

A. 逆行性胆管炎

  1. 胆管炎患者的临床表现包括黄疸(79%)、体温升高超过 38.0℃ (77%)和右上腹疼痛(68%)。在不同的研究中,42%~75% 的患者同时患有三种症状(查科三联征)。

  2. 73% 的患者有白细胞升高,91% 的患者碱性磷酸酶升高,87% 的患者胆红素升高。

  3. 74% 的患者存在菌血症。

 菌血症在逆行性胆管炎中特别常见。对于怀疑有此诊断的患者,应及时给予抗生素治疗。

B. 胆总管结石病

  1. 存在下列任何一项都需要进行胆总管结石评估(表 3-10):

表 3-10　胆总管结石的检查结果特异度

检查结果	敏感度	特异度	阳性似然比	阴性似然比
胆管炎	11%	99%	18.3	0.93
黄疸	36%	97%	10.1	0.69
超声下扩张的 CBD	42%	96%	6.9	0.77
碱性磷酸酶升高	57%	86%	2.6	0.65
淀粉酶升高	11%	95%	1.5	0.99

CBD,胆总管。

Modified with permission from Paul A, Millat B, Holthausen U, et al: Diagnosis and treatment of common bile duct stones (CBDS). Results of a consensus development conference, Surg Endosc. 1998 Jun; 12 (6): 856-864.

    a. 胆管炎

    b. 黄疸

    c. 超声检查提示胆总管扩张

    d. 碱性磷酸酶升高

    e. 淀粉酶或脂肪酶升高

  2. 在没有上述任何危险因素的患者中,5%~8% 的患者存在胆总管结石。

  3. 腹部超声对胆总管结石十分敏感。胆总管扩张仅见于 25% 的患者。

  4. CT 扫描对胆总管结石的敏感度只有 75%,并不是首选的检查方法。

  5. 内镜逆行胰胆管造影术(ERCP)、磁共振胰胆管成像(MRCP)和超声内镜对胆总管结石的诊断具有很高的准确性。这些技术具有较高的敏感度(90%~100%)和特异度(90%~100%)。

    a. ERCP:

     (1) 侵入性操作。

     (2) 需要麻醉。

     (3) 可以同时诊断和治疗,因为它允许同时进行成像、括约肌切开和取石操作。

     (4) 诊断敏感度 >90%,特异度为 99%。

     (5) 1%~5% 的患者并发胰腺炎,需要行取石操作的患者(如有黄疸或发热的患者)发生的概率更高。

    b. MRCP:

     (1) 非侵入性检查,可以显示胆总管及邻近结构。

     (2) 对诊断胆总管结石有很高的准确度;敏感度为 90%~100%,特异度为 88%~100%。

    c. 超声检查:

     (1) 对胆总管结石的敏感度(94%~99%)和特异度(94%~95%)均较高。

     (2) 一项研究表明,超声检查比 ERCP 更敏感(97% vs. 67%)。

     (3) 常规的超声检查或 MRCP 可避免行更具侵袭性的 ERCP。

     (4) 对于疑似无胆管炎的胆总管结石患者,超声检查和选择性 ERCP 是一种合适的治疗策略。与所有疑似有胆总管结石患者都行 ERCP 的策略相比,选择性 ERCP 可降低 67% 的内镜下逆行胰胆管造影术需求和 12% 的并发症发生率。

    d. 美国胃肠内镜学会根据胆总管结石的风险建议如下:

     (1) 高危患者(>50% 风险):建议对符合以下条件的患者进行 ERCP。

      (a) 临床性急性胆管炎。

      (b) 有胆总管结石的病史。

      (c) 胆红素 >4mg/dL (68.4μmol/L)。

      (d) 胆红素 1.8~4mg/dL(30.78~68.4μmol/L)以及胆总管扩张。

     (2) 中等风险患者(风险为 10%~50%):对于有胆总管结石的患者,建议先行 MRCP 或超声检查,然后再行选择性 ERCP 检查。

(a) 超声检查显示胆总管扩张的患者。

(b) 胆红素水平升高到 1.8~4mg/dL(30.78~68.4μmol/L)。

(c) 胆源性胰腺炎。

(d) 肝脏生化指标升高。

(e) 年龄超过 55 岁。

(f) 也可选择在胆总管结石患者腹腔镜胆囊切除术中行胆道造影和术后 ERCP。

(3) 低风险患者(<10% 风险):对于无上述危险因素的胆石病患者,推荐直接行腹腔镜下胆囊切除术,而不必术前做胆总管状态评估因素推荐。

治疗

A. 逆行性胆管炎。

1. 血培养、静脉注射广谱抗生素和静脉补液应立即开始。

2. 对中、重度患者应紧急行 ERCP 胆道引流。[合并器官功能障碍或有 2 个或 2 个以上以下症状:白细胞异常、发热、年龄 >75 岁、总胆红素 >5mg/dL(85.5μmol/L)、白蛋白 < 正常值下限的 0.7 倍。]

3. 轻度患者如果在最初治疗 24h 内无好转,应积极进行胆道引流。

4. 如不能行 ERCP,可行经皮肝穿刺引流或手术进行胆道减压。

B. 对于无逆行性胆管炎的胆总管结石患者,可术中胆总管探查或 ERCP 取石。

C. 逆行性胆管炎患者建议炎症消退后行胆囊切除术。

诊断

尽管超声没有看到胆总管扩张和胆总管结石(敏感度只有 25%),但由于 R 女士有黄疸和转氨酶升高,仍然怀疑她患有胆总管结石。

24h 后,血培养大肠埃希氏菌阳性(与急性胆囊炎相符)。

你现在可以得出诊断吗? 你已经排除了其他可能的诊断吗? 还需要做什么检查来排除其他诊断吗?

鉴别诊断:急性肝炎

见第 26 章。

鉴别诊断:急性胆囊炎

教科书内容回顾

典型的急性胆囊炎的症状包括持续右上腹或上腹部疼痛、发热、恶心和呕吐。

疾病要点

A. 继发于持续的胆总管梗阻(超过 4h)。

B. 持续梗阻导致胆囊炎症和疼痛加重,可能出现坏死、感染、坏疽。

C. 只有当结石移入胆总管并引起梗阻时,才会出现黄疸和转氨酶明显升高。

循证医学诊断

A. 没有临床症状足够敏感地排除胆囊炎。

1. 发热:(敏感度为 29%~44%,特异度为 37%~83%)

2. 明显的右上腹压痛(敏感度为 60%~98%,特异度为 1%~97%,LR+ 为 2.7,LR- 为 0.4)

3. 墨菲征

a. 敏感度为 65%,特异度为 87%

b. LR+ 为 5.0,LR- 为 0.4

B. 实验室检查:

1. 52%~63% 的患者白细胞增高(>10×10⁹/L)。

2. 胆囊炎并不会引起明显的脂肪酶或转氨酶升高,这些指标异常提示并发胰腺炎和胆总管结石。

C. 超声检查:

1. 鉴于检查时间、费用、对邻近器官成像能力以及无辐射等,是常用检查方法。

2. 敏感度为 81%,特异度为 83%,LR+ 为 4.8,LR- 为 0.23。

3. 通常合并胆石症(84%~99%),但其本身并不能诊断急性胆囊炎。

4. 其他提示急性胆囊炎的征象包括胆囊结石伴胆囊壁增厚、胆囊周围积液、超声的墨菲征或胆囊增大超过 5cm。然而,更具特异度的征象可能敏感度较低(27%~38%)。

5. 如果超声检查结果正常,但仍高度怀疑胆囊炎,可以考虑行肝胆亚氨基二乙酸(HIDA)扫描(见下文)。

D. 由有经验的非放射科医生进行床边超声检查。

1. 在急诊科的使用频率越来越高。

2. 一项研究表明当急诊科医生经过 5h 的培训后,其准确性良好,敏感度为 91%,特异度为 66%,LR+ 为 2.7,LR- 为 0.14。

3. 若床边超声检查结果异常,应由超声科医生复诊。

4. 对于预测胆囊炎可能性较低的患者,检查结果正常足以排除急性胆囊炎;但是对于高度怀疑急性胆囊炎的患者,结果正常仍不能完全排除急性胆囊炎。

E. 胆道闪烁显像(HIDA)扫描:

1. 放射性核素由肝脏排泄到胆道系统。正常情况下,胆囊浓缩同位素并被显影。能够显影基本上可排除急性胆囊炎。

2. 胆囊不显影提示胆总管梗阻,对急性胆囊炎的诊断具有高度特异性(敏感度为 96%,特异度为 90%)。

3. 长期禁食、肝炎、酗酒和既往胆道括约肌切开术也可看到不显影现象。

4. 当持续性疼痛而超声没有诊断意义(例如,超声显示胆囊结石,但没有胆囊炎征象,而且既没有胆囊管结石,也没有胆囊壁增厚或胆囊周围积液的证据),但高度怀疑胆囊炎时,胆道闪烁造影很有帮助。

F. 疑似胆石症的诊断方法如图 3-4 所示。

治疗

急性胆囊炎患者应入院治疗,给予静脉注射抗生素治疗,并行胆囊切除术。手术时机取决于疾病的严重程度和医疗风险评估。

鉴别诊断:急性胰腺炎

教科书内容回顾

急性胰腺炎患者常有持续的中重度腹痛,疼痛发生在上腹部,并可能放射至背部。伴随症状包括恶心、呕吐、低热和腹胀。

疾病要点

A. 病因学:

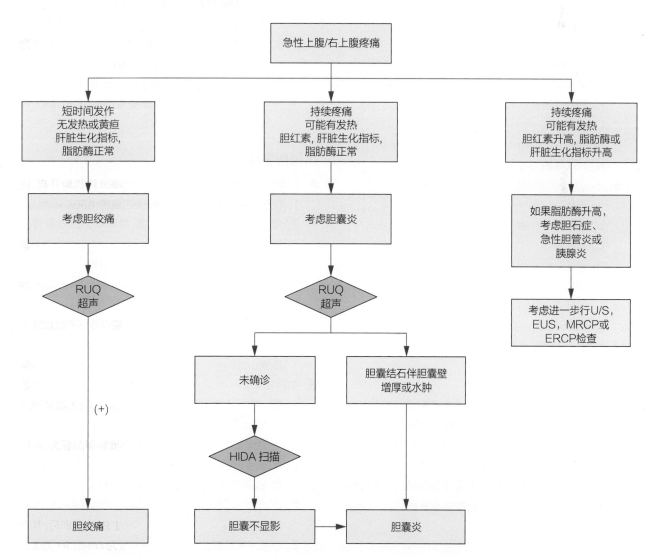

ERCP,内镜逆行胰胆管造影;EUS,内镜超声;HIDA,肝胆亚氨基二乙酸;MRCP,磁共振胰胆管成像;RUQ,右上腹;U/S,超声。

图 3-4 **胆道疾病的诊断流程**

1. 80% 的胰腺炎与酗酒和胆总管结石(伴有胰腺流出道梗阻)有关。
2. 15%~25% 的病例是特发性的,可能是微结石或 Oddi 括约肌功能障碍导致。
   a. 34%~67% 的特发性胰腺炎患者在超声检查或 ERCP 发现有小的胆结石。
   b. Oddi 括约肌功能障碍在既往行胆囊切除术的患者中尤其常见。
3. ERCP 术后。
4. 通常引起胰腺炎的药物包括:
   a. 硫唑嘌呤
   b. 去羟肌苷
   c. 雌激素
   d. 呋塞米
   e. 氢氯噻嗪
   f. 左旋天冬酰胺酶
   g. 甲硝唑
   h. 阿片类药物
   i. 戊烷脒
   j. 磺胺类药物
   k. 糖皮质激素
   l. 他莫昔芬
   m. 四环素类药物
   n. 丙戊酸钠
5. 不太常见的病因包括:
   a. 外伤
   b. 显著的高甘油三酯血症(>11.3mmol/L)
   c. 高钙血症
   d. 局部缺血
   e. HIV 感染,其他感染
   f. 胰腺癌
   g. 胰腺分裂
   h. 自身免疫性胰腺炎
   i. 囊性纤维化
   j. 器官移植
6. 不论是哪种促发因素,胰蛋白酶原被激活为胰蛋白酶,胰蛋白酶继之激活其他胰酶,而导致胰腺自身消化和炎症(可能发展为全身性炎症反应而威胁生命)。白介素对炎症起到了促进作用。

B. 并发症可能是局部的,也可能是全身性的。大约 20% 的患者发展为重症胰腺炎,其发病率和死亡率均显著增高。
   1. 局部并发症
      a. 胰腺假性囊肿
      b. 胰腺坏死
      c. 感染:可能会发生多种感染。肠道细菌移位可导致胰腺假性囊肿或坏死性胰腺组织感染。胆源性急性胰腺炎患者可能发展为逆行性胆管炎
   2. 全身并发症
      a. 高糖血症
      b. 低钙血症
      c. 急性呼吸窘迫综合征
      d. 急性肾损伤
      e. 弥散性血管内凝血
   3. 高达 4% 的患者可能死亡
      a. 通常在胰腺坏死感染和多器官功能障碍的患者中发生。
      b. 已开发几个预测分数,包括 Ranson 标准以及 Glasgow 评分和 ApacheII 评分。
         (1) 以下变量都会增加器官衰竭的可能性,包括年龄增长和白细胞、尿素氮、葡萄糖或乳酸脱氢酶升高。
         (2) 低氧血症和低钙血症也与死亡风险增加有关。
      c. 血液浓缩:入院时 HCT≥50% 预示重症胰腺炎,LR+ 为 7.5(而对于 HCT≤45% 的患者,LR− 为 0.4)。
      d. 48h C 反应蛋白 >150mg/L 预示重症胰腺炎,敏感度为 85%~86%,特异度为 74%~87%,LR+ 为 3.2~6.6,LR− 为 0.16~0.2。

循证医学诊断

A. 病史和体格检查
   1. 低热(<38.3℃)在急性胰腺炎的患者中常见(60%)。
   2. 疼痛在仰卧位时可能会加重,并可能会放射至背部(50%)。
   3. 通常大部分患者(75%)会有恶心和呕吐。
   4. 反跳痛很少见,而肌紧张常见(50%)。
   5. 脐周淤青(Cullen 征)很少见。
   6. 胰腺炎(以及其他疾病)可导致腹膜后出血和腹部淤青(Grey-Turner 征),这是一条罕见但十分有价值的线索。

B. 实验室检查
   1. 脂肪酶 > 正常上限 3 倍。
      a. 敏感度为 79%,特异度为 89%,LR+ 为 7.2,LR− 为 0.2。
      b. 比淀粉酶增高时间更持久。
      c. 显著增高提示胰腺炎继发于胆结石。
   2. 淀粉酶:敏感度为 72%,特异度为 93%,LR+ 为 10.3,LR− 为 0.3。
   3. 肝脏生化检查:
      a. 研究表明,胰腺炎患者胆红素、碱性磷酸酶、谷丙转氨酶或谷草转氨酶显著升高提示病因继发于胆结石。这些酶增高是由于并发了胆总管阻塞。

(1) ALT 或 AST 升高 >100U/L 提示胆源性胰腺炎（敏感度为 55%，特异度为 93%，LR+ 为 8~9）。

(2) AST 水平 <50U/L 意味着胆源性胰腺炎可能性低（敏感度为 90%，特异度为 68%，LR- 为 0.15）。

(3) 10% 的胆源性胰腺炎患者碱性磷酸酶、胆红素、AST 和 ALT 水平正常。

b. 胆源性胰腺炎患者具有很高的胰腺炎复发风险，因此需要行胆囊切除术。

4. 影像：多种影像技术可用于急性胰腺炎的诊断。

a. X 线平片有助于排除游离气体或小肠梗阻。

b. 腹部超声是非侵入性的检查，应在所有胰腺炎患者中进行，以确定他们有无胆结石或胆总管扩张，提示有无胆源性胰腺炎。

c. 腹部 CT 对急性胰腺炎的诊断敏感度为 87%~90%，特异度为 90%~92%，但对判断患者是否存在胆源性胰腺炎不够敏感。

(1) 应在诊断不明确或怀疑有并发症（胰腺假性囊肿或胰腺坏死）时进行检查。

(2) 重症胰腺炎患者出现脓毒症迹象或治疗后 72h 内没有好转时，应怀疑胰腺坏死。

(3) 需要增强 CT 才能显示坏死。

5. 检查胆源性胰腺炎（GAP）。

a. 任何明显非继发于酒精性胰腺炎的患者都应怀疑胆源性胰腺炎。

b. 经腹超声和 CT 对胆总管结石均不敏感（分别为 21% 和 40%）。

c. MRCP 对胆总管结石高度敏感（80%~94%），与 EUS 和 ERCP 一样（敏感度为 96%~98%）。

d. ERCP：

(1) 可导致胰腺炎，因此仅适用于持续性梗阻或胆管炎患者。

(2) 在重症胰腺炎患者中的使用存在争议。

e. 术前，胆源性胰腺炎患者应通过 ERCP、MRCP 或 EUS 评估有无胆总管梗阻。对于此类患者，如发现有结石，首选 EUS，然后是 ERCP。

6. 特发性胰腺炎的影像学表现：

a. EUS 优于 MRCP（既往胆囊切除术患者除外）。

b. EUS 对微小结石和泥沙样结石（提示胆源性胰腺炎）比 MRCP 更敏感。

c. EUS 的敏感度为 88%~96%，而 MRCP 的敏感度为 24%。

7. 血清钙和甘油三酯水平应用于排除少见的急性胰腺炎病因。

8. 图 3-5 概述了评估胰腺炎的方法。

治疗

A. 应监测患者生命体征、直立位血压和尿量，以评估血容量。

B. 早期积极的静脉补液至关重要，特别是在最初的 12~24h 内，既能支持患者循环血量，又能避免感染等并发症。应监测血压和尿量（尿量 <0.5mL/（kg·h）提示肾脏灌注不足，血容量减少）。

1. 乳酸林格液优于生理盐水，因为它与 24h 内全身性炎症反应综合征的发生率显著降低有关［绝对风险降低 15%；需治疗人数（NNT）=6.7］。

2. 高血钙症患者应避免使用乳酸林格液。

C. 必要时可用阿片类药物止痛。

D. 如反复呕吐可用鼻胃管吸引。

E. 氧饱和度、电解质和血糖监测。

F. 重症胰腺炎应 ICU 处理。

G. 预防性抗生素的使用。

1. 由于需要治疗大量患者（1 429 人）才有 1 人获益，因此不推荐重症胰腺炎预防性使用抗生素。

2. 抗生素被推荐用于胰腺外感染（32% 的病例）或疑似感染性坏死。对于后者，应采用细菌培养和 CT 引导下细针穿刺，以指导抗菌药物的使用。

H. ERCP 和括约肌切开术（见上）。

I. 胆源性胰腺炎：胆囊切除术和 ERCP/ 括约肌切开术。

1. 住院期间手术优于延迟手术或 ERCP 括约肌切开取石术，可降低急性胰腺炎复发和其他胆道事件的发生率。

2. 胆源性胰腺炎复发率，在住院期间接受手术的患者中为 1.7%，在延迟 ERCP 括约肌切开取石术的患者中为 5.3%，而在未接受手术的患者中为 13.2%。

3. 为确保胆总管结石成功清除，应评估胆总管结石情况（术中胆道造影、MRCP 或 EUS）。

J. 戒酒。

K. 营养。

1. 肠内营养优于肠外营养，并已被证明可降低死亡率。

2. 肠内营养可避免与静脉导管相关的各种并发症，并减少可能导致感染的肠道细菌易位。

鉴别诊断：慢性胰腺炎

见第 32 章。

病例解决方案

R 女士行 ERCP 术显示胆总管扩张，并且胆总管内有多个小结石，行胆囊切除术后痊愈出院。

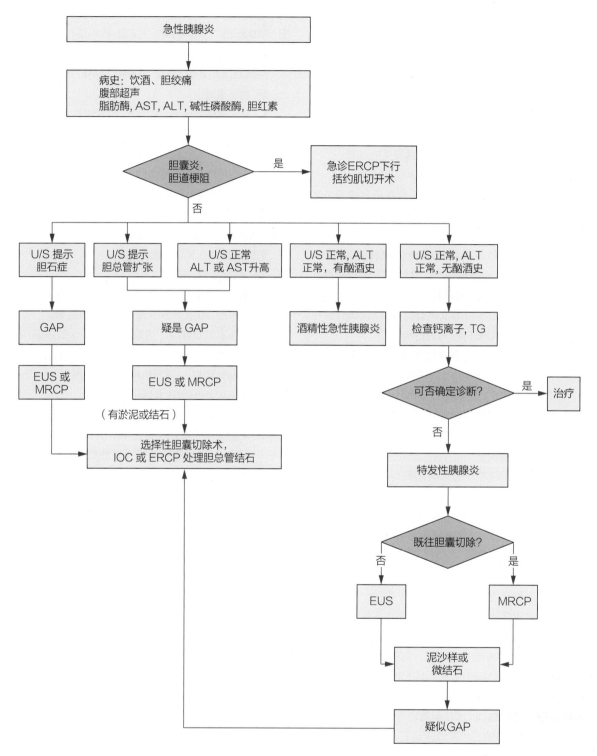

ALT，谷丙转氨酶；AST，谷草转氨酶；ERCP，内镜逆行胰胆管造影术；EUS，内镜超声；GAP，胆源性胰腺炎；
IOC，术中胆道造影；MRCP，磁共振胰胆管成像；TG，甘油三酯；U/S，超声。

图 3-5　胰腺炎的评估

主诉

病例 ③

J 先生，63 岁男性，既往身体健康。间断性剧烈腹痛 48h，为脐周绞痛，阵发性加剧，持续几分钟后自行缓解。他注意到疼痛加剧期间有一种"咕噜咕噜"的声音，伴恶心、呕吐，无腹泻。在过去的 48h 内，食欲下降，未进食，以前没有类似疼痛发作史。

此时，最有可能的诊断是什么？鉴别诊断还有什么？是否存在不可漏诊的情况？基于以上鉴别诊断，后续应做哪些检查？

鉴别诊断排序

J 先生腹痛的第一个关键点是脐周位置。在这个部位出现疼痛的疾病，包括腹主动脉瘤、阑尾炎（早期）、肠缺血、肠梗阻、糖尿病酮症酸中毒、胃肠炎、肠易激综合征和炎症性肠病（图 3-1）。第二个需要考虑的关键点是 J 先生腹痛的病程（表 3-1）。这使得我们可以进一步将鉴别诊断范围缩小至那些引起急性脐周疼痛的疾病上。通常情况下，肠易激综合征和炎症性肠病不会引起急性疼痛。此外，糖尿病酮症酸中毒也不太可能（除非这是糖尿病的表现）。考虑到没有腹泻以及疼痛的程度较重，急性胃肠炎也不太可能。第三，J 先生剧烈的腹部绞痛提示某种空腔脏器梗阻。与这种性质的疼痛相关的疾病包括继发于肾结石的输尿管梗阻、胆道梗阻或肠道梗阻。这些疾病都可以伴有恶心、呕吐。然而，将疼痛部位和伴随的响亮的肠鸣音相结合，使得肠梗阻成为最可能的诊断。同时，确定他在检查期间有无不明原因的低血压或腹胀也非常重要。表 3-11 列出了 J 先生的鉴别诊断。

依次考虑每一种可能的疾病（表 3-11）。J 先生报告他之前大便习惯没有改变，直到 4 天前开始便秘，停止排便排气。此外，3 周前大便上有少量血。既往无腹部手术史，无疝气或憩室炎病史，也没有吸烟史（增加腹主动脉瘤的风险），并表示疼痛没有放射至背部。他也没有急性肠系膜缺血的危险因素（既往无心房颤动、瓣膜心脏病或已知的高凝状态）。体格检查时，急性病容，伴有严重的痉挛样疼痛。生命体征显示直立性低血压：仰卧位血压 110/75mmHg；脉搏 90 次 /min；直立血压 85/50mmHg，脉搏 125 次 /min；体温 37.0℃；呼吸频率 18 次 /min。无黄疸。心肺体检无明显异常。腹部视诊显著膨隆，听诊可听到间断的高调肠鸣音，叩诊为鼓音，触诊全腹广泛性轻压痛，无反跳痛和腹肌紧张。粪便呈褐色，并且隐血试验阳性。

表 3-11 J 先生的诊断假设

诊断假设	人口统计学, 风险因素, 症状和体征	重要检查
主要假设		
肠梗阻	不能排便或排气 恶心，呕吐 既往腹部手术史或排便习惯改变 便血 腹胀，肠鸣音亢进（叮当响）或肠鸣音减弱	腹部 X 线平片、CT
备选假设——不可漏诊的		
AAA	吸烟史，男性，AAA 家族史 直立性低血压 搏动性腹部肿块 下肢脉搏减弱	腹部 CT 床旁急诊超声检查
阑尾炎	转移性疼痛（从脐周转移至右下腹）	体格检查 腹部 CT
肠缺血：急性肠系膜缺血	心房颤动，心脏瓣膜病，心力衰竭，高凝状态 突发性疼痛 与体检不相称的疼痛	CT 血管造影
肠缺血：缺血性结肠炎	年龄 >60 岁，血管疾病，低血压（由于 MI，脓毒症），便血，腹泻	结肠镜检查

AAA，腹主动脉瘤；MI，心肌梗死。

便秘、无排气、腹胀和肠鸣音亢进都提示肠梗阻的可能性。腹膨隆鼓气是腹腔内气体积聚的一个关键表现，大多由梗阻引起。大多数小肠梗阻病例是由于先前手术引起的粘连。J 先生的病史使得小肠梗阻的诊断不太可能。便血有可能是恶性疾病和大肠梗阻所致。直立性低血压最常见的原因是呕吐引起的脱水和进食不足，而不是腹主动脉瘤破裂引起的腹内出血。

实验室检查：WBC 10×10^9/L（70% 中性粒细胞）；HCT 41%；电解质：Na^+ 141mmol/L；K^+ 3.0mmol/L；HCO_3^- 32mmol/L；Cl^- 99mmol/L；BUN 45mg/dL（126mmol/L）；肌酐 1.0mg/dL（88.41μmol/L），上腹部 X 线平片检查如图 3-6 所示。

根据以上信息能否得出诊断？如不能，还需要哪些额外信息？

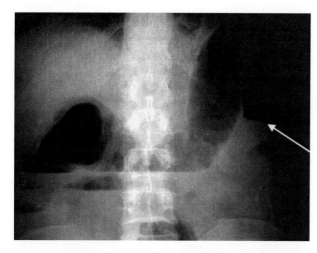

图 3-6　X 线平片显示升结肠明显扩张,多个气液平面,横结肠内空气突然中断(箭头所示),提示大肠梗阻

表 3-12　预测肠梗阻的临床发现的试验特征

临床发现	敏感度	特异度	LR+	LR-
胃肠型	6%	99.7%	20	0.94
既往腹部手术史	69%	94%	11.5	0.33
便秘	44%	95%	8.8	0.59
腹胀	63%	89%	5.7	0.42
肠鸣音增强	40%	89%	3.6	0.67
肠鸣音减弱	23%	93%	3.3	0.83
绞痛	31%	89%	2.8	0.78
呕吐	75%	65%	2.1	0.38

Data from Böhmer H：Simple Data from History and Physical Examination Help to Exclude Bowel Obstruction and to Avoid Radiographic Studies in Patients with Acute Abdominal Pain,Eur J Surg 1998 Oct；164(10)：777-784.

主要假设:大肠梗阻(LBO)

教科书内容回顾

　　肠梗阻表现为一阵阵剧烈的腹部绞痛,患者感到乏力,常伴有呕吐。疼痛是弥漫的、无明确定位的。最初,患者可能会有几次排便,因为梗阻的肠道会在发病初期 12~24h 排空粪便。病程早期肠鸣音会亢进。患者常有腹胀。(梗阻部位在近端的小肠梗阻时腹胀较轻)。起初疼痛呈间歇性,随着病情进展,疼痛持续时间更长,肠鸣音可能减弱,甚至消失,便秘加重,无法排气。一旦发生肠坏死,可有局部压痛和腹膜炎的体征。

　在腹痛的患者中,无排便或排气提示肠梗阻。

疾病要点

A. 肠梗阻占腹痛患者的 4%。

B. 大肠梗阻(LBO)占所有肠梗阻的 24%。

C. 病因学:

　　1. 肿瘤(53%)

　　2. 乙状结肠或盲肠扭转(17%)

　　3. 憩室病(12%)

　　4. 转移性肿瘤压迫(6%)

　　5. 其他(12%)(粘连很少引起大肠梗阻)

循证医学诊断

A. 大肠梗阻(LBO)和小肠梗阻(SBO)的病史和体格检查(表 3-12)。

　　1. 没有临床表现对诊断非常敏感。

　　　　a. 呕吐,75%。

　　　　b. 腹胀,63%。

　　2. 有些病史相对特异。

　　　　a. 便秘,特异度为 95%;LR+ 为 8.8。

　　　　b. 腹部手术史,特异度 94%;LR+ 为 11.5%。

　　　　c. 腹胀,特异度 89%;LR+ 为 5.7%。

　　3. 一些伴随症状虽然敏感度不高(27%~48%),但特异度很高。

　　　　a. 腹胀伴肠鸣音亢进、呕吐、便秘或既往手术史时,高度提示肠梗阻(LR+ 约为 10)。

　　　　b. 肠鸣音活跃,同时有手术史或呕吐时,也高度提示梗阻(LR+ 分别为 11 和 8)。

B. 应做血细胞计数和电解质检查:阴离子间隙酸中毒提示肠坏死或脓毒症。

　肠梗阻出现显著的白细胞增多、核左移或阴离子间隙酸中毒,是肠梗阻晚期表现,提示肠坏死。

C. X 线平片可显示气液平面和大肠扩张(>6cm)。

　　1. 对大肠梗阻的敏感度为 84%,特异度为 72%(非病因学)。

　　2. 如果回盲瓣功能不全,同样会发生小肠扩张。

D. CT 扫描对大肠梗阻的诊断比较准确。

　　1. 特异度和敏感度均为 91%。

　　2. LR+ 为 10.1;LR- 为 0.1。

E. 钡剂灌肠(水溶性):

　　1. 对大肠梗阻的诊断准确性高。

　　　　a. 敏感度为 96%;特异度为 98%。

　　　　b. LR+ 为 48;LR- 为 0.04。

　　2. 术前能确定病因(如果患者情况稳定)。

　　3. 可排除急性结肠假性梗阻(无机械性梗阻的盲肠和

结肠扩张)。结肠镜检查可降低假性梗阻导致的结肠压力,避免盲肠穿孔。

治疗

A. 积极补液和监测尿量至关重要。

B. 建议使用广谱抗生素:39% 的患者肠系膜淋巴结有微生物感染。

C. 可以请外科会诊行手术、支架和球囊扩张术。

D. 对乙状结肠扭转且无肠坏死征象的患者,可先行乙状结肠镜检查以推迟减压和择期手术时间,以避免复发。

　　1. 急诊手术指征:出现肠穿孔或血运障碍。

　　2. 非急诊手术指征:腹胀加重,保守治疗无效。

诊断

检查完腹部 X 线平片后,你又安排行腹部 CT 扫描。

你现在可以得出诊断吗? 你已经排除了其他可能的诊断吗? 还需要做什么检查来排除其他诊断吗?

鉴别诊断:小肠梗阻

教科书内容回顾

　　其临床表现与大肠梗阻相似,不同之处在于患者更可能有腹部手术病史。

疾病要点

A. 肠梗阻占腹痛患者的 4%。

B. 小肠梗阻占所有肠梗阻的 76%。

C. 病因学:

　　1. 术后粘连(70%)

　　2. 恶性肿瘤(17%)

　　　　a. 通常是转移性的

　　　　b. 然而,既往患有恶性肿瘤的患者发生小肠梗阻时,39% 是由粘连或良性原因引起的

　　3. 疝(腹壁疝、腹股沟疝、腹内疝),10%

　　4. 炎症性肠病(有狭窄形成),5%

　　5. 辐射

　　6. 其他不太常见的原因包括胆结石、胃结石和肠套叠

D. 小肠梗阻可以是完全性梗阻也可以是不完全性梗阻。

　　1. 完全性小肠梗阻

　　　　a. 20%~40% 进展为绞窄和梗死。绞窄可能继发于肠系膜扭转切断了血液供应,或由于腹腔内压力

升高,直接影响血流灌注。

　　　　b. 临床体征不能在坏死前识别绞窄:发热、白细胞增多和代谢性酸中毒是晚期征象,提示肠坏死。

　　　　c. 50%~75% 因小肠梗阻入院的患者需要手术。

　　2. 不完全性肠梗阻

　　　　a. 很少进展为绞窄和坏死。

　　　　b. 症状出现后 6~12h 仍可以排气排便或对比剂可以进入盲肠。

　　　　c. 65%~80% 患者可以自愈(无需手术)。

循证医学诊断

A. 理想情况下,小肠梗阻的检查应能确定小肠有无梗阻、缺血或坏死(因为缺血和坏死是急诊手术的适应证,一旦存在,不能进一步观察,而应尽快手术),不过即使能区分完全性小肠梗阻和不完全性小肠梗阻的检查也不能可靠地确定是否存在缺血和坏死。

B. 病史和体格检查对诊断的特异度见大肠梗阻。

C. 虽然体格检查对预测坏死不敏感。但是,局部压痛、反跳痛或腹肌紧张均提示存在坏死。

D. 小肠梗阻的患者白细胞可能是正常的,即使存在缺血的情况也是如此。

E. 腹部 X 线平片可显示梗阻近端肠管出现 2 个及以上的液气平面或肠袢扩张(小肠直径 >2.5cm)。

　　1. 对梗阻诊断的敏感度为 75%;特异度为 66%;LR+ 为 2.2;LR- 为 0.37。

　　2. 很少能确定病因。

　　3. 结肠或直肠有游离气体的患者不太可能发生完全性梗阻。

F. 超声检查:

　　1. 可显示肠管扩张(≥25mm),近端为正常肠管或远端肠管塌陷

　　2. 常规超声

　　　　a. 敏感度为 90%;特异度为 96%

　　　　b. LR+ 为 14.1;LR- 为 0.13

　　3. 床边超声

　　　　a. 准确性极好

　　　　b. 敏感度为 97%;特异度为 90%

　　　　c. LR+ 为 9.5;LR- 为 0.04

G. CT 扫描:

　　1. 判断梗阻的敏感度为 87%;特异度为 81%;LR+ 为 3.6;LR- 为 0.18。

　　　　a. 梗阻是扩张的近端肠管和塌陷的远端肠管之间的过渡点。

　　　　b. 胃肠减压使近端小肠压力下降而降低 CT 对小肠梗阻的敏感度,故 CT 应该在胃肠减压前进行。

　　2. 可明确梗阻的病因。

3. 诊断小肠梗阻(非缺血性)的首选检查。

4. 在确定是否存在缺血和坏死(以及是否需要立即手术)方面不太敏感。不同的研究报告敏感度为15%~100%(特异度为85%~94%)。

 小肠梗阻患者即使 CT 没有缺血征象,也不能完全排除缺血。

H. 泛影葡胺小肠造影:

1. 诊断

  a. 对小肠梗阻的准确诊断,有助于预测是否可非手术治疗。

  b. 敏感度为 97%,特异度为 96%(造影剂能到达结肠的患者很大概率能自愈)。

  c. 与 CT 扫描不同,小肠造影不能明确病因或显示缺血性改变。

2. 治疗

  a. 造影剂泛影葡胺是一种高渗性药物,可将液体吸入肠腔,从而扩张肠道。

  b. 数项随机试验显示,对怀疑为粘连性小肠梗阻的患者进行小肠造影,可降低手术概率(*OR* 为0.44~0.87)。

治疗

A. 液体复苏:

1. 静脉补液对于纠正因口服摄入量减少、呕吐和肠道内液体向第三间隔聚集而引起的血容量明显降低是非常重要的。

2. 密切监测生命体征、直立位血压和尿量。

B. 在最初的 12~24h 内,仔细、密切观察并应反复体格检查。

C. 鼻 - 胃管引流。

D. 尽管证据有限,仍建议使用广谱抗生素(59% 的患者存在细菌易位到肠系膜淋巴结)。

E. 不完全小肠梗阻持续 48h,可考虑使用水溶性胃肠造影剂。

F. 手术指征包括以下任何一种:

1. 出现缺血征象(疼痛加剧、发热、压痛、肌紧张等腹膜炎表现、酸中毒或白细胞不断升高)。

2. CT 提示肠缺血坏死。

3. 继发于疝气的小肠梗阻。

4. 肯定不是继发于粘连的梗阻(如既往没有手术史)。

鉴别诊断:继发于急性肠系膜缺血或缺血性结肠炎的缺血性肠病

缺血性肠病

缺血性肠病有三种不同的临床亚型,包括慢性肠系膜缺血(慢性小肠缺血)、急性肠系膜缺血(急性小肠缺血)和缺血性结肠炎(大肠缺血)。在本章最后详述了慢性肠系膜缺血。

1. 急性肠系膜缺血

教科书内容回顾

急性肠系膜缺血经常表现为突然发作的、急性剧烈的腹痛,可危及生命,而且疼痛程度常与相对正常的体格检查不成比例,即临床症状重,体征轻。急性肠系膜缺血通常发生在有系统性栓塞风险(如,心房颤动)或动脉血栓形成的患者。不明原因的代谢性酸中毒可能是一个重要的线索。

疾病要点

A. 病因:通常为肠系膜上动脉或腹腔动脉栓塞(50%)。其他原因包括血栓形成(15%~25%)、无梗阻的低血流状态(15%~30%)(非闭塞性肠系膜血管缺血)和肠系膜静脉血栓形成(5%)。

1. 血栓栓塞

  a. 危险因素包括心房颤动、急性心肌梗死、瓣膜病、心力衰竭、室壁瘤、腹主动脉造影和高凝状态。

  b. 通常起病突然,没有先兆。

2. 血栓形成

  a. 通常发生在动脉粥样硬化性疾病的受累范围内。

  b. 将近 50% 患者有慢性肠系膜缺血伴肠绞痛病史。

3. 非闭塞性肠系膜血管缺血

  a. 常隐性起病。

  b. 常发生在患有肠系膜动脉粥样硬化性疾病和叠加低血压(由于心肌梗死、心力衰竭、透析或脓毒症)的老年患者中。α 受体激动剂、地高辛和 β 受体阻滞剂也可增加非梗阻性肠系膜缺血的风险。

  c. 也见于使用体外循环支持或其他大手术后的危重症患者。

  d. 其他原因包括使用可卡因、进行耐力运动(如马拉松、长程骑行)。

4. 肠系膜静脉血栓形成通常继发于门静脉高压症、高凝状态和腹腔内炎症

B. 患者的急性腹痛常与体格检查不相符。如果不及时治疗,很容易发展为肠坏死和腹膜炎。

C. 住院率 0.1%~0.3%,1% 的患者有腹痛症状,而 70 岁以上患者腹痛比例高达 10%。

D. 死亡率高,并且随着治疗的延误而增加。

循证医学诊断

A. 腹痛症状与体征不相符是典型表现,但 20%~25% 的患者没有腹痛。其他常见症状包括呕吐(71%)和腹泻(42%)。

B. 50% 的患者有肠绞痛发作病史。

C. 实验室检查特异度不高。

1. 90% 的患者 WBC 异常,经常显著升高(平均 WBC 21.4×10^9/mL)。

2. 乳酸水平的敏感度为 86%,特异度为 44%;LR+ 为 1.5;LR- 为 0.32。

 乳酸水平正常也不能排除急性肠系膜缺血。

D. CT 扫描对急性肠系膜缺血并不敏感(64%)。但它可显示肠系膜上动脉闭塞,或提示缺血和坏死,如节段性肠壁增厚或积气。一项研究报告 CT 扫描的敏感度为 100%,但该研究的患者是在症状出现后 3 天进行的检查,坏死可能更容易显示。

E. 一项研究表明 CT 血管造影非常准确(敏感度为 93.3%,特异度为 95.9%),可快速获取及完成,应先于血管造影检查。同时,磁共振血管成像也在临床中应用。

 常规 CT 可能不足以诊断急性心肌梗死(AMI)。需要 CT 血管造影。

F. 血管造影是诊断的"金标准",同时也是一种治疗手段。但它是侵入性的方法,耗时,且可能无法在紧急情况下使用。

G. 多普勒超声检查因肠胃扩张而并不敏感。

治疗

A. 急诊血运重建(通过血栓栓子切除、溶栓、血管搭桥术或血管成形术)和手术切除坏死肠段是治疗的主要手段。及时手术干预(<12h)比延迟干预(>12h)可显著降低死亡率(14% vs. 75%)。

B. 广谱抗生素。

C. 液体复苏。

D. 术前术后抗凝预防血栓扩散。

E. 对于非闭塞性肠系膜血管缺血患者,改善灌注是最重要的。

F. 罂粟碱可通过减少反应性肠系膜小动脉收缩而改善肠系膜血流量。

2. 缺血性结肠炎

教科书内容回顾

缺血性结肠炎的典型症状是左侧腹痛,常伴有血便或暗红色便或腹泻。通常没有大量出血。

疾病要点

A. 缺血性结肠炎是最常见的肠缺血形式。

B. 通常是由于非闭塞性结肠灌注减少所致。

C. 分布。

1. 通常累及结肠的分水岭区域,最常见的是脾曲、降结肠和直肠乙状结肠交界处。

2. 右半结肠偶尔受累。

3. 直肠受累很少见,提示有其他疾病可能。

D. 诱发事件可能包括低血压、心肌梗死、脓毒症、心力衰竭以及心脏或主动脉手术,但通常难以确定。

E. 不常见的原因包括:

1. 血管炎

2. 高凝状态

3. 血管收缩剂

4. 可卡因

5. 血管手术

6. 药物(如阿洛司琼)

7. 长跑或长程骑行(可能由于分流和灌注不足)

循证医学诊断

A. 68%~84% 的患者有腹痛症状(通常不严重)。

B. 便血是一个有用的诊断线索。敏感度为 46%;特异度为 90.9%;LR+ 为 5.1;LR- 为 0.6。

C. 大约 40% 的患者会出现腹泻。

D. 腹部压痛常见(81%),反跳痛罕见(15%)。

E. 缺血性结肠炎的危险因素包括:

1. 年龄超过 60 岁

2. 血液透析

3. 心血管疾病

4. 高血压

5. 糖尿病

6. 低白蛋白血症

7. 可导致便秘的药物

F. 表 3-13 总结了急性肠系膜缺血和缺血性结肠炎的鉴别点。

表 3-13　缺血性结肠炎与急性肠系膜缺血的鉴别

缺血性结肠炎	急性肠系膜缺血
通常由于非闭塞性结肠灌注减少	通常由于 SMA 或腹腔动脉急性闭塞
经常无明确诱因	有典型诱因(MI,心房颤动等)
患者通常病情不重	患者病情严重
腹痛通常较轻	腹痛通常较重
通常出现腹部压痛	腹部压痛早期不突出
常见便血	便血少见,直到晚期才发生
结肠镜检查,通常不需要血管造影	血管造影可显示

MI,心肌梗死;SMA,肠系膜上动脉。

G. 结肠镜检查(不行肠道准备)是评估缺血性结肠炎的首选检查。

H. 超声可显示脾曲或乙状结肠一段肠管(>10cm)节段性环形增厚,并且异常区域与正常区域分界清晰。80% 的患者彩色血流消失或明显减少,这有助于将其与血流增加的炎症性肠病区分开来。

I. CT 可显示肠壁节段性环形增厚(无特异度)或正常。

J. 除了罕见的孤立性右侧缺血性结肠炎,血管检查通常是正常的。

治疗

A. 主要是对症支持治疗,让肠道休息,静脉补液和应用广谱抗生素。

B. 15%~20% 患者发生结肠坏死,需要行节段性结肠切除。

C. 手术指征包括并发腹膜炎、脓毒症、结肠穿孔(X 线平片检查提示有游离气体)、临床表现恶化(持续发热、白细胞增多、乳酸酸中毒)或狭窄。

病例解决方案

腹部 CT 发现乙状结肠近端明显扩张,远端塌陷,提示该部位有一个肿块。手术探查证实有结肠肿物导致梗阻。行肿块切除及结肠造口术。病理检查证实为结肠腺癌。

主诉

病例 4

L 先生,65 岁,因剧烈腹痛 1h 急诊就诊。腹痛为弥漫性脐周疼痛,并放射至左侧腹,疼痛没有明显的加重或缓解因素,伴头晕和呕吐,呕吐物为黄色。他以前从未有过这样的疼痛。今晨已排便,一直有排气。排便习惯没有改变,无呕血或者便血,无缓解或加重因素,今晨突发。既往有高血压病,有吸烟史,12 岁时行阑尾切除术。体格检查:一般情况差,急性病容,全身多汗。血压 110/65mmHg;脉搏 90 次 /min;体温 37.0℃;呼吸频率 20 次 /min。头颈部、心肺体格检查无明显异常。全腹弥漫性中度压痛,无反跳痛和肌紧张,肠鸣音减弱。粪便潜血阴性。

此时,最有可能的诊断是什么?鉴别诊断还有什么?是否存在不可漏诊的情况?基于以上鉴别诊断,后续应做哪些检查?

鉴别诊断排序

　　L 先生有严重的、弥漫性的急性腹痛。第一个关键点是评估疼痛部位,他的疼痛是弥漫性的,这缩小了鉴别诊断的范围。弥漫性中腹痛的常见病因包括肠易激综合征、炎症性肠病、小肠梗阻或大肠梗阻、急性肠缺血、腹主动脉瘤、糖尿病酮症酸中毒、胃肠炎、疼痛放射至背部、胰腺炎和肾结石(图 3-1)。尽管鉴别诊断较广泛,但可进一步缩小范围。这些疾病中有几种是不可能的,暂时不需要考虑。鉴于其没有腹泻和疼痛程度,不考虑胃肠炎。他有持续排便排气,肠梗阻也不太可能(尽管梗阻早期可以存在)。没有糖尿病病史,因此不考虑糖尿病酮症酸中毒,除非这是他糖尿病的首发症

状,简单的血糖检测即可以排除这个诊断。有助于缩小鉴别诊断范围的第二个关键点是疼痛的病程,它是超急性的。在剩下的鉴别诊断中,腹主动脉瘤、肠缺血、胰腺炎和肾结石都可表现为急性发病,而炎症性肠病、肠易激综合征多是慢性的。疼痛放射至左侧腹部增加了腹主动脉瘤、肾结石和胰腺炎的可能性。显然,腹主动脉瘤是不能漏诊的。其他有助于缩小鉴别诊断范围的关键点发现包括体格检查中有腹膜炎体征、不明原因的低血压和腹胀。表 3-14 列出了 L 先生的诊断假设。

表 3-14　L 先生的诊断假设

诊断假设	临床线索	重要检查
主要假设		
腹主动脉瘤	直立性低血压 搏动性腹部肿块 下肢脉搏减弱	腹部 CT
备选假设——最常见的		
肾绞痛	腰部疼痛 腹股沟放射痛 血尿 肋脊角压痛	尿常规 肾脏 CT
胰腺炎	酗酒 胆结石	血清脂肪酶
肠缺血:急性肠系膜缺血	心房颤动,心脏瓣膜病,心力衰竭,高凝状态 突发性疼痛 与体检不相称的疼痛	CT 血管造影
肠缺血:缺血性结肠炎	年龄 >60 岁,血管疾病,低血压(由于心肌梗死,脓毒症),便血,腹泻	结肠镜检查

分析每一种诊断的可能性。L 先生既往无肾结石、血尿、心房颤动、瓣膜心脏病或高凝状态的病史,没有饮酒史。进一步体格检查发现直立性低血压。仰卧位血压 110/65mmHg,脉搏 90 次 /min。站立时,他的血压降到 65/40mmHg,脉搏 140 次 /min。无发热,腹部仍无肌紧张和反跳痛,侧腹部及背部有叩痛。因肥胖未触及他的腹主动脉搏动。双下肢动脉搏动正常且对称。腹部 X 线片未见游离气体。

 根据以上信息能否得出诊断? 如不能,还需要哪些额外信息?

最重要的发现是存在严重的直立性低血压。考虑到他的低血压与脱水显然不成比例,这一点至关重要,因为他只呕吐了一次,而且他的摄入量减少只在 1h 前开始。如上所述,无法解释的低血压是一个关键点。缺乏脱水证据提示直立性低血压是由腹腔内出血或脓毒症引起(表 3-3)。他没有脓毒症的主要表现发热或寒战,但仍有脓毒症的可能。目前最需要关注的是腹腔内大出血,无论是胃肠道内还是腹腔内。大量消化道出血总是会被迅速排出肠道,导致明显的临床表现,如呕血、黑便或便血。因此,目前更可能的是腹腔内出血。腹腔内大出血的原因包括腹主动脉破裂、脾破裂或宫外孕破裂。患者的病史最提示腹主动脉破裂。所以请血管外科会诊。

 直立性低血压是很重要的体征。它对鉴别诊断、诊断和处理决策有重要影响,即使仰卧位血压和脉搏正常,也可能存在直立性低血压。

主要假设:腹主动脉瘤

教科书内容回顾

典型的患者是男性,有吸烟史,剧烈腹痛、搏动性腹部肿块和低血压三联症状。

疾病要点

A. 定义为腹主动脉的外径超过 3cm。

B. 年龄在 45~85 岁之间患腹主动脉瘤的风险为 5.6%。吸烟的白人男性腹主动脉瘤的风险最高,为 17%。

C. 每年有 10 000 人因腹主动脉瘤死亡。

D. 危险因素。

1. 吸烟是最重要的危险因素(OR 5)。

2. 男性(男性患病概率是女性的 4~5 倍)。

3. 有腹主动脉瘤的家族史(OR 4.3)。

4. 年龄增加。

5. 高血压(OR 1.2)。

E. 表现:

1. 腹主动脉破裂

a. 腹主动脉瘤破裂的死亡率为 81%。大约 32% 的患者在到达医院之前死亡。

b. 误诊的病例占 16%(最常见的误诊是肾绞痛)。

c. 腹主动脉瘤破裂进入十二指肠是一种罕见的并发症,在接受过腹主动脉移植术的患者中更常见,并可能导致数周后的消化道出血。

2. 有症状的腹主动脉瘤

a. 腹主动脉破裂很少表现为非急性症状。

b. 症状主要继发于腹膜后出血,偶尔可持续数周甚至数年。

3. 炎症性腹主动脉瘤

a. 占腹主动脉瘤的 5%~10%,通常起病年龄较小。

b. 典型特征包括:慢性腹痛和体重减轻。

c. 具有鉴别诊断意义的特征是有明显的主动脉外膜炎症。

4. 肢端缺血

a. 当腹主动脉瘤囊内形成的血栓脱落发生栓塞时,可导致肢体缺血。

b. 不论腹主动脉瘤是否破裂,患者发生栓塞后会出现足趾青紫。

5. 无症状腹主动脉瘤(无意间发现或体检发现)

a. 随着动脉瘤直径的增大,破裂的风险明显增加。

b. 参见表 3-15。

表 3-15　腹主动脉瘤的年破裂率

腹主动脉瘤直径 /cm	破裂风险 /%
3.0~3.9	0
4.0~4.9	1
5.0~5.9	1~11
6.0~6.9	10~22
>7.0	30~33

Data from Moll FL. Powell JT et al. Management of Abdominal Aortic Aneurysms Clinical Practice Guidelines of the European Society for Vascular Surgery. Eur J Vase Endovasc Surg. 2011;Jan;41 (41Suppl1):51-58.

循证医学诊断

A. 腹主动脉瘤破裂

1. 腹痛、腹胀、腹围大和破裂都限制了搏动性肿块对腹主动脉破裂诊断的敏感度。

a. 敏感度为 22%~68%;特异度为 75%~99%

b. LR+ 为 8.0;LR− 为 0.6

2. 低血压是疾病晚期表现。

3. 50% 的患者没有低血压、背痛和明显肿块三联症。

在腹主动脉破裂的患者中,低血压和可触到的肿块并不多见。

  4. 腹部血管杂音对诊断帮助不大。

  5. 患者可能有晕厥。

B. 有症状腹主动脉瘤

  1. 83% 患者有腹痛。

  2. 61%~66% 患者有腰背部疼痛。

  3. 26% 患者出现晕厥。

  4. 进行细致腹部体检可发现 52% 患者有腹部包块(只有 18% 的人在常规腹部检查中发现腹部包块)。

  5. 48% 的患者存在低血压或直立位低血压。

  6. 70% 的患者有白细胞升高($>11\times10^9$ 个 /L)。

  7. 贫血(不常见)。

C. 炎症性腹主动脉瘤

  1. 80% 的患者有背痛或腹痛,极少破裂。

  2. 20%~50% 的患者出现炎症症状(发热、体重减轻)。

  3. 40%~90% 的患者红细胞沉降率升高。

  4. CT 或 MRI 显示动脉瘤和明显的主动脉壁增厚,周围可见脂肪堆积。

D. 无症状腹主动脉瘤

  1. 详细体格检查对无症状腹主动脉瘤的敏感度总体较差(31%~39%),仅在较大的腹主动脉瘤(≥5cm)患者中为 82%。

  2. 体格检查的敏感度在肥胖患者中更低(腰围 >99cm 的患者 53%,而腰围 <99cm 的患者 91%)。

E. 影像学

  1. CT 血管造影是诊断腹主动脉破裂的有效方法。敏感度为 98.3%;特异度为 94.9%;LR+ 为 19.3;LR− 为 0.02。

  2. 床边急诊超声对有症状患者的准确性:敏感度为 99%;特异度为 98%;LR+ 为 44.5;LR− 为 0.01。

  3. 筛查首选超声:敏感度为 95%,特异度为 100%。

  4. 对于无症状腹主动脉瘤,修补术前应 CT 血管造影进行评估。

治疗

A. 腹主动脉瘤破裂,直接急诊手术。

B. 筛查:参见第 2 章。

C. 择期手术的时机选择:

  1. 腹主动脉瘤破裂死亡率超过 80%。手术是为了将破裂的风险降到最低。

  2. 破裂的风险随着腹主动脉瘤直径的增加而显著增加。

  3. 标准治疗方案是在 1 年内选择性修补≥5.5cm 的腹主动脉瘤或一年内增大 1cm 的腹主动脉瘤。

  4. 其他导致破裂的危险因素包括高血压、吸烟(危险比 2.0,1.3~3.1)和女性(危险比 3.8,2.6~5.5)。

  5. 一些专家建议:当女性腹主动脉瘤达 5.2cm 时,推荐手术修补。

D. 手术方式包括:开放式修复手术及动脉瘤腔内修复术。开放手术与动脉瘤腔内修复术的比较:

  1. 与开放手术相比,动脉瘤腔内修复术操作更简单,术后 30 天发病率和病死率较低,但总体生存率并无显著差异。

  2. 对不能接受长期定期监测的患者或不能接受动脉瘤腔内修复术的动脉瘤患者,建议开放式手术修补。

E. 小腹主动脉瘤(3.0~5.4cm)的监测:

  1. 患者应每隔 3~12 个月复查一次超声检查,对于生长 >1.0cm/a 或总直径≥5.5cm 的患者应进行外科修补。

  2. 超声可能会低估腹主动脉瘤的直径。一项研究表明 73% 的患者超声检查发现腹主动脉瘤直径为 5~5.4cm 时,同时 CT 扫描显示直径≥5.5cm。

  3. 女性的腹主动脉瘤应结合动脉瘤直径与体型进行监测,这比绝对直径更能预测破裂的发生。

F. 保守疗法

  1. 戒烟已被证明可以减缓腹主动脉瘤的生长。

  2. 目前没有任何药物可以减缓腹主动脉瘤的生长。

  3. 腹主动脉瘤与冠状动脉的处理原则一样,推荐口服阿司匹林和他汀类药物。

诊断

 此时进一步的评估(如 CT 或 B 超)取决于疑诊程度。在这种情况下,急诊床边超声是首选的检查方法。如果没有床旁超声,患者一般情况不好且高度怀疑腹主动脉瘤,许多血管外科医生会选择急诊手术,以避免因 CT 扫描的等待时间而导致患者死亡。如果腹主动脉瘤的可能性较小,且患者病情稳定,那么 CT 扫描检查是合适的。

 此时,最有可能的诊断是什么? 鉴别诊断还有什么? 是否存在不可漏诊的情况? 基于以上鉴别诊断,后续应做哪些检查?

鉴别诊断:肾结石

教科书内容回顾

  典型患者会出现剧烈的背部和腰部疼痛,疼痛可能会放射至腹部或腹股沟。疼痛通常十分剧烈,导致患者辗转反侧、翻滚或不断走动(不像腹膜炎)来试图缓解症状,但通常并不能使疼痛减轻。疼痛可伴有恶心、呕吐、排尿困难或尿频。

 腹部压痛在肾结石患者中并不常见,应怀疑有无其他病因。

疾病要点

A. 发病率:7%~13% 的结石患者有症状。

  1. 5 年复发率为 35%~50%。

  2. 男性发病率是女性的 2~3 倍。

  3. 家族史会增加患病风险(相对风险 2.6)。

B. 病因学:

  1. 草酸钙结石 75%。

  2. 磷酸钙结石 5%。

  3. 尿酸结石 5%~10%。

  4. 磷酸盐结石 5%~15%。

  5. 其他:胱氨酸和茚地那韦结石。

C. 病理生理学:

  1. 尿液中的盐类(如钙、草酸或尿酸)浓度过高,过饱和导致沉淀、结晶,进而形成结石。

  2. 盐类浓度过高继发于尿盐排泄增加和尿液稀释不足,导致尿液矿物质排泄增加的机制有很多,包括:

    a. 钙:特发性高钙尿、高钙血症、原发性甲状旁腺功能亢进症、制动、钠摄入过多(增加钙排泄)、全身性酸中毒和过量补充维生素 D。

    b. 尿酸:饮食中嘌呤过量、骨髓增生性疾病、利尿剂(用于治疗痛风)和代谢综合征。尿液 pH 低也会导致尿酸结石的形成。由于晶化不均质,高尿酸尿可导致尿酸结石或钙结石。

    c. 草酸:排泄增加可能是由于草酸摄入过多(大黄、菠菜、巧克力、坚果、维生素 C)和 / 或草酸吸收过多。

      (1) 脂肪吸收不良会增加草酸的吸收。未被吸收的脂肪与草酸竞争结合钙,导致肠腔内草酸不与钙结合,进而有更多游离草酸在尿液中被吸收和排泄。

      (2) 脂肪吸收不良的原因包括短肠综合征、炎症性肠病、乳糜泻和减肥手术。

  3. 在一些患者中,尿石抑制物质(尿枸橼酸盐)减少也有助于结石的形成。

  4. 尿素分解菌(即变形杆菌)感染在磷酸盐结石的形成中起着关键作用。

  5. 当结石从肾脏排出并阻塞尿道时,就会发生肾绞痛。

D. 并发症:

  1. 输尿管梗阻。

  2. 肾盂肾炎。

  3. 脓毒症。

  4. 急性肾损伤十分罕见,发生在双侧尿路梗阻或梗阻于孤立性肾脏的患者。

循证医学诊断

A. 评估目的是确定肾结石的诊断及其潜在病因,以便实施预防其复发的措施。

B. 明确诊断。

  1. 肉眼或显微镜下血尿对症状性肾结石既不敏感,也不具有特异度。敏感度为 80%,特异度为 41%,LR+ 为 1.4,LR- 为 0.49。

 没有血尿并不能排除肾结石的诊断。

  2. X 线平片(肾脏、输尿管、膀胱)或超声不足以排除肾结石(敏感度分别为 29%~68% 和 32%~57%)。

  3. 肾脏 CT 平扫是首选的检查方法。

    a. 敏感度为 95%,特异度为 98%,LR+ 为 48,LR- 为 0.05。

    b. 更重要的是,临床怀疑肾结石的患者中,33% 患者 CT 扫描提示其他诊断。

  4. 对孕妇来说,首选超声检查。

C. 复发性肾结石病史患者的评估。

  1. 所有患者都应该进行尿液分析和培养,并进行基本的血清生化检查,包括血清钙。复发结石患者,推荐行尿液培养、酸碱度和化学分析。

  2. 对复发结石的患者,建议进行更全面地评估,包括收集 24h 尿液用于钙、草酸、尿酸、钠、肌酐和柠檬酸盐分析,以及对复发的结石进行化学分析。有专家建议首次发现结石的患者也应进行这些检查。

治疗

A. 止痛

  1. NSAID

    a. 治疗疼痛,缓解痉挛。

    b. 由于其抗血小板作用,在碎石术前 3 天应停用。

  2. 阿片类药物是二线用药。

B. 水化(尽可能口服,如果不能口服则考虑经静脉水化)

C. 当疼痛无法控制、持续恶心或呕吐、急性肾损伤或伴感染症状的患者应住院治疗

D. 由于双侧梗阻或孤立性肾脏单侧梗阻所致脓毒血症或急性肾损伤时

  1. 需要紧急引流(通过经皮肾造瘘管或输尿管支架)。

  2. 对于脓毒症,应静脉使用覆盖革兰氏阴性菌和肠球菌的广谱抗生素。

E. 排石

    1. 硝苯地平和 α 受体阻滞剂已被证明能显著增加结石排出的可能性。

    2. 碎石术或输尿管镜可用于取出持续性输尿管结石。

F. 二级预防

    1. 单一钙结石的患者：

        a. 增加液体摄入量≥2L/d 可降低结石复发的风险（相对危险度为 0.45, 0.24~0.84）。

        b. 减少饮用含磷软饮料可能会降低复发风险（相对危险度 0.83, 0.71~0.98）。

    2. 对于复发性特发性钙结石患者，其他选择包括：

        a. 噻嗪类利尿剂可减少尿钙排泄（特别是与补钾联合使用时）（相对危险度为 0.52, 0.39~0.69）。

        b. 无论患者有无低柠檬酸尿，补充柠檬酸盐都有效（相对危险度为 0.25, 0.14~0.44）。

        c. 伴有高尿酸血症或高尿酸尿的患者可以使用别嘌醇（相对危险度为 0.59, 0.42~0.84）。

    3. 不同患者潜在病因不同，应制订更复杂和个性化的治疗方案（如调整饮食结构）。

病例解决方案

床边超声提示主动脉显著扩张（9cm），周围有 500mL 液体（猜测是血液），急诊手术显示腹主动脉瘤破裂。行主动脉夹闭修复术，患者术后病情稳定。

其他重要疾病

肠易激综合征（IBS）

教科书内容回顾

    患者经常主诉间歇性腹痛，并伴有腹泻或便秘，或两种症状都有，常持续数年。腹泻常伴有痉挛性疼痛，排便后可缓解。疼痛并不能用器质性病变或生化异常来解释。体重减轻或贫血提示临床医生需注意其他可能性。

应彻底评估新发的持续性排便习惯改变（腹泻或便秘），以排除结肠癌、炎症性肠病或其他疾病。对这类患者考虑存在肠易激综合征是不合适的。

疾病要点

A. 性别分布：发病率男性 8.9%，女性 14%。

B. 发病机制是胃肠道动力学改变、内脏高敏感度、自主神经功能障碍和心理因素共同作用的结果。

C. 有身心压力往往会使症状加重。

D. 患者可能有疼痛，主要与腹泻型（IBS-D）、便秘型（IBS-C）或混合型（IBS-M）相关。

循证医学诊断

A. 目前还没有已知的 IBS 生化或结构标志物。

B. IBS 患者常有各种各样的症状，包括下腹痛、黏液样便、排不尽感、大便松散、疼痛发作时便意频繁，以及排便后疼痛缓解。然而，这些指标都不能很好地预测疾病（LR+ 为 1.3~2.1, LR− 为 0.59~0.88）。

C. 只有腹痛是非常敏感的（敏感度为 90%，特异度为 32%），也是诊断标准所必需的。

D. 腹泻型：

    1. 一项研究表明，腹泻为主的 IBS 患者更可能出现不规律腹泻，腹泻情况在几天内波动不定，而患有炎症性疾病（IBD 和乳糜泻）的患者则持续腹泻，可能几个月才有波动。

    2. 持续腹泻增加了 IBD（LR+ 为 4.2）的可能性。

    3. 持续不断腹泻的患者可能需要更全面细致的检查。

E. 诊断通常需要结合病史、缺乏报警症状和辅助检查排除其他疾病。

    1. 病史

        a. 虽然已经制定了各种诊断标准（即罗马标准），但美国胃肠病学会最近的一项综述表明，持续 3 个月的腹痛或不适与排便习惯改变有关。

        b. 患者多诉排便后疼痛可缓解。

    2. 有报警症状者需要评估其他可能的诊断

        a. 粪便潜血试验阳性或直肠出血

        b. 贫血

        c. 不明原因体重减轻

        d. 发热

        e. 有结肠癌家族史、IBD 家族史、乳糜泻家族史

        f. 近期有使用抗生素

    3. 辅助检查多为阴性

        a. CBC 可排除贫血，CRP 可排除炎症性疾病。

        b. 除了对 IBS-D 患者应行乳糜泻血清学检测外，不建议对没有报警症状的年轻患者进行其他诊断性检测。

        （1）尽管是美国胃肠病学会推荐的，但一项研究表明，在 IBS-D 患者中确诊的乳糜泻发病率非常低（0.41%），与无症状患者相比没有差异。

        （2）最好给有其他线索提示乳糜泻可能的 IBS-D 患者（如贫血、自身免疫性疾病或家族史）做相关检测。

c. 尽管已经限制乳糖饮食,仍对乳糖不耐受的患者,应考虑乳糖氢呼气试验。

d. 对于无报警症状的年轻患者,不需要做乙状结肠镜或结肠镜检查。

e. 推荐有报警症状和年龄≥50 岁、没有做过结肠镜检查的患者行结肠镜检查。IBS-D 患者也应活检,以排除显微镜下结肠炎。

f. 对于有报警症状的患者,还应评估以下各项:

(1) 粪便潜血试验。

(2) 促甲状腺激素水平。

(3) 常规生化。

(4) 粪便检测有无难辨梭状芽孢杆菌毒素及和寄生虫卵的存在。

(5) 各种血清和粪便标志物,包括抗酿酒酵母抗体(ASCA)、核周型抗中性粒细胞胞浆抗体(pANCA)、粪便钙卫蛋白和粪便乳铁蛋白,可提示肠炎或 IBD。

治疗

A. 对症治疗。多种治疗方法已被证明对肠易激综合征有效,包括:

1. 少食用会引起胀气和加重症状的食物,如乳糖、豆类、卷心菜、洋葱、豆芽和花椰菜等。

2. 运动。

3. 解痉药(包括东莨菪碱和薄荷油)有助于减轻腹痛。

4. 三环类抗抑郁药和选择性 5- 羟色胺再摄取抑制剂可缓解症状。

5. 膳食纤维可能是有效的。但有研究结果相互矛盾。

B. 对不同类型 IBS 的具体治疗:

1. 腹泻型肠易激综合征(IBS-D)。

a. 患有 IBS-D 的患者应该尝试无乳糖饮食。对于乳糖酶缺乏的 IBS 患者,这样的治疗显著减少了门诊就诊次数。

b. 洛哌丁胺可减少腹泻次数(但不会缓解腹痛或腹胀)。

c. 单次短疗程利福昔明是有帮助的。

d. 阿洛司琼是一种 5- 羟色胺受体拮抗剂,由于有发生缺血性结肠炎的风险,建议在专业人士指导下使用。

e. 益生菌治疗可能会改善症状。

2. 便秘为主的肠易激综合征(IBS-C)。

a. 鲁比前列酮

(1) 选择性氯离子通道激活剂,在女性患者中疗效优于安慰剂。

(2) 围绝经期妇女在服药前应进行妊娠试验,并在服用鲁比前列酮期间注意避孕。

(3) 目前还不推荐在男性身上使用。

鉴别诊断:憩室炎

教科书内容回顾

患者通常主诉持续性、逐渐加重的左下腹疼痛,常持续数天。常伴有腹泻或便秘和发热。可以有反跳痛和肌紧张。

疾病要点

A. 憩室是结肠壁的突起,可能无症状(憩室病)、发炎(憩室炎)或出血。

B. 憩室病:

1. 年龄 >45 岁的患者占 5%~10%;年龄 >60 岁的患者占 50%;>85 岁的患者占 80%。

2. 低纤维饮食被认为是通过减少粪便容积而引起腔内压力增加,导致黏膜和黏膜下组织通过结肠壁的虚弱部位疝出,从而导致憩室。

C. 憩室炎:

1. 继发于显微镜下或直观性憩室穿孔。

2. 85%~95% 的憩室炎发生在乙状结肠或降结肠。

3. 平均发病年龄为 63 岁。

4. 憩室炎的并发症:

a. 脓肿

b. 腹膜炎

c. 脓毒血症

d. 结肠梗阻

e. 瘘管形成(结肠瘘最常见)

5. 憩室出血和憩室炎同时发生并不常见;憩室出血将在第 19 章中讨论。

循证医学诊断

A. 左下腹压痛增加憩室炎的可能性;LR+ 为 3.4,LR- 为 0.41。

B. 无论是发热还是白细胞增多对憩室炎或脓肿都不是很敏感。

1. 在无并发症的憩室炎患者中,只有 45% 的患者体温 38.0℃或 WBC>$11×10^9$/L。

2. 憩室脓肿患者中,仅 64% 的患者体温 38.0℃,62% 的患者 WBC>$11×10^9$/L。

C. X 线平片可显示游离气体或梗阻。

D. CT 扫描:

1. 男性和未妊娠女性的首选检查。

2. 可以确诊憩室炎(憩室伴肠壁增厚或结肠周围脂肪滞留);可评估病变范围、严重程度和并发症(脓肿形成和穿孔);以及诊断其他疾病。

3. 敏感度为 93%~97%。

E. 结肠镜检查:

1. 结肠癌在 CT 上可能被误诊为憩室炎。
2. 所有憩室炎患者应该结肠镜随访（除非结肠镜已做）。
   急性炎症控制后 4~6 周后行结肠镜检查。

治疗

A. 门诊就诊适用于轻度发作的患者（即没有明显发热或明显白细胞升高、口服止痛药可控制疼痛者），并且没有明显的合并症、免疫功能损害或高龄患者。
   1. 抗生素。
      a. 抗生素已被常规应用于所有的憩室炎患者。
      b. 最近的指南质疑了这种方法的实用性。
      c. 最近的一项抗生素的随机对照试验显示：在经 CT 证实的轻度憩室炎的患者使用抗生素并没有达到统计学上的显著改善。
      d. 然而，以下每一项结局都表明抗生素的使用要优于被动观察；恢复的天数为 12 vs. 14，6 个月内的再入住院率为 12% vs. 17.6%，总复发率为 13.2% vs. 15.25%，并发憩室炎 2.6% vs. 3.8%，持续性憩室炎 4.1% vs. 7.3%，需接受乙状结肠切除术 2.3% vs. 3.8%。
      e. 在有进一步研究结果之前，仍然推荐使用抗生素。
   2. 流质饮食。
   3. 症状改善后可高纤维饮食。
   4. 结肠镜随访检查。
B. 中重度发作（无法耐受口服，疼痛加重）需要住院治疗。
   1. 广谱抗生素。
   2. 禁食。
   3. >5cm 的脓肿需要 CT 引导下脓肿穿刺引流。
   4. 建议对以下患者进行急诊手术。
      a. 腹膜炎
      b. 脓毒血症不可控制
      c. 保守治疗后，病情仍不断恶化
      d. 梗阻或较大脓肿不能引流或被粪便污染时
   5. 对于免疫功能低下的患者，应更积极进行手术治疗。
   6. 一旦病情缓解，即可高纤维饮食。

鉴别诊断：慢性肠系膜缺血

教科书内容回顾

慢性肠系膜缺血患者通常主诉反复出现餐后腹痛（通常在 1h 内，1~2h 后逐渐缓解），导致害怕进食和体重减轻。患者通常有吸烟史（75%）、外周血管疾病史（55%）、冠心病（43%）或高血压（37%）。

疾病要点

A. 通常继发于肠系膜上动脉和 / 或腹腔动脉的动脉粥样硬化性疾病。
B. 动脉狭窄导致肠道氧供需失衡，进食后这种失衡加剧，导致肠绞痛，从而导致害怕进食和体重减轻。
C. 91% 的患者有两条或两条以上血管受累（即肠系膜上动脉和腹腔动脉）。

循证医学诊断

A. 腹痛：
   1. 94% 的患者有腹痛，其中 88% 的腹痛发生在餐后。
   2. 疼痛常位于上腹部或脐周。
   3. 常在进食后的第一个小时出现，并在 1~2h 后逐渐缓解。
B. 78% 的患者由于害怕进食而体重减轻。
C. 36% 的患者有腹泻。
D. 据报道，约 63% 的患者（17%~87%）可在上腹部闻及血管杂音。
E. 腹部通常没有压痛，甚至在急性发作时。
F. 虽然血管狭窄在老年患者中很常见（65 岁以上 18%），但慢性缺血很少导致临床症状，并且有狭窄并不能证实肠系膜缺血的诊断。更重要的是要排除更常见的疾病（即消化性溃疡和胆石症）。
G. 多普勒超声检查敏感度高（>90%），可作为早期诊断工具。
H. CT 血管造影术和磁共振血管造影术也在临床应用。如果非侵入性检查结果提示血管阻塞，应考虑行血管造影术。

治疗

血管重建（通过外科动脉内膜切除术、搭桥术或经皮血管内修复）是唯一的治疗方法。

参考文献

腹主动脉瘤

Biancari F, Poane R, Venermom M, D'Andrea V, Perala J. Diagnostic accuracy of computed tomography in patients with suspected abdominal aortic aneurysm rupture. Eur J Vasc Endovasc Surg. 2013;45(3):227–30.

Foo FJ, Hammond CJ, Goldstone AR et al. Agreement between computed tomography and ultrasound on abdominal aortic aneurysms and implications on clinical decisions. Eur J Vasc Endovasc Surg. 2011;42:608–14.

Lederle F, Etschells E. Update: abdominal aortic aneurysm. In: Simel DL, Rennie D, eds. *The Rational Clinical Examination: Evidence-Based Clinical Diagnosis*. New York, NY: McGraw-Hill; 2009.

Rubano E, Mehta N, Caputo W, Paladino L, Sinert R. Systematic review: emergency department bedside ultrasonography for diagnosing suspected abdominal aortic aneurysm. Acad Emerg Med. 2013;20(2):128–38.

阑尾炎

Acharya A, Markar SR, Ni M, Hanna GB. Biomarkers of acute appendicitis: systematic review and cost-benefit trade-off analysis. Surgical Endoscopy. 2017;31(3):1022–31.

Hlibczuk V, Dattaro JA, Jin Z, Falzon L, Brown MD. Diagnostic accuracy of noncontrast computed tomography for appendicitis in adults: a systemic review. Ann Emerg Med. 2010;55(1):51–9.

Krajewski S, Brown J, Phang PT, Ravel M, Brown CJ. Impact of computed tomography of the abdomen on clinical outcomes in patients with acute right lower quadrant pain: a meta-analysis. Can J Surg. 2011;54(1):43–53.

Kularatna M, Lauti M, Haran C et al. Clinical prediction rules for appendicitis in adults: Which is best? World J Surg. 2017;41(7):1769–81.

Matthew Fields J, Davis J, Alsup C et al. Accuracy of point of care ultrasonography for diagnosing acute appendicitis: a systematic review and meta-analysis. Acad Emerg Med. 2017;24(9):1124–36.

胆道疾病

American Society Gastroenterology Endoscopy Standards of Practice Committee. The role of endoscopy in the evaluation of suspected choledocholithiasis. Gastro Endo. 2010;71(1):1–9.

Kiriyama S, Takada T, Strasberg SM et al. TG13 guidelines for diagnosis and severity grading of acute cholangitis (with videos). J Hepatobiliary Pancreat Sci. 2013;20(1):24–34.

Kiewiet JJS, Leeuwenburgh MMN, Bipat S, Bossuyt PM, Stoker J, Boermeester MA. A systematic review and meta-analysis of diagnostic performance of imaging in acute cholecystitis. Radiology. 2012;264(3):708–20.

Trowbridge RL, Rutkowski NK, Shojania KG. Does this patient have acute cholecystitis? JAMA. 2003;289:80–6.

肠梗阻

Böhner H, Yang Q, Franke C, Verreet PR, Ohmann C. Simple data from history and physical examination help to exclude bowel obstruction and to avoid radiographic studies in patients with acute abdominal pain. Eur J Surg. 1998;164:777–84.

Di Saverio S, Catena F, Ansaloni L, Gavioli M, Valentino M, Pinna AD. Water-soluble contrast medium (gastrografin) value in adhesive small intestine obstruction (ASIO): a prospective, randomized, controlled, clinical trial. World J Surg. 2008;32:2293–304.

Markogiannakis H, Messaris E, Dardamanis D et al. Acute mechanical bowel obstruction: Clinical presentation, etiology, management and outcome. World J Gastroenterol. 2007;13(3):432–7.

Jang TB, Schindler D, Kaji AH. Bedside ultrasonography for the detection of small bowel obstruction in the emergency department. Emerg Med J. 2011;28:676–8.

憩室炎

Lameris W, van Randen A, van Gulik TM et al. A clinical decision rule to establish the diagnosis of acute diverticulitis at the emergency department. Dis Colon Rectum. 2010;53(6):896–904.

肠易激综合征

Ford AC, Talley NJ, Veldhuyzen van Zanten SJ, Vakil NB, Simel DL, Moayyedi P. Will the history and physical examination help establish that irritable bowel syndrome is causing this patient's lower gastrointestinal tract symptoms? JAMA. 2008;300(15):1793–805.

Pimentel M, Hwang L, Melmed GY et al. New clinical method for distinguishing D-IBS from other gastrointestinal conditions causing diarrhea: the LA/IBS diagnostic strategy. Dig Dis Sci. 2010;55:145–9.

Mayer EA. Clinical practice. Irritable bowel syndrome. N Engl J Med. 2008;358(16):1692–9.

缺血性结肠炎

Park CJ, Jang MK, Shin WG et al. Can we predict the development of ischemic colitis among patients with lower abdominal pain? Dis Colon Rectum. 2007;50(2):232–8.

肠系膜缺血

Cudnik MT, Darbha S, Jones J, Macedo J, Stockton SW, Hiestand BC. The diagnosis of acute mesenteric ischemia: a systematic review and meta-analysis. Acad Emerg Med. 2013;20(11):1087–1100.

肾结石

Ha M, MacDonald RD. Impact of CT scan in patients with first episode of suspected nephrolithiasis. J Emerg Med. 2004;27(3):225–31.

胰腺炎

Dholakia K, Pitchumoni CS, Agarwal N. How often are liver function tests normal in acute biliary pancreatitis? J Clin Gastroenterol. 2004;38(1):81–3.

Liu CL, Fan ST, Lo SM et al. Clinico-biochemical prediction of biliary cause of acute pancreatitis in the era of endoscopic ultrasonography. Aliment Pharmacol Ther. 2005;22(5):423–31.

Rompianesi G, Hann A, Komolafe O, Davidson BR, Gurusamy KS. Serum amylase and lipase and urinary trypsinogen and amylase for diagnosis of acute pancreatitis. Cochrane Database Sys Rev. 2017 Apr 21;4:CD012010.

Tenner S, Dubner H, Steinberg W. Predicting gallstone pancreatitis with laboratory parameters: a meta-analysis. Am J Gastroenterol. 1994;89(10):1863–6.

（叶梅 译　蒋黎 校）

第4章 酸碱平衡

碰到酸碱失衡患者，该如何确定病因？

Scott D. C. Stern

主诉

病例

L 先生，42 岁，有 1 型糖尿病（DM）病史，主诉乏力，厌食和呕吐。实验室检查：HCO_3^-：6mEq/L（1mEq/L =1mmol/L）。

HCO_3^- 非常低表明存在明显的酸碱异常。除了评估他的腹痛外，探索酸碱平衡紊乱也很关键。

乏力的鉴别诊断有哪些？作为医生你需要如何进行鉴别？

构建鉴别诊断

酸碱失衡的鉴别诊断广泛（表 4-1），但通过首先确定原发性疾病可分为 4 个不同的亚组：①代谢性酸中毒；②代谢性碱中毒；③呼吸性酸中毒；④呼吸性碱中毒。首先评估 pH，然后评估 HCO_3^- 和 $PaCO_2$，有助于临床医生将鉴别诊断缩小到这些亚组中的一个。

步骤 1：通过检查 pH 来确定原发性疾病是酸中毒还是碱中毒。[①]

A. pH <7.4 表示原发性疾病是酸中毒。

B. pH>7.4 表示原发性疾病是碱中毒。

步骤 2：通过检查 HCO_3^- 和 $PaCO_2$ 确定原发性酸中毒或碱中毒是代谢性的还是呼吸性的

A. $CO_2 + H_2O \Leftrightarrow H_2CO_3 \Leftrightarrow HCO_3^- + H^+$

[①] pH 和 $PaCO_2$ 一般通过动脉血气（ABG）分析得出。此外，外周静脉血气（VBG）可用于估算 pH。一项荟萃分析表明，外周静脉血气的 pH 与动脉血气相近，但比动脉血的 pH（0.015~0.051）略低 0.033。但用静脉 PCO_2 来预测动脉 $PaCO_2$ 并不可靠，静脉 $PaCO_2$ 比动脉 $PaCO_2$ 高很多且高出的范围也很广泛（−10.7~+2.4），难以预测，故不应用于评估酸碱紊乱。

B. $PaCO_2$ 的改变使得 pH 发生如下变化

  1. $PaCO_2$ 增加导致反应向右：H^+ 增加，pH 降低，导致呼吸性酸中毒。

  2. $PaCO_2$ 降低导致反应向左：H^+ 减少，pH 升高，导致呼吸性碱中毒。

C. HCO_3^- 的改变使得 pH 发生如下变化

  1. HCO_3^- 增加导致反应向左：H^+ 减少，pH 升高，导致代谢性碱中毒。

  2. HCO_3^- 降低导致反应向右：H^+ 增加，pH 降低，导致代谢性酸中毒。可发生在如下两种情况：

    a. H^+ 生成过多，并消耗 HCO_3^-，（如酮症酸中毒、乳酸酸中毒）。

    b. HCO_3^- 丢失过多（如腹泻）。

D. 酸中毒（pH<7.4）

  1. HCO_3^-<24mEq/L：原发性代谢性酸中毒。

  2. $PaCO_2$>40mmHg：原发性呼吸性酸中毒。

E. 碱中毒（pH>7.4）

  1. HCO_3^->24mEq/L：原发性代谢性碱中毒。

  2. $PaCO_2$<40mmHg：原发性呼吸性碱中毒。

  以上总结如表 4-2。

步骤 3：计算阴离子隙缩小代谢性酸中毒鉴别诊断范围

代谢性酸中毒的鉴别诊断范围广泛，但可根据阴离子隙是否正常或升高而缩小范围。阴离子隙是对未测量的阴离子的估测。如上所述，代谢性酸中毒可能由以下过程引起：①产生酸（即酮酸、乳酸、硫酸盐、磷酸盐或其他有机酸）；②在尿液或粪便中丢失 HCO_3^-（如腹泻）。产生酸的过程（如酮症酸中毒）也产生相关的不可测阴离子，这些阴离子累积，导致阴离子隙增大。因此，升高的阴离子隙表明这一过程是代谢性酸中毒的原因之一。丢失 HCO_3^- 的过程不会产生不可测阴离子，阴离子隙保持正常。因此，阴离子隙有助于鉴别诊断（表 4-1）。

A. 阴离子隙 = Na^+-（HCO_3^-+Cl^-）。

B. 阴离子隙的理想正常范围为：（12±4）mEq/L，某些机构认

表 4-1　原发性酸碱平衡紊乱的鉴别诊断

酸中毒 pH<7.4		
代谢性酸中毒 HCO_3^-<24mEq/L		呼吸性酸中毒 $PaCO_2$>40mmHg
阴离子隙	非阴离子隙	肺部疾病（最常见）
酮症酸中毒	腹泻	COPD
DKA	RTA	哮喘
酗酒	碳酸酐酶抑	肺水肿
饥饿	制剂	肺炎
	稀释性[1]	大量胸腔积液
	早期肾脏疾病	气胸
乳酸酸中毒		神经肌肉疾病
缺氧		脑：卒中，中毒，
休克		睡眠呼吸暂停
感染性		脊髓：外伤，ALS，
低血容量性		脊髓灰质炎
心源性		神经：吉兰 - 巴雷
过敏性		综合征
CO 或氰化物中毒		神经肌肉交界
局部血流受阻		处：重症肌无力
癫痫发作		胸壁：连枷胸，肌
		肉萎缩
尿毒症		
毒素和其他多因素		
水杨酸[2]		
甲醇[3]		
乙二醇		
横纹肌溶解		
D- 乳酸酸中毒		
碱中毒 pH>7.4		
代谢性碱中毒 HCO_3^->24mEq/L		呼吸性碱中毒 $PaCO_2$<40mmHg
呕吐或鼻胃引流		肺部疾病
利尿剂		肺炎
低钾血症		哮喘
盐皮质激素活性增强：		肺水肿
原发性醛固酮增多症		肺栓塞
皮质醇增多症		肺间质性疾病
甘草摄入过多		机械通气
		肺外疾病
		焦虑
		疼痛
		发热
		妊娠
		CNS 损伤
		药物[4]
		肝硬化

[1] 大量补液后。

[2] 水杨酸盐中毒通常导致原发性呼吸性碱中毒（由于中枢神经系统对呼吸中枢的刺激）和原发性阴离子隙代谢性酸中毒（伴有乳酸和酮体的积累）。

[3] 在摄入防冻剂、除冰剂和其他有机溶剂后，可能会摄入甲醇和乙二醇。

[4] 药物包括水杨酸盐、尼古丁和儿茶酚胺。

ALS：肌萎缩性脊髓侧索硬化症；CNS，中枢神经系统；CO，一氧化碳；COPD，慢性阻塞性肺疾病；DKA，糖尿病酮症酸中毒；RTA，肾小管性酸中毒。

为是 7~9mEq/L。

C. 正常的阴离子隙受血清白蛋白的影响。

1. 白蛋白带负电荷，因此血清白蛋白低时，阴离子隙低。

2. 血清白蛋白每下降 10g/L（低于 44g/L），阴离子隙降低 2.5mEq/L。

3. 应参考化验机构的参考范围。

D. 阴离子隙增加表明存在阴离子隙代谢性酸中毒。

步骤 4：探索原发性疾病的鉴别诊断

在确定原发疾病为代谢性或呼吸性、酸中毒或碱中毒后，应探索鉴别诊断，寻找各种可能诊断的危险因素、相关体征或症状（表 4-1）。这些信息有助于临床医生对鉴别诊断进行排序，以确定适当的检验方法。

表 4-2　识别酸碱平衡紊乱患者的原发性疾病

酸碱异常	主要变化
代谢性酸中毒	↓HCO_3^-
代谢性碱中毒	↑HCO_3^-
呼吸性酸中毒	↑$PaCO_2$
呼吸性碱中毒	↓$PaCO_2$

步骤 5：诊断原发性疾病

综合临床和实验室资料，对原发性酸碱平衡紊乱作出诊断。

步骤 6：检查有无其他疾病

许多患者同时有不止一种酸碱平衡紊乱。最后两个步骤可帮助临床医生识别这些情况。

步骤 6A：计算阴离子隙（即使是没有酸中毒的患者），以发现意料之外的阴离子隙代谢性酸中毒

患者可能同时出现代谢性碱中毒（HCO_3^- 升高）和阴离子隙代谢性酸中毒（HCO_3^- 降低）。根据哪个更严重，HCO_3^- 可以是降低、正常或升高。如果 HCO_3^- 是正常的或升高的，很容易漏诊阴离子隙代谢性酸中毒，这可能非常重要。如果存在代谢性酸中毒，阴离子隙将升高，检测阴离子隙可能是一个重要线索，否则容易漏诊代谢性酸中毒。

 注意检查阴离子隙。即使 HCO_3^- 正常，阴离子隙升高也表明存在阴离子隙代谢性酸中毒。

步骤 6B：评估代偿调节是否适当

A. 酸碱平衡系统维持内环境稳定。呼吸或代谢系统的改

变触发其他系统的代偿性变化,以最小化 pH 的变化。例如,在代谢性酸中毒时,呼吸系统过度通气以降低 PaCO₂,从而产生呼吸性碱中毒,使 pH 接近正常。表 4-3 说明了酸碱平衡紊乱代偿性变化的方向。

表 4-3　酸碱平衡紊乱的代偿调节

酸碱异常	主要变化	代偿调节
代谢性酸中毒	↓HCO_3^-	↓$PaCO_2$
代谢性碱中毒	↑HCO_3^-	↑$PaCO_2$
呼吸性酸中毒	↑$PaCO_2$	↑HCO_3^-
呼吸性碱中毒	↓$PaCO_2$	↓HCO_3^-

B. 通过代偿公式计算在代谢性酸碱平衡紊乱中 $PaCO_2$ 的代偿预计值,以及呼吸性酸碱平衡紊乱中 HCO_3^- 的代偿预计值(表 4-4)。

表 4-4　酸碱平衡紊乱的代偿调节[1,2]

原发性疾病	持续时间	代偿预计值
代谢性酸中毒	急性 / 慢性	HCO_3^- 每下降 1mEq/L,$PaCO_2$ 下降 1.2mmHg($PaCO_2$ 最多下降 10~15mmHg)
代谢性碱中毒	急性 / 慢性	HCO_3^- 每增加 1mEq/L,$PaCO_2$ 增加 1.2mmHg
呼吸性酸中毒	急性	$PaCO_2$ 每增加 10mmHg,HCO_3^- 增加 1mEq/L
	慢性	$PaCO_2$ 每增加 10mmHg,HCO_3^- 增加 4mEq/L
呼吸性碱中毒	急性	$PaCO_2$ 每下降 10mmHg,HCO_3^- 下降 2mEq/L
	慢性	$PaCO_2$ 每下降 10mmHg,HCO_3^- 下降 4mEq/L

[1] 代谢性代偿调节比呼吸代偿调节要慢,随着时间的推移会变得更完整。

[2] $PaCO_2$ 正常范围:40mmHg,HCO_3^- 正常范围:24mEq/L。

Reproduced with permission from Rose BD: Clinical Physiology of Acid-Base and Electrolyte Disorders. New York, NY: McGraw-Hill Education; 2001.

C. 代偿大于或小于预期值,说明还存在其他酸碱异常,不仅只存在代偿。

D. 如果其他酸碱异常复杂,应进一步探索其鉴别诊断。

步骤 7:诊断

图 4-1 概述了酸碱平衡紊乱诊断步骤。

L 先生诉在他 10 岁时被诊断为糖尿病,且并发有周围血管病,膝盖以下需要截肢和视网膜病变需要激光手术治疗。两天前出现恶心和呕吐。长期使用胰岛素降糖。体格检查:卧位血压 90/50mmHg,脉搏 100 次 /min,立位血压 60/30mmHg,脉搏 150 次 /min,呼吸频率 24 次 /min,体温 37℃,视网膜检查显示点状出血和多处激光瘢痕。肺部叩诊和听诊清晰。心率及心律正常,胸骨左缘可闻及 1/6 级收缩期杂音。腹部平柔,无压痛。大便隐血阴性。实验室检查:Na^+ 138mEq/L,K^+ 6.2mEq/L,HCO_3^- 6mEq/L,Cl^- 100mEq/L,BUN 40mg/dL(14.28mmol/L),肌酐 159.1μmol/L,血糖 389mg/dL(21.59mmol/L),WBC 10.5×10⁹/L,HC 42%,谷丙转氨酶、谷草转氨酶、脂肪酶均正常。

此时,主要的诊断假设是什么?可能的备选诊断还有什么?是否存在不可漏诊的情况?基于以上鉴别诊断,后续应完善哪些检查?

鉴别诊断排序

步骤 1:通过检查 pH 来确定原发性疾病是酸中毒还是碱中毒。

虽然动脉 pH 不详,但患者的 HCO_3^- 非常低,这强烈提示代谢性酸中毒。通常,生化检查提示 HCO_3^- 非常低时,患者被发现有代谢性酸中毒。虽然理论上,呼吸性碱中毒的代偿也可能导致 HCO_3^- 的轻微减少,但 HCO_3^- 值很少在这个范围,除非实际上就存在原发性代谢性酸中毒。通过动脉血气分析(arterial blood gas,ABG)便可以评估酸中毒和呼吸代偿。

动脉血气分析代偿:pH 7.15,PaO_2 80mmHg,$PaCO_2$ 20mmHg。pH 下降提示原发性酸中毒。

步骤 2:通过检查 HCO_3^- 和 $PaCO_2$ 确定原发性酸中毒或碱中毒是代谢性的还是呼吸性的

HCO_3^-=6mEq/L,$PaCO_2$=20mmHg。

HCO_3^- 和 $PaCO_2$ 都很低,只有 HCO_3^- 低才会引起酸中毒提示原发性酸中毒是代谢性的($PaCO_2$ 下降会使 pH 上升)。

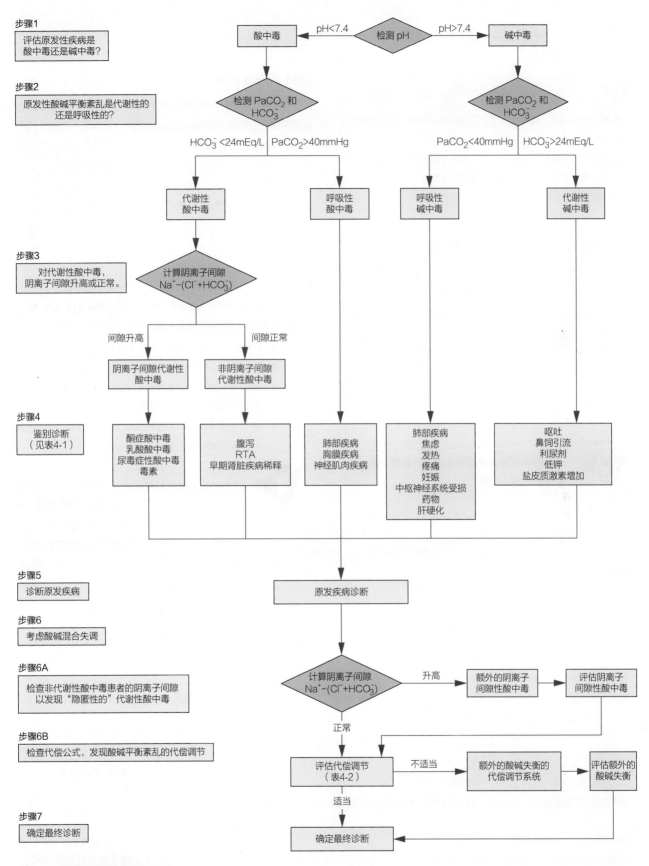

图 4-1　酸碱平衡紊乱诊断步骤

步骤 3：对于代谢性酸中毒患者，计算阴离子隙缩小鉴别诊断范围

阴离子隙 = $Na^+ - (HCO_3^- + Cl^-) = 138 - (6+100) = 32$（正常范围：$12 \pm 4$）

显然这提示阴离子隙代谢性酸中毒。根据表 4-1，可将鉴别诊断缩小为糖尿病酮症酸中毒（DKA）、其他酮症酸中毒、乳酸酸中毒、尿毒症或中毒。

步骤 4：探索原发性疾病的鉴别诊断

　　青少年期发病的糖尿病强烈提示 1 型糖尿病。这种糖尿病与近乎完全或完全胰岛素缺乏有关，增加了 DKA 的风险。这是最主要的诊断假设。可能的备选诊断包括其他酮症酸中毒（饥饿、酒精）和慢性肾病引起的尿毒症（可能继发于长期糖尿病）。最后，乳酸性酸中毒（由低氧血症或休克引起）是最不可漏诊的诊断，对于代谢性酸中毒患者不容忽视。表 4-5 根据现有人口统计学、风险因素、症状和体征对鉴别诊断进行了排序。

以上的信息是否足够得出诊断？如果不能，还需要哪些额外信息？

主要假设：DKA

教科书内容回顾

　　1 型糖尿病患者的 DKA 通常开始于急性疾病［如肺炎、尿路感染、心肌梗死（myocardial infarction，MI）］或胰岛素不耐受。患者主诉常为与高血糖（多尿、多饮和多食）和诱发性疾病（如发热、咳嗽、排尿困难、胸痛）相关的症状。非特异性的主诉常为恶心、呕吐、腹痛和乏力。患者有严重的脱水，表现为直立性低血压或明显低血压。意识模糊、嗜睡和昏迷可继发于脱水、高血糖、酸中毒或其他潜在的诱发事件。

疾病要点

A. 主要发生在胰岛素完全或近乎完全缺乏的患者。

1. 1 型自身免疫性糖尿病

2. 2 型糖尿病也可导致 DKA

　a. DKA 中 2 型糖尿病占 12%~47%。

　b. 糖尿病中，DKA 合并 2 型糖尿病在黑人和西班牙裔患者中比非西班牙裔白人更常见（多达 47% 的西班牙 DKA 糖尿病患者是 2 型糖尿病）。

　c. 这类患者最终可以短期胰岛素强化降糖治疗后改为口服降糖药物，而不使用胰岛素。

许多 DKA 案例发生于 2 型糖尿病。

表 4-5　L 先生的诊断假设

诊断假设	人口统计学，风险因素，症状和体征	重要检查
主要假设		
糖尿病酮症酸中毒	1 型糖尿病史 不遵医嘱使用胰岛素 突发性疾病（如感染或应激）	阴离子隙增加 血酮或尿酮升高 血清 β- 羟丁酸 鉴别并发症的检查（包括尿常规、胸部 X 线、心电图、脂肪酶、腹部影像学）
备选假设——最常见的		
尿毒症性酸中毒	既往肾病、高血压、糖尿病、少尿	血尿素氮（blood urea nitrogen，BUN）、肌酐和阴离子隙升高 钠排泄分数（fractional excretion of sodium，FE_{Na}）升高 尿常规 肾脏超声
饥饿酮症酸中毒	有热量摄入不足史	尿酮
酒精性酮症酸中毒	有酗酒史和饮食中摄入的其他热量少	尿酮 乳酸水平
备选假设——不可漏诊的		
低氧血症或休克引起的乳酸性酸中毒	休克（心源性、低血容量或感染性休克引起低血压、心动过速、少尿） 低氧血症 感染体征 / 症状（发热、乏力、排尿困难、尿频、咳嗽、腹泻、皮疹、腹痛、洪脉）	乳酸水平、阴离子隙、SaO_2、脓毒血症检查（全血细胞计数、尿常规、胸片、血培养）、心电图

3. 继发于严重慢性胰腺炎和胰岛细胞几乎完全消失的糖尿病

B. 糖尿病患者的发病率为每年 4.6~8.0 例每千人。

C. 由低胰岛素水平或疾病分泌激素增加(皮质醇、肾上腺素、胰高血糖素和生长激素)反调节胰岛素。

1. DKA 最常见的死因是它的诱因。

2. 最常见的诱因:

   a. 感染

     (1) 尿路感染和肺炎最为常见。

     (2) 患者可发热。

   b. 停用胰岛素或口服降糖药

   c. 新发生的 1 型糖尿病

3. 其他常见的诱因包括:

   a. 其他感染

   b. 急性心肌梗死

   c. 脑血管意外

   d. 急性胰腺炎

   e. 肺栓塞

   f. 胃肠道出血

   g. 严重的情绪刺激

4. 导致 DKA 药物包括:

   a. 胰岛素泵失灵,使用糖皮质激素、噻嗪类药物、可卡因、抗精神病药。

   b. 用于治疗糖尿病的 SGLT2 抑制剂也导致部分患者 DKA。

     (1) 其机制包括减少胰岛素的释放(由于较低的葡萄糖水平),直接刺激胰高血糖素的释放,和生酮效应。

     (2) 在经历压力事件(如手术)的患者中,风险可能会加重。

     (3) 避免同时使用胰岛素

     (4) 胰岛素水平较低的患者风险可能更高,如成人隐匿性自身免疫性糖尿病(latent autoimmune diabetes in adults, LADA)。

     (5) 由于尿糖,这部分患者若出现 DKA 血糖水平可能接近正常(平均 14.70mmol /L)。因此,必须保持对 DKA 的高度怀疑。

D. DKA 发病机制(图 4-2),胰岛素水平的显著下降和反调节激素的增加导致了以下事件。

1. 高血糖,原因包括:

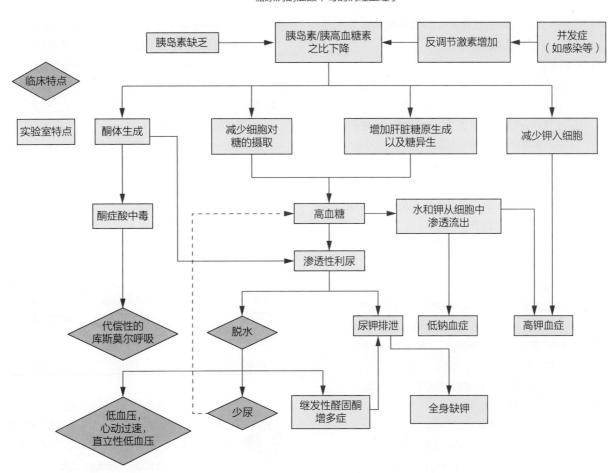

糖尿病酮症酸中毒的病理生理学

图4-2　糖尿病酮症酸中毒的发病机制

a. 胰岛素缺乏减少细胞对葡萄糖的摄取。

b. 肝糖原分解和葡萄糖代谢增加。

c. 少尿：高血糖导致渗透性利尿（多尿）和脱水。最终会出现少尿，以减少葡萄糖从尿中流失，从而升高血糖。

2. 酮症酸中毒：

a. 明显的胰岛素缺乏会增加胰高血糖素，进而增加肝内乙酰辅酶 a 的产生。

b. 乙酰辅酶 a 的大量产生破坏了三羧酸循环，导致酮体产生和酮症（主要 β- 羟丁酸，少量乙酰乙酸）。

c. 酮症导致阴离子隙代谢性酸中毒。

3. 低血容量：酮症和高血糖引起渗透性利尿，导致严重脱水，估计 3~6L 的液体流失。

4. 钾丢失：

a. 渗透性利尿导致钾流失。

b. 脱水诱导的醛固酮增多加重钾的流失。

c. 典型缺钾为 3~5mEq/kg。

5. 高钾血症：

a. 尽管全身钾不足，高钾血症是常见的。

b. 病因是多因素的：

(1) 胰岛素通常会使葡萄糖和钾离子进入细胞内。胰岛素不足会降低细胞摄取，引起高钾血症。

(2) 血浆高渗透压使水和钾离从细胞移入血管腔，加重高钾血症。

6. 低钠血症：

a. 如上所述，高血糖和酮血症产生渗透性利尿和自由水丢失。

b. 尽管存在这种自由丢失，许多 DKA 患者仍存在低钠血症。

c. 发生低钠血症是因为高血糖迫使水从细胞内移出到细胞外，稀释了血清钠。

d. 升高的血清渗透压也刺激抗利尿激素（ADH）的释放，进一步加重低钠血症。

e. 通过治疗，葡萄糖（和水）移入细胞内，增加了血清钠，这可能由于缺水而出现浓缩性高血钠，实际上钠含量是低的。

f. 校正因子有助于预测高血糖治疗后的血钠浓度。

g. 研究表明，治疗后血糖每下降 100mg/dL（5.55mmol/L），钠浓度将增加 2.4mEq/L。（见第 24 章假性低钠血症。）

E. DKA 死亡率为 5%~15%。死亡的危险因素包括：

1. 严重共病（调整后 *OR* 16.3）

2. pH<7.0（调整后 *OR* 8.7）

3. 24h 后抑郁心理状态（调整后 *OR* 8.6）

4. 12h 后葡萄糖 >300mg/dL（调整后 *OR* 8.3）

5. 前 12h 需要 >50U 胰岛素降糖（调整后 *OR* 7.9）

6. 24h 后发热（腋窝温度≥38.0℃）（调整后 *OR* 5.8）

7. 年龄

a. 55 岁以下人群的死亡率 <1.25%

b. 55 岁以上人群的死亡率为 11.8%

循证医学诊断

A. 美国糖尿病协会（American Diabetes Association，ADA）诊断标准

1. 葡萄糖 >13.88mmol/L［很少有 DKA 患者的血糖接近正常（正常血糖 DKA），这在妊娠患者和服用 SGLT2 抑制剂的患者中更常见］

2. pH<7.3

3. $HCO_3^- < 18mEq/L$

4. 血清酮体阳性

5. 阴离子隙 >10mEq/L

B. 症状和体征

1. 多尿和口渴较常见。

2. 有效渗透压显著增加（>320mOsm/L）的患者，尤其是有明显酸血症的患者，可能出现嗜睡和昏迷。

a. 有效渗透压计算：

(1) $(2×Na^+)+$ 血糖 /18

(2) 例如某患者 Na^+ 为 140mEq/L，血糖 720mg/dL（39.96mmol/L），计算有效渗透压为 320mOsm/L

b. 如果血清渗透压 < 320mOsm/L 的患者存在神经系统改变，或者通过治疗神经症状无法得到改善，应考虑神经系统损伤（如脑血管意外、药物中毒）。

3. 腹痛：

a. 在 DKA 中很常见。

b. 可能由 DKA 或其他腹部疾病引起（如阑尾炎、胰腺炎、胆囊炎、脓肿）。

c. 如果 DKA 是轻微的（HCO_3^- 接近正常），更可能是腹内病变而不是 DKA。

d. 腹痛的频率随着 DKA 严重程度的增加而增加（表 4-6）。

表 4-6　DKA 患者腹痛的频率和病因

血清 HCO_3^-	腹痛频率	DKA 为腹痛病因的患者	腹内病变为腹痛病因的患者
0~10mEq/L	25%~75%	70%	30
>10mEq/L	12%	16%	84%

腹痛和谵妄可能是 DKA 的并发症或病因（如胆囊炎、胰腺炎或脑血管意外）。通常要寻找 DKA 患者腹痛或谵妄的原因，特别是在轻度酸中毒患者（HCO_3^->10mEq/L）或血清渗透压 <320mOsm/L 时。

4. 恶心和呕吐是较常见的非特异性症状。

C. 高血糖

1. 血糖水平是多变的。

2. 15% 的 DKA 患者血糖水平 <350mg/dL(19.42mmol/L),特别是在:

   a. 妊娠患者

   b. 进食差的患者

   c. 服用 SGLT2 的患者

   d. 在前往医院途中接受胰岛素治疗的患者

3. 单纯血糖 >250mg/dL(13.88mmol/L) 对 DKA 的诊断缺乏特异性(11%)。

D. 酮体

1. 酮体包括:β- 羟丁酸,乙酰乙酸,丙酮。

2. β- 羟丁酸是重度 DKA 的主要酮体。

   a. 可用于评估 DKA。

   b. 敏感度为 98%,特异度为 79%~85%,LR+ 为 6.5,LR- 为 0.02(界值 >1.5mEq/L)。

   c. 与尿酮相比,β- 羟丁酸检测减少住院次数,缩短康复时间,并降低成本。

3. 标准酮试验(含硝普钠)是一种较老的试验,但对 β- 羟丁酸不敏感。

4. 尿酮对 DKA 敏感(敏感度为 98%),但不特异(特异度为 35%~69%)。最好进行血液检测。

E. 阴离子隙

1. 大多数 DKA 患者的阴离子隙升高(即使硝基钠反应为阴性)。

2. 在急诊评估血糖 >250mg/dL(13.88mmol/L) 的患者中,阴离子隙的敏感度为 84%~90%,特异度为 85%~99%,LR+ 为 6~84,LR- 为 0.11~0.16。

3. 如果阴离子隙升高而酮是体是阴性的,则应测量 β- 羟丁酸。如果 β- 羟丁酸测量无效(或阴性),应测量乳酸以排除乳酸酸中毒。

F. 非特异性发现

1. 淀粉酶:非特异性淀粉酶升高是常见的。

2. 白细胞升高。

   a. 轻度白细胞升高(10×10^9/L~15×10^9/L) 很常见,可继发于应激或感染。

   b. 有研究发现严重感染的 DKA 患者的白细胞高于未感染的患者(17.9×10^9/L vs. 13.7×10^9/L)。

   c. 分类计数在感染患者中也较高(23% vs. 6%)。

治疗

A. DKA 的治疗包括以下原则

1. 初步评估和监测。

2. 潜在诱因的评估和治疗。

 DKA 患者最常见的死亡原因是潜在的诱发因素。注意及时诊断和治疗。

3. 大量补液。

4. 胰岛素。

5. 补钾。

B. 初步评估和监测

1. 监测生命体征和直立位生命体征。

2. 检查电解质、血糖、血酮、血清 β- 羟丁酸、血清乳酸、ABG、阴离子隙、血浆渗透压、血尿素氮(BUN)、肌酐。

3. 血清肌酐可能因酮体的干扰而升高。

4. 每小时复测一次血糖,监测电解质(每 2~4h 一次),计算阴离子隙。

C. 潜在诱因的评估和治疗

1. 仔细的全身体格检查,包括脚部,寻找感染源或其他潜在的诱因。

2. 尿常规和尿培养,胸片,全血细胞计数,心电图和肌钙蛋白水平。

3. 育龄妇女应检测人绒毛膜促性腺激素 β 亚单位。

4. 其他检查(血培养、脂肪酶等)。

D. 液体复苏

1. 评估脱水情况:监测血压、立位血压、脉搏和每小时尿量。

2. 先静脉滴注 1~2L 生理盐水。

   a. 大量补液(1~2L)对有低血压患者有用。

   b. 小量补液(500mL)可以使酸中毒患者在没有明显低血容量的情况下得到更快的纠正。

   c. 每补液 1L 后复测血压、直立血压、脉搏、尿量、心脏和肺部检查。反复补液,直到低血压和少尿消失。

   d. 低血压缓解后,将补液量降至 500mL/h,持续 4h,然后再降至 250mL/h,持续 4h。

3. 如果患者在治疗后出现高血钠(见上文),应将生理盐水调至 0.45%(待患者恢复容量后),以纠正自由水不足。

E. 胰岛素

1. ADA 建议先大剂量静脉注射胰岛素(0.1U/kg),然后以 0.1U/(kg·h) 静脉注射常规胰岛素。或者不用大剂量注射,直接以 0.14U/(kg·h) 开始注射胰岛素。如果第一个小时血糖没有下降 ≥10%,可调整胰岛素剂量。

2. 胰岛素治疗前应排除有无低钾血症(<3.3mEq/L)(见下文)。

3. 在严密监控中管理。

4. 每小时监测血糖:下降目标为 4.16~5.0mmol/(L·h),并相应地调整胰岛素剂量。

5. ADA 建议持续静脉注射胰岛素,直到血糖 <200mg/dL (11.1mmol/L)并且满足以下两个条件:阴离子隙≤12、血清 HCO_3^- ≥15mEq/L,静脉 pH>7.3。

  a. 过早停用静脉胰岛素可能导致反复性酮症酸中毒。

  b. 如果患者在阴离子隙恢复正常并且 HCO_3^- ≥18mEq/L 之前,血糖恢复正常(<11.1mmol/L),这时需减少(但不是停用)胰岛素输注,并在静脉输液中添加葡萄糖(D5W 或 D10W)以防止低血糖。

  c. 患者应在停药前 1~2h 接受首剂皮下(subcutaneous, SQ)胰岛素,以防止无胰岛素窗口期和酮症酸中毒复发。

在 DKA 中,持续静脉注射胰岛素直到阴离子隙恢复正常是很重要的。在必要时给予葡萄糖以防止低血糖。

F. 补钾

1. 胰岛素将钾离子转移入细胞内。液体复苏和纠正酸中毒进一步降低钾血症浓度。

2. 尽管表现为高钾血症,但严重的、可能危及生命的低钾血症是治疗过程中常见并发症,通常在最初几个小时内发展为低钾血症。

3. 入院时血钾正常的患者在治疗后出现危及生命的低钾血症的风险较高,由于存在心律失常的风险,应进行心脏监测。

4. 应每小时监测血钾一次,当尿量恢复且血钾 <5.0~5.2mEq/L 时应开始补钾。

5. 低钾血症患者应立即开始补钾治疗。此外,血钾 >3.3mEq/L 后再开始胰岛素治疗。

G. 补 HCO_3^- 治疗

1. 补 HCO_3^- 治疗存在争议,如果补碱治疗,需监测患者血钾水平,警惕低钾血症。

2. 尚未有研究显示 HCO_3^- 能改善血 pH 为 >6.9 的患者的预后。它甚至可能降低中枢神经系统(CNS)的 pH。

3. ADA 建议 pH<6.9 的患者补 HCO_3^- 治疗。

H. 磷酸盐治疗

1. 在治疗期间常有血清磷酸盐的急剧下降。

2. 对于明显的低磷血症(<0.323mmol/L)或呼吸抑制、心功能障碍或贫血的患者,应考虑补磷治疗。

严密监测、评估 DKA 病情非常重要。

诊断

以上信息达到了拟诊 DKA 的最低标准吗?你是否排除了尿毒症,饥饿酮症,酒精性酮症酸中毒或乳酸性酸中毒? 需要做其他检查来排除其他诊断吗?

鉴别诊断:尿毒症性酸中毒

教科书内容回顾

通常,慢性肾病患者 HCO_3^- 水平低,肌酐升高(通常 >356.6~442.0μmol/L),尿素氮和磷酸水平升高。患者主诉常为肾脏疾病继发的各种症状,包括乏力、恶心、呕吐、厌食和瘙痒。

疾病要点

A. 病理生理学

1. 每天摄入非挥发性酸中和 HCO_3^-

2. 正常生理情况下,肾脏可再生 HCO_3^- 并维持酸碱平衡

3. 肾脏损伤导致 HCO_3^- 再生减少和代谢性酸中毒

B. 肾病患者的酸中毒可能是阴离子隙型或非阴离子隙型

1. 在早期肾脏疾病中,氨生成受损,导致酸分泌减少和非阴离子隙代谢性酸中毒

2. 在较晚期的慢性肾病中,肾脏仍然不能排泄每天的酸负荷,也不能排泄阴离子,如硫酸盐、磷酸盐和尿酸。因此,出现阴离子隙代谢性酸中毒。HCO_3^- 水平稳定在 12~20mEq/L

C. 酸中毒的不良反应

1. 增加骨钙流失

2. 加重骨骼肌损伤

治疗

A. 补充 $NaHCO_3$

B. 血液透析

鉴别诊断:饥饿性酮症

通常,饥饿性酮症发生在碳水化合物摄入量减少的患者。酮症通常较轻(HCO_3^- ≥14mEq/L),血糖、血清 pH 通常正常。

鉴别诊断：酒精性酮症酸中毒

酒精性酮症酸中毒通常发生在重度酒精中毒时，大部分热量来自酒精。酮症酸中毒的发生是由于碳水化合物摄入不足、乙醇转化为醋酸和刺激脂解的综合影响。酮症酸中毒可由摄入减少、胰腺炎、胃肠出血或感染引起，而且可能比较严重。血糖水平通常正常或较低（显著升高表明有DKA）。在伴有酸中毒的酒精中毒患者中，应考虑代谢性酸中毒有无其他原因，这至关重要。

首先，酒精性酮症酸中毒患者常伴有乳酸性酸中毒。应注意有无休克和缺氧。乳酸性酸中毒也可能由于NADH水平的增加而发生，在硫胺素缺乏的患者中尤其严重。其次，也应该考虑有毒物质的摄入（甲醇、乙二醇或水杨酸盐），特别是对于有较大渗透压间隙的患者。[渗透压间隙＝测定血清渗透压－计算血清渗透压。计算渗透压＝(2×Na⁺)+血糖(mg/dL)/18+ 尿素(mg/dL)/2.8+ 乙酸乙酯(mg/dL)/3.7。正常渗透间隙 <10mOsm/kg。]酒精性酮症酸中毒的治疗应包括静脉注射硫胺素，再静脉注射葡萄糖，以避免诱发韦尼克脑病（Wernicke encephalopathy）或科尔萨科夫综合征（Korsakoff syndrome）。

L先生的血清酮体升高，否认酗酒史。血清乳酸水平为1mEq/L（正常范围：0.5~1.5mEq/L）。

步骤5：诊断原发性疾病

高血清酮体证实了酮症酸中毒是主要的代谢紊乱，血糖升高和糖尿病史提示DKA是主要的酸碱平衡紊乱的原因。高糖和严重酸中毒与饥饿性酮症酸中毒不一致，没有明显的酒精史可排除酒精性酮症酸中毒。乳酸正常能排除乳酸性酸中毒，轻度肾病（肌酐为159.1μmol/L）不太可能导致尿毒症性酸中毒。

步骤6：检查其他疾病

步骤6A：检测阴离子隙

见上文。

步骤6B：计算代偿是否合适

如表4-4所示，PaCO₂的预计值下降以代偿调节代谢性酸中毒，HCO₃⁻ 每下降1mEq/L，PaCO₂ 降低1.2mmHg，患者的HCO₃⁻ 为6mEq/L（正常为24mEq/L），下降了18mEq/L。PaCO₂应该是1.2×18=21.6mmHg，正常的PaCO₂大约为40mmHg，PaCO₂ 应该是 40−21.6=18.4。实际PaCO₂（20mmHg）与这个预测值很接近，表明呼吸代偿确实是合适的。

步骤7：确定最终诊断

因此，L先生患有DKA继发的阴离子隙代谢性酸中毒，伴有呼吸代偿。

病例解决方案

评估和治疗确定DKA诱因，并治疗酸中毒、高血糖和严重脱水。

L先生一直在服用胰岛素。无发热、嗳气、排尿困难、咳嗽、气促、腹泻和腹痛。进行尿检、胸片和脂肪酶检查以寻找诱因，所有结果均正常。心电图显示 V₁~V₄ 导联T波倒置，提示心房前壁缺血。肌钙蛋白T水平升高与急性心肌梗死一致（被认为是DKA的诱发因素）。给予液体复苏、静脉注射胰岛素直到酮症酸中毒缓解，并补钾（当他的钾含量降至5.3mEq/L以下时）。服用了β受体阻滞剂和阿司匹林。随后的心导管检查显示三支血管病变，并行冠状动脉旁路移植术，取得了良好的效果。

主诉

病例 2

S女士，32岁，主诉恶心和呕吐。既往身体健康，5天前出现尿频和排尿时灼烧感，她增加了液体和蔓越莓汁的摄入量，但2天前发现右背部疼痛加重。昨天出现发热，体温38.8℃，伴寒战。随后无法进食，并持续恶心和呕吐，伴乏力、头晕。体格检查：卧位血压95/62mmHg，脉搏120次/min，

体温38.9℃，呼吸24次/min。立位血压下降至72/40mmHg，脉搏145次/min。心肺检查仅有心动过速。右侧肋椎角有压痛，程度2+。腹软，无压痛、反跳痛。初步实验室结果：Na⁺138mEq/L，K⁺3.8mEq/L，HCO₃⁻14mEq/L，Cl⁻102mEq/L，尿素氮30mg/dL（10.71mmol/L），肌酐106.1μmol/L，血糖90mg/dL（5.0mmol/L）。

可以将症状和体征列表归类在一起，使评估更有序：①排尿困难、尿频、腰痛、发热和寒战；②恶心和呕吐；③低血压和

心动过速;④低血清 HCO_3^-。除了明确可能的尿路感染,重要的是确定酸碱异常的性质。

此时,主要的诊断假设是什么? 可能的备选诊断还有什么? 是否存在不可漏诊的情况? 基于以上鉴别诊断,后续应完善哪些检查?

鉴别诊断排序

步骤1:通过检查pH确定原发性疾病是酸中毒还是碱中毒

与第一个病例相似,S女士血清 HCO_3^- 较低,提示代谢性酸中毒。低血清 HCO_3^- 可以作为严重呼吸性碱中毒的代偿,但可能性不大。血气分析可以确定原发疾病并评估代偿。

血气分析显示 pH 为 7.29。$PaCO_2$ 为 30mmHg,$PaCO_2$ 为 90mmHg。

血气分析 pH 低证实了原发过程主要是酸中毒。

步骤2:通过检查 HCO_3^- 和 $PaCO_2$ 确定原发性酸中毒或碱中毒是代谢性的还是呼吸性的

S女士的血清 HCO_3^- 是 14mEq/L,$PaCO_2$ 是 30mmHg,两者都很低,但只有低 HCO_3^- 才会造成酸中毒(低 $PaCO_2$ 会使 pH 升高,导致碱中毒)。由于她的 pH 很低,HCO_3^- 也很低提示原发过程是代谢性酸中毒。

步骤3:通过计算阴离子隙缩小代谢性酸中毒的鉴别诊断

鉴别诊断的下一步是计算阴离子隙。她的阴离子隙 = $138-(102+14)=22$。

很明显,S女士患有阴离子隙代谢性酸中毒。感染导致的代谢性酸中毒常为严重脓毒症引起的乳酸性酸中毒。

步骤4:探索原发性疾病的鉴别诊断

鉴于患者有低血压,最不可漏诊的诊断是乳酸酸中毒。如果可以,乳酸酸中毒的病因必须明确(对S女士而言脓毒血症可能性最大)后才可进行治疗。阴离子隙代谢性酸中毒(表4-1)的其他原因包括酒精性酮症酸中毒和毒素相关酸中毒(包括水杨酸盐),尽管可能性不大。血糖正常和无糖尿病史排除 DKA,酸中毒的严重程度与饥饿性酮症酸中毒不一致。肌酐正常排除尿毒症性酸中毒。S女士的鉴别诊断如表4-7所示。

表4-7 S女士的诊断假设

诊断假设	人口统计学,风险因素,症状和体征	重要检查
主要假设		
乳酸酸中毒		
心源性休克	冠状动脉疾病(coronary artery disease,CAD)、心力衰竭(heart failure,HF),第三心音奔马律,颈静脉怒张(jugular venous distention,JVD),四肢厥冷,低血压	心电图(electrocardiogram,ECG)、肌钙蛋白、超声心动图
低血容量性休克	出血、脱水、腹痛、心动过速、低血压、直立性低血压史	全血细胞计数(complete blood cell,CBC)、腹部影像学检查
感染性休克	发热 寒战 局部感染症状和体征(如咳嗽、排尿困难、皮肤发红)、低血压、心动过速、奇脉	全血细胞计数左移 血培养 尿常规 胸片
备选假设——最常见的		
酒精性酮症酸中毒	有酗酒史和饮食中摄入的其他热量少	尿酮 乳酸水平
毒物 　甲醇 　乙二醇 　水杨酸	酒精中毒史,私酿烈酒或防冻剂摄入,或使用水杨酸盐	血清水杨酸、甲醇、乙二醇水平及血清渗透压[1]

[1] 渗透压间隙 >10mOsm/dL 者被认为有毒性物质摄入(见正文)。

患者否认饮酒史,私酿烈酒或防冻剂摄入,或不寻常的水杨酸使用。进一步的实验室检查结果:WBC 18.5×10⁹/L,62% 的粒细胞和 30% 杆状核细胞。尿液检查提示白细胞 >20 个 / 高倍视野。

S 女士否认有毒物质摄入史,发热、排尿困难、腰痛以及白细胞增多和脓尿,明显提示尿路感染和肾盂肾炎。畏冷、寒战表明是菌血症,再加上低血压,说明是脓毒症。脓毒症可引起乳酸的产生,从而产生阴离子隙代谢性酸中毒。

根据以上信息能否得出诊断? 如不能,还需要哪些额外信息?

主要假设:乳酸酸中毒

教科书内容回顾

乳酸酸中毒的表现取决于潜在的病因,最常见的原因是感染性休克、心源性休克或低血容量性休克。休克患者通常有低血压、心动过速、意识不清和尿量减少。感染性休克患者通常伴有发热和呼吸急促。心源性休克或低血容量性休克患者常伴有四肢湿冷,而感染性休克患者在液体复苏后常伴有四肢温热和洪脉(脉压增大导致洪脉)。见第 25 章对脓毒症的回顾。

疾病要点

A. 住院成人代谢性酸中毒的最常见原因。

B. 乳酸酸中毒最常见的原因是组织缺氧。这导致无氧代谢和乳酸的产生。因此,通过牢记氧气从环境通过血液到细胞和线粒体的路径,有助于鉴别诊断。任何妨碍氧传递的疾病都可导致乳酸性酸中毒(表 4-8)。

  1. 携氧能力低。

    a. 低氧血症(肺部或心脏疾病)

    b. 严重的贫血

    c. 一氧化碳中毒(干扰氧结合)

    d. 高铁血红蛋白症

  2. 组织灌注不足,原因包括:

    a. 低血容量性休克

    b. 心源性休克

    c. 感染性休克

    d. 局部血流阻塞(肠缺血或坏死)

  3. 细胞对氧的利用不足(氰化物中毒)。

  4. 氧需求增多继发的乳酸性酸中毒(例如,剧烈运动、癫痫)。

表 4-8　乳酸酸中毒的鉴别诊断

病理生理学	例子
常见原因	
低氧血症	肺部疾病(COPD,肺炎,肺水肿,肺栓塞)
休克(组织灌注不足,需求大于供应)	心源性休克 低血容量性休克 感染性休克
少见原因	
局部血流阻塞	低氧环境
肠系膜缺血	高海拔
严重贫血	
低血氧饱和度(SaO₂)(尽管 PaCO₂ 正常)	一氧化碳中毒 高铁血红蛋白症
细胞利用氧障碍	氰化物中毒[1]
需求增加	剧烈的无氧活动,癫痫发作
其他	二甲双胍相关乳酸性酸中毒[2]

[1] 最常见的是火灾受害者、工业暴露(如电镀珠宝)和某些药物(苦杏仁苷和硝普钠)。

[2] 见正文。

COPD,慢性阻塞性肺疾病。

  5. 不太常见的原因包括:

    a. 严重肝功能衰竭

    b. 恶性肿瘤

    c. 硫胺素缺乏症

    d. 某些药物(核苷反转录酶抑制剂、利奈唑胺、异丙酚和 β 受体激动剂)

  6. 二甲双胍可引起乳酸性酸中毒。

    a. 危险因素包括并发慢性肾病、肝病、心力衰竭、饮酒、急性疾病和静脉注射造影剂。

    b. 目前的建议如下:

      (1) 对于肾小球滤过率(GFR)为 30~45mL/min 的患者:

        (a) 不要使用二甲双胍。

        (b) 已经耐受二甲双胍的患者减量 50%。

      (2) GFR<30mL/min 的患者,不应使用二甲双胍。

      (3) 二甲双胍在静脉注射造影剂后 48h 内保持高浓度。

C. 在脓毒症、心源性休克、创伤、肺栓塞和烧伤等多种临床情况下,乳酸升高与死亡率显著增加相关。休克合并乳酸酸中毒患者的死亡率为 70%,而无乳酸酸中毒的休克患者的死亡率为 25%~35%。

D. 乳酸水平可以对疑似感染的患者进行风险分层,即使是那些可能由于未检测到低灌注而没有明显休克的患者。正常血压(收缩压≥90mmHg)且疑似感染、乳酸水平 ≥4.0 的患者死亡率为 15%,而乳酸水平 <4.0mEq/L 的患者死亡率为 2.5%。

循证医学诊断

A. 血清乳酸水平是"金标准",比阴离子隙的增加更敏感和特异。

B. 乳酸酸中毒对阴离子隙升高的敏感度为 44%~67%。

C. 阴离子隙升高可能提示乳酸性酸中毒,但正常的阴离子隙不能排除乳酸性酸中毒。

 对于怀疑休克的危重患者,无论阴离子隙大小,均应检测血清乳酸水平。

治疗

A. 乳酸酸中毒的治疗应针对潜在的病因。

B. 在 pH>7.1 的患者中,$NaHCO_3^-$ 等缓冲剂不能改善血流动力学或生存时间。尽管未经证实,一些专家推荐 pH<7.1 的患者使用 $NaHCO_3^-$。

诊断

 以上信息达到拟诊乳酸酸中毒的最低标准吗? 还需要额外检查来排除其他诊断吗?

 血清乳酸水平 8mEq/L(正常范围:0.5~1.5mEq/L)证实乳酸酸中毒。血液培养和尿液培养培养出大肠杆菌。

步骤 5:诊断原发性疾病

血清乳酸证实了乳酸酸中毒引起的阴离子隙代谢性酸中毒是主要的酸碱平衡紊乱。临床情况和阳性培养强烈提示诊断为继发于脓毒症的乳酸性酸中毒。不需要其他检查来诊断。

步骤 6:检查其他疾病

步骤 6A:检查阴离子隙

见上文。

步骤 6B:计算代偿是否适当

在代谢性酸中毒中,HCO_3^- 每下降 1mEq/L,$PaCO_2$ 降低 1.2mmHg(表 4-4),患者的 HCO_3^- 为 14mEq/L(下降了10mEq/L),$PaCO_2$ 应该下降 1.2×10=12mmHg,正常的 $PaCO_2$ 大约为 40mmHg,$PaCO_2$ 应该为 40-12=28。实际 $PaCO_2$ 是30mmHg,与预测值很接近,表明呼吸代偿确实是恰当的。

步骤 7:做出最终诊断

综上所述,S 女士患有乳酸性酸中毒,有适当的呼吸代偿。

病例解决方案

 S 女士接受广谱抗生素治疗和静脉输液复苏。最初稳定后,低血压复发,尿量下降。她被转到重症监护室。4h 后,她的氧合下降,胸片显示弥漫性渗出,符合急性呼吸窘迫综合征。给予气管插管、静脉输液、去甲肾上腺素、抗生素和机械通气。在接下来的 24h 里。她的血压稳定,阴离子隙性酸中毒消失。72h 后拔管。她最终完全康复。

主诉

 病例 ③

R 先生,55 岁,男性,COPD,主诉呼吸困难。他诉 5 天前开始咳嗽,咳绿痰。4 天前,咳嗽加重,并出现发热,37.2℃。3 天前出现呼吸急促。他说,在他开始呼吸急促之前,他能走7.62m,但现在他休息时都呼吸急促。昨晚他的体温达到38.8℃。今天他的呼吸困难加剧了。如果不停下来休息都无法完整地说一个句子。体格检查时,他看起来比他所说的年龄要老。他骨瘦如柴,笔直地坐着,张嘴呼吸,显然很痛苦。生命体征:体温 38.5℃,呼吸 28 次/min,血压 110/70mmHg,脉搏 110 次/min。他的奇脉是 20mmHg。肺部检查显示辅助呼吸肌活动明显,呼吸音明显下降。心脏检查示心音减弱。

你的住院医生很担心 R 先生的通气是否充足,并建议检查他的脉搏氧饱和度。你要提醒他,脉搏氧饱和度不能说明患者的通气是否充足,也不能确定是否存在呼吸衰竭,建议完善血气分析。

 血气分析:pH 7.22,PaO_2 55mmHg,$PaCO_2$ 70mmHg。

 当担心患者通气是否充足时,要检查血气分析。氧合充足的患者仍然可能存在呼吸衰竭。

显然,R 先生有几个很明显的问题,包括:①发热、咳嗽和 COPD 病史;②呼吸窘迫;③酸中毒。所有这些问题显然都有潜在的生命危险。此外,对酸中毒进行彻底的评估可能有助于了解其他问题的状况。

 此时,主要的诊断假设是什么? 可能的备选诊断还有什么? 是否存在不可漏诊的情况? 基于以上鉴别诊断,后续应完善哪些检查?

鉴别诊断排序

步骤 1:通过检查 pH 确定原发性疾病是酸中毒还是碱中毒

pH 降低证实了是原发性酸中毒。

步骤 2:通过检查 HCO_3^- 和 $PaCO_2$ 确定原发性酸中毒或碱中毒是代谢性的还是呼吸性的

$PaCO_2$:70mmHg,Na^+:138mEq/L,K^+:5.1mEq/L,HCO_3^-:27mEq/L,Cl^-:102mEq/L,尿素氮:30mg/mL,肌酐:106.1μmmol/L。

$PaCO_2$ 和 HCO_3^- 都升高,$PaCO_2$ 升高会降低 pH 并引起酸血症(而 HCO_3^- 升高则会导致碱血症)。该患者 pH 下降,提示主要酸碱平衡紊乱为呼吸性酸中毒。

步骤 3:通过计算阴离子隙缩小代谢性酸中毒的鉴别诊断

该患者 HCO_3^- 为 27mEq/L 与代谢性酸中毒相背,这一步与该患者无关(这是由正常的阴离子隙支持的)。

步骤 4:探索原发性疾病的鉴别诊断

呼吸性酸中毒可由肺部疾病和各种神经肌肉疾病引起(表 4-1)。他的慢性阻塞性肺疾病(COPD)病史以及咳嗽和发热等肺部急性症状清楚地表明他的呼吸性酸中毒是由肺部疾病导致。尤其 R 先生运动耐受力很差,表明他患有严重的 COPD。如此严重的 COPD 可导致慢性二氧化碳潴留和慢性呼吸性酸中毒。另一种不可忽视的可能性是,他的急性呼吸道感染导致急性呼吸衰竭(和急性呼吸性酸中毒)。症状加重,呼吸困难,坐立位,张嘴呼吸,奇脉,呼吸音减弱都证明了该诊断。区分急性呼吸性酸中毒和慢性呼吸性酸中毒是至关重要的,因为前者更容易迅速进展到完全呼吸衰竭和呼吸暂停。因此,急性呼吸性酸中毒既是最主要的诊断假设,也是不可漏诊的诊断。表 4-9 根据现有人口统计学、风险因素、症状和体征对鉴别诊断进行了排序。

表 4-9　R 先生的诊断假设

诊断假设	人口统计学,风险因素,症状和体征	重要检查
主要假设		
急性呼吸性酸中毒 [由肺部疾病引起 (如 COPD、肺炎)]	严重的潜在肺部疾病 症状恶化 呼吸窘迫 奇脉 呼吸音减弱 插管或 ICU 入住史	pH 下降 $PaCO_2$ 升高 HCO_3^- 接近正常
备选假设——最常见的		
慢性呼吸性酸中毒 [由肺部疾病引起 (如 COPD)]	严重的潜在肺部疾病 呼吸音减弱	pH 下降 $PaCO_2$ 升高 HCO_3^- 升高

COPD,慢性阻塞性肺疾病。

 有哮喘或 COPD 病史的患者应询问有无插管或 ICU 入院史。这类患者出现呼吸衰竭的风险更大。

 根据以上信息能否得出诊断? 如不能,还需要哪些额外信息?

主要假设:呼吸性酸中毒

教科书内容回顾

呼吸性酸中毒的表现主要取决于其病因。最常见的病因是严重的肺部疾病(如 COPD、肺炎或肺水肿),这些患者处于呼吸窘迫状态。在晚期呼吸衰竭患者以及由于中枢神经系统失调(即中毒)引起的呼吸衰竭的患者中,呼吸性酸中毒也可能表现为精神状态改变。

疾病要点

A. 通气不足导致 $PaCO_2$ 水平升高,这降低了动脉 pH。肾脏代偿调节 HCO_3^- 再生增加。

B. 通过测量动脉血 $PaCO_2$ 和 pH 来评估通气能力。在无明显缺氧的情况下也可能发生通气不足和酸中毒。

C. 病因:虽然呼吸性酸中毒最常见的原因是肺部疾病,但也可能由任何影响通气的疾病引起——从大脑到肺泡(例如,过量麻醉是呼吸衰竭和死亡的一个常见原因。酸碱性疾病的鉴别诊断见表 4-1)。

D. 临床表现是由于原发疾病和高碳酸血症对中枢神经系统的影响。

1. 患者通常有呼吸困难,痛苦面容,前倾坐立位,焦虑。心脏和肺部的表现取决于潜在的病因。

2. 中枢神经系统症状:

   a. 严重程度主要依赖于急性。慢性高碳酸血症患者的中枢神经系统效应明显少于急性高碳酸血症患者。

   b. 可能出现焦虑、易怒、意识模糊和嗜睡。

   c. 由于睡眠时出现低通气,导致血管舒张和颅内压升高,可能导致晨起头痛。

   d. $PaCO_2$ 在 >70~100mmHg 时,可发生昏迷。

   e. 震颤,扑翼样震颤,言语不清,视神经乳头水肿。

循证医学诊断

A. 由于呼吸衰竭可能是紧急机械通气支持的指征,临床医生应该有一个更低的阈值标准,判断是否检查 ABG 以获得 $PaCO_2$。这包括呼吸窘迫、精神状态改变和嗜睡。

B. 呼吸衰竭的典型特征是 $PaCO_2$>45mmHg,导致呼吸性酸中毒。

C. 然而,偶尔 $PaCO_2$ 正常也提示呼吸衰竭。

   1. 例如,哮喘发作时,患者通常会过度呼吸,$PaCO_2$ 低于正常水平。正常 $PaCO_2$ 可反映呼吸疲劳,预示明显的呼吸衰竭的发展。

   2. 原发性代谢性酸中毒患者通常会过度呼吸代偿,使 $PaCO_2$ 下降,低于正常水平。

      a. 在这种情况下 $PaCO_2$>40mmHg 是不适当的,提示呼吸衰竭。

      b. 代谢性酸中毒期间无法代偿调节(过度通气)与需要机械通气的风险增加相关。

D. 奇脉是严重呼吸窘迫的客观标志。

   1. 定义为吸气时收缩压下降幅度 >10mmHg。

   2. 可能见于因哮喘、COPD 或其他呼吸道疾病而过度吸气的患者。

   3. 吸气时收缩压下降是由于吸气用力过大,使吸气负压增加,增加静脉回流。这导致右心室过度充盈,导致室间隔向左室膨胀,限制左室充盈,左室心输出量和收缩压下降。

   4. 当在哮喘患者中升高时,它对严重发作具有高度特异性,但敏感性较差(表4-10)。

表 4-10　严重哮喘的奇脉

	敏感度	特异度	阳性 似然比	阴性 似然比
奇脉 >10mmHg	53%~68%	69%~92%	2.7	0.5
奇脉 >20mmHg	19%~39%	92%~100%	8.2	0.8
奇脉 >25mmHg	16%	99%	22.6	0.8

治疗

A. 识别和治疗潜在的疾病(例如,用于哮喘的支气管扩张剂,用于过量麻醉的纳洛酮)。

B. 必要时应给予吸氧,以防止低氧血症。

 对于重度 COPD、哮喘或睡眠呼吸暂停患者,补充氧气偶尔会加重高碳酸血症,但缺氧患者绝不能停止吸氧。

C. 在许多患者中,插管或双水平气道正压(BiPAP)的机械通气可以挽救生命。

   1. 当 pH< 7.1~7.25 或 $PaCO_2$>80~90mmHg 或有患者症状时,应考虑进行机械通气。

   2. 一般而言,慢性通气不足患者对高碳酸血症的耐受性优于急性高碳酸血症患者。

D. 避免低钾血症和脱水,以免加重代谢性碱中毒,提高血清 pH,进一步抑制通气。

步骤 5:诊断原发疾病

患者的临床表现和血气分析明显提示原发疾病为呼吸性酸中毒。然而,要诊断原发性疾病,区分这是急性还是慢性呼吸性酸中毒是至关重要的。通过评估代谢代偿调节的程度(假设没有其他酸中毒影响 HCO_3^-),可以区分急性呼吸道性酸中毒和慢性呼吸道性酸中毒。慢性呼吸性酸中毒与更完全的代偿(更高的 HCO_3^- 水平)相关,而不是急性呼吸性酸中毒(因为代谢代偿调节慢)。HCO_3^- 水平的计算公式如表4-4所示。在急性呼吸性酸中毒,HCO_3^- 每增加 1mEq/L,$PaCO_2$ 增加 10mmHg;慢性呼吸性酸中毒,HCO_3^- 每增加 4mEq/L,$PaCO_2$ 增加 10mmHg。R 先生的 $PaCO_2$ 为 70mmHg,增加了 30mmHg(正常为 40mmHg),所以如果这是一种急性呼吸性酸中毒,预计 HCO_3^- 水平仅增加 3mEq/L(从正常的 24~27mEq/L)。另一方面,如果这是慢性呼吸性酸中毒,$PaCO_2$ 每增加 10mmHg,HCO_3^- 就会增加 4mEq/L。$PaCO_2$ 升高 30mmHg,预测的 HCO_3^- 升高 3×4=12mEq/L,血清 HCO_3^- 升高至 36(24+12)mEq/L。R 先生 HCO_3^- 值为 27mEq/L,仅比正常基线值 24mEq/L 增加了 3mEq/L,主要疾病为急性呼吸性酸中毒,这是一个令人担忧的诊断。

步骤 6:检查其他疾病

步骤 6A:计算阴离子隙(即使在没有酸中毒的患者中)以发现意外的阴离子隙代谢性酸中毒

R 先生另一个"不可漏诊"的诊断是脓毒症。他的发热和咳嗽的症状提示可能有肺炎,这可以并发脓毒症导致阴离子隙代谢性乳酸酸中毒。虽然他升高的 HCO_3^- 不能立即提示由脓毒症引起的代谢性酸中毒,但如果同时存在叠加的代谢性酸中毒产生 HCO_3^-,则 HCO_3^- 可能并不低。这些隐匿的酸中毒可以通过评估阴离子隙(乳酸酸中毒患者的阴离子隙通常会降低)或测量血清乳酸水平来发现。

阴离子隙=138−(102+27)=9,血清乳酸水平是 0.8mEq/L(正常 0.5~1.5mEq/L)。

R 先生阴离子隙和乳酸水平正常,可排除由脓毒症引起的隐匿性的阴离子隙性代谢性酸中毒。

R 先生的其他实验室检查:白细胞 $16.5×10^9$/L,62% 粒细胞,10% 杆状核细胞,X 线片显示过度膨胀的肺野和左下叶浸润渗出。

步骤 7:做出最终诊断

如上所述,最小的代谢代偿调节说明 R 先生伴有代谢性代偿的急性呼吸性酸中毒。没有证据表明有隐匿性的阴离子隙代谢性酸中毒。因此,R 先生患有肺炎和 COPD 引起的急性呼吸性酸中毒。他有严重的呼吸衰竭风险,因此被转移到 ICU 进一步治疗。

区分急慢性呼吸性酸中毒至关重要。

病例解决方案

在 ICU,R 先生接受 BiPAP 机械通气和抗生素治疗。在接下来的 5 天里,他的肺炎有所好转。第 8 天,停止使用 BiPAP,送往普通病房。

其他重要疾病

肾小管性酸中毒

教科书内容回顾

虽然肾小管性酸中毒(renal tubular acidosis,RTA)有很多种,但成人中最常见的是 Ⅳ 型 RTA,通常由长期糖尿病引起。实验室异常包括轻度肾脏疾病,轻度非阴离子隙代谢性酸中毒(HCO_3^-=17mEq/L)和低钾血症。这里只回顾 Ⅳ 型 RTA 的重点。

疾病要点

A. Ⅳ 型 RTA 患者醛固酮减少。

B. 低醛固酮症减少钾和 H^+ 排泄,导致高钾血症和酸中毒。

C. 高钾血症也干扰氨的产生(主要的肾缓冲剂),并进一步损害酸的分泌。无法排泄每日酸负荷导致非阴离子隙代谢性酸中毒。

D. 在糖尿病患者中,Ⅳ 型 RTA 也与低肾素水平相关。

E. Ⅳ 型 RTA 病因较多。
  1. 糖尿病伴轻度肾病是最常见的。
  2. 其他原因包括:
     a. 药物
        (1) 非甾体抗炎药
        (2) 血管紧张素转换酶抑制剂
        (3) 血管紧张素受体阻滞剂
        (4) 保钾利尿剂
        (5) 甲氧苄啶
        (6) 肝素
        (7) 环孢素
     b. 艾迪生(Addison)病
     c. 系统性红斑狼疮
     d. 艾滋病肾病
     e. 慢性间质性肾病

治疗

饮食限制钾,利尿剂和氟氢可的松是有效的。

代谢性碱中毒

教科书内容回顾

引起代谢性碱中毒最常见的临床情况是反复呕吐或利尿剂治疗。代谢性碱中毒本身通常无症状。同时存在低钾血症可能会导致肌肉痉挛。

疾病要点

A. 代谢性碱中毒只有在有额外的 HCO_3^- 抗肾刺激源限制其排泄时才会发生。
  1. 当 H^+ 胃肠道丢失(如呕吐)或从泌尿生殖道丢失(如醛固酮增多)或在 HCO_3^- 给药期间,HCO_3^- 会升高。HCO_3^- 量不变,体积收缩也有增加 HCO_3^-。
  2. HCO_3^- 排泄减少最常见的原因是肾灌注减少。当有效循环容积减少时,就会发生这种情况。
     a. 例如,脱水或其他与肾灌注减少相关的疾病(如

HF、肾病综合征)。

b. 干扰 HCO_3^- 排泄的机制是复杂的,包括增强肾 HCO_3^- 重吸收和减少肾 HCO_3^- 分泌。

(1) 有效循环血容量的减少促进了近端小管对 Na^+ 的吸收,进而促进 HCO_3^- 重吸收(图 4-3)。

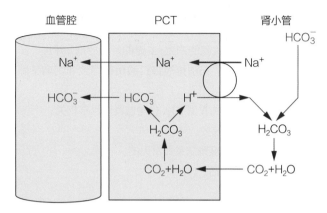

图 4-3　低血容量时 HCO_3^- 的再吸收。低血容量增加钠在近曲小管(proximal convoluted tubule,PCT)的重吸收以换取氢离子。氢离子与 HCO_3^- 反应,最终形成 CO_2 穿过细胞膜。然后,HCO_3^- 被再生并运送到血液中

(2) 有效循环血容量的减少和 Cl^- 的消耗也降低了集合细胞的 HCO_3^- 分泌,从而导致代谢性碱中毒。这是因为在远端小管中 HCO_3^- 分泌与 Cl^- 重吸收发生交换(图 4-4)。由于近端 Cl^- 重吸收增强和胃肠道或利尿剂诱导的 Cl^- 丢失,集合小管的浓度降低,因此需要将 Cl^- 输送到集合小管。

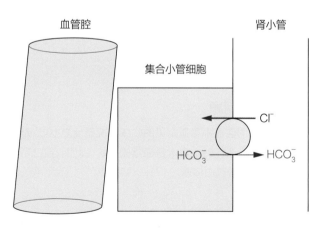

图 4-4　氯的消耗干扰 HCO_3^- 的分泌。氯传递促进远端 HCO_3^- 分泌。低血容量增加近端 NaCl 的重吸收,限制远端氯的释放,进而干扰 HCO_3^- 的分泌

(3) 有效循环容量降低导致继发性醛固酮增多,激活集合小管细胞的 H^+ 分泌,增加 HCO_3^- 的产生,重新吸收入血。

(4) 肾小管低 Cl^- 也将氯离子引入管状细胞(来

自血浆),促进 HCO_3^- 重吸收。

(5) 低钾血症是 HCO_3^- 重吸收的重要机制。在集合小管中,它刺激钾重吸收以换取 H^+ 的分泌。HCO_3^- 被产生并重新吸收到血液中。

B. 代谢性碱中毒相关的病理状态(表 4-1)。

1. 呕吐或鼻饲引流。病理生理学:

a. 胃酸的产生(和分泌)与 HCO_3^- 的产生相匹配。H^+ 进入胃腔,而 HCO_3^- 进入血液。

b. 脱水减少肾 HCO_3^- 排泄(见上文)。

2. 脱水或 GFR 降低的其他原因(如 HF、肾病综合征)。

3. 利尿剂。

4. 低钾血症。

5. 醛固酮增多症。

a. 肾上腺腺瘤。

b. 甘草摄入或咀嚼烟草(一种肾脏相关的酶可将皮质醇转化为可的松,以防止皮质醇发挥显著的盐皮质激素效应。甘草含有类固醇甘草次酸,它可以抑制这种酶,从而通过内源性皮质醇提高盐皮质激素的作用)。

6. Bartter 或 Gitelman 综合征。

7. 呼吸性酸中毒也促进代偿性代谢性碱中毒。偶尔,呼吸衰竭的快速解决将纠正高碳酸血症,导致短暂的不适当的代谢性碱中毒(后碳酸代谢碱中毒)。

8. 乳碱综合征。

治疗

A. 对真正容量消耗的患者进行氯化钠容量复苏通常能得到缓解。

B. 补钾。

C. 严重病例可使用碳酸酐酶抑制剂和低碳酸氢盐透析,特别是不能耐受 NaCl 的 HF(和无效循环容量)患者。

呼吸性碱中毒

教科书内容回顾

呼吸性碱中毒的表现取决于潜在的疾病。大多数原因与呼吸急促有关,呼吸急促可以是剧烈的,也可以是轻微的。

疾病要点

A. 换气过度引起低碳酸血症,导致呼吸性碱中毒。

B. 最常见的原因是肺部疾病、肝硬化、发热、疼痛或焦虑(表 4-1)。

C. 急性低碳酸血症减少中枢神经系统血流量。

D. 症状包括感觉异常(特别是口周)、眩晕、头晕、焦虑、幻觉、肌痛,以及反映潜在病因的症状。

E. 不良反应包括低钾、低钙、肺损伤、癫痫发作、心绞痛和心律失常。

治疗

病因治疗为主。

混合型酸碱平衡紊乱和"delta-delta 差值"

A. 偶尔,同一患者会出现两种不同的代谢过程(例如,两种不同的酸中毒,一个阴离子隙和一个非阴离子隙)。另一种情况是,患者可能同时患有代谢性碱中毒和代谢性酸中毒(例如,代谢性碱中毒发生在呕吐和脱水的患者;如果这些症状持续时间足够长,还会出现严重脱水、低血容量性休克和乳酸酸中毒)。

B. 这些多重代谢过程很难梳理出来。

C. 解决这个问题的一种方法是评估 delta-delta 差值。阴离子隙升高值(ΔAG,第一个 delta)与 HCO_3^- 的绝对下降值(ΔHCO_3^-,第二个 delta[①])相比较。

 1. 在简单的阴离子隙代谢性酸中毒中,delta 是相似的(当患者产生额外的阴离子(如酮体)增加阴离子隙,血清 HCO_3^- 会被同等比例中和)。

 2. 对于同时患有阴离子隙和非阴离子隙代谢性酸中毒的患者,HCO_3^- 的下降幅度将大于阴离子隙的上升幅度。

 3. 对于阴离子隙代谢性酸中毒和代谢性碱中毒的患者,HCO_3^- 的下降将被伴随代谢性碱中毒拮抗,而阴离子仍然会积累。因此,HCO_3^- 的下降小于阴离子隙的增加。

D. 虽然偶尔有用,但应用"delta-delta 差"有几个限制。

 1. 正常的阴离子隙因检测机构、患者的血清白蛋白而异。

 2. 即使在单纯的阴离子隙代谢性酸中毒中,骨的酸缓冲和肾脏的阴离子排泄使 delta-delta 差复杂化,使其难以解释。

E. 在单纯阴离子隙代谢性酸中毒(没有伴随代谢性碱中毒或非阴离子隙代谢性酸中毒)中,$\Delta AG/\Delta HCO_3^-$,在乳酸酸中毒中是 $1.6:1$,在酮症酸中毒中是 $1:1$。

参考文献

Anderson LW, Mackenhauer J, Roberts JC, Berg KM, Cocchi MN, Donnino MW. Etiology and therapeutic approach to elevated lactate levels. 2013. Mayo Clin Proc. 2013;88(10):1127–40.

Bates DW, Cook EF, Goldman L, Lee TH. Predicting bacteremia in hospitalized patients. A prospectively validated model. Ann Intern Med. 1990;113(7):495–500.

Bryne AL, Bennett M, Chatterji R, Symons R, Pace NL, Thomas PS. Peripheral venous and arterial blood gas analysis in adults: are they comparable? A systematic review and meta-analysis. Respirology. 2014;19:168–75.

Drage LA. Life-threatening rashes: dermatologic signs of four infectious diseases. Mayo Clin Proc. 1999;74(1):68–72.

Fall PJ, Szerlip HM. Lactic acidosis: from sour milk to septic shock. J Intensive Care Med. 2005;20(5):255–71.

Figge J, Jabor A, Kazda A, Fencl V. Anion gap and hypoalbuminemia. Crit Care Med. 1998;26(11):1807–10.

Howell MD, Donnino MW, Talmor D, Clardy P, Ngo L, Shapiro NI. Performance of severity of illness scoring systems in emergency department patients with infection. Acad Emerg Med. 2007;14(8):709–14.

Jaimes F, Arango C, Ruiz G et al. Predicting bacteremia at the bedside. Clin Infect Dis. 2004;38(3):357–62.

Kitabchi AE, Umpierrez GE, Murphy MB, Kreisberg RA. Hyperglycemic crises in adult patients with diabetes: a consensus statement from the American Diabetes Association. Diabetes Care. 2006;29(12):2739–48.

Leibovici L, Cohen O, Wysenbeek AJ. Occult bacterial infection in adults with unexplained fever. Validation of a diagnostic index. Arch Intern Med. 1990;150(6):1270–2.

Leibovici L, Greenshtain S, Cohen O, Mor F, Wysenbeek AJ. Bacteremia in febrile patients. A clinical model for diagnosis. Arch Intern Med. 1991;151(9):1801–6.

Levraut J, Bounatirou T, Ichai C et al. Reliability of anion gap as an indicator of blood lactate in critically ill patients. Intensive Care Med. 1997;23(4):417–22.

Mellors JW, Horwitz RI, Harvey MR, Horwitz SM. A simple index to identify occult bacterial infection in adults with acute unexplained fever. Arch Intern Med. 1987;147(4):666–71.

Naunheim R, Jang TJ, Banet G, Richmond A, McGill J. Point-of-care test identifies diabetic ketoacidosis at triage. Acad Emerg Med. 2006;13(6):683–5.

Rose BD PT. *Clinical Physiology of Acid Base and Electrolyte Disorders,* 5th edition. McGraw Hill; 2001.

Safdar N, Maki DG. Inflammation at the insertion site is not predictive of catheter-related bloodstream infection with short-term, noncuffed central venous catheters. Crit Care Med. 2002;30(12):2632–5.

Slovis CM, Mork VG, Slovis RJ, Bain RP. Diabetic ketoacidosis and infection: leukocyte count and differential as early predictors of serious infection. Am J Emerg Med. 1987;5(1):1–5.

Tokuda Y, Miyasato H, Stein GH, Kishaba T. The degree of chills for risk of bacteremia in acute febrile illness. Am J Med. 2005;118(12):1417.

Umpierrez G, Freire AX. Abdominal pain in patients with hyperglycemic crises. J Crit Care. 2002;17(1):63–7.

(罗荧荃 译　潘云菲 校)

---

① $\Delta AG=$ 患者阴离子隙 − 正常阴离子隙,$\Delta HCO_3^-=24-$ 患者 HCO_3^-

第 5 章　人类免疫缺陷病毒感染

患者有获得性免疫缺陷综合征相关的主诉
没有 HIV 相关风险的患者咨询 HIV 的筛查，
该如何诊断与排除 HIV 感染？

Jean Luc Benoit

主诉

病例 ①

A 先生咨询他的新任初级保健临床医生，他是否应该做一个人类免疫缺陷病毒（human immunodeficiency virus，HIV），即艾滋病（AIDS，获得性免疫缺陷综合征）病毒检测，他说他"绝对没有感染 HIV 的风险因素"。他是一个非常健康的 21 岁黑种人，和女朋友有一段 2 年的单一性伴侣关系。这位女朋友在 6 个月前接受了 HIV 检测，是因为卫生护士委员会通知她有可能暴露于 HIV，3 个月前复测，两次 HIV 检测均呈阴性，有效地排除了 HIV 感染的可能性。

A 先生在 15 岁时开始第一次性生活。在过去的 6 年里，他有过 4 个女性性伴侣，还有一段时间同时拥有多个性伴侣（大约 1 年时间同时 2 个性伴侣）。他从来没有男性性伴，一贯使用避孕套。3 年前患有沙眼衣原体尿道炎，但没有其他的性传播感染史。从来没有用过注射剂药物，每周抽一两次大麻。当他遇到现任女友后便不再过量饮酒。他不记得患有过伴有发热和淋巴结肿大的单核细胞增多性疾病。既往史、系统回顾和体格检查均没有阳性发现。

> 这些临床信息足以做出诊断吗？如果不能，还需要哪些信息？

主要假设：未检测到 HIV 感染

教科书内容回顾

慢性 HIV 感染可能会表现为多种形式。许多患者尽管存在长期 HIV 感染和进展性免疫缺陷，表现为 CD4T 淋巴细胞（CD4 T lymphocyte，CD4TL）计数 <200 个 /μL（免疫

原性艾滋病），依然可以没有任何临床症状。有些患者感染 HIV 后表现为非特异性症状，如慢性腹泻、脂溢性皮炎、多发接触传染性软疣、较差反应性银屑病和结节性痒疹。另一些患者可以出现与 HIV 感染密切相关但在非 HIV 感染者中也可能会遇到的表现，如结核病（tuberculosis，TB）、特发性血小板减少性紫癜、肾病、非缺血性心肌病、带状疱疹和非霍奇金淋巴瘤。不幸的是，他们只会在当出现危及生命的情况入院时可能才会被发现患有 HIV，如肺孢子菌肺炎（pneumocystis jirovecii pneumonia，PJP）、新型隐球菌性脑膜炎、中枢神经系统弓形体病或原发性中枢神经系统淋巴瘤（primary CNS lymphoma，PCL）。

疾病要点

A. 美国 HIV 的流行病学

1. 流行率：截至 2016 年底，疾病控制和预防中心（the Centers for Disease Control and Prevention，CDC）统计，美国有 1 130 00 人感染了 HIV，其中有 973 846 人被诊断（比 2011 年增长了 11%）。

2. 发病率：2016 年有 39 782 例新诊断的 HIV，比 2011 年下降了 5%。

3. 虽然 HIV 的发病率下降但 HIV 的流行率仍在上升，这是因为 HIV 感染者生存时间比过去延长。

4. 新发 HIV 感染的男女比例约为 4∶1。

5. 男性 - 男性性交（MSM）感染 HIV 比例不确定：男性 - 男性性交有 67% 的新发感染，异性性交有 24% 的新发感染，注射吸毒（injection drug use，IDU）有 6% 的新发感染。大约 3% 的新发感染与男性 - 男性性交和注射吸毒有关。

6. 种族和民族差异明显：黑种人占新感染病例的 44%，白种人占 26%，西班牙裔占 25%，亚洲人占 2%。

7. 地区的差异显著：每 10 万人中新诊断 HIV 有 16.8 人在南部，11.2 人在东北，10.2 人在西部，7.5 人在美国中西部地区。

8. 传播方式：

a. 常见的传播方式包括男性 - 男性性传播、异性性传播、注射吸毒时共用注射用具。孕期、围产期、哺乳期的垂直传播在美国已经变得不常见（但在非洲仍然很常见）。

b. 病毒载量越高，病毒传播的风险就越大。

(1) 病毒载量在急性期 HIV 感染和进展期 AIDS 都很高。

(2) 同时感染结核或梅毒会增加病毒载量。

(3) 有效的抗反转录病毒治疗（antiretroviral therapy，ART）可降低病毒载量，至少减少 95% 的传播风险。

c. 性行为和性传播感染。

(1) 风险最高的性传播方式是无保护接受肛交的男性以及有多个性伴侣的个体。

(2) 存在生殖器炎症或生殖器黏膜破损会增加传播风险。接受肛交的个体会因为损伤而增加性传播感染的风险。

(3) 无论是否会造成生殖器溃疡，性传播都会显著增加传播风险以及获得 HIV 的风险。

(4) 同时有多个性伴侣比单个性伴侣的风险更大。

(5) 在异性性交过程中，男性传染给女性比女性传染给男性的可能性更高。

(6) 受割礼的男性在异性性交中会减少 65% 获得 HIV 的风险，但并不会减少男性 - 男性性交获得 HIV 的风险。

(7) 屏障方法的持续使用（男用或女用避孕套）可以 95% 有效防止 HIV 的性传播，但是在大多数高风险的情况下依从性都很差。

d. 通过血制品筛查，输血传播已经几乎被消除。在美国与输血有关的 HIV 感染估计小于 1/1 800 000 单位。

e. 垂直传播在没有抗反转录病毒治疗的预防下很常见。有效的治疗方法显著地降低了这种风险（详见下文）。

B. HIV 及其靶点，CD4TL

1. HIV 的主要目标细胞是 CD4TL。HIV 表面蛋白 GP120 首先与 HIV CD4 受体结合。其次，表面蛋白与 HIV 趋化因子联合受体结合，即 CCR5 或 CXCR4。HIV 也会感染携带这些受体的次级靶细胞，如巨噬细胞、树突细胞和干细胞。

2. HIV 主要在活化的 CD4TL 中复制：从血液中检测到的 HIV 99% 来自新近感染的活化的 CD4TL。

3. 在急性 HIV 感染中，肠道相关淋巴组织中 CD4TL 的数量会快速减少但血液中的 CD4TL 只有中度和部分可逆的下降。

4. 在慢性 HIV 感染中，绝对 CD4TL 计数在血液中减少缓慢。大约有 20 个 CD4TL 每天都被破坏和替换。HIV 感染和未感染的 CD4TL（无辜的旁观者）都会被破坏。

5. 在大多数感染者中，CD4TL 细胞的高死亡率会导致血液中 CD4TL 的进行性下降。

6. 当血液中 CD4TL 绝对计数 <200/μL 时，可以诊断免疫原性艾滋病。

a. 患者易受到致命病原体的感染、机会性感染（opportunistic infections，OI）和罹患 AIDS 相关恶性肿瘤。CD4TL 计数越低，机会性感染的风险和范围就越大。

b. 有些患者在 CD4TL 计数 >200/μL 时罹患机会性感染（如结核病）或 AIDS 相关恶性肿瘤（如淋巴瘤），这些病例可以诊断为临床艾滋病。

7. 大约 5% 的患者 CD4TL 多年处于稳定状态（"长期非进展者"）。极少情况下病毒载量也是无法检测到的（"良好控制者"）。

8. HIV 进展迅速和基因突变体。

a. 因为易错的逆转录酶介导的高突变率和高复制率（100 亿新 HIV 病毒每天）导致 HIV 进展迅速。这也就产生了快速发展的基因突变体，它们可能会逃脱免疫反应并且能够抵抗抗反转录病毒药物。

b. 有效的抗反转录病毒治疗是指能够完全抑制病毒复制以防止新的细胞感染和产生与耐药性相关的突变。

C. 分期

1. HIV 感染阶段包括病毒传播，初发感染，血清转化，临床潜伏期，HIV 感染早期症状和艾滋病。

a. 初发感染：

(1) 大多数初发 HIV 感染是有症状的：许多人都有如发热、腹泻、关节痛、头痛或类似流感等非特异性的症状。有些人还存在明显的包括发热，咽痛，皮疹，口腔疼痛溃疡和淋巴结病在内的单核细胞综合征症状。偶尔会有神经系统的并发症，例如无菌性脑膜炎、急性脑病或吉兰 - 巴雷综合征。

在单核细胞增多症综合征患者中如果 EB 病毒（Epstein-Barr virus）和巨细胞病毒检测呈阴性（EBV IgM 和 CMV IgM 阴性）要高度怀疑急性 HIV 感染。

(2) 在原发性 HIV 感染中,HIV 病毒载量几乎都大于 10 000/μL,通常大于 100 000/μL。因此,低的阳性病毒载量需要根据情况重复检测以排除假阳性。

b. 血清转化:

(1) 血清转化会导致 HIV 病毒载量迅速下降(源于体液免疫和细胞免疫反应)。

(2) 大约 6 个月后病毒载量维持于一个相对稳定的水平(病毒载量的"调定点"),但是具体数值因患者不同而不同。

(3) 在没有抗反转录病毒治疗的情况下,调定点可以预测疾病的进展(较高的病毒载量与 CD4TL 计数快速下降有关)。

c. 临床潜伏期:

(1) 在初发感染后,病毒复制主要持续发生在活化 CD4TL 细胞,CD4TL 细胞池进行性被破坏。

(2) 反复出现的淋巴结病很常见。

(3) 患者发展到 AIDS 相关性疾病时常见高病毒载量和低 CD4TL 计数。

(4) CD4TL 的进行性消耗提示高度怀疑机会性感染和恶性肿瘤:艾滋病是一种 T 细胞免疫缺陷,但其他多种免疫反应也会异常。例如,被 HIV 感染的患者经常合并多克隆高丙球蛋白血症以及对肺炎链球菌感染或 23 价肺炎球菌多糖疫苗无抗体反应。

d. HIV 感染早期症状:在相对较高的 CD4TL 计数(200~350/μL)的 HIV 感染时伴有较高风险的致命病原体感染,特别是肺炎球菌性肺炎和结核。

e. 艾滋病:

(1) 进展期 HIV 伴有严重的 CD4TL 耗竭(低于 200/μL),易被低致命病原体和机会致病病原体感染。

(2) 特异性机会致病菌感染会发生于 CD4TL 计数低于临界水平时。

（a）CD4TL 计数 <200/μL:肺孢子菌肺炎,口腔念珠菌病。

（b）CD4TL 计数 <100/μL:弓形体脑脓肿,念珠菌性食管炎,新型隐球菌脑膜炎,播散型组织胞浆菌病和脑膜球孢子菌病。

（c）CD4TL 计数 <50/μL:巨细胞病毒(cytomegalovirus,CMV)视网膜炎和鸟分枝杆菌细胞内感染(MAI),后者也被称为播散性鸟分枝杆菌复合体(MAC)。

(3) 艾滋病诊断标准:

（a）CD4TL 计数 <200/μL(免疫原性 AIDS)。

（b）AIDS 指标条件(临床 AIDS)。

（ⅰ）AIDS 相关恶性肿瘤:原发性中枢神经系统淋巴瘤、非霍奇金淋巴瘤、卡波西肉瘤和侵袭性子宫颈癌。

（ⅱ）机会性感染:肺孢子菌肺炎、结核病、传播性鸟分枝杆菌复合群感染、复发细菌性肺炎、食管念珠菌病、隐球菌病、进行性多灶性白质脑病、弓形体病和隐孢子虫病。

（ⅲ）其他 AIDS 指标条件:HIV 相关的痴呆和 AIDS 消瘦综合征。

（c）进展期 HIV 感染被定义为 CD4TL 计数 <50/μL。

循证医学诊断

与任何其他诊断相似,阳性预测值由 3 个因素决定的:疾病的验前概率、检测的敏感度和特异度。每个因素都需要仔细评估来正确解释 HIV 结果。

A. 估计 HIV 感染的验前概率

1. 危险因包括男性 - 男性性交、静脉应用药物和多个性伴侣。

2. HIV 的患病率波动于美国普通人口的 0.3% 到极高危人群中大于 50%。

B. HIV 的诊断:三步 HIV 筛查流程

1. 通过对 HIV 抗体检测和 HIV RNA 及 HIV p24 抗原检测来诊断 HIV。

a. HIV RNA 及 HIV p24 抗原出现在 HIV 抗体之前,可以诊断 HIV 抗体出现之前的早期 HIV 感染(图 5-1)。

b. 美国 CDC 最近建议使用三步 HIV 筛查法以提高早期诊断的阳性敏感性而不增加诊断的假阳性率(图 5-2)。

(1) 第一步是第四代 HIV-1/HIV-2 抗原 / 抗体结合免疫分析法:它同时检测到 HIV-1/HIV-2 抗体(Ab)和 HIV-1 p24 抗原(Ag)。将 p24 Ag 添加到检测中目的在于识别在抗原可检测到之前的早期 HIV 感染。

(2) 当第一步为阳性时,第二步是 HIV-1/HIV-2 抗体的分化免疫分析法。此验证性测试可检测和区分抗体是针对 HIV-1 还是 HIV-2。结果分为检测到 HIV-1 抗体、检测到 HIV-2 抗体、检测到未分化的 HIV 抗体或未检测到任何抗体。

(3) 当第二步骤的结果不能确认 HIV(HIV-1 抗体为阴性或不确定同时 HIV-2 抗体也是阴性)时就需要第三步,这是 HIV-1 核酸检测,通

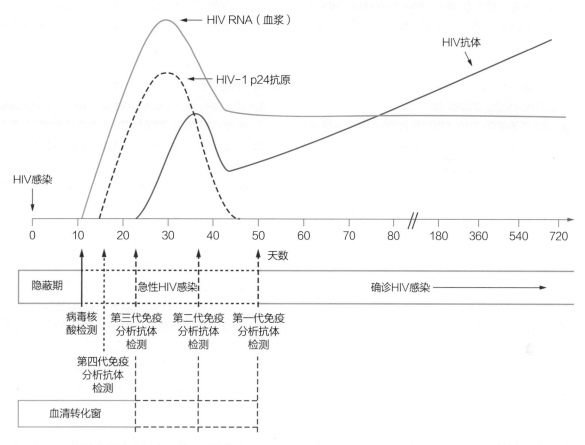

图 5-1　HIV-1 感染的实验室标志物出现的顺序。在感染后约 10 天,HIV-1 RNA 可以通过血浆中的核酸测试（NAT）检测到,并且数量增加到非常高的水平。接下来,HIV-1 p24 抗原表达,其数量在首次检测到 HIV-1 RNA 后的 4~10 天内上升到第四代免疫分析可以检测到的水平。在首次检测到病毒 RNA 后 18~38 天或更长时间内可检测到 IgG（Reproduced with permission from Centers for Disease Control and Prevention. Quick Reference Guide-Laboratory testing for the diagnosis of HIV infection:updated recommendations）

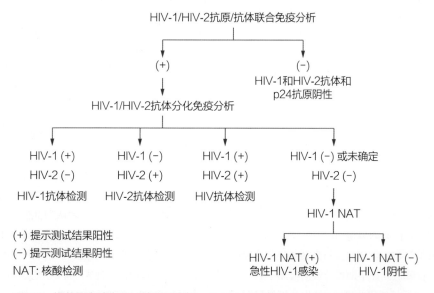

图 5-2　推荐的实验室 HIV 检测流程（Reproduced with permission from Centers for Disease Control and Prevention. Quick Reference Guide-Laboratory testing for the diagnosis of HIV infection:updated recommendations）

常是定量测定 HIV-1 RNA 病毒载量。HIV-1 RNA 病毒载量阳性证实 HIV-1 的感染,HIV-1 RNA 病毒载量阴性排除 HIV 感染。

(4) 总之,只有当二步筛查均为阳性时才能确定 HIV-1 感染。

2. 三步 HIV 检测的特异度和敏感度。

a. 当第一步和第二步或第三步检测呈阳性,敏感度 >99%,这两步的特异度约为 99.6%。

b. p24 抗体出现之前的非常近的 HIV 感染在筛查时会为阴性。因为 p24 抗体出现在感染后约 14 天,只有少数初发 HIV 感染会被漏诊。当然,这一部分患者可能预后不好并且有进一步 HIV 感染。

预防和治疗

A. 预防措施

1. 如上所述,男用和女用避孕套大约能有效地预防 95% 的 HIV 性传播,但是在许多高风险的情况下依从性很差。

2. 在美国,血液制品筛查几乎消除了输血相关的 HIV 传播。

3. 有效的抗反转录病毒治疗会将病毒载量降低到非常低的水平,可减少约 95% 的传播风险。这种"治疗即预防"的策略旨在及早识别 HIV 感染并开始有效的治疗,减少 HIV 的传播。

4. 暴露前预防(preexposure prophylaxis,PreP):

a. 治疗血清反应阴性患者的策略为每天口服包括两种抗反转录病毒药物,富马酸替诺福韦二吡呋酯和恩曲他滨来预防 HIV 感染。

b. 应该提供给 HIV 血清检测不一致的夫妇和感染 HIV 的高危人群。

c. 为改善执行情况,暴露前预防应由所有初级保健服务提供者发起和监测,不只限于传染病和艾滋病专家。

d. 暴露前预防的成本支出应该由医疗保险计划支付。

5. 更换针头可以有效地防止 HIV 在静脉应用药物的人群中传播。

6. 垂直传播:

a. 大多数病例发生在足月(产时)和母乳喂养,但在妊娠期间也有很大的风险。

b. HIV 感染的孕妇应立即接受抗反转录病毒治疗使其病毒载量降低到在孕期和分娩时检测不到。

c. 需要告知产后不要母乳喂养,新生儿接受暴露后抗反转录病毒治疗预防。

d. 分娩时未达到低病毒载量的女性(病毒载量 <1 000 拷贝/mL)可以择期剖宫产以降低垂直传

播的风险。

e. 如果没有无法检测到病毒载量的记录,则在分娩期间静脉注射齐多夫定。

f. 这一策略在美国已减少了超过 90% 的垂直传播。

B. 普遍筛查

1. 在美国有超过 100 万人感染了 HIV,但其中 14% 的人并不知情,这会加速 HIV 的进一步传播。

2. 在没有筛查的情况下,许多患者是以进展性免疫缺陷和机会性感染为表现的。

a. 这些患者通常病情危重,免疫功能严重受损,处于预后极差的高风险中。

b. 即使他们对抗反转录病毒治疗反应很好,大多数人也只能部分恢复免疫功能。

3. 选择性高危筛查效率低下。

a. 尽管大多数 HIV 感染的患者存在高风险因素,但临床医生并没有持续询问这些高危风险甚至没有筛查患者表现出的性传播或血液系统问题("错过了检测 HIV 的机会")。

b. 他们可能不会准确地告知风险因素,尤其是当患者担心会被医生歧视时。

c. 并非所有的 HIV 感染患者都有可识别的风险因素,特别是在 HIV 流行率高的普通人群中。

d. 因此,对高危人群进行选择性 HIV 筛查是非常低效的。

4. 建议进行普遍的 HIV 筛查。

a. 美国 CDC 建议在所有医疗机构中对 13~64 岁的患者进行常规 HIV 筛查,除非未确诊的 HIV 感染率已被证明低于 0.1%。

b. 美国预防服务工作组建议对青少年和成人进行普遍的自愿 HIV 筛查(2012)。

c. 因此,普遍的 HIV 筛查已成为美国公认的照护标准。

C. 治疗

1. 首诊:初级保健医生的作用

a. 首诊对于建立良好的医患关系非常重要。

b. 刚刚发现自己感染了 HIV 的患者往往会心烦意乱和困惑,即使他们对诊断并不完全感到惊讶。

c. 大部分患者会不相信诊断的正确性(否认 HIV)。

d. 患者可能错误地认为他们的生命已经结束,因为他们认为他们很快就会死于 HIV,他们将无法过上充实的生活,将面临严重的药物不良反应,或者可能会感染他们的家人。这种误解也加剧了与 HIV 相关的耻辱感。

e. 初级保健医生需要花时间向患者保证 HIV 感染可以通过简单的抗反转录病毒治疗方案得到很好的控制,并且大多数人都可以接受不良反应,并阐明诊断、传播和自然病程。

f. 提供充足的时间来回答问题和处理焦虑、抑郁、成瘾、住房和医疗保险支付问题,告知伴侣也很重要。

g. 需要转诊给传染病专家(或专门从事 HIV 专业的内科医生),但依然强烈建议初级保健医生继续为 HIV 感染患者提供初级保健医疗服务。

2. HIV 专家的作用

a. HIV 专家与护士、社会工作者、个案管理师、HIV 支持小组、AIDS 法律支持团体、成瘾专家和精神病学家共同来确保有效的 HIV 治疗以及最大限度地抗反转录病毒治疗依从性。

b. 坚持抗反转录病毒疗法的 HIV 感染患者 HIV 病毒载量会降低至无法检测,并且在多年内表现良好。

c. 未按规定接受抗反转录病毒治疗的 HIV 感染患者进展为 AIDS,他们的病毒可能会获得对多种药物的耐药性突变。

3. 实验室检查

a. 对当前免疫能力的评估:CD4TL 绝对计数和 CD4/CD3 百分比。

b. 测试 HIV 分离株:基于 HIV 病毒载量和 HIV 基因型,在抗反转录病毒治疗之前寻找传播的耐药相关突变。

c. 筛查常见的共同感染。

(1) 患者应筛查梅毒、乙型肝炎、丙型肝炎、弓形体(IgG)、沙眼衣原体和淋病奈瑟菌感染(女性和男性 - 男性性交者)和人乳头瘤病毒相关癌症(女性宫颈癌和男性 - 男性性交者中的肛门癌)。

(2) 潜伏期结核病感染。

(a) 纯化的蛋白衍生物(purified protein derivative,PPD)是皮内注射结核菌素。在 HIV 和其他免疫功能低下的患者中,如果在 48~72h 内有 >5mm 的硬结,则认为 PPD 阳性。但是该项测试有明显的局限性。

(i) 首先,患者 48~72h 以后必须复诊观察。

(ii) 其次,该测试不具有特异性:由于之前接触过非结核分枝杆菌或之前使用过卡介苗(Bacillus Calmette-Guérin,BCG),因此经常会出现假阳性 PPD。

(iii) 再次,当感染 HIV 的患者无法产生延迟型超敏反应时,PPD 可能会出现假阴性,这通常是由于 CD4 计数低

引起。

(b) 在 HIV 患者中,干扰素 γ 释放试验(IGRA)通常优于 PPD。

(i) 首先,干扰素 γ 释放试验(interferon gamma release assay,IGRA)对于结核潜伏感染更具有特异性,不受先前卡介苗疫苗的影响,尽管之前接触堪萨斯分枝杆菌或海鱼分枝杆菌可能呈阳性。

(ii) 其次,当患者不能对包括 M 型结核杆菌产生免疫反应时,干扰素 γ 释放试验(IGRA)阴性也无法确定。不确定的干扰素 γ 释放试验(IGRA)测试是不准确的,不会增加结核病或结核潜伏感染的可能性。

 阳性 PPD 或干扰素 γ 释放试验(IGRA)不能证明为活动性结核,阴性 PPD 或干扰素 γ 释放试验(IGRA)也不能排除活动性结核。

d. 实验室检查:全血细胞计数、综合代谢全套、血脂全套;葡萄糖 -6- 磷酸脱氢酶(glucose-6-phosphate dehydrogenase,G6PD)水平,需要用氨苯砜或伯氨喹治疗肺孢子菌肺炎。

4. 免疫接种方法

a. 除非 CD4TL 计数 >200/μL,否则对疫苗的反应通常是次优的。因为对结合疫苗的反应更好,破伤风 / 白喉 / 无细胞百日咳(tetanus/diphtheria/acellular pertussis,TDAP)疫苗和 13 价肺炎疫苗(Prevnar 13)即使在 CD4 计数较低的情况下也可能有效。

b. 由于抗反转录病毒疗法经常会导致显著的免疫重建,延迟或重复免疫可能很有用。

c. 表 5-1 总结了对 HIV 感染者进行疫苗接种的建议。

5. 抗反转录病毒治疗

a. 抗反转录病毒治疗已经彻底改变了 HIV 的治疗。自采用抗反转录病毒治疗法以来,AIDS 相关疾病、死亡率和住院率降低了 60%~80%。

b. 有效的抗反转录病毒疗法需要完全抑制病毒复制,以防止出现与耐药性相关的突变。

c. 治疗的基础是同时不间断地使用对病毒敏感的 3 种抗反转录病毒药物。可以添加第四种药物以提高其中一种药物的活性水平。可以选择包含所有必需药物的复方片剂,每天服用 1 粒药片。

d. 完全抑制在大多数患者中可以实现,这防止免疫

缺陷的恶化，还能至少使部分免疫发生重建。

　　e. 终身抗反转录病毒治疗是必要的，以防止由于病毒库中的非复制性潜伏 HIV（包括巨噬细胞、静息 CD4TL、记忆细胞和干细胞）而引起的病毒反弹。

表 5-1　HIV 感染者接种的疫苗

疫苗	类型	建议
甲型肝炎疫苗	灭活疫苗	建议旅行者、男同性恋和慢性肝病的人群接种
乙型肝炎疫苗	灭活疫苗	建议接种
HPV 疫苗	灭活疫苗	建议接种
流感疫苗	未灭活疫苗	不建议接种
	灭活疫苗	建议每年接种
流脑疫苗	灭活疫苗	建议高风险的年轻男同性恋接种
麻疹、腮腺炎和风疹的混合疫苗	未灭活疫苗	如果 CD4TL 计数 >200 是安全的
13 价肺炎疫苗	灭活疫苗	建议接种
23 价肺炎疫苗	灭活疫苗	建议接种 13 价肺炎疫苗 2 个月后接种，每 5 年一次
破伤风白喉疫苗	灭活疫苗	每 10 年接种一次
破伤风白喉百日咳疫苗	灭活疫苗	建议妊娠 28 周的孕妇接种一次
带状疱疹疫苗	灭活疫苗	最好接种

HPV，人乳头瘤病毒。

　　f. 即使在所谓的"无法检测到病毒载量"的患者中，也存在"残留的 HIV 病毒血症"（1~5 拷贝 /mL），这只能通过先进的研究技术进行评估。当抗反转录病毒治疗中断时，残留的病毒血症会重新感染激活的 CD4TL，导致复发。单独使用抗反转录病毒治疗无法治愈 HIV。

 所有 HIV 感染者都需要终身抗反转录病毒治疗疗法。

　　g. 抗反转录病毒治疗的指征。
　　（1）抗反转录病毒治疗适用于所有 HIV 感染患者，包括急性 HIV 感染和慢性症状或无症状感染患者。
　　（2）机会性感染累及大脑时，需延迟抗反转录病毒治疗以防止免疫重建炎症综合征（immune-reconstitution-inflammatory syndrome，IRIS）和脑水肿相关并发症。

　　（3）治疗受感染的患者可防止传播（流行病学的益处）。
　　　　（a）治疗受 HIV 感染的孕妇可防止垂直传播。
　　　　（b）治疗感染者可减少向性伴侣的传播。
　　h. 抗反转录病毒药物。
　　（1）抗反转录病毒药物分为 5 类：
　　　　（a）核苷逆转录酶抑制剂通过加入延长链（链终止子）阻止病毒 RNA 逆转录成 DNA。
　　　　（b）非核苷逆转录酶抑制剂（NNRTI）通过与反转录酶 p66 亚基中的"NNRTI 口袋"结合，阻止病毒 RNA 逆转录为 DNA。
　　　　（c）整合酶抑制剂阻止 HIV DNA 整合到细胞 DNA。
　　　　（d）蛋白酶抑制剂抑制 HIV 蛋白酶，导致病毒多蛋白前体无法裂解。
　　　　（e）进入抑制剂。
　　　　　　（i）伊巴珠单抗是最近批准的抗 CD4 受体单克隆抗体，与 CD4 受体的 D2 结构域结合，导致 CD4 受体和 HIV 表面蛋白复合物的构象发生变化，从而阻止病毒进入所需的进一步步骤。
　　　　　　（ii）马拉维罗克通过阻断 CCR5 趋化因子受体（HIV 表面蛋白的共同受体）来阻止 HIV 进入细胞。CCR5 受体抑制剂仅在 HIV 完全是 CCR5- 向性且根本不使用 CXCR4 时才有效。CXCR4 共同受体在晚期 HIV 中的使用增加。双受体向性分析可以检测 HIV 是 CCR5- 向性、CXCR4- 向性还是双重向性。
　　　　　　（iii）恩夫韦地是一种寡肽，通过与跨膜糖蛋白 gp41 结合，阻断 HIV 包膜与细胞膜的融合（融合抑制剂）。
　　i. 依从性。
　　（1）患者坚持是关键。该方案应容易服用，耐受性良好。大多数患者每天服用一片，包含 3 种抗反转录病毒药物。
　　（2）需要 90%~95% 的依从性，以维持病毒的控制和防止产生耐药性。
　　（3）高依从性已被证明可以降低发病率和死亡率。
　　（4）中等程度的依从性（50%~90%）仍有显著的临床益处，但可促进病毒产生耐药性，最终导致治疗失败。
　　（5）极差的依从性（低于 50%）并不能阻止进展为 AIDS（也不能阻止产生耐药性）。

（6）依从性差的预测因素包括药物滥用、精神疾病、缺乏医疗照护或药物的获得、缺乏患者教育以及患者和临床医生之间缺乏信任。

j. 耐药性检测。

（1）作为基线检测，用以确定传播的耐药性，以及当患者通过抗反转录病毒治疗其病毒载量不能达到或维持在无法检测到的水平时。

（2）基因型和表型都可用，但首选基因型，因为它提供更快的结果，成本更低，并且在临床上与表型一样有用。

（3）决策很复杂并且需要专家指导。耐药相关突变数据库有助于临床决策。斯坦福大学的 HIV-DB 是一个非常有用的工具，它很容易在互联网上免费获得。

k. 监测。

（1）指南建议每 3 个月监测一次病毒载量并每隔一段时间监测一次 CD4TL 计数。

（2）治疗目标：连续 4~6 个月无法检测到的病毒载量（<20/μL）。

（3）未能实现病毒抑制通常是由于患者的不依从性、HIV 的耐药性或两者兼有。偶尔也会涉及其他因素：吸收不良、药物相互作用、选择效力较低的次优方案以及妊娠晚期的分布容积较大。

6. 机会性感染的一级预防和二级预防

a. 一级预防可防止初始的机会性感染。

b. 二级预防可以防止初始机会性感染后的症状发作（可能不能根除感染，但可以预防疾病）。

c. 原发机会性感染的预防。

（1）CD4TL 计数是最佳的易感性预测因子。

（2）抗反转录病毒治疗提高了大多数但不是所有患者的 CD4TL 计数，并显著降低了发生机会性感染的风险。

（3）敏感性由当前的 CD4TL 计数而不是最低的 CD4TL 计数决定。

（a）CD4TL 计数 <200/μL：建议预防肺孢子菌肺炎。

（b）CD4TL 计数 <100/μL：如果弓形体 IgG 阳性，建议采用弓形体病预防治疗。

（c）如果 PPD 导致至少 5mm 的硬结或干扰素 γ 释放试验（IGRA）阳性，则建议对结核潜伏感染进行异烟肼治疗。

d. 对于抗反转录病毒治疗将 CD4TL 计数恢复到推荐用于一级预防的水平以上的患者，可以停止一级或二级机会性感染预防。

7. 诊断和治疗的主要社会经济障碍

a. 缺乏及时获得高质量医疗保健的机会。

b. 只有部分药物医保付费。

c. 对药物成瘾和精神疾病的治疗不佳。

d. 无家可归者。

e. 对一些监狱患者照顾不够。

f. 尽管已经取得了重大进展，但与 HIV 相关的病耻感仍然是一个问题。

8. HIV 连续照护和 HIV 消除

a. 预防治疗的一个重要目标是预防新的 HIV 感染。达到并维持检测不到病毒载量的抗反转录病毒治疗患者不会传播 HIV。

b. 治疗的第二个目标是实现 UNAIDS 90%—90%—90% 的目标：到 2020 年，90% 的 HIV 阳性人群被确诊，90% 确诊的患者接受抗反转录病毒治疗，90% 接受抗反转录病毒治疗的患者病毒被抑制。目前在美国，在所有 HIV 感染者中，86% 被诊断，63% 在治疗，49% 持续治疗，51% 的病毒载量被抑制（图 5-3）。

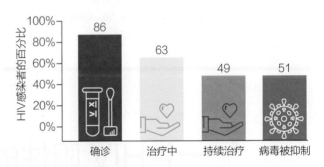

图5-3　HIV 连续照护（Reproduced with permission from Centers for Disease Control and Prevention. Understanding the HIV Care Continuum.）

c. 消除 HIV 需要将 HIV 感染的繁殖率保持在每年每 100 名感染者中有 1 例新的感染以下，这会带来流行率随着时间的推移而下降。

诊断

如上所述，3 个因素决定了测试的阳性预测值：验前概率、敏感度和特异度。A 先生无症状，否认有高危行为。然而，他可能并不是真正的 HIV 风险低，因为他之前有过性传播感染，与他的 4 个性伴侣在一起时，并不总是使用安全套。他的酗酒史也可能表明他已忘记之前的高危行为。同时，有一个以上性伴侣的历史也是一个危险因素。因此，他感染 HIV 的测前概率比他认为的要高得多。

第四代 HIV-1/HIV-2 抗原 / 抗体联合免疫分析呈阳性。HIV-1/HIV-2 抗体分化免疫试验检测到 HIV-1 抗体，确认 HIV-1 感染。因为联合试验的良好特异性，他感染 HIV 的概率 >99%。CD4TL 计数为 150/μL（免疫原性 AIDS），HIV 病毒载量为 80 000 拷贝 /μL（高）。弓形体 IgG 为阴性。干扰素 γ 释放试验（IGRA）为阴性。

根据以上信息能否得出最有可能的诊断为 HIV？如要排除鉴别诊断，还需要进行其他检查吗？

病例解决方案

A 先生感染了 HIV-1，他的 CD4TL 计数支持免疫原性艾滋病的诊断，因为他的 CD4TL 计数为 <200/μL，目前需要用复方新诺明（TMP/SMX）预防肺孢子菌肺炎。因为他的弓形体 IgG 阴性，预防弓形体病是不必要的。因为他的干扰素 γ 释放试验（IGRA）阴性，不需要异烟肼治疗。

患者应通过血小板、代谢、脂质、HBsAg、HBsAb、HBc 总抗体、反应性 HCV 病毒载量的 HCV Ab、G6PD 水平和梅毒检测（使用反向序列梅毒算法）进行血液全血细胞计数检测。建议对衣原体和淋病奈瑟菌进行尿液核酸检测。他应该接种流感疫苗以及两种结合疫苗：破伤风白喉百日咳疫苗（TDAP）和 13 价肺炎球菌多糖结合疫苗（Prenar-13），它们都具有高免疫原性。两个月后，他可以接种 23 价肺炎球菌多糖疫苗（Pneumovax 23），但最好等到 CD4 增加到超过 200/μL 来提高免疫原性。在 CD4 增加超过 200/μL 后，也应提供乙型肝炎和甲型肝炎联合疫苗系列。

他与 HIV 血清学检测阴性、未感染的女性伴侣有一夫一妻制的性关系。为了降低她获得 HIV 的风险，他们应该采取屏障预防措施（男性或女性避孕套 95% 有效），他应该开始抗反转录病毒治疗，将他的 HIV 病毒载量降低于检测水平（治疗即预防 95% 以上有效）。如果他坚持抗反转录病毒治疗，并且他的病毒载量保持在 20 拷贝 /mL 以下，那么几乎没有传播的风险。为防止他不完全遵守抗反转录病毒治疗而产生可检测的病毒载量，使用屏障预防措施是一项安全措施。如果不接受或不遵守屏障预防措施，另一种方法是每天向他的女朋友提供富马酸替诺福韦二吡呋酯和恩曲他滨联合用药的暴露前预防。替诺福韦艾拉酚胺和恩曲他滨的组合尚未被批准用于暴露前预防，但 DISCOVER 试验预计在 2019 年之前提供此信息。如果有效，可能会有较少的肾毒性和骨质疏松症。

一个 HIV 阳性的患者主诉头痛，
该如何确定其病因？

主诉

病例

S 先生是一名 46 岁的艾滋病患者，CD4TL 计数为 80/μL。以主诉"头痛 2 周，低热 5 天"来医院就诊。他否认意识模糊、局灶性无力或癫痫发作。他发热 38.8℃，无颈强直，神经系统检查阴性。

HIV 阳性患者头痛的鉴别诊断是什么？该如何进行鉴别?

构建鉴别诊断

三个关键考虑因素有助于伴有神经系统不适主诉的 HIV 感染者进行鉴别诊断：①症状的严重程度；②免疫抑制程度（CD4TL）；③患者有无局灶性神经系统体征和 / 或神经影像学的局灶性异常。

评估 HIV 阳性的头痛患者第一个关键步骤是确定表现的严重程度。大多数机会性感染都有亚急性发作。对于出现急性头痛和发热（<3 天）的 HIV 感染患者，必须考虑致命性病原体，包括细菌性脑膜炎和病毒性脑炎，最常见的是单纯疱疹病毒 1（HSV-1）和脑炎病毒。

第二个关键步骤是评估免疫抑制程度。具有完整免疫力的 HIV 阳性患者和 CD4TL 计数 >200/μL 的患者发生机会性感染的风险显著降低。这类患者的头痛鉴别诊断类似于无 HIV 感染的患者。然而，HIV 本身可能导致具有高病毒载量的急性 HIV 无菌性脑膜炎或脑病。随着免疫抑制的恶化和 CD4TL 计数下降 <200/μL，鉴别诊断需要扩大到包括机会性感染和原发性中枢神经系统淋巴瘤（PCL）。

第三个关键步骤是确定患者有无局灶性神经体征，通常与局部神经影像异常（肿块病变或局灶性脑白质疾病）相关。在低 CD4TL 的 HIV 感染患者中，如果伴有局灶性神经学体征或肿块病变，最常见的诊断是弓形体病和原发性

中枢神经系统淋巴瘤（PCL）以及脱髓鞘病变（PML）。在低 CD4TL 的 HIV 感染患者中，最常见的具有无局灶性神经影像学表现的诊断是隐球菌性脑膜炎、其他真菌性脑膜炎（球孢子菌病和组织胞浆菌病）、结核性脑膜炎和梅毒。需要经中枢神经系统成像（CT 和 MRI）和腰椎穿刺（lumbar puncture，LP）来确定诊断。在临床实践中，CT 扫描通常在腰椎穿刺之前进行，因为它可以快速排除可能导致腰椎穿刺后发生脑疝的肿块病变。应检查血小板计数、凝血酶原时间和全血凝血活酶时间，以确保患者不会因腰椎穿刺使得脊髓硬膜外出血的风险增加。由于 MRI 对多种诊断的敏感性显著增加，因此通常随后进行 MRI。图 5-4 总结了评估 HIV

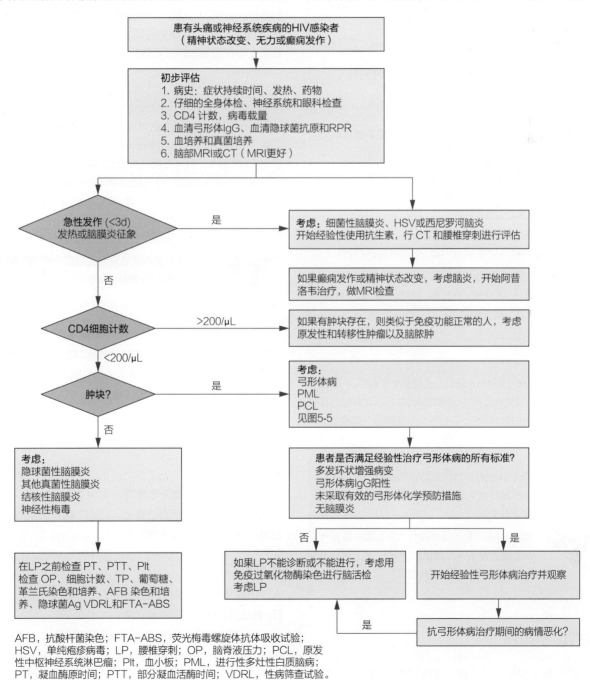

AFB，抗酸杆菌染色；FTA-ABS，荧光梅毒螺旋体抗体吸收试验；HSV，单纯疱疹病毒；LP，腰椎穿刺；OP，脑脊液压力；PCL，原发性中枢神经系统淋巴瘤；Plt，血小板；PML，进行性多灶性白质脑病；PT，凝血酶原时间；PTT，部分凝血活酶时间；VDRL，性病筛查试验。

图 5-4　诊断方法：HIV 阳性患者的头痛

阳性患者头痛的诊断流程图。

HIV 感染患者头痛的鉴别诊断

A. 急性神经系统表现

1. 由脑膜炎奈瑟菌、肺炎链球菌或单核细胞增生李斯特菌引起的细菌性脑膜炎。
2. 由 HIV 或梅毒（尤其是二期梅毒）引起的无菌性脑膜炎。
3. 由 HSV-1、西尼罗河病毒或急性 HIV 感染引起的脑膜脑炎。
4. HIV 感染相关吉兰 - 巴雷综合征。

B. 亚急性脑膜炎的神经学表现

1. 隐球菌性脑膜脑炎。
2. 球囊菌病（美国西南部）。
3. 组织胞浆菌病和囊胚芽孢菌病（美国中西部）。
4. 结核病性脑膜炎。
5. 脑膜血管性梅毒。

C. 伴有弥漫性慢性脑部受累的非局灶性神经系统表现

1. 晚期 AIDS 中的 HIV 脑病。
2. 巨细胞病毒脑炎。
3. 神经梅毒伴全身麻痹和痴呆。

D. 肿块病变或局灶性脱髓鞘

1. 弓形体病（边缘增强肿块病变）。
2. 原发性中枢神经系统淋巴瘤（弥漫性肿块病变）。
3. PML（无增强或占位效应的脱髓鞘病灶区域）。
4. 不常见的肿块病变：结节瘤、隐球肉瘤、结节性脑脓肿、细菌或真菌性脑脓肿。

S 先生主诉头痛开始于 14 天前。头痛发生于额部，不可缓解且剧烈。他自觉有发热、出汗和发冷，并且承认有轻度畏光。过去 6 天出现持续呕吐。他否认有任何意识模糊或癫痫发作史。

既往史描述长期静脉注射药物，最后一次是在 2 年前。9 年前诊断 HIV，他并没有坚持抗反转录病毒治疗或每天应用复方新诺明预防肺孢子菌肺炎。他没有吃药，1 年前的 CD4TL 计数是 2/μL。

 此时，最有可能的诊断是什么？鉴别诊断是什么？是否存在不可漏诊的情况？ 基于这种鉴别诊断，后续应该做哪些检查？

鉴别诊断排序

首先是 S 先生已经头痛 2 周（亚急性），这表明是致命性相对低的机会性感染，而不是高致命性细菌性脑膜炎或

HSV-1 脑炎。其次，他之前的 CD4TL 表明存在严重的免疫抑制，因此他面临着上述所列出的所有机会性感染严重疾病的风险。再次，关键问题是有无肿块病变，可以最终通过神经影像学得到证实或排除，但他的畏光表明有某种形式的脑膜脑炎。隐球菌性脑膜脑炎是艾滋病中最常见的脑膜炎，也是最有可能的诊断。脑膜脑炎不太常见的原因包括神经梅毒、结核性脑膜炎和其他真菌性脑膜炎（美国西南部的球孢子菌病，以及中西部的组织胞浆菌病和芽生菌病）。HIV 无菌性脑膜炎可能伴有头痛。如果神经影像学证实了局灶性异常，常见的原因包括弓形体病、PML 和原发性中枢神经系统淋巴瘤。由于 S 先生没有接受复方新诺明预防，他患弓形体病的风险将会增加，这是艾滋病患者中最常见的中枢神经系统肿块病变。最后，考虑到他的注射吸毒史，他也有继发于金黄色葡萄球菌脑脓肿的风险。表 5-2 列出了鉴别诊断。

体格检查提示身体瘦弱的男性，呈中度痛苦状。生命体征：体温 35.9℃；血压 154/100mmHg；脉搏 66 次 /min；呼吸频率 20 次 /min。眼耳鼻喉头部检查：视盘锐利，颈部柔软，凯尔尼格征（Kernig）征和布鲁津斯基（Brudzinski）征阴性。心肺腹检查正常。神经学检查：警觉和定向，脑神经完好；运动、感觉和小脑功能正常。

CT 扫描（带对比）是正常的：未发现肿块或鼻窦炎。

 根据以上临床信息是否足以得出诊断？ 如不能，还需要哪些额外信息？

正常的 CT 扫描显著降低了与占位病变相关疾病的可能性，并增加了导致脑膜炎的其他原因（隐球菌、神经梅毒、结核病）的可能性，隐球菌是最常见的。脑部 MRI 对占位病变和脱髓鞘病变更敏感，应进行检查。

主要假设：隐球菌性脑膜脑炎

教科书内容回顾

患者通常会在数天至数周内出现亚急性头痛、不适和发热，可能会有精神状态的变化。重要的是由于宿主无法引发炎症反应，通常不存在脑膜炎。

疾病要点

A. AIDS 中脑膜脑炎最常见的病因。
B. 通过吸入而获得的有囊真菌。
C. 原发感染传播引起的中枢神经系统感染。
D. 通常为 CD4TL 计数 <100/μL。
E. 亚急性发作超过 2~4 周。
F. 基底脑膜炎或脑膜脑炎：少数患者（25%~30%）存在典型

表 5-2　对 S 先生的诊断假设

诊断假设	人口统计学、风险因素、症状和体征	重要检查
主要假设		
隐球菌脑膜炎	头痛,精神状态改变	CD4<100/μL
		血清和脑脊液隐球菌抗原测定;脑脊液 PCR 阳性
		脑脊液真菌培养
备选假设:脑膜脑炎		
神经梅毒	硬下疳、皮疹病史	梅毒血清学阳性;脑脊液 VDRL,FTA-ABS,脑脊液
		细胞增多
备选假设:肿块病变		
弓形体病	头痛、局灶性表现、精神状态改变	血清弓形体 IgG 阳性,脑脊液 PCR 阳性
	未接受 TMP-SMX 预防	MRI:多发或单发环形强化病灶,占位效应及水肿
进行性多灶性白质脑病	头痛、局灶性表现、精神状态改变	MRI 显示单发或多发白质非增强改变,无占位效应。
		脑脊液 JC 病毒 PCR 阳性
原发性中枢神经系统淋巴瘤	局灶性表现、精神状态改变	MRI 显示单发或极少多发弥漫性增强病灶伴占位
		效应,脑脊液 EB 病毒 PCR 阳性
金黄色葡萄球菌脑脓肿	注射用药史,杂音(如心内膜炎),活动轨迹、	血培养,TTE 和 TEE(以寻找心内膜炎依据)
	局灶性改变	

FTA-ABS,免疫荧光吸附试验;PCR,聚合酶链反应;TEE,经食管超声心动图;TTE,经胸超声心动图;TMP-SMX,复方新诺明;VDRL,性病研究实验室法。

的脑膜症状和体征(颈强直、畏光)。

G. 70% 的患者颅内压升高:侧卧位颅内压 >20cmH$_2$O。

　　1. 颅内压升高与死亡风险的增加相关。

　　2. 颅内压升高的患者症状更严重(头痛、感觉中枢混浊)。

H. 可能会出现脑膜血管表现(动脉炎引起的脑血管意外)和隐球菌(肿块)。

I. 死亡率为 6%~12%。

循证医学诊断

A. 病史

　　1. 发热:65%~95%

　　2. 头痛:73%~100%

　　3. 症状平均持续时间:31 天(1~120 天)

B. 体格检查

　　1. 颈部僵硬:22%~27%

　　2. 畏光:18%~22%

　　3. 精神状态变化:22%

　　4. 局灶性神经系统体征或癫痫发作:10%

　　5. 无中枢神经系统的体征或症状:14%

 艾滋病患者的隐球菌脑膜炎通常是惰性的,只有少数患者表现出脑膜炎或畏光,一些患者只有低热和不适,颈部柔软并不能排除诊断,需要高度怀疑。

C. 实验室检查发现

　　1. 血液测试

　　　a. 55% 的 AIDS 患者中血培养阳性,远高于其他隐球菌脑膜炎人群

　　　b. 血清隐球菌抗原(CRAG)

　　　　(1) 敏感度为 95%~100%,特异度为 96%。

　　　　(2) LR+ 为 24,LR− 为 0.05。

　　　　(3) 血清隐球菌抗原阴性使隐球菌性脑膜炎不容易出现。

　　　　(4) 血清隐球菌抗原阳性可能发生在临床隐球菌性脑膜炎前数周至数月。

　　2. 腰椎穿刺

　　　a. 腰椎穿刺前需要进行神经影像学检查以排除占位效应。肿块病变常由伴随的弓形体病或原发性中枢神经系统淋巴瘤引起,极少仅由隐球菌引起。

　　　b. 在腰椎穿刺之前检测血小板计数、凝血酶原时间和部分凝血活酶时间,以排除出血因素,以及脊髓硬膜外血肿的风险。

　　　c. 无论血清隐球菌抗原结果如何,疑似膜脑炎患者均需要行腰椎穿刺。

　　　　(1) 对于血清隐球菌抗原阳性的患者,腰椎穿刺是确诊隐球菌性脑膜炎、测量脑脊液压力、控制高颅内压和排除其他诊断所必需的。

　　　　(2) 在血清隐球菌抗原阴性的患者中,腰椎穿刺对于评估其他诊断是必要的。

d. 隐球菌性脑膜炎患者的常规脑脊液表现通常是正常的或轻微异常。

(1) 葡萄糖、蛋白质和白细胞正常:19%~30%

(2) 葡萄糖 <50mg/dL (2.75mmol/L):64%

(3) 蛋白 >40mg/dL:64%

(4) 脑脊液 WBC 计数 >5/μL:35%

(5) 脑脊液压力增加:50%~75%

 隐球菌性脑膜炎患者的常规脑脊液检查结果可能是正常的。必须进行特异性试验(真菌培养、隐球菌抗原)。

e. 脑脊液特殊检查

(1) 脑脊液隐球菌抗原:敏感度为 91%~100%,特异度为 93%~98%。

(2) 脑脊液真菌培养:敏感度为 95%~100%,特异度为 100%。

(3) 脑脊液革兰氏染色可能呈阳性,墨汁染色在 60%~80% 的病例中检测到包裹酵母,但不再常规进行。

(4) 隐球菌聚合酶链反应(PCR)可作为脑脊液多靶点 PCR 试剂盒的一部分,用于诊断脑膜脑炎(见下文)。

治疗

A. 精神状态异常、腰椎穿刺脑脊液压力增加以及脑脊液隐球菌抗原显著升高的患者(>1:1 024)的死亡率会增加。低甘草酸和正常的脑脊液细胞计数也预示着不良的结果。

B. 诱导治疗依赖于脂质体两性霉素 B(3~4mg/kg)和口服氟胞嘧啶(100mg/kg)的组合,持续至少 2 周,并且至少应用到临床改善和脑脊液培养物未检测到细菌。

C. 诱导治疗成功后,高剂量氟康唑(400mg/d)再注射 8~10 周。

D. 随后应至少使用低剂量氟康唑(200mg/d)进行维持治疗 1 年。当患者对抗反转录病毒治疗反应良好,CD4TL 计数 >100/μL 时停止氟康唑。

E. 对于颅内压高的患者,进行连续腰椎穿刺以将脑脊液压力降低至 <20cmH₂O 或降低 50%;脑积水患者可能需要脑室分流术。

F. 在隐球菌性脑膜炎中开始抗反转录病毒治疗的最佳时间是有争议的。显然抗反转录病毒治疗相关的 IRIS 会导致颅内压和神经系统状况的恶化。如果颅内压持续升高,则开始抗反转录病毒治疗至少延迟 4 周或更长时间是合理的。

诊断

 需要进行血培养和血清隐球菌抗原。毒理学筛查对阿片类药物和可卡因呈阳性。CBC 显示 WBC 为 3 700/μL(8% 淋巴细胞)。HCT 为 36.6%,血小板计数为 240 000/μL。PT 和 PTT 正常。血清梅毒螺旋体酶免疫测定(TP-EIA)是一种有效的方法,可排除梅毒。

LP 显示脑脊液压力为 30cmH₂O、葡萄糖 26mg/dL(相对于血清 127mg/dL)和蛋白质 68mg/dL(正常 15~45mg/dL)。脑脊液细胞计数为 20WBC/μL,脑脊液革兰氏染色显示多种酵母形式。脑脊液性病筛查实验为阴性。

 根据以上信息能否得出最有可能的诊断为隐球菌性脑膜炎? 排除了鉴别诊断吗? 如要排除鉴别诊断,还需要进行其他检查吗?

脑脊液的研究结果强烈提示隐球菌性脑膜炎。隐球菌抗原或真菌培养阳性将确诊。但是,AIDS 患者可能同时有其他感染,需要进行鉴别诊断。没有美国西南部旅行史可增加球孢子菌病的可能性。由于脑脊液性病研究实验室法(VDRL)和血清 TP-EIA 呈阴性,神经梅毒很大程度被排除。MRI 在检测中枢神经系统占位病变方面比 CT 更敏感,可以排除与占位或脱髓鞘相关的其他诊断。

值得注意的是,多重(多目标)PCR 检测可用于中枢神经系统感染。例如,BioFire FilmArray 脑膜炎 / 脑炎试剂盒可检测 14 个靶标,包括 1 个真菌靶标(新型隐球菌)、6 个细菌靶标(肺炎链球菌、脑膜炎奈瑟菌、单核细胞增生李斯特菌、流感嗜血杆菌、大肠杆菌 K1 和无乳链球菌)和 7 个病毒靶点(CMV、肠道病毒、副肠病毒、HSV-1、HSV-2、HHV-6 和 VZV)。据报道,在未经治疗的隐球菌脑膜炎中,该测试检测隐球菌的敏感性很高(96%)。随着治疗,PCR 迅速变为阴性,而数月内脑脊液性病筛查实验仍可被检测到。当使用新的诊断试验(如脑膜脑炎的多重 PCR)时,需要考量初步结果的敏感性和特异性,因为后来的检测结果可能会识别其局限性(导致更多的假阳性和 / 或假阴性结果)。

鉴别诊断:弓形体脑炎

教科书内容回顾

AIDS 患者的弓形体脑炎(toxoplasmic encephalitis,TE)通常在 1~2 周内亚急性出现。局灶性神经系统表现很常见。意识模糊和精神状态变化可能为主要临床表现。

疾病要点

A. 无症状弓形体感染(弓形体 IgG 阳性)的发病率在美

国约为 11%,而一些欧洲、非洲和亚洲国家为 40%~80%。

B. 原发感染是在食用带有组织裂殖子(组织包囊)的未煮熟肉类或摄入猫粪便中脱落并在环境中成熟 >24h 的卵囊后获得的。在美国,吃生牡蛎、蛤蜊和贻贝最近被确定为一个危险因素。

C. 弓形体脑炎通常会导致局灶性脓肿伴头痛、意识模糊、运动无力和发热。可能存在局灶性神经系统发现。未经治疗的患者可能会出现癫痫发作和精神状态改变。脑部 CT 扫描和 MRI 常显示多个环状增强肿块,伴有明显的皮质和基底节灰质的周围水肿。弓形体脑炎 是 AIDS 患者中枢神经系统肿块最常见的病因。

D. 弓形体脑炎 继发于脑组织囊肿中潜伏弓形体病的再激活:超过 95% 的患者具有阳性 IgG 滴度,但 IgM 通常不被识别。即使重新激活也可能看到假阴性 IgG。

E. 80% 患者的 CD4TL 计数 <100/μL;CD4TL 计数 <50/μL 增加了进一步的风险。

F. 在抗反转录病毒治疗之前,如果未接受弓形体脑炎预防治疗,CD4TL 计数 <100/μL 且弓形体病血清学阳性的艾滋病患者发生弓形体脑炎的 12 个月概率为 33%。抗反转录病毒治疗降低了弓形体脑炎的发生率。

G. 弓形体脑炎可能是 HIV 感染的最初表现或继发的表现。

H. 尽管给予治疗仍有 27% 的死亡率。

I. 其他并发的中枢神经系统感染也很常见。

循证医学诊断

A. 既往史

1. 头痛(通常是额叶和双侧疼痛):49%~73%

2. 癫痫:15%~31%

3. 幻觉:8%

4. 发热:4%~68%

B. 体格检查

1. 局灶性表现(虚弱、步态异常或其他):73%~88%

2. 精神状态变化:50%~67%

3. 精神状态变化为主的临床表现:40%

4. 认知障碍(与正常觉醒相关):66%

5. 颈项强直:0%

 脑膜炎在弓形体脑炎中非常不常见,并且可能存在其他疾病。

C. 试验室检查结果

1. 血清学

    a. 弓形体 IgG:约 97% 敏感但不能确诊为活动性弓形体脑炎。

 弓形体脑炎不太可能存在于弓形体 IgG 阴性的患者中。

    b. 弓形体 IgM:不敏感(15%),因为疾病通常继发于再激活。

    c. 接受复方新诺明预防的血清阳性患者的概率(87%~59%)显著降低。

2. 脑脊液分析

    a. 标准的脑脊液分析可能为正常升高或非特异性升高。

    b. 有异常发现的患者百分比:

      (1) WBC 计数 >5/μL:50%

      (2) 蛋白 >40mg/dL:81%

      (3) 低葡萄糖:14%

    c. 脑脊液 PCR 对中枢神经系统弓形体不敏感,但特异性高。

      (1) 敏感度为 54%,特异度为 99%

      (2) LR+ 为 54,LR- 为 0.46

3. 神经影像学

    a. MRI 可选择性做。

      (1) 优于对比 CT,影响 40% 患者的病程。

      (2) 一个或多个环形增强病变伴占位效应和水肿(图 5-5)。

      (3) 病变可能位于基底节、丘脑和皮质的灰质中。

      (4) 14% 的患者单病变,86% 的患者多病变。

      (5) MRI 单病变可降低弓形体脑炎的可能性,增加原发性中枢神经系统淋巴瘤的可能性。

    b. 对比 CT 扫描异常 87%~96%。

      (1) 单环增强病变:35%

      (2) ≥2 个环形增强病变:62%

      (3) 低密度病变:13%

      (4) 中重度脑水肿:48%

      (5) 75% 的病变位于大脑半球

      (6) MRI 推荐用于对比 CT 扫描正常或单一增强病灶的患者

    c. 正电子发射断层扫描或单光子发射计算机断层扫描(SPECT)有助于区分弓形体脑炎和原发性中枢神经系统淋巴瘤,但没有一种成像技术是完全特异的。SPECT[201] 铊显示弓形体脑炎患者的核素素活性降低,而原发性中枢神经系统淋巴瘤患者的吸收增加。

4. 脑组织活检

    a. 脑活检阳性是唯一确诊脑弓形体病的方法。

      (1) 由于采样误差可能会出现假阴性结果。

      (2) 可能会诊断出共同感染。

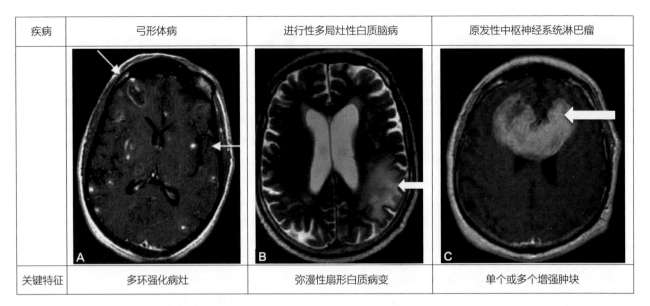

疾病	弓形体病	进行性多局灶性白质脑病	原发性中枢神经系统淋巴瘤
关键特征	多环强化病灶	弥漫性扇形白质病变	单个或多个增强肿块

图 5-5　AIDS 患者中常见的中枢神经系统疾病的 MRI 表现。A. 弓形体病(Reproduced with permission from Simon RP, Aminoff MJ, Greenberg DA: Clinical Neurology, 10th ed.New York, NY: McGraw-Hill Education; 2017.)。B. 进行性多局灶性白质脑病(PML)(Reproduced with permission from Ropper AH, Samuels MA: Adam's & Victor's Princlples of Neurology, 9th ed.New York, NY: McGraw-Hill Education; 2009.)。C. 原发性中枢神经系统淋巴瘤(PCNSL)(Reproduced with permission from Jameson JL, Fauci AS, Kapser DL.et al: Harrison's Principles of Internal Medicine, 20th ed.New York, NY: McGraw-Hill Education; 2018.)

b. 标准伊红染色的敏感度仅为 50%~66%。免疫过氧化物染色可提高敏感性。

c. 脑组织活检与 0.5%~3.1% 的死亡率和高发病率相关。

d. 由于并发症和敏感性不高,脑组织活检并不常规进行。

治疗

A. 对符合以下所有标准的弓形体脑炎患者进行经验性治疗:多发肿块、CD4TL<100/μL、血清弓形体 IgG 阳性以及患者尚未接受弓形体病预防(图 5-6)。活检仅用于非典型病例(即血清学阴性或 7~10 天内无反应者)。

B. 乙胺嘧啶加磺胺嘧啶(如果对磺胺类药物过敏或不耐受,乙胺嘧啶加高剂量克林霉素)。

C. 用乙胺嘧啶的患者也可服用亚叶酸以降低毒副作用。

D. 复方新诺明是一种不太有效的替代疗法。

E. 超过 90% 的反应者在药物治疗 2 周内临床改善。

F. 大多数患者在治疗 3 周内影像学改善。

G. 诱导治疗 6 周后,使用较低剂量的抑制治疗。对于抗反转录病毒治疗已将 CD4TL 计数恢复至超过 200/μL ≥6 个月的无症状患者,可以停止抑制治疗。

H. 糖皮质激素仅适用于脑水肿和中线移位或治疗前 48h 内临床恶化的患者。糖皮质激素使治疗的反应表现变复杂,因为它们减少了水肿和原发性中枢神经系统淋巴瘤病变的大小。

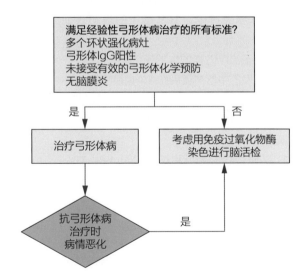

图 5-6　AIDS 患者中枢神经系统弓形体病的经验性治疗

I. 应迅速开始抗反转录病毒治疗,通常在诊断出任何 AIDS 的机会性感染后的 2~4 周内开始,中枢神经系统隐球菌病除外。与弓形体脑炎相关的 IRIS 并不常见(约 5%),可以用糖皮质激素很好地控制。

J. 预防措施:

1. HIV 阳性 CD4TL<200/μL 和血清弓形体 IgG 阳性患者应每天接受复方新诺明作为一级预防。

2. 如果患者对磺胺过敏,他们可能会接受阿托伐醌(也可有效地预防肺孢子菌肺炎)或氨苯砜加乙胺嘧啶。

3. 除非 CD4TL 计数<100/μL,否则弓形体脑炎的风险较低。

鉴别诊断：进展性多灶性白质脑病

教科书内容回顾

　　进展性多灶性白质脑病（progressive multifocal leukoencephalopathy，PML）通常表现为进行性神经功能缺损，尤其是虚弱或步态障碍可持续数周至数月。PML 还可能出现视力问题、头痛、精神状态改变或伴有局灶性体征的痴呆。

疾病要点

A. 病原是 JC 病毒，它是一种多瘤病毒（不要与克 - 雅病混淆，这是一种与朊病毒相关的疾病）。

B. 原发性 JC 病毒感染在儿童时期很常见，通常无症状，成人中的血清阳性率为 39%~69%。

C. 进展性多灶性白质脑病（PML）在艾滋病中比在非 HIV 感染的免疫抑制患者中常见得多：在抗反转录病毒疗法之前，3%~7% 的艾滋病患者出现了 PML。明显的免疫抑制使网状内皮系统和肾脏的潜在 JC 病毒进入中枢神经系统并复制。

D. 随后产生髓鞘的少突胶质细胞的感染和裂解导致进展性多灶性白质脑病（PML）。星形胶质细胞可能被感染。

E. 多灶或单灶白质病变形成大斑块不对称分布。

F. 平均 CD4TL 计数为 84~104/μL；25% 的患者 CD4TL 计数 >200/μL。

G. 抗反转录病毒治疗是主要的治疗方法：63% 的患者因为进展性多灶性白质脑病（PML）而进行抗反转录病毒治疗存活时间超过 2 年。他们中大多数人的神经系统功能有改善或趋于稳定。

循证医学诊断

A. 病史和体检

　1. 肢体无力：50%~70%。

　2. 步态障碍：26%~64%

　3. 言语障碍：31%~51%

　4. 视力障碍（偏盲）：21%~50%

　5. 癫痫：5%~23%

　6. 头痛：23%

　7. 认知功能异常 / 精神状态变化：25%~65%

　8. 脑神经麻痹：31%

B. 实验室检查

　1. 由于感染率高，针对 JC 病毒的血清抗体无效。

　2. 脑脊液。

　　a. 常规检查可能正常或非特异性升高。

　　b. 脑脊液 PCR 寻找 JC 病毒 DNA：

　　　（1）敏感度为 70%~90%，特异度为 98%。

　　　（2）LR+（平均）为 40；LR- 为 0.20

（3）一些检测更敏感（可检测到低水平的 JC 病毒），重复测定可增加敏感性度到 90%。

（4）接受抗反转录病毒治疗的患者敏感性降低。

3. 中枢神经系统成像。

　a. 通常表现为广泛的多灶性斑片状白质脱髓鞘，保留皮质层的灰质。

　b. MRI 比 CT 扫描更敏感（CT 的敏感度为 63%）（图 5-5）。

　c. CT 扫描低密度病变，T_1 加权 MRI 低信号，T_2 加权 MRI 高信号。

　d. 在影像学上，病变仅限于皮层下白质，与大脑的灰白色交界处有关。

　e. 弓形体脑炎、原发性中枢神经系统淋巴瘤和进展性多灶性白质脑病的 MRI 特征存在重叠。但是某些特征提示进展性多灶性白质脑病：

　　（1）缺乏增强（除了开始抗反转录病毒治疗之后斑块周围增强，其他与 IRIS 一致）

　　（2）缺乏质量效应

　　（3）界限不清的病变

　f. MRI 通常显示灰白质交错处的扇形现象（图 5-5）。

　g. CT 扫描通常显示白质低密病变。

　h. 脑组织活检：特异度为 100%，但由于抽样错误，敏感度只有 64%~96%。

 MRI 在诊断进展性多灶性白质脑病方面明显优于 CT。

治疗

A. 一些患者的改善或治愈与抗反转录病毒治疗有关。

　1. 抗反转录病毒治疗之前的生存时间平均 4~6 个月。自从开始抗反转录病毒治疗以来，生存率已经提高了 60%。

　2. 80% 的幸存者有明显的残余神经功能缺损。

　3. 一些接受抗反转录病毒治疗的患者出现 IRIS，导致症状加重，MRI 显示进展性多灶性白质脑病斑块周围增强。这可以通过用糖皮质激素治疗。

B. 由于与虹膜相关的炎症增加（暴露虹膜），抗反转录病毒治疗的启动偶尔会导致先前无症状的患者出现 进展性多灶性白质脑病。

鉴别诊断：原发性中枢神经系统淋巴瘤（PCL）

教科书内容回顾

　　通常，PCL 发生在晚期 AIDS 患者中。虽然患者可能会出现虚弱等局灶性体征，但许多患者会出现精神状态改变或癫痫发作。

疾病要点

A. 生物学上与其他免疫功能低下状态的原发性中枢神经系统淋巴瘤不同。

B. 弥漫性高级别 B 细胞型非霍奇金淋巴瘤起源于中枢神经系统（不是由于全身性淋巴瘤累及中枢神经系统）。

C. 通常 CD4TL 计数 <50/μL。

D. 与 EB 病毒持续相关（在 100% 的活检中检测到早期 EB 病毒 RNA 转录物）。

E. 发病机制可能涉及由于免疫缺陷导致潜伏的 EB 病毒基因激活。来自中枢神经系统这一相对免疫源地的免疫监视可能促进这些肿瘤在该位置的生长。

F. 呈快速进展，从症状到诊断的间隔很短（1.8 个月）。

G. 未经治疗的平均生存时间约 1 个月。

H. 幕上位置的发生率是幕下位置的 3 倍。

I. 原发性中枢神经系统淋巴瘤患者最常见的死亡原因是其他的机会性感染。

J. 由于抗反转录病毒治疗的引入，1995—2000 年原发性中枢神经系统淋巴瘤发病率显著降低（约 90%）。

循证医学诊断

A. 病史和体格检查

1. B 型症状（体重减轻 >10%，无法解释的发热 >38.0℃，盗汗）：80% 患者存在。

2. 局灶性神经功能缺损：51%。

3. 精神状态变化：53%。

4. 癫痫发作：27%。

B. 实验室检查

1. 脑脊液 EB 病毒 PCR：

a. 敏感度为 87%，特异度为 98%。

b. LR+ 为 43；LR− 为 0.13。

2. 脑脊液细胞学阳性敏感度只有 15%~23%。需要进行特殊试验来区分单克隆增殖和反应性 T 细胞群。

C. 放射学研究

1. CT 扫描

a. 敏感度为 90%。

b. 通常提示对比度增强（90%），特征是弥散而不是环形增强。

c. 48% 单一病变，52% 多重病变。

d. 通常与质量效应有关（如弓形体病，但在 PML 中未见）。

2. MRI 比 CT 扫描更敏感（图 5-5）

3. SPECT 铊成像

a. 原发性中枢神经系统淋巴瘤通常表现出早期摄取和保留（与弓形体病坏死中心的摄取减少相比）。

(1) 敏感度为 86%~100%，特异度为 77%~100%（如果测量保留指数，则特异性更高）。

(2) 在 15% 未接受抗反转录病毒治疗的弓形体脑炎患者中观察到摄取增加，但在接受抗反转录病毒治疗的弓形体脑炎患者中高达 50%，这使得该测试在接受抗反转录病毒治疗时不太有用。

D. 活检

1. 如果影像学典型，脑脊液 EB 病毒 PCR 阳性无需活检。

2. 当脑脊液 EB 病毒 PCR 为阴性时，活检很有用。

3. 糖皮质激素的淋巴溶解作用可能使活检无法诊断。

 对于疑似原发性中枢神经系统淋巴瘤的患者，通常不应在脑活检前使用糖皮质激素，除非患者的脑疝风险增加。

治疗

A. AIDS 相关的原发性中枢神经系统淋巴瘤是 AIDS 终末阶段的一种并发症，未经治疗的预后严重，平均生存时间为 3 个月。

B. 治疗的选择包括全脑放射治疗和高剂量甲氨蝶呤为基础的化疗。

1. 全脑放射治疗不再是一线治疗，因为它与不可逆转的认知功能障碍有关，不能提高生存率。

2. 在大剂量甲氨蝶呤为基础的化疗中添加抗反转录病毒治疗可以改善预后。

病例解决方案

 S 先生的腰椎穿刺显示脑脊液隐球菌抗原为阳性，滴度为 1∶512。血和脑脊液培养新型隐球菌均呈阳性。脑部 MRI 证实没有中枢神经系统肿块。随后的脑脊液 AFB 培养和 VDRL 均为阴性。

S 先生的脑脊液培养证实了隐球菌性脑膜炎。亚急性病程和缺乏脑膜表现是该病的共同特征。脑脊液分析未提示合并分枝杆菌感染或神经梅毒，MRI 未提示弓形体病、进展性局灶性白质脑病或原发性中枢神经系统淋巴瘤。

 S 先生接受了脂质体两性霉素 B 和氟胞嘧啶的联合诱导治疗，最初每天接受腰椎穿刺，直到颅内压恢复正常。完成诱导治疗 2 周后,转为口服氟康唑(400mg/d),因为临床改善良好,重复腰椎穿刺真菌培养阴性,出院到传染病门诊随访。抗反转录病毒治疗延迟 6 周以避免 IRIS 相关并发症。8 周后氟康唑减至 200mg/d,并持续 10 个月。当时他的 CD4TL 计数增加到 200/μL 以上 6 个月,停止氟康唑治疗。

其他重要疾病

HIV 脑病(HIV 相关性痴呆症)

教科书内容回顾

患有严重 HIV 脑病的患者通常处于晚期 AIDS,伴有缓慢进展的痴呆,最终伴有运动症状。

疾病要点

A. 以认知、行为和精神运动减慢为特征的皮质下痴呆。

B. 在抗反转录病毒治疗之前,艾滋病患者中的流行率为 15%~20%。

C. 抗反转录病毒治疗后发病率下降 40%~50%,但由于生存率增加,使患病率上升。

D. 如果用抗反转录病毒治疗,可有效地消除严重形式的 HIV 脑病。

E. 神经心理测试仍可检测到较轻微的缺陷。

F. HIV 病毒的主要目标是血管周围的中枢神经系统巨噬细胞,星形胶质细胞也可能被感染。

G. 严重的 HIV 脑病发展到晚期伴有典型的 CD4TL 计数 <200/μL。

H. 年龄≥50 岁的患者风险增加了两倍。

I. HIV 的神经毒性可能与可卡因或甲基苯丙胺的神经毒性具有协同作用。

循证医学诊断

A. 既往史和体格检查

  1. 记忆相关问题:70%。

  2. 认知功能减退:25%~30%。

  3. 步态困难:45%。

  4. 行为变化:10%~20%。

  5. 癫痫:5%~10%。

  6. 局灶性表现不常见。

B. 实验室检查

  1. MRI:深部白质和基底节的 T_2 图像呈高信号,无对比增强和 / 或萎缩;与原发性中枢神经系统淋巴瘤病变相比,病变的分布是对称的。

  2. 脑脊液:

    a. 用于排除其他感染因素。

    b. 可看到轻度脑脊液白细胞和蛋白升高。

    c. 脑脊液 HIV RNA 水平没有意义,因为它们与 HIV 脑病的严重程度不相关。

    d. 不能确诊 HIV 脑病。

3. 神经心理测试有助于评估严重程度和对抗反转录病毒治疗的反应。

HIV 脑病是一种排除性诊断。诊断评估用于排除其他机会性感染、恶性肿瘤或药物滥用。

治疗

A. 大多数抗反转录病毒治疗的患者神经缺陷只有部分逆转,因此早期治疗很重要。

B. 脑脊液 β- 微球蛋白水平升高(提示存在持续的炎症)预测抗反转录病毒治疗可以更好地恢复神经。

HIV 阳性患者中的神经梅毒

教科书内容回顾

神经梅毒患者可能无症状或有许多临床表现,包括无菌性脑膜炎、卒中样症状、视力障碍、听力丧失、痴呆和各种局灶性缺陷。

疾病要点

A. 由梅毒螺旋体引起。

B. 高危群体:男性 - 男性性交者、静脉注射药物者、性工作者的顾客。

C. HIV 和梅毒感染的相关性。

  1. 研究证明梅毒患者的 HIV 合并感染率很高:据美国 CDC 报告,在 2016 年已知 HIV 状态的一期和二期梅毒病例中,47.0% 的男性 - 男性性交者病例为 HIV 阳性,有 10.7% 的病例在有性行为的男性中,4.1% 的病例在女性中。

梅毒患者的 HIV 感染很常见,尤其是在男性 - 男性性交者中。

  2. HIV 感染者中的神经梅毒发生率较低(1%)。

D. 梅毒通常在疾病早期感染中枢神经系统,无论是 HIV 感染或非 HIV 感染的患者(25%~33%)。

E. 中枢神经系统感染在 HIV 感染者中更常呈进展性,这增加了对这一群体的检测需求。

F. 感染发生在不同特征阶段。

  1. 一期梅毒:梅毒硬下疳

    a. 以硬下疳为特征:接触后 2~3 周,在初次接触部

位出现 0.5~2cm 无痛、硬结、界限清楚的溃疡
（图 5-7）。

b. 非典型表现很常见。在感染 HIV 的患者中可能
更常出现多个硬下疳。

c. 不论是否接受治疗,病变都会消退。

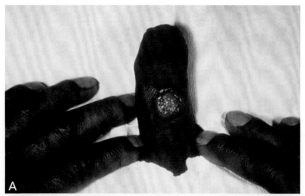

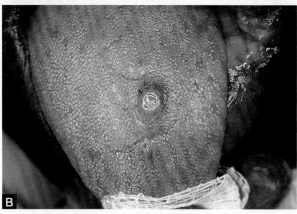

图 5-7　原发性梅毒。A. 一期梅毒龟头硬下疳。B. 一期梅毒舌下疳（A:Reproduced with permission from Public Health Image Library,Centers for Disease Control and Prevention. B:Reproduced with permission from Division of STD Prevention,National Center for HIV/AIDS,Viral Hepatitis,STD,and TB Prevention,Center for Disease Control and Prevention.）

2. 二期梅毒

a. 症状通常始于不痒的皮疹,并且可能在硬下疳愈
合或长达数周后出现。

b. 二期梅毒皮疹呈黄斑或斑丘疹,常累及手掌和 /
或足底,但可能有不典型表现或完全不被注意(轻
微的皮疹或较暗的皮肤)(图 5-8)。

 在对性活跃患者的皮疹进行鉴别诊断时,应时
常考虑二期梅毒。

c. 可能存在其他皮肤发现:

（1）黏膜斑块是口腔和生殖器区域的表面侵蚀。

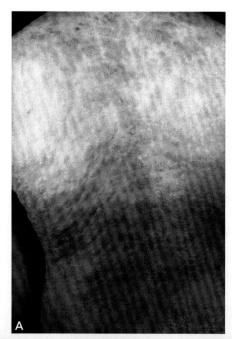

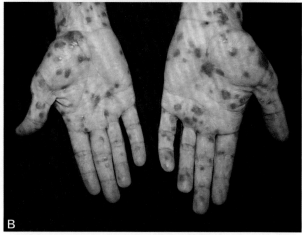

图 5-8　二期梅毒皮疹。A. 二期梅毒皮疹。B. 二期梅毒手掌皮疹(A:Reproduced with permission from Division of STD Prevention,National Center for HIV I AIDS,Viral Hepatitis,STD,and TB Prevention,Center for Disease Control and Prevention. B:Reproduced with permission from Usatine RP,Smith MA. Mayeaux EJ,et al:The Color Atlas of Family Medicine,3rd ed. New York, NY:McGraw-Hill Education;2019,Photo contributor: Jonathan B. Karnes,MD.）

（2）尖锐湿疣是大的、潮湿的、粉红色到灰色 / 白
色的凸起病变,见于肛周区域、外阴或阴囊。

d. 其他症状包括发热、腹痛、咽痛、淋巴结病、头痛和
脱发。

3. 潜伏梅毒:60%~70% 未经治疗的患者没有疾病进展

a. 早期潜伏梅毒:持续时间 <1 年

b. 晚期潜伏梅毒:持续时间 >1 年

c. 未知持续时间的潜伏梅毒:没有先前的阴性血清

学来确定持续时间

4. 三期梅毒
   a. 出现于 1/3 未经治疗的患者。
   b. 梅毒瘤(伴有干酪样坏死的梅毒肉芽肿)影响受累器官,通常在 4~10 年内出现,但在 HIV 感染患者中可能出现更早。
   c. 三期梅毒的多变表现包括心脏(主动脉根部和冠状动脉受累)、眼睛、皮肤和中枢神经系统受累。

5. 神经梅毒
   a. 可能无症状(脑脊液阳性结果)或有症状。
   b. 神经梅毒可在 HIV 感染患者感染梅毒后早期发展。
      (1) 典型的早期症状包括脑神经麻痹、脑膜炎或脑膜血管症状(继发于动脉炎的卒中)。有报道称 51% 的患者有视觉症状,32% 有头痛,<5% 有步履艰难、听力损失、脑膜炎或精神状态改变。
      (2) 1.7% 的 HIV 感染的男性 - 男性性交者患有梅毒后会出现早期神经梅毒。
   c. 神经梅毒的典型晚期症状包括脊髓痨或梅毒性肌病伴后柱和背根脱髓鞘(放射痛的感觉症状,本体感觉受损伴共济失调步态和 Romberg 征阳性)以及麻痹性痴呆或脑实质梅毒(人格改变、与运动和精神病特征相关的进行性痴呆、癫痫发作以及阿 - 罗瞳孔综合征伴全身性或局灶性无力,其对光无反应)。
   d. 患有二期梅毒或神经梅毒的人可能有眼科症状(前葡萄膜炎、全葡萄膜炎、视神经萎缩)或感觉神经性听力损失。

循证医学诊断

A. 梅毒的血清学诊断
   1. 梅毒测试的类型
      a. 快速血浆反应素环状卡片试验(RPR)和脑脊液 VDRL。
         (1) 检测心磷脂抗体。
         (2) 非特异性皮毛螺旋体感染(1%~2% 的美国人为假阳性)。
         (3) 梅毒适当治疗后滴度降低并可能转为阴性。
         (4) 长期潜伏感染可能为假阴性。
      b. 螺旋体检验法:荧光梅毒螺旋体抗体吸收试验(FTA-ABS)、梅毒螺旋体抗体测定(TP-EIA)、梅毒螺旋体明胶颗粒凝集试验(TP-PA)和梅毒螺旋抗体微量血凝试验(MHA-TP)。
         (1) 检测特定的螺旋体抗体。
         (2) 即使在合适的治疗情况下也可能终身阳性。

(3) 不能区分治疗和未治疗的感染。

2. 梅毒的经典诊断流程
   a. 首先进行非螺旋体试验(RPR)。
   b. 如果 RPR 为阳性,则进行确认性密螺旋体试验(FTA-ABS)。
   c. 如果 RPR 为阳性,则实验室定量确定 RPR 滴度(1、2、4、8、16……),可用于跟踪治疗反应。
   d. 如果 RPR 和 FTA-ABS 均为阳性,则确诊梅毒。既往梅毒病史和当前症状被考虑在内,以决定是否以及如何治疗患者。
   e. 如果 RPR 为阳性而荧光梅毒螺旋体抗体吸收试验 FTA-ABS 为阴性,则推定结果为假阳性。

3. 梅毒诊断的逆向流程(图 5-9)
   a. 较大的实验室使用逆序梅毒算法,因为它进行大量筛查所需的时间要少得多。

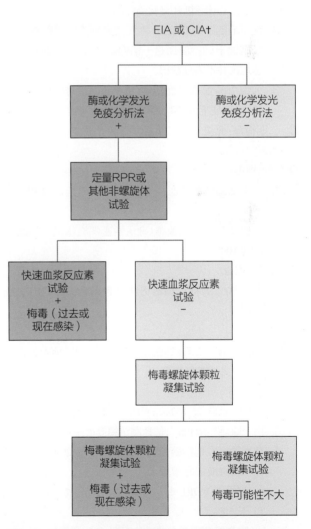

图 5-9　**推荐的逆序梅毒筛查流程**(Reproduced with permission from CDC:Discordant results from reverse sequence syphilis screening-five laboratories,United States,2006-2010,MMWR Morb Mortal Wkly Rep. 2011 Feb 11;60(5):133-137.)

b. 首先进行容易自动化的初始螺旋体测试（TP-EIA）。

c. 如果 TP-EIA 为阴性，梅毒被排除。

d. 如果 TP-EIA 为阳性，则进行非螺旋体试验（RPR）。如果 RPR 为阳性，实验室定量确定 RPR 滴度。

e. 如果 RPR 为阴性，则进行第二次密螺旋体试验（梅毒螺旋体颗粒凝集）。

f. 如果只有最初的 TP-EIA 为阳性，则很可能是假阳性。

g. 如果两项测试呈阳性（TP-EIA 加 RPR 或梅毒螺旋体颗粒凝集），则患者有当前或既往患有梅毒的证据。筛查不能区分先前治疗和治愈的梅毒与当前患有的梅毒。是否以及如何治疗取决于梅毒病史和当前的临床表现。

B. 一期梅毒（硬下疳）

1. 大多数确诊梅毒硬下疳的患者和公认的危险因素都是通过临床诊断和经验治疗的。

2. 硬下疳的暗视野检查、直接荧光抗体检测和 PCR 可能有助于确诊溃疡是一期梅毒，但这些检测在不发达地区并不容易获得。

3. 大约 75% 是通过血清学（密螺旋体或非密螺旋体试验）确诊硬下疳，但 2 周后重复检测可提高敏感性。

C. 二期梅毒：血清学对二期梅毒高度敏感，患者的 RPR 滴度通常较高

D. 三期梅毒

1. 只有 2/3 的患者血清非特异性抗体检测（RPR）呈阳性。

2. 螺旋体测试高度敏感（确认性密螺旋体试验的敏感度为 100%）。

E. 神经性梅毒

1. 大约 50% 的神经梅毒男性患者无患梅毒的历史或证据。

 出现新的视觉症状或头痛的 HIV 感染患者应考虑神经梅毒。

2. CD4TL 计数：25~882/μL；平均 CD4TL 计数：217~312/μL。

3. 由于缺乏"金标准"，估计测试精度很困难。

4. 常用的标准包括脑脊液 VDRL 阳性或梅毒血清学阳性和脑脊液细胞增多。

a. 脑脊液 VDRL 非常具有特异性，但敏感度只约等于 50%。

b. 脑脊液细胞增多敏感性更高，但特异性低，因为其他感染会增加脑脊液白细胞（包括 HIV 和机会性感染）。

c. 脑脊液的逆转录酶 PCR 检测梅毒螺旋体的敏感性有限。

d. 脑脊液 FTA-ABS 是高度敏感的，但由于腰椎穿刺期间的血液污染，即使没有识别出红细胞，其特异性也低得多。脑脊液 FTA-ABS 阴性暂不考虑神经梅毒。

5. 通过腰椎穿刺可以在任何患有梅毒的 HIV 患者中寻找神经梅毒，并且：

a. 任何类型的神经系统症状，包括脑膜炎、卒中样症状、视力丧失、听力丧失、痴呆或中枢神经系统局灶性缺陷。

b. 尽管进行了治疗，但仍有持续的感染迹象：治疗后 RPR 未能下降 4 倍。

6. 考虑到较高的神经梅毒患者风险，如果：

a. 血清 RPR 滴度≥1∶32

(1) 增加感染 HIV 的梅毒患者患神经梅毒的可能性。

(2) 敏感度为 76%~96%，特异度为 59%。

(3) 大多数专家不会对每位血清 RPR 滴度≥RPR 1∶32 的患者进行 LP，而是密切监测这些患者。

b. CD4TL 计数≤350/μL

(1) 增加感染 HIV 的梅毒患者患神经梅毒的可能性。

(2) 敏感度为 69%，特异度为 53%。

c. HIV 感染伴晚期潜伏梅毒（>1 年）的患者或病程不明的患者。

治疗

A. 一、二期梅毒

1. 单剂量苄星青霉素肌内注射。

2. 青霉素过敏：多西环素，每天两次，持续 2 周。

3. 每 3 个月随访一次 RPR，持续 1 年，直至滴度下降 4 倍。

B. 潜伏期梅毒

1. 如果病程 <1 年，按一期和二期梅毒治疗。

2. 如果病程 >1 年或未知，给予每周肌内注射苄星青霉素一次，持续 3 周。

3. 每 6 个月随访一次 RPR，持续 2 年，直至滴度下降 4 倍。

C. 神经梅毒

1. 高剂量静脉注射青霉素 10~14 天。

2. 青霉素过敏：大剂量头孢曲松，每天一次，持续 14 天，或口服多西环素 200mg，每天两次，服用 28 天，或对青霉素脱敏，然后静脉注射青霉素 10~14 天。后一种策略是最有效的，传染病专家应该参与这些复杂的病例。

表 5-3 总结了临床和放射学特点、CD4TL 计数以及 AIDS 患者常见中枢神经系统疾病的选择检测。

表 5-3　艾滋病患者中枢神经系统疾病的发现总结

疾病	常见临床特征	影像学表现（图 5-5）	选择性检查
肿块病变			
弓形体病	头痛 局灶性表现 精神状态改变 发病数天 CD4<100/μL	大多数患者的 MRI 呈多个环状增强病变	血清弓形体 IgG 常为阳性 MRI
PML	头痛 局灶性表现 精神状态改变 发病数周至数月 CD4 平均为 100/μL（可能大于 200/μL）	MRI 提示单个或多个不对称白质病变 没有肿块占位或增强	脑脊液 JC 病毒 PCR 如果为阴性，考虑行脑活检 MRI
原发性中枢神经系统淋巴瘤	头痛 局灶性表现 精神状态改变 发病数天至数周 CD4<50/μL	MRI 或 CT 单个（50%）或多个（50%）不规则弥漫性增强病灶；病变可能很大（>4cm）	脑脊液 EB 病毒 PCR 如果阴性，计划进行治疗的话行脑活检 MRI
非肿块病变			
隐球菌脑膜炎	头痛 精神状态改变 CD4<100/μL	肿块病变少见（隐球菌）	血清或脑脊液隐球菌抗原检查 脑脊液 PCR 和真菌培养
HIV 脑病	痴呆、共济失调、震颤 CD4<200/μL	MRI 可显示深部白质和基底节区萎缩和对称高信号，但无增强	排除性诊断 图像可能会有提示作用
巨细胞病毒脑炎	精神状态改变 头痛 局灶性表现 CD4<50/μL	MRI 可提示脑室周围强化、脑室扩大或正常	脑脊液巨细胞病毒 PCR
结核性脑膜炎	精神状态改变 脑神经麻痹 任何 CD4 计数	MRI 显示脑膜强化，偶见肿块或正常	脑脊液 AFB 染色，大量脑脊液培养 脑脊液结核分枝杆菌 PCR 低敏感性诊断试验
神经梅毒	视觉症状、头痛、脑神经病变、脑血管意外、痴呆 任何 CD4 计数	可能提示脑血管意外，很少有肿块	梅毒血清学（见正文） 脑脊液 RPR，脑脊液 FTA-ABS

AFB，抗酸杆菌；FTA-ABS，荧光梅毒螺旋体抗体吸收试验；PCR，聚合酶链反应；PML，进行性多灶性白质脑病；RPR，快速血浆反应素。

HIV 阳性的患者伴有咳嗽和发热，如何确定其原因？

主诉

病例 ③

L 先生是一位 35 岁的男性，HIV 阳性。他的主诉是咳嗽伴发热 4 天。

HIV 阳性患者咳嗽伴发热的鉴别诊断是什么？该如何进行鉴别？

构建鉴别诊断

HIV 感染患者中最常见的肺炎是细菌性肺炎、肺孢子菌肺炎和肺结核。总的来说，它们占 HIV 阳性患者肺部感染的 91%。三个关键特征有助于诊断 HIV 感染者的这些常见肺炎。首先，CD4TL 计数估计免疫缺陷的水平。无论 CD4TL 计数是多少，患者都可能发生毒性感染，例如肺结核或细菌性肺炎。其次，毒性较小的感染几乎只见于 CD4TL 计数 <200/μL 的患者，如肺孢子菌肺炎。

第二个关键特征是某些疾病以急性形式出现（细菌性肺炎），但某些疾病以亚急性或慢性形式出现（肺结核或肺孢子菌肺炎）。

有助于诊断这些主诉的最后一个关键特征是胸片表现。大叶浸润提示细菌性肺炎，而弥漫性或间质浸润见于肺孢子菌肺炎和肺结核。提示肺结核的表现包括尖端或空洞浸润（如果 CD4TL 计数 >200/μL）、肺门淋巴结肿大或结节浸润。肺结核的胸部影像学表现因患者的免疫抑制程度而异。表 5-4 总结了典型的 HIV 阳性患者的 CD4TL 计数、严重程度和胸部影像学表现和肺部感染的处理方法。

肿瘤也可能引起肺部不适。毫不奇怪，例如肺癌的侵袭性肿瘤可能发生于任何 CD4TL 计数，而肺淋巴瘤通常发生在 CD4TL 计数 <500/μL 的患者中，而卡波西肉瘤通常发生在 CD4TL 计数 <200/μL 的患者中。

如上所述，HIV 感染患者中最常见的肺炎是细菌性肺炎、肺孢子菌肺炎和肺结核。肺孢子菌肺炎在第 10 章中进行了回顾，这里仅简要提及。感染 HIV 的患者有大量不太常见的肺炎病因，在此不再赘述，包括地方限制性真菌病（芽生菌病、球孢子菌病和组织胞浆菌病）、机会性真菌病（隐球菌病以及晚期 AIDS 中的曲霉病），不常见的细菌病原体（诺卡氏菌、马红球菌、卡纳西支原体）和巨细胞病毒。本节的其余部分将重点介绍 HIV 感染患者的细菌性肺炎、肺结核和鸟分枝杆菌感染。

HIV 感染者肺部疾病的鉴别诊断

A. CD4TL 计数 >500/μL
1. 细菌性肺炎
2. 肺结核
3. 肺癌

B. CD4TL 计数 200~499/μL：以上所有加上淋巴瘤

C. CD4TL 计数 100~199/μL：以上所有加上肺孢子菌肺炎

D. CD4TL 计数 <100/μL：以上所有加下列疾病
1. 真菌感染（芽生菌病、球孢子菌病、隐球菌病、组织胞浆菌病和曲霉菌病）
2. 巨细胞病毒：尽管巨细胞病毒偶尔会导致晚期 AIDS 中的肺炎，当它在支气管肺泡灌洗液中被发现时，它反映了无症状的再激活而不是肺炎的病因。
3. 非结核分枝杆菌，尤其是鸟分枝杆菌细胞内感染和堪萨斯分枝杆菌感染
4. 卡波西肉瘤

③

L 先生说他一直感觉良好，直到 4 天前突然出现 38.8℃ 的发热，咳嗽咳出绿色痰，吸气时右侧胸痛，劳累时感到中度气短。2 年前因性行为确诊感染 HIV，1 个月前最后一次 CD4TL 计数为 400/μL，当时病毒载量检测不到，他一直采用抗反转录病毒治疗。

表 5-4　HIV 阳性患者肺部感染的发现总结

变量	肺结核	细菌性肺炎	肺孢子菌肺炎（PJP）
敏锐度	亚急性 数周至数月	急性 <1 周	亚急性 数周至数月
CD4	任何计数	任何计数	<200/μL
典型胸片表现	CD4 >200 /μL：肺尖、空洞或结节性病变 CD4 < 200 /μL：正常，中叶或下叶实变，粟粒状，淋巴结肿大	肺叶实变	双侧肺门周围弥漫对称间质型
风险因素	国外出生或到过疫区的旅行者，近期接触史，既往阳性 PPD 或 IGRA，注射吸毒，坐牢	注射吸毒 低 CD4 计数会增加风险	低 CD4 计数
其他线索	可以看到胸腔积液		乳酸脱氢酶升高，比胸部 X 线检查结果提示的缺氧程度高
选择性的诊断检查	痰涂片和培养. 如果没有咳痰则行 BAL 检查； 如果是粟粒性结核，则活检	痰培养、革兰氏染色和血培养	BAL[1] 获得的痰 对肺孢子菌肺炎行银染色，H&E 或 DFA

[1] 大多数机构缺乏可靠的检测痰中肺孢子菌肺炎的专业知识，通常需要 BAL。

BAL，支气管肺泡灌洗；DFA，直接免疫荧光法；H&E，伊红染色；IGRA，干扰素 γ 释放试验；PPD，纯化蛋白衍生物。

 此时，最有可能的诊断是什么？鉴别诊断还有什么？是否存在不可漏诊的情况？基于以上鉴别诊断，后续应做哪些检查？

鉴别诊断排序

　　L 先生的临床表现有两个关键的特点。第一个关键的特征是他的 CD4TL 计数只是中度减少，这使得各种机会性感染不太可能发生（肺孢子菌肺炎、鸟分枝杆菌细胞内感染、巨细胞病毒和隐球菌病）。另一方面，肺结核、细菌性肺炎和芽生菌病的毒性足以出现在免疫系统正常或轻度受损的患者身上。第二个关键特征是肺部过程的快速发展，这强烈支持细菌性肺炎而不是肺结核。鉴别诊断总结在表 5-5 中。

病例 3

　　体格检查提示体温 38.6℃；血压 120/75mmHg；心率 110 次/min：呼吸 18 次/min。肺部检查提示右胸后 1/3 的下部有湿性啰音。胸片显示右下肺叶实变，未见积液。白细胞为 8 000/μL 伴 15% 条带。痰革兰氏染色显示大量 PMN 和革兰氏阳性双球菌。最初的 AFB 涂片为阴性，送血培养。

 临床信息是否能得出诊断结果？如果不能，还需要哪些其他信息？

表 5-5　对 L 先生的诊断假设

诊断假设	人口统计学、风险因素、症状和体征	重要检查
主要假设		
细菌性肺炎	急性起病，任何 CD4 计数，脓痰	胸片：肺叶浸润 痰培养和革兰氏染色、血培养 肺炎球菌抗原、军团菌抗原
备选假设——最常见的		
肺结核	近期暴露，PPD 或 IGRA 阳性，国外出生，亚急性起病，任何 CD4 计数	CD4>200/μL： 胸片显示肺尖、空洞或结节病变 CD4<200/μL： 胸片显示下叶实变、淋巴结肿大 痰 AFB 涂片和培养
其他假设		
肺孢子菌肺炎	亚急性或慢性病程，CD4<200/μL，未接受 TMP-SMX 预防	胸片：双侧弥漫性肺门周围浸润

AFB，抗酸杆菌；IGRA，干扰素 γ 释放试验；PPD，纯化蛋白衍生物；TMP-SMX，复方新诺明。

主要假设:细菌性肺炎

教科书内容回顾

典型的是急性起病(<1 周),伴有咳痰和发热。患者可能会有脓痰并主诉胸膜炎性胸痛,表现类似于 HIV 阴性患者的细菌性肺炎。

疾病要点

A. 细菌感染是与 HIV 和 AIDS 相关肺炎的最常见原因。因此患有严重或复发性社区获得性肺炎的患者都应考虑 HIV。

B. 复发性细菌性肺炎(1 年内发作 2 次以上)是一种艾滋病定义疾病。

C. 可能会在 HIV 感染过程中的任何时候发生。

D. 细菌性肺炎的风险随着 CD4TL 计数的下降而增加,IDU 会进一步增加风险。

 1. CD4TL 计数:

  a. HIV 阴性患者中细菌性肺炎的发生率:0.9%/ 年。

  b. HIV 阳性患者中细菌性肺炎的发生率。

   (1) CD4TL 计数 >500/μL:2.3%/ 年。

   (2) CD4TL 计数 200~500/μL:6.8%/ 年。

   (3) CD4TL 计数 <200/μL:10.8%/ 年。

   (4) HIV 感染患者中 2/3 的病例发生在 CD4TL< 200/μL 的患者中。

 2. 静脉注射药物:

  a. 静脉注射药物的 HIV 感染者的肺炎发病率是非静脉注射药物的 HIV 感染者的两倍。

  b. 感染性心内膜炎引起的脓毒性栓子发生率增加导致肺炎风险增加。

 3. 抗反转录病毒治疗可显著降低发生细菌性肺炎的风险(45%)。

E. 病因学:

 1. 肺炎链球菌是细菌性肺炎最常见的原因。其他常见的细菌病原包括流感病毒、肺炎支原体、军团菌、金黄色葡萄球菌,包括社区获得性耐甲氧西林的金黄色葡萄球菌和铜绿假单胞菌。

 2. 肺炎链球菌比铜绿假单胞菌有更高 WBC(12 400/μL vs. 5 000/μL)和更高的平均 CD4TL 计数(106/μL vs.19/μL)。

 3. 铜绿假单胞菌是高达 38% 的医院获得性肺炎和 3%~25% 的社区获得性肺炎的病原体,它与 33% 的院内死亡率有关。

 4. 13% 的细菌性肺炎患者也伴有肺孢子菌肺炎。

F. 并发症和预后:

 1. 细菌性肺炎在 HIV 感染者中比在非 HIV 感染者中进展得更快,而且往往更复杂。

 2. 30% 的细菌性肺炎与菌血症有关,菌血症以肺炎链球菌更常见。

 3. 在住院患者中,总死亡率为 9.3%~27%。

  a. 死亡率比美国普通人口高出 6~13 倍(比年龄 >65 岁人口高出 1.2~2.4 倍)。

  b. 5 个死亡率预测因子包括脓毒症休克、CD4TL 计数 <100/μL、显著的胸腔积液(超出肋膈角)、空腔和多叶浸润。死亡率与风险因素的数量成正比(表 5-6)。

  c. 在流感季节的死亡率会增加。流感病毒感染可能导致严重的流感病毒肺炎或细菌性肺炎,通常是由于肺炎链球菌或金黄色葡萄球菌引起。

G. 化脓性细菌性支气管炎伴咳嗽、发热和无浸润在 HIV 感染患者中更为常见。

循证医学诊断

A. 初步评估。

 1. 应包括胸片、血液和痰液培养、痰革兰氏染色和 WBC 测定

 2. 尿路肺炎球菌和嗜肺军团菌血清群 1 抗原测试需常规检查,这通常很有帮助。

表 5-6　HIV 阳性的细菌性肺炎患者的死亡率

预测变量数 [1]	死亡率
0	1.3%
1	7.5%
2	8.7%
3	34.5%
4	42.8%

[1] 预测变量数:感染性休克、CD4TL 计数 <100/μL、显著胸腔积液(超出肋膈角)、空洞和多叶浸润。

B. 所有 HIV 感染肺炎患者应采取空气传播预防措施。

 1. 将其置于负压隔离室。

 2. 行 3 次痰液抗酸染色以排除肺结核。

C. 毒性外观不常见,但提示肺孢子菌肺炎有细菌性肺炎或肺结核(敏感度为 10.6%,特异度为 97.8%,LR+ 为 4.8)。

D. 肺炎链球菌性肺炎。

 1. 常见症状包括咳嗽(93%)、自觉发热(90%)、胸膜疼痛(52%~91%)和寒战(74%);51% 的患者有咯血,63% 的患者体温 >38℃。

 2. 症状持续时间的中值为 4 天。

 3. 痰革兰氏染色有 58% 的敏感性,如果在应用抗生素 24h 内收集痰液则更常呈阳性。

 4. 痰培养的敏感度为 56%:如果在开始抗生素前进行

痰培养,病原体更容易分离。当开始应用抗生素超过
24h 后进行痰培养,定植于呼吸道的病原体更容易分
离;例如,从已经在 ICU 插管 48h 的感染肺炎链球菌
的严重肺炎患者中获得的呼吸道样本可能会长铜绿
假单胞菌,但这些铜绿假单胞菌在呼吸机管道系统
定植而不会引起肺炎。

5. 血液培养中有 31%~95% 的人呈阳性。

6. 尿肺炎球菌抗原:敏感度约为 79% 和特异度为 94%
   (LR+ 为 13,LR- 为 0.2)。该试验也可能因肺炎链球
   菌定植或上呼吸道感染而呈阳性。

 抗菌覆盖范围不应限于 HIV 感染肺炎链球菌
肺炎和尿肺炎链球菌抗原的患者。

E. 军团菌肺炎。

1. 一篇研究报道某些症状在军团菌肺炎患者中比链球
   菌肺炎患者着中更常见,包括呼吸外症状(57% vs.
   24%)、低钠血症(57% vs.13%)和肌酸磷酸激酶(57%
   vs.17%)。

2. 军团菌比肺球菌引起的呼吸衰竭更常见(33% vs.
   2%)。

F. 肺炎支原体常通过 IgM ELISA、IgG 的 4 倍改变或存在
   冷凝集素来诊断。

G. 胸片。

1. 标准影像包括前后位和侧位胸片。

2. 通常表现为肺叶或多灶性实变。

3. 肺叶实变不经常见到,但强烈提示肺孢子菌肺炎或
   肺结核(敏感度为 54%,特异度为 90%,LR+ 为 5.6,
   LR- 为 0.51)。

4. 发热 <1 周的肺叶浸润患者强烈提示细菌性肺炎
   (敏感度为 48%,特异度为 94%,LR+ 为 8.0,LR- 为
   0.55)。

5. 胸片不能区别肺炎链球菌和铜绿假单胞菌或军团菌
   感染。

6. 一篇研究发现 82% 的 HIV 感染患者有肺部异常不
   适,包括胸腔积液、空洞和脓肿,这些在肺部高分辨
   率 CT 扫描中不能被检测到。

 对治疗没有反应的 HIV 感染患者和有呼吸系
统症状或体征但胸片异常的患者,应考虑进行
高分辨率 CT 扫描。

H. 支气管镜检查。

1. 适用于对治疗无反应或可能发生伴随感染的患者。

2. 支气管肺泡灌洗对细菌性肺炎的敏感度:70%(如早
   期进行检查)。

治疗

A. 预防

1. 复方新诺明预防肺孢子菌肺炎,对 CD4TL 计数
   <200/μL 的患者也能降低细菌性肺炎的发生率
   67%。

2. 肺炎球菌疫苗。

   a. 建议 HIV 感染者接种两种肺炎球菌疫苗:13 价肺
      炎疫苗(Prevnar-13)和 23 价肺炎球菌多糖疫苗
      (PNeumovax 23)。两者都能显著减少肺炎球菌病,
      但组合应用效果更好。

   b. 23 价肺炎球菌多糖疫苗覆盖了 86% 的血清型,但
      它不像 13 价肺炎疫苗有免疫原性。

   c. 美国 CDC 建议在 HIV 感染中尽早使用肺炎球菌
      疫苗。

      (1) 疫苗接种应在开始抗反转录病毒治疗后 4 周
          进行,从而使得免疫重建。

      (2) 通常首先接种免疫原性更强的肺炎疫苗,两
          个月后接种免疫原性较弱的多糖疫苗,最好
          等待后者直到 CD4 计数 >200/μL。

   d. 建议每 5 年接种一次多糖肺炎球菌疫苗。对初始
      CD4TL 计数 <200/μL 的患者在显著的免疫重建
      发生后也可能有用(CD4TL 计数增加 >100/μL)。

3. 对典型的细菌性肺炎的治疗通常是根据经验治疗。

4. 不适当的抗生素治疗与休克患者的单一性显著增加
   有关(85.7% 与适当治疗的 25% 相对比)。

5. 抗生素必须覆盖常见病原体(肺炎链球菌、金黄色
   葡萄球菌、流感嗜血杆菌、肺炎支原体和铜绿假单胞
   菌)。应该考虑当地的耐药菌。

6. 一种常见的策略包括阿奇霉素和头孢曲松。

7. 包括抗甲氧西林的金黄色葡萄球菌的覆盖范围应有
   一个低阈值,特别是在有静脉注射药物病史的患者、
   血液透析患者、男同性恋患者以及在流感季节有可
   能是严重细菌性肺炎的患者。

8. 假单胞菌感染。

   a. CD4TL 计数低时应考虑。

   b. 用抗假单胞菌 β- 内酰胺抗生素治疗。

      (1) 哌拉西林 / 卡唑巴坦、头孢吡肟、头孢唑胺、美
          罗培南。

      (2) 头孢他啶 / 阿维巴坦或头孢他唑 / 卡唑巴坦
          治疗多重耐药铜绿假单胞菌分离株。

   c. 药敏试验未确定时最初可添加氨基糖苷类(通常
      是妥布霉素),但如果假单胞菌对抗假单胞菌 β- 内
      酰胺敏感,继续应用妥布霉素没有好处。

9. 无并发症的肺炎患者对治疗的临床和放射反应的时
   间进程类似于非 HIV 感染者。

诊断

痰液连续抗酸染色(AFB)涂片培养,所有的结果都是阴性的。

根据以上信息能否得出最有可能的诊断为细菌性肺炎?排除了鉴别诊断吗?如要排除鉴别诊断,还需要进行其他检查吗?

在评估有肺部不适的 HIV 感染患者时,一个关键的决定是患者是否需要支气管肺泡灌洗的支气管镜检查来确定病原。在有浸润的 HIV 阳性患者中,如果在开始使用抗生素后 24h 内进行,支气管肺泡灌洗会高度敏感(86%)。经支气管活检进一步增加了敏感性,但很少进行。由于有大量的潜在病原体,对社区获得性细菌性肺炎的经验性治疗通常是不合适的,但强烈疑似细菌性肺炎的病例除外。急性发作和局灶性浸润提示有细菌性肺炎,而亚急性/慢性进展、弥漫性浸润和腔室性病变提示有其他病因。在这种情况下,支气管镜检查通常是必要的,除非痰液分析具有诊断意义(抗酸染色阳性或很少银染色阳性)。L 先生急性疾病和胸片的局灶性发现强烈提示细菌性肺炎。那么肺结核是否也会出现在同样 CD4TL 计数的 HIV 阳性患者身上。

鉴别诊断:AIDS 患者合并肺结核 ①

教科书内容回顾

肺结核典型表现为咳嗽和超过一周的发热(通常更长)、盗汗和体重减轻的全身症状很常见。在 CD4TL 计数 >200/μL 的患者中,胸片图像与非 HIV 感染的患者相似,有顶端、空洞或结节性浸润。在 CD4TL 计数 <200/μL 的患者中,胸片图像通常不典型:下叶浸润、粟粒性浸润和淋巴结病变更为常见。肺外结核病在 AIDS 中也更常见。

疾病要点

A. 目前,全球结核病比人类历史上任何时候都多:根据美国 CDC 的数据,在 2017 年全球估计已有 1 000 万新发结核病和 130 万结核病相关死亡。潜在结核病感染影响了世界 1/4 的人群。

B. HIV 感染者感染结核病的风险最高(发病率高出 170 倍)。

   1. 流行地区和静脉注射药物患者的风险进一步增加。

   2. 2017 年美国报告了 9 000 个结核病病例,比 2016 年下降了 1.6%。

---

① 非艾滋病毒感染者患结核病的相关内容见本书第 10 章。

C. 结核病增加了 HIV 的复制和死亡的风险。

D. 在全球范围内,结核病占 HIV 相关死亡的 30%。

E. 在撒哈拉以南的非洲和亚洲部分地区流行。

F. 50% 的病例继发于近期感染(进行性原发性结核病)。

G. 结核病可能是 HIV 感染的第一个表现,也是一种定义艾滋病的疾病。

所有肺结核患者都应该检测 HIV。

H. 临床特征。

   1. 早期 HIV 感染:肺结核相当典型。

   2. 晚期 HIV 感染:

     a. 肺外结核病更常见。

      (1) 在艾滋病人群(30%)中比无艾滋病的患者(15%)更普遍。

      (2) 肺外结核病最常见的部位包括血液、淋巴结、骨髓、泌尿生殖道、中枢神经系统和肝脏。19% 的患者累及颈部或锁骨上淋巴结。

      (3) 这些患者的其他综合征包括体重减轻、不明原因发热和结核性脑膜炎。

     b. 胸片图像更为典型(见下文)。

肺外结核病在 HIV 感染患者中很常见,肺外感染部位可能是诊断的靶点。

循证医学诊断

A. 长期发热(>7 天)在肺结核 HIV 感染者中比肺孢子菌肺炎或细菌性肺炎更常见(敏感度为 56%;特异度为 78%,LR+ 为 2.5,LR- 为 0.57)。

B. 肺结核的体重减轻也比肺孢子菌肺炎或细菌性肺炎更常见(敏感度为 67%,特异度为 68%,LR+ 为 2.1,LR- 为 0.49)。

C. 疑似肺结核患者的标准检查应包括胸片(前后视图)、3 次痰液抗酸染色和培养、PPD 或 IGRA 以及血液和尿液培养。

D. 胸片:

   1. 某些影像学表现包括空洞性病变,肺门淋巴结病变和结节性病变是少见的,但提示肺结核(表 5-7)。

HIV 感染肺结核患者的胸片可能是典型或非典型的。顶端或空洞性疾病、结节性浸润或淋巴结病变的患者应考虑肺结核。

   2. 然而,肺结核的胸片表现随免疫抑制的程度而不同(表 5-8)。

表 5-7　HIV 感染结核的患者 X 线检查结果的诊断准确性

影像学表现	敏感度	特异度	阳性似然比	阴性似然比
空洞病变	16.7%	98.4%	10.72	0.85
肺门淋巴结肿大	11.1%	98.4%	7.15	0.90
结节性病变	25.0%	92.7%	3.45	0.81

表 5-8　HIV 感染结核的患者 X 线表现的频率（%）对 CD4 计数的影响

影像学表现	CD4 计数 /μL		
	>400	200~399	<200
空洞病变	63	44	29
肺门淋巴结肿大	0	14	20
胸腔积液	3	11	11
粟粒性表现	0	6	9

　　a. 早期 HIV 感染（CD4T 计数 >200/μL）：胸片通常显示典型的再激活图像：上叶或下叶根尖部有或没有空洞。

　　b. 晚期 HIV 感染（CD4TL 计数 <200/μL）：

　　　（1）中下叶实变、淋巴结肿大、胸腔积液、粟粒型多见。

　　　（2）累及胸膜更常见。

　　　　（a）常伴有发热（85%）、咳嗽（77%）和胸痛（36%）。体重减轻很常见（74%）。

　　　　（b）单侧渗出性积液。

　　　　（c）44%~73% 伴有下叶实质浸润。

无浸润性胸腔积液可能是 HIV 患者感染结核的一种表现。

3. 盗汗或长期发热（>7 天）的空洞病变对肺结核不敏感，但具有高度预测性（敏感度为 8%~11%，LR+ 为∞）。

4. 体重减轻或长期咳嗽（>7 天）的肺门淋巴结肿大对肺结核不敏感，但具有高度提示性（敏感度为 8%，LR+ 为 8~∞）。

5. 10%~21% 的肺结核和晚期疾病患者的胸部 X 线检查正常。

尽管胸部 X 线检查正常，但仍可存在肺结核，并且在 CD4TL 计数 <200/μL 和有肺部症状的 HIV 阳性患者中，应考虑存在肺结核。这些患者需要在负压室进行隔离。

E. PPD 和 IGRA：敏感性取决于免疫抑制的程度。

　　1. CD4TL 计数 >300/μL：敏感度为 90%。

　　2. CD4TL 计数 <100/μL：

　　　a. PPD（≥5mm），敏感度为 0。

　　　b. IGRA 测试在 CD4TI 计数 <100/μL 的患者中解释很复杂。大多数这样的患者 IGRA 结果都不确定，而这并不是诊断性的。然而，阴性结果使诊断结核病的可能性较小。

F. 痰液分析：

　　1. 抗酸染色涂片的结果。

　　　a. 敏感度差（29%~60%）通常是由于患者无法产生足够的痰液。能够产生足够痰液的患者的敏感度为 67%。

　　　b. 当 CD4TL 计数较低时特异性下降，但由于鸟分枝杆菌细胞内感染发病率的增加，使得特度在该组中仍然显著增高（92%）。

　　2. 抗酸杆菌培养：敏感度在 43%~100%。能够产生足够痰液的患者的敏感度接近 100%。

G. 痰液结核分枝杆菌 PCR 检测。

　　1. 有助于区分肺结核和鸟分枝杆菌细胞内感染、堪萨斯分枝杆菌或定植 / 污染非结核分枝杆菌（通常是戈登分枝杆菌）。

　　2. 主要用于抗酸染色呈阳性。

　　3. 怀疑肺结核的可能性很小时非常有用。

　　　a. 快速阳性结果有助于确诊肺结核，阴性结果使肺结核的可能性降低。

　　　b. 在这种情况下，敏感度和特异度均为 95%。

　　4. 当临床怀疑度高和涂片阴性时也有帮助。

　　　a. 快速测试报告的敏感为 53%，特异度为 93%。

　　　b. 阳性检测结果表明是肺结核。

　　　c. 培养物仍然需要进行药敏试验。

　　5. 诊断流程如图 5-10 所示。

H. 分枝杆菌血培养。

　　1. 26%~42% 的 HIV 阳性结核病患者的血液培养呈阳性。

　　2. CD4TL 计数 <100 /μL 患者的敏感度增加到 49%。

I. 支气管镜检查。

　　1. 涂片：敏感度为 50%~57%，特异度为 99%。

　　2. 培养：敏感度接近 100%。

　　3. 一些研究指出类似于痰诱导的敏感度。

　　4. 支气管镜检查与增加结核分枝杆菌向医务人员的传播有关。如果在负压室进行支气管镜检查，则风险最小。

　　5. 首选痰诱导。

　　6. 如果对疑似粟粒状结核进行支气管镜检查，建议经支气管活检。

J. 胸膜评估。

　　1. 胸膜液涂片阳性率为 15%。

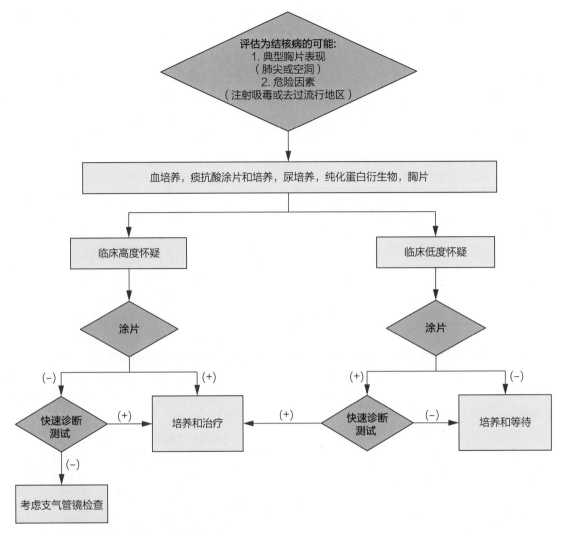

图 5-10　肺结核的诊断：快速诊断试验的作用

2. 胸膜液培养阳性率为 33%~90%。

3. 胸膜结核患者痰涂片或培养阳性率为 33%~50%。没有实质浸润患者的痰液可能呈阳性。

　对有胸腔积液的 HIV 感染者的痰液进行涂片染色和培养，即使没有浸润。

4. 积液为单侧和渗出性，以淋巴细胞为主。

5. 胸膜活检。

　　a. 涂片阳性：44%~69%。

　　b. 病理学阳性（肉芽肿）：88%。

治疗

A. 化疗预防

1. 适用于 PPD 阳性（局部红肿硬结≥5mm）或 IGRA 阳性的 HIV 感染患者，也适用于最近明显感染肺结核的患者，无论 PPD/IGRA 结果如何。

2. 应进行胸部 X 线检查，评估患者以排除活动性结核（肺或肺外）。此外，即使是胸片正常但 CD4TL 计数 <200/μL 的患者，也应进行痰液涂片染色和培养。

3. 9 个月的异烟肼预防治疗可将 HIV 感染者从结核潜伏感染到活性结核的进展率从 4% 降低到 2.6%。

4. 应每月对患者进行评估，以观察依从性和治疗的不良反应。

5. 异烟肼的肝毒性。

　　a. 10%~20% 的患者转氨酶升高，但症状性肝炎要少得多。

　　b. 如果转氨酶升高超过正常上限的 5 倍，即使患者没有症状也应停用异烟肼。

　　c. 酗酒、慢性肝病或与乙肝 / 丙肝病毒共同感染的患者应每月进行肝脏生化检查，以排除异烟肼引起的肝炎。所有 HIV 感染者肝毒性（NASH、药物不良反应）的风险都较高，每月进行肝脏生化检查。

6. 当不能使用异烟肼或预防时间缩短时,利福平预防 4 个月是一种替代方案;然而,药物的相互作用必须仔细审查。不良反应包括肝炎、血液恶质病、皮疹和过敏。

7. 每周应用一次利福布汀和异烟肼,连续 12 周,最近已经成为潜在结核感染 HIV 患者可接受的替代方案。

B. 活动性结核

1. 活动性结核通常用利福布汀、异烟肼、吡嗪酰胺和乙胺丁醇(RIPE)治疗。如果分离物易受利福平和异烟肼的影响,则停止乙胺丁醇。治疗 2 个月后,停止使用吡嗪酰胺,利福布汀和异烟肼继续使用 6 个月完成治疗。

2. 临床重要药物的相互作用使 HIV 合并结核的治疗变得复杂,建议进行咨询。在美国很少用利福平治疗 HIV 患者,因为利福布汀的相互作用更容易管理。不幸的是,由于利福布汀的价格很高,所以在低收入国家并没有被广泛使用。

3. 建议对所有活动性结核患者,包括 HIV 阳性患者进行直接观察疗法。

　　a. 将复发率从 20% 降低到 5%。

　　b. 将多重耐药结核从 6% 降低到 1%。

4. 每月进行一次痰培养:如果 2 个月后培养仍呈阳性,则治疗从 6 个月延长至 9 个月。

5. 多重药物耐药性是一个主要的健康问题。

　　a. 定义:

　　　　(1) 耐药结核对任何一线药物(利福平、异烟肼、吡嗪酰胺或乙胺丁醇)具有耐药性。

　　　　(2) 多重耐药结核指对利福平和异烟肼有耐药性。

　　　　(3) 广泛耐药结核指对利福平、异烟肼、氟喹诺酮类(环丙沙星、莫西沙星、左氧氟沙星)和可注射的二线抗结核药物(卷曲霉素和氨基糖苷类)有耐药性。

　　　　(4) 耐药结核在 HIV 患者中更为常见,但多重耐药结核在美国并不常见。

　　b. 耐药结核出现在不依从治疗的患者中。

　　c. 怀疑先前接受结核治疗、接触已知的多重耐药结核或来自多重耐药或广泛耐药结核流行国家的移民怀疑存在耐药结核。

　　d. 多重耐药或广泛耐药结核和 HIV 患者的死亡率很高。

　　e. 多重耐药结核通常需要 5~6 种药物,其中包括 3 种对结核敏感的药物。需要具备治疗多重耐药结核的专业知识,建议治疗至少 2 年。一些患者需要通过手术切除局部病灶。

C. IRIS 和肺结核

1. 接受抗反转录病毒治疗中,36% 的患者由于免疫介导反应发生浸润恶化(即 IRIS)。

2. 发热、浸润和淋巴结肿大可能会有所增加。

3. 需要排除第二次机会性感染、依从性差、耐药性或结核治疗方案的低效力。

4. IRIS 通常在肺结核中呈自限性,但糖皮质激素有利于更严重的反应。

D. 卡介苗

1. 卡介苗是一种牛分枝杆菌减毒株,疗效有限:它可以预防结核性脑膜炎和粟粒性结核,但不能预防更常见的原发性或继发性结核。

2. 卡介苗菌株禁用于 HIV 阳性患者,因为卡介苗菌株的活性感染或传播的发生率会增加。

病例解决方案

L 先生的急性表现和胸片提示细菌性肺炎。肺孢子菌肺炎和鸟分枝杆菌复合群不太可能会使 CD4TL 计数升高。同样,肺结核也不太可能出现这样急性的表现。此外,在这个 CD4TL 水平,肺结核会表现得更典型(即上叶或下叶尖端病变)。根据症状的急性程度和大叶浸润率,细菌性肺炎的 LR+ 为 8.0。因此,对细菌性肺炎进行经验性治疗是合适的。如果 L 先生对抗生物素治疗没有反应,为排除芽生菌病等替代诊断,则应进行支气管镜检查。

给予 L 先生头孢曲松钠(第三代头孢菌素)和阿奇霉素。肺炎链球菌的尿抗原呈阳性并且血培养 36h 后也呈阳性。肺炎链球菌对青霉素和头孢曲松高度敏感。对 L 先生静脉注射头孢曲松,因为每天使用一次很方便,在接下来的 3~4 天内病情有所改善,给予口服阿莫西林并出院。

　　表 5-9 总结了临床、放射学和 HIV 感染患者诊断肺孢子菌肺炎、肺结核和细菌性肺炎联合发现的预测价值。

其他重要疾病

鸟分枝杆菌 / 胞内分枝杆菌(Mycobacterium avium/intracellulare,MAI)

教科书内容回顾

　　鸟分枝杆菌细胞内感染通常会出现全身症状,包括发热、大汗淋漓和体重下降。

疾病要点

A. MAI [也称为鸟分枝杆菌复合群(MAC)]指鸟分枝杆菌和胞内分枝杆菌。鸟分枝杆菌是 AIDS 患者中最常见的

表 5-9　临床、放射学和 HIV 感染患者诊断细菌性肺炎、
肺孢子菌肺炎和结核病联合发现的预测价值

发现		阳性似然比
细菌性肺炎		
临床表现	中毒症状	4.8
	脓痰	1.9
胸片表现	肺叶浸润	5.6
联合表现	肺叶浸润和咳嗽≤7 天	11.5
	肺叶浸润和胸膜炎性疼痛	10
肺孢子菌肺炎		
临床表现	白痰	2.3
	呼吸困难	2.4
	劳累时呼吸困难	2.0
	鹅口疮	1.8
胸片表现	弥漫性渗透	2.3
	间质浸润	4.3
联合表现	间质表现和劳累时呼吸困难	7.3
	间质表现和口疮	7.2
肺结核		
临床表现	发热超过 1 周	2.5
	体重减轻	2.1
胸片表现	空洞病变	10.7
	肺门淋巴结肿大	7.2
	结节状改变	3.5
联合表现	空洞和(盗汗或发热超过 1 周)	∞
	肺门淋巴结肿大和咳嗽超过 1 周	8

　　非结核分枝杆菌。

B. 鸟分枝杆菌是通过吸入或摄入获得的。

C. 没有人与人之间传播。

D. 感染在免疫功能正常的人中很常见,肺鸟分枝杆菌细胞
　　内感染病可能是进展性的且需要治疗。

E. 弥散性鸟分枝杆菌感染。

　　1. 通常发生在严重免疫抑制的患者中。

　　　　a. 几乎所有的弥散性鸟分枝杆菌感染都有 CD4TL
　　　　　 计数 <50/μL。

　　　　b. 平均 CD4TL 计数:7/μL。

　　2. 弥散性鸟分枝杆菌感染涉及肝、脾、胃肠道、肺和
　　　 骨髓。

　　　　a. 血液、骨髓和尿液的培养可能呈阳性。

　　　　b. 以肺疾病或胃肠道疾病为主并不常见。

　　　　c. 以全身症状为主。

　　3. 痰和粪便中的鸟分枝杆菌检测通常提示定植而不是
　　　 患病。

　　4. 肺疾病发生在 <5% 的弥散性疾病患者中。可看到结
　　　 节、浸润、淋巴结肿大和空腔。

F. 自抗反转录病毒疗法引入后,弥散性鸟分枝杆菌感染的
　　发生率显著降低。

循证医学诊断

A. 体征和症状

　　1. 发热:18%~87%。

　　2. 盗汗:78%。

　　3. 咳嗽:78%。

　　4. 腹泻:32%~47%。

　　5. 体重减轻:32%~100%。

　　6. 肝脾大:24%。

B. 实验室结果

　　1. 贫血:85%。

　　2. 碱性磷酸酶增加:45%~53%。

C. 培养

　　1. 抗酸杆菌血培养:敏感度为 50%~95%。

　　2. 骨髓培养:敏感度为 82%。

D. 痰

　　1. 抗酸染色涂片可能为阳性。

　　2. 快速 PCR 检测可以区分抗酸染色涂片阳性患者的鸟
　　　 分枝杆菌和结核。

E. 胸片

　　1. 通常是正常的。

　　2. 可能表现出斑片状实变、结节或空洞。

治疗

A. 尤其是对患病患者,弥散性鸟分枝杆菌感染的治疗包括
　　克拉霉素、乙胺丁醇加利福布汀。药物相互作用很复杂,
　　建议进行传染病咨询。

B. 当患者对治疗方案无反应时,应进行大环内酯类药物敏
　　感试验。

C. 对抗反转录病毒治疗有反应的 CD4TL 计数 >100/μL 的
　　患者,治疗 1 年后可能停止治疗超过 6 个月。

D. 在抗反转录病毒治疗期间,可能会出现新的肺浸润、肝
　　脾大、淋巴结肿大或全身症状或恶化。

卡波西肉瘤

教科书内容回顾

　　在 HIV 阳性的男同性恋者中有典型的表现,出现结节
状、无触痛、粉红色至紫色丘疹和小结节组成的皮疹。

疾病要点

A. 由与 HIV 相关的人类疱疹病毒 8(HHV 8)引起。

B. 大多数患者为男同性恋,单个病变呈粉红色、红色或紫
　　色,大多数无触痛。

C. 病变位于四肢、躯干和面部 (图 5-11)。

D. 随着 CD4TL 计数的减少，病变数量不断地增加。

E. 卡波西肉瘤经常表现为皮肤受累。

F. 真皮外累及包括口腔、胃道、淋巴结和肺 (图 5-12)。

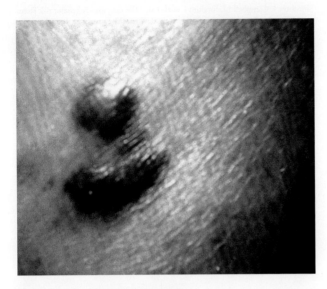

图 5-11　AIDS 患者的卡波西肉瘤

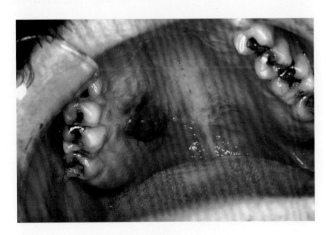

图 5-12　卡波西肉瘤累及口腔

G. 胃肠道累及常见 (40%)，但通常无临床症状。出血和肠穿孔是一种罕见的并发症。

H. 晚期卡波西肉瘤常累及肺动脉。

　　1. 肺卡波西肉瘤的表现包括肺结节、浸润、呼吸困难、大量胸腔积液和呼吸衰竭。

　　2. 患者的生存率缩短。

I. 卡波西肉瘤发病率显著降低的部分原因是引入了有效的抗反转录病毒疗法。性行为的变化也是导致发病率下降的原因。

循证医学诊断

A. 皮肤活检显示有典型的血管增生，有缝样血管间隙和梭形细胞。

B. 通过免疫组织化学在感染的内皮细胞中检测到 HHV8。

C. 胃肠道卡波西肉瘤：内镜检查有临床提示，但黏膜下病变使细胞学变的诊断困难。

D. 肺卡波西肉瘤：胸部高分辨率 CT 有提示作用；支气管镜检查可显示病变。

治疗

　　有效抗反转录病毒疗法对早期卡波西肉瘤非常有效，但有肺部累及时需要进行化疗。

参考文献

Aberg JA, Gallant JE, Ghanem KG, Emmanuel P, Zingman B, Sand Horberg MA. Primary Care Guidelines for the Management of Persons Infected With HIV: 2013 Update by the HIV Medicine Association of the Infectious Diseases Society of America. Clin Infect Dis. 2014;58(1):e1–34.

Achhra AC, Amin J, Law MG et al. Immunodeficiency and the risk of serious clinical endpoints in a well studied cohort of treated HIV-infected patients. AIDS. 2010;24(12):1877–86.

Afessa B, Green B. Bacterial pneumonia in hospitalized patients with HIV infection: the Pulmonary Complications ICU Support and Prognostic Factors of Hospitalized Patients with HIV (PIP) Study. Chest. 2000;117(4):1017–22.

Basso U, Brandes AA. Diagnostic advances and new trends of primary central nervous system lymphoma. Eur J Can. 2002;38(10):1298–1312.

Berenguer J, Miralles P, Arrizabalaga J et al. Clinical course and prognostic factors of progressive multifocal leukoencephalopathy in patients treated with highly active antiretroviral therapy. Clin Infect Dis. 2003;36(8):1047–52.

Boiselle PM, Tocino I, Hooley RJ et al. Chest radiograph interpretation of Pneumocystis carinii pneumonia, bacterial pneumonia, and pulmonary tuberculosis in HIV-positive patients: accuracy, distinguishing features, and mimics. J Thorac Imaging. 1997;12(1):47–53.

Centers for Disease Control and Prevention. False Positive HIV Test Results. Available at https://www.cdc.gov/hiv/pdf/testing/cdc-hiv-factsheet-false-positive-test-results.pdf. Accessed 12/21/2018.

Centers for Disease Control and Prevention. HIV Surveillance Report, 2016; vol 28. Published November 2017. Available at http://www.cdc.gov/hiv/library/reports/hiv-surveillance.html. Accessed 12/21/2018.

Centers for Disease Control and Prevention. Quick Reference Guide-Laboratory testing for the diagnosis of HIV infection: updated recommendations Available at http://stacks.cdc.gov/view/cdc/23446 Accessed 2/22/2019.

Centers for Disease Control and Prevention. Reported Tuberculosis in the United States, 2017. Atlanta, GA: U.S. Department of Health and Human Services, CDC, October 2018. Available at http://www.cdc.gov/tb/statistics/reports/2017/ Accessed 2/22/2019.

Centers for Disease Control and Prevention. Sexually Transmitted Disease Surveillance 2016. Atlanta: U.S. Department of Health and Human Services; 2017.

Chuck SL, Sande MA. Infections with Cryptococcus neoformans in the acquired immunodeficiency syndrome. N Engl J Med. 1989;321:794–9.

de Souza MC, Nitrini R. Effects of human immunodeficiency virus infection on the manifestations of neurosyphilis. Neurology. 1997;49(3):893–4.

Eggers CH; German Neuro-AIDS Working Group. HIV-1 associated encephalopathy and myelopathy. J Neurol. 2002;249(8):1132–6.

Gupta NK, Nolan A, Omuro A et al. Long-term survival in AIDS-related primary central nervous system lymphoma. Neuro-oncology. 2017;19(1):99–108.

Havlir DV, Barnes PF. Tuberculosis in patients with human immunodeficiency virus infection. N Engl J Med. 1999;340(5):367–73.

Jones D, Havlir DV. Nontuberculous mycobacteria in the HIV infected patient. Clin Chest Med. 2002;23(3):665–74.

Kovascs JA, Masur H. Prophylaxis against opportunistic infections in patients with human immunodeficiency virus infection. N Engl J Med. 2000;342(19):1416–29.

Lin J, Nichol KL. Excess mortality due to pneumonia or influenza during influenza seasons among persons with acquired immunodeficiency syndrome. Arch Intern Med. 2001;161(3):441–6.

Mamidi A, Desimone JA, Pomerantz RJ. Central nervous system infections in individuals with HIV-1 infection. J Neurovirology. 2002;8(3):158–67.

McCutchan JA. Cytomegalovirus infections of the nervous system in patients with AIDS. Clin Infect Dis. 1995;20(4):747–54.

Mellors JW, Munoz A, Giorgi JV et al. Plasma viral load and CD4+ lymphocytes as prognostic markers of HIV-1 infection. Ann Intern Med. 1997;126(12):946–54.

Panel on Antiretroviral Guidelines for Adults and Adolescents. Guidelines for the Use of Antiretroviral Agents in Adults and Adolescents Living with HIV. Department of Health and Human Services. Available at http://www.aidsinfo.nih.gov/ContentFiles/

AdultandAdolescentGL.pdf. Accessed 12/21/2018.

Panel on Opportunistic Infections in HIV-Infected Adults and Adolescents. Guidelines for the prevention and treatment of opportunistic infections in HIV-infected adults and adolescents: recommendations from the Centers for Disease Control and Prevention, the National Institutes of Health, and the HIV Medicine Association of the Infectious Diseases Society of America. Available at http://aidsinfo.nih.gov/contentfiles/lvguidelines/adult_oi.pdf. Accessed 12/21/2018.

Perfect JR, Dismukes WE, Dromer F et al. Clinical practice guidelines for the management of cryptococcal disease: 2010 update by the Infectious Diseases Society of America. Clin Infect Dis. 2010 Feb 1;50(3):291–322.

Polsky B, Gold JW, Whimbey E et al. Bacterial pneumonia in patients with the acquired immunodeficiency syndrome. Ann Intern Med. 1986;104(1):38–41.

Raoof S, Rosen MJ, Khan FA. Role of bronchoscopy in AIDS. Clin Chest Med. 1999;20(1):63–76.

Reichenberger F, Cathomas G, Weber R, Schoenenberger R, Tamm M. Recurrent fever and pulmonary infiltrates in an HIV-positive patient. Respiration. 2001;68(5):548–54.

Shrosbree J, Campbell LJ, Ibrahim F et al. Late HIV diagnosis is a major risk factor for intensive care unit admission in HIV-positive patients: a single centre observational cohort study. BMC Infect Dis. 2013;13:23.

Skiest DJ, Crosby C. Survival is prolonged by highly active antiretroviral therapy in AIDS patients with primary central nervous system lymphoma. AIDS. 2003;17(12):1787–93.

Zuger A, Louie E, Holzman RS, Simberkoff MS, Rahal JJ. Cryptococcal disease in patients with the acquired immunodeficiency syndrome. Ann Intern Med. 1986;104(2):234–40.

（任延平 译　任菁菁 校）

碰到贫血患者,该如何确定病因?

Jeremy Smith

主诉

 病例 ⒈

A 女士,48 岁白种人女性,因贫血导致乏力 2 个月。

 贫血的鉴别诊断有哪些? 作为医生你需要如何进行鉴别?

构建鉴别诊断

贫血可以单独发生,也可作为全血细胞减少即三系下降[白细胞(white blood cells,WBC)、血小板、红细胞(red blood cells,RBC)]的结果。尽管图 6-1 中列出了全血细胞减少的简要原因,但本章主要讨论孤立性贫血。确定贫血病因的第一步是辨别贫血的发病机制,并利用病理生理学框架加以解释:

A. **急性失血**:这在临床上往往是显而易见的。

B. 骨髓中红细胞**生成减少**;慢性失血属于这一大类,因为其会引起铁缺乏,后者最终导致红细胞生成减少。

C. RBC **破坏**过多,称为**溶血**。

 应常规评估患者急性失血的体征和症状。

A. 急性失血体征
1. 低血压
2. 心动过速
3. 大的瘀斑

B. 急性失血症状
1. 呕血
2. 黑便
3. 便血
4. 血尿
5. 阴道出血

6. 咯血

除外急性失血之后,下一个重要步骤是通过网织红细胞计数来鉴别溶血和生成减少:

A. 网织红细胞计数减少或正常见于生成减少性贫血。

B. 当骨髓对失血、溶血或铁、维生素 B_{12}、叶酸的补充能做出正常反应时,网织红细胞计数会升高。

C. 网织红细胞检测包括:

1. **网织红细胞计数**:循环 RBC 中网织红细胞所占百分比(正常为 0.5%~1.5%)。

2. **网织红细胞绝对数**:实际循环中网织红细胞的数值,通常 $(25~75)\times10^9/L$(用 RBC 总数乘以网织红细胞的百分比)。

3. **网织红细胞生成指数**(reticulocyte production index,RPI):

a. 纠正了贫血程度以及贫血时网织红细胞在外周血中成熟时间延长对网织红细胞计数的影响。

(1) 通常,网织红细胞成熟的前 3~3.5 天发生在骨髓,最后 24h 在外周血。

(2) 当骨髓受到刺激时,网织红细胞尚未成熟即被释放,导致其在外周血中的成熟时间延长,且在任何时间都有大量网织红细胞出现在外周血。

(3) HCT 为 25% 时网织红细胞外周血成熟时间为 2 天,HCT 为 15% 时则为 2.5 天,在计算 RPI 时一般使用 2。

b. RPI= [患者网织红细胞 %×(患者 HCT/45)/外周血成熟时间(天)]

[译者注:第 9 版诊断学中计算公式与此不同,为(患者网织红细胞 %/2)×(患者血细胞比容 / 正常人血细胞比容)×100]

c. RPI 正常值为 1。(译者注:第 9 版诊断学中为 2。)

d. 然而,在贫血患者中,RPI<2.0 表示网织红细胞生成减少;RPI>2.0 表示溶血,或是骨髓对急性失血或铁、维生素的补充有充分反应。(第 9 版诊断学:网织红细胞生成指数 <2 提示骨髓增生低下或红细胞系成熟障碍所致贫血,网织红细胞生成指数

>2 提示骨髓造血正常,增生活跃;>3 提示溶血性贫血或剂型失血性贫血。)

 评估贫血的第一步是判断有无急性出血,以及在排除急性出血的患者中检查 RPI。

在确定了发病机制之后,诊断贫血病因的下一步是确定生成减少或破坏增加的原因。生成减少性贫血的传统鉴别诊断方法是根据细胞大小来确定。虽然这是一个有用的鉴别方法,有时也可能提供有用的线索,但重要的是要记住平均血细胞比容(mean corpuscular volume,MCV)不是特异性的,不应该用来确定或排除贫血的特定原因。

 用 MCV 来指导诊断思路,而不能作为诊断贫血的依据。

生成减少性贫血(根据 MCV 分类)

A. 小细胞性贫血(MCV<80μm³)

1. 铁缺乏

2. 地中海贫血

3. 炎症性贫血 / 慢性病贫血(多为正常细胞性贫血)

4. 铁粒幼细胞贫血(先天性,铅暴露,药物)——罕见

5. 铜缺乏或锌中毒——罕见

B. 大细胞性贫血(MCV>100μm³)

1. 巨幼细胞贫血(DNA 合成异常所致;可见中性粒细胞核分叶过多)

   a. 维生素 B_{12} 缺乏

   b. 叶酸缺乏

   c. 抗代谢药,如甲氨蝶呤(methotrexate)或齐多夫定(zidovudine)

2. 非巨幼细胞贫血(无中性粒细胞核分叶过多)

   a. 酗酒

   b. 肝脏疾病

   c. 甲状腺功能减退

   d. 骨髓增生异常综合征(常引起全血细胞减少)

C. 正常细胞性贫血

1. 炎症性 / 慢性病贫血(慢性肾脏病、感染、炎症、恶性肿瘤、衰老)

2. 铁缺乏早期

3. 骨髓抑制

   a. 恶性肿瘤或肉芽肿侵犯

   b. 获得性纯红细胞再生障碍性贫血[微小病毒 B19,HIV,药物——吗替麦考酚酯(mycophenolate mofetil)、甲氧苄磺啶甲噁唑(trimethoprim-sulfamethoxazole)、苯妥英(phenytoin)、重组人红

细胞生成素(recombinant human erythropoietins)、胸腺瘤、其他恶性肿瘤、免疫紊乱]

   c. 再生障碍性贫血(常导致全血细胞减少)

4. 内分泌疾病(垂体功能减退和甲状腺功能减退)

溶血性贫血(按病理生理分型)

A. 遗传性

1. 酶缺陷,如丙酮酸激酶或葡萄糖 -6- 磷酸脱氢酶(glucose-6-phosphate dehydrogenase,G6PD)缺乏

2. 血红蛋白病,如镰状细胞贫血

3. RBC 膜异常,如球形红细胞增多症

B. 获得性

1. 脾功能亢进

2. 免疫性

   a. 自身免疫性:温 IgG、冷 IgM、冷 IgG

   b. 药物诱导:自身免疫或半抗原

3. 机械性

   a. 大血管病性(行军病、人工瓣膜)

   b. 微血管病性:弥散性血管内凝血(disseminated intravascular coagulation,DIC)、血栓性血小板减少性紫癜(thrombotic thrombocytopenic purpura,TTP)和溶血性尿毒综合征(hemolytic uremic syndrome,HUS)

4. 感染,如疟疾

5. 毒素,如蛇毒和苯胺染料

6. 阵发性睡眠性血红蛋白尿症

图 6-1 在假设急性出血已被排除的前提下,概述了评估贫血的方法。

M 女士有肥胖、胃食管反流、抑郁、哮喘和骨关节炎的病史。她来就诊,主诉最近两个月情绪低落、乏力加重。她没有胸痛、咳嗽、发热、体重减轻或水肿,仅有的胃肠道不适是胃纳减退和平素常有的反流症状,无呕吐、黑便、便血。她月经规律,偶尔量多。她带来了她的药瓶,内有雷尼替丁(ranitidine)、舍曲林(sertraline)、曲马多(tramadol)、西替利嗪(cetirizine)和氟替卡松(fluticasone)吸入器。她的体检提示抑郁情绪,两肺清,心脏检查正常,腹无压痛,愈创木脂法检测粪隐血阴性,无水肿,无苍白。

 病史和体检对发现贫血有多可靠?

A. 慢性贫血的症状是由组织供氧减少所致。

1. 乏力是一种常见但非特异的症状。

2. 劳力性呼吸困难常见。

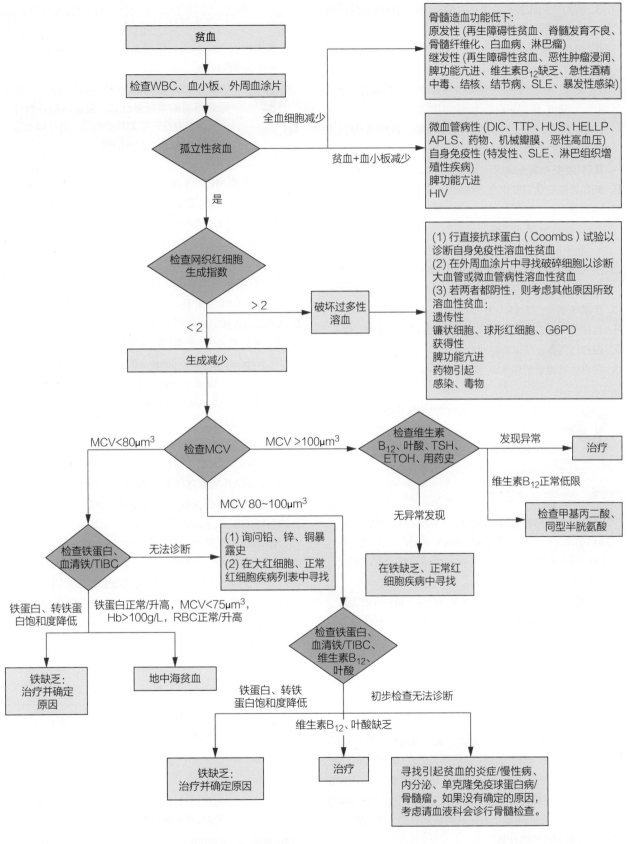

APLS，抗磷脂综合征；DIC，弥散性血管内凝血；ETOH，酒精；G6PD，葡萄糖-6-磷酸脱氢酶；HELLP，溶血、肝酶升高、血小板减少； HUS，溶血性尿毒综合征；MCV，平均红细胞容积；SLE，系统性红斑狼疮；TIBC，总铁结合力；TTP，血栓性血小板减少性紫癜。

图 6-1　诊断流程：贫血

3. 劳力性胸痛最常发生在有潜在冠状动脉疾病或严重贫血或两者兼有的患者。

4. 可有心悸或心动过速。

5. 有时可见水肿。

   a. 这是由于肾脏血流量减少导致神经激素激活和水钠潴留,类似于在心力衰竭时所见到的。

   b. 然而,与心力衰竭患者的低心输出量相比,贫血患者的心输出量是增高的。

6. 轻度贫血常无症状。

B. 低血容量症状只发生在大量失血引起的急性贫血中。

C. 结膜苍白。

1. 下眼睑结膜的前缘与后部的后缘呈相同的淡粉色,而不是正常前缘所呈现的亮红色。

2. 结膜苍白强烈提示患者贫血(LR+ 为 16.7)。

3. 然而,无结膜苍白并不能排除贫血。

D. 手掌皱褶苍白的 LR+ 为 7.9。

E. 其他部位苍白(面部、甲床)就不那么有意义,LR+<5。

F. 没有任何体征可以排除贫血。

G. 贫血体格检查的总体敏感度和特异度约为 70%。

如果患者有提示贫血的症状,即便没有体征,或当你观察到结膜或手掌皱褶苍白时,均应进行 CBC 检查。

A 女士的初步实验室检查结果显示 WBC $7.1×10^9$/L,RBC $2.6×10^{12}$/L,Hb 67g/L,HCT 23.3%,MCV $76μm^3$。她的血小板计数正常。6 个月前的血常规显示 Hb 120g/L,HCT 36%,MCV $82μm^3$。

此时,最有可能的诊断是什么? 鉴别诊断还有什么? 是否存在不可漏诊的情况? 基于以上鉴别诊断,后续应做哪些检查?

鉴别诊断排序

第一步是确定 A 女士贫血的机制。她没有急性失血的任何症状或体征,但有与慢性失血相关的疾病,胃食管反流可以导致食管炎,并偶见月经过多。然而,仅根据病史不可能区分红细胞生成减少和溶血。虽然 CBC 的变化提示新的过程正在进行,但仍不能区分这两种机制。第一个关键点应该是她的网织红细胞计数。

经常查看以往的 CBC 结果,看看贫血是新发的、旧的,还是进展性的。

A 女士的网织红细胞计数是 1.5%,网织红细胞绝对数 $54×10^9$/L,RPI 0.39。

现在你会发现 A 女士是生成减少性贫血。那最有可能的诊断是什么? 鉴别诊断还有什么? 是否存在不可漏诊的情况? 基于以上鉴别诊断,后续应做哪些检查?

A 女士的 MCV $76μm^3$,因此你需要考虑小细胞性贫血的鉴别诊断。然而,重要的是应记住,MCV 不是特异性的,不应该被用来纳入或排除贫血的特定原因。

A. 一项研究发现,在血清维生素 B_{12}、叶酸或铁异常的患者中,有 50% 的 MCV 是正常的。

1. 5% 的铁缺乏患者的 MCV 升高。

2. 12% 的维生素 B_{12} 或叶酸缺乏患者的 MCV 降低。

B. CBC 的其他结果如何? 这些参数有用吗?

1. 其他红细胞参数[平均红细胞血红蛋白量(mean corpuscular hemoglobin,MCH)和平均红细胞血红蛋白浓度(mean corpuscular hemoglobin concentration,MCHC)]与 MCV 变化趋势相同,而且不是特别的敏感和特异。

2. 红细胞体积分布宽度(red cell distribution width,RDW)在鉴别贫血病因时敏感性或特异性也不高。

尽管对 MCV 有这样的顾虑,但在小细胞性贫血以及有症状提示可能存在慢性失血的患者中,铁缺乏是到目前为止最可能的原因,预测概率为 80%。因此,A 女士最有可能的诊断是缺铁性贫血。炎症性贫血越来越常见,因此应作为首要鉴别诊断。但要做出这一诊断,应牢记患者必须存在可导致贫血的炎症状态。铁粒幼细胞贫血和铅暴露是其他可能的诊断。近期 CBC 正常则可排除地中海贫血。由于 MCV 缺乏特异性,因此正常细胞性和大细胞性贫血的病因也应该作为其他诊断而有所顾及。表 6-1 列出了相关鉴别诊断。

表6-1 A 女士的诊断假设

诊断假设	人口统计学,风险因素,症状和体征	重要检查
主要假设		
铁缺乏	异食癖 失血(月经过多、黑便、便血、使用 NSAID)	血清铁蛋白 转铁蛋白饱和度
备选假设——最常见的		
慢性炎症性贫血	肾脏或肝脏疾病、炎症、感染、恶性肿瘤病史	血清铁、TIBC、铁蛋白、肌酐、转氨酶、ESR、CRP

续表

诊断假设	人口统计学,风险因素,症状和体征	重要检查
其他假设		
地中海贫血	种族背景	血红蛋白电泳、DNA 检测
铅中毒	铅暴露	铅水平
维生素 B₁₂ 缺乏	饮食(特别是素食) 其他自身免疫性疾病 年老 神经症状	维生素 B_{12} 水平 同型半胱氨酸水平 MMA
叶酸缺乏	妊娠 镰状细胞贫血 酗酒 绝食	叶酸水平 同型半胱氨酸水平

CRP,C 反应蛋白;ESR,红细胞沉降率;MMA,甲基丙二酸;NSAID,非甾体抗炎药;TIBC,总铁结合力。

主要假设:缺铁性贫血

教科书内容回顾

最经典的病例是一个年轻的、未绝经女性,觉得乏力,爱吃冰食。典型症状包括乏力、呼吸困难,时有水肿。

疾病要点

A. CBC 随缺铁的严重程度而变化。

1. 缺铁早期,虽然铁蛋白已下降,但 CBC 正常。

2. 然后出现轻度贫血,Hb 90~120g/L,RBC 正常或轻度低色素。

3. 随着缺铁的进展,Hb 继续减少,并发展为低色素和小红细胞。

B. 铁缺乏的原因。

1. 失血,以月经和胃肠道最常见。

2. 吸收障碍。

   a. 可见于乳糜泻、幽门螺杆菌感染或炎症性肠病的患者。

   b. 可发生在一些减肥手术后。

   c. 也可能发生在服用质子泵抑制剂或 H₂ 受体阻滞剂的患者。

3. 摄入不足,通常出现在资源贫乏的环境或严格控制饮食的人群。

   a. 男性铁需要量为 1mg/d(消耗 15mg/d,吸收率为 6%)。

   b. 女性铁需要量为 1.4mg/d(消耗 11mg/d,吸收率为 12%)。

   c. 肉类中的铁比蔬菜中的铁生物利用度更高。

4. 需求增加,比如妊娠、婴儿、青春期、促红细胞生成素治疗。

循证医学诊断

A. 骨髓检查是诊断缺铁的"金标准",但一般不是必须的。

B. 血清铁蛋白是最好的血清检测方法。

1. 血清铁蛋白降低的 LR+ 非常高,据报道从 LR+ 为 51(铁蛋白 <15μg/L)到 LR+ 为 46(铁蛋白 <30μg/L)。

2. 因此,铁蛋白降低提示缺铁性贫血。

3. 普通人群中,血清铁蛋白 >100μg/L 的 LR− 非常低(0.08)。

4. 因此,在普通人群中铁蛋白 >100μg/L 可以大概率排除患者存在铁缺乏。

5. 然而,因为铁蛋白是一种急性期反应物,在炎症状态时会升高,因此在这些疾病的情况下不易解释。

   a. 所报道的 LR 变化范围很大,一些研究发现在慢性疾病时铁蛋白对诊断铁缺乏没有帮助。

   b. 在慢性疾病患者中,提示缺铁所需的血清铁蛋白水平可能更高,而且具体数值也因基础疾病而异。

   c. 在慢性肾脏病中,铁代谢异常是通过转铁蛋白饱和度[血清铁/总铁结合力(serum iron/total iron binding capacity,Fe/TIBC)]和铁蛋白来定义的。

      (1) 因进食不足、吸收不良、胃肠道或其他出血所致的绝对铁缺乏:转铁蛋白饱和度 <20%,铁蛋白 <100μg/L。

      (2) 因铁运输至红细胞受损和小肠吸收受抑制所致的功能性铁缺乏:转铁蛋白饱和度 <20%,铁蛋白≥100μg/L。

C. 其他检查:

1. 血清铁、MCV、转铁蛋白饱和度、红细胞内原卟啉、红细胞铁蛋白和 RDW 的敏感性和特异性均不如铁蛋白。

2. 这些检查中最好的是转铁蛋白饱和度≤5%,此时 LR+ 为 10.46。

3. 对试验性铁补充治疗的反应也可用于确诊不明确的病例。

在没有慢性炎症疾病的患者中,血清铁蛋白是确诊缺铁性贫血的最佳单一指标。

治疗

A. 缺铁性贫血通常使用口服铁剂进行补充,对于已证明吸收不良或无法耐受口服铁剂的患者可以使用静脉铁剂治疗。

B. 只有当患者血压过低或频繁出血,有心绞痛、头晕、晕

厥、严重呼吸困难或严重乏力，或血红蛋白 <70g/L 时才
需要输血。

C. 最易吸收的口服铁剂是硫酸亚铁；最佳剂量尚不清楚，
通常每 1~2 天补充 15~150mg 的元素铁（325mg 硫酸亚
铁含 65mg 元素铁）。

D. 可能有严重的胃肠道不良反应，包括恶心、腹痛和便秘；
这些可以通过与食物同服、减少剂量或增加间隔时间来
缓解；必要时可改用静脉铁剂。

E. 治疗后 7~10 天网织红细胞开始增加，14 天时 Hb 和
HCT 增加。

F. 如果没有反应，应重新考虑诊断，记住铁治疗的依从性
通常很低。

G. 尽管 Hb 水平 6~8 周后可能恢复正常，但需要服用 6 个
月的铁剂以补充铁储备。

诊断

由于 A 女士没有任何慢性、炎症性疾病，此时最有用的
检查是血清铁蛋白。血清铁和 TIBC 通常是同时测定的，但
此时并没有必要。

你需要回顾病史，看看有没有出血或慢性疾病的症状。她
没有肾脏疾病或肝脏疾病，也没有感染症状。她是斯堪的
纳维亚人，所以地中海贫血也不太可能。你进行了血清铁
蛋白检查，结果是 5μg/L。

病例解决方案

这个水平的铁蛋白预测概率为 80%，LR+ 为 51，因此可明
确 A 女士是铁缺乏，没有必要为排除其他贫血原因而进一
步做检查，但是有必要确定她为什么缺铁。

缺铁性贫血时一定要寻找失血的原因。警惕
隐匿的胃肠道恶性肿瘤。

铁缺乏几乎总是由慢性失血引起，很少因铁摄入不足
或吸收不良导致；月经和胃肠道失血是最常见的原因。由于
胃肠道失血可能是隐匿的，因此许多患者需要进行胃肠道
评估。

A. 哪些铁缺乏的患者需要做胃肠道检查？（参见第 19 章）

1. 所有男性、所有没有月经过多的女性，以及大于 50 岁
但仍有月经过多的女性。

2. 50 岁以下月经过多的妇女不需要进一步评估胃肠
道，除非她们有胃肠道症状或早发结肠癌或腺瘤性
息肉的家族史。

3. 对于年轻女性要仔细询问轻微的胃肠道症状，因为
乳糜泻常因吸收不良导致铁缺乏，而这些症状很容
易与肠易激综合征混淆。

从 A 女士的病史来看，月经过多是否足以引起这种
程度的缺铁性贫血尚不清楚。此外，她还有厌食和反流的
上消化道症状。因此，你为她安排了胃镜（esophagogastr-
oduodenoscopy，EGD），结果显示严重的反流性食管炎和胃
炎。进一步追问病史显示，由于背痛，她已经连续几周每天
服用几百毫克的布洛芬。严重的食管炎和胃炎足以解释她
的贫血。虽然她没有下消化道症状或结直肠癌家族史，但美
国胃肠病协会仍建议进行结肠镜检查。

A 女士的随访

A 女士停用布洛芬，使用质子泵抑制剂代替 H₂ 受体阻滞
剂，并完成 6 个月的铁剂治疗。她感觉不错。随访 CBC 提
示 Hb 130g/L，HCT 39%，MCV 显著提升至 122μm³。

现在，最有可能的诊断是什么？鉴别诊断还有
什么？是否存在不可漏诊的情况？基于以上
鉴别诊断，后续应做哪些检查？

鉴别诊断排序

虽然 A 女士现在不再贫血，但她有明显的巨红细胞增
多。诊断孤立性巨红细胞增多症的路径与诊断大细胞性贫
血的路径相同。巨红细胞增多的程度并不是病因的可靠预
测因子，但一般来说，MCV 越高，患者就越有可能缺乏维生
素 B₁₂ 或叶酸。MCV 为 115~129μm³ 时，维生素缺乏症的验
前概率为 50%；若 MCV>130μm³，则几乎所有患者都有维生
素缺乏。

在其他方面都健康的人群中，维生素 B₁₂ 缺乏比叶酸缺
乏更常见，因此这也是最主要的诊断，叶酸缺乏则需鉴别诊
断。既往病史排除了抗代谢药物使用史。接下来需要考虑
非巨幼细胞性贫血的原因。甲状腺功能减退是可能的其他
诊断，而肝脏疾病和酗酒可能性不大，因为她既往无相关病
史。溶血导致网织红细胞增多的可能性也不大，因为她没有
贫血。鉴别诊断如表 6-2 所示。

表 6-2 A 女士随访中的诊断假设

诊断假设	人口统计学,风险因素,症状和体征	重要检查
主要假设		
维生素 B_{12} 缺乏	饮食(特别是素食) 其他自身免疫性疾病 年老 神经症状	维生素 B_{12} 水平 同型半胱氨酸水平 甲基丙二酸水平(MMA)
备选假设——最常见且不可漏诊的		
叶酸缺乏	酗酒 绝食 妊娠 镰状细胞贫血	叶酸水平 同型半胱氨酸水平
其他假设		
甲状腺功能减退	便秘 体重增加 乏力 怕冷	TSH 游离 T_4

T_4,甲状腺素;TSH,促甲状腺激素。

主要假设:维生素 B_{12} 缺乏

教科书内容回顾

典型的表现是老年妇女有明显的贫血和神经系统症状,如感觉异常、感觉丧失(特别是振动觉和位置觉)和共济失调。

疾病要点

A. 因为肝脏中储存着大量维生素 B_{12},因此需历经数年才会导致维生素 B_{12} 缺乏。

B. 并不经常出现贫血和巨细胞增多。

1. 一项研究显示,因维生素 B_{12} 缺乏而出现神经系统症状的患者中,28% 不出现贫血或巨红细胞;另一项研究发现,如果仅检测存在巨红细胞患者的维生素 B_{12} 水平,那 84% 的维生素 B_{12} 缺乏患者会被漏诊。

2. 另一项研究发现维生素 B_{12} 缺乏患者有以下临床特征:

   a. 28% 没有贫血

   b. 17% MCV 正常

   c. 17% 有白细胞减少,35% 有血小板减少,12.5% 全血细胞减少

   d. 25% 有舌炎

   e. 36% 有神经精神症状

   (1) 病初为感觉异常,随后出现共济失调及振动觉和位置觉丧失。

(2) 神经精神症状可进展为严重虚弱、痉挛、阵挛、截瘫、大便和尿失禁。

(3) 可发生谵妄和痴呆。

 维生素 B_{12} 缺乏时 CBC 可以正常。

C. 可出现骨髓内溶血,导致乳酸脱氢酶(lactate dehydrogenase,LD)升高和结合珠蛋白降低。

D. 维生素 B_{12} 的吸收需要正常的胃肠功能。

1. 膳食中的 B_{12} 与蛋白质结合,在胃内经胃酸和胃蛋白酶消化后释放。

2. 虽然内因子是由胃体和胃底的壁细胞产生的,但在两者到达空肠之前,它不会与维生素 B_{12} 结合。

3. 维生素 B_{12}- 内因子复合物在回肠末端与受体结合,并在这里被吸收。

E. 维生素 B_{12} 缺乏最常见的原因是食物钴胺素吸收障碍、缺乏内因子和摄入减少;其他导致吸收障碍的原因并不常见。

1. 摄入减少很罕见,除非患者长期素食。

2. 在胃酸和胃蛋白酶消化功能受损导致维生素 B_{12} 无法释放时,会发生食物钴胺素吸收障碍。

   a. 这种情况下的维生素 B_{12} 缺乏症通常是亚临床的,多达 20% 的老年人受此影响。

   b. 它是由萎缩性胃炎和胃酸减少引起的,见于慢性幽门螺杆菌感染、胃部手术和长期使用抑酸药物。

3. 内因子缺乏是由于:

   a. 胃切除术(所有全胃切除术患者及 5% 胃部分切除术患者会缺乏维生素 B_{12})。

   b. 恶性贫血。

   (1) 一种免疫介导的胃萎缩,导致胃壁细胞丢失和内因子分泌显著减少。

   (2) 30 岁之前不常见。

   (3) 50 岁以后患者最常见,诊断时的中位年龄在 70~80 岁。

   (4) 25% 的患者有恶性贫血的家族史,10% 有自身免疫性甲状腺疾病。

4. 维生素 B_{12} 缺乏也可能是由切除或旁路手术所致回肠末端吸收障碍、克罗恩病、乳糜泻或细菌过度生长引起。

5. 有时药物会干扰维生素 B_{12} 的吸收,最明显的是二甲双胍(metformin)、质子泵抑制剂、秋水仙碱(colchicine)、乙醇(ethanol)和新霉素(neomycin)。

6. 盲袢综合征是由于细菌对维生素 B_{12} 的消耗导致维生素 B_{12} 缺乏。

7. 吸收障碍很少是由于先天性疾病如转钴胺素蛋白 II 缺乏所致。

循证医学诊断

A. 确定患者是否维生素 B_{12} 缺乏比看起来要复杂得多。

1. 在叶酸缺乏、妊娠和使用口服避孕药时,维生素 B_{12} 水平会假性降低。

2. 在骨髓增生性疾病、肝脏疾病和细菌过度生长综合征中,维生素 B_{12} 水平可能会假性正常。

3. 以维生素 B_{12} 水平 <200pg/mL 来判断临床维生素 B_{12} 缺乏的敏感度为 65%~95%,特异度为 60%~80%。

B. 维生素 B_{12} 是同型半胱氨酸转化为蛋氨酸以及甲基丙二酰辅酶 A(methmalonyl CoA,MMA)转化为琥珀酰辅酶 A 的辅助因子。

1. 在维生素 B_{12} 缺乏时,同型半胱氨酸和 MMA 会增加。

2. 另一个诊断维生素 B_{12} 缺乏的方法是测量同型半胱氨酸和 MMA 水平。

  a. 除了维生素 B_{12} 缺乏,在慢性肾脏病和低血容量时 MMA 也会升高。

  b. 以 MMA>400nmol/L 来诊断维生素 B_{12} 缺乏的敏感度为 98%,轻度升高至 300~700nmol/L 可见于慢性肾脏病。MMA>1 000nmol/L 对维生素 B_{12} 缺乏有高度特异性。

  c. 在叶酸或吡哆醇缺乏、慢性肾脏病、低血容量和甲状腺功能减退时同型半胱氨酸可升高。

  d. 同型半胱氨酸的敏感度为 85%~96%,同型半胱氨酸升高的特异度低于 MMA。

C. 对治疗的反应是确定维生素 B_{12} 缺乏的另一途径。

1. 补充治疗开始后 7~14 天 MMA 和同型半胱氨酸恢复正常。

2. 网织红细胞计数 7~10 天后升高,血红蛋白则在 30 天后开始升高。

D. 诊断维生素 B_{12} 缺乏合并大细胞性贫血患者的一种算法。

1. 维生素 B_{12}<100pg/mL:存在缺乏。

2. 维生素 B_{12} 水平在 100~350pg/mL:检查 MMA 和同型半胱氨酸水平。

  a. 若都正常,则不太可能缺乏。

  b. 若都升高,则存在缺乏。

  c. 若仅 MMA 升高,则存在缺乏。

  d. 若仅同型半胱氨酸升高,则可能存在缺乏。

3. 维生素 B_{12}>350pg/mL:不太可能缺乏。

 很低或很高的维生素 B_{12} 水平通常有诊断价值。

 对于神经系统症状与维生素 B_{12} 缺乏相一致的患者,即使维生素 B_{12} 水平处于正常低限,也应检查 MMA 和同型半胱氨酸水平。

治疗

A. 钴胺素,每周 1mg,肌内注射,连续 6~8 周,然后改为每月。

B. 也可口服钴胺素,每天 1~2mg。

1. 口服钴胺素可被另一种非内因子依赖的机制吸收,但相对低效。

2. 饮食缺乏和食物钴胺素吸收不良的患者可以口服低剂量的维生素 B_{12} 治疗。

3. 随机试验表明,口服和肌内注射的替代疗法同样有效,即使对恶性贫血或胃切除术患者也是如此。

C. 舌下和鼻内制剂也可使用,但尚未被广泛研究。

D. 终身治疗是必要的,除非缺乏的原因可以纠正。

诊断

A 女士的维生素 B_{12} 水平是 21pg/mL,叶酸为 8.0ng/mL(正常 4.0~26.0ng/mL)。

 维生素 B_{12} 缺乏,对于这个最可能的诊断,你现在能确定了吗? 你排除其他的鉴别诊断了吗? 基于以上鉴别诊断,后续应做哪些检查?

鉴别诊断:叶酸缺乏

教科书内容回顾

典型的表现是酗酒者伴有营养不良和贫血。

疾病要点

A. 贫血和大红细胞是最常见的表现;是否会出现神经症状还存在争议。

B. 最常见的原因是摄入不足(尤其是酗酒患者)或由于妊娠、慢性溶血、白血病而导致的需求增加。

C. 由于吸收发生在空肠,在没有减肥手术、短肠综合征或细菌过度生长综合征的情况下,吸收不良是罕见的。

D. 一些药物会导致叶酸缺乏,包括甲氨蝶呤、苯妥英、磺胺嘧啶和酒精。

E. 除维生素 B_{12} 以外,叶酸也是同型半胱氨酸转化为甲硫氨酸的辅助因子,所以叶酸缺乏时同型半胱氨酸水平(不是 MMA 水平)会增加。

循证医学诊断

A. 血清叶酸测量诊断叶酸缺乏的敏感性和特异性尚不清楚。

B. 即使组织储存正常,叶酸水平也会在饮食限制或饮酒后的几天内下降,进食后则增加。

C. 最近的证据表明,在诊断叶酸缺乏方面,RBC 叶酸并不优于血清叶酸。

不要使用 RBC 叶酸来判断叶酸缺乏。

D. 高同型半胱氨酸诊断叶酸缺乏的敏感度约为 80%,特异度尚不清楚。

E. 对治疗的有效反应有诊断价值。

F. 如果一位患者的叶酸水平正常,对补充叶酸治疗也没有反应,则不考虑叶酸缺乏。

治疗

A. 急性缺乏患者,每天 1mg 叶酸治疗 1~4 个月,或直到血液学指标完全恢复。

  1. 在没有确定患者是否缺乏维生素 B$_{12}$ 的情况下,无需对叶酸缺乏进行治疗。

  2. 补充叶酸可纠正血液系统异常,但也会加重维生素 B$_{12}$ 缺乏所特有的神经症状。

叶酸缺乏患者应常规检查有无维生素 B$_{12}$ 缺乏。

B. 长期需求增加的患者,如镰状细胞贫血,应长期每天服用 1mg 叶酸。

C. 备孕妇女和孕妇应每天服用至少含有 0.4mg 叶酸的产前维生素来预防无脑畸形。

病例解决方案

A 女士的维生素 B$_{12}$ 水平可诊断维生素 B$_{12}$ 缺乏。由于她没有与叶酸缺乏有关的情况,因此,虽然有关血清叶酸的检验特征尚不明确,但这个案例中,正常水平已足以排除叶酸缺乏。

下一步是确定维生素 B$_{12}$ 缺乏的原因。

A. 使用抗内因子抗体检测恶性贫血。

  1. 抗内因子抗体诊断恶性贫血的敏感度为 95%~100%,特异度为 92%~100%。

  2. LR+ 为 12,LR− 为 0.05。

B. 回顾病史,以确定有无提示小肠疾病的其他吸收不良症状。

C. 询问患者是否素食。

D. 对于没有其他症状、抗体阴性且摄入充足的老年患者,可考虑食物钴胺素吸收障碍。

E. 目前认为希林试验无助于诊断维生素 B$_{12}$ 缺乏的病因。

并不总能确定吸收障碍的位置,因此可以对这类患者进行经验性维生素 B$_{12}$ 补充治疗。

主诉

病例 2

L 女士,70 岁,10 年前患喉鳞癌,经手术和放疗后痊愈。她做过气管切开术及空肠造口术。一周前跌倒,致右侧肱骨头骨折。术前常规检查意外发现她 CBC 异常:WBC 11.1×10^9/L(中性粒细胞 65%、杆状核粒细胞 12%、单核细胞 4%、淋巴细胞 19%),Hb 87g/L,HCT 26.3%,MCV 85μm^3,血小板正常。一个月前,她的 Hb 是 120g/L,WBC 也正常。

此时,最有可能的诊断是什么?鉴别诊断还有什么?是否存在不可漏诊的情况?基于以上鉴别诊断,后续应做哪些检查?

鉴别诊断排序

HCT 相对急性下降是提示出血或溶血的关键点,这些也是"不可漏诊"的诊断。接下来需要考虑正常细胞性贫血的常见原因。炎症性贫血(也称为慢性病贫血)是正常细胞性贫血的常见原因,骨髓浸润、红细胞发育不良则较少见。此外也应考虑鉴别小细胞性和大细胞性贫血的原因。老年患者中贫血常见,社区老年人中发生率约 10%。在一项针对 65 岁以上转诊到血液科诊所进行贫血评估的患者的研究中,25% 为缺铁性贫血,10% 为炎症性贫血,7.5% 为恶性血液病(包括骨髓增生异常综合征),4.6% 为地中海贫血,3.4% 为慢性肾脏病,5.7% 为其他原因(包括甲状腺功能减退、维生素 B$_{12}$ 缺乏、溶血、酒精、药物)。44% 的患者无法确定具体原因。然而,由于该患者的贫血是急性的,所以不太可能仅仅与她的年龄有关。鉴别诊断如表 6-3 所示。

表6-3 L女士的诊断假设

诊断假设	人口统计学,风险因素,症状和体征	重要检查
主要假设		
急性失血	黑便	病史
	便血	直肠指检肉眼可见血液
	呕血	或粪便隐血试验阳性
	月经过多	
溶血	乏力	网织红细胞计数
		结合珠蛋白
		直接抗球蛋白试验
		外周血涂片中的破碎红细胞
备选假设——不可漏诊的		
缺铁性贫血	使用阿司匹林或NSAID	铁蛋白
	胃肠道出血	
	异食癖	
	月经过多	
备选假设——最常见的		
炎症性贫血	急性感染	Fe/TIBC
	急性肾损伤	铁蛋白
	慢性肾脏病	血肌酐
	慢性炎症性疾病	骨髓
其他假设		
骨髓浸润	全血细胞减少	骨髓
	出血	
	乏力	
红细胞发育不良	药物暴露	病史
	病毒感染症状	骨髓
		微小病毒IgM
叶酸缺乏	饮食	血清叶酸
	酗酒	骨髓
	妊娠	
	镰状细胞贫血	
B_{12}缺乏	素食	维生素B_{12}水平
	其他自身免疫性疾病	同型半胱氨酸水平
	年老	MMA
	神经症状	
甲状腺功能减退	便秘	TSH
	体重增加	游离T_4
	乏力	
	怕冷	

Fe/TIBC,血清铁/总铁结合力;NSAID,非甾体抗炎药;T_4,甲状腺素;TSH,促甲状腺激素。

她有发热,并有咳嗽伴棕色痰。无恶心、呕吐,无黑便、便血。她已经绝经很久,且无阴道流血。骨科医生确认,她的骨折部位不太可能会有大量出血。直肠指检见大便呈棕色,粪隐血阴性,胸片提示新发生的左下肺炎。

临床信息是否足以进行诊断? 如果不是,你还需要其他什么信息吗?

没有任何症状或体征表明她正在活动性、急性出血。下一步应排除溶血,如果溶血不存在,则查找正常细胞性贫血的原因。

诊断

进一步实验室检查提示网织红细胞计数1.4%(RPI为0.8)。她的血清铁蛋白为200μg/L。TSH、维生素B_{12}和叶酸水平均正常。

铁缺乏和溶血,对于这个最可能的诊断,你现在能确定了吗? 你排除其他的鉴别诊断了吗? 基于以上鉴别诊断,后续应做哪些检查?

低RPI提示生成减少性贫血,而非溶血。血清铁蛋白升高大大地降低了患者因隐性失血导致铁缺乏的可能性,尤其是她没有慢性炎症疾病的病史。她没有甲状腺功能减退、维生素B_{12}缺乏,或叶酸缺乏。她也没有全血细胞减少,因此暂不考虑骨髓浸润。

鉴别诊断:炎症性贫血

教科书内容回顾

典型表现是患者有慢性炎症性疾病(如类风湿关节炎、骨髓炎、炎症性肠病),伴慢性、稳定的正常细胞性贫血,Hb在85~95g/L。

疾病要点

A. 发生在急性或慢性免疫激活的患者。

B. 细胞因子(干扰素、白介素、肿瘤坏死因子)诱导铁稳态改变。

1. 铁稳态失调。

a. 网状内皮系统细胞对铁的摄取和滞留增加。

b. 红细胞生成用铁受限。

2. 红系祖细胞的增殖和分化受损。

3. 削弱了对促红细胞生成素的反应。

a. 相对于贫血程度来说促红细胞生成素产生不足。

b. 祖细胞没有正常的反应。

4. 噬红细胞作用增强导致红细胞半衰期缩短。

C. 炎症性贫血的潜在原因包括：

1. 慢性肾脏疾病。

   a. 在接受透析的终末期肾病患者中,贫血是缺乏促红细胞生成素和明显的炎症所致。

   b. 在慢性肾脏病程度较轻的患者中,贫血主要是由缺乏促红细胞生成素和尿毒症毒素的抗增殖作用所引起的。

2. 自身免疫性疾病,如系统性红斑狼疮、类风湿关节炎、血管炎、结节病和炎症性疾病。

3. 由病毒、细菌、真菌或寄生虫引起的急性感染。

   a. 急性细菌感染可在 24~48h 内发生,Hb 通常在 100~120g/L。

   b. 多达 90% 的 ICU 患者出现贫血,伴有血清促红细胞生成素水平不适当的轻微升高和骨髓对内源性促红细胞生成素反应迟钝,有时称为"危重症贫血"。

4. 由病毒、细菌、真菌或寄生虫引起的慢性感染。

5. 癌症,包括血液病或实体瘤。

D. 一些非炎症性慢性疾病也会引起贫血。

1. 内分泌疾病,如艾迪生(Addison)病,甲状腺疾病和垂体功能低下可导致轻度慢性贫血。

2. 肝脏疾病可引起贫血。

循证医学诊断

A. 没有哪一种单一检查可以证明或排除患者的贫血是由炎症性引起的。

B. 相反,应当进行几种诊断试验,可同时进行或依次进行。

     Hb<80g/L 提示除炎症性贫血之外,尚有其他原因。

1. 即使存在一种已知会导致贫血的疾病,但应继续排除铁、维生素 B_{12} 和叶酸缺乏。

2. 炎症性贫血时铁代谢的典型状态是低血清铁、低

TIBC、轻度降低或正常的转铁蛋白饱和度以及升高的血清铁蛋白。

3. MCV 通常是正常的,但可呈轻度小细胞性。

4. 促红细胞生成素水平在慢性肾脏病患者中较低,在不同程度炎症性贫血时又会不相称地升高,其原因尚无法解释。因此,检测促红细胞生成素水平通常没有诊断价值。

5. 全血细胞减少提示存在骨髓浸润或一种能抑制所有细胞系产生的疾病。

6. 当看到全血细胞减少时,应考虑骨髓浸润、维生素 B_{12} 缺乏、病毒感染、药物毒性、脾功能亢进、暴发性感染、系统性红斑狼疮、骨髓增生异常综合征或急性酒精中毒。

     当存在全血细胞减少、血清检测无法诊断、贫血进展或对经验性治疗没有适当反应时,骨髓检查对确定诊断来说是必需的。

治疗

A. 如果可能的话,治疗潜在的慢性疾病。

B. 促红细胞生成素治疗的指征及合适的 Hb 目标仍在完善中;所有接受促红细胞生成素治疗的患者都应补铁。

病例解决方案

   L 女士的肝脏生化检查和肌酐正常。她的铁代谢检查提示血清铁 25μg/dL、TIBC 140μg/dL(饱和度为 18%)。

   L 女士的 RPI 非常低,可排除溶血。她没有出血的体征,铁代谢检查结果与炎症性贫血一致。此外,未提示她存在骨髓浸润或弥漫性骨髓抑制导致的全血细胞减少,也没有维生素缺乏的证据。她患的疾病(急性细菌性肺炎)可能与炎症引起的急性贫血有关。因此,诊断应为急性炎症性贫血。她口服抗生素治疗肺炎,6 周后复查 CBC 已恢复至原来水平。

主诉

   J 先生是一位 77 岁的非洲裔美国人,2 年前曾行主动脉瓣置换术。他带来了其他医院的检查结果:Hb 90g/L,HCT 27.4%,MCV 90μm³,网织红细胞计数 7%,RPI 2.1。

   此时,最有可能的诊断是什么? 鉴别诊断还有什么? 是否存在不可漏诊的情况? 基于以上鉴别诊断,后续应做哪些检查?

鉴别诊断排序

   最可能的诊断是溶血,关键点是网织红细胞计数和 RPI

升高。唯一可能的鉴别诊断是活动性出血,它也可以有 RPI 升高。然而,这一诊断在临床上应该是显而易见的。溶血的预测概率很高,因此,只有在溶血这一诊断没有得到进一步检查的支持时,才需要考虑贫血的其他病因。鉴别诊断如表 6-4 所示。

表 6-4　J 先生的诊断假设

诊断假设	人口统计学,风险因素,症状和体征	重要检查
主要假设		
溶血	机械瓣膜	网织红细胞计数
	已知的遗传条件	结合珠蛋白
	贫血家族史	间接胆红素
	脓毒症	乳酸脱氢酶
	发热	外周血涂片
	自身免疫性疾病	直接抗球蛋白(Coombs)试验
备选假设——不可漏诊的		
急性失血	黑便	病史
	便血	直肠指检肉眼可见血液或粪便隐血试验阳性
	呕血	
	月经过多	

J 先生没有呕血、黑便、便血或腹痛。他的腹部检查正常,直肠指检为棕色、粪隐血阴性的大便。

 临床信息已足够进行诊断了吗? 如果不是,你还需要其他什么信息吗?

主要假设:溶血

教科书内容回顾

溶血性贫血的典型表现是既往健康的患者出现相对急性的轻度黄疸,伴有乏力、劳力性呼吸困难和头晕,以及中至重度的贫血。

疾病要点

A. 在大血管和微血管病性溶血性贫血和一些补体诱导的溶血中,红细胞在血管内被破坏。

　　1. 完全被破坏的细胞将游离 Hb 释放到血浆中,然后与**结合珠蛋白**结合,使得血浆结合珠蛋白水平下降。

　　2. 有些 Hb 被肾小球过滤,引起血红蛋白尿,使尿色变深。

　　3. 一些滤过的 Hb 被肾小管细胞重吸收,以含铁血黄素的形式储存;约一周后,肾小管细胞脱落到尿液中,出现含铁血黄素尿。

　　4. 受损但未完全溶解的细胞在脾脏中被破坏。

B. 变形红细胞和被补体包覆的红细胞通常在**血管外**被破坏,如肝或脾。

　　1. 大多数 Hb 被分解成胆绿素、铁和一氧化碳。

　　2. 胆绿素被转化为非**结合胆红素**,并被释放到血浆中,增加了未结合胆红素水平。

　　3. 一些游离血红蛋白被释放,然后与**结合珠蛋白**结合,再次降低血浆中结合珠蛋白水平。

循证医学诊断

A. 网织红细胞计数通常至少为 4%~5%;在一项自身免疫性溶血性贫血的研究中,中位数为 9%。

B. 血清结合珠蛋白应 <2.5g/L。

　　1. 诊断溶血的敏感度为 83%,特异度为 96%,LR+ 为 21,LR- 为 0.18。

　　2. 结合珠蛋白是一种急性反应物。

C. LD 通常增加。

　　1. 发现 LD 增加且结合珠蛋白减少对溶血诊断的特异度为 90%。

　　2. 发现 LD 正常且血清结合珠蛋白也正常(>2.5g/L)对于排除溶血的敏感度为 92%。

D. 非结合胆红素可能升高。

E. 血管内溶血时,血浆和尿 Hb 升高。

治疗

治疗取决于根本病因。自身免疫性者可使用免疫抑制疗法,特别是泼尼松。利妥昔单抗(rituximab)和脾切除术是难治性病例的治疗方法。若溶血是 TTP 和 HUS 相关,治疗方法应为血浆置换联合免疫抑制治疗。

诊断

J 先生的血清结合珠蛋白 <2.0g/L,血清胆红素正常,LD 则升高至 359U/L。

 现在能确定诊断是溶血吗? 可排除其他的鉴别诊断吗? 基于以上鉴别诊断,后续应进行哪些检查?

这个水平的结合珠蛋白预测概率和 LR₊ 均较高,可以确定溶血的诊断。通过病史与体格检查可排除活动性出血。此时,任何进一步的检查均应定位于明确溶血的原因。

A. 直接抗球蛋白试验(direct antiglobulin test,DAT),即 Coombs 试验,所有患者均应进行此项检查,以便将免疫介导性贫血从非免疫介导性贫血中区分出来。

1. 检测 RBC 表面的抗体或补体。

   a. 温抗体型自身免疫性溶血性贫血患者的血清 DAT IgG 抗体阳性。

   b. 冷抗体型自身免疫性溶血性贫血患者的 DAT 为补体阳性。

   c. 在阵发性冷性血红蛋白尿、输血相关溶血性贫血和某些药物引起的溶血性贫血中也呈阳性。

2. 间接 Coombs 试验可检测患者血清中针对 RBC 抗原的抗体，有时在药物诱导的溶血性贫血中也呈阳性。

B. 在大血管和微血管病性溶血性贫血中，应进行外周血涂片以发现破碎红细胞。

  1. 伴血小板减少和凝血功能障碍可见于 DIC（见第 8 章，出血性疾病）。

  2. 血小板减少、慢性肾脏病或神经症状见于 TTP 和 HUS（见第 8 章，出血性疾病）。

C. 对溶血性贫血的其他病因，可通过病史、体格检查和化验进行选择性检查。

  1. 患者有机械瓣膜吗？

  2. 患者去过疟疾疫区旅行吗？

  3. 患者接触过毒素吗？

  4. 体检或超声发现患者脾大了吗？

  5. 有无未诊断的遗传原因（特别是 G6PD 缺乏）？

病例解决方案

患者 WBC、血小板以及肾功能均正常，Coombs 试验阴性，外周血涂片确实有一些破碎红细胞。Coombs 试验阴性使得自身免疫性的可能性不大，而破碎红细胞则提示微血管病性或大血管溶血。根据他的病史，最可能的病因是机械瓣膜导致的溶血。因为他没有症状，故不考虑移除瓣膜。

其他重要疾病

镰状细胞贫血

教科书内容回顾

　　镰状细胞贫血通常在出生时通过筛查而确诊。成年患者一般因疼痛或某些并发症而求医。少数情况下，患者仅有非常轻微的不适，当老年时出现特定的并发症如镰状细胞视网膜病时，才诊断为镰状细胞贫血。

疾病要点

A. 流行病学

1. 有 5 种单倍体，4 种非洲的和 1 种亚洲的（阿拉伯 - 印度）。

2. 常见基因型包括：

  a. 镰状细胞贫血（纯合子 HbS 基因）

  b. SC 病（HbS+HbC 基因）

  c. HbS-β- 地中海贫血（HbS+β⁰ 或 β⁺ 地中海贫血基因）

  d. HbSO 阿拉伯（HbS+HbO 阿拉伯基因）

  e. HbSD 洛杉矶（旁遮普）（HbS + HbD 基因）

3. 在非裔美国人中，HbS 基因占 4%，HBC 为 1.5%，β - 地中海贫血为 4%；镰状细胞贫血的发病率约为 1/600，所有基因型镰状细胞病的发病率接近 1/300。

4. 在非西班牙裔白种人中，镰状细胞贫血或地中海贫血基因携带率为 0.17%。

B. 镰状细胞病的病理生理学（图 6-2）

  1. 血管阻塞伴缺血再灌注损伤

   a. 血管阻塞是由镰状细胞和炎症触发的毛细血管前阻塞所引起。

   b. 间歇性微血管阻塞和缺血之后血流恢复，使得氧化酶、细胞因子和其他炎症介质被激活，造成再灌注过程中的进一步损伤。

  2. 溶血

   a. 导致进展性血管病变。

   b. 溶血率高的患者比溶血率低的患者贫血更重，更容易发生胆石症、下肢溃疡、阴茎异常勃起和肺动脉高压。

   c. 溶血率低的患者往往急性疼痛更多、急性胸部综合征发作的可能性更大。

C. 预后

  1. 男性的死亡中位数年龄为 42 岁，女性为 48 岁。

  2. 遗传因素可影响预后。

   a. 胎儿血红蛋白水平较高者，预期寿命更长，急性疼痛发作和下肢溃疡较少，发生率为 1%~30%。

   b. 同时存在的地中海贫血（30% 的患者为非洲裔，50% 为阿拉伯裔或印度裔）导致溶血发生率下降，血红蛋白水平升高。疼痛的频率虽没有减少，但卒中、胆石症、下肢溃疡和阴茎异常勃起的发生率降低。

D. 镰状细胞贫血的临床表现

  1. 血液系统

   a. HCT 通常在 20%~30%，网织红细胞计数 3%~15%；患有 HbSC 病和 HBS-β⁺ 地中海贫血的患者往往较少贫血。

   b. 在急性疼痛发作和急性胸部综合征发作时 Hb 水平轻微下降，在微小病毒 B19 感染或被肝脾突然扣留而引起短暂再障？（发育障碍？）时，则急剧下降。

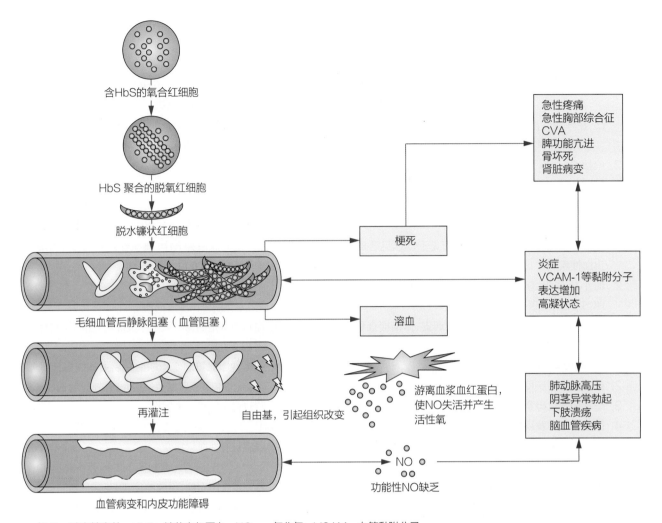

含HbS的氧合红细胞

HbS 聚合的脱氧红细胞

脱水镰状红细胞

毛细血管后静脉阻塞（血管阻塞）

再灌注

血管病变和内皮功能障碍

自由基，引起组织改变

游离血浆血红蛋白，使NO失活并产生活性氧

NO

功能性NO缺乏

梗死

溶血

急性疼痛
急性胸部综合征
CVA
脾功能亢进
骨坏死
肾脏病变

炎症
VCAM-1等黏附分子
表达增加
高凝状态

肺动脉高压
阴茎异常勃起
下肢溃疡
脑血管疾病

CVA，脑血管意外；HbS，镰状血红蛋白；NO，一氧化氮；VCAM，血管黏附分子。

图6-2 镰状细胞病的病理生理学。显示了 HbS 聚合、高黏血症、血管阻塞、溶血和内皮功能障碍的作用。脱氧使 HbS 聚合，形成镰状红细胞。镰状红细胞与白细胞及血管内皮相互作用导致血管阻塞。血管阻塞随后导致梗死、溶血和炎症；炎症增强黏附分子的表达，进一步增加镰状红细胞黏附血管内皮的倾向，加重血管阻塞。缺血组织的再灌注产生自由基和氧化损伤。受损的红细胞释放游离血红蛋白进入血浆，与一氧化氮紧密结合，导致功能性一氧化氮缺乏，促进血管病变的发展（Reproduced with permission, from Rees DC, Williams TN, Gladwin MT. Sickle-cell disease. Lancet. 2010; Dec 11; 376(9757): 2018-2031.）

c. 存在高非结合胆红素血症、LD 升高和低结合珠蛋白。

d. Hb F 水平略有升高。

e. WBC 和血小板计数通常升高。

f. 高凝状态由凝血酶增多、蛋白 C 和蛋白 S 减少、纤溶系统和血小板异常激活引起。

2. 肺部

  a. 急性胸部综合征

    (1) 定义为一种新发的肺部浸润伴发热和呼吸道症状，包括咳嗽、呼吸急促和胸痛。

    (2) 是镰状细胞患者的常见死因。

    (3) 成人的临床表现见表 6-5。

      (a) 约 50% 的急性胸部综合征患者是由于其他原因入院的。

      (b) 超过 80% 的患者伴有疼痛危象。

      (c) 高达 13% 患者需要机械通气，3% 死亡。

    (4) 病因：

      (a) 脂肪栓塞（由长骨梗死引起）占 12%，伴或不伴感染。

      (b) 感染占 27%，其中 8% 为细菌感染、5% 为支原体感染、9% 为衣原体感染。

      (c) 梗死约占 10%。

      (d) 由疼痛和镇痛所致低通气和肺不张可能起了一定作用，液体过多也可能有作用。

      (e) 50% 的患者原因不明。

    (5) 处理的一般原则：

      (a) 吸氧。

      (b) 广谱抗生素经验性治疗。

表 6-5　成人急性胸部综合征的临床表现

症状或体征	发生率 /%
发热（平均体温 38.8℃）	70
咳嗽	54
胸痛	55
呼吸急促	39
气短	58
肢体痛	59
腹痛	29
肋骨或胸骨痛	30
呼吸频率 >30 次 /min	28
湿啰音	81
哮鸣音	16
渗出	27

(c) 诱发性肺量计训练（可用作预防）。

(d) 支气管扩张剂用于有气道高反应的患者。

(e) 输血。

b. 镰状细胞慢性肺病

(1) 35%~60% 的镰状细胞病患者有气道高反应。

(2) 约 20% 患有限制性肺病，另有 20% 出现混合性阻塞性 / 限制性异常。

(3) 高达 30% 的患者有肺动脉高压，与没有肺动脉高压的患者相比，死亡风险非常高。有肺动脉高压症状或体征的患者应进行成人超声心动图筛查。

3. 泌尿生殖系统

a. 肾脏

(1) 无法浓缩尿液（低渗尿），尿液渗透压最大值为 400~450mOsm/kg。

(2) Ⅳ型肾小管酸中毒。

(3) 血尿通常继发于肾乳头坏死，但肾髓质癌也有报道。

(4) 微量白蛋白尿在儿童中很常见，成人中高达 20% 患者的蛋白尿达到肾病综合征标准，因此所有 10 岁以上的患者应每年进行蛋白尿筛查。如果蛋白尿未找到其他病因，应使用血管紧张素转换酶（angiotensin converting enzyme，ACE）抑制剂。

(5) 30% 成人发展为慢性肾脏病。

b. 阴茎异常勃起

(1) 30%~40% 患有镰状细胞病的成年男性至少发病 1 次。

(2) 发病的两个高峰年龄段为 5~13 岁和 21~29 岁。

(3) 75% 发生在睡眠中，平均持续时间为 125min。

(4) 治疗方法包括水化、镇痛、输血和注射 α- 肾上腺素能药物。

4. 神经系统

a. 脑梗死发病率的第一个发病高峰年龄为 2~5 岁，另一个发病高峰是 35~45 岁。

b. 出血性卒中也可能发生。

c. 67% 的患者有梗死再发。

d. 无症状性脑梗死很常见（见于 18%~23% 的 14 岁以下患者）；认知缺陷也很常见。

e. 年龄在 2~16 岁的患者应每年接受经颅多普勒筛查，以评估卒中风险。

(1) 经颅多普勒血流速度加快的患者（>200cm/s）处于高风险。

(2) 定期输血以保持 HbS 水平低于 30% 可降低这类患者 90% 的卒中风险 [对照组卒中发生率为 10%，治疗组为 1%，需治疗人数（number needed to treat，NNT）=11]。

5. 肌肉骨骼系统

a. 骨和关节也是发生血管阻塞的常见部位。

b. 臀部、肩膀、脚踝和脊柱的缺血性坏死可引起慢性疼痛。

(1) 通常最好的检测方法是 MRI。

(2) 可能需要关节置换。

6. 其他

a. 视网膜病变

(1) HbSC 病患者比镰状细胞病（SS）患者更常见。

(2) 光凝固术治疗。

(3) 患者应每 1~2 年由眼科医生进行视网膜病变筛查。

b. 下肢溃疡

(1) 约 20% 患者会出现。

(2) 通常在内踝或外踝。

c. 胆石症：慢性溶血所致，几乎均有。

d. 脾隔离症和自体脾切除：见于儿童；导致有荚膜病原体感染风险增加，需要抗生素预防。

e. 肝病：多因素，如铁超载或病毒性肝炎等原因引起。

E. 镰状细胞特征

1. 8% 的非裔美国人具有镰状细胞特征。

2. 具有镰状细胞特征的患者不表现为贫血，没有疼痛危象，也不增加死亡率。

3. 由于自由水重吸收障碍，大多数患者不能正常浓缩尿液，但这只有在水化不足时才有临床意义。

4. 良性、自限性血尿常见于肾乳头坏死，但应排除肾髓质癌、结石、肾小球肾炎和感染。

5. 术前不需要常规筛查镰状细胞特征。

6. 具有镰状细胞特征的患者发生静脉血栓栓塞的风险增加 2 倍。

循证医学诊断

A. 新生儿筛查

    1. 普查比仅针对高危人群的筛查能识别更多患者。

    2. 纯合子在电泳上为 FS 型,主要是 Hb F 和一些 Hb S,而没有 Hb A。

    3. FS 型并非镰状细胞病特异,诊断依赖于家族史研究、DNA 检测,或在 3~4 个月大时重复 Hb 电泳。

B. 在较大的儿童和成人中进行检测

    1. 乙酸纤维素薄膜电泳可从其他变异型中分离出 Hb S;然而,S、G 和 D 也都具有相同的电泳迁移率。

    2. 只有 Hb S 会在溶解度试验中析出,例如 Sickledex。

治疗

A. 一般原则

    1. 所有儿科患者应接受预防性青霉素治疗以预防链球菌脓毒症。

    2. 输血适应证(术前输血和卒中预防的输血有循证医学依据,其他适应证则为专家意见或临床经验)。

       a. 急性输血:贫血急性加重、急性胸部综合征、急性卒中、多器官衰竭、术前管理、严重贫血时的急性脾隔离、肝内胆汁淤积、再生障碍性危象时需要输血;非复杂的疼痛危象、无症状贫血或阴茎异常勃起不需要输血。

       b. 慢性定期输血:既往发生有明显临床症状的卒中。

       c. 应监测患者的铁超载,并按需治疗。

    3. 由于功能性脾功能减退,所有年龄的患者均应接种肺炎链球菌疫苗。

    4. 羟基脲:

       a. 对于中至重度镰状细胞病患者,羟基脲治疗可使疼痛危象和急性胸部综合征的发生率降低约 50%。

       b. 使用羟基脲可降低死亡率。

    5. 干细胞移植是一种实验性治疗。

B. 血管阻塞危象的处理

    1. 一般处理方法与因癌症等其他原因引起剧烈疼痛的患者相似。

       a. 立即使用镇痛药,同时排除其他引起疼痛的原因。

       b. 若患者的轻至中度疼痛可由 NSAID 缓解,在无禁忌证的情况下可继续使用 NSAID。

       c. 如果患者有严重疼痛,应启动静脉阿片类镇痛药联合 NSAID,且需要经常重新评估和调整剂量。

       d. 在这种情况下,患者自控镇痛(patient-controlled analgesia,PCA)或定时给药要优于按需给药。

       e. 请记住,长期使用阿片类药物的患者会变得耐受,在急性疼痛发作时往往需要更高的剂量。

       f. 包括护士、社工在内的多学科疼痛管理可能有助于优化疼痛管理。

    2. 口服水化优于静脉水化。

    3. 只有患者低氧时才需要吸氧。

β- 地中海贫血

教科书内容回顾

    重型 β- 地中海贫血(纯合子)表现为婴儿期严重的、输血依赖性贫血。一些纯合子有残留的 β 链合成从而形成中间型,称为中间型地中海贫血。杂合子通常有贫血,但无症状。

疾病要点

A. β- 珠蛋白链合成受抑制。

B. 常见于地中海地区和东南亚。

C. 轻型 β- 地中海贫血:具有 1 个正常的 β- 珠蛋白等位基因和 1 个 β- 地中海贫血等位基因的杂合子。

    1. 贫血通常是轻微的(Hb 90~100g/L),而小红细胞则较为严重(MCV 65~75μm^3)。

    2. 在妊娠期间,贫血可能比平时更严重。

    3. 15%~20% 的患者发生无症状脾大。

循证医学诊断

A. 铁代谢检查应该是正常的;RDW 通常正常;靶形细胞丰富;RBC 可正常或升高。

B. 在 Hb 电泳上,Hb A_2 可升高,但 A_2 正常并不能排除轻型 β- 地中海贫血。

轻型 β- 地中海贫血的治疗

    无需治疗。

α- 地中海贫血

教科书内容回顾

    3 个或 4 个 α 珠蛋白基因缺失会导致出生时的严重疾病,或宫内死亡。2 个基因缺失的患者为轻型 α- 地中海贫血,常贫血,但无症状。1 个基因缺失为静止型 α- 地中海贫血,CBC 完全正常。

疾病要点

A. α- 珠蛋白链合成受抑制。

B. 常见于非洲、地中海地区及东南亚。

C. 轻型 α- 地中海贫血的基因变异。

    1. α- 地中海贫血 1 型:Hb,120~140g/L;MCV 80~85μm^3;Hb 电泳正常。

    2. α- 地中海贫血 2 型:Hb,120~130g/L;MCV 65~75μm^3;

Hb 电泳正常。

循证医学诊断

α- 地中海贫血需通过聚合酶链反应基因分析来诊断。

α- 地中海贫血的治疗

无需治疗。

参考文献

Artz A, Thirman MJ. Unexplained anemia predominates despite an intensive evaluation in a racially diverse cohort of older adults from a referral anemia clinic. J Gerontol A Biol Sci Med Sci. 2011:1–8.

Anand IS, Chandrashekhar Y, Ferrari R, Poole-Wilson PA, Harris PC. Pathogenesis of oedema in chronic severe anaemia: studies of body water and sodium, renal function, haemodynamic variables, and plasma hormones. Br Heart J. 1993;70:357–62.

Charache S, Terrin ML, Moore RD et al. Effect of hydroxyurea on the frequency of painful crises in sickle cell anemia. N Engl J Med. 1995;332:1317–22.

DeLoughery TG. Microcytic anemia. N Engl J Med. 2014;371:1324–31.

Devalia V, Hamilton M, Molly A. British Committee for Standards in Haematology; Guidelines for the diagnosis and treatment of cobalamin and folate disorders. Br J Haematol. 2014 Aug;166(4):496–513.

Evidence-Based Management of Sickle Cell Disease; 2014 Expert Panel Report of the NHLBI. https://www.nhlbi.nih.gov/sites/default/files/media/docs/Evd-Bsd_SickleCellDis_Rep2014.pdf. Accessed May 9, 2018.

Lindenbaum J, Healton E, Savage D et al. Neuropsychiatric disorders caused by cobalamin deficiency in the absence of anemia or macrocytosis. N Engl J Med. 1988;318:1720–8.

Lopez A, Cacoub B, Macdougall I. Iron deficiency anemia. Lancet. 2016;387:907–16.

Marchand A, Galen R, Van Lente F. The predictive value of serum haptoglobin in hemolytic disease. JAMA. 1980;243:1909–11.

Okam M, Koch T, Tran M. Iron supplementation, response in iron-deficiency anemia: analysis of five trials. Am J Med. 2017;130(8):991.e1–991.e8.

Rimon E, Kagansky M, Mechnick L. Are we giving too much iron? Low-dose iron therapy is effective in octogenarians. Am J Med. 2005;118(10):1142–7.

Steinberg M, Barton F, Castro O. Effect of hydroxyurea on mortality and morbidity in adult sickle cell anemia. JAMA. 2003;289:1645–51.

Vichinsky EP, Neumayr LD, Earles AN et al. Causes and outcomes of the acute chest syndrome in sickle cell disease. N Engl J Med. 2000;342:1855–65.

Wang H, Li L, Qin L et al. Oral vitamin B12 versus intramuscular vitamin B12 for vitamin B12 deficiency. Cochrane Database of Systematic Reviews 2018, Issue 3.

Weiss G, Goodnough LT. Anemia of chronic disease. N Engl J Med. 2005;352:1011–23.

（顾杰 译　国丽茹 校）

第7章　腰痛

我有一位腰(背)痛的患者,该如何确定原因?

Diane Altkorn

主诉

Y 先生,30 岁男性,腰痛 6 天。

 问:腰(背)痛的鉴别诊断是什么? 如何构建腰(背)痛的鉴别诊断?

构建鉴别诊断

　　大多数腰(背)痛是由基础疾病所引起的,但并非进展性或致命性疾病。在评估腰(背)痛患者时,首要任务是确定哪些患者腰(背)痛背后存在严重病因,需要特定、快速的诊断和治疗。在实践中,需要将严重腰(背)痛(由系统性疾病或内脏相关疾病所致疼痛,或者具有显著的神经系统症状或体征的疼痛)与非特异性腰(背)痛(与背部肌肉骨骼结构相关的疼痛,又称为机械性背痛)进行区别。在构建鉴别诊断库时,应当反映这一要点。

A. **肌肉骨骼**结构紊乱所致的背痛

　1. 非特异性(机械性)背痛:影像学解剖异常与临床症状之间关联不确定

　2. 特异性的肌肉骨骼相关背痛:影像学解剖异常与临床症状之间存在明确关系

　　a. 椎间盘突出、骨赘、关节面肥大或神经孔缩小所致的腰神经根病

　　b. 椎管狭窄

　　c. 马尾综合征

B. **系统性疾病**累及脊柱所致的背痛

　1. 严重且紧急的(需要特异的、快速的治疗)

　　a. 肿瘤

　　　(1) 浆细胞骨髓瘤(原称多发性骨髓瘤),转移癌,淋巴瘤,白血病

　　　(2) 脊髓肿瘤,原发性椎体肿瘤

　　b. 感染

　　　(1) 骨髓炎

　　　(2) 感染性椎间盘炎

　　　(3) 椎旁脓肿

　　　(4) 硬膜外脓肿

　2. 严重但不紧急的(需要特异治疗,但不紧急)

　　a. 骨质疏松性压缩性骨折

　　b. 炎症性关节炎

　　　(1) 中轴型脊柱关节炎

　　　　(a) X 线检查下存在骶髂关节炎

　　　　(b) X 线检查下放射学阴性骶髂关节炎(符合临床标准,并且 MRI 存在骶髂关节炎或者 HLA-B27 阳性)

　　　(2) 外周型脊柱关节炎

　　　　(a) 伴银屑病

　　　　(b) 伴炎症性肠病

　　　　(c) 伴前驱感染

　　　　(d) 不伴相关疾病

C. **内脏相关病变**所致的背痛(严重,且需要特异性诊断和治疗)

　1. 腹膜后

　　a. 主动脉瘤

　　b. 腹膜后淋巴结肿大或肿块

　2. 骨盆

　　a. 前列腺炎

　　b. 子宫内膜异位症

　　c. 盆腔炎性疾病

　3. 肾脏

　　a. 肾结石

　　b. 肾盂肾炎

　　c. 肾周脓肿

　4. 胃肠道

　　a. 胰腺炎

　　b. 胆囊炎

　　c. 穿透性溃疡

图 7-1 中,应用关键点重新组织了鉴别诊断,并概述了腰痛的诊断方法。对每一位腰痛患者,都必须系统地询问、仔细地寻找与腰痛严重病因相关的临床线索和关键点(表 7-1)。对于存在阳性结果的患者,其鉴别诊断需进一步考虑严重的、系统性疾病所致腰(背)痛,或者特异性肌肉骨骼性腰(背)痛。这些临床症状或体征的似然比(LR)会在本章后面内容中进行讨论。了解下肢临床神经解剖学知识,对于正确体检腰痛患者也是必要的(图 7-2 和图 7-3)。

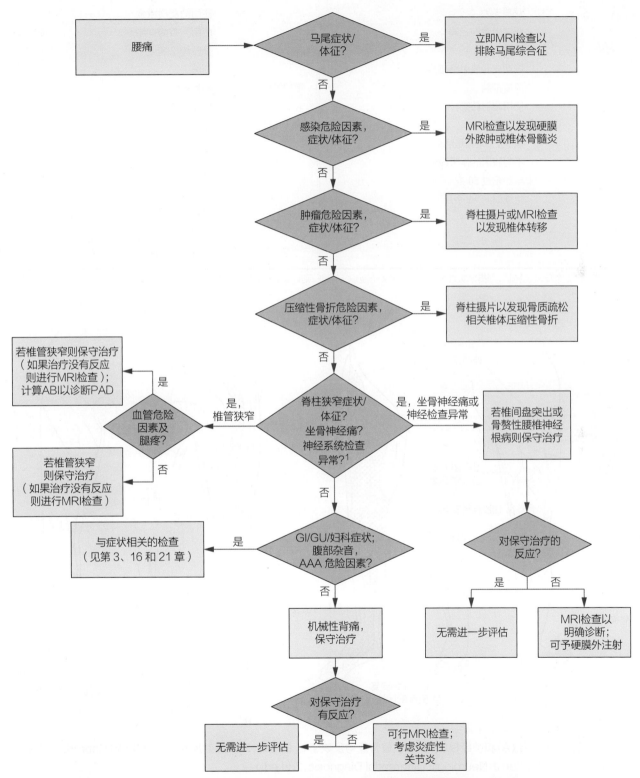

AAA,腹主动脉瘤;ABI,踝臂指数;GI,胃肠道;GU,泌尿生殖系统;MRI,磁共振成像;PAD,外周动脉疾病。
[1]神经系统检查异常,是指与腰神经根病相一致的异常。若发现任何其他异常,则需要考虑其他神经系统疾病病因。

图 7-1 腰痛的诊断方法

表 7-1　腰痛诊断中的临床线索

诊断	关键点 / 临床线索	诊断	关键点 / 临床线索
马尾综合征	尿潴留	压缩性骨折	年龄 70 岁以上
	马鞍麻醉		女性
	双腿无力		使用糖皮质激素
	双侧坐骨神经痛		使用芳香酶抑制剂
感染	发热		骨质疏松病史
	近期皮肤或尿路感染		创伤
	免疫抑制	腰神经根病	坐骨神经痛
	使用注射药物		神经系统检查异常
	脊柱手术	炎症性背痛[1]	发病年龄 <45 岁
肿瘤	癌症史，尤其是活动性癌症		持续时间 >3 个月
	不明原因的体重减轻		起病隐匿
	年龄超过 50 岁		晨僵 >30min
	持续时间 >1 个月		运动可改善
	夜间疼痛		休息无改善
			醒来时疼痛，尤其在后半夜，起床后改善
			交替性臀部疼痛

[1] 若存在 2 个及以上特征，则提示炎性腰痛；若存在 4 个及以上特征，则诊断炎性腰痛的敏感度为 70%~80%。

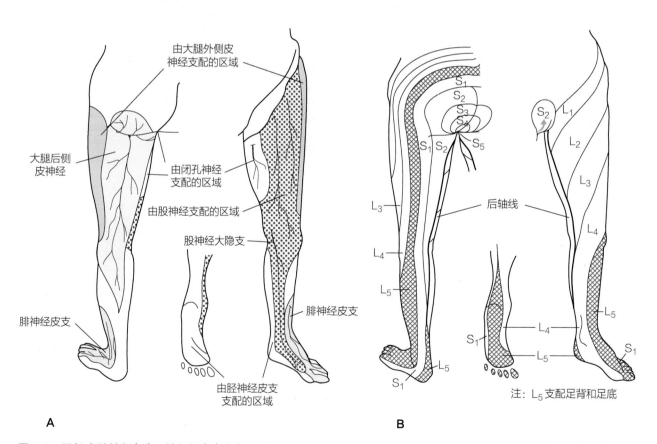

A　　　　　　　　　　　　　　**B**

图 7-2　腿部皮肤神经（A）和神经根（B）分布。髌骨反射反映了 L_4 的功能，跟腱反射反映了 S_1 的功能（Reproduced with permission from Patten J:Neurologic Differential Diagnosis,2nd ed.)

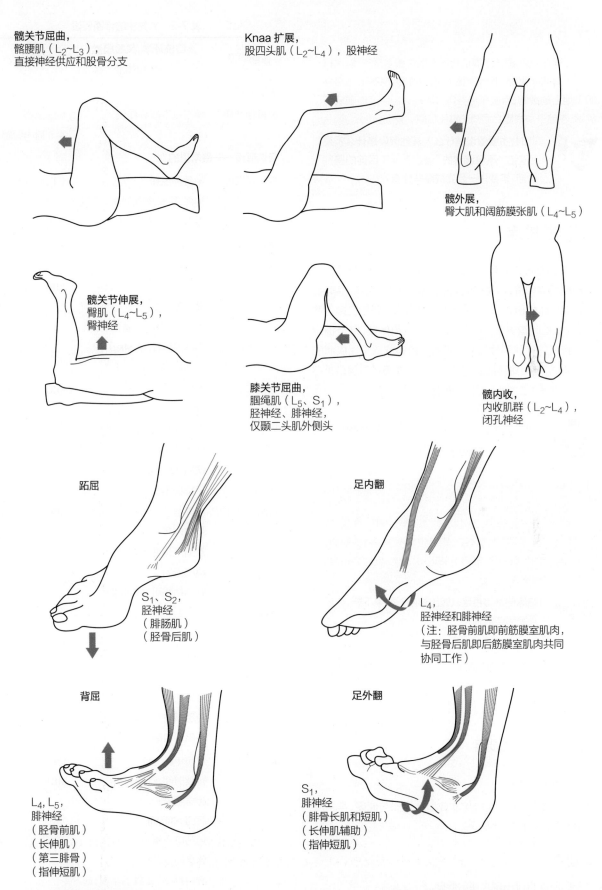

图7-3　腿部运动检查(Reproduced with permission from Patten J：Neurologic Differential Diagnosis，2nd ed. London：Springer；1996.)

Y 先生既往身体健康,1 周前帮助女朋友搬家至三楼,次日起病。晨间醒来时,他感到腰部、臀部弥漫性疼痛,当日平躺于地上稍缓解,自服布洛芬可减轻症状。卧床时腰痛可缓解,在健身房举重后腰痛一过性加重。

此时,主要假设是什么? 其他假设是什么? 是否存在"不可漏诊的"假设? 鉴于目前的鉴别诊断,需要进一步完成哪些检查?

鉴别诊断排序

Y 先生的病史中有特定诱因,呈弥漫性背痛,与非特异性机械性腰痛相符,这是初级医疗保健中 95% 腰痛的病因。病史询问和体格检查,应当侧重于寻找提示特异性肌肉骨骼疾病(例如椎间盘突出)的神经系统症状和体征,以及提示系统性疾病的症状和体征。神经系统疾病或系统性疾病的症状和体征,是腰痛评估的关键点。有必要通过寻找是否存在表 7-1 和表 7-2 中所列内容,来进一步深入鉴别。

 列于表 7-1 的临床线索(有时称为"红旗征"),应对所有腰痛患者进行评估。

 Y 先生既往无其他病史,无外伤、体重减轻、发热、寒战、近期感染史,否认用药史、烟酒史、毒品史。不伴下肢放射痛,做体格检查时下肢有轻压痛,下肢运动、感觉、反射均正常,直腿抬高试验阴性。

 临床信息是否足以做出诊断? 如果不能,你还需要哪些信息?

此时,进一步的鉴别诊断并未发现提示腰痛特异性疾病或严重疾病的线索,诊断逐步局限并指向了非特异性机械性腰痛。

主要假设:机械性腰痛

教科书内容回顾

其经典临床表现,是腰部非放射性疼痛与僵硬,常由身体负重或肌肉牵拉等诱发。

疾病要点

A. 臀部、髋部也可出现疼痛与僵硬
B. 通常在新发或特殊运动后的数小时至数天发生,仰卧时可改善,但 1/3 的患者可无特定诱发因素

表 7-2　Y 先生的诊断假设

诊断假设	人口统计学,风险因素,症状和体征	重要检查
主要假设		
机械性背痛	缺乏以下所列症状	临床诊断
		4~6 周内缓解
备选假设——最常见的		
椎间盘突出	坐骨神经痛	CT 或 MRI
	神经系统检查异常,尤其是 L_5~S_1 分配区域	
备选假设——不可漏诊的		
肿瘤	疼痛持续时间 >1 个月	脊柱 X 线
	年龄 >50 岁	MRI
	既往癌症病史	
	不明原因体重减轻(6 个月内体重减轻 >4.54kg)	
	夜间疼痛	
感染	发热	MRI
	寒战	
	近期皮肤或泌尿系感染	
	使用免疫抑制剂	
	使用注射药物	
	脊柱手术	
马尾综合征	尿潴留	MRI
	马鞍麻醉	
	双侧坐骨神经痛	
	腿部无力	
	肛门括约肌张力降低	
其他假设		
压缩性骨折	年龄 >70 岁	脊柱 X 线
	女性	MRI
	重大创伤	
	骨质疏松病史	
	使用糖皮质激素	
	使用芳香酶抑制剂	
炎症性背痛	发病年龄 <45 岁	脊柱 X 线
	持续时间 >3 个月	MRI
	起病隐匿	
	晨僵 >30min	
	运动可改善	
	休息无改善	
	醒时疼痛,尤其后半夜,起床可改善	
	交替性臀部疼痛	

C. 很少能做出具体的解剖诊断

D. 若病史或体检中发现新的神经系统异常,则应立即考虑其他诊断

E. 机械性腰痛的终身患病率为 84%

F. 预后

1. 75%~90% 的患者在 1 个月内好转;部分患者疼痛持续 3 个月,12 个月内仅 40% 可恢复。

2. 25%~50% 的患者会在接下来一年中再次发作。

3. 10%~15% 的患者存在持续性腰痛的危险因素,包括:

a. 适应不良的疼痛应对行为

b. 高水平的基线功能障碍

c. 一般健康状况低下

d. 存在精神疾病

e. 存在"非器质性体征"(提示对疼痛产生强烈心理因素的体征,例如表浅的或者非解剖性的压痛、过度反应、注意力分散的不可重复性、非解剖性无力或感觉变化)

循证医学诊断

A. 若所有"红旗征"均无,可以 99% 地预测腰痛的病因为非严重性疾病。

B. 许多无症状患者会存在影像学解剖异常。

1. 14~25 岁患者中,20% 在 X 线片上可见椎间盘退行性变。

2. 50 岁以下患者中,20%~75% 在 MRI 上可见椎间盘突出。

3. 40%~80% 的患者在 MRI 上可见椎间盘膨隆。

4. 50 岁以上患者中,90% 以上在 MRI 上可见椎间盘退行性变。

5. 50 岁以上的患者中,20%~30% 存在椎管狭窄。

C. 即使在有症状的患者中,解剖学异常也不是必然成因,识别它们并不会影响初始治疗方案。

D. 孤立性腰痛患者中,85% 无法做出特定的病理解剖学诊断。

E. 影像学并不能改善临床结局,例如疼痛或功能状态,尤其是在急性(<4 周)或亚急性(4~12 周)疼痛患者中。

对于没有任何临床线索的患者,不建议进行任何影像学诊断。如果做了影像学检查,可能也会发现一些影像异常,但往往并不具有临床重要性。多个专科医师协会不建议对缺乏临床线索患者进行影像学诊断(脊柱 X 线片或 MRI)。

治疗

A. 急性腰痛

1. 美国医师学会最近发表了关于腰痛治疗的循证指南。

2. 大多数人的急性腰痛可随着时间的推移而得到改善,可以不进行治疗。

3. 有中等质量证据表明,非甾体抗炎药(NSAID)或骨骼肌松弛剂对急性腰痛有效;临床试验结果显示,对乙酰氨基酚无效。

4. 热敷和脊柱推拿被证明可有效地缓解急性腰痛;针灸和按摩也有疗效。

5. 最佳方法是在急性期服用 NSAID、热敷并进行适量活动,直至疼痛消退后,开展特定的日常背部练习。

卧床休息无助于缓解急性疼痛,并可能延长疼痛持续时间。活动不会加重损伤,患者应在可忍受程度内进行适度活动。

B. 亚急性或慢性腰痛

1. 有中等质量证据表明,运动、瑜伽、多学科康复、针灸和正念减压,均可有效地缓解慢性腰痛。

2. 有低质量证据表明,认知行为治疗、脊柱推拿、太极拳、进行性放松、肌电生物反馈,均可有效地缓解慢性腰痛。

3. NSAID 是一线药物治疗;曲马多或度洛西汀可作为二线治疗。

4. 对各类药物均无效患者,在权衡利弊后可使用阿片类药物。

诊断

　　鉴于 Y 先生的病史和体检结果,暂无必要考虑其他诊断。如果保守治疗无效,则需要重新考虑是否存在其他诊断。

病例解决方案

你告知 Y 先生,他的腰痛会在 2~3 周内逐渐缓解。建议按需服用布洛芬,并在疼痛可承受范围内尽可能地保持适量活动。避免举重,可选择游泳或步行锻炼,直至疼痛消失。你还可向患者提供关于如何正确地提物与背部训练的宣教手册,建议待疼痛消退后开始日常锻炼。患者取消了 1 月后的复诊预约,并留言他的腰痛已痊愈,已恢复所有日常活动。

主诉

病例 2

H 女士,47 岁女性,既往身体健康,2 天前在花园拔草数小时后出现腰痛。为钝痛,呈持续性,放射至右侧臀部及髋部。昨日,在坐位看完电影后,疼痛开始放射至右膝后部。她自服对乙酰氨基酚和布洛芬,但缓解不明显。既往无特殊疾病史,无特殊用药史。否认全身、肠道、膀胱等症状。

此刻,主要假设是什么? 其他假设是什么? 有无"不可漏诊的"备选假设? 鉴于目前的鉴别诊断,接下来需要完成哪些检查?

鉴别诊断排序

与病例 1 类似,H 女士的腰痛发生在特定劳累后,并无全身症状。然而,她的疼痛在坐位后加重,并放射至大腿后部(疼痛分布提示为 $L_5{\sim}S_1$ 区域的神经根性疼痛,通常称为坐骨神经痛)。这两个关键特征,增加了椎间盘突出的诊断可能性。并无任何提示腰痛相关的系统性疾病的依据,因此初步诊断比较明确。表 7-3 列出了可能的鉴别诊断。

体检时,H 女士很不舒服。她并没有背部压痛,双髋活动度可,但右腿抬高到大约 60° 时,疼痛向下肢放射。左腿抬高时,腰部疼痛。运动和感觉正常,但右侧踝反射消失。

现有的临床信息是否能够做出诊断? 如果不能,你还需要哪些信息?

表 7-3 H 女士的诊断假设

诊断假设	人口统计学,风险因素,症状及体征	主要检查
主要假设		
腰椎间盘突出	坐骨神经痛 神经系统症状和体征,尤指 $L_5{\sim}S_1$ 神经分布区域 直腿抬高试验阳性	CT 或 MRI
备选假设——不可漏诊的		
非特异性机械性背痛	无神经系统或全身症状	疼痛缓解

主要假设:椎间盘突出所致的腰椎神经根病

教科书内容回顾

疾病的典型表现是中度至重度放射痛,可从腰部向下至臀、腿、踝或足,伴麻木或感觉异常。又称为坐骨神经痛,通常是由椎间盘压力突然增加所致,例如咳嗽或提重物后。

疾病要点

A. 椎间盘疾病通常无症状;当椎间盘直接接触神经根促发炎症时会出现疼痛。

B. 95% 具有临床意义的椎间盘突出发生在 $L_4{\sim}L_5$ 和 $L_5{\sim}S_1$,因此疼痛和感觉异常最常见于这些神经分布之处(图 7-2 和图 7-3)。

  1. 神经根痛常被描述为尖锐、放射或烧灼感,但也可被描述为抽痛、刺痛或钝痛。

  2. 感觉异常 / 感觉丧失、运动无力等神经系统异常表现多种多样,也可没有疼痛。表 7-4 描述了典型表现。

C. 肌筋膜疼痛综合征和髋膝关节病变,难与神经根病相区分;许多患者既有神经根病,也有其他肌肉骨骼疾病。

D. 咳嗽、打喷嚏或久坐,会加重椎间盘突出所致的神经根性疼痛。

E. 36% 的患者在 2 周内恢复,70% 在 6 周内恢复,87% 在 3 个月内恢复;25% 在 1 年内反复发作。

F. 有时,坐骨神经痛是由非脊柱原因所致:

  1. 骨盆骨折或腘绳肌损伤导致神经外伤。

  2. 妇科及围生期原因,如卵巢囊肿或胎头压迫所致。

  3. 上覆梨状肌压迫神经(梨状肌综合征),以局灶性臀中部疼痛为特征,坐骨切迹压痛,坐下、髋外旋时均疼痛加重。

G. 单侧椎间盘突出时,无肠道或膀胱症状。

H. 大的中线疝可导致马尾神经综合征。

  1. 马尾神经综合征是一种罕见疾病,由肿瘤或巨大的中线椎间盘突出所致。

  2. 该病具有以下特点:

    a. 尿潴留(敏感度为 90%,特异度为 95%,LR+ 为 18,LR− 为 0.1)。

    b. 尿失禁。

    c. 肛门括约肌张力降低(80% 患者)。

    d. 感觉丧失呈马鞍型分布(75% 患者)。

    e. 双侧坐骨神经痛。

    f. 腿无力。

    g. 尿潴留 >500mL 并且至少具备 3 种典型症状中的 2 种(双侧坐骨神经痛、主观尿潴留、大便失禁),高度提示 MRI 上存在马尾综合征。

疑似马尾神经综合征是一种医学急症，需要立即成像诊断并紧急减压。

表 7-4　腰骶部神经根病的典型异常表现

神经根	疼痛分布	感觉异常 / 感觉改变	运动无力	反射消失
L_4	大腿前内侧	小腿内侧	膝关节伸展，髋内收	膝反射
L_5	大腿外侧，小腿外侧，足背	大腿外科，小腿外侧，足背	足背屈，足外翻 + 足内翻，髋外展	
S_1	大腿后侧，小腿，足跟	脚底，足外侧 + 踝，第四 + 第五足趾		踝反射

表 7-5　体格检查结果提示椎间盘突出诊断

检查结果	敏感度	特异度	LR+	LR−
坐骨神经痛	95%	88%	7.9	0.06
对侧直腿抬高试验阳性	25%	90%	2.5	0.83
同侧直腿抬高试验阳性	85%~91%	26%~50%	1.2~1.8	0.18~0.3
蹬趾伸肌无力	50%	70%	1.7	0.71
踝反射减退[1]	50%	60%	1.3	0.83
足背屈无力	35%	70%	1.2	0.93
足底屈曲无力	6%	95%	1.2	0.99

[1] 60 岁以下人群中，90% 双侧踝反射完好；60 岁以上人群中，仅 60% 双侧踝反射完好，30% 踝反射消失，10% 仅存一侧踝反射。

循证医学诊断

A. 病史询问和体格检查（表 7-5）

 1. 坐骨神经痛对于诊断 L_4~L_5 或 L_5~S_1 椎间盘突出的 LR+ 为 7.9。

2. 直腿抬高试验，即单手握住脚跟，慢慢抬起下肢，保持膝盖伸直。

　　a. 当直腿抬高至 30°~60° 可诱发患者坐骨神经痛，则为阳性。

　　b. 患者应当描述疼痛呈向下放射感，而非腘绳肌牵拉感。

　　c. 足部或蹬趾背屈疼痛加剧，可增加诊断的敏感度。

3. 交叉直腿试验，即抬高对侧下肢。患侧出现坐骨神经痛，则为阳性。

 若直腿抬高试验引起腰部疼痛，视为阴性。

4. 多种异常症状和体征，比单项检查异常更具有诊断特异性。

B. 影像

1. X 线平片不能显示椎间盘，也不能诊断突出。

2. CT 和 MRI 平扫，对于诊断椎间盘突出具有相似的成像特性。

　　a. CT：敏感度为 62%~90%；特异度为 70%~87%；最优 LR+ 为 6.9，LR− 为 0.11。

　　b. MRI：敏感度为 60%~100%，特异度为 43%~97%；最优 LR+ 为 33，LR− 为 O。

C. 肌电图（（electromyography，EMG）

1. 主要用于确认腰骶神经根病，并排除其他周围神经异常疾病，尤其是当体检异常与影像异常不一致时。

2. 也用于确定神经根病的严重性和慢性病变，并提示影像异常的功能意义。

3. 最适用于亚急性病变（症状出现后 3 周至 3 个月）。

4. 检测神经根病的敏感度为 46%~77%，特异度为 71%~88%。

治疗

A. 若无马尾神经综合征或进行性神经功能障碍，则应保守治疗 6 周。几乎没有证据可以指导临床医生。

1. NSAID 是首选药物。

2. 加巴喷丁虽然经常使用，但尚无充分临床研究；最近一项研究中，普瑞巴林显示无效。

3. 曲马多等阿片类药物只能用于短期内剧烈疼痛患者。

4. 短期口服糖皮质激素可适度改善急性疼痛；硬膜外注射激素可短暂缓解疼痛。

5. 在监督下进行运动，可部分减轻疼痛，应当避免卧床不动。

6. 整脊手法已被证明可以在短期内减轻疼痛。

B. 手术。

1. 手术适应证，包括：

　　a. 肠和膀胱功能受损（马尾神经综合征）

　　b. 严重的运动无力

　　c. 进展型神经系统症状或体征

　　d. 保守治疗 6 周后仍无疗效

2. 无痛性椎间盘突出，或椎间盘突出与症状呈不同水平者，不宜手术。

3. 若无进展型神经系统症状，手术是可选治疗；椎间盘突出和神经根痛患者，手术或不手术通常都可恢复。

　　a. 对于有症状的 L_4~L_5 或 L_5~S_1 椎间盘突出进行手术治疗与保守治疗对照的随机研究提示，手术治疗在短期内更能让患者获益。

　　（1）手术治疗组患者在 12 周时疼痛评分、功能评分均更佳，但两组患者在 52 周时的评分相同。

(2) 手术治疗组患者的中位恢复时间为 4 周,保守治疗组则为 12 周。

b. 在决策是否进行手术治疗时,应当尊重患者偏好。

影像学检查异常,须与病史询问及体格检查结果相符;换言之,椎间盘突出所影响的神经必须与症状对应神经相一致。

诊断

H 女士有坐骨神经痛,直腿抬高试验阳性,踝反射消失,综合以上强烈提示 $L_5 \sim S_1$ 神经根损害。此刻,一种选择是预约 MRI 或 CT 扫描以确认椎间盘突出。然而,在预约影像检查前,仍有两个问题需要考虑:

1. 影像学检查是否可以诊断疾病?要知道无症状患者进行 CT 或 MRI 检查也会存在一定比例的椎间盘突出。

2. 如果影像学检查可以诊断疾病,那么检查结果是否会改变患者的初始治疗?与非特异性腰痛相似,本病也将保守治疗作为初始治疗,除非患者存在马尾神经综合征或其他快速进展型神经功能障碍。

病例解决方案

你决定不对患者做影像学检查,予以布洛芬(800mg,每天 3 次)治疗,并嘱适度活动。第二天,H 女士打电话说她因为疼痛而无法入睡。然后,你给患者开处方加巴喷丁,以更好地缓解疼痛。两周后,患者已很少服用加巴喷丁,仅每天 1~2 次服用布洛芬。两个月后,她再无疼痛,恢复平日活动,但踝反射仍消失——这很常见,但不重要。约一年后,当她罹患严重支气管炎时,相同腰痛再次出现,服用布洛芬和加巴喷丁后疼痛再次缓解。

主诉

病例 ③

P 女士,75 岁,2 天前出现腰中部疼痛。疼痛呈持续性,并逐渐加重。无体位或姿势减轻或加重疼痛,对乙酰氨基酚或布洛芬均不能缓解。有时像腰带一样向整个腰部放射,延伸至腹部。无发热,无体重减轻。15 年前曾从自行车上摔下而发生桡骨骨折;2 年前曾患乳腺癌,接受乳房肿瘤切除手术和放射治疗。目前仅服用来曲唑。6 个月前的末次乳腺钼靶检查正常。

此刻,主要假设是什么?其他假设是什么?鉴于目前的鉴别诊断,还需要完成哪些检查?

鉴别诊断排序

P 女士有几个临床关键点提示她的背痛可能是由于更严重的系统性疾病所引起,而不是非特异性的机械性背痛。首先,她是老年人,有癌症病史;这两点均与恶性肿瘤相关,可能是背痛的原因。其次,她的年龄和既往骨折史均是骨质疏松的危险因素。此外,芳香化酶抑制剂,如来曲唑,会增加骨质流失并且与骨折风险增加有关(*OR*=1.47)。转

移性乳腺癌比椎体压缩性骨折更为紧急,因此它既是主要假设,又是"不可漏诊的"备选假设。表 7-6 列出了相关的鉴别诊断。

表 7-6　P 女士的诊断假设

诊断假设	人口统计学,风险因素,症状和体征	重要检查
主要假设		
转移性乳腺癌	疼痛持续时间 >1 个月 年龄 >50 岁 既往肿瘤病史 不明原因的体重减轻 (>4.5kg 超过 6 个月) 夜间疼痛	脊柱 X 线 MRI
备选假设		
骨质疏松相关压缩性骨折	年龄 >70 岁 女性 重大创伤 骨质疏松病史 使用糖皮质激素 既往骨折史 使用芳香化酶抑制剂	脊柱 X 线 MRI

体检时,患者疼痛明显。她身高 157cm,体重 52kg。腰部弥漫性压痛,椎骨无压痛点。无皮疹,无带状疱疹,腹部体格检查正常。反射、运动、感觉均正常,直接抬腿试验阴性。

现有临床信息是否足以做出诊断? 如果不能,还需要哪些信息?

主要假设:转移性癌症所致腰痛

教科书内容回顾

本病的经典表现是不断进展的持续性钝痛,休息不能缓解;恶性肿瘤患者夜间疼痛更加显著。

疾病要点

A. 骨转移可局限于椎体或外延进入硬膜外腔,导致脊髓受压。

B. 疼痛可以先于脊髓压迫数周甚至数月,但脊髓压迫一旦开始就不断进展。

癌症 + 背痛 + 神经系统异常 = 急症

C. 恶性肿瘤通常占背痛病因约小于 1%,但却是大多数活动性肿瘤患者伴有背痛的主要病因。

D. 最常见的肿瘤来源是乳腺、肺或前列腺癌。

  1. 肾癌和甲状腺癌,也常发生骨转移。

  2. 骨髓瘤和淋巴瘤,常累及脊柱。

E. 胸椎转移 60%,腰椎转移 25%,颈椎转移 15%。1/3 患者可发生多处脊柱转移。

F. 前列腺癌、小细胞肺癌、霍奇金淋巴瘤可见成骨性病变。

G. 肾细胞癌、骨髓瘤、非霍奇金淋巴瘤、黑色素瘤、非小细胞肺癌、甲状腺癌可见破骨性病变。

H. 乳腺癌和胃肠道肿瘤,可见成骨性病变与破骨性病变相混合。

循证医学诊断

A. 病史询问和体格检查

  1. 既往肿瘤史对于诊断椎体转移癌所致背痛的 LR+ 为 14.7。

  2. 若无夜间痛,则降低了肿瘤所致背痛的可能性(LR- 为 0.17)。

  3. 表 7-7 列出了肿瘤所致背痛的相关病史和体格检查结果。

表 7-7　诊断肿瘤所致背痛的相关问诊及体格检查结果

检查结果	敏感度	特异度	阳性似然比	阴性似然比
既往肿瘤史	31%	98%	14.7	0.7
治疗 1 个月后无改善	31%	90%	3.0	0.77
年龄 >50 岁	77%	71%	2.7	0.32
不明原因的体重减轻	15%	94%	2.7	0.9
持续疼痛 >1 个月	50%	81%	2.6	0.62
卧床休息不缓解	90%	46%	1.7	0.21
夜间疼痛	92%	46%	1.7	0.17
存在以下任何一项:年龄 >50 岁,有肿瘤病史,不明原因的体重减轻,或保守治疗失败	100%	60%	2.5	0.0

如果患者年龄 <50 岁、无肿瘤史、无不明原因体重减轻,并且保守治疗成功,那么背痛的原因不太可能是肿瘤。

B. 影像

  1. X 线片。

    a. 骨小梁丢失达 50% 才可见破骨性病变。

    b. X 线片上可以先看到成骨性病变,早于破骨性病变。

    c. 敏感度为 60%,特异度为 96%~99.5%。

    d. LR+ 为 12~120,LR- 为 0.4~0.42。

  2. CT:对于诊断椎体转移癌的敏感度和特异度不详。

  3. MRI。

    a. 敏感度,83%~93%,特异度为 90%~97%。

    b. LR+ 为 8.3~31,LR- 为 0.07~0.19。

  4. 骨扫描。

    a. 敏感度为 74%~98%,特异度为 64%~81%。

    b. LR+ 为 3.9~10,LR- 为 0.1~0.32。

    c. 显示成骨性病变更优于破骨性病变,尤其是骨髓瘤可能会漏诊。

MRI 是背痛患者诊断或排除肿瘤病因的最佳检查方法,也是判断是否存在脊髓压迫的最佳方法。

C. 实验室检查:红细胞沉降率(ESR)有助于诊断

  1. ≥20mm/h:敏感度为 78%,特异度为 67%,LR+ 为 2.4。

  2. ≥50mm/h:敏感度为 56%,特异度为 97%,LR+ 为 19.2。

  3. ≥100mm/h:敏感度为 22%,特异度为 99.4%,LR+ 为 55.5。

治疗

A. 手术,放疗和化疗。

B. 治疗选择取决于肿瘤类型和病变范围。

诊断

由于 P 女士没有神经系统异常,而且 X 线片可快速完成,因此从腰椎 X 线片检查开始。然而,腰椎 X 线片的 LR- 仅为 0.4,因此如果腰椎 X 线片正常则需要进一步完成其他影像检查。

腰椎 X 线片显示 L₁ 椎体压缩性骨折,相较数月前为新发病变。

目前是否已超过主要假设的诊断阈值? 你是否已排除了其他假设? 是否需要完成其他检查以排除诊断?

鉴别诊断:骨质疏松相关的压缩性骨折

教科书内容回顾

　　本病的典型表现是老年女性发生的急性、剧烈疼痛,从腰部侧面放射至腹部,为自发性,或由提轻物、弯腰或震动等琐事所引起。

疾病要点

A. 骨折通常发生在胸椎或腰椎的中下部。

B. 相较骨质疏松,T₄ 或更高位骨折更常见于恶性肿瘤。

C. 轻微动作(例如床上翻身)常会加剧疼痛。

D. 也可无症状。

E. 疼痛通常会在 1 周内改善、4~6 周内缓解,但有些患者呈慢性疼痛。

F. 骨质疏松通常与绝经和衰老有关。

G. 可作为多种疾病和药物治疗的并发症。

　　1. 最常见疾病,包括甲状腺功能亢进症、原发性甲状旁腺功能亢进症、维生素 D 缺乏症、性腺功能减退症以及吸收不良。

　　2. 可导致骨质疏松的药物,包括皮质类固醇(最常见)、抗惊厥药、芳香化酶抑制剂,以及长期肝素治疗。

H. 骨质疏松的危险因素,包括:

　　1. 年龄。

　　　　a. 最强风险因素。

　　　　b. 70~74 岁女性的相对风险接近 10(与 65 岁以下的女性相比),80 岁以上女性的风险增至 22.5。

　　2. 肋骨、脊柱、腕部或髋部骨折史。

　　3. 目前仍在吸烟,或每天饮酒≥3 个酒精单位。

　　4. 白种人,西班牙裔或亚裔。

　　5. 体重 <60kg。

　　6. 父母有髋部骨折史。

I. **骨密度检测**:T 值定义为通过监测所得骨密度与正常年轻人群骨密度相比较所得的高于正常值的标准差;T 值 ≥−1.0 为骨量正常,<−1.0 和 >−2.5 是骨质减少,≤−2.5 为骨质疏松。

　　1. 未来 15 年,T 值 0 至 −1.0 女性的椎体骨折绝对风险是 10%,T 值≤−2.5 女性的椎体骨折绝对风险是 30%。

　　2. 已有椎骨骨折且 T 值 >−1.0 的女性,发生后续骨折的绝对风险(约 25%)与无椎骨骨折且 T 值≤−2.5 女性相当。

　　3. FRAX 分数,用于估算未来 10 年发生髋部骨折或重大骨质疏松性骨折的概率,网址是 http://www.shef.ac.uk/FRAX/。

循证医学诊断

A. 病史询问和体格检查

　　1. 并未得到充分研究。

　　2. 年龄 >70 岁对于诊断的 LR+ 为 5.5。

 　3. 激素使用史对诊断骨质疏松性压缩性骨折所致背痛的 LR+ 为 12.0。

　　4. 患者如果至少有 3 个典型危险因素(女性、年龄超过 70 岁、外伤和使用激素),则发生骨质疏松性压缩性骨折的可能性极大。

B. 影像学

　　1. MRI 比 X 线片更敏感、更特异,但并无相关具体数据;大部分压缩性骨折可通过 X 线片进行诊断,除非考虑存在恶性肿瘤。

　　2. MRI 可就骨质疏松性压缩性骨折进行良恶性区分,敏感度为 88.5%~100%,特异度为 89.5%~93%(LR+ 为 8~14,LR− 为 0~0.12)。

　　3. 骨扫描有助于确定敏锐度。

MRI 成像是区分恶性骨质疏松性压缩性骨折的最佳方法。

治疗

A. 骨质疏松

　　1. 50 岁以上女性的总钙摄入量(膳食,如需要可加补剂)应为每天 1 200mg;70 岁以下女性的总维生素 D 摄入量应为每天 600IU,70 岁以上女性则每天 800IU。过多补充可能有害。

　　2. 双膦酸盐既能增加骨密度,又可减少骨折风险。

a. 阿仑膦酸盐和利塞膦酸盐(口服,每周一次)减少椎体、非椎体和髋部骨折。

b. 伊班膦酸盐(口服,每月一次)减少椎体骨折。

c. 唑来膦酸(静脉注射,每年一次)减少椎体、非椎体和髋部骨折。

3. 雷洛昔芬可降低脊柱骨折的风险,但不会降低髋部骨折风险。

a. 它降低了雌激素受体阳性乳腺癌的风险(相对风险为 0.56)。

b. 它增加了静脉血栓栓塞的风险(相对风险约为 3)。

4. 甲状旁腺激素(特立帕肽;皮下,每天)增加骨密度并减少椎体和非椎体骨折。

5. 地诺单抗,一种 RANKL 抑制剂的单克隆抗体,阻断破骨细胞功能(皮下,每 6 个月),减少椎体、非椎体和髋部骨折。

6. 雌激素可预防骨折,但若出现以下不良事件则不再推荐长期治疗:

a. 静脉血栓栓塞

b. 乳腺癌

c. 心肌梗死和脑血管意外

7. 降钙素不会显著增加骨密度或预防骨折。

B. 压缩性骨折

1. 降钙素有时可减轻椎体压缩性骨折的急性疼痛。

2. 在设计良好、假手术对照的随机对照试验中,椎体成形术(在透视引导下进入塌陷的椎骨,经皮注射骨水泥)以及椎体后凸成形术(在骨折的椎体中引入骨水泥和充气骨岛)未被证实可减轻疼痛。

病例解决方案

由于有乳腺癌病史,P 女士进行了 MRI 检查;该检查证实了骨质疏松性压缩性骨折的诊断。予以阿片类药物治疗,患者疼痛在 3~4 周内缓解。骨密度检查提示脊柱 T 值为 −2.1,髋部 T 值为 −2.6。患者处于绝经后以及长期服用芳香化酶抑制剂,均导致骨质疏松的发生。于是,开始予以阿仑膦酸盐治疗。

不论骨密度结果如何,由于 P 女士存在椎体压缩性骨折,因此需要骨质疏松相关治疗。回顾病史,患者存在数个骨质疏松危险因素,包括年龄、体重和手腕骨折史。

主诉

F 先生,65 岁男性,有 2 型糖尿病、高血压、骨关节炎史,此次因腰痛数月就诊。疼痛有时局限于背部,有时行走时可放射至臀部、髋部、大腿和小腿。总体上以疼痛为主,但偶尔感到双侧大腿处麻木。坐下时疼痛可缓解,在杂货店前倾推车时疼痛也可消失。平卧时无疼痛,站位时疼痛比坐位时更明显。自服布洛芬稍有缓解,但仍感活动受限。无发热史、毒品使用史。

此刻,主要假设是什么?其他假设是什么?是否存在"不可漏诊的"备选假设?

鉴别诊断排序

该年龄男性患者的背痛病因,需要考虑多种疾病。患者并无提示感染的全身症状,因此初步鉴别诊断中不考虑感染。追问病史,有两个关键点强烈提示脊柱狭窄:用力时麻木感(神经源性或"假性跛行"),以及前倾推车时疼痛缓解。尽管患者否认夜间疼痛加重,转移性肿瘤的诊断可能性较小,但鉴于患者为好发年龄,故仍需考虑其可能性。另外,患者存在血管疾病的危险因素,表现为活动后疼痛,因此需考虑外周动脉疾病(PAD)可能。机械性腰痛虽然常见,但由于患者存在神经系统症状这一关键线索(大腿麻木),诊断不予考虑。椎间盘突出可作为最末位的鉴别诊断,中央型突出可能出现对称性症状。表 7-8 列出了具体的鉴别诊断。

F 先生既往有明确的高血压、2 型糖尿病和膝骨关节炎病史。吸烟 30 年,每天 1 包,已戒烟 10 年。服用药物包括赖诺普利、格列吡嗪、阿托伐他汀、阿司匹林、对乙酰氨基酚或布洛芬。患者否认肿瘤史,1 个月前检查的前列腺特异性抗原(PSA)为 0.9ng/mL。无背部或臀部压痛,双侧直腿抬高试验阴性,双侧反射对称;运动正常,足部振动感减弱,其余感觉正常。足背动脉和胫后动脉搏动强烈。步态正常。

目前的临床信息是否足以做出诊断?如果不能,你还需要哪些信息?

表 7-8　F 先生的诊断假设

诊断假设	人口统计学,风险因素,症状和体征	重要检查
主要假设		
脊柱狭窄	宽基步态	MRI
	神经源性跛行	
	年龄 >65 岁	
	坐姿 / 向前弯腰可改善	
备选假设——不可漏诊的		
转移性肿瘤	疼痛持续时间 >1 个月	脊柱 X 线
	年龄 >50 岁	MRI
	既往肿瘤病史	
	不明原因的体重减轻	
	(>4.5kg,超过 6 个月)	
	夜间疼痛	
外周动脉疾病	血管危险因素;行走时腿部疼痛	踝臂指数
备选假设——最常见的		
机械性背痛	无神经系统或全身症状	疼痛缓解
中央型椎间盘突出	双侧神经根痛	MRI

主要假设:椎管狭窄

教科书内容回顾

本病的典型表现是,行走或站立引起持续性背部及腿部不适,坐下或前屈位可缓解。

疾病要点

A. 腰椎管狭窄的临床症候群包括特征性症状和影像学异常,例如脊椎滑脱、椎间盘间隙变窄、关节面肥大、神经孔骨赘;在老年人群中的预测患病率为 12%~21%。

  1. 神经源性跛行是最常见的症状,即步行或长时间站立引起各种疼痛或不适,可放射至臀部、大腿或小腿。

  2. 可发生根性或多根性疼痛,但并不像神经源性跛行那样与体位相关。

  3. 对于椎管狭窄所致疼痛的描述,与课本中血管性跛行的描述有着本质区别(表 7-9)。

B. 神经系统症状和体征呈多种多样。

C. 椎管狭窄最常见于腰椎,有时也在颈椎,但很少见于胸椎。

D. 椎管狭窄是由于增生性退行性变和腰椎滑脱压迫脊髓、马尾、单个神经根,以及供应马尾神经和神经根的小动脉和毛细血管。

E. 伸展时疼痛加重,屈曲时疼痛减轻。

F. 中央型狭窄患者通常表现为双侧、非皮肤性腰痛,可放射至臀部和大腿后侧。

表 7-9　血管源性跛行与神经源性跛行的区别点

血管源性跛行	神经源性跛行
症状发作前步行距离稳定	症状发作前步行距离变化
站立时可改善	坐位或弯腰向前时改善
行走时会加重	行走或站立时加重
上坡行走时疼痛	由于弯腰前倾而上坡行走时无痛
无脉	有脉
皮肤发亮伴有脱发	皮肤正常

G. 一侧狭窄的患者,通常疼痛呈相应皮区分布。

H. 快速步行后重复体格检查,可能发现细微差异。

I. 约 50% 的患者症状稳定;当病情恶化时,呈缓慢渐进。

  1. 腰椎管狭窄未进展至瘫痪,应根据症状的严重程度进行治疗。

  2. 颈椎和胸椎部位的椎管狭窄,疾病进展可导致肌病和瘫痪,比腰椎管狭窄更需要手术治疗。

循证医学诊断

A. 病史询问和体格检查

  1. 宽底步态对于诊断椎管狭窄的 LR+ 为 13。

  2. 表 7-10 概述了有助于诊断椎管狭窄的病史问诊和体格检查内容。

表 7-10　诊断椎管狭窄所需的问诊和体格检查内容

检查发现	敏感度	特异度	阳性似然比	阴性似然比
病史				
坐位时无疼痛	47%	94%	7.4	0.57
臀部周围有烧灼感	6%	99%	7.2	0.95
弯腰前屈时疼痛改善	52%	92%	6.4	0.52
双侧臀部或腿部疼痛	51%	92%	6.3	0.54
神经源性跛行	82%	78%	3.7	0.23
坐位时症状改善	51%	84%	3.3	0.58
年龄 >65 岁	77%	69%	2.5	0.34
体格检查				
宽基步态	42%	97%	13	0.6
Romberg 征异常 [1]	40%	91%	4.2	0.67
振动不足	53%	81%	2.8	0.57

[1] 定义为在双脚并拢站立、闭上眼睛 10s 内保持平衡所需的代偿运动。

B. 影像学

  1. 无需 X 线片:该检查并不会改变治疗策略,其提供的解剖信息也不足以指导介入治疗(例如硬膜外注射或手术治疗）。

2. CT 和 MRI 平扫，具有相似的特征。

　　a. CT：敏感度为 90%，特异度为 80%~96%，LR+ 为 4.5~22，LR- 为 0.10~0.12。

　　b. MRI：敏感度为 90%，特异度为 72%~99%，LR+ 为 3.2~90，LR- 为 0.10~0.14。

　　c. 65 岁以上无症状患者中，高达 21% 存在 MRI 上的椎管狭窄。

3. 有典型症状、对保守治疗有效的患者，无需影像学检查即可进行治疗。

CT 和 MRI 成像可以排除椎管狭窄，但不一定能确定影像上所见狭窄就是导致患者症状的原因。

治疗

A. 指导治疗决策的证据很少。

B. 非手术治疗的成功率各不相同。15%~70% 的患者病情稳定或好转。

1. 用于缓解疼痛的药物，包括 NSAID、三环类抗抑郁药、加巴喷丁、普瑞巴林、曲马多，以及阿片类药物。

2. 物理疗法，可提高腿部和躯干的耐力和肌肉力量；腰部屈曲运动，例如骑自行车，可能比步行更易耐受。

3. 硬膜外注射皮质类固醇和利多卡因、与单用利多卡因的随机对照试验，发现加用皮质类固醇在 6 周时并不能减轻疼痛。

C. 手术。

1. 主要适应证是保守治疗无效、疼痛加剧患者。

2. 观察性研究数据显示：

　　a. 减轻腿部疼痛比背部疼痛更有效。

　　b. 报告改善率为 64%~91%。

　　c. 再手术率为 6%~23%。

　　d. 手术治疗有效的预测因素，包括男性、年龄较小、行走能力较好、自我健康评价较好、合并症更少，以及根管狭窄更明显。

3. 最近的一项随机、观察性队列试验显示：

　　a. 该随机队列进行意向性分析发现，随机接受手术治疗的患者在 2 年身体疼痛评分时评分更高，优于随机接受保守治疗的患者。

　　b. 该观察性队列的分析发现，选择手术治疗患者报告的疼痛及功能评分，高于选择保守治疗的患者。

诊断

F 先生的病史仍然提示椎管狭窄；体格检查既不排除，也不支持该诊断。医生予以对乙酰氨基酚和加巴喷丁，建议物理治疗，若对保守治疗无效则进一步完善 MRI 检查。

对于目前主要假设（椎管狭窄），你是否清楚其诊断阈值？你是否能排除其他假设，如 PAD？是否需要完善其他检查以排除诊断？

鉴别诊断：外周动脉疾病（PAD）

教科书内容回顾

　　本病的典型表现是跛行，即可反复出现的、运动诱发的小腿疼痛，需要暂停运动，休息 <10min 后可逐渐缓解。严重的肢体缺血，典型表现为静息状态下足部疼痛，在特殊体位时稍有缓解。

疾病要点

A. 在年龄 70 岁以上门诊患者中，或者年龄 50~69 岁、有吸烟史或糖尿病史的门诊患者中，PAD 患病率为 29%。

1. 仅 11% 的 PAD 患者有典型跛行。

2. 47% 的患者有非典型症状（非小腿部位的劳力性腿痛，或者休息不能缓解），42% 的患者没有腿痛。

B. 严重肢体缺血，见于 1%~2% 的患者。

C. 风险因素包括：

1. 吸烟、糖尿病是最强的危险因素（吸烟 10 支每天，则 PAD 相对风险增加 1.4 倍；糖尿病患者的 PAD 相对风险增加 2.6 倍）。

2. 高血压、高脂血症也是危险因素。

3. 其他血管疾病患者的 PAD 患病率较高（缺血性心脏病患者为 19%，卒中患者为 26%）。

4. 无症状患者的 PAD 患病率为 7%~15%。

D. PAD 患者冠状动脉疾病、脑血管疾病的患病率高，心血管事件年发生率为 5%~7%。

E. PAD 患者的行走耐力进行性下降、抑郁发生率增加。

循证医学诊断

A. 病史

1. 典型跛行的 LR+ 为 3.30。

2. 典型跛行的 LR- 为 0.89。

B. 体格检查

1. 皮肤变化

　　a. 对有症状患者，皮肤触诊变凉、患肢足部溃疡，

LR+ 为 5.9,LR- 为 0.92。

    b. 皮肤变化(皮肤萎缩或发凉,蓝色 / 紫色皮肤,下肢汗毛缺失),对于无症状患者评估 PAD 并无帮助。

2. 血管杂音

    a. 对有症状患者,髂、股、腘动脉区杂音的 LR+ 为 5.6;该 3 处均无血管杂音,则 LR- 为 0.39。

    b. 对无症状患者,股动脉杂音的 LR+ 为 4.8;股动脉区无杂音,并不影响 PAD 诊断的可能性。

3. 搏动

    a. 股动脉搏动异常的 LR+ 为 7.2,胫后动脉搏动异常的 LR+ 为 8.10。

    b. 足背动脉搏动异常并不增加 PAD 的概率(LR+ 为 1.9),足背动脉搏动在 8.1% 的正常人群中也触摸不到。

    c. 任何脉搏均无异常,则阴性 LR 的范围较大(0.38~0.87)。

4. 毛细血管再充盈时间

    a. 对拇趾的足底面施加一定压力 5s;松开脚趾后,≤5s 内应恢复正常颜色。

    b. 对诊断 PAD 既不敏感,也不特异。

缺乏典型症状和体征,并不会降低 PAD 的可能性。

C. 踝臂指数(ABI)

1. 测量手臂和脚踝处的收缩压。ABI 计算公式是:最高脚踝压力(mmHg)/ 最高手臂压力(mmHg)。

2. 使用 0.90 或更小的临界值来定义 ABI 异常,其诊断 PAD 的敏感度为 95%,特异度为 99%(LR+ 为 95, LR- 为 0.05)。

3. ABI 0.71~0.9 为轻度 PAD;0.51~0.70 为中度 PAD;0.00~0.50 为严重 PAD。

治疗

A. 危险因素修正:戒烟、控制高血压和糖尿病,使用高强度他汀类药物治疗。

B. 阿司匹林或氯吡格雷的抗血小板治疗,降低心肌梗死、卒中和血管病因死亡;联合治疗并无额外益处。

C. 西洛他唑 100mg,每天两次,与安慰剂相比可使跑步机上步行距离增加 25%。

D. 锻炼可在 3~12 个月内增加步行达 150%,尤其是有监督、有计划的锻炼,应作为一线治疗。

E. 手术或经皮腔内血管成形术等血运重建,适用于以下情况:

1. 严重肢体缺血需要保肢。

2. 对运动和药物无效的跛行,限制患者生活方式或工作能力。

病例解决方案

F 先生发生 PAD 的验前概率很高。你给患者进行 ABI 检查,结果提示为轻度 PAD(双侧指数为 0.89)。在接受 8 周针对椎管狭窄的物理治疗后,虽然仍有每天腿痛,但患者诉运动耐量有所改善。患者服用对乙酰氨基酚、萘普生或曲马多,疼痛并未完全缓解。MRI 成像显示 L_3、L_4、L_5 处中度中央管狭窄和神经孔狭窄。可鼓励患者继续锻炼,如果在 3 个月内仍然有明显的症状,则可转诊给外科医生。

其他重要疾病

脊髓硬膜外脓肿

教科书内容回顾

典型表现是有糖尿病史或毒品注射史的患者出现发热和腰痛,随后出现神经系统症状(如运动无力、感觉异常、肠道或膀胱功能障碍)。

疾病要点

A. 发病机制

1. 大多数患者具有 1 个或多个易感条件:

    a. 基础疾病[糖尿病(30% 患者有硬膜外脓肿),注射毒品(4%~37%),终末期肾病(2%~13%),免疫抑制剂治疗(7%~16%),肿瘤(2%~15%),HIV(2%~9%)]。

    b. 侵入性脊柱介入治疗[手术,经皮脊柱操作(14%~22%)]或外伤。

    c. 潜在的局部或全身感染(皮肤或软组织感染、心内膜炎、骨髓炎、泌尿道感染、注射毒品、硬膜外麻醉、留置血管通路)。

2. 感染可通过血行播散(最为常见),脊柱或脊髓旁软组织内感染可直接播散,或在手术或创伤过程中直接接种。

3. 金黄色葡萄球菌占病原体的 66%。

    a. 其他病原体,包括表皮葡萄球菌、大肠杆菌、铜绿假单胞菌。

    b. 厌氧菌、分枝杆菌、真菌和寄生虫也偶有发现。

B. 临床表现

1. 典型三联征是发热、脊椎疼痛和神经功能缺损,仅见于 13%~37% 的患者中。

2. 75%~95% 的患者存在背痛。

3. 大约 50% 的患者可有发热。

4. 约 33% 的患者出现神经功能缺损。

5. 硬膜外后侧比硬膜外前侧更常见,胸腰椎区域比宫颈区域更常见。

6. 通常可延伸至上下 3~5 节椎骨。

C. 分期

1. 第 1 期:背痛处于受影响脊柱水平。

2. 第 2 期:受累脊柱处出现神经根的放射痛。

3. 第 3 期:运动无力、感觉障碍、膀胱 / 肠道功能障碍。

4. 第 4 期:瘫痪。

5. 从一期向另一期进展的比率各不相同。

6. 手术前的神经系统状态,术后神经系统状态与术前一样好或比术前更好,均是神经系统最终结局的最重要的预测指标。

循证医学诊断

A. ESR 和 C 反应蛋白通常升高。

B. 白细胞增多症见于约 66% 的患者。

C. 菌血症见于 60% 的患者。

D. MRI 是最好的影像检查方法,敏感度 >90%。当无法进行 MRI 检查时,可行 CT 脊髓造影。

 白细胞计数正常且血培养阴性,不排除脊髓硬膜外脓肿。

治疗

A. CT 引导下活检或开放活检后,可行经皮或手术减压引流。

B. 抗生素。

椎骨骨髓炎

教科书内容回顾

典型的表现是持续性背痛和发热。

疾病要点

A. 发病机制

1. 最常见于血行传播。

    a. 泌尿道、皮肤、软组织、血管通路部位、心内膜炎、化脓性关节炎是最常见的感染来源,在 1/3 的椎骨骨髓炎患者中可见心内膜炎。

    b. 患者通常存在潜在的慢性疾病或注射吸毒。

2. 也可能由相邻软组织感染而连续播散,或者由外伤或手术而直接感染。

3. 通常造成 2 个相邻椎体的骨质破坏以及椎间隙塌陷。

    a. 58% 见于腰椎,30% 见于胸椎,11% 见于颈椎。

    b. 17% 并发硬膜外脓肿,26% 并发椎旁脓肿,5% 并发椎间盘脓肿。

B. 微生物学

1. 超过 50% 的患者出现金黄色葡萄球菌。

2. B 族和 G 族溶血性链球菌,尤其见于糖尿病患者。

3. 肠道革兰氏阴性杆菌,尤其见于泌尿道器械操作后。

4. 凝固酶阴性葡萄球菌有时是致病因素。

循证医学诊断

A. 病史询问和体格检查

1. 86% 的患者有背痛。

2. 脊椎压痛:敏感度为 86%,特异度为 60%,LR+ 为 2.1,LR- 为 0.23。

3. 发热:敏感度为 52%,特异度为 98%,LR+ 为 26;LR- 为 0.49。

B. 实验室检验

1. 白细胞增多:敏感度为 43%,特异度为 94%,LR+ 为 7.2,LR- 为 0.6。

 白细胞计数正常,并不能排除骨髓炎。

2. ESR:病例报道中几乎所有患者都有 ESR 升高,通常超过 100mm/h;据报道敏感度可高达 98%。

3. 几乎所有患者的 C 反应蛋白也升高,这可能作为治疗效果的一个更优标志。

4. 约 58% 的患者血培养阳性(研究报道阳性率为 30%~78%)。

5. 影像引导下的脊柱活检:敏感度为 52%,特异度为 99.9%,LR+ 为 16.7,LR- 为 0.39。

C. 影像学

1. X 线片:敏感度为 82%,特异度为 57%,LR+ 为 1.9,LR- 为 0.32。

2. MRI:敏感度为 96%,特异度为 92%,LR+ 为 12,LR- 为 0.04。

3. 骨扫描:敏感度为 90%,特异度为 78%,LR+ 为 4.1,LR- 为 0.13。

治疗

A. 抗生素至少使用 4~6 周。

B. 只有在神经系统症状提示椎体塌陷导致脊髓受压或发生硬膜外脓肿时,才需要手术治疗;脊柱植入物相关的骨髓炎,必须要手术治疗。

 患有脊椎骨髓炎或脊椎硬膜外脓肿的患者,需要考虑心内膜炎可能。

参考文献

Callaghan BC, Burke JF, Feldman EL. Electrodiagnostic tests in polyneuropathy and radiculopathy. JAMA. 2016;315:297–8.

Chou R, Qaseem A, Owens DK, Shekelle P; Clinical Guidelines Committee of the American College of Physicians. Diagnostic imaging for low back pain: advice for high-value health care from the American College of Physicians. Ann Intern Med. 2011;154:181–9.

DeFroda SF, DePasse JM, Eltorai AE et al. Evaluation and management of spinal epidural abscess. J Hospital Medicine. 2016;11:130–5.

Deyo RA, Mirza SK. Herniated lumbar intervertebral disk. N Engl J Med. 2016;374:1763–72.

Domen PM, Hofman PA, van Santbrink H, Weber WE. Predictive value of clinical characteristics in patients with suspected cauda equina syndrome. Eur J Neurol. 2009;16:416–9.

Katz JN, Harris MB. Lumbar spinal stenosis. N Engl J Med. 2008;358:818–25.

Khan NA, Rahim SA, Anand SS, Simel DL, Panju A. Does the clinical examination predict lower extremity peripheral arterial disease? JAMA. 2006;295:536–46.

Kullo IJ, Rooke TW. Peripheral artery disease. N Engl J Med. 2016;374:861–71.

Maher C, Underwood M, Buchbinder R. Non-specific low back pain. Lancet. 2017;389:736–47.

Pupaibool J, Vasoo S, Erwin PJ et al. The utility of image-guided percutaneous needle aspiration biopsy for the diagnosis of spontaneous vertebral osteomyelitis: a systematic review and meta-analysis. Spine J. 2015;15:122–31.

Qaseem A, Wilt TJ, McLean RM et al. Noninvasive treatments for acute, subacute, and chronic low back pain: A clinical practice guideline from the American College of Physicians. Ann Intern Med. 2017;166:514–30.

Ropper AH, Zafonte RD. Sciatica. N Engl J Med. 2015;372:1240–8.

Suri P, Rainville J, Kalichman L, Katz JN. Does this older adult with lower extremity pain have the clinical syndrome of lumbar spinal stenosis? JAMA. 2010;304:2628–36.

Taurog JD, Chhabra A, Colbert RA. Ankylosing spondylitis and axial spondyloarthritis. N Engl J Med. 2016;374:2563–74.

Watson J. Office evaluation of spine and limb pain: spondylotic radiculopathy and other nonstructural mimickers. Semin Neurol. 2011;31:85–101.

Zimmerli W. Vertebral osteomyelitis. N Engl J Med. 2010;362:1022–9.

（戴晓敏 译　周宁天 校）

第8章　出血性疾病

碰到出血性疾病患者，该如何确定病因？

Philip Hoffman

主诉

病例 ①
A 女士，24 岁，因刷牙时牙龈出血来诊。

出血的鉴别诊断有哪些？你需要如何进行鉴别？

构建鉴别诊断

出血的病因可分为结构性（如组织或器官的损伤）、血小板相关和凝血因子相关。血小板异常引起的出血，无论是血小板数量减少还是功能异常，通常都是小血管出血，导致瘀点、瘀斑、牙龈出血或鼻出血。在遭受损伤后，这类出血发生快且持续，但出血量通常不大（即往往不会导致严重失血而需要输血）。尽管如此，血小板相关的出血在临床上仍然很重要，例如，少量脑出血（少见，除非血小板 <10×10⁹/L））或剧烈咳嗽引起腹腔血肿。相比之下，由于凝血因子缺乏或抑制剂导致的出血往往发生慢。也就是说，在受伤后虽然血小板血栓立即延缓或暂停了出血，但它并未得到稳定的纤维蛋白血栓的支持，而后者才是止血的关键。凝血因子异常引起的出血更有可能是显著的，通常发生在关节、胃肠道（gastrointestinal，GI）、脑部、腹膜后、损伤部位，或药物、手术部位。

A. 结构因素

　　1. 外伤造成的组织损伤

　　2. 组织异常致使轻微创伤即可导致出血，例如牙龈炎症疾病时，刷牙即可导致牙龈出血

B. 血小板异常导致的出血

　　1. 血小板数量异常（血小板减少）

　　　　a. 血小板生成减少

　　　　　　(1) 药物［包括丙戊酸（valproic acid）、利奈唑胺（linezolid）、噻嗪类利尿剂、金制剂、抗肿瘤化

疗药物］

　　　　　　(2) 骨髓受恶性肿瘤、纤维化、肉芽肿侵犯

　　　　　　(3) 骨髓再生不良

　　　　　　(4) 过量饮酒抑制巨核细胞的生成

　　　　　　(5) 维生素 B_{12} 缺乏（巨幼细胞造血是一种 DNA 合成缺陷，影响所有细胞系，不仅仅是红细胞）

　　　　b. 血小板流失或消耗增加

　　　　　　(1) 脾隔离（通常血小板计数在 40×10⁹/L 以上）

　　　　　　(2) 自身免疫性血小板减少

　　　　　　　　(a) 特发性［也称为特发性血小板减少性紫癜（idiopathic thrombocycopenic purpura，ITP）］

　　　　　　　　(b) HIV

　　　　　　　　(c) 系统性红斑狼疮（systemic lupus erythematosus，SLE）

　　　　　　　　(d) 淋巴组织增生性疾病

　　　　　　　　(e) 丙肝

　　　　　　　　(f) 药物［如肝素（heparin）、苯妥英、卡马西平（carbamazepine）、磺胺类、奎宁（quinin），冠状动脉综合征时使用的抗血小板药物，如阿昔单抗（abciximab）或替罗非班（tirofiban）］

　　　　　　(3) 弥散性血管内凝血（disseminated intravascular coagulation，DIC）

　　　　　　(4) 血栓性血小板减少性紫癜（thrombotic thrombocytopenic purpura，TTP）

　　　　　　(5) 脓毒症

　　2. 血小板功能异常

　　　　a. 先天性

　　　　　　(1) 血管性血友病

　　　　　　(2) 其他少见的基因异常

　　　　b. 获得性

　　　　　　(1) 药物，例如阿司匹林（aspirin）、非甾体抗炎药（nonsteroidal anti-inflammatory drugs，NSAID）。在某些情况下，给药的目的是抑制

血小板功能,如用于心血管疾病的氯吡格雷（clopidogrel）或阿司匹林

(2) 骨髓增殖性疾病,如原发性血小板增多症、真性红细胞增多症

(3) 血小板被异常蛋白包裹,如浆细胞骨髓瘤(以前称为多发性骨髓瘤)和偶发性的免疫性血小板减少

(4) 尿毒症

C. 凝血因子异常所致出血

1. 先天性

a. 血友病 A(最常见)

b. 其他凝血因子缺乏

2. 获得性

a. 一个或多个凝血因子缺乏

(1) 肝病

(2) 维生素 K 缺乏(营养性或源自华法林治疗)

(3) 凝血因子的异常吸附,如因子 X 吸附在淀粉样纤维上

(4) 凝血因子的消耗,如 DIC

(5) 凝血因子的稀释,如大量输血

b. 凝血因子抑制剂

图 8-1 显示了出血性疾病的鉴别路径。

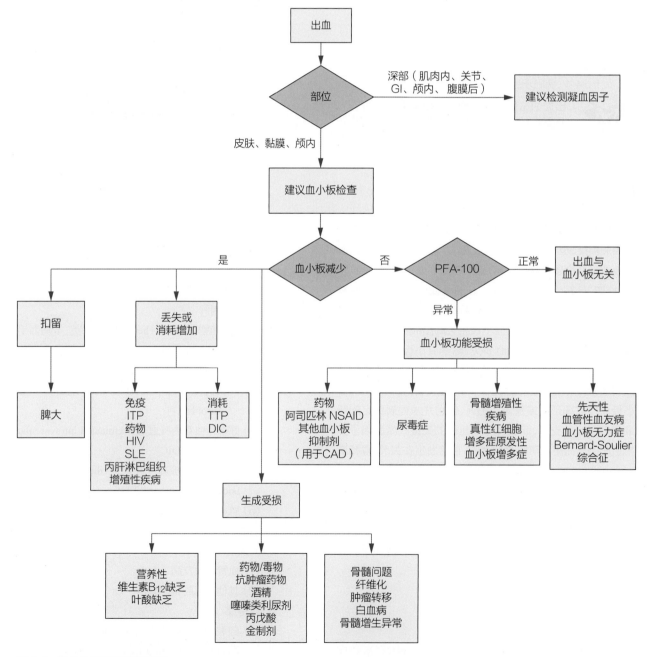

图 8-1　出血性疾病的鉴别路径

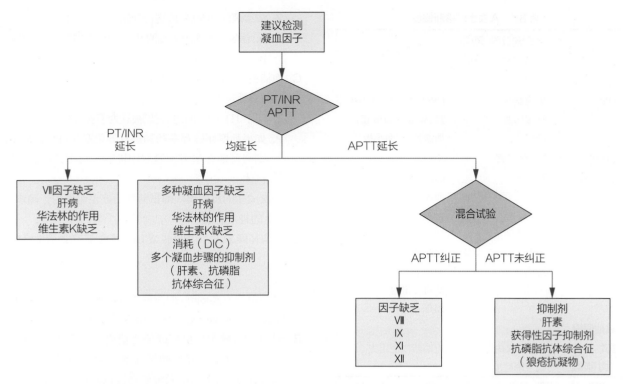

APTT，活化部分凝血活酶时间；CAD，冠状动脉疾病；DIC，弥散性血管内凝血；GI 胃肠道；INR 国际标准化比值；ITP 特发性血小板减少性紫癜；NSAIDs 非甾体抗炎药；PT 凝血酶原时间；SLE 系统性红斑狼疮；TTP 血栓性血小板减少性紫癜。

图 8-1（续）

约 2 周前，A 女士注意到她刷牙时有牙龈出血。出血的时间很短，出血量不大。她定期做口腔保健，牙龈也未受伤。在最近一次清洗时，也就是一个月前，她被告知一切正常。她还注意到上周时她的踝部有些小红点——不痛不痒，也未高出皮面。她上次的月经较平时量多，最近 2 天还有间断发作的头痛，对乙酰氨基酚(acetaminophen)可部分缓解。此外，她没有服用任何药物。体检时，她看上去不错，生命体征正常。口腔检查证实了近期的牙龈出血，腭部还有瘀点。肘窝和踝部也有瘀点。淋巴结无肿大。胸部和腹部体检正常，未及脾大。

 此时，最有可能的诊断是什么？鉴别诊断还有什么？是否存在不可漏诊的情况？基于以上鉴别诊断，后续应做哪些检查？

鉴别诊断排序

在 A 女士的情况中，有几个关键点表明她的出血是由于血小板异常所致：出血在刷牙损伤后立即出现、皮肤上有瘀点以及出血量很小。

她的病史进一步表明，她的血小板异常是获得性的。如果血小板异常是先天性的，如血小板性血友病，那她会有长期的月经量过多以及其他的出血表现。在这个案例中，患者的

症状仅于 2 周前开始。血小板计数将确认她的出血与血小板减少有关，而不是血小板功能异常，后者并不常见。[如果血小板计数正常，则应考虑血小板功能异常并进行 PFA-100 试验。该试验是可重复的血小板功能异常筛选工具。它测量血小板在胶原蛋白和二磷酸腺苷(adenosine diphosphate，ADP)或肾上腺素作用下形成血栓的时间。]无系统性疾病征象的年轻女性血小板减少的最常见原因是特发性自身免疫性血小板减少。虽然 A 女士头痛轻微，看起来也很好，但 TTP 可表现为头痛和血小板减少，也好发于年轻女性。最后，重要的是要记住血小板只是受骨髓疾病影响的细胞系之一，而严重的骨髓疾病（如急性白血病）可能首先表现为血小板减少。关键的一步是确定血小板减少是孤立的，还是全血细胞减少的一部分，比如可能会遇到的急性白血病。

表 8-1 列举了鉴别诊断。

A 女士的实验室检查提示 WBC 5.6×10⁹/L，RBC 3.9×10¹²/L，Hb 112g/L，HCT 33.5%，血小板计数 8×10⁹/L，网织红细胞生成指数 1.0。外周血涂片显示血小板减少伴大血小板形成，RBC、WBC 形态正常。

 临床信息已足够进行诊断了吗？如果不是，你还需要其他什么信息吗？

表 8-1 A 女士的诊断假设

诊断假设	人口统计学,风险因素,症状和体征	重要检查
主要假设		
ITP	年轻女性 牙龈出血 瘀点	CBC:单纯性血小板下降,WBC 和 Hb 正常 血涂片:大血小板
备选假设——不可漏诊的		
急性白血病	发热 贫血的症状和体征 出血	CBC:WBC 减少或增多 血涂片:幼稚白细胞 骨髓检查
TTP	神经系统症状 出血 发热	CBC:贫血、血小板减少 血涂片:破碎红细胞 血清 LD 结合珠蛋白 BUN,肌酐
其他假设		
药物相关的血小板减少	出血,取决于血小板下降程度	近期药物使用史

BUN,血尿素氮;CBC,全血细胞计数;Hb,血红蛋白;ITP,特发性血小板减少性紫癜;LD,乳酸脱氢酶;TTP,血栓性血小板减少性紫癜;WBC,白细胞。

主要假设:ITP

教科书内容回顾

典型表现是既往健康、无致血小板减少的药物暴露史,出现牙龈出血或瘀点。血小板计数降低,外周血涂片可见大血小板,其他细胞系正常。除了轻微出血,其他体检项目正常。

疾病要点

A. ITP 是一种自身免疫性疾病,主要发生在年轻女性。这一人群通常患有其他自身免疫性疾病,如 SLE 或甲状腺疾病。

B. 更好的术语可能是自身免疫性血小板减少性紫癜,因为有些病例不是特发性的,而是继发于其他情况,如淋巴组织增殖性疾病、胶原血管病(如 SLE)或感染性疾病(如慢性肝炎或 HIV 感染)。

C. 患病率约为每百万人 1 000 例。

循证医学诊断

A. ITP 是个临床诊断。

B. 诊断不需要骨髓检查。

1. 但如果做了,可能会显示巨核细胞正常或增加,表明血小板生成充足,并提示血小板减少是由于网状内皮系统对血小板的破坏。

2. 如果表现不典型,应进行骨髓检查,例如:

    a. 患者有脾大或明显的淋巴结病变或其他细胞减少。

    b. 患者年龄较大。

C. 血清抗血小板抗体试验的敏感度为 50%~60%,诊断 ITP 的特异性也不足。

1. 用于 ITP 的诊断时,它们被认为不够可靠。

2. 如果高度怀疑存在药物诱发的免疫性血小板减少,则有可能在参考实验室中证明药物相关抗血小板抗体。

D. 一次成功的皮质类固醇试验性治疗也可作为正确诊断 ITP 的有力证据。

E. 如果怀疑 SLE、丙型肝炎或 HIV 感染,应做血清学检查。

治疗

A. 高剂量皮质类固醇,如泼尼松(prednisone)或地塞米松(dexamethasone),是所有患者的初始治疗。

B. 对糖皮质激素无反应或停止糖皮质激素后血小板减少复发的患者可接受脾切除术,这将去除抗体产生的部位,以及网状内皮系统破坏被抗体包裹的血小板的部位。

C. 对于难治性病例,可以使用其他免疫抑制剂,如利妥昔单抗(rituximab)、硫唑嘌呤(azathioprine)或环磷酰胺(cyclophosphamide)。

D. 促血小板生成素类似物,如罗米司亭(romiplostim)和艾曲波帕(eltrombopag)在难治性 ITP 治疗中的应用日趋广泛。

诊断

A 女士的 WBC 和 Hb 正常,排除了白血病的可能。她的血涂片未见到破碎红细胞(见于微血管病性溶血性贫血),说明不是 TTP。此外,她的网织红细胞生成指数较低,也没有球形红细胞,提示她不是伴有免疫性血小板减少的免疫性溶血性贫血。她的神经系统检查和血肌酐也正常。

ITP,对于这个最可能的诊断,你现在能确定了吗? 你排除其他的鉴别诊断了吗? 基于以上鉴别诊断,后续应做哪些检查?

鉴别诊断:TTP

教科书内容回顾

TTP 患者表现出系统性症状。5 种典型表现为血小板减少,微血管病性溶血性贫血,神经系统异常(如意识不清、头痛、嗜睡或癫痫),发热,急性肾损伤。

疾病要点

A. 多数患者只有 2~3 个典型表现。

B. 无论是否存在其他表现,诊断 TTP 时必须伴有血小板减少和微血管病性溶血性贫血。

C. 约 2/3 的患者存在神经系统异常,约 1/2 的患者有急性肾损伤或肾功能不全,约 1/4 的患者有发热。

D. 病理生理学:

1. ADAMTS13 酶负责将超大分子血管性血友病因子多聚体分解为小片段。

2. 一种抗 ADAMTS13 抗体使该酶失活,引发抗体形成的原因尚不清楚。

3. 缺乏这种酶导致超大分子血管性血友病因子多聚体促进血小板在微循环中聚集和黏附,导致血小板减少。

4. 这些凝块导致通过它们的红细胞受到物理损伤,而在血涂片中出现特征性的破碎红细胞或红细胞片段。

循证医学诊断

A. 血浆试验中 ADAMTS13 活性降低及抗 ADAMTS13 抗体阳性可建立诊断。

B. 如果延误治疗,该病将出现严重的发病率和死亡率。因此,TTP 通常是临床诊断,因为 ADAMTS 13 的检测结果需要好几天时间。

1. 任何有血小板减少(通常低于 30×10^9/L)和微血管病溶血证据者[外周血涂片上的破裂红细胞、血清乳酸脱氢酶(LD)水平升高、血清结合珠蛋白水平降低],均应提高对 TTP 的警惕。

2. 如果有神经系统体征或急性肾损伤,诊断就更有可能。

3. PLASMIC 评分是一种预测低 ADAMTS 13 活性水平从而提示 TTP 诊断的方法。

   a. 它基于 7 个临床特征的存在与否:

   (1) 血小板低于 30×10^9/L

   (2) 溶血

   (3) 无活动性癌症

   (4) 无实体器官或干细胞移植

   (5) 平均红细胞体积 <90fL

   (6) INR<1.5

   (7) 肌酐 <2.0mg/dL(176.8μmol/L)

   b. 如果有 6~7 个特征,那么 ADAMTS 13 的活性小于 10% 是可能性就很高。

 有血小板减少和溶血性贫血症状的患者应考虑 TTP。

治疗

A. 血浆置换是治疗 TTP 的主要方法。虽然它复杂且价格高,但并不会带来很大的医疗风险。

1. 从患者体内去除大量血浆,重新注入新鲜血浆。

2. 这样就去除了抗 ADAMTS 13 抗体,并将正常的该酶补充到血浆中。

3. 病初可仅通过输注血浆治疗 TTP,但血浆置换可以输注更大量的血浆;因此,从而更有效地去除抗体并注入正常的酶。

4. 每天进行血浆置换,通常持续 7~14 天,同时监测血小板计数和 LD 水平。

5. 在血浆置换出现之前,TTP 的死亡率约为 90%。通过血浆置换,现在的存活率约为 90%。

B. 免疫抑制剂如泼尼松或利妥昔单抗也被用于减少抗 ADAMTS 13 抗体的产生。

 当怀疑 TTP 时就应予以处理。明确诊断对于启动治疗不是必要的。

病例解决方案

A 女士的表现尚未达到 TTP 的标准。她的出血与血小板异常引起出血的特征一致,血小板数量减少也确认了这一点。没有证据表明血小板生成减少(无全血细胞减少、药物应用或其他潜在状况)可能导致血小板破坏。最后,由于不存在破碎红细胞和溶血,因此免疫性较微血管病性可能性大,ITP 的诊断也逐渐清晰。A 女士开始使用泼尼松 1mg/kg,每天口服治疗。一周后她的血小板计数升至 40×10^9/L,2 周后达到 130×10^9/L。随后,她经历了数周的泼尼松减量,血小板计数始终维持在 100×10^9/L 以上。

ITP 治疗的目标是获得安全的血小板计数,通常超过 30×10^9/L 即可而并不需要达到正常。如果不能在维持安全血小板计数的同时,逐渐减少泼尼松或降至非常低的剂量,则需要其他治疗方法,如脾切除术或血小板生成素类似物。应尽可能避免皮质类固醇的长期风险(感染、骨质疏松、肾上腺抑制、肌肉无力、电解质紊乱)。

主诉

病例 2

J 先生,62 岁男性,1 周前因严重冠心病行冠脉搭桥手术。他因术后胸骨切口感染仍在住院,现已好转,计划今天晚些时候出院。既往史方面,数年前他曾患自身免疫性溶血性贫血,经泼尼松治疗后痊愈。饮酒史数年,每天 6 瓶啤酒,6 个月前戒酒。实验室报告他的血小板计数是 $56 \times 10^9/L$。

此时,最有可能的诊断是什么? 鉴别诊断还有什么? 是否存在不可漏诊的情况? 基于以上鉴别诊断,后续应做哪些检查?

鉴别诊断排序

住院患者新出现的血小板减少最常见的原因是药物[特别是肝素诱导的血小板减少症(heparin-induced thrombocytopenia,HIT)]和脓毒症。因此,诊断住院患者血小板减少的第一步是回顾以前的血小板计数,以确定血小板减少是否为新出现的,并检查药物清单,寻找提示脓毒症的生命体征。由于 J 先生有自身免疫性溶血性贫血病史,因此重要的是要想到自身免疫性血小板减少的可能(也称为 Evans 综合征,其特征是在外周血涂片中可见球形红细胞而非破碎红细胞),尽管这种情况在他的年龄段并不常见。最后,由于多年来大量饮酒,他可能有肝硬化、脾功能亢进从而导致轻中度血小板减少。慢性自身免疫性溶血性贫血也可引起脾大。如果病因是脾功能亢进,他入院时的血小板计数可能已经较低,一般在 $40 \times 10^9/L \sim 120 \times 10^9/L$。鉴别诊断如表 8-2 所示。

表 8-2　J 先生的诊断假设

诊断假设	人口统计学,风险因素,症状和体征	重要检查
主要假设		
HIT	使用肝素 脚趾冰冷	血小板计数 HIT ELISA 化验
备选假设 - 不可漏诊的		
自身免疫性血小板减少(特发性或继发性)	牙龈出血 瘀点 已知相关疾病(SLE、HIV、自身免疫性溶血性贫血)	CBC:孤立性血小板减少,WBC 和 Hb 正常 血涂片:大血小板形成
脾功能亢进	已知的肝硬化 肝脏疾病的危险因素	病史 体检或影像学检查发现脾大
脓毒症	发热 寒战 低血压 心动过速	CBC 血培养

CBC,全血细胞计数;ELISA,酶联免疫吸附试验;Hb,血红蛋白;HIT,肝素诱导的血小板减少症;SLE,系统性红斑狼疮。

2

J 先生的生命体征正常,最近的护理记录显示他吃完早餐后看起来很好。他因切口感染正在接受抗生素治疗,并且每 8h 一次皮下注射肝素以预防深静脉血栓形成。他最近一次血小板计数是在 3 天前,$175 \times 10^9/L$。今天 CBC 的其他结果为 WBC $14.6 \times 10^9/L$、Hb 118g/L,Hb 与之前相比没有变化。包括转氨酶和白蛋白在内的生化指标正常。

临床信息已足够进行诊断了吗? 如果不是,你还需要其他什么信息吗?

J 先生的血小板减少是新发的。他在接受肝素治疗,这是药物相关血小板减少的常见原因。他的临床表现稳定,因此脓毒症不需要着重考虑。

主要假设:HIT

教科书内容回顾

HIT 的典型表现是接受肝素治疗的住院患者血小板计数较基线下降 50% 以上,但一般仍高于 $50 \times 10^9/L$。可能伴有血栓形成,静脉(深静脉血栓形成、肺栓塞、静脉性肢体坏疽)或动脉(肢端冰冷)均可。有时可见肝素注射部位的皮肤坏死。

疾病要点

A. 由一种针对肝素 - 血小板 4 因子复合物的抗体引起。与低分子量肝素相比,该抗体更常见于普通肝素中。这种抗体引起血小板的聚集和激活,这反而增加了血栓形成的风险。

B. 在接受肝素治疗的患者中发生率约 5%。

C. 手术患者的风险更高。

D. HIT 在开始使用任何类型肝素后 5~10 天出现——足量静脉注射肝素、低剂量预防性肝素,甚至只是为保持血管内留置导管通畅而进行的肝素冲洗。近期肝素暴露的患者血小板减少可能发生更早。

任何肝素暴露,哪怕是少量肝素冲洗,都可导致 HIT。

E. 约 50% 的 HIT 患者发生血栓,血栓形成可能与血小板下降同时发生,但也可能延迟几天或几周。血栓可能是动脉性(以前称为白色血栓综合征),尽管更多的是静脉血栓。

F. HIT 患者血小板计数通常不会低于 $50 \times 10^9/L$,若低于此则可能为其他病因。

循证医学诊断

A. 最敏感的、易行的筛选试验是抗 PF4 抗体的酶联免疫吸附试验（enzyme linked immunosorbent assay，ELISA）。

1. 虽然特异度在 75%~85%，但它的敏感度接近 100%。因此，试验阴性对于排除 HIT 是非常可靠的，但假阳性结果并不少见。

2. 5- 羟色胺释放试验（serotonin-release assay，SRA）更特异，但不容易操作；如果怀疑 ELISA 结果假阳性，可以进行该项检测。

B. 抗 PF4 检测的特异性较差，导致 HIT 的过度诊断，为此，一个预测概率评分系统（4 个 "T"）已经过验证。

1. 血小板减少（Thrombocytopenia）

   a. 血小板下降 >50% 且最低值 >20×10⁹/L，为 2 分

   b. 血小板下降 30%~50%，或最低值为 10×10⁹/L~19×10⁹/L，为 1 分

   c. 血小板下降 <30%，或最低值 <10×10⁹/L，为 0 分

2. 血小板下降时间（Timing of platelet fall）

   a. 暴露后第 5~10 天明显发病，如果之前在 30 天内接触过肝素，则小于 1 天为 2 分

   b. 与 5~10 天下降一致，但一些数据缺失；或开始下降时间 >10 天；如果之前 30~100 天接触过肝素，则 < 天为 1 分

   c. 开始下降时间 <4 天，且近期没有肝素暴露史，为 0 分

3. 血栓或其他后遗症（Thrombosis or other sequelae）

   a. 静脉注射普通肝素后证实有新发血栓、皮肤坏死或急性全身反应，为 2 分

   b. 进行性或复发性血栓、非坏死性皮肤病变或尚未证实的可疑血栓，为 1 分

   c. 以上均不是，为 0 分

4. 存在血小板减少的其他原因（OTher causes for thrombocytopenia present）

   a. 无 =2 分

   b. 可能 =1 分

   c. 确定 =0 分

5. 结果解读：0~3 分，低概率；4~5 分，中等概率；6~8 分，高概率

   a. 在使用该评分系统得出的 111 位低概率患者中，只有 1 位具有临床上显著 HIT 抗体（0.9%）。

   b. 相比之下，中、高概率组具有临床上显著 HIT 抗体的发生率分别为 11.4% 和 34%。

6. 线上计算器可在以下网址获得 http://www.qxmd.com/calculate-online/hematology/hit-heparin-inducedthrombocytopenia-probability

治疗

A. 当怀疑 HIT 时，肝素必须停用，即使抗 PF4 检测结果还没有出来。

B. 无论抗凝的初始适应证是否仍然存在，都必须使用替代抗凝药物来预防 HIT 相关的血栓形成；通常使用直接凝血酶抑制剂，如阿加曲班（argatroban）。

1. 低分子量肝素不能作为替代物：虽然低分子量肝素的 HIT 发生率远低于普通肝素，但一旦发生 HIT，交叉反应的风险太大。

2. 同样，华法林在血小板计数恢复之前不应使用（这需要几天时间），但可以在直接凝血酶抑制剂治疗开始后使用。

3. 抗凝应持续 2~3 个月。

C. 磺达肝癸钠（fondaparinux）是一种 X 因子抑制剂，虽然没有被特别批准用于这一适应证，但有时也被用作 HIT 患者的替代抗凝药物。

D. 令人惊讶的是，一年之后抗体大致消失，有 HIT 史的患者在必要时可以安全地再次使用肝素。例如，对于需要接受体外循环支持的心脏手术的患者，这可能是一个问题。

诊断

在你看完 J 先生的病历之前，护士向你报告，J 先生的右侧拇趾疼得剧烈。当你检查时，发现该部位皮温低、皮色暗。

HIT，对于这个最可能的诊断，你现在能确定了吗？你排除其他的鉴别诊断了吗？基于以上鉴别诊断，后续应做哪些检查？

脚趾疼痛、冰凉、暗沉，提示动脉闭塞。虽然心脏手术后患者可能有来自左心室血凝块或术后心房颤动的动脉栓子，但新发血小板减少、肝素暴露和血栓形成的组合仍提示 HIT。J 先生的 "4T" 得分为 8 分，符合对 HIT 的高概率判断：血小板减少程度 2 分，时间 2 分，新发血栓 2 分，没有其他血小板减少的明显原因 2 分（虽有饮酒史，但他的肝功能正常，肝硬化及脾功能亢进的可能性很低，ITP 也与血栓形成无关）。

病例解决方案

你立即停用所有肝素并为 J 先生启动阿加曲班治疗。他的 HIT ELISA 检测阳性。4 天内他的脚趾恢复正常，血小板计数上升到 180×10⁹/L。他出院时接受了华法林治疗。

主诉

病例 3

W 女士,56 岁,因纳差数周,黑色柏油样便伴全身无力 1 天,前来就诊。

她以前没有出血病史,3 胎顺产。既往史中有因丙型肝炎而引起的肝硬化。用药史包括螺内酯(spironolactone)和美托洛尔(metoprolol),此外,还有因背痛服用的布洛芬(ibuprofen)。

体检中,她面色苍白,血压 110/80mmHg,脉搏 112 次/min,呼吸频率 16 次/min,体温 37.1℃。她结膜苍白,黏膜湿润。两肺呼吸音清,心律齐,胸骨左缘可闻及收缩期杂音。肝脏轻度增大,边缘有结节感,腋前线肋缘下 3cm 可触及脾脏。她没有水肿,直肠指检提示黑色大便且粪隐血阳性。

此时,最有可能的诊断是什么? 鉴别诊断还有什么? 是否存在不可漏诊的情况? 基于以上鉴别诊断,后续应做哪些检查?

W 女士的表现提示她有上消化道出血。除了在第 19 章中讨论的上消化道出血的具体原因外,重要的是要考虑出血患者有无潜在的血小板或凝血功能障碍加重出血。W 女士确实有肝硬化伴脾大,可因脾隔离导致血小板减少;然而,大量出血表明凝血因子异常。

凝血酶原时间(prothrombin time,PT)检测的对象通常被称为"外源性"凝血途径(图 8-2)。创伤所产生的组织因子激活Ⅶ因子,随后通过"共同途径"因子[因子 Ⅴ、Ⅹ、Ⅱ(凝血酶原)和 Ⅰ(纤维蛋白原)]激活凝血级联反应。由于实验室触发级联反应所使用的组织因子试剂来源不同,不同实验室检测同一标本时 PT 也会有所不同。为了克服 PT 结果在不同实验室之间不具可比性的问题,国际标准化比值(international normalized ratio,INR)被开发出来,以便通过每个实验室试剂的常数来标准化 PT 结果。INR 按惯例与 PT 结果一同报告,使临床医生有信心对不同实验室的数据进行比较。

部分凝血活酶时间(activated partial thromboplastin time,APTT)检测的对象通常被称为"内源性"凝血途径,由Ⅻ因子启动,经Ⅺ、Ⅸ、Ⅷ因子,最后进入共同途径。

在评估凝血时间延长时,无论是 PT 还是 APTT,都要考虑是否只有一个指标延长了,以及哪些因子影响着该试验的结果。例如,仅有孤立性的 PT 延长提示Ⅶ因子缺乏或存在针对该因子的拮抗剂,因为它是影响 PT 结果的唯一因子。孤立性的 APTT 延长则需要考虑与 APTT 相关的 4 个因子——Ⅻ、Ⅺ、Ⅸ、Ⅷ。PT 和 APTT 同时延长,不仅需要考虑共同途径——Ⅰ、Ⅱ、Ⅴ、Ⅹ,也需考虑同时有多个因子缺乏。表 8-3 总结了因子缺乏的常见类型。

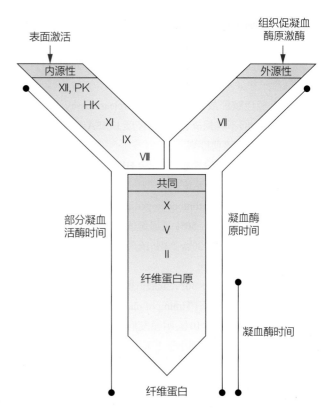

图 8-2　凝血级联反应。基于现有试验来组织凝血系统。内源性凝血途径包括蛋白质因子Ⅻ、Ⅺ、Ⅸ、Ⅷ,以及前激肽释放酶(prekallikrein,PK)和高分子量激肽原(high molecular weight kininogen,HK)。外源性凝血途径包括组织因子(组织促凝血酶原激酶)和因子Ⅶ。凝血系统的共同途径包括因子Ⅴ、Ⅹ、Ⅱ(凝血酶原)和Ⅰ(Reproduced with permission from McPherson RA,Pincus MR:Henry's Clinical Diagnosis and Management by Laboratory Methods,22nd ed. Philadelphia,PA:Elsevier/Saunders;2011.)

表 8-3　常见因子缺乏类型

临床情况	因子缺乏	PT、APTT 结果
肝脏疾病	除Ⅷ[1] 以外的其他全部因子	均延长
DIC	纤维蛋白原、Ⅴ、Ⅶ、血小板	均延长;尤其是凝血酶时间延长
维生素 K 缺乏	Ⅱ、Ⅶ、Ⅸ、Ⅹ	PT 和 APTT 均延长,PT 延长更多
华法林作用	Ⅱ、Ⅶ、Ⅸ、Ⅹ	PT 和 APTT 均延长,PT 延长更多

[1] 唯一不是由肝脏产生的凝血因子。

APTT,活化部分凝血活酶时间;DIC,弥散性血管内凝血;PT,凝血酶原时间。

在临床实践中,凝血时间的延长通常是获得性的,要么是获得性缺乏(如营养或肝病),要么是获得性因子抑制剂。(虽然先天性的因子缺乏,如血友病,确实会导致凝血时间延长,但这种情况并不常见,而且患者通常都很清楚这一情况,因此没有必要进行复杂的诊断评估。)在区分因子缺乏和抑制剂作用方面,进行混合试验是有帮助的,即将患者的血浆与正常血浆 1:1 混合,以查看凝血时间是否被纠正。如果被纠正,提示正常血浆为患者的血浆提供了缺失的因子,说明凝血异常是由于因子缺乏所致。如果未被纠正,意味着患者血浆中的某种抑制剂使正常血浆中的凝血因子失活。这种抑制剂可能是外源性的,例如无意中混入的肝素;也可能是内源性的,例如获得性因子抑制抗体。

基于目前所获得的资料,W 女士的 GI 出血最可能来自上消化道,可能是使用 NSAID 布洛芬引起胃炎或溃疡所致。肝硬化和门静脉高压症的患者经常患有食管和胃底静脉曲张,这也可能是出血的原因。与肝硬化相关的凝血功能障碍可加重出血的严重程度。数周食欲缺乏的病史提示可能存在摄入不足引起的维生素 K 缺乏,体检时脾大提示也应该考虑由脾隔离引起的血小板减少。

表 8-4 罗列了鉴别诊断。

表 8-4　W 女士的诊断假设

诊断假设	人口统计学,风险因素,症状和体征	重要检查
主要假设		
肝脏疾病所致凝血障碍	丙型肝炎或其他肝病病史 GI 出血的体征 黄疸,腹水	PT APTT 血小板计数 肝功能
备选假设 - 不可漏诊的		
维生素 K 缺乏	饮食中维生素 K 减少 近期使用抗生素	PT 和 APTT 均延长,与 APTT 相比,PT 呈不成比例地延长
获得性因子抑制剂	老年 突发严重出血表现	APTT 延长,因为Ⅷ因子最常见 通过混合试验无法纠正 可证实的Ⅷ因子抑制剂
DIC	诱发因素:脓毒症、组织损伤、休克、产科危象	血小板减少,PT 和 APTT 延长 纤维蛋白原减少,D-二聚体和纤维蛋白降解产物升高
其他假设		
脾功能亢进	体检或放射学检查发现脾大	轻中度全血细胞减少

APTT,部分凝血活酶时间;DIC,弥散性血管内凝血;GI,消化道;PT,凝血酶原时间。

CBC 显示 WBC $9.4×10^9/L$、Hb 78g/L、血小板 $76×10^9/L$。生化检测提示转氨酶轻度升高,但其他方面正常。她 6 个月前的 CBC 为 Hb 117g/L、血小板 $80×10^9/L$。凝血检查 PT 为 22s(正常 11~12s)、INR 1.8(正常 0.9~1.2)。APTT 为 39s(正常 24~34s)。

临床信息已足够进行诊断了吗? 如果不是,你还需要其他什么信息吗?

W 女士有稳定的、中度血小板减少,通常见于门静脉高压症和脾功能亢进的患者。中度血小板减少并不会显著增加出血的风险,尤其是她正在经历的大量 GI 出血。她的凝血功能异常却会导致大量出血。

主要假设:肝脏疾病所致凝血障碍

教科书内容回顾

肝脏疾病所致凝血障碍的表现是多变的。患者可能并没有症状,仅仅在凝血功能实验室检查时偶尔发现凝血障碍。自发性出血少见,但任何对患者带来应激的事件(如受伤、手术或 NSAID 相关的胃炎)可能导致出血量增加,比没有肝脏疾病的患者预期的更多。

疾病要点

A. 肝脏疾病所致凝血障碍患者通常 PT(因此 INR 更高)比 APTT 呈现不成比例的更多的延长。

B. 凝血障碍是因病变肝脏产生凝血因子受损引起,Ⅶ因子是半衰期最短的凝血因子,被认为受影响最显著。由于 PT/INR 对Ⅶ因子水平非常敏感,所以该检查会明显异常。

C. 凝血障碍主要见于严重肝病患者。肝脏有相当大的储备功能,只有损伤严重时才会出现明显的凝血障碍。

循证医学诊断

A. 对于正在出血或计划进行侵入性操作的肝病患者,应检查 PT /INR 和 APTT,以筛查凝血因子缺乏。

　1. 如果筛选试验明显延长,应检查因子Ⅶ、Ⅴ、Ⅱ、Ⅸ、Ⅹ和纤维蛋白原水平,以帮助确定哪种补充治疗最合适。

　2. 如果Ⅶ因子低,而Ⅴ因子正常,提示可能是维生素 K 缺乏(特别是当病史中提示连续数周胃纳减退,说明那段时间维生素 K 摄入不足)。而在严重的肝损害中,Ⅴ和Ⅶ因子均减少。

　3. 因为除Ⅷ因子外的所有凝血因子都是在肝脏中生成的,所以在严重肝病中,除因子Ⅷ外的所有凝血因子都可能减少。在肝脏疾病中，Ⅷ因子通常是正常，甚至升高的，这一特点可将肝脏疾病与Ⅷ因子较低的 DIC 区分开来。

B. 另一个可能导致严重肝病出血风险的是纤溶亢进，其原因是纤溶酶激活剂和抑制剂的产生和肝脏清除之间复杂的相互作用。

C. 患有肝脏疾病时血栓风险也可能会增加，虽然这似乎自相矛盾。一些发现可以解释这一点：维生素 K 依赖的抗凝蛋白、蛋白 C 和蛋白 S 的减少，Ⅷ因子增加，有时血管性血友病因子也增加。

治疗

A. 用新鲜冷冻血浆补充凝血因子以纠正凝血障碍。如果血浆纤维蛋白原水平特别低（如小于 100mg/dL），输注冷沉淀可能会有帮助。

B. 严重者给予重组人凝血因子Ⅶa 治疗，可能有助于阻止肝病相关的出血；然而，它的价格非常高，并且有诱发血栓的风险。

诊断

食管胃十二指肠镜（esophaeogastroduodenoscopy，EGD）发现十二指肠溃疡，与使用 NSAID 符合。她的Ⅶ因子水平为 20%、Ⅴ因子 40%、Ⅱ因子 60%、Ⅸ因子 50%、Ⅹ因子 55%、Ⅷ因子 122%。W 女士接受了质子泵抑制剂和冰冻新鲜血浆治疗，PT 和 PTT 恢复正常，出血停止。

肝脏疾病所致凝血障碍，对于这个最可能的诊断，你现在能确定了吗？你排除其他的鉴别诊断了吗？基于以上鉴别诊断，后续应做哪些检查？

鉴别诊断：维生素 K 缺乏

教科书内容回顾

维生素 K 缺乏的常见表现是住院患者发现 PT /INR 延长，但很少有出血的表现。

疾病要点

A. 维生素 K 缺乏最常见的原因是口服摄入量不足。

B. 已经住院并需要开始华法林治疗的患者，需要的剂量可能比预期能达到治疗水平的剂量要小，因为他们会因为基础维生素 K 缺乏而过度敏感。

C. 近期抗生素的使用可改变肠道菌群将摄入的维生素 K 转化为可吸收形式的能力，也会导致维生素 K 缺乏。

循证医学诊断

A. 与肝病一样，维生素 K 缺乏的患者也有 PT/INR 水平较 APTT 水平不成比例地延长。

B. 这是由于Ⅶ因子比维生素 K 依赖性凝血因子（Ⅱ、Ⅶ、Ⅸ和Ⅹ）的半衰期更短，从而使Ⅶ因子相关的 PT/INR 对维生素 K 的改变更加敏感。

C. 因为半衰期更长的因子Ⅱ、Ⅸ和Ⅹ的水平下降，APTT 最终也会延长。

治疗

A. 补充维生素 K，无论是口服还是肠外，都是可选治疗。

1. 如果选择肠外治疗，应皮下或静脉注射，而不是肌内注射。

2. 凝血障碍患者应避免肌内注射，以免因肌肉血肿导致穿过该区域的主要神经发生病变。

B. 服用维生素 K 需要 18~24h 才能产生效果，因此，如果维生素 K 缺乏症患者出血，可能首先需要新鲜冰冻血浆或含有Ⅱ、Ⅶ、Ⅸ和Ⅹ因子的四因子凝血酶原复合物浓缩剂治疗。

鉴别诊断：DIC

教科书内容回顾

弥散性血管内凝血（disseminated intravascular coagulation，DIC），又称消耗性凝血病，是一种凝血系统的灾难性激活，典型表现是处于休克状态、重大创伤、脓毒症、产科急诊或晚期癌症等严重疾病的患者，出现多个部位（静脉穿刺部位、导管部位、气管内导管、近期手术部位）突然发生的、不受控制的自发性弥漫性出血。

疾病要点

A. 引起 DIC 的共同原因是组织损伤和进入循环的促凝剂激活凝血级联反应。

B. 激活凝血级联反应的多种条件。

1. 创伤。

2. 任何部位的晚期腺癌，如结肠、胰腺或肺。

3. 产科危象，如羊水栓塞或胎盘早剥。

4. 急性早幼粒细胞白血病，其恶性早幼粒细胞颗粒可激活凝血系统。

C. 虽然经典的表现是由于凝血级联激活导致继发性凝血因子消耗而引发的大出血，但在某些病例中下，凝血机制可能占优势。

1. 晚期癌症患者可能有复发性深静脉血栓、肺栓塞或四肢动脉栓塞，而没有出血的迹象。

2. 这被认为是慢性 DIC。

D. 急性 DIC 可伴有肾、肝、肺功能障碍。

循证医学诊断

A. 在急性 DIC 中,凝血因子的消耗表现为血小板减少、PT/INR 和 APTT 延长、血浆纤维蛋白原水平降低以及 D-二聚体和纤维蛋白降解产物(fibrin degradation products,FDP)增加。

B. D-二聚体和 FDP 反映了纤溶系统对于凝血过程中形成的纤维蛋白的活性作用。

  1. D-二聚体是交联纤维蛋白的降解产物。

  2. FDP 是纤维蛋白和纤维蛋白原共同的降解产物。

  3. 纤维蛋白原水平低于 100mg/dL 可能与出血风险相关。

如果怀疑 DIC,应检测血小板计数、PT/INR、APTT、纤维蛋白原和 D-二聚体。

治疗

A. 如果可能的话,治疗潜在的疾病。

B. 输注血小板、新鲜冰冻血浆以补充被消耗的凝血因子,如果纤维蛋白原特别低,则用冷沉淀。

C. 在极少数情况下,可考虑使用低分子量肝素。如果凝血是这一过程的起始阶段,那么进行抗凝是合乎逻辑的,但也需要关注额外的出血风险,在处理潜在病因的同时,应更加关注补充凝血因子。

病例解决方案

你要求 W 女士避免使用所有阿司匹林制剂和 NSAID。营养师与她探讨了富含维生素 K 的食物。2 周后随访时,她的 Hb 已处于稳定水平。

参考文献

Bell WR, Braine HG, Ness PM, Kickler TS. Improved survival in thrombotic thrombocytopenic purpura-hemolytic uremic syndrome. Clinical experience in 108 patients. N Engl J Med. 1991 Aug 8;325(6):398–403.

Benapudi PK, Hurwitz S, Fry A et al; Derivation and external validation of the PLASMIC score for rapid assessment of adults with thrombotic microangiopathies: a cohort study. Lancet Haematol. 2017 Apr; 4(4): e157–e164.

Cuker A, Gimotty PA, Crowther MA, Warkentin TE. Predictive value of the 4Ts scoring system for heparin-induced thrombocytopenia: a systematic review and meta-analysis. Blood. 2012 Nov 15;120(20):4160–7.

Feinstein DI. Disseminated intravascular coagulation in patients with solid tumors. Oncology. 2015 Feb;29(2):96–102.

Gando S, Levi M, Toh CH. Disseminated intravascular coagulation. Nat Rev Dis Primers. 2016 Jun 2;2:16037.

George JN, Nester CM. Syndromes of thrombotic microangiopathy. N Engl J Med. 2014 Aug 14;371(7):654–66.

Linkins LA, Dans AL, Moores LK et al; American College of Chest Physicians. Treatment and prevention of heparin-induced thrombocytopenia: Antithrombotic Therapy and Prevention of Thrombosis, 9th ed: American College of Chest Physicians Evidence-Based Clinical Practice Guidelines. Chest. 2012 Feb;141(2 Suppl):e495S–530S.

Neunert C, Lim W, Crowther M, Cohen A, Solberg L Jr, Crowther MA; American Society of Hematology. The American Society of Hematology 2011 evidence-based practice guideline for immune thrombocytopenia. Blood. 2011 Apr 21; 117(16):4190–207.

Tripodi A, Mannucci PM. The coagulopathy of chronic liver disease. N Engl J Med. 2011 Jul 14;365(2):147–56.

Warkentin TE, Greinacher A. Management of heparin-induced thrombocytopenia. Curr Opin Hematol. 2016 Sep;23(5):462–70.

（顾杰 译　国丽茹 校）

第 9 章　胸　痛

遇到胸痛患者，该如何确定病因？

David Beiser

主诉

病例 ①

W 先生，56 岁，因胸痛就诊。

胸痛的鉴别诊断有哪些？作为医生你该如何进行鉴别？

构建鉴别诊断

　　胸痛患者往往面临复杂多样的鉴别诊断，误诊极易导致患者面临生命威胁或疾病处理时间窗延误。鉴别诊断需结合解剖学结构，从皮肤组织至内脏器官进行综合考虑。具体包括：

A. 皮肤疾病：带状疱疹
B. 乳腺疾病
　　1. 纤维瘤
　　2. 乳腺炎
　　3. 男子女性型乳房
C. 胸廓肌肉骨骼疾病
　　1. 肋软骨炎
　　2. 心前区综合征
　　3. 肋软骨非感染性炎症
　　4. 胸肌劳损
　　5. 肋骨骨折
　　6. 颈 / 胸椎关节强直（$C_4 \sim T_6$）
　　7. 肌炎
D. 食管疾病
　　1. 痉挛
　　2. 食管疝
　　3. 胃食管反流（gastroesophageal reflux disease，GERD）
　　4. 食管炎
　　5. 肿瘤

E. 胃肠（gastrointestinal，GI）疾病
　　1. 消化性溃疡
　　2. 胆囊疾病
　　3. 肝脓肿
　　4. 膈下脓肿
　　5. 胰腺炎
F. 肺部疾病
　　1. 胸膜疾病
　　　　a. 胸腔积液
　　　　b. 炎症
　　　　c. 肿瘤
　　　　d. 病毒感染
　　　　e. 气胸
　　2. 肺实质和血管疾病
　　　　a. 肿瘤
　　　　b. 肺炎
　　　　c. 肺栓塞（pulmonary embolism，PE）
G. 心脏疾病
　　1. 急性冠脉综合征（acute coronary syndrome，ACS）〔不稳定型心绞痛（unstable angina，UA），心肌梗死（myocardial infarction，MI）〕
　　2. 心包炎
　　3. 心肌炎
　　4. 稳定型心绞痛
H. 血管疾病：急性主动脉综合征（acute aortic dissection，AAS）（胸主动脉夹层、血肿、动脉瘤）
I. 结缔组织
　　1. 淋巴瘤
　　2. 胸腺瘤
J. 精神疾病

　　虽然在实际的临床工作中严格执行胸痛临床路径较为棘手，但是其临床获益非常明确（图 9-1，图 9-2）。值得强调的是，在 ACS、PE、AAS 这三类急危重症中，采用临床路径诊断可以有效地避免因主观偏见而导致的漏诊、误诊，故具有极大的诊断学价值。

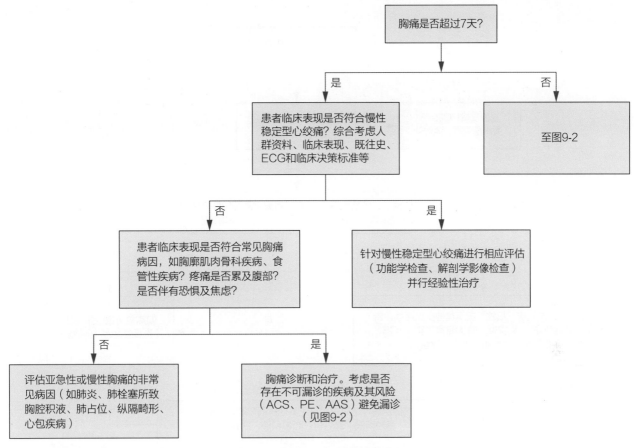

AAS，急性主动脉夹层；ACS，急性冠脉综合征；ECG，心电图；PE，肺栓塞。

图 9-1　胸痛诊断流程

症状持续时间和生命体征状况是胸痛评估的重中之重。生命体征正常且呈亚急性或慢性胸痛症状的患者往往就诊于基层医疗机构，而突发胸痛且伴有生命体征异常的患者则更多就诊于急诊。冠状动脉粥样硬化型心脏病、肺栓塞危险因素，心电图或胸部 X 线片异常，或持续性主动脉夹层征象等，是胸痛鉴别诊断及评估的重点。

W 先生既往有高血压、糖尿病史，均控制可，近 4 个月来因通勤途中上楼梯自觉胸部压榨样闷痛感，休息 5min 自行缓解。工作压力大时偶发相同症状，偶伴轻微恶心及下颌痛。目前自服二甲双胍、阿司匹林、依那普利等药物。生命体征：体温 37.0℃，血压 128/70mmHg，脉搏 72 次 /min，呼吸频率 16 次 /min。

　此时，最有可能的诊断是什么？鉴别诊断还需考虑什么疾病？是否存在不可漏诊的诊断？基于以上鉴别诊断，后续应做哪些检查？

鉴别诊断排序

W 先生是一位主诉慢性胸痛的中年男性患者，具有冠状动脉粥样硬化型心脏病危险因素。此案例的关键点，是慢性胸痛状态及生命体征正常。此外，患者具有冠状动脉粥样硬化型心脏病的危险因素，以及较典型的稳定型心绞痛症状。在非心源性胸痛中，GERD 和胸廓疾病导致的症状与冠状动脉粥样硬化型心脏病胸痛症状往往相似（活动后加重及压迫感），需要进行鉴别。而纵隔疾病引起的胸痛症状也应当鉴别。根据患者慢性胸痛病史，ACS、PE 及 AAS 等三类急危重症应重点评估。根据患者症状诊断不稳定型心绞痛的稳定性、紧迫性评估在此阶段尤为重要。表 9-1 列出了鉴别诊断。

除糖尿病所致的轻微周围神经病变外，体格检查无特殊异常。心电图仅提示左室肥大伴劳损。

　现有临床信息是否支持诊断？如信息不够，尚需补充哪些信息？

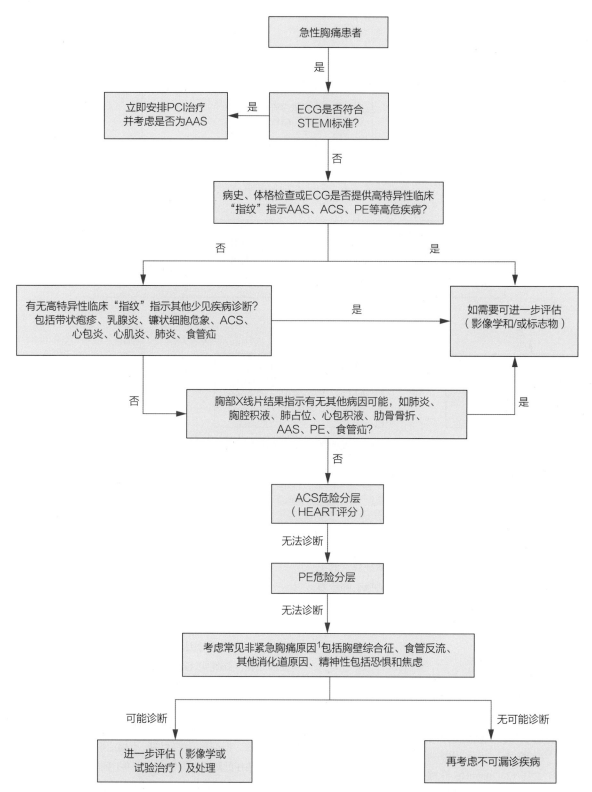

AAS, 急性主动脉夹层; ACS, 急性冠脉综合征; ECG, 心电图; PCI, 经皮冠状动脉介入术; PE, 肺栓塞;
STEMI, ST段抬高型心肌梗死。

[1]存在急性表现患者应谨慎考虑常见非致命性胸痛可能，防止做出无效诊断。当从非主要诊断中做出选择时，需要对诊断理由做出反复斟酌不可遗漏任何细节。同时，对于下达不确定的非主要诊断不可主观臆测。意即，患者临床表现不完全匹配相关诊断典型症状时应对诊断结论持谨慎怀疑态度（如，肋软骨炎不伴反复发作的轻度胸痛）。

图9-2　急性胸痛患者

表 9-1　W 先生的诊断假设

诊断假设	人口统计学,风险因素,症状和体征	重要检查
主要假设		
稳定型心绞痛	活动后胸骨后压榨感 冠状动脉粥样硬化型 心脏病危险因素	心脏负荷检查、 冠状动脉 CT 或 造影
备选假设——最常见的		
GERD	长期"烧心"症状	EGD 食管 pH 监测
胸廓疾病	外伤史或特异性胸廓 骨骼肌疼痛综合征	体格检查 治疗反应
备选假设——不可漏诊的		
不稳定型心绞痛	新发心绞痛 程度加重 休息时发生	ECG、胸部摄片、 连续性心肌标志 物、心脏负荷检 查、造影

EGD,食管胃十二指肠镜;GERD,胃食管反流病。

主要假设:稳定型心绞痛

教科书内容回顾

稳定型心绞痛患者通常表现为劳力后出现胸骨后不适,尽管也可能出现不典型症状。休息或硝酸甘油制剂可迅速缓解,且在数周内症状无明显变化。这类患者通常伴有冠状动脉粥样硬化型心脏病危险因素。

疾病要点

A. 稳定型心绞痛是因心肌血(氧)供与氧耗失调导致的以胸痛为体征的症状,其主要病因为冠状动脉狭窄。

B. 稳定型心绞痛常为冠状动脉粥样硬化型心脏病初始表现。

C. 在以下情况,心绞痛(稳定型或不稳定型)可发生于冠状动脉正常或轻度异常患者:

1. 贫血

2. 快速心律失常(心房颤动、甲状腺功能亢进)

3. 主动脉狭窄

4. 肥厚型心肌病

5. 心力衰竭(heart failure,HF)(舒张期高充盈压导致的冠状动脉阻力增加)

　重要的是考虑冠心病以外的造成心绞痛的原因。

D. 虽然劳力性心绞痛发作是稳定型心绞痛的重要表现,但仍需考虑其他病因。

1. 运动以外的其他诱发因素

    a. 寒冷

    b. 极端情绪(愤怒、应激)

    c. 饱餐

2. 胸痛外症状

    a. 呼吸困难

    b. 恶心或消化不良

    c. 其他部位疼痛(下颌、颈部、腹部、牙齿、背部等)

    d. 心悸

    e. 虚弱乏力

    f. 晕厥

E. 冠状动脉粥样硬化型心脏病危险因素评估,对具有相关症状和体征的患者具有重要价值。这些传统危险因素包括:

1. 男性

2. 男性年龄 >55 岁或女性年龄 >65 岁

3. 吸烟

4. 糖尿病

5. 高血压

6. 血脂异常

    a. 高低密度脂蛋白(LDL)

    b. 高甘油三酯

    c. 高胆固醇 / 高密度脂蛋白(HDL)比(正常值 <5∶1,理想值 <3.5∶1)

    d. 低高密度脂蛋白(HDL)

　对胸痛患者病史采集时,需要常规询问常见心脏疾病危险因素。

F. 女性稳定型心绞痛和冠状动脉粥样硬化型心脏病。

1. 虽然病理生理意义上稳定型心绞痛并无性别差异,但是在女性中仍旧存在一些值得关注的特性。

2. 女性患者较之男性的异同之处:

    a. 与男性相比,心绞痛发作在高龄女性患者中更常见,且部分患者伴有其他共病,增加了疾病诊断的复杂程度。

    b. 女性患者对于胸痛症状的描述更加特殊,往往会使用"烧灼样""柔和"等词语。

3. 有明确证据表明,后文所述的冠状动脉粥样硬化型心脏病诊断方法,在女性患者中的精确性较男性患者差。

4. 女性患病率较低。

    a. 内科医生较易漏诊。

    b. 预测率较低,导致诊断试验的阳性预测值较差(无创试验的假阳性结果较多)。

循证医学诊断

A. 病史

1. 诊断冠状动脉粥样硬化型心脏病,首先应当基于患者胸痛病史的精确回顾。

2. 可通过典型心绞痛、不典型心绞痛、非心绞痛胸痛及无症状患者的流行病学特征来鉴别胸痛:

   a. 是否胸痛局限于胸骨后? ("哪里感觉疼痛?")

   b. 是否由活动引起? ("爬楼、步行或快走是否会引起或加重症状?")

   c. 休息是否可缓解症状? ("休息后疼痛是不是减轻?")

3. 对所有 3 个问题回答为"是"的患者为"典型心绞痛", 2 个回答为"非典型心绞痛",1 个回答为"非心绞痛胸痛",对所有问题都回答"否"的患者是无症状的。

 使用患者自主语言表述(如压迫感、烧灼感、酸痛、压榨样、针刺样等)。

4. 各组冠状动脉粥样硬化型心脏病患病率见表 9-2。各种在线工具,如汇集队列风险评估方程可用于评估 10 年心血管风险,确定降低高危影响因素的干预措施。

5. 以下各项可从低、中、高风险人群进行有效评估。

   a. 低风险(预测率 <15%):

      (1) 所有无症状患者

      (2) 50 岁以下非心绞痛胸痛男性患者

      (3) 60 岁以下非心绞痛胸痛女性患者

      (4) 50 岁以下女性不典型心绞痛患者

   b. 中风险(预测率 15%~85%):

      (1) 男性 50 岁以上,女性 60 岁以上,非心绞痛胸痛

      (2) 50 岁以上非典型心绞痛患者

      (3) 男性 40 岁以下,女性 60 岁以下,有典型心绞痛

   c. 高风险(预测率 >85%):40 岁以上男性及 60 岁以上女性,有典型心绞痛。

6. 必须意识到,合并症可以明显影响发病率。例如,一名 55 岁非典型心绞痛女性,无危险因素情况下,冠状动脉粥样硬化型心脏病发病率为 32%,有 1 项危险因素(如糖尿病、吸烟、高血压等)时,其发病率为 47%。

7. 其余病史询问应当集中于是否存在有助于确诊冠状动脉粥样硬化型心脏病的依据,例如:

   a. 心血管系统危险因素

   b. 心血管系统既往史

   c. 其他导致胸痛的典型症状

8. 有助于排除冠状动脉粥样硬化型心脏病的其他因素,包括:

   a. 疼痛持续不缓解

   b. 其他患者可以解释的症状

9. 初诊检查,包括:

   a. 未控制的血糖血脂水平是评估缺血性胸痛的重要指标。

   b. 血红蛋白和促甲状腺素水平是鉴别其他类型心绞痛发作的评估指标。

   c. 静息 12 导联心电图(ECG)鉴别左室肥大与陈旧性心肌梗死(Q 波与 ST-T 改变)。

   d. 肌钙蛋白改变提示近期心绞痛症状严重或持续时间较长。

B. 心脏诊断学检查

1. 除极少数病例外,稳定型心绞痛患者应进一步做功能或解剖检查(例如,分别进行负荷测试或 CT 冠状动脉造影)来检测可诱导缺血。

2. 检查基于 2 个目的:诊断冠状动脉粥样硬化型心脏病和根据风险分层划分治疗组。即确定患者是否应采取措施降低危险因素或进行治疗,方式包括经皮冠状动脉介入治疗(percutaneous coronary intervention, PCI)或冠状动脉旁路移植手术。

3. 治疗的选择取决于许多因素,主要基于心脏检查的

表 9-2　冠状动脉粥样硬化型心脏病患病率 /%[1]

年龄	无症状		非心绞痛胸痛		非典型心绞痛		典型心绞痛	
	男	女	男	女	男	女	男	女
30~39	1.9	0.3	5.2	0.8	21.8	4.2	69.7	25.8
40~49	5.5	1.0	14.1	2.8	46.1	13.3	87.3	55.2
50~59	9.7	3.2	21.5	8.4	58.9	32.4	92	79.4
50~69	12.3	7.5	28.1	18.6	67.1	54.4	94.3	90.6

[1] 见文中定义。

Data from Diamond GA. Forrester JS: Analysis of probability as an aid in the clinical diagnosis of coronary-artery disease, N Engl J Med. 1979 Jun 14; 300(24):1350-1358.

结果：

　　a. 缺血程度及范围(非常重要)。

　　b. 预后变量,如氧代偿能力、运动血压和心率代偿, 以及负荷状态下左心室节段运动状态。

4. 所有负荷检查可用来诱发和检测心肌缺血。

　　a. 心肌缺血可由运动负荷,药物负荷(如多巴酚丁胺、腺苷或双嘧达莫)诱发。

　　b. 心肌缺血可经心电图、二维超声心动图或核素心肌显像所检测。

　　c. 运动当量不达标(由速率 - 压力乘积衡量),可致运动负荷试验的敏感性降低。

5. 虽然敏感性及特异性不及现代影像学检查,但是平板运动负荷试验仍具有简便、经济的使用价值。

6. 表 9-3 展示了不同检查方法的敏感性、特异性和似然比(LR)(需要说明的是,多巴酚丁胺负荷超声及放射性铊核素心肌显像应当在中心医疗机构开展)。

表 9-3　各心脏负荷检查特征

检查	敏感度	特异度	阳性似然比	阴性似然比
运动心电图压低 >1mm	65%~70%	70%~75%	~2.5	~0.45
运动负荷心脏超声	80%~85%	80%~85%	~4.8	~0.21
多巴酚丁胺心脏超声	80%~85%	85%~90%	~6.7	~0.23
运动心肌灌注 SPECT	85%~90%	85%~90%	~6.9	~0.15
药物心肌灌注 SPECT	80%~90%	80%~90%	~7	~0.18

SPECT,单光子发射计算机化断层显像。

7. 冠状动脉粥样硬化型心脏病初次评估中首先进行解剖学(如冠状动脉 CTA)还是功能学(如运动负荷或负荷影像检查)检查尚存在争议。

8. 决定采用常规负荷检查还是影像学检查往往较难抉择。一般来说,影像学检查可基于以下考虑：

　　a. 静息心电图异常。

　　b. 冠状动脉旁路移植(coronary artery bypass grafting, CABG)或 PCI 术后。

　　c. 需进一步评估诊断的患者。应用于依赖高敏感性检查手段方可排除诊断或为评估危险分层而非单纯诊断冠状动脉粥样硬化型心脏病的患者之中。

 因负荷心电图检查敏感性较低,所以仅限于低风险患者排除冠状动脉粥样硬化型心脏病诊断时使用。

9. 药物负荷常用于需要增加冠脉血供需求但无法承受运动负荷的患者。对于左束支传导阻滞患者,其结果更准确。

10. 稳定型心绞痛患者如症状较明确,可不做运动负荷试验,因该检查并非以诊断为目的且对于疾病定位、严重程度等评估有限(患者往往因主观或客观因素不接受再血管化治疗)。

C. 血管造影

1. 是诊断冠状动脉粥样硬化型心脏病的"金标准"。

2. 稳定型心绞痛患者行冠脉造影检查的指征,包括：

　　a. 负荷检查强烈提示缺血

　　b. 低运动负荷量即表现出缺血症状

　　c. 运动负荷诊断不明确

3. 具备以下两种情况的患者,如果确实需要进行侵入性治疗(CABG 或 PCI),可在未经运动负荷的情况下进行：

　　a. 不经治疗症状无法缓解

　　b. 心力衰竭

治疗方法

A. 一旦怀疑稳定型心绞痛,应立即启动经验性治疗。

B. 治疗目的是减轻症状、延缓疾病进展。每年约 3% 的稳定型心绞痛患者进展为心肌梗死或死亡。

C. 生活方式干预：

1. 戒烟

2. 运动(强度参照运动负荷试验)

3. 减重

4. 低脂、低胆固醇饮食

D. 药物治疗：

1. 对症治疗。强调药物联合治疗以控制症状。

　　a. β 受体阻滞剂

　　　(1) 普遍一线治疗方案

　　　(2) 降低耗氧量

　　b. 对于 β 受体阻滞剂不耐受者可使用维拉帕米或地尔硫䓬治疗

　　c. 硝酸酯类制剂

　　　(1) 增加冠状动脉血流量

　　　(2) 短效硝酸酯类制剂可有效地改善心绞痛发作

　　　(3) 长效硝酸酯类制剂可用于难治性心绞痛的联合用药

　　d. 雷诺嗪与 β 受体阻滞剂联用可增加冠状动脉血流量而不降低血压、心率

2. 延缓疾病进展。

　　a. 阿司匹林(不耐受或曾行 PCI 治疗患者可用氯吡格雷替代)

　　b. 高强度 HMG-coA 还原酶抑制剂(他汀)治疗

　　c. 高血压患者予以降压治疗

　　d. 高危患者(如糖尿病、心力衰竭)予以血管紧张素转换酶抑制剂(angiotensin-converting enzyme,

ACEI) 或血管紧张素受体阻滞剂 (angiotensin receptor blocker, ARB)

　　e. 糖尿病患者控制血糖

E. 介入治疗 (PCI 或 CABG) 是急性冠脉综合征的主要治疗方法,之后将详细讨论。但对于稳定型心绞痛患者,仍需考虑其效果。

1. 低风险患者(例如单支血管病变)

　　a. 药物治疗或 PCI 对于患者远期预后无差别(死亡、心肌梗死)

　　b. 盲法研究显示在低风险患者中,介入治疗无明显症状改善

2. 中风险患者(例如多支血管病变但心功能正常)

　　a. PCI、CABG 相对药物治疗对死亡率改善具有相同获益且应优选

　　b. PCI 更加推荐

3. 高风险患者(例如左主干、3 支血管病变、包含前降支近端狭窄在内的 2 支血管病变)

　　a. 相对单纯药物治疗,CABG 可明显增加患者获益

　　b. 对于部分患者,PCI 与 CABG 具有相同获益

　　c. 对于合并糖尿病患者 CABG 为首选治疗方案

目前暂诊断为冠状动脉粥样硬化型心脏病所致稳定型心绞痛。血常规、生化等实验室检查结果均未见明显异常。高脂血症 [LDL 136mg/dL(3.52mmol/L);HDL 42mg/dL(1.09mmol/L)]确诊。因静息心电图结果异常,故接受运动负荷结合 SPECT 检查。检查过程中患者胸痛发作,但结果未见明显缺血证据。

 稳定型心绞痛诊断是否成立? 鉴别诊断是否明确? 是否需要其他检查排除鉴别?

诊断

　　患者的运动负荷试验结果令人出乎意料。虽然运动负荷结果具有较高的诊断价值,但是仍旧需要考虑其他鉴别诊断。根据患者间歇性疼痛发作以及缺乏全身症状和体征,纵隔疾病可以基本排除。近期体检无外伤、活动受限及反复发作的疼痛病史,也不支持骨骼肌肉损伤。而 GERD 作为常见胸痛病因,仍需进一步鉴别。

鉴别诊断:胃食管反流 (GERD)

教科书内容回顾

　　心前区烧灼痛(胸骨后烧灼样不适)是 GERD 常见症状。其他典型症状,包括反流、吞咽困难等,常与胸痛相鉴

别。患者常诉不适于夜间或饱餐后加重。

　　虽然吞咽困难是 GERD 的常见表现,但是其他占位性病变也需考虑,因此需要尽快评估,往往上消化道内镜检查可以完善鉴别诊断。

疾病要点

A. 很多人对 GERD 都比较熟悉,所以部分患者常常在就医前会自我诊断。

B. GERD 是胸痛的常见病因。

C. 借助内镜检查 GERD 可分为腐蚀性和非腐蚀性两类。

D. GERD 可由消化道或非消化道因素引起。

1. 胃肠道

　　a. 食管炎

　　b. 生理 / 病理性狭窄

　　c. 巴雷特食管

　　d. 食管腺癌

2. 非胃肠道

　　a. 慢性咳嗽

　　b. 嘶哑

　　c. 哮喘加重

E. 非 GERD 性食管疾病也可导致胸痛。

1. 食管炎或食管溃疡

　　a. 常导致吞咽痛。

　　b. 多因素导致的感染性 / 药物性食管炎常见药物性食管炎包括:二膦酸盐、四环素、非甾体抗炎药物 (NSAID)、钾盐等损伤食管。

2. 食管溃疡

　　a. 常伴发吞咽困难

　　b. 吸烟、饮酒和慢性反流性危险因素

3. 食管疝 (Boerhaave 综合征)。剧烈疼痛常发生于干呕后。

4. 食管痉挛和动力失调。常见间歇性胸痛及吞咽困难。

循证医学诊断

A. 在对消化道评估前应首先排除心源性胸痛可能。

B. 当胸痛同时存在如烧心、反流或吞咽困难且伴或不伴慢性咳嗽、哮喘等并发症状时,GERD 应当被重点鉴别。

C. 识别 GERD 的加重因素有助于 GERD 的诊断及疾病管理。这些因素包括:

1. 饱餐(高脂饮食)

2. 餐后平卧

3. 吸烟

4. 食用易松弛食管下括约肌的食物

　　a. 巧克力

　　b. 酒精饮料

　　c. 咖啡

　　　　d. 薄荷类

D. 病史特征有助于区分食管源性和心源性胸痛。

1. 一项小样本量研究分析了食管源性和心源性胸痛患者的部分临床病史特征。

2. 表 9-4 列举了具有统计学差异的因素。该小样本研究仍具有一定的临床价值。

表 9-4　心源性及食管源性胸痛患病率

症状	患病率 /%	
	心源性患者	食管源性患者
侧位放射检查	69	11
每月自发作超过 1 次	13	50
疼痛持续数小时	25	78
夜间痛醒	25	61
吞咽加重	6	39
半卧位或弯腰可加重	19	61
运动耐量改变	10	39
疼痛于运动结束后出现	4	33
抗酸治疗可缓解疼痛	10	44
烧心感	17	78
反流症状	17	67
胃肠道症状	46	83

3. 研究数据可见病史采集无法区分食管源性胸痛还是心肌缺血后胸痛。但是,如疼痛发生时伴随吞咽并呈持续性,疼痛与睡眠唤醒时体位相关,以及伴随烧心、反流等,可以基本确定为食管源性胸痛发作。

4. 值得注意的是,本研究中食管源性胸痛患者中只有 83% 合并消化道症状(如烧心、反流、吞咽困难或呕吐)。

5. 某些特征性症状在患者合并心源性及食管源性疼痛时可提示胸痛源于心脏。

　　a. 左臂放射痛:38% 患者源于心脏;33% 患者源于食管。

　　b. 运动后加重:73% 患者源于心脏;67% 患者源于食管。

　　c. 使用硝酸甘油可缓解症状:62% 患者源于心脏;55% 患者源于食管。

6. 硝酸甘油对胸痛的缓解作用,一贯被认为无法鉴别包括食管源性在内的各种胸痛与心绞痛症状。

 硝酸甘油对胸痛症状缓解,不可作为鉴别胸痛起源的诊断学证据。

E. 作为 GERD 诊断的 "金标准",食管 pH 测试却不是鉴别时的必需检查。

F. 结合可疑病史及内镜检查结果,GERD 诊断特异度可达 97%。

G. 提示性症状及治疗效果常被认为具有诊断意义。

H. 当患者具有以下症状应当行食管胃十二指肠镜检查。

1. 警示症状

　　a. 吞咽困难

　　b. 吞咽痛

　　c. 体重减轻

　　d. 胃肠道出血

　　e. 缺铁性贫血

2. 预示并发症的征象,包括

　　a. 早饱感

　　b. 呕吐

　　c. 食管外症状

　　d. 溃疡性胸痛

　　e. 长期存在反流症状(见于存在巴雷特食管风险患者)

　　f. 患者已接受长期治疗

　　g. 对症治疗效果较差

I. 在有限条件下可行动态 pH 监测:

1. 患者具有 GERD 症状但内镜检查无明显异常。

2. 用来监测难治性病例。

治疗

A. 生活方式改善

1. 肥胖患者减重。

2. 头高位平卧。使整个头部高于床沿;而增加枕头只会增加反流。

3. 餐后 2~3h 内避免卧位倚靠。

4. 常规饮食,不再推荐为避免反流发生而完全避免食用潜在激发反流的食物。

B. 药物治疗

1. 对于糜烂性反流性食管炎或症状较重就医患者,每天 1 次连续 8 周的质子泵抑制剂(proton pump inhibitors,PPI)为一线治疗方案。

　　a. 部分患者可以增加每天剂量至翻倍。

　　b. 持续 PPI 治疗(低剂量维持)后,一旦停药可能导致反流症状反跳。

2. H_2 受体阻滞剂在非糜烂性患者中也可起维持治疗作用。

3. 胃动力药物(甲氧氯普胺)可作为反流症状明显患者的辅助用药。但是应当在经内镜检查确诊 GERD 患者中使用。

C. 手术治疗:抗反流术很少应用,仅限于

1. 药物治疗无效

2. 疾病严重

3. 患者已接受长期治疗

 因 GERD 常导致胸痛,如果高度怀疑其可能性,可经验性应用 PPI 观察胸痛症状是否消失。

病例解决方案

在进行负荷检查之前,W 先生患冠心病的概率至少为 92%(见表 9-2),理解为什么要在这种情况下进行负荷检查很重要。冠状动脉疾病的诊断基本上通过病史采集和体格检查做出,负荷检查旨在指导治疗。虽然负荷检查的验前概率为 92%,LR- 约为 0.15,验后概率为 60%,但这仍远高于冠心病等潜在致命性疾病的检查阈值。

抛去负荷检查的结果,我们还是考虑稳定型心绞痛比胃食管反流病发生的可能性更大。W 先生服用了阿司匹林和 β 受体阻滞剂,在就诊后一周进行了血管造影,发现左中前降支有 90% 的狭窄。

 在进行负荷检查前,要先问问自己为什么要做:是想诊断冠心病还是想确定疾病的严重程度?

 在解读检查结果时,要始终考虑到检查的验前概率。

主诉

病例 2

G 女士,68 岁,既往罹患高血压,因 6h 前胸部烧灼感由救护车送至急诊室。饭后 2h,中度胸痛(5/10)发作。疼痛始发于胸骨后并放射至背部,患者为治疗烧心自服抗酸药物。药物剂量翻倍 3h,不适仍未缓解。至入院前,患者疼痛加重(10/10)伴大汗、气促并放射至后背及上臂。疼痛非肋膜炎引起,患者自觉心脏病发作。

G 女士既往服用依那普利治疗高血压,独居久坐,吸烟 30 年,每天 1 包。

初步诊断为何,鉴别诊断有哪些,有无不可贻误的诊断? 你需要通过哪些检查进行鉴别诊断?

鉴别诊断排序

患者为老年女性,罹患高血压,30 年吸烟史,吸烟量每天 1 包,此次因急性非肋源性胸痛入院。根据图 9-2,不可贻误诊断包括急性冠脉综合征(ACS)、主动脉夹层(AAS)以及肺动脉栓塞(PE)。结合患者症状、年龄和危险因素,ACS 可能性较大。虽然 AAS 症状并不典型,但根据患者高血压病史及疼痛放射症状也不可立刻排除。PE 缺乏典型特征,所以也无需特殊强调。其他非致命性疾病,如食管痉挛、GERD 以及胰腺炎等也应当考虑(表 9-5)。

虽然体格检查无法区分 ACS、AAS 和 PE,尽管如此,其可用于鉴别血流动力学不稳定、诊断高度可疑致命性疾病以及诱因鉴别。根据图 9-2 临床路径所示,区分 ST 段抬高型

表 9-5 G 女士的诊断假设

诊断假设	人口统计学,风险因素,症状和体征	重要检查
主要假设		
急性心肌梗死	存在心脏危险因素 急性起病	心电图、心肌酶(肌钙蛋白)、冠状动脉造影
备选假设——不可漏诊的		
不稳定型心绞痛	存在心脏危险因素 新发或频率增加的缺血症状	心电图、心肌酶(CK 和肌钙蛋白)、负荷检查、冠状动脉造影
胸主动脉瘤夹层	高血压症状、背部放射痛 上肢血压不等	经食管心脏超声、CT 扫描
其他假设		
食管痉挛	反复发作胸痛常伴背部放射 吞咽困难	食管测压并排除其他病因

CK,磷酸肌酸激酶。

心肌梗死(STEMI)与其他急性胸痛尤为重要。根据国际指南建议,患者到达急诊室 10min 内应完善 12 导联心电图检查,及时行再灌注治疗将对降低 STEMI 患者死亡率起到极大改善。

 胸痛患者应在到达急诊室 10min 内完善心电图检查。

患者情绪较差。生命体征：体温 37.0 ℃；双上肢血压 156/90mmHg；脉搏 100 次 /min；呼吸频率 22 次 /min。头颈部检查：颈静脉及颈动脉搏动正常。双肺未见明显异常。心脏检查：第一心音（S_1）及第二心音（S_2）正常，可闻及轻柔（Ⅱ/Ⅵ）收缩期喷射样杂音。腹部检查：腹软，无肝大或杂音。心电图示 Ⅱ、Ⅲ、aVL、V_3~V_6 导联 ST 段压低。

 初步诊断为何，鉴别诊断有哪些，有无不可贻误的诊断？你需要通过哪些检查进行鉴别诊断？

主要假设：急性心肌梗死

教科书内容回顾

　　教科书举例一位中年具有冠状动脉粥样硬化型心脏病危险因素的男性患者，伴随胸骨后压榨感、大汗、恶心、呼吸困难以及濒死感。然而，教科书并未涉及女性、青年和老年患者以及症状不典型的心肌梗死患者。

疾病要点

A. 心肌梗死因部分区域心肌细胞长期灌注受限导致细胞坏死。

B. 常继发于冠状动脉粥样硬化斑块破裂导致血栓形成，近而导致冠状动脉血流灌注不足。

C. 心肌梗死分为 5 种亚型：

　1. 1 型：因原发冠状动脉事件导致的自发性心肌梗死。

　2. 2 型：心肌梗死继发于其他导致血氧供需不足的疾病，如冠状动脉痉挛、贫血或心律失常。

　3. 3 型：心源性猝死，包括心搏骤停等，常有心肌缺血症状。

　4. 4 型：PCI 或支架内血栓导致心肌梗死。

　5. 5 型：冠状动脉旁路移植（CABG）相关心肌梗死。

D. 心肌梗死可分为 ST 段抬高型（ST-elevation myocardial infarction，STEMI）和非 ST 段抬高型（non-ST segment elevation MI，nSTEMI）。

　1. STEMI

　　a. 包含透壁型缺血或梗死。

　　b. 典型因素为冠状动脉完全闭塞。

　　c. 初诊严格按照 12 导联心电图采集标准执行对于及时再灌注治疗极其重要。

　2. nSTEMI

　　a. 病情较 STEMI 稍轻，常为非透壁型梗死。

　　b. 典型因素为冠状动脉不完全闭塞。

　　c. nSTEMI 患者远期风险高于 STEMI。

循证医学诊断

A. 心肌梗死诊断标准已经明确建立。基于心肌梗死亚型，有 5 条标准有所不同。其在表 9-6 中显示。

表 9-6　急性心肌梗死的诊断标准

1. 心肌标志物（最好是肌钙蛋白）的上升和下降，至少有 1 个值高于 URL 的第 99 百分位，以及以下 1 项

　a. 缺血症状

　b. 心电图表现与新发缺血一致

　c. 病理性 Q 波

　d. 影像学显示新发的心肌细胞死亡或心功能下降

2. 心源性猝死伴随心电图改变，造影结果或尸检证实的心肌梗死

3. PCI 后在 URL 第 99 百分位数心肌标志物上升 3 倍

4. 心肌梗死造影或影像学显示在第 99 百分位数心肌标志物上升 5 倍与心肌梗死表现一致

5. 心肌梗死病理学证据

PCI，经皮冠状动脉介入术；URL，参考上限。

B. 临床怀疑心肌梗死。

　1. 验前概率

　　a. 急诊约 15% 胸痛主诉患者为心肌梗死。

　　b. 约 33% 疑似心肌梗死患者入院可确诊。

　　c. 入心脏监护室的疑似心肌梗死患者约 50% 可确诊。

　　d. 识别某些特征性疼痛如胸膜痛、锐痛及刺痛或体位性痛等可降低心肌梗死可能性。

　　e. 病史及体检特征不足以诊断心肌梗死，但是可以（近似）用于排除低危患者心肌梗死。表 9-7 列出了一些常见体征和症状的特异性检查结果。

表 9-7　病史特征及体格检查结果似然比以及对急性心肌梗死的验后效率

特征与结果	阳性似然比	验后率[1]
双上肢放射	9.7	63%
右上肢放射	7.3	56%
第三心音	3.2	36%
高血压	3.1	35%
左上肢放射	2.2	28%
右肩放射	2.2	28%
湿啰音	2.1	27%
大汗	2.0	26%
恶心、呕吐	1.9	25%

[1] 假设 15% 验后率。

C. 心电图结果。

1. 对于怀疑心肌梗死患者,指南推荐在患者进入急诊室 10min 内必须完成心电图采集及解读。

2. STEMI 诊断标准包括:

a. 除 V_2~V_3 导联外,新发的相邻两导联 J 点后 ST 段抬高 >1mm(0.1mV)。

b. 在 40 岁以下青年男性中新发的 V_2~V_3 导联抬高 ≥2mm,或女性≥1.5mm。

c. 新发或可能新发的左束支传导阻滞。

3. 对应导联 ST 段压低有助于诊断 STEMI。

4. 各种心电图表现在急诊患者中确诊心肌梗死患病率统计:

a. 80% 的新发 ST 段抬高 1mm。

b. 20% 的新发 ST 段压低,T 波倒置。

c. 4% 的已知冠状动脉粥样硬化型心脏病患者无新发改变。

d. 2% 的未知冠状动脉粥样硬化型心脏病患者无新发改变。

5. 急性胸痛患者中心电图特征性表现:

a. 新发的 ST 段抬高 >1mm,LR+ 为 5.7~53。

b. 新发 Q 波,LR+ 为 5.3~24.8。

c. 任何 ST 段抬高,LR+ 为 11.2。

d. 新发 Q 波或 ST 段抬高,LR+ 为 11。

e. 任何心电图异常,LR− 为 0.04。

D. 心肌标志物(酶学)。

1. 诊断心肌梗死需要外周血心肌标志物表达升高。

2. 病史,心肌标志物包括血清磷酸肌酸激酶同工酶(CK-MB)、肌钙蛋白。尤其是依赖于肌钙蛋白或高敏肌钙蛋白升高可做出诊断。

3. 以下检查对诊断心肌梗死具有极高可靠性。(需要注意的是,无论何时基于酶学的心肌梗死诊断都是有效的。)

a. 肌钙蛋白:敏感度为 95%,特异度为 98%,LR+ 为 48,LR− 为 0.05。

b. 前 24h 连续 CK-MB:敏感度为 99%,特异度为 98%,LR+ 为 50,LR− 为 0.01。

4. 肌钙蛋白水平与肾脏疾病。

a. 患者合并肾脏疾病常伴肌钙蛋白水平升高,增高心肌梗死诊断假阳性率。

b. 患者肌钙蛋白基线水平升高也会对心肌梗死诊断高低造成影响。

c. 在合并慢性肾病患者中,高肌钙蛋白基线水平预示心血管事件预后不良。

E. 非典型表现。

1. 虽然结合症状、心电图和心肌酶学结果可较易诊断心肌梗死,但是仍有约 2% 的急性心肌梗死患者被漏诊而离开急诊室。

2. 心肌梗死的诊断识别错误常导致恶性结果并引发医疗事故。

3. 当患者被认为不存在常见诊断理由或存在心肌梗死预期时往往较易漏诊。

4. 心肌梗死或不稳定型心绞痛患者往往因以下原因被漏诊或误诊。

a. 女性年龄 55 岁以下

b. 非白种人

c. 主诉气短

d. 心电图诊断不明

5. 以下列出了心肌梗死常见鉴别诊断。心肌梗死在这些被允许离院患者中应当被考虑:

a. 心力衰竭

b. 稳定型心绞痛

c. 心律失常

d. 非典型部位疼痛

e. 中枢神经系统表现(脑血管意外症状)

f. 神经过敏,躁狂或精神病

g. 晕厥

h. 乏力

i. 消化不良

6. 女性心肌梗死特异性。

a. 较之男性,女性患者胸痛较少(42% vs. 30.7%)。

b. 常伴疲劳、呼吸困难和失眠。

c. 晕厥、乏力和疲劳为常见症状。

d. 患者年龄差异基于性别并不显著(如男性和女性常不表现出胸痛)。

e. 危险分层。基于多种 ACS 非典型症状及漏诊误诊风险,危险分层工具被开发应用于帮助患者危险分层及辅助临床决策,诸如在不稳定型心绞痛章节将介绍的 TIMI 和 HEART 评分。

 心肌梗死可有各种不同的表现方式。应当总是保持高度警惕。在特定人群中较易误诊(高龄、女性、少数族裔、糖尿病患者)。

治疗

A. 以下为 STEMI 治疗方案。nSTEMI 管理尚有不同,将在下章不稳定型心绞痛部分叙述。

B. 药物治疗:

1. 抗血小板药物:阿司匹林、P2Y12 受体拮抗剂(如氯吡格雷)当患者完成 PCI 术后,也可使用糖蛋白 Ⅱb/Ⅲa 拮抗剂。

2. 抗凝治疗:普通肝素、低分子量肝素、璜达肝素、比伐芦定。

3. β 受体阻滞剂。

4. 缺氧患者吸氧。

5. 硝酸甘油制剂。

6. 高密度 HMG-CoA 还原酶抑制剂（他汀）。

7. 其他对症治疗。

    a. 阿片类药物可使缺血性疼痛患者获得明显改善。

    b. 阿托品可用于病理性心动过缓。

    c. 抗心律失常药物。

C. PCI 再灌注或系统性溶栓（仅用于就诊后 2h 内无 PCI 条件患者）。

1. PCI 支架植入是最有效的治疗方法。

2. 症状初始 12h 内，PCI 及溶栓通常有效。

3. PCI 降低死亡率（患者可以尽快转移至有 PCI 条件医疗机构情况下）。

4. PCI 出血并发症发生率更低，比如出血性卒中。

5. PCI 治疗能力取决于介入团队水平和患者到达导管室时间。

D. 再灌注治疗后各种药物支持治疗可提高生存率。

1. β 受体阻滞剂。

2. ACEI。

3. 阿司匹林。

4. P2Y12 受体拮抗剂（基于介入治疗及出血评估）。

5. HMG-CoA 还原酶抑制剂 <70mg/dL。

6. 心肌梗死支架植入术后患者建议使用糖蛋白 ⅡB/ⅢA 拮抗剂。

E. 结果：

1. 女性心肌梗死患者死亡率更高。最新研究显示，女性患者住院死亡率约为 14.6% 而男性患者为 10.3%。

2. 导致这种差异的原因是多方面的，包括无胸痛症状患者接受了延迟及消极的治疗。

3. 死亡率差异并不明显，并且随年龄增长而逆转。

4. 运动负荷检查推荐用于未进行 PCI 治疗或造影的心肌梗死 3 周后患者评估预后、心功能和危险分层。

你是否可以做出心肌梗死诊断？你是否可以做出鉴别诊断？有无其他检查可以用于排除鉴别诊断？

诊断

    ST 段压低可以诊断心肌缺血，但并非符合 STEMI 的严格诊断标准。此外，ST 段压低对于急性心肌梗死诊断的特异性低于 ST 段抬高；结合心肌酶谱检测，则更加有利于提示诊断。心电图异常有助于鉴别诊断，可排除症状类似心肌梗死的不稳定型心绞痛。主动脉夹层也可导致心肌缺血，所以鉴别诊断必不可少。

鉴别诊断：不稳定型心绞痛（UA）或非 ST 段抬高型心肌梗死（nSTEMI）

教科书内容回顾

    不稳定型心绞痛和非 ST 段抬高型心肌梗死都是冠状动脉粥样硬化型心脏病新发或恶化的表现，区别在于非 ST 段抬高型心肌梗死可导致外周血心肌酶谱指标升高。

疾病要点

A. 不稳定型心绞痛是新发的、症状加重、发病频率增加或休息时发生的心绞痛。

B. 病理生理学：

1. 首要原因是继发于急性斑块破裂导致的血小板聚集。

    a. 67% 发生于动脉狭窄 <50% 血管。

    b. 97% 发生于动脉狭窄 <75% 血管。

2. 少见于非血氧代谢失调疾病（如甲状腺功能亢进、贫血、高海拔）。

C. 不稳定型心绞痛诊断较难，常依赖于仔细的病史询问，与稳定型心绞痛相鉴别。

D. 临床医生接诊不稳定型心绞痛或非 ST 段抬高型心肌梗死患者时，必须：

1. 确认患者是否为急性冠脉综合征。

2. 立即临床处理。

3. 评估患者进展为心肌梗死或死亡的风险。

4. 对症治疗。

E. 血管痉挛性心绞痛。

1. 血管痉挛性心绞痛（也称为变异性心绞痛）症状表现类似于不稳定型心绞痛。

2. 患者间歇性发作心肌缺血伴 ST 段抬高。

3. 发作：

    a. 常伴胸痛或其他缺血症状。

    b. 硝酸甘油快速缓解。

    c. 可发生于正常或病变冠状动脉。

    d. 可导致心肌梗死或死亡（常继发于心律失常）。

    e. 常发生于一天中同一时段。

4. 血管痉挛性心绞痛常可临床诊断，但是也可在导管室经麦角新碱诱发诊断。

5. 钙离子通道阻滞剂和硝酸盐类制剂可有效治疗。

对于一天中发作周期固定的心肌缺血患者应当考虑血管痉挛性心绞痛可能。在短暂性 ST 段抬高患者中该诊断也应考虑。

循证医学诊断

A. 不稳定型心绞痛的 3 个症状：

1. 静息心绞痛

2. 新发心绞痛（<2 个月）

3. 症状加重或较前发作频繁

B. 美国心脏病学院（The American College of Cardiology，ACC）和美国心脏病协会（American Heart Association，AHA）对于不稳定型心绞痛特征和检查结果提出专家共识以提高诊断效率，包括：

1. 继发于心绞痛的胸部或左臂放射痛

2. 冠状动脉粥样硬化型心脏病病史

3. 短暂性二尖瓣反流杂音

4. 高血压

5. 大汗

6. 肺水肿

7. 湿啰音

C. 恰当的危险分层有助于正确分诊（ICU、住院病房、家庭），以接受最有益的治疗。

D. 临床风险评分有助于对患者进行心脏危险分层。TIMI 评分（表 9-8）在不稳定型心绞痛 / 非 ST 段抬高型心肌梗死评估中被广泛应用。其始于对接受急性冠脉综合征治疗患者的队列研究，所以并不适用于未分型的胸痛患者。尽管如此，一旦急性冠脉综合征诊断成立，其对于指导不同危险分层患者差异性治疗具有一定价值（保守治疗 vs. 侵入性治疗）。

表 9-8　全因死亡率

TIMI 评分[1]	全因死亡率,新发或复发心肌梗死或 14 天内严重 / 反复发作的缺血需立即接受介入治疗
0~1	4.7
2	8.3
3	13.2
4	19.9
5	26.2
6~7	40.9

[1] 以下变量患者满足其一：年龄≥65 岁，心血管危险因素≥3，冠状动脉狭窄≥50%，入院心电图 ST 段改变，前 24h 发生心绞痛≥2 次，使用阿司匹林前 7 天，心肌标志物上升。

　　TIMI，心肌梗死溶栓。

1. 对于 6 周内症状怀疑急性冠脉综合征患者，现代计算系统如 HEART 评分系统可有效评估主要心血管事件发生风险（表 9-9）。该评分系统基于多项临床路径评估及验证，适用于低危心血管病患者急诊离院评估。

2. 其他预示高危的临床特征，包括：

a. 经多次医学治疗，静息或轻微活动仍反复发作的心绞痛或缺血

b. 心肌标志物上升（肌钙蛋白）

c. 心力衰竭症状或新发 / 恶化的二尖瓣反流

d. 非侵入性检查结果高危

e. 血流动力学不稳定

f. 持续性室性心动过速

g. PCI 治疗 6 个月内

h. 冠状动脉旁路移植术后

i. 左室功能失代偿

表 9-9　主要心血管事件的 HEART 评分

病史	
高度怀疑	2
中度怀疑	1
轻度怀疑	0
心电图	
明显 ST 段压低	2
非特异性复极干扰	1
正常	0
年龄	
≥65 岁	2
45~65 岁	1
≤45 岁	0
危险因素（高胆固醇血症、高血压糖尿病、吸烟及肥胖）	
≥3 个危险因素或粥样硬化病史	2
1~2 个危险因素	1
无已知危险因素	0
肌钙蛋白	
≥3 倍上限	2
1~3 倍上限	1
≤正常上限	0

评分：

　　0~3：6 周内主要心血管事件发生率约 2.5%。患者可出院随访。

　　4~6：主要心血管事件发生率 20.3%。患者需入院接受肌钙蛋白监测及进一步检查。

　　≥7：主要心血管事件发生率 72.7%。建议早期行侵入性检查并视同住院患者处理。

治疗

A. 氧疗。

B. 抗血小板治疗，阿司匹林和 P2Y12 受体拮抗剂。

C. 低分子量肝素，普通肝素和比伐芦定等抗凝治疗。

D. β 受体阻滞剂。

E. 硝酸酯类。

F. 大剂量 HMG-CoA 还原酶抑制剂。

G. 患者危险分层（TIMI 评分）鉴别低危患者死亡及并发症发生率可制订保守治疗策略。

H. 不稳定型患者须接受冠状动脉血管成形术。

I. 稳定型患者（无进行性缺血，心律失常或心超发现射血分数下降）可先接受负荷检查决定是否需要造影。

　　1. 如果患者负荷检查结果为低危，患者可离院接受治疗（阿司匹林、氯吡格雷、倍他乐克以及 HMG-CoA 还原酶抑制剂）。

　　2. 早期侵入性检查包括造影等可确定高危患者，并指导制订进一步的诊疗方案，通常包括 PCI 或 CABG。

鉴别诊断：主动脉夹层

教科书内容回顾

　　此病教科书列举了一位罹患高血压、粥样硬化疾病的高龄男性，其具有撕裂样胸背痛。疼痛常伴血管源性并发症，如晕厥、卒中、心肌缺血或者急性型主动脉反流性心力衰竭。体检可见上肢血压不对称，胸部 X 线片示纵隔增宽。

疾病要点

A. 血流经主动脉内膜撕裂口进入并积聚于内膜、中膜层之间，形成夹层。

B. 危险因素：

　　1. 高血压（72%）

　　2. 动脉粥样硬化（31%）

　　3. 已知主动脉瘤患者（16%）

　　4. 先天性主动脉夹层（6%）

　　5. 糖尿病（5%）

　　6. 马方综合征（5%）

　　7. 年轻患者使用可卡因导致夹层（平均年龄 41 岁）

 除了心肌梗死，高血压使用可卡因后出现胸痛的青年患者，需要鉴别胸主动脉夹层。

C. 主动脉瘤（未形成夹层）常出现于无症状患者胸部 X 线检查时。常因主动脉反流、疼痛或如气管、食管撞击或喉返神经损伤所致。

D. 夹层症状，包括疼痛和夹层并发症所致症状。并发症类型，取决于夹层发生类型。

E. A 型夹层发生于升主动脉，可伴或不伴降主动脉病变。

　　1. 大约占所有夹层的 60%

　　2. 死亡率约 35%

　　3. 可伴随

　　　　a. 急性主动脉反流

　　　　b. 冠状动脉阻塞性心肌缺血

　　　　c. 神经系统缺陷

　　　　d. 血性心包填塞

F. B 型夹层仅局限于降主动脉，死亡率约 15%。

循证医学诊断

A. 诊断主动脉夹层相当困难。没有哪项症状和体征可提供非常有价值的 LR 值。

B. 一项纳入 464 名主动脉夹层患者的研究对诊断提供了一些症状和体征的参考。

　　1. 人群背景：

　　　　a. 平均年龄 63 岁

　　　　b. 高血压占 75%

　　2. 临床症状和体征缺乏典型检查结果支持。

　　　　a. 脉搏短绌仅见于 15% 患者，晕厥 9%，脑血管事件 5%，心力衰竭 7%。

　　　　b. 一些常见症状见表 9-10。

　　3. 胸部 X 线片及心电图诊断效率不高。

表 9-10　胸主动脉瘤夹层（A 型）患者各检查结果及症状发生率

检查结果或症状	发生率
剧烈或疼痛加重	90%
突发疼痛	85%
胸痛	79%
锐痛	62%
纵隔增宽	63%
撕裂痛	51%
背痛	47%
非特异性 ST 段或 T 波改变	43%
正常纵隔及主动脉轮廓	17%
正常胸部 X 线片	11%

　　Data from Hagan PG, Nienaber CA. Isselbacher EM, et al: The International Registry of Acute Aortic Dissection (IRAD): new insights into an old disease, JAMA 2000 Feb 16; 283(7): 897-903.

 胸主动脉夹层患者中约 40% 胸部 X 线片正常。

C. 有研究通过 3 项独立预测因子对患者进行分层：疼痛类型（急性胸痛或撕裂、撕扯样痛），胸部 X 线片示主动脉或纵隔增宽，脉搏、血压异常。

　　1. 低危患者无特征性症状。

　　　　a. 仅 7% 患者为夹层。

　　　　b. 特异性检查结果对排除诊断的敏感度为 96%，特异度为 48%，LR+ 为 1.85，LR− 为 0.08。

　　2. 中风险患者仅有主动脉源性疼痛或中度纵隔增宽。这些患者中 30%~40% 存在夹层。

　　3. 高危患者脉搏异常或胸部 X 线片存在主动脉源性疼

痛或纵隔增宽。

  a. >84%的患者存在夹层。

  b. 特异度检查结果对排除诊断的敏感度为76%,特异度为91%,LR+为8.4,LR-为0.26。

D. 总结主动脉夹层的临床诊断。

 1. 夹层患者多有高血压病史且经历了急性剧烈疼痛。

 2. 胸痛患者如无以下情况则不考虑夹层:

  a. 急性撕裂样胸痛

  b. 主动脉或纵隔增宽

  c. 不对称脉搏或血压

 3. 一项针对疑似夹层患者的研究显示,结合临床低危因素及低D-二聚体(<500mg/dL)可排除夹层。临床低危因素包括:

  a. 无高危条件,如马方综合征、主动脉疾病家族史或主动脉手术史。

  b. 无主动脉源性疼痛。

  c. 检查结果不符合夹层,如无不对称性血压、神经系统缺陷或高血压。

E. 造影为诊断"金标准",但是大部分患者只接受了非侵入性检查(CT或经食管心脏超声)。

 1. 非侵入性检查的敏感度和特异度均为95%。

 2. 如有器官缺血证据,推荐由造影结果指导治疗。

 3. 高危患者完成临床评估后应当直接于手术室完善造影检查而无需其他检查。

治疗

A. 因夹层相关的死亡率极高,所以治疗目标是在血管破裂前早期识别并及时修补动脉瘤。

B. 胸主动脉夹层。

 1. 胸主动脉夹层为医疗急症。

 2. A型夹层应立刻手术。

 3. B型夹层常通过药物治疗。

 4. 胸主动脉瘤(未发生夹层):

  a. 当主动脉瘤达到一定大小且未破裂前治疗目的为延缓疾病发展和手术治疗时间。

  b. 主动脉瘤患者应控制血压水平。

  c. 患者应密切监控瘤体大小变化。

  d. 瘤体大小的外科治疗指征。

   (1) 升主动脉瘤5.5cm

   (2) 降主动脉瘤6.5cm

   (3) 快速增大

病例解决方案

G女士肌钙蛋白升高至3.5ng/mL,肌酸激酶(CK)750U/L,CK-MB阳性。最终诊断为非ST段抬高型心肌梗死。急诊予以阿司匹林、氯吡格雷、吸氧、倍他乐克、硝酸甘油以及依诺肝素治疗,后直接送至导管室行介入术。结果显示患者左冠状动脉优势型,回旋支急性血栓形成,在开通血栓闭塞后植入支架。

  患者肌钙蛋白与肌酸激酶水平可确诊急性心肌梗死。可见心肌梗死表现也不可排除胸主动脉夹层,3%~5%夹层患者合并心肌梗死。在获得造影结果前,亚急性胸痛发病,正常胸部X线片,缺乏"撕裂样"胸痛和不对称脉搏与主动脉夹层临床表现并不符合。

心肌梗死4天后,患者出院继续药物治疗。

1. 阿托伐他汀,80mg

2. 利诺普力,20mg

3. 美托洛尔,100mg

4. 阿司匹林,81mg

5. 氯吡格雷,75mg

主诉

H先生,31岁,平素身体健康,因胸痛急诊入院。胸痛始于10天前,由轻至重。疼痛伴随轻微咳嗽及气短。5天前急诊诊断肋软骨炎,予非甾体抗炎药离院治疗。

当疼痛逐渐加剧患者可感觉胸膜疼痛。自述疼痛定位于右侧下胸壁,伴轻微呼吸困难和38℃低热。

疾病的鉴别诊断有哪些?作为医生你需要如何进行鉴别?

鉴别诊断排序

  这是一位患亚急性疾病的男性。因胸膜疼痛、咳嗽、呼吸困难和发热入院。因疼痛为亚急性可参考图9-1,首先应当明确其症状是否为稳定型心绞痛引起。根据患者背景资料和临床表现,冠状动脉粥样硬化型心脏病可排除。

因为患者冠状动脉粥样硬化型心脏病低危,所以需考虑的常见胸痛原因包括胸廓或食管源性。依据患者诊断路径,其 5 天前被诊断为肋软骨炎。尽管如此,患者今日临床表现包括发热和呼吸困难,症状不伴随胸廓痛及 GERD 表现。

非常重要的一点是患者胸痛合并发热。感染性疾病可能会导致胸膜疼痛,气短以及发热。肺炎或胸腔积液可导致以上症状,单发或部分发生(胸腔积液将在本章讨论,而肺炎在第 10 章讨论)。心包炎也是导致发热合并胸膜痛的重要疾病。当疾病严重时,心包炎胸膜症状也可导致呼吸困难。肺栓塞是导致患者胸痛和呼吸困难的重要疾病并且可合并低热(见第 15 章)。腹腔疾病,如膈下脓肿可导致持续性胸膜疼痛。因合并发热、呼吸困难,肺炎或胸腔积液应当首先考虑。表 9-11 列出了鉴别诊断。

表 9-11　H 先生的诊断假设

诊断假设	人口统计学,风险因素,症状和体征	重要检查
主要假设		
胸腔积液或肺炎合并胸腔积液	体格检查胸腔积液咳嗽和气短发热	胸部放射检查、胸腔穿刺
备选假设		
心包炎	前倾疼痛缓解、心包摩擦感心电图改变	心电图、心脏超声
备选假设——不可漏诊的		
肺栓塞	危险因素呼吸困难心动过速单侧腿肿	CT 血管造影通气灌注扫描D- 二聚体肺血管造影
其他假设		
膈下脓肿	腹腔内进展发热	腹部超声CT

深入了解病史,患者述无放射痛,否认腹痛、恶心、呕吐及食欲改变。深呼吸及突然体位变化可加剧疼痛。无其他缓解或加重的特征因素。

体格检查可见患者无明显异常,但有轻度抑郁。患者因疼痛导致行动受限及呼吸困难,病程中偶有咳嗽,疼痛较重。

生命体征:体温 38.9 ℃,血压 130/84mmHg,脉搏 110 次 / min,呼吸频率 26 次 /min。头颈部检查未见明显异常;无颈静脉怒张。肺部检查,右胸底部叩诊浊音,呼吸音降低。局限区域可闻及介于正常呼吸音及减弱呼吸音之间的支气

管哕音。左胸未闻及异常。心脏、腹部及外周检查未见明显异常。12 导联心电图示窦性心动过速不伴 PR 段压低或缺血改变。

　临床诊断证据是否充分? 是否需要其他补充?

主要假设:胸腔积液

教科书内容回顾

少量积液常无明显症状,而大量积液常导致呼吸困难伴或不伴胸膜疼痛。临床症状取决于积液来源。类肺炎样胸腔积液常伴肺炎症状和体征,而赘生物、心力衰竭、肺栓塞或风湿性来源常伴原发病体征。

疾病要点

A. 胸腔积液病理生理学改变因病因而异,但是也可受毛细血管一种或多种史达林力(Starlig forces)作用的影响:
1. 毛细血管通透性升高
2. 毛细血管静水压升高
3. 毛细血管胶体渗透压下降
4. 胸膜腔胶体渗透压升高(如,胸膜转移瘤导致)
5. 胸膜腔(静水压)负压升高
6. 肺内淋巴回流受阻

B. 胸腔积液常见原因及年发生量列于表 9-12。

表 9-12　胸腔积液常见病因的发生率

病因	发生率
心力衰竭	500 000
肺炎	300 000
恶性肿瘤	200 000
肺栓塞	150 000
病毒性	100 000
冠脉旁路术后	60 000
腹水、肝硬化	50 000

不常见但流行的病因,包括尿毒症、结核、乳糜胸和风湿疾病(RA 和 SLE)

RA,类风湿关节炎;SLE,系统性红斑狼疮。

Data from Light RW:Clinical practice. Pleural effusion,N Engl J Med. 2002 Jun 20;346(25):1971-1977.

C. 判断胸腔积液为渗出性或漏出性的有效方法。
1. 渗出性胸腔积液是由于毛细血管通透性增加或肺内淋巴回流受阻导致。
2. 漏出性胸腔积液是由于毛细血管静水压升高,胶体渗透压下降或胸膜腔负压升高导致。

3. 表 9-13 列出常见的渗出液及漏出液诱因。

表 9-13 常见的漏出性和渗出性胸腔积液

漏出液	渗出液
心力衰竭	类肺炎积液
肝硬化腹水	恶性肿瘤
肺栓塞（1/4）	肺栓塞（3/4）
肾病综合征	病毒感染
严重低蛋白血症	CABG 术后
	膈下感染和炎症反应
	乳糜胸、尿毒症、结缔组织病

CABG，冠状动脉旁路移植术。

D. 渗出液性胸腔积液常诊断为：

1. 肺炎
   a. 任何积液伴肺炎、肺脓肿或支气管扩张都要考虑类肺炎样胸腔积液可能。
   b. 脓胸是类肺炎样胸腔积液发生感染。
   c. 脓胸和明确的类肺炎样胸腔积液统称为复杂类肺炎样胸腔积液，常导致胸膜纤维化。
   d. 肺炎患者 40% 发生类肺炎样胸腔积液，而肺脓肿少见。
   e. 如果肺炎治疗不及时积液可形成并引发感染。
   f. 类肺炎样胸腔积液细菌学诊断见表 9-14。

表 9-14 类肺炎性积液的细菌学

细菌	肺炎积液百分率 /%	脓性积液百分率 /%
肺炎链球菌	40~60	<5
厌氧菌	35	90
金黄葡萄球菌	40	20
流感嗜血杆菌	50	20
大肠杆菌	~50	~99

2. 恶性肿瘤
   a. 常见部位肿瘤伴积液：
      (1) 肺部
      (2) 乳腺
      (3) 淋巴
      (4) 腺癌及未知原位癌
   b. 积液可能发生于已有肿瘤临床症状或已诊断为恶性肿瘤患者。
   c. 恶性积液是预后不良的体征。
3. 肺栓塞
   a. 肺栓塞患者中 26%~56% 伴有胸腔积液。
   b. 胸腔积液伴肺栓塞患者常见胸膜痛或咯血。
4. 病毒感染
   a. 积液常见原因。
   b. 根据病史较难诊断，但是根据常用呼吸系统病毒诊断检测方法可明确诊断。
   c. 诊断见于发热 / 无发热患者仅伴短暂积液且排除其他疾病可能。
   d. 其他证据如非典型性淋巴细胞、单核细胞、白细胞计数可帮助诊断细菌感染。

病毒性胸腔积液仅可在特定临床场景下、排除其他原因后诊断。

5. 冠状动脉旁路移植术（CABG）
   a. CABG 后短期多达 90% 患者可有胸腔积液。
   b. 可仅限于左侧或双侧。
   c. 一般需立即处理。
6. 其他不常见导致渗出性胸腔积液的疾病包括
   a. 尿毒症
   b. 结核（tuberculosis，TB）
   c. 乳糜胸
   d. 风湿病（如类风湿关节炎和系统性红斑狼疮）
E. 漏出性胸腔积液常伴
1. 心力衰竭
   a. 积液常伴左侧心力衰竭检查结果。
   b. 积液常呈双侧；单侧积液较少见。
2. 肝硬化及腹水
   a. 约 6% 腹水患者合并胸腔积液。
   b. 胸腔积液被认为继发于腹水经隔膜裂进入胸腔。
   c. 肝硬化不伴腹水极少见胸腔积液。

循证医学诊断

A. 检测是否存在胸腔积液
1. 叩诊浊音并非特征性检查。其敏感度估值最佳，为 77%，特异度为 92%，LR+ 为 7.7，LR- 为 0.27。
2. 在积液前，常可闻及区域性支气管咩音。
3. 一旦发现，需以胸部 X 线、超声或其他胸部影像学检查明确诊断。
B. 明确胸腔积液的病因
1. 所有临床诊断明确的积液（胸部 X 线片显示大于 1cm）均需要穿刺采样检测；心力衰竭所致除外。
   a. 如果高度怀疑心力衰竭为患者积液形成唯一原因，可视治疗情况随诊观察。
   b. 如果积液滞留或诊断不明，需采样检测。

胸腔积液为病理性表现；任何胸腔积液都需要评估。

2. 明确积液病因,首先要区分其性质为渗出液还是漏出液。

 a. 光学检测是最常用的鉴别方法。在此标准之下,如果积液满足如下标准可能为渗出性:

  (1) 胸腔积液蛋白 / 血清蛋白 >0.5

  (2) 胸腔积液乳酸脱氢酶(LD)/ 血清 LD>0.6

  (3) 胸腔积液 LD>2/3 正常血清 LD 上限

 b. 光学检测特征:

  (1) 敏感度为 98%,特异度为 83%

  (2) LR+ 为 5.76,LR− 为 0.02

 c. 特异度最强的鉴别检查为血清白蛋白与胸腔积液白蛋白差值 <12g/L(LR+ 为 10.88)。

3. 一旦积液性质明确,以下各项检查可进一步明确。

 a. 革兰氏阳性染色培养可诊断脓胸。

 b. 胸腔积液 pH 低(pH<7.2)常见于:

  (1) 脓胸

  (2) 恶性肿瘤积液

  (3) 食管破裂

 c. 细胞计数:

  (1) 急性期中性粒细胞计数 >50%。

   (a) 类肺炎胸腔积液(敏感度为 91%)

   (b) 肺栓塞

  (2) 亚急性疾病如结核与恶性肿瘤较少见中性粒细胞增高。

  (3) 渗出液淋巴细胞增加多见于结核与恶性肿瘤(阳性预测率为 97%)。

  (4) 胸腔积液含嗜酸性粒细胞是非特异性结果。常见于炎性疾病、大叶肺炎、病毒性肺炎、结核和反复胸腔穿刺患者。

  (5) 低间皮细胞计数(<5%)多提示结核感染。

 d. 细胞学:

  (1) 肿瘤诊断高特异性。

  (2) 敏感度最高为 70%,对于有些肿瘤诊断价值较低。

4. 临床高度可疑患者可行以下检查明确诊断。

 a. 结核积液:

  (1) 怀疑常基于临床症状和胸腔积液淋巴细胞增多

  (2) 对于结核性胸膜炎诊断敏感的常用检查有

   (a) 胸腔积液培养,42%

   (b) 胸膜活检培养,64%

   (c) 胸膜活检组织化学检查(干酪样肉芽肿),70%~80%

   (d) 组织化学与胸膜组织培养 >90%

   (e) 痰培养,20%~50%

  (3) 两种新型检查方法,胸腔积液腺苷脱氨酶和 γ 干扰素检查对结核性积液诊断有效。最新荟萃分析特征显示

   (a) 腺苷脱氨酶:敏感度和特异度为 92.2%;LR+ 为 11.82;LR− 为 0.08

   (b) γ 干扰素:敏感度为 89%,特异度为 97%,LR+ 为 23.45,LR− 为 0.11

 b. 葡萄糖水平 <60mg/dL(3.33mmol/L)见于:

  (1) 脓胸

  (2) 结核

  (3) 类风湿关节炎

  (4) 系统性红斑狼疮

 c. 乳糜胸患者甘油三酯 >110mg/dL(1.24mmol/L)。胸腔积液呈乳白色。

 d. 对于怀疑恶性且细胞学检查呈阴性患者胸腔镜胸膜活检为必要检查。

 胸腔积液检测应包含 LD、蛋白、白蛋白、pH 以及细胞计数。其他检查诸如细胞学检测也常进行。

治疗

A. 胸腔积液需治疗基础疾病(如肺炎、尿毒症、心力衰竭)。

B. 特定条件下采用特异性治疗。

1. 复杂性类肺炎胸腔积液

 a. 胸腔引流可预防胸膜瘢痕和限制性胸膜疾病的进展。

 b. 胸腔引流置管标准:

  (1) 脓性胸腔积液或革兰氏染色阳性

  (2) pH<7.2

  (3) LD>1 000U/L

  (4) 葡萄糖 <40mg/dL(2.22mmol/L)

  (5) 当小量积液接近 3 倍临界值时需重点关注

2. 恶性胸腔积液

 a. 通常需治疗原发疾病且常通过周期性胸腔穿刺术治疗。

 b. 如果患者需频繁做胸膜腔穿刺且预期寿命较长,还有多项选择:

  (1) 胸膜固定术、胸膜腔间隙化学闭合术。

  (2) 导管引流术,半永久导管置入术持续引流积液。

3. 乳糜胸

 a. 由非创伤性(主要是淋巴瘤)或创伤性(通常由手术引起)导致胸导管病变。

 b. 在非创伤性病例中,以治疗原发疾病为主。

 c. 在创伤及非创伤疾病中,需完成胸膜腔置管。

 d. 中链脂肪酸饮食或肠外营养可减少胸导管流量。

 e. 胸膜固定术和外科手术用于治疗难治性病例。

诊断

患者体格检查结果与胸腔积液诊断一致。后前位、外侧位及卧位胸部 X 线片证明积液存在。排除积液呈白色浑浊样。初步检查结果示：葡萄糖 < 20mg/dL（1.11mmol/L）；LD 38 400U/L；蛋白 44g/L；胸腔积液 pH 6.2；红细胞，3 200/μL；白细胞，144 000/μL；革兰氏染色阳性球菌成对或成链。定时血清评估总蛋白 78g/L，LD 141U/L。血、尿培养和尿样抗原检测也可用于诊断。

以上的信息是否足够得出诊断？如果不能，还需要哪些额外信息？

　　H 先生诊断为胸腔积液。胸部 X 线片可明确积液量，为胸腔穿刺提供指引和诊断性结论。胸腔积液如为渗出性、低糖、低 pH、高白细胞量且革兰氏染色阳性可诊断为脓胸。

　　患者之前诊断为胸廓疼痛明显错误。入院后胸部放射性检查可做出正确诊断，并且正确的治疗手段可有效地限制脓胸加重。胸部 X 线片可以区分软组织、骨骼肌、肺和纵隔源性疼痛来源。事实上，急诊室超过 20% 的患者因胸部放射性诊断结果指导或改变胸痛治疗方案。

胸部 X 线检查可用于任何未明确诊断的胸痛患者。

鉴别诊断：急性心包炎

教科书内容回顾

　　急性心包炎典型见于年轻人，常伴有 1 周病毒感染症状且前倾位可缓解胸痛。体格检查发现心包摩擦分为 3 部分。心电图示所有导联 ST 段上抬，PR 段压低。

疾病要点

A. 鉴别诊断：

1. 病毒性心包炎主要由柯萨奇病毒、埃可病毒和腺病毒导致。
2. 其他感染性因素包括结核（病史常见）和 HIV 感染。
3. 心包炎可继发于心肌损伤（心肌梗死后和心脏术后）。
4. 风湿性包括系统性红斑狼疮和类风湿关节炎。
5. 普鲁卡因和肼屈嗪可导致药物性心包炎。
6. 恶性肿瘤心包转移。
7. 胸部放射。
8. 尿毒症。

B. 虽然鉴别诊断病种较多，85%~90% 患者仍旧考虑为自发性或未确诊病毒引起。

循证医学诊断

A. 当出现特征性心包摩擦音或胸痛伴特征性心电图表现时，可诊断心包炎。

B. 病史：

1. 常存在胸痛。
2. 胸膜痛。
3. 疼痛向斜方肌放射。
4. 疼痛坐位缓解且后倾位加重。

C. 体格检查：

1. 心包摩擦音对诊断敏感度不高但特异度接近 100%；可诊断心包炎。
2. 摩擦感常分为 3 相。
   a. 58% 病例为三相摩擦。
   b. 24% 病例为两相摩擦。
   c. 18% 病例为单相摩擦。
3. 心包炎常伴心包积液。虽然体格检查对心包积液诊断不敏感，但是对心包填塞的诊断价值较大。
   a. 颈静脉怒张对诊断心包填塞的敏感度为 100%。
   b. 心动过速对诊断心包填塞的敏感度为 100%。
   c. 奇脉 >12mmHg。
      (1) 敏感度为 98%，特异度为 83%。
      (2) LR+ 为 5.9，LR– 为 0.03。
   d. Beck 三联征（高血压、颈静脉怒张和心音遥远）少见但特异度极高。
4. 心电图：
   a. 心电图常见广泛 ST 段抬高和 PR 段压低。该结果特异度较高，但敏感度仅约 60%。
   b. 依靠心电图较难鉴别心包炎和急性心肌梗死。一些可鉴别因素包括：
      (1) 心包炎所致 ST 段抬高包含心肌梗死 / 缺血区域导联范围。
      (2) 心肌梗死 ST 段改变常累及相应导联改变。
      (3) PR 段压低在急性心肌梗死中不常见。
      (4) 心包炎不发生 Q 波改变。

心包炎与心肌梗死相似。心包摩擦音及心电图有助于二者鉴别。

5. 其他检查：
   a. 心脏超声常用于心包炎、心包积液评估及排除心包填塞。
   b. 心肌酶谱在心肌缺血及心包炎中上升一致，故用于鉴别胸痛原因价值有限。

D. 明确病因。

 1. 因为大多数心包炎为自发性或病毒性,所以通常采用支持疗法,无需过度治疗。

 2. 在详细病史采集后,大多数专家只推荐一些检查包括:

  a. 胸部放射性检查

  b. 血尿素氮和肌酐

  c. 结核[(PPI 定量)]

  d. 抗核抗体

  e. 血培养

 3. 更多的评估仅对重症或复发患者。甚至介入诊断、心包穿刺活检等也并无太大的诊断价值,诊断率仅约 20%。

治疗

A. 因大部分患者为自发或病毒性,所以治疗大多为支持性。

 1. NSAID 用于慢性治疗,可缓解疼痛。

 2. 加入秋水仙碱可缓解治疗症状并降低复发率。

B. 泼尼松可用于重症病例,但必须排除如结核等感染性疾病(类固醇激素可加重感染)。

C. 心包穿刺术用于心包填塞。

病例解决方案

患者行胸腔引流,因积液分隔,所以在胸腔镜引导下置入 3 管。根据推测其感染的病原菌为肺炎球菌,给予第三代头孢菌素治疗。胸腔引流及抗生素应用 2 天后热退。5 天后引流量减少,6 天后拔管。总引流量约 3L。患者出院后医嘱口服抗生素 6 周。

 脓胸属于急症。因闭合空间感染需引流,防止肺功能受损。一旦确诊应立即行引流术。

参考文献

Abrams J. Clinical practice. Chronic stable angina. N Engl J Med. 2005;352(24): 2524–33.

Anderson JL, Adams CD, Antman EM et al. ACC/AHA 2007 guidelines for the management of patients with unstable angina/non ST-elevation myocardial infarction. J Am Coll Cardiol. 2007;50(7):e1–157.

Antman EM, Anbe DT, Armstrong PW et al. ACC/AHA guidelines for the management of patients with ST-elevation myocardial infarction. J Am Coll Cardiol. 2004;44(3):E1–E211.

Canto JG, Rogers WJ, Goldberg RJ et al. Association of age and sex with myocardial infarction symptom presentation and in-hospital mortality. JAMA. 2012;307(8):813–22.

Davies HA, Jones DB, Rhodes J et al. *Angina-like Esophageal Pain: Differentiation from Cardiac Pain by History.* 1985:477–81.

Diamond GA, Forrester JS. Analysis of probability as an aid in the clinical diagnosis of coronary-artery disease. N Engl J Med. 1979;300:1350–8.

Goto M, Noguchi Y, Koyama H, Hira K, Shimbo T, Fukui T. Diagnostic value of adenosine deaminase in tuberculous pleural effusion: a meta-analysis. Ann Clin Biochem. 2003;40:374–81.

Jiang J, Shi HZ, Liang QL, Qin SM, Qin XJ. Diagnostic value of interferon-gamma in tuberculous pleurisy: a meta-analysis. Chest. 2007;131(4):1133–41.

Katz PO, Gerson LB, Vela MF. Guidelines for the Diagnosis and Management of Gastroesophageal Reflux Disease. Am J Gastroenterol. 2013;108(3):308–28.

Kimble LP, McGuire DB, Dunbar SB et al. Gender differences in pain characteristics of chronic stable angina and perceived physical limitation in patients with coronary artery disease. Pain. 2003;101:45–53.

Klompas M. Does this patient have an acute thoracic aortic dissection? JAMA. 2002;287(17):2262–72.

Light RW. Parapneumonic effusions and empyema. Clin Chest Med. 1985;6(1): 55–62.

McGee SR. *Evidence-based physical diagnosis.* Philadelphia, PA: Saunders; 2001.

Mokhtari A, Dryver E, Söderholm M, Ekelund U. Diagnostic values of chest pain history, ECG, troponin and clinical gestalt in patients with chest pain and potential acute coronary syndrome assessed in the emergency department. Springerplus. 2015;4(1):0–6.

Nazerian P, Mueller C, Soeiro AM et al. Diagnostic accuracy of the aortic dissection detection risk score plus D-dimer for acute aortic syndromes: The ADvISED Prospective Multicenter Study. Circulation. 2018;137(3):250.

Ohman EM. Chronic stable angina. N Engl J Med. 2016;374:1167–76.

Permanyer-Miralda G, Sagrista-Sauleda J, Soler-Soler J. Primary acute pericardial disease: a prospective series of 231 consecutive patients. Am J Cardiol. 1985;56(10):623–30.

Simel DL, Rennie D, eds. *The Rational Clinical Examination: Evidence-Based Clinical Diagnosis.* New York, NY: McGraw-Hill; 2010.

Six AJ, Backus BE, Kelder JC. Chest pain in the emergency room: Value of the HEART score. Neth Heart J. 2008;16(6):191–6.

Spodick DH. Pericardial friction. Characteristics of pericardial rubs in fifty consecutive, prospectively studied patients. N Engl J Med. 1968;278(22): 1204–7.

Templeton PA, McCallion WA, McKinney LA, Wilson HK. Chest pain in the accident and emergency department: is chest radiography worthwhile? Arch Emerg Med. 1991;8:97–101.

Thygesen K, Alpert JS, White HD. Universal definition of myocardial infarction. Circulation. 2007;116(22):2634–53.

von Kodolitsch Y, Schwartz AG, Nienaber CA. Clinical prediction of acute aortic dissection. Arch Intern Med. 2000;160(19):2977–82.

Williams SV, Fihn SD, Gibbons RJ. Guidelines for the management of patients with chronic stable angina: diagnosis and risk stratification. Ann Intern Med. 2001;135(7):530–47.

Wong CL, Holroyd-Leduc J, Straus SE. Original article: does this patient have a pleural effusion? In: Simel DL, Rennie D, eds. *The Rational Clinical Examination: Evidence-Based Clinical Diagnosis.* New York, NY: McGraw-Hill; 2010.

Wright RS, Anderson JL, Adams CD et al. 2011 ACCF/AHA Focused Update of the Guidelines for the Management of Patients With Unstable Angina/Non-ST-Elevation Myocardial Infarction (Updating the 2007 Guideline): A Report of the American College of Cardiology Foundation/American Heart Association. Circulation. 2011;123:2022–60.

Yeghiazarians Y, Braunstein JB, Askari A, Stone PH. Unstable angina pectoris. N Engl J Med. 2000;342(2):101–14.

（周宁天 译　戴晓敏 校）

碰到咳嗽、鼻塞的急性上呼吸道感染患者，该如何确定病因？

Scott D.C.Stern

主诉

病例 1

L女士,22岁,在11月份的某一天走进诊室,主诉咳嗽、发热。

急性咳嗽和鼻塞的鉴别诊断有哪些？作为医生你需要如何进行鉴别？

构建鉴别诊断

急性咳嗽和鼻塞的鉴别诊断范围从轻微的、自限性的上呼吸道病毒感染到严重的、危及生命的肺炎。重要的是,需要确定肺炎的不同病因,以便做出准确的诊断和提供适当的治疗。

急性咳嗽和鼻塞的鉴别诊断

A. 普通感冒

B. 鼻窦炎

C. 气管炎

D. 流行性感冒(简称流感)

E. 百日咳

F. 肺炎

 1. 社区获得性肺炎(community-acquired pneumonia,CAP)

 2. 医院获得性肺炎

 3. 吸入性肺炎

 4. 肺结核(tuberculosis)

 5. 机会性感染疾病,比如肺孢子菌肺炎(pneumocystis carinii pneumonia,PCP)

这类患者的处理集中在两个关键的问题上。首先,患者有无肺炎相关的症状、体征或危险因素,需要进一步做胸部

X线或者其他的评估？ 其次,肺炎患者需要考虑是CAP还是其他类型的肺炎(比如PCP、吸入性肺炎、肺结核等),是否需要额外的诊断评估和/或治疗？

1

L女士诉既往身体健康,5天前出现咳嗽,不伴有咽痛、鼻炎、肌肉疼痛或头痛。2天前出现低热(37.8℃),昨夜体温升到38.8℃,伴有黄痰,无胸痛、气短。

病史采集和体格检查对诊断肺炎的可靠度如何？

A. 肺炎的诊断通常基于临床表现(咳嗽、发热、肺部啰音),并伴有胸部X线片浸润影。通常无需微生物学检查。

B. 评估存在急性上呼吸道症状的患者时,必须确定是否存在肺炎,因此需要进行影像学评估。

C. 肺炎患者各个症状的发生率。

 1. 咳嗽,96%

 2. 发热,81%,但是老年人则为53%

肺炎在老年患者通常无发热,临床医生应降低对咳嗽的老年人行胸部X线检查的阈值。

 3. 呼吸困难,46%~66%

 4. 胸膜炎性疼痛,37%~50%

 5. 寒战,59%

 6. 头痛,58%

D. 体格检查:

 1. 单一体征的诊断敏感度不高,不能因为缺少某一体征而排除肺炎的诊断(表10-1)。

  a. 缺少阳性胸部体征和缺少发热症状都不能排除肺炎的诊断(LR− 分别为 0.6,0.8)。

表 10-1　体征在肺炎诊断中的似然比

体征	阳性似然比	阴性似然比
发热 >37.8℃	4.4	0.8
任何异常的生命体征(HR>100 次 /min,体温 >37.8℃,RR≥30 次 /min)	1.2	0.18
任何阳性胸部体征	1.3~3.0	0.6
异常的生命体征或异常的肺部体格检查	2.2	0.09[1]
支气管呼吸音	8.6	1.0
啰音	2.7	0.9

[1] 阴性似然比是指如果生命体征和肺部检查均正常,诊断肺炎的概率。

HR,心率;RR,呼吸频率。

 肺部体格检查正常并不能排除肺炎。

b. 正常的生命体征,肺炎的可能性降低(LR− 为 0.18)。

c. 正常的生命体征结合正常的胸部体格检查使得肺炎诊断的可能性降低(敏感度为 95%,LR− 为 0.09)。

 正常的生命体征结合正常的胸部体格检查,诊断肺炎的可能性小。

2. 支气管呼吸音具有特异性,显著增加肺炎诊断的可能性(LR+ 为 8.6)。

总之,有些症状和体征高度提示肺炎,因为其在上呼吸道感染或支气管炎中不常见,包括呼吸困难,高热(排除流感),意识改变,低氧血症,低血压,异常的胸部体格检查(叩诊浊音、听诊啰音、呼吸音减弱、支气管语音、支气管呼吸音)。有上述症状或体征的患者需要进行胸部 X 线检查以排除肺炎。对于预后不良风险增加的患者也应考虑胸部 X 线检查,包括免疫功能低下、老年、心力衰竭、慢性肾脏疾病或慢性阻塞性肺疾病(chronic obstructive pulmonary disease,COPD)患者(这类患者的异常肺部体格检查更难以鉴别)。如果患者生命体征平稳、肺部体格检查阴性以及不良预后风险低,通常不需要行胸部 X 线检查。图 10-1 示咳嗽与鼻塞患者的初步诊断流程。

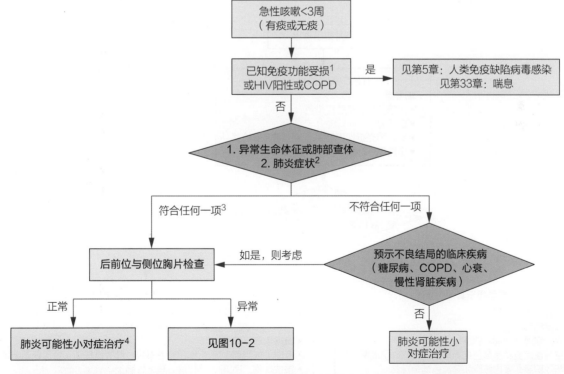

[1] 本章将重点介绍免疫功能正常的患者。HIV 感染见第 5 章,慢性阻塞性肺疾病见第 33 章。读者可在其他章节查阅接受器官移植、粒细胞减少或其他免疫抑制情况下的处理流程。
[2] 异常生命体征:体温 >38℃,心率 >100 次 /min,呼吸频率 >24 次 /min,低血压,低氧血症。肺部体格检查异常:叩诊浊音、听诊啰音、呼吸音减低、支气管语音、支气管呼吸音。肺炎症状:呼吸困难,胸痛,意识改变。
[3] 大多数伴有咳嗽的发热患者需要拍胸部 X 线片。疑似流感的患者例外。见正文。
[4] 胸部 X 线片正常不能完全排除肺炎。临床上高度怀疑肺炎的患者(例如,肺部听诊局部有啰音伴发热的患者)应给予经验性治疗,并考虑后续的影像学检查(例如,随访胸部 X 线片或 CT 扫描。见正文。)
COPD,慢性阻塞性肺疾病。

图 10-1　咳嗽和鼻塞患者的初步处理流程

一旦诊断肺炎,下一步需要确定可能的致病菌,以确保患者接受正确的治疗。虽然绝大多数社区诊疗的患者是社区获得性肺炎(多由肺炎链球菌、肺炎支原体、军团菌和其他菌引起),也可能是由其他病原体引起的其他类型肺炎(比如吸入性肺炎、病毒性肺炎、结核性肺炎等),需要不同的 / 额外的抗微生物治疗,认识到这一点非常重要。仔细回顾患者存在的危险因素和胸部 X 线片结果可提供重要的线索,提示需要考虑别的致病菌及调整抗生素抗菌范围(图 10-2)。

不在本章节讨论免疫功能受损(已知的 HIV、接受器官移植、粒细胞缺乏症)的肺炎患者。

体格检查,L 女士无急性病容。生命体征:呼吸频率 8 次 /min,血压 110/72mmHg,脉搏 92 次 /min,体温 38.8℃。咽部无充血,肺部体格检查提示呼吸音正常,未闻及啰音,叩诊无浊音,未闻及支气管语音、支气管呼吸音。

此时,主要假设是什么? 鉴别诊断还有什么? 是否存在不可漏诊的情况? 基于以上鉴别诊断,后续应做哪些检查?

鉴别诊断排序

如上所述,急性咳嗽和发热的初步鉴别诊断包括急性支气管炎、流感和肺炎。像许多现实中的真实患者一样,这个患者的临床情况并不符合上述疾病的典型表现。急性支气管炎可引起咳嗽、低热,但 38.8℃ 并不常见。肺炎可有明显的咳嗽、发热,通常伴有异常的肺部体征。流感常可引起咳嗽和发热(肺部体格检查正常),但是亚急性发热,缺乏其他上呼吸道感染症状并不常见。这个季节并不是流感的高发季节。尽管如此,你给出的主要诊断是流感,并和急性支气管炎、肺炎相鉴别。基于临床的不确定性,进一步做胸部 X 线检查和流感病毒鼻咽拭子检测。表 10-2 列出了鉴别诊断。

主要假设:流感

教科书内容回顾

尽管流感症状的严重程度不同,但患者通常主诉突然出现的较重的发热与呼吸系统症状。发病通常是突然的

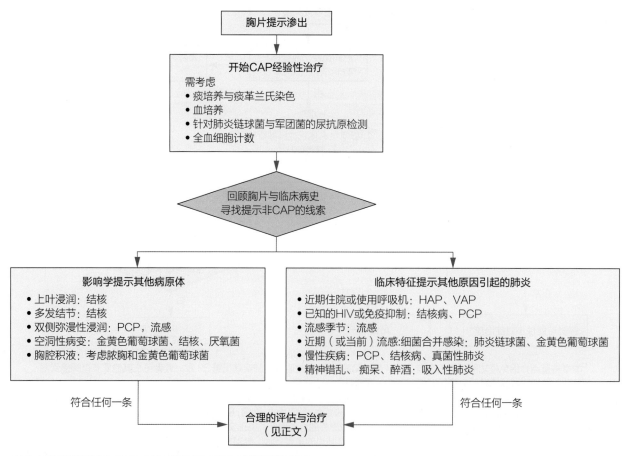

HAP,医院获得性肺炎;PCP,肺孢子菌肺炎;VAP,导管相关性肺炎。

图 10-2　肺炎诊断流程

表 10-2　L 女士的诊断假设

诊断假设	人口统计学、风险因素、症状和体征	重要检查
主要假设		
流感	突然起病	多为临床诊断
	高热	有时需病毒学检查
	严重的肌肉疼痛	（RT-PCR）
	季节性：12～次年 5 月	
备选假设——最常见的		
急性支气管炎	咳嗽	如有异常肺部体征、
	无高热	呼吸困难或高热，做
	肺部体格检查正常	胸部 X 线检查
社区获得性肺炎	咳嗽	胸部 X 线检查
	气短	血培养
	高热	痰革兰氏染色和培
	肺部体格检查时可闻及	养（必要时）
	啰音或叩诊浊音	

RT-PCR，反转录酶 - 聚合酶链反应。

（"就像被火车撞上"），同时伴有严重的肌肉疼痛（甚至用眼时会觉得眼睛疼痛）、全身疼痛（可能主诉头皮、皮肤疼痛）、呼吸系统症状（咳嗽、流涕、咽炎）以及高热，体温在 12h 内达到高峰（有时可高达 40~41℃）。患者可能会有寒战（肌肉颤抖、打哆嗦）与头痛（图 10-3）。

疾病要点

A. 发病机制

1. 流感病毒表面糖蛋白（血凝素或神经氨酸酶）的抗原改变使人群易受流感病毒感染。抗原改变在甲型流感病毒中非常普遍，这与其流行有关。

2. 流感病毒感染后侵犯呼吸道上皮细胞。

3. 成人在症状出现前 1 天至症状出现后 5~7 天均具有传染性（儿童通常是 10 天）。

4. 潜伏期为 1~4 天。

B. 流行病学

1. 数据显示，在美国每年有 5.5 万 ~43.1 万人因流感住院，并且每年有 1.7 万 ~5.1 万人死亡。

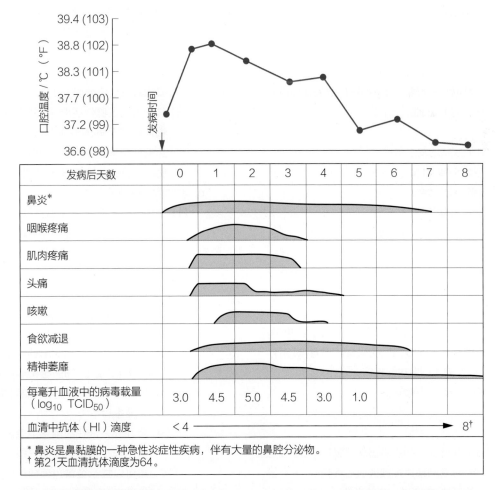

图 10-3　流感症状和体征的时间关系（Reproduced with permission from Montalto NJ：An office-based approach to influenza：Clinical diagnoses and laboratory testing，Am Fam Physician. 2003 Jan 1；67（1）：111-118.）

2. 流感通常在寒冷的冬季流行(北半球:12 月至次年 3 月,南半球:4~9 月)。

3. 热带地区全年都有流感发生。

 在晚春、夏季或者早秋,诊断流感可能性不大。

4. 疾病预防控制中心(centers for disease control,CDC)不断更新流感流行情况,有助于判断诊断流感的可能性:https://www.cdc.gov/flu/weekly/fluactivitysurv.htm。

5. 传播途径:主要是空气传播(吸入大量带有病毒颗粒的飞沫,这些飞沫在患者咳嗽和喷嚏时产生)。

C. 临床表现

1. 病史:

 a. 75% 的病例急性发病。

 b. 发热。

  (1) 51% 的病例出现发热

  (2) 起病后 12~24h 内达到高峰

  (3) 通常 38.0~40.0℃,有时候可达 41.0℃

  (4) 通常病程是 3 天,也可持续 1~5 天

 症状出现后 12~24h 内的高热是典型的流感症状,而不是其他呼吸道病毒。发热持续数天则不是典型的流感。当持续发热数天并伴有咳嗽时,需考虑细菌性肺炎。

 c. 流感其他症状的发生率:

  (1) 头痛,58%~81%

  (2) 咳嗽,48%~94%

  (3) 咽痛,46%~70%

  (4) 胃肠道症状并不是流感的特征

 患者有严重的腹泻或呕吐需要评估是否存在其他的诊断可能。

 d. 症状有助于鉴别流感与急性支气管炎、肺炎(表 10-3)。

 e. 流感可能伴随 COPD 或心力衰竭加重(伴或不伴发热),以及严重的发热性疾病。

2. <25% 的患者听诊有湿啰音。

D. 并发症

1. 肺炎

 a. 流感可引起肺炎。如患者出现呼吸困难、呼吸急促、缺氧、异常肺部体征或败血症等情况,需要怀疑肺炎的可能,需要进一步做影像学检查以确定。82% 的流感病毒性肺炎患者存在呼吸困难症状,17% 的患者没有。

表 10-3　流感、社区获得性肺炎与急性支气管炎疾病特征比较

疾病类型	高热[1]	局限性肺部体征[2]	气短[3]	季节性
社区获得性肺炎	常见	常见	可变的	无明显季节性
流感	常见	不常见	不常见[4]	12~次年 5 月
急性支气管炎	不常见	不常见	不常见	无明显季节性

[1] 胸部 X 线检查指征(除非是流感流行季节以及患者肺部体格检查正常)。

[2] 阳性体征包括啰音、浊音、支气管语音或支气管呼吸音。出现以上体征均需要做胸部 X 线检查。

[3] 胸部 X 线检查指征。

[4] 流感型肺炎除外。

 流感患者出现呼吸困难需要做胸部 X 线检查以排除肺炎。

 b. 易患肺炎、死亡高危人群包括:

  (1) 高龄,65 岁以上患者的流感死亡率是年龄 <49 岁患者的 200 倍。

  (2) 相比年龄 <49 岁免疫力正常的患者,HIV 感染患者死亡率增加 100 倍。

  (3) 其他高危人群包括患有心脏疾病、肺部疾病、慢性肾脏疾病、糖尿病、血液系统疾病、肿瘤、免疫抑制状态、呼吸道分泌物排出障碍、病态肥胖、妊娠(包括产妇)和疗养院居住者。

 c. 流感病毒性肺炎:

  (1) 流感可引起肺炎,通常合并细菌感染。

   (a) 至少 18%~34% 的 ICU 病例以及高达 55% 的死亡病例合并细菌感染。

   (b) 常见细菌包括肺炎链球菌、金黄色葡萄球菌[耐甲氧西林金黄色葡萄球菌常见(MRSA)]以及 A 族溶血性链球菌。

   (c) 临床特征不能区分是否合并细菌感染。

   (d) 教材中经常提到细菌感染发生在流感之后,但事实上,细菌感染通常在病毒复制期就发生,与流感病毒感染同时发生或流感发生后不久。

   (e) 合并或未合并细菌感染患者的症状和影像学非常相似。虽然一些放射性检查结果可以提示金黄色葡萄球菌引起的坏死性肺炎(空洞性病变、胸腔积液),但它们并没有足够的敏感度来排除。胸部 X 线片显示双侧或肺叶浸润。

流感和肺炎患者需要考虑和治疗重叠感染。

2. 哮喘或 COPD 急性加重。
3. 少见的并发症包括心力衰竭、肌炎、心肌炎、心肌梗死、心包炎、脑膜炎、吉兰 - 巴雷综合征、感染性休克与多脏器功能衰竭。

循证医学诊断

A. 病史、体格检查以及疫苗的接种状态会影响疾病的诊断可能性。表 10-4 总结了调查结果和似然比。

1. 中等强度的阴性似然比很难从临床上排除流感。

    a. 无发热和咳嗽，流感的可能性降低，但是并不能排除流感（LR− 为 0.4~0.42）。60 岁以上的老年患者更难排除流感（LR− 为 0.57~0.72）。

表 10-4　流感症状和体征似然比

病史、症状、体征	所有年龄段患者		≥60 岁患者	
	阳性似然比	阴性似然比	阳性似然比	阴性似然比
发热	1.8	0.40	3.8	0.72
咳嗽	1.1	0.42	2.0	0.57
寒战	1.1	0.68	2.6	0.66
发热伴咳嗽	1.9	0.54	5.0	0.75
发热伴咳嗽、急性起病	2	0.54	5.4	0.77
决策原则 [1]	6.5	0.3		
疫苗接种史	0.63	1.1		

[1] 发热，体温≥37.8℃伴有以下 2 种症状：头痛、肌痛、咳嗽或咽痛，48h 内起病。另外，这个原则需要在社区确诊至少 2 例流感患者才适用。

　　发热的老年患者在流感季节应考虑流感，即使没有咳嗽症状。

    b. 一项来自急诊的研究证实流感临床诊断的敏感度差（敏感度为 36%，特异度为 78%，LR+ 为 1.6，LR− 为 0.82）。
    c. 另外一项来自急诊的研究表明，即使符合美国国家疾病控制与预防中心（CDC）抗病毒指征，<50% 的流感患者 48h 内接受抗病毒治疗。
    d. 美国 CDC 定义的"流感样疾病"（体温 >37.8℃伴有咳嗽或咽痛）同样不敏感（敏感度为 31%，特异度为 88%，LR+ 为 2.6，LR− 为 0.78）。

2. 发热伴咳嗽，特别是老年患者，增加了流感的诊断可能性（LR+ 为 5.0）。

　　发热 >37.8℃伴有咳嗽需考虑流感（以及各种类型的肺炎），尤其是年龄≥60 岁的老年患者。

3. 以下临床特征有助于诊断流感：

    a. 发热，体温≥37.8℃伴有以下 2 种症状：头痛、肌痛、咳嗽或咽痛，48h 内起病。
    b. 原则上需要在社区确诊至少 2 例流感患者（LR+ 为 6.5）。

B. 实验室结果：

1. 在流感暴发期间，对于 48h 内出现典型流感症状、肺部体格检查阴性以及无疫苗接种史的患者，无需实验室检查确认，可行经验性治疗（见下）。

2. 美国传染病协会（The Infectious Diseases Society of America，IDSA）推荐对于可能影响后续治疗的患者进行病原学检查，特别是免疫抑制患者、免疫功能正常但存在重症流感高危因素的患者、流感流行季节因肺炎住院的患者、不明原因发热的老年患者、医护人员、疗养院的居住者或访客。

3. 在非流感流行期间，检测病原学对于确定疫情以及采取有效的控制措施非常重要。

    a. 检测病原学有很多种方法，包括反转录酶聚合酶链反应（reverse transcriptase polymerase chain reaction，RT-PCR）、培养、免疫荧光染色和快速流感诊断试验。

    （1）RT-PCR：
        （a）流感诊断的"金标准"。
        （b）敏感度和特异度几乎为 100%。
        （c）然而，对于严重流感病毒性肺炎患者，鼻咽拭子样本的 RT-PCR。检测结果敏感度仅为 50%。
        （d）需要 1~8h，在实验室进行（而不是在诊所）。
    （2）已经开发了许多更快速的检测方法，包括流感抗原的快速检测、数字免疫检测和核酸扩增试验（nucleic acid amplification tests，NAAT），用于诊断流感，许多可以在现场进行。
        （a）这些检测的敏感度不理想（33%~87%），阴性结果不能排除流感（LR− 为 0.13~0.67），特别是患有严重疾病的患者或者高度怀疑流感的患者。对有些患者进行经验性治疗或者 PCR 检测是合理的。
        （b）特异度高（97%），阳性结果提示流感诊断（LR+ 为 23~100）。但是，对于考虑流感和肺炎的患者，阳性结果不能排除合并细菌感染。

4. 图 10-4 显示了 CDC 对流感检测的建议。

5. 在有严重下呼吸道感染的住院患者中,尽管鼻咽拭子的结果呈阴性,还应收集下呼吸道样本［如痰液、气管内分泌物或支气管肺泡灌洗(bronchoalveolar lavage,BAL)］,并使用 RT-PCR 检测,其结果可能是阳性。

6. 肺炎患者应进行额外的混合感染细菌检测,包括痰革兰氏染色、痰培养和血培养,以及尿液中的淋球菌和军团菌抗原。

治疗

A. 预防

1. 疫苗

a. 疫苗接种可使流感、相关肺炎和住院的病例减少 50%。

b. 全因死亡率下降 68%。

c. 由于流感病毒突变率很高,疫苗每年都会调整以适应当前流行的病毒毒株。疫苗接种每年从 10 月底一直持续到次年 5 月份。

d. 2018—2019 年免疫接种实践咨询委员会(Advisory Committee on Immunization Practices,ACIP)建议对 6 个月或以上没有禁忌证的人群每年进行常规流感疫苗接种。

e. 容易出现流感并发症的高风险人群(见上文)应接种疫苗。其他目标人群包括与上述高危人群一起生活或照料高危人群的群体如医护工作人员均应接种疫苗。

f. 有各种流感疫苗,包括灭活病毒疫苗、重组疫苗和减毒活病毒疫苗。疫苗可以是三价(针对 3 种目前活跃的流感病毒)或四价(针对 4 种病毒)、标准剂量或高剂量或调整。最佳的选择每年都会有所变化。ACIP 的年度推荐可以在 https://www.cdc.gov/vaccines/hcp/acip-recs/vacc-specific/flu.html 上找到。

g. 鼻内减毒活疫苗是在鼻内使用减毒活毒株,在较温暖的下呼吸道中复制效果较差。这种疫苗出现上呼吸道感染的不良反应很常见。与安慰剂对比,增加了鼻塞(45% vs. 27%)与咽痛(28% vs. 17%)。此外,接种鼻内流感减毒活疫苗的人可以将减毒后的病毒传染给其他人。

h. 禁忌证(对于任何一种流感疫苗):

(1) 之前对流感疫苗有任何过敏反应者。

(2) 流感疫苗接种后有吉兰 - 巴雷综合征病史者。

(3) 目前伴发热或不伴发热的中重度疾病者。

(4) 鸡蛋过敏不是流感疫苗接种的禁忌证。

(5) 减毒活疫苗还存在额外的禁忌证及预防措施。这类疫苗仅用于年龄≤49 岁的人群,不能应用于哮喘患者或上述高风险人群。这类疫苗也不建议给那些照顾哮喘患者或免疫低下患者人群接种。另外,疫苗接种前 48h 或

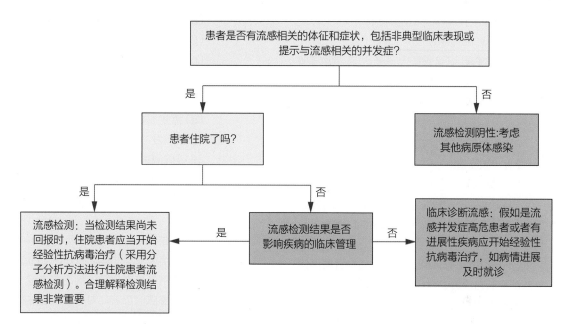

图 10-4　疾病预防和控制中心流感检测建议(Reproduced with permission from Centers for Disease Control and Prevention,National Center for Immunization and Respiratory Diseases (NCIRD). Guide for considering influenza testing when influenza viruses are circulating in the community. Last reviewed March 4,2019.)

疫苗接种后 1 周服用抗病毒药物可能影响疫苗的接种效果。

2. 化学预防

a. 成本明显高于疫苗接种。

b. 奥司他韦和扎那米韦是神经氨酸酶抑制剂,可阻断甲型与乙型流感病毒复制,通常作为化学预防非常有效。

c. 化学预防的适应证:

(1) 已经接种过流感疫苗的高危人群(或者与这些人接触的人群),在暴露于流感后应进行化学预防。另外,如果高危人群接种的疫苗与流行的病毒毒株不相吻合的情况下,需要进行化学预防。

(2) 免疫缺陷的人对接种的疫苗可能不会产生反应(例如,艾滋病晚期患者、移植受者),因此也建议接受化学预防。

(3) 疫苗接种禁忌证者。

(4) 在疫情暴发期间住在机构(比如养老院)的人群,无论是否接种疫苗,建议进行化学预防。

B. 流感的治疗

1. 扎那米韦和奥司他韦

a. 如果在症状出现后的 48h 之内给予流感患者抗病毒治疗,可以减轻症状的严重程度并缩短病程大约 1 天。奥司他韦被证实可减少需要抗生素治疗的下呼吸道感染并发症(NNT 22)、肺炎(ARR 1.1% NNT 90),也减少了全因住院(NNT 91)。(译者注:NNT 即 the number needed to treat,定义为对患者采取某种防治措施处理,得到一例有利结果需要防治的病例数,值越小,该防治效果就越好,其临床意义也就越大。)

b. 在住院患者出现症状后 96h 内开始治疗可能会有益处。

c. 妊娠期用药安全性未知。

d. 研究证明,经验性治疗对很多人群来说是有利的。

e. 如果流感的流行率低,建议先进行流感检测(见上文)。

2. 奥司他韦

a. 常规的给药途径是口服。不良反应包括恶心(NNH 27)与呕吐(NNH 21)。(译者注:NNH 即 numbers needed to harm one more patients from the therapy,定义为对患者采用某种防治措施处理,出现一例不良反应需要处理的病例数,值越小,某治疗措施引起的不良反应就越大。)

b. 如果肌酐清除率 <30mL/min,则剂量减半。

c. 耐药性:

(1) 2008—2009 年流感季节发现一株甲型流感病毒(H_1N_1)对奥司他韦具有耐药性(99% 的分离株)。

(2) 疾病预防控制中心建议将奥司他韦与利南他定联合使用,或单独使用扎那米韦治疗该毒株,或在流感毒株未知的情况下使用。

(3) 其他流感病毒株(B 型流感或 A 型流感,H_3N_2)建议单独使用奥司他韦。

3. 扎那米韦

a. 常规的给药途径是吸入,可引起支气管痉挛。其他不良反应包括腹泻与恶心。

b. 不推荐哮喘或 COPD 患者使用。

4. 哌拉米韦 600mg 静脉注射,1 次,是一种替代方法,用于症状持续时间少于 2 天、无并发症的流感患者。

5. 疑似流感患者的治疗适应证。

a. 所有住院患者、严重流感(肺炎)患者和有并发症的高危患者,包括孕妇(见上述并发症部分内容)。

b. 条件允许,治疗应在 48h 内开始,但在重症患者和并发症高危患者出现症状的 5 天内开始治疗,仍可能获益。

c. 如有必要,应尽快开始治疗,不能因为等待病毒检测结果而延误治疗。

d. 无并发症高危因素的患者在流感症状出现后 48h 内,希望缩短病程与降低流感并发症风险的人群可以考虑给予抗病毒治疗。

e. 除抗病毒治疗外,流感和肺炎患者还应接受抗菌治疗,包括抗肺炎链球菌和金黄色葡萄球菌(通常为 MRSA)。

L 女士的 RT-PCR 流感病毒核酸检测结果阴性。

 此时,临床信息是否足够明确诊断? 如果不能,你还需要哪些信息?

鉴于 RT-PCR 的高敏感度,阴性结果基本上排除了流感的可能性(更重要的是考虑到 11 月份患流感的可能性不大)。

 流感在北半球的 12 月至次年 5 月流行,在其他季节可能性较小。

此时,你考虑急性支气管炎与肺炎的可能,并等待胸部 X 线片的结果。

鉴别诊断：急性支气管炎

教科书内容回顾

急性支气管炎主要表现为持续 1~3 周的咳嗽，可伴有肌肉疼痛和低热。但这不同于 COPD 的急性加重（见第 33 章，哮鸣和喘鸣）。

疾病要点

A. 病因学

1. 病毒（包括流感、副流感、呼吸道合胞病毒、腺病毒、鼻病毒和冠状病毒）

2. 细菌

   a. <10% 的病例由细菌引起。

   b. 致病菌包括百日咳杆菌、支原体和衣原体。

3. 非感染性

   a. 哮喘

   b. 空气污染

   c. 吸烟

   d. 大麻

B. 症状

1. 初期：可见咳嗽和继发感染后的全身症状。

2. 无发热或低热。患者高热（体温 >38℃）或者持续发热应考虑肺炎。

3. 持续期：

   a. 40%~65% 的无肺部基础疾病患者在急性支气管炎期间表现为反应性气道疾病。

   b. 26% 的患者可有支气管高反应性，表现为≥2~4 周的持续性咳嗽。

循证医学诊断

A. 痰可能无色或者有色。有色痰由支气管上皮细胞和白细胞引起，但不能因此诊断细菌感染。

脓痰不是急性支气管炎患者抗菌药物使用的指征。

B. 胸部 X 线检查不是常规检查，但如果考虑肺炎就需要做（图 10-1）；指征如下：

1. 肺炎高风险患者：老年人以及患有心、肺、肾脏疾病或者免疫功能低下的患者。

2. 伴有呼吸困难、高热、寒战、胸痛或意识改变患者。

3. 异常生命体征包括高热（体温 >38℃），呼吸急促（呼吸 >24 次 /min），心动过速（心率 >100 次 /min）。

4. 肺部体格检查阳性或低氧血症。

C. 在流感季节，症状出现后 48h 内伴有发热的患者，可考虑进行流感病毒学检测及抗病毒治疗（见上）。

治疗

A. 抗生素：

1. 抗生素无明显临床获益，因此不推荐绝大多数急性支气管炎患者使用抗生素。

2. 在症状出现 48h 之内给予抗病毒治疗可以缩短流感病程（见上），考虑流感病毒引起的急性支气管炎患者可给予抗流感治疗。

B. 支气管扩张剂可显著改善支气管高反应性、喘息或气流阻塞患者的咳嗽症状。

C. 镇咳与祛痰药是有效的症状改善措施。

胸部 X 线片显示左下肺叶浸润影，证实肺炎诊断。

此时，以上信息是否达到拟诊社区获得性肺炎的诊断标准？如果不能，你还需要哪些信息？

主要假设：社区获得性肺炎

教科书内容回顾

咳嗽和发热在肺炎患者中非常常见。症状可能会在几天内恶化或突然进展。也可能伴有胸膜炎性疼痛、呼吸急促、畏寒和寒战。

疾病要点

A. 社区获得性肺炎通常指有肺炎体征、症状和影像学证据的患者，这些患者无免疫受损，也不是医院获得的（入院后超过 48h 发生）。

B. 美国最常见的感染性死亡和住院原因。

C. 流行病学：

1. 流行病学因地点、时间段和使用的诊断工具而异。当地流行病学和时间段是重要的考虑因素（比如，流感季节）。

2. 肺炎链球菌通常是最常见的病原体。其他细菌病原体包括肺炎支原体、金黄色葡萄球菌、军团菌和其他。

3. 病毒感染很常见。荟萃分析显示 44.2% 的患者中存在病毒感染（在对下呼吸道进行 BAL 和痰取样的研究中）。常见病毒包括人鼻病毒、甲型和乙型流感病毒、肺炎病毒、呼吸道合胞病毒、副流感病毒、冠状病毒等。

4. 病毒 - 细菌混合感染在社区获得性肺炎患者中非常常见。

   a. 合并病毒和细菌感染发生率为 19%~39%，在肺炎链球菌感染患者混合感染发生率为 44%。

b. 在一项关于严重 CAP 的研究中,79% 的病毒核酸阳性患者合并细菌感染。

c. 此外,合并感染的患者死亡的比值比更高,*OR* 值为 2.1(1.3~3.3)。

 阳性的病毒核酸检测结果不能排除合并细菌性肺炎。

D. 3.4% 的肺炎与潜在的恶性肿瘤有关(阻塞性肺炎)。

E. 并发症:
1. 呼吸衰竭
2. 脓毒血症
3. 死亡
4. 脓胸(见第 9 章,胸痛)

F. 总体预后良好。
1. 8% 住院率
2. 95% 的患者在 1 个月内影像学治愈
3. 死亡率 1.2%

循证医学诊断

A. 典型的 CAP 患者通常结合感染性症状(发热、畏寒或寒战)、呼吸系统症状(呼吸困难)和体征(咳嗽、胸痛和啰音)以及胸部 X 线片上浸润影而诊断。

B. 然而,患者往往缺乏一个或多个上述诊断依据。

C. 如表 10-1 所示,无论有无发热还是正常的肺部体格检查均不能单独排除肺炎(LR− 为 0.6~0.8),因此临床医生必须保持高度警惕。然而,同时没有发热和肺部异常发现,其诊断为 CAP 可能性不大(LR− 为 0.08)。

D. 影像学检查。

1. 胸部 X 线片

a. 最常用于诊断或排除肺炎,但并不敏感。

b. 与胸部 CT 扫描或出院诊断比较,敏感度为 71%~78%,特异度为 59%~91%(LR+ 为 1.9~8.1,LR− 为 0.3~0.4)。此外,单一前后位胸部 X 线片的敏感度低于后前位和侧位(59% vs. 90%)。

 应尽可能进行前后位与侧位胸部 X 线检查,优于单纯的前后位胸部 X 线片。

c. 胸部 X 线片呈假阴性,常见于肺部体格检查有啰音或 C 反应蛋白高的患者。

 当肺炎诊断概率高的情况下(如患者有咳嗽、发热以及肺部啰音),正常胸部 X 线片结果不能排除肺炎诊断。仍然建议这些患者接受抗菌药物治疗。

d. 脱水的患者胸部 X 线片检测的敏感度低。

e. 在 CAP 中,94% 患者浸润影在下肺或中肺区域。

 CAP 很少累及上叶;当肺上叶受累时需考虑肺结核或吸入性肺炎的可能。

2. 胸部 CT

a. CT 成像比胸部 X 线片更加清晰,结果往往会不同,可能改变疾病治疗方案。

(1) 在一项急诊科开展的研究中,1/3 胸部 X 线片正常的患者在 CT 扫描上有浸润影(提示有肺炎)。

(2) 30% 胸部 X 线片有明显浸润的患者 CT 扫描无浸润样改变。

(3) 基于 CT 检查结果,25% 的患者接受抗生素治疗。

(4) 基于 CT 检查结果,14% 的患者的治疗计划被改变。

b. 在评估 CAP 患者时应考虑 CT 扫描,尤其是那些临床或实验室证据支持 CAP 但胸部 X 线片正常的患者。

3. 超声

a. 超声通常不用于诊断 CAP 患者。

b. 荟萃分析显示敏感度为 57%~99%,特异度为 54%~99%,LR+ 为 1.8~95,LR− 为 0~0.54;95% 置信区间敏感度为 80%~90%,特异度为 70%~90%。

c. 超声在 CAP 中的作用尚不清楚。

E. 白细胞升高既不敏感也不特异。白细胞 >10 400 细胞 /mL,LR+ 为 3.7,LR− 为 0.6。

F. 降钙素原:

1. 一种在细菌感染时表达的生物标志物,已被评估为 CAP 的诊断工具和确定哪些 CAP 患者将受益于抗菌治疗的指标。

2. 一些研究表明降钙素原不能充分识别肺炎,有 CAP 和无 CAP 的患者之间有相当大的重叠。

G. 军团菌尿抗原的敏感为 70%~90%,特异度为 99%。

H. PCR:

1. PCR 核酸检测可识别腺病毒、冠状病毒、人偏肺病毒、鼻病毒、甲型和乙型流感病毒、副流感病毒、呼吸道合胞病毒、百日咳鲍特菌、衣原体和支原体。

2. 在 CAP 患者评估中作用有限。

a. 鼻咽拭子 PCR 不能鉴定常见的细菌病原体(如肺炎链球菌、军团菌)。

b. 鉴于细菌和病毒合并感染的概率高,病毒感染的诊断并不能排除细菌感染,也不排除需要进一步的抗菌药物治疗。

c. 敏感度和特异度有限。

　(1) 特异度 <85%。15% 的无症状门诊患者的鼻咽部拭子 PCR 检测呈阳性。

　(2) 与大多数流感患者鼻咽部拭子 PCR 的敏感度不同，重症流感肺炎患者鼻咽部拭子 PCR 的敏感度仅为 50%。

 一份鼻咽部拭子阴性的结果并不能排除病毒或细菌感染。

治疗

A. 预防

1. 目前有两种疫苗可用于预防侵袭性肺炎链球菌病：

　a. 23 价肺炎球菌多糖疫苗（PPSV23）和 13 价肺炎球菌结合疫苗（PCV13）。

　b. PCV13 疫苗的血清型较少，但能产生相同或更强的免疫应答。

2. 疫苗推荐（ACIP）：

　a. 所有年龄在 65 岁以下的成年人：首先应使用 PCV13，6~12 个月后再使用 PPSV23。

　b. 以前接种过 PPSV23 疫苗的成人至少应在 1 年后接种 PCV13 疫苗。

　c. 也适用于年龄 ≥19 岁，有下列情况的成人：免疫功能减退、无脾、脑脊液漏或人工耳蜗植入、慢性心脏病或肺病、终末期肾病。

B. 评估

1. 所有疑似 CAP 的患者均推荐做胸部 X 线检查。

2. 评估所有患者的氧合情况（动脉血气或 SaO_2）。

3. 呼吸困难患者，尤其是既往有 COPD 病史的患者需要行血气分析。

 脉搏血氧饱和度正常并不排除高碳酸血症和呼吸衰竭。呼吸困难患者需要动脉血气分析了解 $PaCO_2$ 水平。

4. 确定病原体。

　a. 尽管 CAP 是门诊患者中最常见的肺炎，但临床医生应始终考虑其他不太常见的肺炎，包括吸入性肺炎、结核病、PCP 和医院获得性肺炎（图 10-2），这可能需要额外的检测和治疗（详见下文）。

　(1) 有神经功能障碍或药物滥用史会增加吸入性肺炎的可能性。

　(2) 慢性症状、病变在肺上叶或空洞性病变增加了结核的可能性。

　(3) 已知 HIV，HIV 高危因素或双肺弥漫性磨玻璃影提示 PCP 的可能性。

　(4) 近期住院病史增加了医院获得性肺炎的可能性。

　(5) 空洞、胸腔积液和明显咯血提示一种产生外毒素的 MRSA 感染，在健康人 CAP 门诊患者中被越来越多地发现。患者也可能有红色斑疹和皮肤脓疱。

　b. 在缺乏临床或放射学线索提示其他类型肺炎的情况下，大多数患者应接受覆盖最常见致病菌的抗菌药物治疗。

5. 包括痰培养、痰涂片染色、血培养、肺炎链球菌与军团菌尿抗原检测等多种检测方法，都能帮助确定 CAP 致病菌。

　a. 门诊 CAP 患者做这些检测的获益少，可优先选择常规检查。

　b. 由于口腔菌群污染，痰培养通常不可靠。

　(1) 正常菌群不代表没有感染。

　(2) 14%~19% 的患者肺炎链球菌阳性。

　(3) 当结果阳性时，痰培养可确定细菌耐药情况。

　c. 痰革兰氏染色的结果也常常因痰液质量差、制备和解释不当而不可靠。

　(1) 总体来说，只有 14% 的住院患者有合格的痰液标本。

　(2) 63%~80% 的肺炎球菌菌血症患者痰培养阳性。

　d. CAP 患者血培养阳性率为 5%~14%，肺炎链球菌感染患者血培养阳性率为 39%~57%。

　e. 30%~89% 的患者尿肺炎链球菌抗原阳性。

　f. 由于缺乏诊断的"金标准"（如组织培养），这些检测的真实敏感度可能较低。一项研究表明，在常规检查（痰培养、血培养和尿抗原）阴性的患者中，绝大多数 CAP 病例由肺炎链球菌引起。

 常规检查阴性并不能排除肺炎链球菌感染。

　g. IDSA 已经公布了对部分住院患者进行更广泛检测的指南（表 10-5）。一些权威机构还建议在流感季节进行流感检测，特别是对可能需要入住 ICU 的 CAP 患者，或有肝病、肺病、无脾病史的患者。

　h. 重症肺炎患者应进行血和痰培养、痰革兰氏染色、肺炎链球菌和军团菌抗原尿检。

　i. PCR 检测：见上文。

6. 胸腔积液的患者需要进行诊断性胸腔穿刺以排除脓胸或复杂性胸腔积液，除了使用抗生素外，还需要胸腔导管引流（见第 9 章，胸痛）。

表 10-5　IDSA 指南建议对 CAP 患者进行更广的检测

指征	血培养	痰培养	肺炎链球菌尿抗原检测	军团菌尿抗原检测	其他
入住 ICU(或考虑)	×	×	×	×	×[1]
门诊抗感染治疗无效		×	×	×	
空洞性病变	×	×			×[2]
白细胞减少症酗酒	×			×	
慢性重度肝病	×			×	
严重阻塞性/结构性肺部		×			
无脾(解剖学或功能性)	×			×	
近两周旅行史				×	×[5]
尿军团菌抗原阳性		×[3]	NA		
尿肺炎链球菌抗原阳性	×	×		NA	
胸腔积液	×	×	×	×	×[4]

[1] 气管插管时,可进行支气管镜下或非支气管镜下肺泡灌洗液检测。

[2] 真菌与结核菌培养。

[3] 军团菌特殊媒介。

[4] 胸腔穿刺和胸腔积液培养。

[5] 考虑旅行地流行的病原菌。

CAP,社区获得性肺炎;IDSA,美国感染病学会;NA,不适用。

Reproduced with permission from Mandell LA, Wunderink RG, Anzueto A, et al: Infectious Diseases Society of America/American Thoracic Society consensus guidelines on the management of community-acquired pneumonia in adults, Clin Infect Dis. 2007 Mar 1; 44 Suppl 2: S27-S72.

 建议 15~65 岁成人 CAP 患者进行 HIV 检测。

C. 决定是否需要住院

  1. 住院的指征:

    a. 低氧血症或呼吸衰竭

    b. 脓毒血症

    c. 胸腔积液

    d. 胸部 X 线片上多肺叶浸润

    e. 门诊治疗失败

    f. 意识模糊

    g. 不能耐受口服给药

    h. 难以控制的社会状况(例如,药物滥用、无家可归、精神疾病)

    i. 某些潜在疾病(镰状细胞病、免疫损害、严重 COPD 或心力衰竭)

    j. 疑似侵袭性致病菌(葡萄球菌、军团菌等)

  2. 临床辅助评分工具可以帮助预测死亡率和指导入院需求,包括肺炎严重程度指数和 CURB-65 评分。

    a. CURB-65 评分包括 C:意识模糊(患者对人物、地点、时间的定向障碍),U:血尿素氮[血尿素氮(BUN)>20mg/dL(7.14mmol/L)],R:呼吸频率 ≥30 次 /min,B:收缩压 <90mmHg 或舒张压 ≤60mmHg,年龄≥65 岁。

    b. CURB-65 评分≥1 分与死亡率增加有关,需要住院治疗。

    c. 尽管通过临床预测工具得出的分数可以指导临床决策,但不应将其视为绝对分数,临床判断仍然很重要。得分相近的患者死亡率可能有显著差异。在 CURB-65 得分相同的患者中,临床判定需要入院患者的死亡率是认为不需要入院患者的 1.7~26 倍。

D. 决定是否需要入住 ICU:IDSA 和美国胸科学会已经发布了重症肺炎患者入住 ICU 的临床决策相关指南。重症肺炎诊断:需要升压药治疗的低血压患者或需要机械通气支持的呼吸衰竭患者(符合 1 项主要指标),或满足≥3 个次要指标(呼吸频率≥30 次 /min,氧合指数 PaO_2/FiO_2≤250,多肺叶浸润,意识改变,BUN≥20mg/dL (7.14mmol/L),WBC<$4.0×10^9$/L,血小板计数 <$10.0×10^9$/L,体温 <36℃,低血压需要积极的液体复苏),则建议直接入住 ICU

E. 抗生素

  1. 既往病史、体格检查和胸部 X 线片均不能有效地区分是细菌性肺炎(肺炎链球菌)还是非典型病原体(支原体和衣原体)肺炎,因此抗生素治疗必须同时覆盖这两类病原体。

  2. 耐青霉素肺炎链球菌(penicillin-resistant S pneumoniae, PRSP):

    a. 在美国这类肺炎发生率正在逐渐增加。

    b. 耐药具有显著的地域性,有些地区高达 65%。

    c. PRSP 通常对头孢菌素和大环内酯类药物有耐药性,但对肺炎链球菌有延长活性的氟喹诺酮类药物无耐药性。

  3. 经验性治疗。

    a. 门诊患者:

      (1) 对于既往健康的门诊患者通常选用大环内酯类(阿奇霉素或克拉霉素)或多西环素治疗(首选大环内酯类药物)。

      (2) 某些患者需要呼吸喹诺酮类药物(莫西沙星、左氧氟沙星或吉米沙星)或 β- 内酰胺(阿莫西林或阿莫西林克拉维酸或头孢泊肟)联合大环内酯类药物治疗。符合以下情况任何一种的患者：

(a) 合并症(心脏、肺、肝脏或肾脏疾病，糖尿病，酗酒，恶性肿瘤；无脾脏，免疫抑制)。

(b) 近 3 个月使用过抗生素。

(c) 在日托中心接触儿童(增加肺炎链球菌耐药性风险)。

(d) 肺炎链球菌肺炎的证据(革兰氏染色提示双球菌，肺炎链球菌尿抗原阳性，肺炎链球菌痰培养阳性，或突然出现高热和寒战)。

(e) 大环内酯类耐药率 >25% 的地区。

b. 住院患者应使用高级的大环内酯类药物联合 β-内酰胺(头孢曲松、头孢噻肟或阿莫西林 - 舒巴坦)或呼吸氟喹诺酮(左氧氟沙星或莫西沙星)。

c. 建议在 3h 内给药，休克患者在 1h 内给药。

d. 降钙素原指导抗生素的应用。很少有研究根据降钙素原水平，评估 CAP 患者治疗或停用抗生素的决策有效性。没有足够的证据表明降钙素原水平较低的 CAP 患者不使用抗生素。

F. 胸部 X 线片复查

1. 3.4% 的肺炎与潜在的恶性肿瘤(阻塞性肺炎)有关，这种肿瘤可能被胸部 X 线片上的浸润影所掩盖。

2. 后续的放射学复查可以确保肺炎的好转以及查看有无潜在的肿块。

3. 对肺癌高风险的患者尤其重要，包括 50 岁以上的患者或目前或曾经吸烟者。

4. 胸部 X 线片病灶消失晚于临床症状的好转。

a. 到第 10 天，大多数患者临床症状消失，但只有 31% 的患者胸部 X 线片正常。68% 的患者在第 28 天时胸部 X 线片正常。

b. 对于任何临床病情恶化的患者，应立即进行胸部 X 线复查，对于有恶性肿瘤风险的患者，应在第 28 天之后进行随访。

诊断

以上信息是否达到拟诊 CAP 的诊断标准？你是否已经排除其他诊断？是否需要做其他检查来排除这些诊断？

患者的咳嗽、发热和异常的影像学检查足以做出肺炎的临床诊断。见图 10-2，下一个关键步骤是通过回顾临床表现和影像学检查寻找提示性线索，考虑其他类型的肺炎(那些容易发生在社区的患者)。从临床上看，该患者近期无住院(提示医院获得性肺炎)，也无已知的免疫缺陷疾病。既没有流感，病程也不是慢性的，不符合 PCP、结核病或真菌性肺炎的表现。肺部影像学不符合肺结核(无肺尖病变、弥漫结节样病变、空洞样病变)，也不符合 PCP(双侧弥漫性病变)的表现。医生回顾患者的饮酒史和用药史，以了解患者有无吸入性肺炎的风险。

病例解决方案

L 女士诉偶尔喝一杯葡萄酒，否认近期酒精中毒、意识丧失或者酗酒的情况。

L 女士缺乏吸入性肺炎的高危因素，她被临床诊断为 CAP(尽管最初胸部体格检查正常)。

L 女士血白细胞计数 $10.2 \times 10^9/L$，中性粒细胞 67%。血氧饱和度 96%。下一步应该进行 HIV 检测，给予抗生素治疗，决定是否住院。

L 女士的 CURB-65 评分是 0，没有住院指征(见上述 CAP 治疗部分)。她接受了阿奇霉素抗菌治疗，并被告知：如果体温升高、气紧加重或者出现胸痛，需要立即打电话给医生。

1 周后，她自觉症状好转。6 周后随访胸部 X 线片，结果显示肺炎病灶吸收。

肺炎患者胸部 X 线片随访可以排除潜在的阻塞性肿块。

高热(体温 >38℃)伴咳嗽的患者需要警惕肺炎。

主诉

病例 2

P 先生,32 岁,男性,咳嗽伴进行性呼吸困难 4 周。主诉持续性咳嗽,伴有脓痰、低热。既往史无特殊。

体格检查:P 先生有轻度呼吸困难,生命体征:脉搏 95 次 /min,体温 37.9 ℃,呼吸 20 次 /min,血压 140/90mmHg。伴有乏力,肺部体格检查可闻及弥漫性细湿啰音。心脏体格检查正常。

此时,主要假设是什么? 鉴别诊断还有什么? 是否存在不可漏诊的情况? 基于以上鉴别诊断,后续应进行哪些检查?

鉴别诊断排序

对于急性咳嗽患者,第一个关键步骤是识别肺炎相关的体征或症状,与常见的上呼吸道感染、急性支气管炎、流感以及各种肺炎相鉴别(图 10-1)。P 先生有提示肺炎相关体征与症状(而不是上呼吸道感染或急性支气管炎)包括呼吸困难以及肺部啰音。显然需要做胸部 X 线检查。

P 先生的胸部 X 线片提示双肺弥漫性浸润影(图 10-5)。无心脏扩大,全血细胞计数正常。SaO₂:85%。

此时,主要假设是什么? 鉴别诊断还有什么? 是否存在不可漏诊的情况? 基于以上鉴别诊断,后续应做哪些检查?

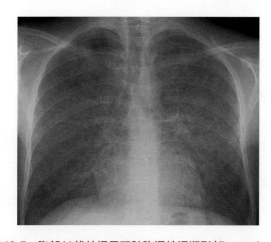

图 10-5　胸部 X 线片提示双肺弥漫性浸润影(Reproduced with permission from Elsayes KM,Oldham SA: Introduction to Diagnostic Radiology. New York,NY: McGraw-Hill Education;2014.)

咳嗽、发热和放射学检查符合肺炎的诊断。尽管 CAP 是社区患者中最常见的肺炎类型,但下一步关键是回顾病史和放射学检查结果,寻找其他类型肺炎的线索,包括结核病、吸入性肺炎和肺孢子菌肺炎(图 10-2)。

P 先生出生在美国,无已知的结核病患者接触史。他承认自己严重酗酒,通常每天喝一品脱(译者注:折算后约 473mL)的杜松子酒(译者注:酒精度 52°),偶尔会失去知觉。否认呕吐或误吸,否认毒品注射,并且已经好几年没有性生活了。否认与同性发生性生活。

此时,主要假设是什么? 鉴别诊断还有什么? 是否存在不可漏诊的情况? 基于以上鉴别诊断,后续应做哪些检查?

尽管 CAP 最为常见,但 P 先生有几个临床特征,增加了患其他类型肺炎的可能性。他的酗酒明显增加了患吸入性肺炎的可能性(尽管缺乏明确的吸入史)。酗酒、药物滥用、神经系统疾病是误吸的高危因素,这成为主要假设。另一个重要的临床线索是他患病时间较长,这意味着其他慢性疾病可能,如结核病或 PCP。结核病在酗酒与营养不良患者中更为常见。结核病是传染性疾病,考虑到可能增加公共健康的风险,结核病千万不能漏诊。

患者胸部 X 线片(图 10-5)显示双侧弥漫性浸润性病变,这是典型的 PCP 影像学改变(也可见于支原体和流感性肺炎)。症状持续时间较长提示 PCP,可危及生命,并且需要进行特殊治疗,这是另一个不能漏诊的疾病。PCP 容易发生在免疫功能低下的患者,包括化疗,使用其他免疫抑制药物以及 HIV 感染患者。即使无免疫抑制剂治疗史或无已知 HIV 感染的患者仍要考虑 PCP 的可能,因为 PCP 是 HIV 患者感染的主要疾病。性生活史问诊往往不能问出高风险的性行为,这一点非常重要,医生需要重视。表 10-6 列出了鉴别诊断。

表 10-6　P 先生的诊断假设

诊断假设	人口统计学、风险因素、症状和体征	重要检查
主要假设		
吸入性肺炎	意识改变(嗜睡、既往脑卒中病史、药物滥用) 癫痫发作 呕吐	胸部 X 线检查
备选假设——最常见的		
CAP	咳嗽 呼吸困难 高热 肺部听诊啰音或叩诊浊音	胸部 X 线检查 血培养 痰培养 痰革兰氏染色 (有时候)

续表

诊断假设	人口统计学、风险因素、症状和体征	重要检查
PCP	已知的 HIV 感染 注射毒品、男同性恋、性工作者 正在接受化疗或免疫抑制药物治疗	HIV CD4 计数 胸部 X 线片显示双肺弥漫性浸润影
备选假设——不可遗漏的		
肺结核	已知与肺结核患者接触史 已知 PPD 试验阳性 慢性病程 HIV 感染、酗酒、非本国人、恶性肿瘤、糖尿病、无家可归的人、终末期肾病、使用糖皮质激素、监狱人员	胸部 X 线片： 上肺病变，空洞或结节等 痰抗酸染色和培养

CAP，社区获得性肺炎；PCP，肺孢子菌肺炎；PPD，结核菌素试验。

 此时，临床信息是否足以明确诊断？如果不能，你还需要哪些信息？

主要假设：吸入性肺炎

教科书内容回顾

吸入性肺炎通常发生在精神状态受损和 / 或吞咽障碍的患者（即老年痴呆或中毒患者）。典型症状包括发热、咳嗽、胸痛和脓痰。最常见的疾病演变过程是几天至几周，而不是急性起病。

疾病要点

A. 有两种类型的吸入：少量吸入，主要是口咽分泌物；大量吸入，主要是胃内容物。

1. 吸入口咽分泌物很常见，通常不被注意。当一个较大的细菌负荷（由于牙齿发育不良）与细菌毒力共同超过宿主的防御能力（特别是咳嗽）时，可伴发吸入性肺炎。

2. 胃酸吸入可能导致化学性损伤（吸入性肺损伤），随后伴随感染（吸入性肺炎）。

B. 误吸的高危因素：

1. 神经系统疾病（痴呆症、脑血管意外、癫痫发作）

2. 镇静（违禁药物或酒精过量使用，全身麻醉）

3. 吞咽困难（头颈部手术后）

4. 胃食管反流病，呕吐

5. 内镜检查，气管造口术，支气管镜检查，鼻饲

C. 吸入性肺炎：

1. 吸入物的 pH 值越低，体积越大，损伤越大。

2. 临床表现：

a. 通常发生在大量物质误吸后（即麻醉期间）

b. 发绀、呼吸急促和肺部浸润在 2h 内出现

c. 通常是低热

d. 腥臭脓痰

e. 临床结局不同

(1) 在 24~36h 内快速恢复（62%）

(2) 细菌重叠感染（26%），可导致肺炎、肺脓肿或脓胸

(3) 急性呼吸窘迫综合征（12%）

D. 吸入性肺炎是指由于吸入病原微生物引起的感染。

1. 占肺炎总数的 5%~15%。

2. 牙齿排列不整齐会增加吸入性肺炎的风险。

3. 临床表现特征包括咳嗽、发热、咳痰和呼吸急促，可能持续数周。

4. 病原菌：

a. 社区吸入性肺炎患者常见的病原体包括厌氧菌、需氧链球菌、肺炎链球菌、金黄色葡萄球菌和流感嗜血杆菌。

b. 医院获得性吸入性肺炎可由厌氧菌、革兰氏阴性杆菌（包括铜绿假单胞菌）或金黄色葡萄球菌引起。

循证医学诊断

A. 通常根据误吸危险因素、脓痰和典型的胸部 X 线片推测。许多患者有牙周疾病。

B. 吞咽功能检查可以确定某些有误吸风险的患者，特别是存在神经功能障碍的患者。

C. 寒战和急性起病提示毒性较强的病原体感染（例如肺炎链球菌和金黄色葡萄球菌）。

D. 胸部 X 线片：

1. 典型的吸入性肺炎累及肺下叶的基底段，但如果患者平卧时发生误吸，则可累及上肺叶的后段。

2. 相比 CAP，空洞形成在吸入性肺炎中更为常见。

治疗

A. 预防

1. 最近的一项 Cochrane 分析得出结论，增加食物稠度在预防误吸方面是无效的。

2. 管饲：

a. 降低吞咽困难患者吸入性肺炎的发生率（经口摄入 54% vs. 管饲 13%）。

b. 主要应用于有短期适应证（如头颈外科手术后）的患者。

c. 尽管已经管饲，但患者仍然存在胃食管反流、呕吐和口咽内容物的误吸。

d. 美国老年医学会不建议对晚期痴呆患者进行长时间的管饲,原因是管饲会引起患者更多的躁动,需要使用物理和化学的约束,需要使用更多的资源,引起导管相关并发症,并且不会降低吸入性肺炎的发生率或提高这些患者的生存率。

3. 一些研究表明,血管紧张素转换酶抑制剂(ACEI)增加了咳嗽反射,降低了高危人群肺炎的发病率(NNT 9~19)。

4. 金刚烷胺促进多巴胺释放(促进咳嗽和减少吞咽困难)。它也被证明能降低老年卒中患者肺炎的发生率(NNT 4.3)。

5. 饭后刷牙的口腔卫生习惯和每周的专业口腔保健可降低疗养院老年患者肺炎的发生率(18.6% vs. 11.4% NNT 14)。

6. 与仰卧位相比,饭后半卧位可降低吸入性肺炎的发生率。

B. 支持性治疗
1. 吸出气道内的任何物质。
2. 必要时进行气管插管,以确保意识改变患者的通气、氧合或气道功能。

C. 吸入性肺损伤
1. 抗生素。
   a. 由于合并细菌感染的概率高,建议早期使用抗生素。
   b. 如果在 48~72h 内胸部 X 线片没有出现浸润影,可以停止使用抗生素。
   c. 有胃部定植菌患者更容易发生肺炎(由 H_2 受体阻滞剂、PPI 抑制剂或肠梗阻引起)。
2. 目前对糖皮质激素的使用存有争议。

D. 吸入性肺炎:建议使用抗生素
1. 社区获得性吸入性肺炎:一线选择包括氨苄西林/舒巴坦钠或阿莫西林/克拉维酸钠或阿莫西林与甲硝唑。克林霉素可用于青霉素过敏患者。
2. 医院获得性吸入性肺炎:增加抗生素覆盖革兰氏阴性菌,厌氧菌和金黄色葡萄球菌。

诊断

尽管患者的 CURB-65 得分为 0,但低氧血症和酒精使用障碍使其必须入院治疗。P 先生住进了普通病房的隔离床。同时接受了经验性抗菌药物治疗:克林霉素(假定是吸入性肺炎)以及阿奇霉素和头孢曲松(用于 CAP)治疗。

以上信息是否达到拟诊吸入性肺炎的诊断标准? 你是否排除了其他诊断:肺结核与 PCP ? 是否需要做其他检查来排除这些诊断?

此时,需进行血培养、痰培养和革兰氏染色。尽管他有患吸入性肺炎的危险因素,但考虑其他的不可忽视的假设仍然很重要。患者的胸部 X 线片没有任何肺结核的影像学特征(见下文),这使肺结核的可能性降低。进行 PPD 试验或 Quanti FERON 结核菌定量检测(译者注:一种结核菌快速检测方法),以及对痰标本进行抗酸杆菌(AFB)染色与培养是合理的。然而,弥漫性、双侧对称浸润影提示 PCP,尽管患者缺乏明显的危险因素,但必须考虑 PCP(并排除 HIV 感染)。

鉴别诊断:PCP

教科书内容回顾

PCP 患者免疫功能受损,多见于已诊断或尚未被诊断的晚期 HIV 患者。患者常常主诉进行性呼吸困难和持续性干咳 1~3 周。

PCP 通常是艾滋病的临床表现。弥漫性双侧肺炎,尤其是亚急性起病患者需要怀疑 PCP。

疾病要点

A. PCP 是由普遍存在的真菌肺孢子菌引起。在超过 50% 的成年人群中存在定植。在免疫功能受损的患者中,它可引起双侧弥漫性、亚急性起病但严重的肺炎。

B. 流行病学。
1. 肺孢子菌可在免疫功能受损患者引发肺炎,包括:
   a. HIV 感染,CD4 计数 <200/μL
      (1) PCP 是 HIV 感染者中最常见的机会性感染。
      (2) 然而,随着抗反转录病毒治疗和预防 PCP 的出现,PCP 在 HIV 感染者中的发病率急剧下降(>10 倍),大多数 PCP 患者为非 HIV 感染的免疫功能受损者。
   b. 非 HIV 感染患者
      (1) PCP 可能发生在接受糖皮质激素、化疗或者其他免疫抑制剂治疗的患者。
      (2) PCP 也可能发生在特发性 CD4 淋巴细胞减少症患者。
      (3) 与 HIV 感染患者不同,这些患者在 PCP 发生时 CD4 平均计数较高(平均 302~487 /μL)。

对于非 HIV 感染的免疫抑制患者,CD4 计数 >200/μL 不能排除 PCP。

      (4) 非 HIV 感染的 PCP 患者由 PCP 引起的死亡率也高于 HIV 感染者(30%~60% vs. 7%),这可能是因诊断延误所致。

C. 在 HIV 感染者中,病程通常为亚急性起病(数周以上),但在其他免疫功能低下的患者中,病程可能是急性起病(数天)。

D. 其余的讨论集中在 HIV 感染者的 PCP 章节中。

循证医学诊断

A. 病史

1. 79%~100% 的病例都有发热。

2. 95% 的病例都出现咳嗽,通常为干咳(但不总是)。

3. 95% 的病例出现进行性呼吸困难。

B. 体格检查

1. 84% 的病例有发热。

2. 62% 的病例出现呼吸急促。

3. 50% 的病例胸部听诊正常。

C. 胸部 X 线片

1. 通常表现为弥漫、对称性双侧肺泡或间质浸润影(81%~93% 的病例)。

 弥漫性、双侧浸润影改变的患者中应怀疑 PCP,即使是那些没有诊断出 HIV 或无已知免疫抑制的患者中也是如此。PCP 是 HIV 感染者的一种常见表现形式。

2. 在 HIV 感染患者中,69% 的患者存在弥漫性间质性浸润,增加了 PCP(相比结核或细菌性肺炎)的可能性(LR+ 为 4.25)。

3. 单独的上叶疾病可见于吸入潘他米丁(译者注:抗原生动物感染药物)预防 PCP 的患者中。

4. 偶有气胸。

5. 10%~25% 的病例胸部 X 线片正常。

 即使在胸部检查和胸部 X 线片正常的情况下,对 HIV 伴 CD4 计数 <200 /μL 的呼吸困难患者也应考虑 PCP。

D. 特殊的辅助检查

1. 尽管胸部 X 线片和乳酸脱氢酶检查(见下文)可以增加或减少 PCP 诊断的可能性,但患者仍需要特定的检查来确认或排除 PCP。

2. 43% 的患者临床诊断(未经痰或 BAL 染色证实)不正确。

3. 痰诱导通常是诊断 PCP 优先选择的检查。

   a. 敏感度为 55%~92%,特异度为 100%。

   b. 结合免疫荧光单克隆染色可提高敏感度。

4. 痰染色阴性时,可用 BAL 诊断 PCP。

   a. 诊断是基于在肺泡灌洗过程中获得的液体进行染色。

   b. 银染色,吉姆萨染色,或单克隆抗体免疫荧光染色已使用。

   c. 敏感度为 86%~97%。

   d. 吸入潘他米丁预防后,BAL 检测的敏感度降低(62%)。支气管镜下肺活检提高了这些患者的诊断率。

   e. PCR:

   (1) 高敏感度(100%)与特异度。

   (2) 能同时识别 PCP 感染与定植。

   (3) 定量界限可以帮助区分定植和感染。

   (4) 由于未感染 HIV 的 PCP 患者真菌负荷较低,因此采用不同的临界值可能是合适的。

   (5) 最常见的诊断方法是痰液的银染色和免疫荧光。阳性结果证实 PCP。阴性结果应提示应进行 BAL 检测。

E. 非特异性的诊断试验

1. 血清 1,3-β-D- 葡聚糖

   a. 肺孢子虫和其他真菌(念珠菌、曲霉菌,但不包括隐球菌)的细胞壁成分。在假单胞菌中也有发现。

   b. 敏感度为 96%,特异度为 84%,LR+ 为 6.0,LR- 为 0.05。

   c. 假如结果阴性,可以作为排除 PCP 的血清学依据,但由于特异度比较低,假如结果阳性,需要进行其他检查以确诊 PCP。

   d. 侵袭性念珠菌病和曲霉菌病也会升高。

2. 高分辨率胸部 CT 扫描

   a. PCP 患者典型的 CT 表现为片状或结节状磨玻璃样改变;毛玻璃在肺门周围区域最明显。也可见囊性病变。

   b. 敏感度为 100%,特异度为 83%~89%。

   c. LR+ 为 5.9,LR- 为 0。

3. 肺功能检查

   a. PCP 患者一氧化碳弥散能力(DLCO)通常降低且有较高的敏感度。

   b. 如果 DLCO>75% 预计值,则 PCP 的可能性 <2%。

治疗

A. 抗菌治疗

1. 甲氧苄啶磺胺甲噁唑(TMP-SMX)是首选的初始治疗方法。

2. 常见的不良反应包括皮疹、发热、胃肠道症状、肝功能异常、中性粒细胞减少和高钾血症。应监测全血细胞计数、肝酶和血钾指标。

3. 抗生素治疗可能会明显恶化先前存在的低氧血症。许多患者需要同时使用糖皮质激素来预防急性呼吸窘迫综合征(见下文)。

4. 对 TMP-SMX 不耐受的患者可以采用其他治疗方法，但有些过敏患者可能会脱敏。

5. 对 TMP-SMX 产生耐药偶有报道。

6. 可供轻度至中度 PCP 感染患者选择的治疗方法包括克林霉素加伯氨喹、氨苯砜加 TMP 或阿托伐喹酮。

B. 糖皮质激素

1. 对 TMP-SMX 治疗的严重 PCP 患者，降低其死亡率和呼吸衰竭(相对死亡率风险 0.56)。

2. 如果在呼吸室内空气时 PaO_2<70mmHg 或肺泡 - 动脉(A-a)氧分压≥35mmHg，则启用激素治疗。

3. 起初无糖皮质激素使用指征的患者，如在 TMP-SMX 治疗期间出现病情恶化者，可以加用激素。

4. 使用方法：泼尼松 40mg，每天 2 次，连续 5 天；然后 40mg，每天 1 次，连续 5 天；最后 20mg，每天 1 次，连续 11 天。

 对于 PaO_2<70mmHg 的 PCP 患者，糖皮质激素是挽救生命的治疗。

C. 建议抗病毒治疗在 HIV 感染者(尚未接受抗病毒治疗)的 PCP 治疗后 2 周内开始

D. 预防

1. 适应证：

a. 有下列情形之一的 HIV 感染者：

(1) 既往有 PCP 病史。

(2) CD4 细胞计数 <200/μL 或 <14%。

(3) HIV 感染者不明原因持续发热或口腔念珠菌病持续 2 周以上。

(4) 任何与艾滋病相关的疾病。

b. 非 HIV 感染的免疫力低下患者：

(1) 急性淋巴细胞白血病患者和接受实体器官或异基因骨髓移植的患者(NNT 19)。

(2) 一项 Cochrane 综述还建议对肉芽肿伴多发血管炎和实体器官恶性肿瘤并使用皮质类固醇的患者进行预防。

(3) 其他研究建议对大量需要免疫抑制药物治疗的其他疾病进行 PCP 预防。

2. TMP-SMX 是首选药物，优于潘他米丁。此外，它能有效地预防弓形体和其他一些细菌感染。

3. TMP-SMX 的严重不良反应比较常见，如皮疹、发热、中性粒细胞减少和低血压可能需要停药。

4. 氨苯砜、阿托伐喹酮和吸入潘他米丁是治疗对 TMP-SMX 不耐受患者的替代疗法。一些权威机构建议在使用氨苯砜之前对筛查葡萄糖 -6- 磷酸脱氢酶缺乏症(G6PD)。

5. 在 HIV 感染者中，抗病毒治疗可以恢复 CD4 计数，并建议在 CD4 计数 >200/μL 持续 3 个月时停止预防用药(除非在 CD4 计数超过 200/μL 的患者中发现 PCP)。

因为 P 先生的胸部 X 线片是典型的 PCP 改变，所以进行了 HIV 和 CD4 细胞计数检测。等待结果期间，根据医生的经验，TMP-SMX 和糖皮质激素被添加到他的抗菌治疗方案中。

鉴别诊断：肺结核

教科书内容回顾

结核性肺炎通常是由于潜伏在肺上叶的分枝杆菌重新被激活而发展起来。症状是慢性的，包括咳嗽、发热、体重减轻和盗汗。当患者就诊时，他们通常已经有这些症状数周或数月了。另外，体重减轻和症状持续通常提示癌症的可能。

疾病要点

A. 专性需氧菌好发于肺尖。

B. 生长缓慢，分裂一代需用时 20~24h，所以疾病进展缓慢。

C. 常见且严重：

1. 全球有 33% 的人群感染。

2. 每年有 860 万新增病例(2014 年数据)和 150 万人死于结核病(全球)。

3. 95% 的病例发生在发展中国家。

D. 流行病学：

1. 据估计，美国有 1 100 万人感染结核病。

2. 国外出生者的结核感染率最高(是美国本土出生者的 13.4 倍)，占美国结核病例的 66% 和多耐药结核(耐异烟肼和利福平的多耐药结核)的 85%。

3. 亚洲人、黑种人和西班牙人的结核病发病率高于白种人(分别为 22.9 倍、8.3 倍和 7.4 倍)。在亚洲人和拉美裔人中，国外出生的人占结核病例的绝大多数，但黑种人除外。

4. 67% 的病例发生在非白种人人群中。

5. 发病中位年龄非白种人为 39 岁，白种人为 62 岁。

6. 再活化结核占老年患者结核分枝杆菌的 90%，占年轻患者结核分枝杆菌的 67%。

7. 高危人群：

a. HIV

(1) HIV 感染者的结核病风险最高(发病率增加了 200 倍)。

(2) 2011 年，全球 HIV 感染者有 110 万结核病病例(占结核病病例总数的 13%)。

(3) 结核病可能是 HIV 患者的初期表现。

 活动性或潜伏结核病患者应常规进行 HIV 检测。

(4) 与非艾滋病患者(15%)相比,肺外结核在艾滋病患者中更为常见(30%)。

(5) 早期 HIV 感染者肺结核的表现与免疫功能正常者相似。然而,在晚期 HIV 感染中,结核病表现更不典型。

b. 嗜酒者

c. 其他高危人群

(1) 国外出生人群

(2) 免疫抑制患者(包括使用糖皮质激素患者)

(3) 恶性肿瘤、糖尿病、终末期肾病、器官移植或营养不良患者

(4) PPD 阳性患者

(5) 胸部 X 线片提示有肺结核的患者

(6) 经济困难、居住在人口密度较高的居民

(7) 疗养院居住者

(8) 药物依赖、无家可归的人,监狱囚犯

E. 病理生理学:

1. 吸入的病原菌落在肺中下叶(由于通气较好)。

2. 在接下来的 3 周内繁殖,扩散到肺门淋巴结,常常通过血流种植到更远的解剖部位。

3. 病原菌偏好在高 PaO_2 区域(肺尖、肾皮质、静脉)繁殖。

4. 在 90% 的病例中,免疫系统抑制病原体,从而形成典型的瘢痕(Ghon 复合体)。然而,胸部 X 线检查可以正常。

5. 以上一系列病理生理改变通常无临床症状。

6. 在一些患者身上还残留着一些有活力的病原菌,这被称为结核潜伏感染。潜伏肺结核可在以后重新被激活(复燃性结核)。

7. 首次感染后 6~8 周 PPD 呈阳性。这些患者对随后的外源性感染有抵抗力(但不能再激活)。

8. 原发性肺结核:

a. 在大约 10% 的患者中(免疫功能低下患者和儿童中较高),最初的感染没有得到控制,导致原发性结核病。

b. 原发性结核病占成人病例的 23%~34%。

c. 发热是最常见的症状(70%),通常单独发生。

d. 胸部 X 线片通常显示实变(50%)。

(1) 通常是单病灶(75%),也可能多病灶。

(2) 通常累及肺下叶和中叶(63% 的病例)。

(3) 淋巴结病变见于 10%~67% 的成人,很少是唯一的影像学表现。

(4) 胸腔积液,通常为单侧,发生率为 24%,可伴有或不伴有浸润。

(5) 15% 的原发性肺结核患者胸部 X 线片正常。

(6) 其他的影像学改变包括粟粒型 6%,空洞型 15%。

e. 通常发生在那些无法启动巨噬细胞反应的患者。

f. 这些患者的 PPD 可能为阴性。

g. 大多数原发性肺结核病例不经治疗就自行消失。

h. 10%~15% 的患者在未经治疗的情况下会发生肺炎。

9. 复燃性结核:

a. 4%~6% 的结核潜伏感染患者在其一生中会经历复燃。风险最大的时候是在感染后头两年。

b. 复燃通常是由于免疫功能降低。危险因素包括 HIV、免疫抑制治疗、糖尿病和硅沉着病。儿童也是结核复燃高风险。

c. 复燃结核占成人非艾滋病相关结核病的 90%。

d. 由于在国外出生的人中结核潜伏感染率很高,他们占结核病例或复发结核病例的 71%。

e. 症状通常隐匿,包括慢性咳嗽、体重减轻、盗汗、厌食和低热或高热。

f. 如果患者不接受治疗,复燃结核病就会进展。

10. 结核性胸膜炎:可能会引起结核性脓肿或结核性胸腔积液。

a. 结核性脓胸

(1) 罕见。

(2) 继发于胸膜腔直接感染(常由邻近结核腔破裂引起)。

(3) 胸腔积液以脓液和大量结核杆菌为特征。

b. 结核性胸腔积液

(1) 结核性胸腔积液是由胸膜腔对分枝杆菌抗原的超敏反应引起的。

(2) 通常与成人的再激活疾病有关(75%)。

(3) 典型特征包括急性高热、咳嗽(94%)和胸膜炎性疼痛(78%)。

(4) 胸部 X 线片显示 95% 的病例为单侧胸腔积液。50% 的病例可见实变。

(5) 胸腔积液通常呈渗出性(见下文)。

(6) PPD 试验通常阳性(69%~93%)。

11. 肺外结核可累及脊柱、肾脏、心包和中枢神经系统。

循证医学诊断

A. 各种危险因素、症状和影像学表现可提示结核病(表 10-7)。因为没有系统地评估所有结核病的患者,敏感度很可能被高估。

表 10-7 结核病患者的临床表现与影像学要点

要点	灵敏度 /%	特异度 /%	阳性似然比	阴性似然比
危险因素				
来自结核病流行地区的移民	37	91	4.1	0.69
PPD（+）病史	19	95	3.8	0.85
结核病病史	29	92	3.6	0.77
已知的结核病暴露史	11	95	2.2	0.94
无家可归的人	19	88	1.6	0.92
囚犯	16	89	1.5	0.94
临床症状				
体重减轻	52	80	2.6	0.60
咳嗽 >2 周	62	73	2.3	0.52
盗汗	40	75	1.6	0.80
咯血	16	87	1.2	0.97
发热	55	35	0.85	1.3
影像学改变				
空洞性渗出	25	97	8.3	0.77
肺尖渗出	53	89	4.8	0.53
其中一种空洞性、肺尖性、或结节性病变	86	83	5.0	0.16

1. 危险因素：最重要的危险因素是来自结核病流行区的移民（LR+ 为 4.1）、PPD 试验阳性史（LR+ 为 3.8）或结核病史（LR+ 为 3.6）

2. 症状

   a. 没有任何症状对结核病非常敏感。体重减轻和咳嗽超过 2 周比盗汗或咯血更能提示结核病的可能性。

   b. 咯血对结核来说敏感度和特异度都不高。

   c. 只有 55% 的人会出现发热。

   d. 其他迹象可能包括缺乏全身结核中毒症状或对抗感染治疗无效。

 肺结核患者可能主诉体重减轻或盗汗，并且肺部体格检查正常。可能没有发热和咯血，但此类患者仍需考虑肺结核。

   e. 老年患者通常为复燃结核，而年轻患者原发性肺结核更为常见，所以肺结核的症状和危险因素往往有所不同。与老年患者相比，年轻患者的酒精中毒发生率较高（66% vs. 37%）。此外，年轻患者更常出现发热（62% vs. 31%）、盗汗（48% vs. 6%）和咯血（40% vs. 17%）。

3. 影像学

   a. 肺结核患者的胸部 X 线片正常非常少见（敏感度为 97%）。

   b. 空洞性病变和肺尖部位病变显著增加结核病的可能性（LR+ 分别为 8.3 和 4.8）。

   c. 大多数肺结核患者有三种影像学病变类型中的一种：肺尖部位病变、空洞或网状结节样病变（LR+ 为 5.0，LR- 为 0.16）。

 胸部 X 线片上有肺尖部位病变、空洞性或网状结节性病变的患者应考虑肺结核。如果没有这些特征，肺结核可能性不大。

   d. 钙化可见于活动性肺结核，因此不能排除活动性肺结核，除非与先前的胸部 X 线片比较显示病灶稳定。

   e. HIV 阳性患者的胸部 X 线片改变通常不典型（见第 5 章人类免疫缺陷病毒感染）。

B. 临床决策原则：

1. 多种临床决策原则有助于确定肺炎患者患结核病的可能性以及入院时隔离的必要性。

2. 均无较高的敏感度和特异度。

3. 优选敏感度高的决策工具，以确保结核病患者及时被隔离，从而降低结核分枝杆菌院内传播的风险。

4. 其中一种敏感度最高（敏感度为 96%~98%，特异度为 20%~48%）的临床决策原则将具有以下任何危险因素的患者分类为高风险：

   a. 来自结核病流行地区的移民

   b. 既往有结核病病史或 PPD 试验阳性病史

   c. 无家可归的人、囚犯

   d. 体重减轻

   e. 胸部 X 线片提示肺尖或空洞性病变

C. 用于潜伏结核病的检测：

1. 结核菌素皮肤试验（tuberculin skin test，TST）

   a. 对前臂掌侧皮内注射 0.1mL PPD（来源于肺结核）发生的免疫反应。

   b. 通过测量硬结的最大直径（不是红色）来确定试验结果。

   c. 最大的硬结出现在注射 PPD 后 48~72h。

   d. 初始感染后 4~7 周转为阳性。

   e. 无论是当前感染或结核潜伏感染，都可以看到明显的反应，但不能作为活动性结核的依据。

   f. 敏感度（对于活动性结核病）为 71%~82%。假阴性在原发性肺结核、免疫抑制者（包括 HIV）、严重疾病、近期病毒疫苗接种中更为常见。

TST 结果阴性不能排除活动性结核病。

g. 特异度为 98%~99%,但在非结核分枝杆菌感染患者和婴儿期接种过卡介苗的患者中特异度较低。

(1) 卡介苗是一些国家用于预防结核病的结核菌疫苗。

(2) 卡介苗与 PPD 有一些相似之处,因此可引起 PPD 假阳性反应。

（a）PPD 假阳性反应(硬结直径≥10mm)在婴儿期接种卡介苗的成人中很少见(1%)。

（b）然而,在年龄≥2 岁接种卡介苗的人群中,假阳性更为常见(40%)。PPD 试验假阳性在 10 年后仍然普遍存在(20%)。

h. 当初次 TST 的阴性结果在复查中呈阳性(没有新的感染)时,就出现复强现象。

(1) 在结核潜伏感染者中,TST 可能在感染多年后恢复为阴性。

(2) 这样的患者最初 TST 可能阴性,但是刺激免疫记忆细胞,使得随后的 TST 试验可能呈阳性。

(3) 随后的阳性结果可能会被误解为最近病情的变化。

(4) TST 试验患者通过两步皮肤试验,可以避免上述误区。

（a）首次 PPD 阴性的患者在 1~3 周后再次进行检测。

（b）第二次 PPD 试验呈阳性的患者,第一次试验也应被视为阳性。

（c）第二次 PPD 试验阴性的患者是真正的阴性。这些患者将来的任何阳性反应都应视为近期的转变。

2. γ 干扰素释放试验(interferon-gamma releasing assays, IGRA)

a. 目前 IGRA 包括 QTF-GIT 和 T-SPOT.TB 两种分析方法。

b. 患者的血液(或其他体液)与高度特异性的结核抗原混合,这些抗原与卡介苗或大多数非结核分枝杆菌不相同。

c. 由于所用的抗原具有高度特异性,先前接种卡介苗不会导致 IGRA 假阳性结果(这与 TST 试验不同)。

d. 结核病感染患者(潜伏或活跃)会产生致敏的 T 淋巴细胞,再次暴露于结核特异性抗原时会产生 γ 干扰素。测量 γ 干扰素水平。

e. 与 TST 试验不同,可以一次完成。

f. 对活动性或结核潜伏感染具有高敏感度和特异度。

(1) 两种 IGRA 检测方法与 TST 相比,敏感度相等或更高(GFT-GIT 81%~86%,T-SPOT 90%~95%,TST 71%~82%)。

(2) 在晚期 HIV 患者(CD4 细胞计数≤200 /μL)中敏感度较低(如 TST)。

(3) GFT-GIT 在未接种卡介苗的患者中具有与 TST 相似的特异度(GFT-GIT>95%,TST 97%)。

(4) 在既往接种卡介苗的患者中,两种 IGRA 比 TST 更具特异度(GFT-GIT>95%,T-SPOT 85%~99%,TST 60%)。

 IGRA 检测对之前接种过卡介苗的患者远优于 TST。

g. 阳性结果不能区分潜伏还是活动性结核感染。[IGRA 阳性的肺炎患者可能是结核性肺炎或非结核性肺炎(比如链球菌性肺炎)和结核潜伏感染]。

h. 阴性结果可降低结核感染的可能性,但在临床高度怀疑结核感染时,阴性结果不足以排除活动性结核(LR- 为 0.13~0.25)。

 无论是 TST 还是 IGRA 检查,都不能排除肺炎患者是活动性肺结核的可能。

3. 结核潜伏感染的检测策略(图 10-6)

a. 检测结核潜伏感染时应考虑两个因素:

(1) 感染结核的风险

(2) 感染后进展为活动性结核病的风险

b. 感染的主要危险因素包括:

(1) 密切接触家庭中的结核感染者(23%TST 阳性)

(2) 近期 TST 或 IGRA 转阳性

(3) 职业暴露(结核分枝杆菌实验室工作人员或高危人群的雇员或居民)

c. 进展的主要危险因素(如果感染)包括:

(1) HIV 感染

(2) 免疫抑制治疗

(3) 胸部 X 线片符合既往结核感染

(4) 硅沉着病

(5) 与结核患者密切接触

(6) 年龄 <5 岁的儿童

d. 无结核感染主要危险因素的患者:不建议进行 LTBI 检测。

e. 有结核感染主要危险因素的患者:

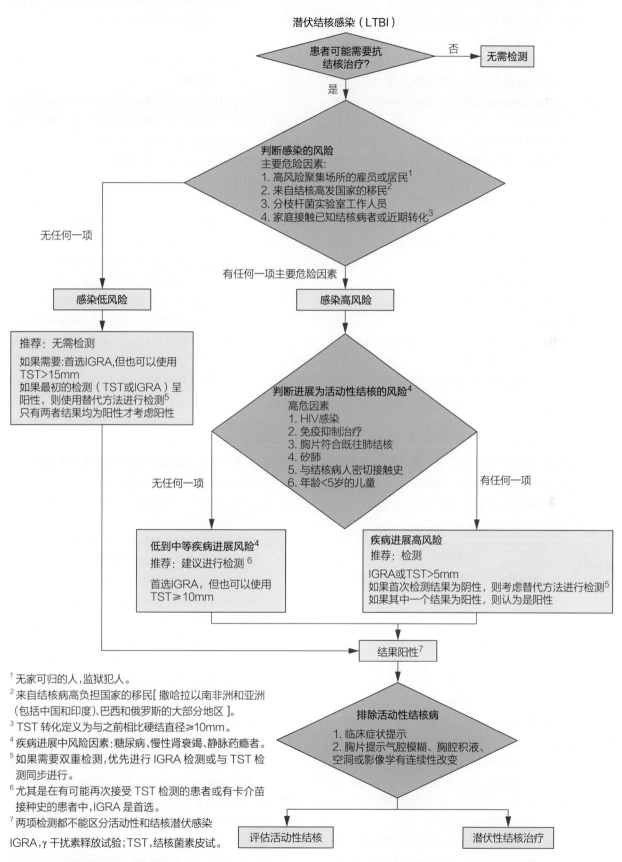

图 10-6 结核潜伏感染的检测流程

(1) 如果考虑抗结核治疗,应进行检测。

(2) 恰当的检测策略和阳性结果的判定是根据疾病进展的风险进行分层(低感染风险患者的判断标准是 IGRA 阳性和 TST 检测后硬结>15mm;然而,对于高危人群,判断的标准仅仅是 IGRA 阳性或 TST 检测后硬结≥5mm)(图 10-6)。

(3) 阳性结果的患者:

　(a) 在开始潜伏结核治疗之前,先评估是否存在活动性结核病。

　(b) 评估应包括症状与胸部 X 线片的回顾(无论症状如何)。

　(c) 对有活动性肺结核证据的患者应进行适当的评估。

4. 活动性肺结核的检测

a. 有多种检测方法,包括显微镜(涂片)、NAAT(见下文)和培养。

b. 美国胸科学会 /IDSA/CDC 指南推荐送三份样本用于评估活动性肺结核。

(1) TST 和 IGRA 可以进行,但不能区分活动性和结核潜伏感染,也没有足够的敏感度排除结核病。

(2) 抗酸杆菌染色与培养:

　(a) 培养是"金标准",并且特异度高,但是需要花数周才能转为阳性。

　(b) 敏感度取决于样本的数量(表 10-8)。

表 10-8　根据送到实验室的痰标本数量进行敏感度试验

标本数量	敏感度		
	痰培养	痰染色 [1]	任何一个阳性
1	79%	54%	81%
2	96%	65%	97%
3	99%	70%	99%

[1] 显微镜下早晨的第一个标本比其他标本敏感度高 12%。

(3) 抗酸杆菌涂片(显微镜):

　(a) Ziehl-Neelsen(抗酸染色)检测敏感度为 70%,特异度为 90%。

　　i. 涂片假阳性可能是由非结核分枝杆菌引起的。

　　ii. 涂片假阴性可见于标本量不足或分枝杆菌载量小的患者。

　(b) 相比涂片阴性但培养阳性的患者,涂片阳性的患者更具传染性;涂片阳性患者 35% 的家庭成员 PPD 结果为阳性,而涂片阴性患者的家庭成员 PPD 结果阳性为 9%。

　(c) 荧光染料可以使用,更敏感,但仍然可以检测出非结核分枝杆菌。

(4) NAAT:

　(a) 特异性的结核杆菌 RNA 或 DNA 核酸扩增试验。

　(b) 对结核有特异性,有助于区别结核与其他分枝杆菌。特别适用于预测患病概率低和显微镜检查呈阳性的患者。在这种情况下,NAAT 阴性意味着非结核分枝杆菌。

　(c) 与培养不同,结果可在 1~2 天内快速获得。

　(d) 目前有 3%~7% 的痰标本中含有 NAAT 抑制剂,抑制剂可使 NAAT 试验失去诊断性。如果怀疑,可以检测抑制剂。。

　(e) 荟萃分析显示 NAAT 试验的准确性存在显著的差异性,部分与"金标准"的参考范围、样本类型、分析方法和采用的临界值,以及接受治疗的患者纳入标准有关。

　(f) 一项荟萃分析显示,涂片阳性患者的敏感度为 96%,涂片阴性患者的敏感度为 66%,特异度为 97%(仅限于排除已治疗患者的研究)。

5. 诊断策略:最近的指南建议同时使用镜检、核酸扩增试验和培养进行检测

a. 对存在危险因素、症状或典型影像学表现提示结核的患者考虑进行检测(图 10-7)。

b. 在等待培养结果的同时,核酸扩增试验结合镜检的结果可以指导决策。

c. 镜检阴性和核酸扩增试验阴性的患者结核病可能性很低(<5%),可以观察等待培养结果。

d. 镜检阳性和核酸扩增试验阳性的患者结核病的可能性很高(>90%),应在培养前进行治疗。

e. 镜检涂片和核酸扩增试验结果不一致的患者发生结核的可能性是不确定的,临床意义范围广泛(2%~75%)。后测概率受疾病的前测概率以及某个试验结果阳性(核酸扩增试验或涂片)的影响。

f. 图 10-7 说明了对结核病患者进行涂片镜检和核酸扩增试验分析的方法。使用上述敏感度和特异度计算结核病的可能性,并估计临床怀疑程度低的患者结核病发病率为 5%,临床怀疑程度高的患者结核病发病率为 30%。

6. 支气管镜检:支气管镜检查进行 BAL 和刷检可用于结核病的诊断。也可以进行支气管镜活检,推荐以下患者进行支气管活检

a. 不能诱导出痰液的患者。

b. 疑似粟粒性肺结核患者,不能通过诱导方式采集呼吸道标本或诱导痰结果阴性的情况下,建议此

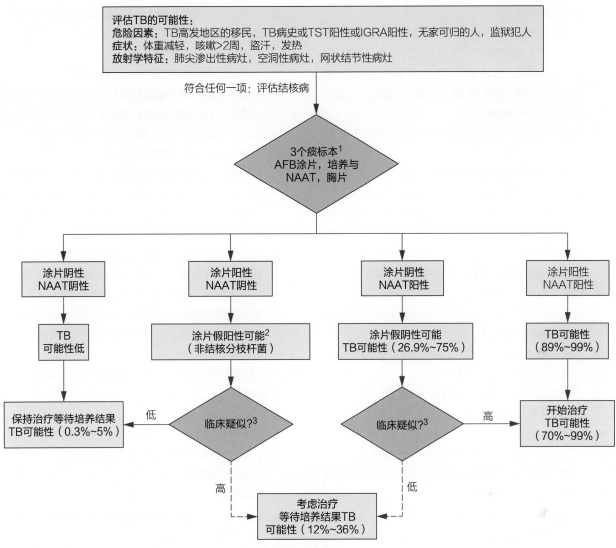

[1] 如有可能,痰或诱导痰优先于支气管镜检查;粟粒性结核首选支气管镜活检。
[2] 如果无法解释 NAAT 结果,进行 NAAT 抑制剂试验。
[3] 如果临床怀疑率约为 5% 或更低,则估计为低;如果临床怀疑率约为 30%,则估计为高。
AFB,抗酸杆菌;IGRA,γ 干扰素释放试验;NAAT,核酸扩增试验;TB,肺结核;TST,结核菌素皮肤试验。

图 10-7　疑似肺结核的处置流程(该推荐针对结核发病率低的发达国家)

类患者进行刷检以及支气管镜下活检。
7. 结核性胸膜炎伴胸腔积液
　　a. 典型的胸腔积液表现
　　　(1) 渗出性积液
　　　(2) 胸腔积液葡萄糖的改变
　　　(3) 通常,胸腔积液 pH<7.4
　　　(4) 白细胞 1 000~6 000/μL,早期以中性粒细胞为主,后期以淋巴细胞为主
　　　(5) 胸腔积液嗜酸性粒细胞 >10% 提示其他诊断假设(除非先前做过胸腔穿刺)
　　b. 结核性胸膜炎诊断检测的敏感度
　　　(1) 胸腔积液培养,敏感度 <30%
　　　(2) 胸膜活检培养,敏感度 40%~80%

　　　(3) 胸膜活检组织学(干酪样肉芽肿),敏感度为 50%~97%
　　　(4) 组织学和胸膜组织培养,敏感度 >60%~95%
　　　(5) 痰培养,敏感度为 20%~50%
　　　(6) 腺苷脱氨酶:ADA≥40U/L,敏感度为 88%~99%,特异度为 88%~97%。
　　　(7) 胸腔积液 γ- 干扰素:敏感度为 89%,特异度为 97%

治疗

A. 隔离:见上文。
B. 治疗原则:
　　1. 治疗目标包括临床治愈患者,阻止疾病传播和预防

治疗的耐药性。

2. 耐药结核病是一个重大问题。多耐药结核病是指对异烟肼和利福平的耐药,全世界估计有 50 万例。广泛耐药结核病(XDR-TB)是指对异烟肼、利福平、氟喹诺酮和三种二线药物(阿米卡星、卡那霉素或卷曲霉素)中的一种耐药。

3. 因为耐药的产生,精准的药物治疗方案在不断地变化。

4. 药敏试验是确定合理治疗方案的关键。

5. 直接面视下服药(direct observed therapy,DOT)。

   a. 过早停药和依从性差都会增加耐药性,必须避免。

   b. DOT 是指公共卫生工作人员直接观察患者吞服每剂药物的治疗方案(每周服用 2~3 次)。

   c. 美国强烈推荐 DOT 并将其作为诊疗规范。

6. 由于多耐药结核病产生的公共健康风险,需要公共卫生计划和临床医生负责制订恰当的治疗方案以及确保患者的依从性。

7. 有效的治疗方案至少包括 2 种对结核菌敏感的药物。

8. 有效的治疗需要好几个月。

9. 所有患者应每月随访,以评估症状、药物不良反应和治疗依从性。

10. HIV 感染者的结核病治疗是复杂的,因为抗结核药物与抗反转录病毒治疗存在许多药物相互作用,而且需要根据免疫抑制的程度不同采取不同的治疗方案。

C. 多耐药结核病:

1. 定义为对异烟肼和利福平耐药。

2. 占全球 3.7% 新发病例和 20% 的既往治疗病例。

   a. 全世界 60% 多耐药结核病病例发生在印度、中国和俄罗斯。

   b. 在一些国家,新病例中多耐药结核病占 9%~32%,既往治疗病例 >50%。

3. 既往结核病治疗的患者、艾滋病感染者、与多耐药结核病患者密切接触的患者以及对治疗没有反应的患者应怀疑多耐药结核病。

4. 9% 的多耐药结核病例是广泛耐药结核病。

5. DOT 应用于多耐药结核病患者。

6. 外科手术偶可用于局限的病变和持续性痰菌阳性的患者,术后抗结核治疗应该继续。

D. 多耐药结核低风险且活动性肺结核患者的治疗:

1. 获取基线肝脏生化检查、血细胞计数、基础代谢和尿酸水平。推荐进行 HIV 检测。在高危人群或基线肝生化检查异常的患者中应进行乙型和丙型肝炎检测。建议对接受乙胺丁醇的治疗患者进行眼科评估。

2. 建议对有耐药风险的患者进行快速的耐药分子检测(见上文)。

3. 用异烟肼、利福平、吡嗪酰胺和乙胺丁醇治疗 2 个月,如果结核菌对药物完全敏感,则治疗方案简化为异烟肼和利福平,再治疗 4 个月。如果结核菌对异烟肼和利福平都敏感,乙胺丁醇可以提前停药。

4. 高度怀疑结核感染和疑似结核的重症患者应启用经验性治疗(在镜检、核酸扩增试验和痰培养结果出来之前)。根据检查结果,继续或停止治疗(图 10-7)。

5. 空洞性肺结核患者需要更积极的治疗。

6. 对有症状的患者以及异烟肼肝毒性高危患者随访肝脏生化指标,包括有肝炎危险因素的患者(如饮酒、妊娠或产后、HIV 感染、慢性肝病或正在服用其他肝毒性药物)和初始 2 个月接受吡嗪酰胺治疗的患者。

7. 在使用乙胺丁醇治疗时,需要检测视神经炎的情况,建议在基线和每月进行视力和颜色辨别测试。

8. 关于 HIV 感染者的治疗建议,见第 5 章。

9. 服用抗结核药物后发热的中位持续时间为 10 天,但范围为 1~109 天。对于结核性胸腔积液的患者,吸收可能需要 4 个月。

E. 胸腔积液引流不能改善结核性胸腔积液(非脓胸)患者的预后。

F. 结核潜伏感染的治疗:

1. 如果有接触耐药结核的可能,建议咨询专家。

2. 异烟肼是最常用的治疗方法;利福平治疗 4 个月,最近被证明是等效的。

3. 异烟肼:

   a. DOT:剂量为每天 300mg,或 900mg,每周两次,持续 9 个月。

   b. 影像学治愈的个体,活动性结核病的发病率从 14.3% 降低到 3.6%。

   c. 不良反应包括肝炎(0.1%~2.3%)和神经病变(2%)。吡哆醇(每天 25~50mg)可预防神经病变。建议孕妇或哺乳期妇女、HIV 感染者、糖尿病、酗酒、营养不良或慢性肾衰竭患者服用异烟肼。

病例解决方案

不幸的是,P 先生的 HIV 检测结果呈阳性;CD4 细胞计数:100/μL,强烈怀疑 PCP。PPD 和 AFB 涂片呈阴性。痰中 PCP 银染色结果阴性,次日行支气管镜检查。BAL 的银染色结果证实 PCP,继续用甲氧苄啶磺胺甲噁唑和皮质类固醇治疗。住院第 3 天,他变得烦躁,心动过速,并主诉有幻觉。给予大剂量静脉注射苯二氮䓬类药物治疗震颤性谵妄(见第 11 章)。到第 5 天,患者开始好转。不再发热,食欲好转。继续抗 PCP 治疗同时开始抗反转录病毒治疗。

存在酗酒史的患者必须在住院期间监测戒断反应。

 即使没有 HIV 或危险因素的患者,双侧弥漫性、浸润性病变的肺炎也需要考虑 PCP。

其他重要疾病

医院获得性肺炎和呼吸机相关性肺炎

教科书内容回顾

医院获得性肺炎患者的表现与 CAP 患者相似,由于合并更多的共病、定植和感染强致病性病原体的可能性增加,他们的病情往往更严重。医院获得性肺炎患者可能正处于手术后康复期,当出现发热或谵妄预示着医院获得性肺炎进展。

疾病要点

A. 医院获得性肺炎是指入院 48h 后发生的肺炎。

B. 呼吸机相关性肺炎是指在气管插管 48h 后发生的肺炎。

C. 这类患者的肺炎通常继发于多耐药细菌感染,包括 MRSA 和革兰氏阴性杆菌如铜绿假单胞菌。他们也有可能是感染了可引起社区获得性肺炎的肺炎链球菌和流感嗜血杆菌。

循证医学诊断

A. 肺炎的诊断在临床上通常是通过出现新的肺部浸润影以及超过以下两项:发热 >38℃、白细胞增多或白细胞减少和脓性痰液。

B. 建议进行下呼吸道分泌物培养。样本包括咳出的痰液、气管内吸出物或支气管镜检查样本(如肺泡灌洗液或毛刷样本)。机械通气患者首选气管内吸出,非机械通气患者首选痰培养。

C. 对于医院获得性肺炎或呼吸机相关肺炎患者,建议进行血培养。

治疗

A. 抗菌剂应覆盖金黄色葡萄球菌、铜绿假单胞菌和其他革兰氏阴性杆菌。

B. 2016 年 IDSA 指南建议为所有医院获得性肺炎或呼吸机相关肺炎患者选择覆盖金黄色葡萄球菌、铜绿假单胞菌和革兰氏阴性杆菌的抗生素。对于抗生素耐药风险

增加或死亡风险增加的患者应扩大抗菌谱。

1. 发生在抗生素耐药率 >10%~20% 的地区,前 90 天接受过抗生素治疗的患者,以及在肺炎前住院≥5 天的患者,应假设抗生素耐药风险增加。

2. 对于感染性休克、需要呼吸机支持或新发肾脏替代治疗的患者,应假定死亡风险增加。

3. 扩大覆盖范围的抗生素包括万古霉素或利奈唑胺,是针对可能的 MRSA 感染和两种抗铜绿假单胞菌的抗生素。

4. 在静脉注射抗生素的基础上联合雾化给药对某些特定的患者可能有用。

5. 如果能获得细菌培养及药敏试验结果,应将其用于指导抗菌治疗。

百日咳

教科书内容回顾

典型的成人百日咳表现为"病毒型"上呼吸道感染症状,包括干咳、流鼻涕、咽痛和打喷嚏。然而,咳嗽并没有在 3~7 天内消失,而是持续存在,呈阵发性、痉挛性,咳嗽通常很剧烈,有时甚至在呕吐后咳嗽才终止。鸡鸣样吼声是由咳嗽终末出现深长的吸气引起,在成年人中并不常见。

疾病要点

A. 平均潜伏期为 7~10 天,但可能为 28 天或更长。

B. 有 50% 的百日咳病例发生在青少年和成人中。

C. 通过气溶胶传播,大约有 1/3 是通过家庭接触患病。

D. 典型症状分 3 期:卡他期、痉咳期、慢性期。

　　1. 卡他期持续 1~2 周。

　　　　a. 典型的症状包括鼻炎、流泪、咽痛和打喷嚏。

　　　　b. 咳嗽通常是轻微的。

　　　　c. 无发热或低热。

　　2. 痉咳期开始于第二周,在其他情况良好的患者中,发作性咳嗽 5~10 次或更剧烈性咳嗽(痉挛性咳嗽)。

　　　　a. 咳嗽结束时可能会出现一个深长吸气(鸡鸣样吸气样吼声)。

　　　　b. 咳嗽结束时可能出现呕吐。

　　　　c. 可能会持续 2~3 个月(慢性期)。

　　　　d. 咳嗽可能很剧烈,使人无法入睡。

　　　　e. 成人咳嗽不常见的并发症包括疝气、气胸、肋骨骨折和体重减轻。

循证医学诊断

A. 在咳嗽症状持续 >6~7 天的患者中,百日咳的患病率为 3%~20%;但成人急性咳嗽持续 3 周以上患百日咳的可能性增加(12%~32%)。

B. 咳嗽的中位持续时间为 42 天(27~66 天)。

C. 临床症状:

1. 无阵发性咳嗽或咳嗽后窒息感的患者,患百日咳可能性较小。

   a. 阵发性咳嗽:敏感度为 100%,特异度为 12%,LR+为 1.1,LR− 为 0。

   b. 咳嗽后窒息感:敏感度为 100%,特异度为 28.7%,LR+ 为 1.4,LR− 为 0。

2. 没有特别的症状具有特异性或诊断性。

   a. 鸡鸣样吸气样吼声:敏感度为 26%,特异度为 85.4%,LR+ 为 1.8,LR− 为 0.9。

   b. 咳嗽后呕吐:敏感度为 56%,特异度为 68%,LR+ 为 1.7,LR− 为 0.65。

3. 有痰的咳嗽不太像百日咳(仅有 3% 的百日咳患者会咳痰)。

 有痰咳嗽患者不大可能是百日咳。

4. 持续性咳嗽的其他常见原因包括其他感染性疾病,使用 ACEI 类药物,胃食管反流病,哮喘和过敏性咳嗽。

5. 辅助检查包括培养、PCR 以及血清学检查。

   a. 培养的敏感度为 30%~60%,特异度为 100%,需要 7~10 天。

   b. 对于症状持续 2~4 周的患者,推荐培养和 PCR 检查。

   c. 对于症状 >4 周的患者,建议进行血清学检查(诊断标准:PT-IgG 滴度出现 4 倍改变或 PT-IgG 水平≥100~125EU/mL)。

治疗

A. 疫苗

1. 儿童疫苗接种后 5~10 年内百日咳患病率降低,超过 12 年则很少有效。

2. 针对所有成年人,ACIP 推荐单剂量 TDAP 疫苗接种。

B. 治疗

1. 治疗通常在痉咳期开始:

   a. 可能不会影响整个疾病进程。

   b. 可减少传播。如果不采取暴露后的预防措施,易感人群的二次发病率 >80%。

   c. 感染者应避免接触幼儿和婴儿,开始使用抗生素后应在医疗机构隔离至少 5 天。

2. 阿奇霉素和克拉霉素是首选药物。

3. 无论是否接种疫苗,建议密切接触百日咳的人进行接触后预防。

参考文献

Burk M, El-Kersh K, Saad M, Wiemken T, Ramirez J, Cavallazzi R. Viral infection in community-acquired pneumonia: a systematic review and meta-analysis. Eur Respir Rev. 2016;25:178–88.

Call SA, Vollenweider MA, Hornung CA, Simel DL, McKinney WP. Does this patient have influenza? JAMA. 2005;293(8):987–97.

Centers for Disease Control and Prevention. Guidance for Clinicians on the Use of Rapid Influenza Diagnostic Tests. Available at: www.cdc.gov/flu/professionals/diagnosis/clinician_guidance_ridt.htm. Accessed 12/27/18.

Centers for Disease Control and Prevention. Updated guidelines for the use of nucleic acid amplification tests in the diagnosis of tuberculosis. MMWR. 2009 Jan 16;58(01):7–10.

Centers for Disease Control and Prevention. Updated guidelines for using interferon gamma release assays to detect *Mycobacterium tuberculosis* infection–United States, 2010. MMWR. 2010 June 25;59(5):1–25.

Chartrand C, Leeflang MMMG, Minion J et al. Accuracy of rapid influenza diagnostic tests. A meta-analysis. Ann Intern Med. 2012;156:500–11.

Chestow DS, Memoli MJ. Bacterial coinfection in influenza. JAMA. 2013;309(3):275–82.

Christ-Crain M, Stolz D, Bingisser R et al. Procalcitonin Guidance of Antibiotic Therapy in Community-acquired Pneumonia. Am J Respir Crit Care Med. 2006;174:84–93.

Claessens YE, Debray MP, Tubach F et al. Early chest computed tomography scan to assist diagnosis and guide treatment decision for suspected community-acquired pneumonia. Am J Respir Crit Care Med. 2015;192:974–82.

Cornia PB, Hersh AL, Lipsky BA, Newman TB, Gonzales R. Original article: does this coughing adolescent or adult patient have pertussis? In: Simel DL, Rennie D, eds. *The Rational Clinical Examination: Evidence-Based Clinical Diagnosis*. New York, NY: McGraw-Hill; 2012. http://www.jamaevidence.com/content/3498462.

Division of Tuberculosis Elimination, National Center for HIV/AIDS, Viral Hepatitis, STD, and TB Prevention, CDC. Updated Guidelines for the use of Nucleic Acid Amplification Tests in the Diagnosis of TB. MMWR. 2009 Jan 16;58(1):7–10.

Dobson J, Whitley RJ, Pocock S, Monto AS. Oseltamivir treatment for influenza in adults: A meta-analysis of randomized controlled trials. Lancet. 2015;385:1729–37.

Dosanjh DP, Hinks TS, Innes JA et al. Improved diagnostic evaluation of suspected tuberculosis. Ann Intern Med. 2008;148(5):325–36.

Dugas AF, Valsamakis A, Atreya MR et al. Clinical diagnosis of influenza in the emergency department. Am J Emerg Med. 2015;33(6):770–5.

Flynn E, Smith CH, Walsh CD, Walshe M. Modifying the consistency of food and fluids for swallowing difficulties in dementia. Cochrane Database Syst Rev. 2018;9:CD011077.

Greco S, Girardi E, Navarra A, Saltini C. Current evidence of diagnostic accuracy of commercially based nucleic acid amplification tests for the diagnosis of pulmonary tuberculosis. Thorax. 2006;61:783–90.

Grohskopf LA, Sokolow LZ, Broder KR, Walter EB, Fry AM, Jernigan DB. Prevention and Control of Seasonal Influenza with Vaccines: Recommendations of the Advisory Committee on Immunization Practices—United States, 2018–19 Influenza Season. MMWR Recomm Rep 2018;67(No. RR-3):1–20.

Huijskens EG, Rossen JW, Kluytmans JA, van der Zanden AG, Koopmans M. Evaluation of yield of currently available diagnostics by sample type to optimize detection of respiratory pathogens in patients with community-acquired pneumonia. Influenza Other Respir Viruses. 2014;82(2):243–9.

Kalil AC, Metersky ML, Klompas M et al. Management of adults with hospital-acquired and ventilator-associated pneumonia: 2016 Clinical Practice Guidelines by the Infectious Diseases Society of America and the American Thoracic Society. Clin Inf Dis. 2016;63(5):575–82.

Kikawada M, Iwamoto T, Takasaki M. Aspiration and infection in the elderly: epidemiology, diagnosis and management. Drugs Aging. 2005;22(2):115–30.

Kunimoto D, Long R. Tuberculosis: still overlooked as a cause of community-acquired pneumonia–how not to miss it. Respir Care Clin N Am. 2005;11(1):25–34.

Le Bel J, Hausfater P, Chenevier-Gobeaux C et al. Diagnostic accuracy of C-reactive protein and procalcitonin in suspected community-acquired pneumonia adults visiting emergency department and having a systematic thoracic CT scan. Crit Care. 2015;19:366.

Lewinsohn DM, Leonard MK, LoBue PA et al. Official American Thoracic Society/Infectious Diseases Society of America/Centers for Disease Control and Prevention Clinical Practice Guidelines: Diagnosis of Tuberculosis in Adults and Children. Clin Infect Dis. 2017;64(2):e1–e33.

Ling DI, Flores LL, Riley LW, Pai M. Commercial nucleic-acid amplification tests for diagnosis of pulmonary tuberculosis in respiratory specimens: meta-analysis and meta-regression. PLoS ONE 2008;2:e1536.

Llamas-Alvarez AM, Tenza-Lorano EM, Latour-Perez J. Accuracy of lung ultrasonography in the diagnosis of pneumonia in adults. Systematic Review and Meta-Analysis. Chest. 2017;151(2):374–82.

Mattoo S, Cherry JD. Molecular pathogenesis, epidemiology, and clinical manifestations of respiratory infections due to *Bordetella pertussis* and other *Bordetella* subspecies. Clin Micro Rev. 2005;18:326–82.

Merckx J, Wali R, Schiller I et al. Diagnostic accuracy of novel and traditional rapid tests for influenza infection compared with reverse transcriptase polymerase chain reaction. Ann Intern Med. 2017;167(6):394–409.

Metlay JP, Fine MJ. Testing strategies in the initial management of patients with community-acquired pneumonia. Ann Intern Med. 2003;138(2):109–18.

Metlay JP, Kapoor WN, Fine MJ. Does this patient have community-acquired pneumonia? Diagnosing pneumonia by history and physical examination. JAMA. 1997;278(17):1440–5.

Metlay JP, Schulz R, Li YH et al. Influence of age on symptoms at presentation in patients with community-acquired pneumonia. Arch Intern Med. 1997;157(13):1453–9.

Montalto NJ. An office-based approach to influenza: clinical diagnosis and laboratory testing. Am Fam Physician. 2003;67(1):111–8.

Moran GJ, Barrett TW, Mower WR et al. Decision instrument for the isolation of pneumonia patients with suspected pulmonary tuberculosis admitted through US emergency departments. Ann Emerg Med. 2009;53:625–32.

Nahid P, Dorman SE, Alipanah N et al. Official American Thoracic Society/Centers for Disease Control and Prevention/Infectious Diseases Society of America Clinical Practice Guidelines: Treatment of Drug-Susceptible Tuberculosis. Clin Infect Dis. 2016 Oct 1;63(7):e147–e195.

O'Brien WT Sr, Rohweder DA, Lattin GE Jr et al. Clinical indicators of radiographic findings in patients with suspected community-acquired pneumonia: who needs a chest x-ray? J Am Coll Radiol. 2006;3(9):703–6.

Onishi A, Sugiyama D, Kogata Y et al. Diagnostic accuracy of serum 1,3-β-D-glucan for *Pneumocystis jiroveci* pneumonia, invasive candidiasis, and invasive aspergillosis: systematic review and meta-analysis. J Clin Microbiol. 2012 Jan;50(1):7–15.

Pai M, Zwerling A, Menzies D. Systematic review: T-cell-based assays for the diagnosis of latent tuberculosis infection: an update. Ann Intern Med. 2008;149(3):177–84.

Rapid Diagnostic Testing for Influenza: Information for Health Care Professionals. (Accessed at http://www.cdc.gov/flu/professionals/diagnosis/rapidclin.htm.)

Role of Laboratory Diagnosis of Influenza. (Accessed at http://www.cdc.gov/flu/professionals/diagnosis/labrole.htm.)

Selwyn PA, Pumerantz AS, Durante A et al. Clinical predictors of *Pneumocystis carinii* pneumonia, bacterial pneumonia and tuberculosis in HIV-infected patients. AIDS. 1998;12(8):885–93.

Sharp AL, Jones JP, Wu I et al. CURB-65 performance among admitted and discharged emergency department patients with community-acquired pneumonia. Acad Emerg Med. 2016;23:400–5.

Stein J, Louie J, Flanders S et al. Performance characteristics of clinical diagnosis, a clinical decision rule, and a rapid influenza test in the detection of influenza infection in a community sample of adults. Ann Emerg Med. 2005;46(5):412–9.

Stern A, Green H, Paul M, Vidal L, Leibovici L. Prophylaxis for *Pneumocystis* pneumonia (PCP) in non-HIV immunocompromised patients. Cochrane Database Syst Rev. 2014;10:CD005590.

Strebel P, Nordin J. Population-based incidence of pertussis among adolescents and adults, Minnesota, 1995–1996. J Infect Dis. 2001;183:1353–9.

Syrjala H, Broas M, Ohtonen P, Pääkkö E. Chest magnetic resonance imaging for pneumonia diagnosis in outpatients with lower respiratory tract infection. Eur Respir J. 2017 Jan 11;49(1).

Tietjen PA. Clinical presentation and diagnosis of *Pneumocystis carinii (P. jiroveci)* infection in HIV-infected patients. In: UpToDate; 2008.

Van Gageldonk-Lafeber AB, Heijen ML, Barelds AI et al. A case-control study of acute respiratory tract infection in general practice patients in The Netherlands. Clin Infect Dis. 2005;41:490–7.

Woodring JH, Vandiviere HM, Fried AM et al. Update: The Radiographic Features of Pulmonary Tuberculosis. AJR. 1986;146:497–506.

Yang JH, Huang PY, Shie SS et al. Predictive symptoms and signs of laboratory-confirmed influenza. Medicine. 2015;94(44):e1952.

（厉蓓 译　廖晓阳 校）

第 11 章　谵妄或痴呆

碰到谵妄或痴呆患者，该如何明确病因？

Payal K. Sanghani

主诉

> 病例 ①
>
> B 先生，70 岁，5 天前因局部鳞状细胞肺癌行右肺上叶切除术，今晨查房时患者声称自己住在军营里并要求回家。

 如何鉴别诊断谵妄和痴呆？作为医生如何明确两者的区别？

构建鉴别诊断

　　谵妄和痴呆均属于神经功能障碍综合征，表现为"精神状态的改变"，由于"精神状态改变"这一术语范围较广泛，因此我们将这种改变分为急性和慢性，急性改变又可分为波动和非波动性改变（图 11-1）。一名患者的急性精神状态改变可分为波动和非波动性两种。急性发作患者而精神状态改变有波动者可诊断为意识错乱，而稳定的精神状态改变则为谵妄，同时还可伴随其他一系列损伤［如头部创伤、中枢神经系统感染、中枢神经系统（central nervous system，CNS）低血糖、脑血管意外（cerebrovascular accident，CVA）等］。慢性精神变化是由中枢神经系统不可逆转的变化引起的，如痴呆、慢性精神疾病或长期的中枢神经系统损伤等。

　　因此，谵妄和痴呆具有很大的区别。谵妄通常表现为急性、可逆性改变，且通常具有潜在的、非神经系统病因，而痴呆表现为慢性、通常非可逆性改变。《精神疾病诊断与统计手册》第 5 版（DSM-5）对谵妄的定义为：

A. 注意力混乱（如定向、专注、维持和转移注意力等能力的下降）和感知觉的下降（对环境的定向力下降）。

B. 这种障碍在短时间内进展，表现为一天之内患者的注意力及感知觉从基线水平到严重障碍之间波动。

C. 认知功能障碍（例如，记忆力减退，迷失方向，语言，视觉空间能力或感知力下降）。

D. 上述 A 和 C 中的功能障碍不能用已有的神经认知功能障碍来解释，且不是发生在觉醒水平严重降低的背景下，比如昏迷。

E. 从病史、体格检查或实验室检查结果中可以得出，这种障碍是由其他医疗状况、药物中毒或戒断、毒物暴露或多种病因引起的直接生理后果。

　　DSM-5 将痴呆定义为一种重要的神经认知障碍并列出了许多潜在病因。主要的认知障碍可定义为：

A. 在一个或多个认知领域（复杂注意力，执行功能，学习和记忆，语言，感知活动或社会认知）中，与既往的表现相比认知能力显著下降，证据基于以下：

1. 个人、掌握相关知识者或临床医生认为存在认知功能显著下降。

2. 严重的认知功能损害，最好由标准化的神经心理学测试证明，在无法进行时，则由其他可量化的临床评估得出。

B. 认知功能的缺陷影响到日常独立生活能力［至少需要协助进行复杂的日常生活活动（instrumental activities of daily living，IADL），如支付账单或独立服用药物］。

C. 认知缺陷并不只发生在谵妄的情况下。

D. 认知缺陷无法用其他精神障碍疾病更好地解释（如重度抑郁症、精神分裂症）。

　　由于几乎任何一种疾病都可能导致易感患者谵妄，所以谵妄的鉴别诊断较为复杂，需要考虑各种疾病、合并症及药物作用的影响。痴呆症的鉴别诊断较为有限，相关疾病已按其大致流行程度排列。

A. 谵妄

1. 代谢性疾病

   a. 脱水

   b. 电解质紊乱

   c. 高血糖或低血糖症

   d. 酸中毒或碱中毒

   e. 肝脏疾病

   f. 缺氧或高碳酸血症

   g. 没有控制的甲状腺疾病

   h. 尿毒症

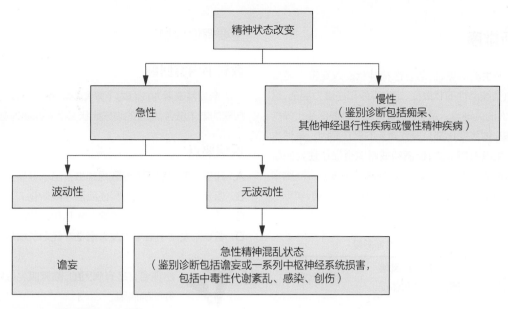

图 11-1　**精神状态改变图解**

   i.　维生素 B_1（硫胺素）缺乏（韦尼克脑病）

2. 感染性疾病

   a. 中枢神经系统感染

   b. 任何类型的全身感染

3. 脑血管事件

   a. 缺血性脑卒中

   b. 出血性脑卒中

   c. 血管炎

4. 中枢神经系统占位

   a. 肿瘤

   b. 硬脑膜下血肿

5. 心血管疾病

   a. 心肌梗死

   b. 心力衰竭

   c. 心律失常

6. 药物

   a. 酒精戒断

   b. 利尿剂

   c. 抗胆碱能药物

   d. 皮质类固醇类药物

   e. 地高辛

   f. 阿片类药物

   g. 抗抑郁药物

   h. 抗焦虑药物

7. 其他

   a. 便秘

   b. 尿潴留

   c. 感觉剥夺

   d. 其他严重疾病

B. 痴呆

1. 阿尔茨海默病

2. 路易体痴呆

3. 血管性痴呆

4. 额颞叶痴呆

5. 酒精相关

6. 其他不常见痴呆症

   a. 硬脑膜下血肿

   b. 甲状腺功能减退症

   c. 维生素 B_{12} 缺乏症

   d. 传染性疾病

     (1) 梅毒

     (2) 朊病毒病

   e. 正常压力性脑积水

　几乎任何疾病都能导致易感患者出现谵妄。

B 先生唯一的医疗问题是慢性阻塞性肺疾病，术中出现的一过性低血压及失血过多使情况变得复杂，术后第 3 天给予拔管。术后第 4 天，患者的妻子注意到患者的精神混乱，而医务人员检查患者后并未发现任何异常。

今日为术后第 5 天，患者的精神状态改变加重，表现为只对人有定向能力，无法回答较为复杂的问题。

　此时，最有可能的诊断是什么？鉴别诊断还有什么？是否存在不可漏诊的情况？基于以上鉴别诊断，后续应做哪些检查？

鉴别诊断排序

结合 B 先生的病史，他的急性精神状态改变符合谵妄的定义，即具有波动性症状改变、定向障碍和注意力混乱，这些都是本病例的关键点。患者的术后状态、镇静剂及止痛剂（麻醉）用药史、体液变化都是导致谵妄的潜在病因。虽然本病例中 B 先生没有酗酒史，但酒精戒断综合征往往为医院急性精神状态改变最有可能且"不容忽视"的诊断。而脑卒中和癫痫作为精神状态改变时最易被考虑到的疾病，实际上极少会引起谵妄。表 11-1 列出了鉴别诊断。

表 11-1　B 先生的诊断假设

诊断假设	人口统计学，风险因素，症状和体征	重要检查
主要假设		
因术后状态、水和电解质紊乱、缺氧或高碳酸血症、药物或心肌缺血引起的谵妄	亚急性发作，症状具有波动性	谵妄评分（CAM）基础代谢检查指脉氧监测 / 动脉血气分析尿检心电图 / 胸部 X 线用药史
备选假设——不可漏诊的		
酒精戒断引起的谵妄	饮酒史，伴有全身症状和神经系统症状的可预测性综合征	临床诊断
其他假设		
脑卒中、癫痫、脑膜炎引起的谵妄	局灶性神经体征癫痫发作病史发热或假性脑膜炎	很少需要(见正文)中枢神经系统影像学检查脑电图腰椎穿刺

体格检查时，B 先生躺在病床上，表现得烦躁且情绪激动，被询问问题时又表现得沮丧，生命体征示：体温 37.0℃，血压 146/90mmHg，脉搏 80 次 /min，呼吸频率 18 次 /min，体格检查可见一正在愈合的手术瘢痕，心肺腹部体格检查均未见异常。神经系统检查谵妄评分（confusion assessment method，CAM）得分为 3 分（总分 4 分，见下文），其余神经系统检查未见异常。实验室检查结果示基础代谢、肝脏生化、尿液检查均无异常。

根据以上信息能否得出诊断？ 如不能，还需要哪些额外信息？

主要假设：谵妄

教科书内容回顾

谵妄常表现为注意力下降和意识混乱，常见于患有严重疾病的老年患者，患者的临床症状通常被描述为意识模糊。

疾病要点

A. 几乎任何疾病都能导致易感患者出现谵妄。

B. 谵妄常导致内科或外科住院治疗复杂化。

C. 谵妄最重要的特点是急骤发病和病程的波动性。

D. 谵妄常发生于老年人及有潜在神经系统疾病的患者中。

出现谵妄是有病因的，临床医生应能识别谵妄并明确病因。

E. 以下几种情况较易引起谵妄

1. 重大疾患
2. 药物毒性
3. 液体和电解质紊乱（低钠血症和氮质血症）
4. 感染
5. 体温过低或过高

F. 谵妄在 65 岁以上的住院患者中非常常见

1. 10% 的急诊科患者
2. 12%~25% 的内科患者
3. 20%~50% 的手术患者（髋关节置换手术比例最高）

大多数病情严重且精神状态急剧恶化的老年患者都会出现谵妄。

G. 出现谵妄提示预后较差

1. 虽然很难获得可靠数据，但谵妄往往提示预后不良。
2. 荟萃分析表明，在控制了年龄、性别、合并症、疾病严重程度和基线痴呆等因素后，发生过谵妄的患者在接下来的随访过程中出现死亡、住院治疗和痴呆的风险更高。

    a. 谵妄患者 2 年后死亡率为 38%。
    b. 谵妄患者 1 年后住院者占 33.4%。
    c. 谵妄患者在 4 年后患痴呆的比率为 62.5%。

3. 在同一个研究中发现谵妄合并痴呆的患者死亡率更高。

H. 谵妄通常具有持续性，许多研究表明大多数谵妄患者出院时仍会有一些持续存在的症状，常可持续数月。

只有小部分谵妄患者能通过对原发疾病的治疗在出院时使症状完全消失。

I. 谵妄有时可"暴露"潜在的痴呆症。这常发生在谵妄患者有轻度痴呆但尚未确诊时,在入院后由于接受了全面的认知障碍评估使痴呆症得以确诊。

循证医学诊断

A. 验前概率

1. 谵妄的预测因素已被证实,这些有助于提升验前概率。

2. 一项研究开发了一个模型用以确定住院患者发生谵妄的风险,其中的预测因素包括:

   a. 视觉障碍

   b. 严重疾病

   c. 认知功能损害

   d. 高血尿素氮 / 肌酐比值

3. 在平均年龄为 78 岁的患者群体中,符合上述危险因素的数目与是否发生谵妄具有相关性。

   a. 无危险因素:发生谵妄的概率为 3%。

   b. 1~2 个危险因素:发生谵妄的概率为 14%。

   c. 3~4 个危险因素:发生谵妄的概率为 26%。

4. 另一项研究表明与谵妄发生相关的危险因素及 *OR* 如下:

   a. 血钠异常(*OR* 为 6.2)

   b. 严重疾病(*OR* 为 5.9)

   c. 慢性认知功能损害(*OR* 为 5.3)

   d. 体温过低或过高(*OR* 为 5.0)

   e. 中度疾病(*OR* 为 4.0)

   f. 精神活性药物使用史(*OR* 为 3.9)

   g. 氮质血症(*OR* 为 2.9)

 入院时应评估发生谵妄的风险,准确识别风险有助于进行干预以减少谵妄的发生,在谵妄发生后也能及时干预。

B. 诊断

1. 一般来说,常规检查对诊断谵妄具有特异性,但敏感度不高。

2. 目前已有多种工具用于诊断谵妄。

3. 谵妄评分(CAM)是诊断谵妄最有效和最被广泛应用的工具。

4. 当患者同时满足 CAM 中的标准 a 和 b 加上 c 或 d 中任意一条则为阳性结果:

   a. 精神状态改变为急性发作且病程具有波动性。

   b. 注意力下降,患者很难集中注意力(易分心或难以跟上谈话)。

   c. 思维杂乱,患者的思维杂乱无章或语无伦次(比如,谈话漫无边际或不连贯,观点杂乱缺乏逻辑,

或思维从一个主题突然转到另一个主题)。

   d. 意识水平改变,出现除警觉以外的其他任何状态(警惕,昏睡,昏迷)。

5. CAM 的测试特性很好,且优于单纯的临床医生评估。

   a. CAM:敏感度为 86%,特异度为 93%,LR+ 为 12.3,LR− 为 0.15。

   b. 临床医生评估(急诊科):敏感度为 17%~35%,特异度为 98%~100%,LR+ 为 8.5~∞,LR− 为 0.65~0.85。

6. CAM-S 是一种基于 CAM 的有效评估工具,用于评估谵妄的严重程度。

   a. CAM-S 有 4 项和 10 项两种版本,得分越高,谵妄越严重。

   b. 得分越高则提示住院时间越长,功能衰退越严重,90 天的死亡率越高。

C. 病因

1. 由于谵妄是一种症状而不是疾病,所以一旦诊断为谵妄,必须明确病因。

2. 对患者的初步评估包括对最常见引起谵妄病因的回顾。

   a. 重新进行体格检查并关注感染源。

   b. 详细回顾用药史,包括患者在家里及医院应用的药物。

 即使是治疗剂量的药物毒性也是导致谵妄的常见病因,尤其是老年患者。应详细地检查所有药物,特别是精神活性类药物。

   c. 务必完善基本的实验室检查,如全血细胞计数(CBC)、基础代谢、肝脏生化检查和尿检。

   d. 其他临床检查(根据临床情况),如心电图、胸片、指脉氧(若患者有二氧化碳潴留的风险,完善动脉血气),以及血和尿培养。

3. 不常见病因。

   a. 若初步检查结果为阴性,则要考虑谵妄是否与急性疾病相关? 很少需要评估直接影响中枢神经系统的疾病(如脑卒中、癫痫发作、脑膜炎或脑炎)。

   (1) 脑卒中

      (a) 为非常罕见的谵妄病因。

      (b) 一项可靠的研究报告称,只有 7% 的谵妄病例由脑卒中导致。

      (c) 经过详细的神经系统检查,会发现 97% 的患者存在局灶性神经系统体征。

   (2) 癫痫

      (a) 非痉挛性癫痫发作,如颞叶癫痫,以间歇性发作为特点。

　　　　（b）非痉挛性癫痫持续状态非常少见，但它是精神状态改变的潜在病因，常与谵妄相混淆。非痉挛癫痫持续状态患者大多有癫痫高危因素或异常眼球运动（眼抽动、虹膜震颤、反复眨眼、持续性眼球凝视）。

　　　（3）脑膜炎：症状可能仅有发热和精神状态改变。

　b. 在评估意识错乱的患者时，仅在以下情况时考虑行神经影像学检查、脑电图、腰椎穿刺。

　　　（1）**神经影像学检查**：仅在谵妄伴有局灶性神经系统检查异常以及高度怀疑脑血管事件时有必要进行。

　　　（2）**脑电图**：仅在谵妄无法用其他病因解释且患者有癫痫发作的危险因素和迹象时有必要进行。

　　　（3）**腰椎穿刺**：仅在患者有不明原因的发热或怀疑有中枢神经系统感染时有必要进行。

治疗

A. 预防

　1. 由于谵妄的预后较差，所以在可能的情况下应进行预防。

　2. 多学科干预已被证明可以预防意识错乱。一项研究显示，谵妄的发生率能从 15% 下降到 9.9%。

　3. 美国国立卫生与临床研究所发布了一项预防谵妄指南，其中有 13 项建议，包括：

　　a. 治疗认知功能损害（如给予患者刺激以对其进行锻炼）

　　b. 关注水化状态、便秘和组织缺氧状况

　　c. 注重预防、识别和治疗感染

　　d. 鼓励尽早活动

　　e. 治疗感觉功能损害（通过佩戴眼镜、助听器，解除耳垢嵌塞）

　　f. 促进良好的睡眠模式 / 睡眠保健

B. 治疗

　　一旦发生谵妄，必须明确病因并制订治疗计划。

　1. 补充液体以治疗和预防脱水。

　2. 避免睡眠不足。

　3. 给患者提供一个安静的环境。

　4. 尽可能地减少患者夜间醒来的次数。

　5. 避免患者摔倒和自我伤害。

　　a. "看护"比约束措施更好，因为约束会增加物理损伤的风险。

　　b. 看护还能持续帮助患者锻炼定向能力及提供安慰。

　　c. 偶尔小剂量的精神抑制药物也可用于镇静，但应尽可能地避免长期应用。

诊断

查阅 B 先生的医嘱单发现，劳拉西泮（0.5mg）每 8h 一次而不是按需使用。实验室检查除动脉血气分析（7.36/46/80）外均正常。

能否得出主要诊断谵妄的诊断要点？能否排除其他诊断？是否还有其他检查用于排除诊断？

　　根据 CAM 标准，B 先生诊断为谵妄，因为患者近期有大手术史且正在服用可致谵妄的药物，尽管术中出现失血和低血压，但并无脑卒中、心肌缺血、心力衰竭、贫血的征象。

鉴别诊断：酒精戒断反应

教科书内容回顾

　　住院期间戒断酒精的典型表现为入院后 2 天内出现烦躁不安、高血压和心动过速，第 3~5 天出现痉挛继而出现妄想和谵妄。

疾病要点

A. 酒精戒断反应的症状十分典型，出现在可预测的时间轴上，如图 11-2 所示。

B. 轻微戒断症状表现为易怒、高血压和心动过速。

C. 酒精性幻觉。

　1. 幻觉综合征（通常为视觉）。

　2. 酒精性幻觉的患者通常有清晰的感觉（谵妄评分表现正常），这一点与谵妄易于区分。

D. 严重酒精戒断反应也称为震颤性谵妄。

　1. 见于有严重酗酒史的患者。

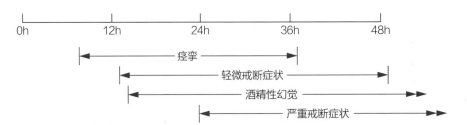

图 11-2　**按小时间隔的酒精戒断症状**

2. 特征表现为意识错乱、定向障碍、过度兴奋。

3. 震颤性谵妄若治疗不当可致死。

E. 韦尼克脑病。

1. 韦尼克脑病不是酒精戒断综合征,而是由缺乏维生素 B_1(硫胺素)引起的。

2. 酗酒是引起硫胺素缺乏最常见的原因。

3. 韦尼克脑病可发生在硫胺素缺乏患者接受静脉注射葡萄糖后。

4. 症状表现为意识错乱、眼球运动失调和共济失调三联征。意识错乱通常表现为定向障碍和冷漠。

5. 科萨科夫综合征是韦尼克脑病的慢性形式,表现为记忆障碍和虚构。

循证医学诊断

A. 震颤性谵妄和韦尼克脑病都是酒精相关综合征,最有可能与非酒精相关性谵妄相混淆,不同的特征可以清楚地区分这些综合征。

B. 韦尼克脑病。

1. 常发生于有长期酗酒史患者(也有病例报告韦尼克脑病发生于妊娠剧吐和减肥手术后)。

2. 需要注意的是,韦尼克脑病往往只表现出典型三联征中的 1~2 个症状。

3. 波动性这一非酒精相关性谵妄的特征不会在韦尼克脑病中出现。

4. 如满足以下 4 种表现的 2 种,可诊断为韦尼克脑病:

a. 营养不良(见于体重过低、硫胺素缺乏或异常饮食史)

b. 眼球运动障碍(如眼肌麻痹、眼球震颤或凝视麻痹)

c. 小脑体征

d. 精神状态改变或记忆受损

5. 同时患有肝性脑病时难以诊断出韦尼克脑病。

6. 韦尼克脑病有特殊的 MRI 表现。

C. 震颤性谵妄。

1. 常发生在轻微戒断症状之后。

2. 若住院患者病情严重,应用镇静剂或麻醉剂,轻微戒断症状可被忽视。

3. 患者必须有重度酗酒史。

4. 常表现出肾上腺素能亢进(血压升高、心动过速、发热)的症状,但症状可被药物作用掩盖。

 所有患者入院时都应采集饮酒史,若临床症状提示为酒精戒断反应但患者否认饮酒,则需要从其他途径了解酒精接触史。

治疗

A. 韦尼克脑病和震颤性谵妄都是可以预防的。

B. 韦尼克脑病。

1. 任何疑似硫胺素缺乏症的患者在接受含葡萄糖的液体治疗前都应静脉注射 100mg 的硫胺素。

2. 疑似韦尼克脑病的患者应接受硫胺素治疗直至症状缓解。

C. 酒精戒断反应和震颤性谵妄。

1. 支持治疗

2. 苯二氮䓬类药物

a. 苯二氮䓬类药物可缓解戒断症状,并预防震颤性谵妄、癫痫发作及死亡。

b. 部分患者可在门诊接受苯二氮䓬类药物进行戒酒治疗。

c. 住院治疗的适应证:

(1) 中重度戒断反应

(2) 既往癫痫发作史或震颤性谵妄史

(3) 患者无法配合门诊治疗

(4) 合并精神疾病或其他内科疾病

(5) 门诊戒断治疗不成功者

d. 住院患者的管理:

(1) 苯二氮䓬类药物的最佳剂量不能事先确定,需根据患者的具体情况进行药物滴定。

(2) 苯二氮䓬类药物可定期使用或作为缓解症状使用,但都需要仔细监测患者情况并及时调整用药。

(3) 成瘾研究基金会临床研究所发布的临床酒精戒断评估量表(Clinical Institute Withdrawal Assessment for Alcohol, CIWA-Ar)可用于评估酒精戒断反应的严重程度。

(a) 该量表对各种症状的严重程度进行评分,如震颤、焦虑和感觉障碍等。

(b) 评分高(>8~12 分)则需要积极的药物治疗,包括固定剂量或症状触发方案。

(c) 该量表的打印版本可在线获取。

(4) 定期治疗。

(a) 定期给予固定剂量的苯二氮䓬类药物。

(b) 用药过程中需密切监测以避免治疗不足或过度镇静。

(c) 若无法进行充分的监测,定期用药可能会带来一些安全隐患。

(5) 症状触发疗法。

(a) 在不需要用药的患者,避免不必要的药物治疗。

(b) 严密监测以避免戒断症状和震颤性谵妄。

 仔细监测和及时调整适合患者的苯二氮䓬类用药剂量是成功治疗酗酒患者的关键。

3. β 受体阻滞剂

  a. 能减轻戒断过程中的交感神经过度兴奋症状。

  b. 为有效地辅助治疗药物，但由于该药物能够掩盖提醒临床医生病情加重的交感神经兴奋症状，所以可能有导致苯二氮䓬类药物应用不足的风险。

病例解决方案

术后第 5 天下午，由于 B 先生自行拔除静脉留置针并试图带着胸腔引流管从床上爬下来，故对其进行了全天监护。

再次追问既往史诉无饮酒史，吸氧状态下血气值正常，劳拉西泮已停用。术后第 8 天（谵妄发生后第 3 天）B 先生的精神状态逐渐恢复正常，但偶尔出现时间定向力障碍。

患者在术后第 14 天出院，其妻子诉其出院时仍偶有"古怪"发作，而在手术 14 天以后的随访中患者完全恢复正常。

该患者谵妄最严重的时间为 3~4 天，共持续至少 1 周。他的谵妄是手术后状态和药物治疗并发症的原因，没有给予特异性治疗。在治疗过程中，患者在"照护者"的看护下保证了安全，其可逆性因素得到了处理。

主诉

病例

R 先生，70 岁老年男性，在妻子陪同下前来就诊，因为妻子担心他的记忆力越来越差。妻子诉 R 先生前几个月常常在从家开往 32 千米以外的退伍军人医院当志愿者时迷路，但这项每周 2 次的工作他已经做了 25 年。

此时，最有可能的诊断是什么？鉴别诊断还有什么？是否存在不可漏诊的情况？基于以上鉴别诊断，后续应做哪些检查？

鉴别诊断排序

  R 先生的认知功能有所下降，无法完成较为复杂的工作，考虑到患者的高龄，痴呆症——最常见为阿尔茨海默病（Alzheimer disease，AD），须纳入引起认知功能下降的鉴别诊断中，且患者症状的亚急性发病支持阿尔茨海默病为主要诊断。另一引起老年人痴呆的常见病因为血管性痴呆（vascular dementia，VD），明确患者是否存在脑血管疾病的危险因素十分重要。对于老年人来说，临床医生还应该考虑随着衰老带来的正常认知能力下降，但这不会导致功能损害。另一种诊断为轻度认知障碍（mild cognitive impairment，MCI），表现为与正常衰老相比更严重的记忆力减退，但 MCI 同样不会引起功能损伤。认知功能减退的老年患者还应该考虑是否存在谵妄和抑郁，因为这是可以得到有效治疗的。表 11-2 为鉴别诊断。

  患者由于认知功能问题而无法独立生活常提示存在异常。

表 11-2　R 先生的诊断假设

诊断假设	人口统计学，风险因素，症状和体征	重要检查
主要假设		
痴呆症，最常见为阿尔茨海默病	记忆丧失及日常工具性活动能力受损	MMSE 神经精神病学测试
备选假设		
血管性痴呆	血管疾病高危因素	血管疾病的证据 脑缺血评分为阳性
备选假设——不可漏诊的		
谵妄	一天内意识水平发生变化	谵妄评分（CAM）
抑郁症	可能表现为患者自诉的记忆丧失	满足 DSM-5 标准 PHQ-9 老年抑郁量表

  DSM-5，《精神疾病诊断与统计手册》第 5 版；MMSE，简易精神状态评估量表；PHQ，患者健康问卷。

R 先生的既往病史主要为参加越南战争受伤后遗留的腿部疼痛。他还患有痛风。目前患者为一名退休会计师，他完成了 4 年的大学学业，体格检查提示患者为一名敏锐、和蔼的人。

服用药物为：

1. 帕罗西汀，20mg，每天 1 次

2. 美沙酮，20mg，每天 3 次

3. 美洛昔康，7.5mg，每天 1 次

4. 对乙酰氨基酚及可待因（300/60），每次 2 片，每天 2 次

5. 别嘌醇，300mg，每天 1 次

经检查,R 先生的生命体征均正常。他自己回答了约 50% 的病史询问,但在有关他看过的医生和服用的药物这些细节上,需要向妻子寻求帮助。患者和妻子均否认有任何抑郁症状,尽管他们注意到过去这一直是一个问题,且患者已服用帕罗西汀多年。

检查除了双侧膝关节骨性关节炎以外,其余均正常,入院神经系统检查,除了他的精神状态外,运动、感觉及反射检查均正常。

 根据以上信息能否得出诊断? 如不能,还需要哪些额外信息?

主要假设:阿尔茨海默病

教科书内容回顾

通常为家属带领家庭中的老人因意识错乱、记忆丧失或人格改变前来就诊,而患者常否认存在异常。在疾病早期通过日常对话发现痴呆症可能比较困难,通常需要借助更正规的评估。

疾病要点

A. 阿尔茨海默病常发生在 65 岁以后,但也可发生在更年轻的患者中。

B. 记忆丧失、行为或人格改变、功能损害、回避社交常为阿尔茨海默病的常见早期症状。

C. 语言障碍:

1. 除上述症状外,言语障碍也常出现于疾病早期且逐渐加重。

2. 语言障碍可表现为流利性失语、语言错乱及词语替换。

D. 疾病后期出现整体认知功能障碍,患者无法独立完成大多数的基本日常活动(activities of daily living,ADL)。

 虽然阿尔茨海默病患者存在记忆丧失,但可能并非主要症状,相反,其他症状如行为或人格改变、功能损害、回避社交、语言障碍等可能为首发表现。

E. 阿尔茨海默病在所有痴呆患者中占 67%。

F. 严格来说,阿尔茨海默病只能是通过病理明确诊断,也就是说,大多数阿尔茨海默病的诊断由临床得出。

G. 所有阿尔茨海默病的定义都包括患者独立活动能力的下降,患者的功能水平可通过完成 ADL 的情况来进行评估。

1. IADL 包括:

a. 做饭

b. 打扫房屋

c. 洗衣服

d. 独立服药

e. 使用电话

f. 管理财务

g. 购物

h. 使用交通工具

2. 在疾病晚期,患者完成 ADL 的能力将会下降,ADL 包括:

a. 洗澡

b. 进食

c. 行走

d. 如厕和控制大小便

e. 穿衣

f. 修饰洗漱

H. 阿尔茨海默病的预后较差。

1. 中位生存期的预估一般为 5~9 年,而近期研究表明中位生存期约为 3 年,有 2.7~4 年的波动。

2. 晚期痴呆症患者的预后尤其糟糕。在一组接受 18 个月随访的晚期痴呆症患者中,54.8% 的人死亡,41.1% 的人出现肺炎,85.8% 的人出现进食问题。

3. 阿尔茨海默病患者患急性疾病后的预后也要差得多。在上述同一研究中,肺炎患者的 6 个月死亡率为 46.7%。

循证医学诊断

A. 由于阿尔茨海默病早期症状轻微,所以诊断比较困难。

1. 只有少数阿尔茨海默病患者会反映记忆丧失。

a. 由配偶、亲属、朋友报告的记忆丧失比患者本人的反映更能提示痴呆症。

b. 患者自诉记忆丧失也可提示痴呆症,但也可能为抑郁症的迹象。

2. 行为和情绪的变化通常由家庭成员发现。

3. 临床医生常将焦虑加重、自诉躯体症状加重、对疾病的妄想等行为变化看作是疾病早期症状。

 需要注意的是,老年人即使只有轻微的行为变化也应该将阿尔茨海默病纳入鉴别诊断。

B. 诊断阿尔茨海默病最有效的方式包括以下 3 步:

1. 考虑到患者患有痴呆症的可能性。

2. 诊断痴呆症。

3. 排除其他引起痴呆的病因,明确症状符合阿尔茨海默病后诊断为阿尔茨海默病。

C. 诊断痴呆症:

1. 在老年群体中,阿尔茨海默病的患病率非常高,不同年龄段的患病率见表 11-3。

表 11-3　不同年龄的痴呆症患病率

年龄	患病率	
	门诊患者	住院患者
65~75	2.1%	6.4%
>75	11.7%	13%
>85	—	31.2%

2. 筛查测验：

　　a. 多种测试可用于筛查痴呆症患者。三种常见的测验为简易精神状态评估量表（mini-mental status exam，MMSE）、简易智力状态评估量表（Mini Cog）、蒙特利尔认知评估量表（the Montreal cognitive assessment，MoCA），老年认知功能减退知情者问卷（the informant questionnaire on cognitive decline in the elderly，IQCODE）为从护理人员、家庭成员及朋友中了解患者信息的量表。

　　　　(1) MMSE

　　　　　　(a) 最常用的测试，满分为 30 分。

　　　　　　(b) 测试包括 5 个方面，完成需要约 10min。

　　　　(2) Mini Cog

　　　　　　(a) 让受试者听并记住 3 个词并请受试者复述，同时请他画出钟表图形（作为干扰任务）。

　　　　　　(b) 总分为 5 分（每个词语 1 分，画出钟表 2 分），约 3min 内完成。

　　　　(3) MoCA

　　　　　　(a) 最早用于诊断轻度认知功能障碍（MCI）。

　　　　　　(b) 测试包括 7 个方面的内容，大约需要 10min 完成，总分为 30 分。

　　　　(4) IQCODE

　　　　　　(a) 简短版本为 16 个问题的问卷。

　　　　　　(b) 大约需要 10min 完成，可由知情者在患者就诊期间完成，通过计算平均分作为得分。

　　b. 这些量表的测试特性参考自各种 Cochrane 综述，详见表 11-4。

表 11-4　MMSE 及其他诊断阿尔茨海默病量表的测试特性

测试	敏感性	特异性	阳性预测值	阴性预测值
MMSE（<24）	85%	90%	8.5	0.017
Mini-Cog（<3）	76%	73%	2.8	0.33
MoCA（<26）	94%	60%	2.35	0.10
IQCODE	80%	84%	5.2	0.23

　　MMSE，简易精神状态评估量表；MoCA，蒙特利尔认知评估量表；IQCODE，老年认知功能减退知情者问卷。

3. 神经精神病学检查：

　　a. 被广泛认为是诊断痴呆症的"金标准"。

　　b. 当诊断痴呆症较为困难时，神经精神病学检查将非常有帮助。

　　c. 以下情形常需要行神经精神病学检查。

　　　　(1) 临床判断与实验室检查结果不一致。

　　　　(2) 需明确诊断以治疗。

　　　　(3) 存在或疑似精神疾病（通常是抑郁症）使得诊断复杂化时。

　　　　(4) 患者或家属需要更明确的诊断时。

 神经精神检查在临床怀疑痴呆症而实验室检查为阴性时尤为重要。

D. 阿尔茨海默病的诊断为临床诊断，需要在诊断痴呆症的基础上符合阿尔茨海默病的表现。

1. 许多实验室检查可协助做出诊断。针对疑似阿尔茨海默病患者美国国立神经病、语言交流障碍和卒中研究所 - 老年性痴呆及相关疾病学会（The National Institute of Neurological and Communicative Disorders and Stroke and the Alzheimer's Disease and Related Disorders Association，NINCDS-ADRDA）标准是目前专科医生最常用的。

2. 疑似阿尔茨海默病的临床诊断标准包括以下内容：

　　a. 痴呆

　　b. 两个或以上认知领域的缺陷

　　　　(1) 定向

　　　　(2) 知识运用

　　　　(3) 视觉空间和执行功能

　　　　(4) 语言

　　　　(5) 注意力和工作记忆

　　　　(6) 记忆力

　　c. 记忆和其他认知功能的逐渐恶化

　　d. 没有意识障碍

　　e. 发病年龄在 40~90 岁，通常在 65 岁之后

　　f. 没有其他可以解释这些症状的疾病

3. 这些标准的测试特征为：

　　a. 敏感度为 83%，特异度为 84%

　　b. LR+ 为 5.19，LR− 为 0.2

4. NINCDS-ADRDA 还提供了一些支持诊断的因素。尽管不是诊断所必须，但在临床上却是非常有帮助的。内容包括：

　　a. 特定认知功能的逐渐恶化

　　　　(1) 失语症

　　　　(2) 失用症

　　　　(3) 失认症

　　b. ADL 下降及行为模式改变

　　c. 痴呆症的家族史

　　d. 腰椎穿刺无异常,EEG 正常或无特异性发现,神经影像显示为脑萎缩

5. 由于这些标准用以诊断 AD 并不完美,疑似痴呆症或阿尔茨海默病但不符合该标准的患者应进行密切监测或进行更详细的神经精神病学测试。

E. 可逆性痴呆。

1. 诊断阿尔茨海默病的重要问题是还应做哪些辅助检查? 问题在于做出临床诊断后常容易漏掉可逆性痴呆,可逆性痴呆包括:

　　a. 中枢神经系统感染

　　b. 甲状腺功能减退

　　c. 维生素 B_{12} 缺乏

　　d. 中枢神经系统占位

　　　(1) 肿瘤

　　　(2) 硬膜下血肿

　　e. 正常颅内压性脑积水

　　f. 药物治疗

2. 目前的做法是进行以下检查:

　　a. 全血细胞计数

　　b. 促甲状腺激素(thyroid stimulating hormone,TSH)

　　c. 基础代谢及肝生化

　　d. 维生素 B_{12} 水平

　　e. 排除神经梅毒的相关检查

　　f. 考虑神经影像学检查(MRI 或 CT)

　　　(1) 大多数痴呆症患者不需做影像学检查。

　　　(2) 实际上,大多数患者会进行影像检查以评估除阿尔茨海默病以外的可能诊断并观察是否存在脑萎缩(这可能支持阿尔茨海默病的诊断)。

治疗

A. 健康教育

1. 在诊断阿尔茨海默病后,应向患者及其家属宣教关于疾病的病程、并发症及预后等内容。

2. 需要就医疗保健代理机构、财产和遗产规划以及临终关怀做出决定。

3. 当患者能够独立做出决策时做出上述决定十分重要,推荐支持服务,如阿尔茨海默病协会可能会有帮助。

4. 功能评估分期(functional assessment staging,FAST)对识别、跟踪和监测功能衰退非常有帮助,尤其对于指导何时开展临终关怀。

B. 安全性

1. 随着痴呆症的进展,患者的安全往往成为一个问题。

2. 开车、迷路和烹饪往往是首先关注到的问题。

　　a. 开车通常是最难解决的问题,因为患者缺乏对他们构成的危险的洞察力,并常会抵制不开车带来的独立性丧失。

　　b. 医生应该提出这些问题,因为护理人员往往很难提起。

　　c. 即使是轻度痴呆症患者也应避免开车,或者需经常进行能力评估。

　　d. 可从因特网上获取家庭安全清单以帮助家属保护痴呆症患者。

C. 行为

1. 看护人应被告知患者行为和性格可能发生变化,并接受如何应对这些情况的指导。

2. 维护日常生活是至关重要的。

3. 应避免可能给患者带来压力的情况,比如患者的疾病影响生活功能。

D. 药物治疗

1. 胆碱酯酶抑制剂:

　　a. 4 种药物可用于治疗:

　　　(1) 多奈哌齐

　　　(2) 他克林

　　　(3) 利凡斯的明

　　　(4) 加兰他敏

　　b. 这些药物已被证明对患者的痴呆及功能状态有一定的治疗效果。

2. 盐酸美金刚是一种 NMDA 受体拮抗剂已被批准用于治疗阿尔茨海默病,其疗效与上述药物相似,可与胆碱酯酶抑制剂联合使用。

3. 神经精神病学相关症状:

　　a. 可能包括躁动(60%~70%)或妄想及幻觉(30%~60%)。

　　b. 非典型抗精神病类药物,如奥氮平和利培酮,经常被使用,但其疗效的证据基础不足,且与较高的死亡率相关,所以这两种药物都没有被批准适用于 AD。

4. 抑郁症:

　　a. 在阿尔茨海默病中很常见。

　　b. 出现在高达 50% 的患者中。

　　c. 所有阿尔茨海默病患者都应该进行抑郁筛查,发现后进行治疗。

5. 对护理人员的支持:

　　a. 照顾患有阿尔茨海默病的朋友或亲人是费力的。

　　b. 护理人员应该被告知休息和短时倒休的重要性。

　　c. 应该告诉他们患者的行为障碍是疾病所致,而不是患者的愤怒和无情。

　　d. 护理者支持小组可以提供极大的帮助。

诊断

到目前为止,R 先生的检查显示在回忆近期发生的事件方面存在一些困难。考虑到患者的年龄,他患痴呆症的基线风险至少为 10%,所以检查的第一步是进行痴呆症的筛查测试。若结果为阳性则考虑他是否符合 NINCDS-ADRDA 的诊断可能的阿尔茨海默病的标准。

进一步询问病史发现患者的妻子已接管了账簿,因为过去 3 个月里有一些账单都未付清。

患者的 Mini Cog 得分为 2 分(满分 5 分),根据 NINCDS-ADRDA 标准,患者有 2 个或 2 个以上的认知功能缺陷(定向力、视觉空间和执行功能、注意力和工作记忆、记忆力),就诊时,尚不清楚他的认知功能是否恶化,但他没有意识障碍。

计划是进行初步的实验室检查并进行为期 3 个月的随访。考虑到他正在服用多种精神活性药物,他的治疗方案被缩减到控制疼痛所需的最低剂量。

根据以上内容你能否明确主要假设——阿尔茨海默病? 是否排除了其他诊断? 为排除其他诊断,还需要做哪些检查?

鉴别诊断:多发梗死性痴呆[血管性痴呆(VD)]

教科书内容回顾

VD 的发病可能是突发性或渐进性的,患者通常有血管疾病的危险因素,或既往被诊断出血管疾病。神经病学检查时患者可能有步态障碍。

疾病要点

A. 通常被认为是继阿尔茨海默病之后导致痴呆症的最常见原因。

B. 最常见于有血管疾病或栓塞性卒中危险因素的患者。

C. 有证据表明脑血管病是导致患者痴呆症的原因。

　1. 一个经典但不够敏感的线索是与间歇性脑血管意外相关的"阶梯式恶化"。

　2. 其他线索包括局灶性神经功能缺损或卒中、脑白质变性或神经影像学检查所显示的脑萎缩证据。

　3. VD 的症状包括步态障碍、泌尿系统症状和人格改变。

循证医学诊断

A. DSM-5 中关于 VD 临床诊断的标准为:

　1. 符合严重或轻度神经认知障碍的标准。

　2. 临床特征符合血管病的病因学,如下所示任一项:

　　a. 认知障碍的发病是短暂性的,与一次或多次脑血管事件相关。

　　b. 复杂注意力(包括处理速度)和额叶执行功能下降。

　3. 根据病史、体格检查和 / 或神经影像诊断出的脑血管疾病足以解释神经认知功能缺损。

　4. 症状无法用其他脑部疾病或全身性疾病更好的解释。

B. 符合 VD 诊断的特征包括:

　1. 深腱反射亢进

　2. 足底伸肌反应

　3. 步态不稳(回顾既往走路不稳及频繁、无缘无故的摔倒史)

　4. 假性延髓麻痹(病理性的笑、哭、做鬼脸,以及与第Ⅴ、Ⅶ、Ⅸ、Ⅹ、Ⅺ和Ⅻ对脑神经相关的肌肉无力)

　5. 局灶性神经系统体征

C. 由于存在多个不同的标准,VD 的诊断实际上更加复杂。

D. Hachinski 缺血性评分是一种临床上有用的测试,可用于确定缺血性疾病是否在患者的痴呆症中起作用。

　1. 计分时,以下特征各得 2 分:

　　a. 突然发作

　　b. 病程具有波动性

　　c. 脑卒中病史

　　d. 局灶性神经系统症状和体征

　2. 以下特征各得 1 分:

　　a. 逐渐恶化

　　b. 夜间意识错乱

　　c. 人格保留

　　d. 抑郁症

　　e. 躯体主诉

　　f. 情绪不稳定

　　g. 高血压

　　h. 动脉粥样硬化

　3. 得分 >7 分的患者用于区分 VD 和 AD 的 LR+ 为 8.3。但该评分在区分 AD 或 VD 与混合性痴呆方面则可信度较差。

治疗

A. 应采用行为学、药理学和外科手段改变脑血管病的危险因素,防止脑血管事件复发。

B. 行为干预包括戒烟和饮食干预,以降低血管病风险。

C. 药物干预措施包括治疗高血压、糖尿病和高胆固醇血症(LDL>1.81mmol/L),应用阿司匹林及根据需要进行抗凝治疗。

D. 手术治疗包括病情需要时行颈动脉内膜切除术。

病例解决方案

初步检查包括全血细胞计数、TSH 测定、基础代谢、肝脏生化、维生素 B_{12} 水平均正常, 梅毒 IgG 抗体阴性。患者已能停药且自觉体力较前有所恢复, 在 3 个月后的随访中患者妻子报告说, 他不再开车上班, 因为这变得越来越难。体检显示患者的言语功能恶化, 常常只能用简短的肯定词和点头来回答问题, 并经常被妻子所反驳(患者随后会赞同), 增强 CT 仅显示脑萎缩。

患者可明确诊断为阿尔茨海默病。他没有血管性痴呆的危险因素。他的脑缺血评分为 1 分。既往就诊时诊断为痴呆, 现患者症状加重, 符合阿尔茨海默病的诊断标准。患者的痴呆为可逆性病因的可能性较小, 其功能受限也排除了轻度认知障碍, 且患者无谵妄及抑郁症的症状。

其他重要疾病

轻度认知障碍(mild cognitive impairment, MCI)

教科书内容回顾

MCI 常发生在主诉为记忆力丧失的老年患者, 主要表现为难以记住名字和任务、无法解决复杂问题, 详细的检查显示记忆异常但无功能障碍。

疾病要点

A. MCI 是一种介于正常的、与年龄相关的认知能力下降和痴呆症之间的诊断。

B. 由于记忆异常和痴呆表现在老年人中很常见, 使得诊断具有困难。

C. 4 种 MCI 类型包括:

1. 单一认知领域记忆损害型 MCI, 即患者仅有记忆缺失而无其他障碍。

2. 多认知领域记忆损害型 MCI, 即患者有记忆缺失及其他障碍。

3. 单一认知领域非记忆损害型 MCI, 即患者存在单一的、非记忆相关的认知领域障碍。

4. 多认知领域非记忆损害型 MCI, 即患者存在多领域、非记忆相关的认知障碍。

D. 患这种疾病的患者常有神经功能异常。

1. 记忆损害型 MCI 患者的记忆力比同年龄段对照人群差。

2. MCI 患者比同年龄段对照人群进展至痴呆症的概率更大。

循证医学诊断

A. MCI 患者的 MMSE 评分一般正常(敏感度仅为 18%)。

B. MoCA 测试最初是为了评估 MCI 而制定的, 测试特点如下:

1. 敏感度为 90%

2. 特异度为 87%

3. LR+ 为 6.92

4. LR− 为 0.11

C. MCI 的诊断常由神经精神测试得出。

D. 应评估痴呆症的可逆性病因。

治疗

目前, 还没有被证实有效的 MCI 治疗方法, 需要做的是密切监测患者是否出现更严重的认知或功能衰退。

路易体痴呆症(dementia with Lewy bodies, DLB)

教科书内容回顾

DLB 常见于患有痴呆症的帕金森病患者, 其主要表现为病程波动和出现幻觉。在既往未被诊断为帕金森病的患者中, 也常会出现与帕金森病相似的运动症状。

疾病要点

A. DLB 是除阿尔茨海默病之外最常见的痴呆症类型。

1. 约 20% 的痴呆症患者的脑皮质内可见路易体。

2. 部分临床诊断为阿尔茨海默病的患者可见路易小体, 因此 DLB 可能与阿尔茨海默病共存。

B. DLB 最重要的特征包括在下述的循证医学诊断部分。

C. DLB 患者的病情存在波动性。

1. 在疾病的早期, 患者有时可能近乎正常, 有时又明显功能异常。

2. 由于症状具有波动性, 鉴别诊断需考虑到谵妄。

D. 与大多数其他类型的痴呆症不同, 视幻觉在 DLB 中很常见。

E. 在 DLB 早期即可出现轻度锥体外运动症状(僵硬和迟动), 这在其他痴呆症则常出现在病程晚期。

循证医学诊断

DLB 的诊断标准如下:

A. 有痴呆症(发病时通常比较轻微)。

B. 以下项目中出现两项对于诊断 DLB 十分重要:

1. 波动性认知功能障碍, 患者的注意和警觉性变化明显。

2. 反复发作的详细成形的视幻觉。

3. 自发的帕金森病症状。

C. 以下表现支持诊断 DLB：

1. 频繁摔倒

2. 晕厥

3. 短暂性意识丧失

4. 对抗精神病类药物过度敏感

5. 系统性妄想和幻觉

治疗

A. 对 DLB 患者的支持性治疗与阿尔茨海默病患者相同。

B. 胆碱酯酶抑制剂已被证明为有效治疗药物。

C. 抗精神病类药物具有风险性，可能会使症状恶化。

 具有帕金森特征表现、病程波动和视觉幻觉的痴呆患者在接受抗精神病类药物治疗之前，应该评估是否存在 DLB。

参考文献

Benbadis SR, Sila CA, Cristea RL. Mental status changes and stroke. J Gen Intern Med. 1994;9:485–7.

Black ER. Diagnostic strategies for common medical problems. Philadelphia: American College of Physicians; 1999:674.

Brown MA, Sampson EL, Jones L, Barron AM. Prognostic indicators of 6-month mortality in elderly people with advanced dementia: a systematic review. Palliat Med. 2013;27:389–400.

Caine D, Halliday GM. Operational criteria for the classification of chronic alcoholics: identification of Wernicke's encephalopathy. J Neurol Neurosurg Psychiatry. 1997;62:51–60.

ElieM, Rousseau F, Cole M et al. Prevalence and detection of delirium in elderly emergency department patients. CMAJ. 2000;163:977–81.

Fong, TG, Davis D, Growden ME, Albuquerque A, Inouye SK. The Interface of Delirium and Dementia in Older Persons. Lancet Neurol. 2015;14(8):823–32.

Francis J, Martin D, Kapoor WN. A prospective study of delirium in hospitalized elderly. JAMA. 1990;263:1097–101.

Holsinger T, Deveau J, Boustani M, Williams JW Jr. Does this patient have dementia? JAMA. 2007;297(21):2391–404.

Holsinger T, Plassman BL, Stechuchak KM, Burke JR, Coffman CJ, Williams JW Jr. Screening for cognitive impairment: comparing the performance of four instruments in primary care. J Am Geriatr Soc. 2012;60:1027–36.

Husain AM, Horn GJ, Jacobson MP. Non-convulsive status epilepticus: usefulness of clinical features in selecting patients for urgent EEG. J Neurol Neurosurg Psychiatry. 2003;74:189–91.

Inouye SK. The dilemma of delirium: clinical and research controversies regarding diagnosis and evaluation of delirium in hospitalized elderly medical patients. Am J Med. 1994;97:278–88.

Inouye SK, Bogardus ST Jr, Charpentier PA et al. A multicomponent intervention to prevent delirium in hospitalized older patients. N Engl J Med. 1999;340:669–76.

Inouye SK, Kosar CM, Tommet D et al. The CAM-S: Development and validation of a new scoring system for delirium severity in 2 cohorts. Ann Intern Med. 2014;160(8):526–34.

Inouye SK, Viscoli CM, Horwitz RI, Hurst LD, Tinetti ME. A predictive model for delirium in hospitalized elderly medical patients based on admission characteristics. Ann Intern Med. 1993;119:474–81.

Kales HC. Assessment and management of behavioral and psychological symptoms of dementia. BMJ. 2015;359:h369.

Lewis LM, Miller DK, Morley JE, Nork MJ, Lasater LC. Unrecognized delirium in ED geriatric patients. Am J Emerg Med. 1995;13:142–5.

Mitchell SL, Teno JM. The clinical course of advanced dementia. N Engl J Med. 2009;361:1529–38.

Morandi A, Davis D, Bellelli G et al. The Diagnosis of delirium superimposed on dementia: an emerging challenge. J Am Med Dir Assoc. 2017;18(1):12–18.

Moroney JT, Bagiella E, Desmond DW et al. Meta-analysis of the Hachinski Ischemic Score in pathologically verified dementias. Neurology. 1997;49(4):1096–105.

Nasreddine ZS, Phillips NA, Bédirian V et al. The Montreal Cognitive Assessment, MoCA: a brief screening tool for mild cognitive impairment. J Am Geriatr Soc. 2005;53(4):695–99.

O'Mahony R, Murthy L. Synopsis of the National Institute for Health and Clinical Excellence Guideline for Prevention of Delirium. Ann Intern Med. 2011;154:746–51.

Oh ES, Fong TG, Hshieh TT, Inouye SK et al. Delirium in older persons: advances in diagnosis and treatment. JAMA. 2017;318(12):1161–74.

Rockwood K. The occurrence and duration of symptoms in elderly patients with delirium. J Gerontol. 1993;48:M162–6.

Schuckit MA. Recognition and management of withdrawal delirium (delirium tremens). N Engl J Med. 2014;371(22):2109–113.

Siu AL. Screening for dementia and investigating its causes. Ann Intern Med. 1991;115:122–32.

Wiederkehr S, Simard M, Fortin C, van Reekum R. Comparability of the clinical diagnostic criteria for vascular dementia: a critical review. Part I. J Neuropsychiatry Clin Neurosci. 2008;20(2):150–61.

Witlox J, Eurelings LSM, de Jonghe JF, Kalisvaart KJ, Eikelenboom P, van Gool WA. Delirium in elderly patients and the risk of postdischarge mortality, institutionalization, and dementia: a meta-analysis. JAMA. 2010;304(4):443–51.

Wong CL, Holroyd-Leduc J. Does this patient have delirium?: value of bedside instruments. JAMA. 2010;304(7):779–86.

（国丽茹 译　顾杰 校）

碰到担心患有糖尿病的患者，如何确诊和治疗？

Diane Altkom

主诉

病例 1

D 太太是一位 50 岁的非洲裔美国妇女,她担心自己患有糖尿病。

糖尿病的鉴别诊断有哪些? 作为医生您将如何进行鉴别诊断?

构建鉴别诊断

糖尿病(diabetes mellitus,DM)的鉴别诊断实际上是对不同类型糖尿病进行分类。

A. 1 型糖尿病

1. 在加拿大,美国和欧洲,5%~10% 的 DM 患者为 1 型糖尿病。

2. 由遗传易感个体因不确定的环境因素触发的细胞介导的胰腺 β 细胞自身免疫破坏引起。

   a. 在 85%~90% 的患者中发现了针对胰岛细胞,胰岛素,谷氨酸脱羧酶(glutamic acid decarboxylase, GAD_{65})或酪氨酸磷酸酶 IA-2 和 IA-2β 的某种抗体组合。

   b. 密切的 HLA 相关性。

   c. 没有家族史的患者的发病风险为 0.4%,兄弟姐妹和子女的发病风险为 5%~6%,单卵双胞胎的发病风险为 30%。

   d. 患者还容易发生自身免疫性甲状腺疾病,艾迪生病,白癜风,乳糜泻,自身免疫性肝炎,重症肌无力和恶性贫血。

3. 一直需要胰岛素治疗。

4. 由于完全缺乏胰岛素的产生,患者处于糖尿病酮症酸中毒(diabetic ketoacidosis,DKA)的高风险中。

B. 2 型糖尿病

1. 由 β 细胞胰岛素分泌的进行性丧失引起,并伴有潜在的胰岛素抵抗。

2. 与炎症、代谢应激和遗传因素有关的异质性疾病。

C. 其他较不常见的糖尿病病因

1. 单基因糖尿病综合征。

2. 导致 β 细胞破坏的外分泌胰腺疾病(胰腺炎,创伤,囊性纤维化,胰腺切除术,胰腺癌)。

3. 内分泌病变(肢端肥大症,库欣综合征,胰高血糖素瘤,嗜铬细胞瘤)。

4. 药物或化学诱导(类固醇,HIV/ 获得性免疫缺陷病药物,器官移植后)。

D. 妊娠糖尿病

1 型糖尿病通常发生在儿童中,尽管有 7.5%~10% 的原来考虑为 2 型糖尿病的成年人中,根据循环中存在抗体的情况实际上为 1 型糖尿病。2 型糖尿病在青少年中越来越普遍,可能与肥胖症的患病率增加有关。

在大多数患者中,1 型和 2 型糖尿病之间的区别很明显。因此,临床医生的主要任务是确定谁应该接受糖尿病检查、谁患有糖尿病、要监测的并发症以及如何对患者进行治疗。

1

D 太太自从父亲死于糖尿病的并发症后,就一直担心自己患有糖尿病。在过去的几周中,她出现尿频且尿量比平时多。她知道小便过多可能是糖尿病的症状,所以她预约了看病。

此时,主要假设是什么? 鉴别诊断还有什么? 是否存在不可漏诊的情况? 基于以上鉴别诊断,后续应做哪些检查?

鉴别诊断排序

D 太太患糖尿病可能性很高,原因是她的病史中有两个关键点,即多尿症和阳性家族史。还应考虑液体摄入过多和引起真正的多尿症的疾病,多尿症定义为尿量 >3L/d。膀胱功能障碍和尿路感染通常会引起尿频,每次排尿减少。由于患者有时难以量化尿量,因此应注意进行尿频及尿量少的原因鉴别。表 12-1 列出了鉴别诊断。

表 12-1 D 太太的诊断假设

诊断假设	人口统计学,风险因素,症状和体征	重要检查
主要假设		
2 型糖尿病	家族史 肥胖 高血压 民族 多尿 多饮	空腹血糖或糖化血红蛋白(glycosylated hemoglobin,HbA$_{1c}$)
备选假设——最常见的		
摄入过多液体	尿频	病史
其他假设		
原发性多饮	多尿 >3L/d 摄入过多水分	限水试验
尿崩症	多尿 >3L/d	限水试验
尿道感染	尿急 尿频 血尿	尿液分析 培养
膀胱功能障碍	尿急 尿频 尿失禁	排泄后残留尿量 尿动力试验

D 太太没有排尿困难或排血尿。她不服药,每天喝 1 杯咖啡,很少喝酒。她一直在努力减肥,以及多喝水以减少食欲。体格检查:身体疲乏。生命体征:体温 37.0 ℃,血压 138/82mmHg,脉搏 96 次 /min,呼吸 16 次 /min。其余体格检查正常。随机血浆葡萄糖浓度为 152mg/dL(8.36mmol/L)。

 根据以上临床信息能否得出诊断? 如不能,还需要哪些额外信息?

主要假设:2 型糖尿病

教科书内容回顾

2 型糖尿病患者可能有多尿、多饮和体重减轻的典型症

状。临床表现也可以更微妙,患者主诉感觉累或感觉不对劲。许多患者可以没有症状,而是根据血浆葡萄糖试验诊断出来。糖尿病的并发症可能在患者就诊时已经出现。

疾病要点

A. 由胰岛素分泌受损和胰岛素抵抗共同导致,无自身免疫性因素的证据。

B. 占糖尿病病例的 90%~95%,在美国的患病率约为 9.4%,各族裔患病率差异很大。

  1. 美洲印第安人 / 阿拉斯加土著人的患病率为 15.1%。

  2. 黑种人和西班牙裔人的患病率为 12%~14%。

  3. 非西班牙裔亚洲人群的患病率为 8%,其中亚洲印第安人的患病率最高(11.2%)。

  4. 非西班牙裔白种人中的患病率为 7.4%。

C. 24% 的糖尿病患者会漏诊。

D. 强大的基因成分:

  1. 1.39% 的患者至少有 1 位父母患有糖尿病。

  2. 单卵双胞胎中具有 60%~90% 的一致性。

  3. 一级亲属患有 2 型糖尿病的人的终身发病风险比没有家族史的年龄和体重匹配的人高 5~10 倍。

E. 最重要的危险因素是肥胖,肥胖会诱发胰岛素抵抗。

  1. 与身体质量指数(BMI)<22kg/m^2 的女性患糖尿病患者相比,BMI>35kg/m^2 的女性患糖尿病的相对风险为 93。

  2. 与 BMI<23kg/m^2 的男性相比,BMI>35kg/m^2 的男性患糖尿病的相对风险为 42。

F. 2 型糖尿病患者的糖尿病酮症酸中毒(diabetic ketoacidosis,DKA)发病率低于 1 型糖尿病。但是,DKA 也可能发生在 2 型糖尿病患者中。最新数据显示,2/3 的 DKA 患者患有 1 型糖尿病,1/3 的患者患有 2 型糖尿病。

 不要认为所有的 DKA 患者都是 1 型糖尿病患者,DKA 也可以发生在 2 型糖尿病患者中。

G. 2 型糖尿病的危险因素包括:

  1. 年龄≥45 岁。

  2. BMI ≥25kg/m^2。

  3. 有糖尿病一级亲属。

  4. 缺乏运动。

  5. 是高危族裔成员(非裔美国人,拉丁美洲人,美洲原住民,亚裔美国人,太平洋岛民)。

  6. 分娩过体重超过 4.086kg 的婴儿或患有妊娠糖尿病。

  7. 高血压。

  8. 高密度脂蛋白(high-density lipoprotein,HDL)胆固醇 <35mg/dL(0.91mmol/L) 或甘油三酯 >250mg/dL(2.83mmol/L)。

9. 多囊卵巢综合征。

10. 血管疾病。

11. 糖尿病前期患者[糖耐量降低（impaired goucose tolerance, IGT]，空腹血糖受损（impaired fasting glucose, IFG）或 HBA$_{1c}$ 轻度升高；有关定义，请参见"循证医学诊断"部分。]

    a. 患有 IGT 或 IFG 的患者每年患糖尿病的风险为 5%~10%；两者每年都有 10%~15% 的患病风险。

    b. HBA$_{1c}$ 在糖尿病前期的患者中，每年的患病风险为 10%~50%，并且随着 HBA$_{1c}$ 的增加而增加。

    c. 这些年度发病风险是没有糖尿病前期患者的 10~20 倍。

H. 糖尿病筛查：

1. 美国糖尿病协会（American Diabetes Association, ADA）建议从 45 岁开始筛查。

    a. 任何年龄都应对 BMI≥25kg/m^2（亚裔美国人 BMI>23kg/m^2）和有上述列出风险因素之一的患者进行筛查。

    b. 结果正常的患者每 3 年进行一次筛查，糖尿病前期患者每年筛查一次。

表 12-2 美国糖尿病协会对糖尿病前和糖尿病的诊断标准

	空腹血糖	2h 血糖（口服 75g 葡萄糖负荷后）	HBA$_{1c}$
正常	<100mg/dL	≤140mg/dL	<5.7%
糖尿病前期	100~125mg/dL	140~199mg/dL	5.7%~6.4%
糖尿病 [1]	≥126mg/dL	≥200mg/dL	≥6.5%

[1] 随机血糖≥200mg/dL 也能诊断糖尿病。1mg/dL=0.055mmol/L。

2. 2015 年，美国预防服务工作组建议对 40~70 岁的超重或肥胖的成年人进行糖尿病筛查（B 建议）。

循证诊断

A. 表 12-2 列出了糖尿病和糖尿病前期的 ADA 诊断标准。

B. ADA 建议通过重复检验来确认所有的异常结果。

C. 大多数医生使用空腹血糖（FPG）、HbA$_{1c}$ 或联合两者进行糖尿病筛选，口服葡萄糖耐量试验主要用于筛查妊娠糖尿病。

1. FPG 应用广泛且价格便宜；主要的缺点是需要禁食至少 8h。

2. HbA$_{1c}$ 现在已经全球标准化，不需要禁食。

    a. 假阴性可以发生在红细胞迅速增加的患者，如血红蛋白病、活动性溶血、促红细胞生成素治疗和 4 或 5 期慢性肾病患者。

    b. 假阳性可以出现在红细胞数量低下患者，如铁、维生素 B$_{12}$ 或叶酸缺乏症患者。

    c. 非裔美国人的 HbA$_{1c}$ 水平与相同葡萄糖水平的白种人患者相比稍微升高（0.2%~0.4%）。

D. 患者可能在一种或两种检测中出现异常结果，在一项研究中，1/3 患者仅通过 FPG 检测而诊断糖尿病；1/3 仅通过 HbA$_{1c}$ 检测而诊断；1/3 患者是通过上述两种检测诊断糖尿病。

HbA$_{1c}$ 检测正常的患者通过空腹血糖检测的方法依然可以诊断为糖尿病。

糖尿病前期的治疗

A. 其目标是预防或延迟糖尿病的发生，并优化其他心脏危险因素。

B. 大型随机试验表明，改变生活方式或服用药物治疗可以预防或延缓糖尿病。

1. 芬兰的 IGT 患者被随机分组，进行简短的饮食 / 锻炼咨询或强化的个体化指导。

    a. 强化组的糖尿病发生率相对减少了 58%（在 1 年内预防 1 例糖尿病的 NNT 为 22；在 5 年内预防 1 例糖尿病的 NNT 为 5）。

    b. 该研究队列在干预后已经进行了 7 年的监测；最初被分配到强化生活方式干预的患者组糖尿病发展的相对风险能持续降低 43%。

2. 美国的患者（45% 的非裔美国人或西班牙裔）被随机接受强化饮食 / 锻炼计划、二甲双胍或安慰剂。

    a. 强化饮食 / 运动组糖尿病的发展相对下降了 58%，二甲双胍组相对下降了 31%。

    b. 在 3 年内，强化饮食 / 运动组预防 1 例糖尿病的 NNT 为 7，二甲双胍组 NNT 为 14。

    c. 最初被分配到强化饮食 / 锻炼计划的患者在 10 年内，糖尿病发展的风险相对降低了 34%。

3. 阿卡波糖、奥利司他、利拉格肽和吡格列酮也已被进行研究，但 ADA 不建议将其用于预防糖尿病。

改变生活方式是预防或延缓糖尿病发病的最佳方法。

C. 改变生活方式的最佳目标是每周进行 150min 的有氧运动，比如快走，并减掉 7% 的基准体重。

D. 目前研究的药物都没有被美国 FDA 批准用于预防糖尿病；ADA 建议对 60 岁以下的 BMI>35kg/m^2 和 / 或有进行性高血糖患者或有妊娠糖尿病病史的患者使用二甲双胍。

E. 糖尿病前期患者的高血压治疗目标与无糖尿病患者的

高血压治疗目标相同(见第23章,高血压)。

F. 高脂血症应按照当前非糖尿病患者的指南进行治疗(见第23章,高血压)。

诊断

D 太太的随机血糖升高,但不能诊断为糖尿病。她说,当她减少液体摄入量时,小便会减少。请她返回做以下检测:FPG:120mg/dL(6.66mmol/L),HbA$_{1c}$:6.0%,尿液分析:蛋白质、葡萄糖和血液均为阴性,无白细胞或细菌,比重1.015。

根据以上信息能否足以得出最有可能的诊断为2型糖尿病?您是否排除了最可能的鉴别诊断?是否需要做其他检查以排除其他诊断?

D 太太不符合糖尿病的诊断标准,但她确实是糖尿病前期。这种程度的糖尿不足以引起尿频。尿液分析正常排除尿路感染。她增加了液体量,所以液体摄入过多可能是她症状产生的一个原因。如果她的症状不能随着液体摄入量的减少而解决,则应考虑膀胱功能障碍。尿崩症和原发性多尿症是罕见的疾病,除非她的尿量超过3L/d。下一个诊断试验应是减少她的液体摄入量。

病例解决方案

D 太太不再强迫自己多喝水,小便恢复正常。她非常担心自己的 FPG 升高,想知道如何预防进展为糖尿病。她的 BMI 为 30kg/m^2,空腹血脂显示总胆固醇为220mg/dL(5.70mmol/L);高密度脂蛋白38mg/dL(0.98mmol/L);甘油三酯250mg/dL(2.83mmol/L);低密度脂蛋白132mg/dL(5.70mmol/L)。将她转诊给营养师进行饮食咨询,营养师建议她每天步行30min,每周5天。当她在4个月后回来时,已经减掉3.632kg,FPG 是112mg/dL(6.16mmol/L);总胆固醇197mg/dL(5.10mmol/L);高密度脂蛋白42mg/dL(1.09mmol/L);甘油三酯150mg/dL(1.70mmol/L)和低密度脂蛋白125mg/dL(3.24mmol/L)。

D 太太的随访

D 太太在另一个城市住了5后年回来了。她报告说,她这些年来饮食和锻炼计划做得很好,保持体重减轻10%。然而,在过去的这几年里,由于照顾长期生病的母亲、工作和照顾自己的家庭,她无法继续锻炼和关心自己的饮食。最近,她的母亲去世了,所以 D 太太已经搬回来。她知道自己体重增加了,尤其担心自己的血糖水平,因为她在母亲生病期间没有时间去看医生。

体检发现,现在她的 BMI 是34kg/m^2(比她初次就诊时增加了4kg/m^2),她的血压为155/88mmHg,肺部清晰;在心脏检查中听到 S$_4$ 但没有 S$_3$ 或杂音。腹部检查正常,无外周水肿。脉搏正常,脚上无溃疡,患有足癣,血糖快速检测结果为335mg/dL(18.43mmol/L)。

此时,最主要假设是什么?鉴别诊断还有什么?是否存在不可漏诊的情况?基于以上鉴别诊断,后续应做哪些检查?

鉴别诊断排序

显然,D 太太目前患2型糖尿病。此时,除了开始治疗外,临床医生应重点识别和管理糖尿病并发症和相关的心血管疾病危险因素,而不是排除其他诊断(表12-3)。

表12-3　D 太太随访的诊断假设

诊断假设	人口统计学、风险因素、症状和体征	重要检查
主要假设:糖尿病并发症		
视网膜病变	无症状,视力下降,血糖控制差	眼科检查
肾病	血糖控制不良,高血压病	白蛋白/肌酐的比值
周围神经病变	感觉异常,血糖控制不佳	单丝测验肌电图
血管性疾病	冠状动脉疾病外周动脉疾病脑血管疾病吸烟	压力测试踝臂指数颈动脉超声
增加心血管疾病风险的备选假设——不可漏诊的		
高血压病		体检
高脂血症		空腹血脂餐
吸烟		病史
肥胖		体重指数

D 太太没有主诉任何视力丧失、麻木、水肿、呼吸困难或胸痛。

根据以上临床信息是否足以做出诊断?如果不能,您还需要什么其他信息?

主要假设:糖尿病并发症

1. 视网膜病变

教科书内容回顾

大多数视网膜病变患者是无症状的。其他患者会出现渐进性或突然的视力丧失。

疾病要点

A. 20~74 岁成年人中新发失明病例的最常见原因。

B. 过去 30 年发病率和疾病进展风险有所下降,1 型糖尿病患者视网膜病变的年发病率下降了 77%。

C. 糖尿病性视网膜病变(diabetic retinopathy,DR)的分期:

1. 非增殖性的糖尿病性视网膜病变(nonproliferative diabetic retinopathy,NPDR)

   a. DR 的前期阶段。

   b. 最早的症状是微动脉瘤和视网膜出血。

   c. 进行性毛细血管非灌注导致缺血,表现为越来越多的棉絮状斑点、静脉串珠和视网膜血管异常。

2. 增殖性糖尿病性视网膜病变(proliferative diabetic retinopathy,PDR)

   a. 最高级的 DR。

   b. 进行性视网膜缺血可导致视网膜或视盘上形成新血管。

   c. 新血管出血,因玻璃体积血、纤维化或视网膜脱落而导致视力丧失。

3. 糖尿病性黄斑水肿

   a. 可以在视网膜病变的任何阶段发展。

   b. 目前是糖尿病患者失明的主要原因。

   c. 血管通透性的增加会导致黄斑血管的血浆渗出,导致视网膜中央肿胀和形成硬的渗出物。

D. 危险因素包括糖尿病的持续时间、HbA_{1c} 水平的升高 、高血压、血脂异常、妊娠及肾病。

循证医学诊断

A. 评估应包括由眼科医生进行散瞳后间接检眼镜检查或眼底摄影,或两者兼而有之。

B. 1 型糖尿病患者应在发病后 5 年内进行一次检查,随后至少每年进行一次检查。

C. 2 型糖尿病患者应在诊断时进行检查,随后至少每年进行一次检查;糖尿病控制良好且无视网膜病变的患者可以每 2 年进行一次检查。

大多数 2 型糖尿病患者至少每年需要眼科医生进行一次眼科检查。

D. 资源匮乏地区正在研究使用智能手机进行眼底摄影筛查。

治疗

A. 血糖控制:

1. 在没有视网膜病变的 1 型糖尿病患者中,通过严格控制,发生 DR 的风险降低了 76%(在糖尿病控制和并发症试验中,HbA_{1c} 分别为 7.2% 和 9.1%)。

2. 对于 1 型糖尿病视网膜病变患者,严格控制血糖可使病情进展的风险降低 54%。

3. 对于 2 型糖尿病患者,更好的血糖控制可以把微血管并发症(视网膜病变和肾病)的风险降低到 16%~25% [在英国糖尿病前瞻性研究(UKPDS)(1998)中,HbA_{1c} 分别为 7% 和 7.9%;在 ADVANCE 试验(2008)中 HbA_{1c} 分别为 6.5% 和 7.2%]。

4. 对于 2 型糖尿病患者,HbA_{1c} 每降低一个百分点,发生微血管并发症的风险会降低 35%。

B. 良好的血压控制可降低视网膜病变的发生率和进展。

C. 阿司匹林既不能改善视网膜病变,也不会加剧视网膜病变;DR 并不是阿司匹林治疗的禁忌证。

D. 激光光凝治疗适用于 PDR 和某些严重的 NPDR 病例。

E. 眼内注射给予抗血管内皮生长因子,可改善糖尿病性黄斑水肿患者的视力。部分证据表明非诺贝特可以减缓 DR 的进展;澳大利亚和加拿大建议用于二级预防。

2. 神经病变

教科书内容回顾

糖尿病周围神经病变(diabetic peripheral neuropathy,DPN)可以是局灶性的,但通常表现为"长袜手套"对称分布的感觉异常或灼痛。糖尿病自主神经病变可以多种方式出现,包括直立性头晕、腹泻、尿失禁和胃轻瘫。

疾病要点

A. 局灶性单神经病:

1. 颅骨(0.05% 的单神经病变)

   a. 通常是第 Ⅲ 对脑神经或第 Ⅵ 对脑神经

   b. 通常是急性的和短暂的

   c. 因脑缺血所致

2. 胸椎和腰椎

3. 肢体

   a. 正中神经为最常见的部位(5.8% 为单神经病)

   b. 尺骨(2.1%)、股骨和腓骨也受到影响

B. 糖尿病腰骶神经丛神经病变(也称糖尿病肌萎缩):疼痛、严重不对称肌无力,髂腰肌和股四头肌萎缩。

C. 远端对称多发性神经病变(DPN 的最常见表现)。

D. 远端对称性多发性神经病变的流行病学：

  1. 至少 20% 的 1 型糖尿病患者在发病 20 年后会发生。

  2. 在新确诊的糖尿病患者中 10%~15% 的患者会出现，高达 10% 的患者在发病 10 年后受到影响。

  3. 可能会出现在 10%~30% 的糖尿病前期患者中。

  4. 远端对称性多发性神经病变患者患足部溃疡或坏疽的终身发病风险为 15%~25%，被截肢的终身发病风险为 15%。

  5. 严重程度与疾病持续时间、血糖控制程度、高血压、肥胖、吸烟和高脂血症有关。

E. 远端对称性多发性神经病变的临床表现：

  1. 病史和体检：

    a. 高达 50% 的患者无症状。

    b. 归类为小纤维神经病变，大纤维神经病变或混合病变。

      (1) 小纤维功能障碍会引起刺痛、电击感、异常性疼痛、过敏和感觉异常。

      (2) 小纤维体检发现包括异常温度、针刺感和异常自主神经功能（皮肤干燥、血流不畅、脚冷和出汗障碍），具有正常肌力、反射和神经传导。

      (3) 大纤维神经病变会引起深层疼痛、咬痛、麻木和刺痛、虚弱、共济失调和平衡力差。

      (4) 体格检查发现大型纤维疾病会出现反射受损、本体感觉和振动感的丧失、足无力、手足小肌肉萎缩。

    c. 症状通常会在晚上加重。

    d. 当症状上升到膝盖时，上肢症状开始出现。

  2. 10% 的患者会出现查科（Charcot）关节，通常发生在跗跖骨区域。

F. 远端对称性多发性神经病变的鉴别诊断：

  1. 脊髓型颈椎病、腰椎管狭窄症、跗管综合征、指神经病临床表现都可以类似 DPN，体检时必须注意。

  2. 如果有以下表现，需考虑其他引起神经病变的原因：

    a. 运动功能损害比感觉功能损害更严重。

    b. 症状进展迅速。

    c. 病变不对称。

    d. 近端或上肢受累与远端下肢受累不成比例。

  3. 一定要检查导致周围神经病变的其他原因（如甲状腺功能减退、维生素 B_{12} 缺乏及单克隆丙球蛋白病，即使是长期糖尿病患者也是如此。）

 充分考虑糖尿病患者神经病变的其他原因。

G. 糖尿病性自主神经病变可影响任何受自主神经系统支配的器官。

  1. 心血管自主神经病变有多种可能的表现。

    a. 降低心率变异性；与无症状缺血和心源性死亡风险增加有关。

    b. 固定心率。

    c. 静息窦性心动过速。

    d. 运动时心率 / 血压增加不足。

    e. 直立性低血压伴收缩压下降 >20mmHg 或舒张期血压下降 >10mmHg。

    f. 术中心脏不稳定。

  2. 排汗：

    a. 进食后会出现面部出汗，通常伴有脸红。

    b. 一般发生在患有肾病或周围神经病变的患者中。

    c. 病因不明。

  3. 胃肠道功能障碍：

    a. 食管运动能力的降低。

    b. 胃瘫：

      (1) 胃运动异常导致胃排空延迟。

      (2) 症状包括恶心、呕吐、厌食、餐后饱、早饱。

      (3) 运动异常与症状之间的相关性较差。

    c. 糖尿病性腹泻：

      (1) 特征为间歇性、棕色、大量稀烂粪便，偶尔伴有里急后重。

      (2) 可以是发作性的，由正常的排便或便秘交替。

      (3) 罕见没有周围或自主神经神经病变的表现。

    d. 便秘：

      (1) 20% 的 2 型糖尿病的患者会出现由自主神经病变引起的便秘。

      (2) 由结肠运动的自主神经控制异常引起。

    e. 直肠功能障碍：

      (1) 即使没有腹泻，也会导致大便失禁。

      (2) 患者通常可以感觉到粪便的存在，但不能阻止粪便排出。

  4. 泌尿生殖系统功能障碍：

    a. 膀胱功能功能障碍

      (1) 最初运动功能正常，但膀胱扩张的感觉受损。

      (2) 然后，膀胱逼尿肌收缩不足，导致尿潴留和溢流尿失禁。

    b. 勃起功能障碍

      (1) 发生在 28%~45% 的男性糖尿病患病。

      (2) 是导致勃起功能障碍的最常见器质性原因。

      (3) 危险因素包括糖尿病的持续时间、血糖控制、吸烟和其他糖尿病并发症。

循证医学诊断

A. 远端对称性多发性神经病变

  1. 神经传导检查是大纤维神经病的"金标准"，但在小纤维神经病中结果正常。

2. 一项随机试验表明,接受 DPN 筛查患者的截肢率比未筛查的患者要低。

3. ADA 建议每年进行一次全面的足部检查,包括视诊、踏板脉冲评估、通过针刺或温度感觉评估小腿功能测试、通过使用 128Hz 音叉测试振动感来评估大腿功能,以及识别有溃疡和截肢风险的脚,每年进行 10g 单丝测验。(单丝测验异常的患者发生足部溃疡的风险是 2~10 倍。)

4. 尽管研究使用不同的体检技术,标准如表 12-4:

　a. Semmes-Weinstein 单丝检验

　　(1) 将 5.07/10g 的单丝涂抹在靠近甲床的第一个脚趾背上的非老茧部位。

　　(2) 以无节奏的方式对双脚重复 4 次。

　　(3) 把患者感知单丝的总次数相加(评分范围为 0~8)。

　　(4) 一些研究用单丝测试不同部位:第一、第三和第五足趾的足底表面;第一、第三、第五跖骨头,足内侧,外侧足。一项研究表明,测试第三和第五脚趾以及第一和第三跖骨头可以识别 95% 的 8 点测试结果异常的患者。

　b. 现场振动试验

　　(1) 将振动的 128Hz 音叉应用到靠近甲床的第一足趾背侧的骨突出处。

　　(2) 每只脚重复两次。

　　(3) 把患者感知振动音叉应用和振动停止的总次数相加(评分范围为 0~8)。

　c. 定时振动试验

　　(1) 将振动的 128Hz 音叉应用到靠近甲床的第一脚趾背侧的骨突出处。

　　(2) 要求患者报告振动减弱时超出感知范围的时间,并与检查员将音叉应用到检查员拇指上时感知到的秒数进行比较。

　　(3) 记录空间感知时间小于检查员的次数(评分范围为 0~8)。

表 12-4　糖尿病周围神经病变的体格检查结果

测试	能够感知≥4 次以上刺激(测试正常)		能够感知≤3 次刺激(测试异常)	
	敏感度 /%	LR−	敏感度 /%	LR+
单丝	77[1]	0.34	96	10.2
定时振动	80	0.33	98	18.5
表面疼痛	59	0.5	97	9.2
开关振动	53	0.51	99	26.6

[1] 这是正确地识别 7/8 单丝应用时的敏感度。

　d. 表面疼痛感

　　(1) 使用无菌锐器靠近甲床的第一足趾背侧的骨突出处。

　　(2) 在每只脚上重复测试 4 次。

　　(3) 把患者未感知疼痛刺激的总次数相加(评分范围为 0~8)。

5. 单丝测试比定时振动测试更容易重复。

6. 表 12-4 列出了测试特征。

　足部有任何神经系统检查异常的患者很可能患有 DPN 并且发生溃疡的风险很高;那些检查正常的人可能有早期的 DPN,但发生溃疡的风险较低。

B. 糖尿病自主神经病变

1. 心血管自主神经病变。

　a. 有必要进行心脏病咨询评估心率变异性。

　b. 通过改变姿势而改变收缩压用于诊断糖尿病自主神经病变引起的直立性低血压;在患者仰卧和站立 2min 后再次测量收缩压。

2. 根据病史诊断出汗情况。

3. 胃肠道(gastrointestinal,GI)功能障碍。

　a. 食管动力障碍:食管胃十二指肠镜检查和测压。

　b. 胃轻瘫:经临床诊断或通过"胃排空"试验诊断,包括固体或液体的双核素闪烁显像。

　c. 糖尿病性腹泻:排除慢性腹泻的其他原因腹泻。

　d. 肛门直肠功能障碍:可以进行肛门直肠测压和排便造影来记录异常情况。

4. 泌尿生殖系统功能障碍。

　a. 尿道膀胱功能障碍:超声和尿动力学检查。

　b. 勃起功能障碍:病史。

治疗

A. 严格的血糖控制。

1. 肯定能预防和改善 1 型糖尿病患者的神经病变(相对风险降低 60%,NNT 为 15,预防严格控制患者的神经病变)。

2. 可能能预防和改善 2 型糖尿病患者的神经病变。

B. 否则,对症治疗。

1. 周围神经病变

　a. 普瑞巴林和度洛西汀被美国 FDA 批准用于治疗糖尿病神经性疼痛。

　b. 也可以使用加巴喷丁、三环类抗抑郁药(如阿米替尼或去甲替林)和文拉法辛。

　c. 两项多中心试验表明曲马多有效,可考虑用于其他药物难治的患者;其他阿片类药物应仅在咨询疼痛专家后才考虑使用。

  d. 非甾体抗炎药一般无效；辣椒素可能有效。

 所有糖尿病患者都应接受足部护理教育。那些有DPN或足部结构异常的人应转诊给足病医生，部分指南推荐使用踝臂指数筛查周围动脉疾病。

2. 自主性神经病变

  a. 心血管疾病。

    (1) 直立性低血压通常是最致残的症状。

      （a）患者应抬高床头，缓慢起身。

      （b）患者可以尝试穿一件从脚延伸到肋缘的弹性服装。

      （c）米多君经FDA批准用于治疗直立性低血压。

    (2) 心脏选择性的β受体阻滞剂有时会有所帮助。

  b. 出汗：无特殊治疗；可乐定可能有效。

  c. 食管动力障碍：可以尝试促动力药，如甲氧氯普胺，但由于迟发性运动障碍的风险，使用时间不得超过12周。

  d. 胃轻瘫。

    (1) 严重的胃轻瘫非常难处理。

    (2) 小食多餐有时会有所帮助。

    (3) 促动力药，如甲氧氯普胺或红霉素，有时有效。

    (4) 正在研究胃电刺激治疗难治性病例。

  e. 便秘。

    (1) 增加纤维。

    (2) 药物选择包括乳果糖、聚乙二醇和大便软化剂。

    (3) 避免使用番泻叶、药鼠李等有刺激活性的药物。

  f. 膀胱功能障碍。

    (1) 胆碱能激动剂。

    (2) 间歇性自我导尿。

  g. 勃起功能障碍：西地那非和其他类似药物。

3. 肾病

教科书内容回顾

  糖尿病肾病在肾病进展到足以引起慢性肾病之前是无症状的。

疾病要点

A. 发生在20%~40%的糖尿病患者中。

B. 在美国，糖尿病是导致终末期肾病（end-stage renal disease，ESRD）的最常见原因。

C. 定义（基于现场采集和以μg/mg为单位的白蛋白/肌酐比值的计算）

1. 正常<30μg/mg。

2. 微量白蛋白尿=30~299μg/mg。

3. 大量蛋白尿（严重性肾病变）>300μg/mg。

D. 自然病史：1型糖尿病比2型糖尿病更好定义。

1. 1型糖尿病

  a. 糖尿病发病时肾脏增大和功能亢进；持续5~15年。

  b. 糖尿病发病10~15年后出现微量蛋白尿，肾小球滤过率（glomerular filtration rate，GFR）和血压最初正常。

  c. 在随后的10~15年中，80%的患者进展为大量白蛋白尿；GFR下降，高血压发展。

  d. 50%的大量白蛋白尿患者在10年内发生终末期肾病，75%在20年内发生。

2. 2型糖尿病

  a. 自然病史的定义不明确，因为2型糖尿病的发病通常不明确，并且其他类型肾病（如高血压和血管疾病）是常见的合并症。

  b. 20%~40%的微量白蛋白尿患者进展为大量白蛋白尿。

  c. 20%的人在出现大量白蛋白尿后20年内进展为ESRD。

E. 肾病发生的危险因素：

1. 血糖控制不良。

2. 高血压病。

3. 糖尿病的持续时间较长。

4. 男性。

5. 种族倾向［（美国原住民、非裔美国人、西班牙裔（尤其是墨西哥裔美国人）］。

F. 有白蛋白尿的患者，无论量多量少，发生心血管事件的风险都会增加。

循证医学诊断

A. ADA建议对新诊断的2型糖尿病患者以及确诊5年以上的1型糖尿病患者每年进行微量蛋白尿筛查。

B. 推荐进行随机尿白蛋白/肌酐的比例筛查。

1. 标本有昼夜差异，所以取第一次排空或清晨标本是最好的；否则，试着在一天的同一时间留取标本。

2. 短期高血糖、运动、尿路感染、明显的高血压、心力衰竭和急性发热性疾病可导致白蛋白排泄的短暂升高。

3. 由于变异性，在诊断新的或进行性糖尿病肾病之前，3~6个月的3个样本中的2个应该是异常的。

4. 对于早晨的标本，敏感度在70%~100%，特异度在91%~98%。

5. 对于随机标本，敏感度在56%~97%，特异度在81%~92%。

C. 在接受血管紧张素转换酶（angiotensin-converting enzyme，ACE）抑制剂或血管紧张素受体阻滞剂（angiotensin receptor blocker，ARB）治疗的患者需要每年测量一次白蛋白 / 肌酐比值；ADA 表示，这样监测糖尿病肾病的治疗反应和进展是"合理的"。

D. 所有患者应至少每年进行一次血清肌酐检查。

治疗

A. 严格控制血糖可以降低糖尿病肾病的发生。

1. 1 型糖尿病：微量白蛋白尿的发生率降低高达 43%，大量白蛋白尿的发生率降低 56%。

2. 2 型糖尿病：

    a. 良好的血糖控制可将微血管并发症（视网膜病变和肾病）的风险降低 16%~25%。

    b. 在英国前瞻性糖尿病研究（UKPDS）中，NNT=36，超过 10 年；在 ADVANCE 试验中，NNT=66，超过 5 年。

    c. $HbA_{1c} \geq 10\%$ 患者的微血管并发症发生率为 58%，$HbA_{1c} < 6.0\%$ 患者的微血管并发症发生率为 6.1%（UKPDS）。

    d. HbA_{1c} 每降低 1%，微血管并发症发生率就会降低 37%。

B. 血压控制及药物选择：

1. 患者血压应控制在 140/90mmHg 以下；在没有药物副作用的前提下如果可以让目标血压 <130/80mmHg 是非常恰当的，避免舒张压 <60~70mmHg。

2. 应该使用血管紧张素转换酶抑制剂（angiotensin converting enzyme inhibitor，ACEI）或 ARB 类降压药控制血压。

    a. ACEI 已被证明可以：

      （1）延缓 1 型和 2 型糖尿病高血压和微量白蛋白尿患者肾病的进展。

      （2）延缓 2 型糖尿病伴高血压但尿蛋白正常患者进展到微量白蛋白尿。

      （3）降低 2 型糖尿病患者的心血管事件风险。

    b. ARB 已被证明可以延缓 2 型糖尿病合并高血压和蛋白尿的患者进展到严重肾病。

    c. 由于 ACEI 可以降低心血管事件的发生，应首先使用 ACEI，对不能耐受 ACEI 的患者使用 ARB。

ACEI 和 ARB 类降压药同时使用会增加急性肾损伤和高钾血症的发生率，而患者获益并未比单用时增加，因此不应联合使用。

3. 部分证据表明，在 ACEI 或 ARB 中加入盐皮质激素受体拮抗剂，如螺内酯，尽管不会改变进展性肾病的

风险，但可以进一步减少蛋白尿；同时会增加高钾血症的发生率。

C. 关于饮食蛋白质限制的有效性，数据及观点不一。

D. 有新的证据表明钠 - 葡萄糖协同转运蛋白 2（sodium-glucose linked transporter-2，SGLT-2）抑制剂，如泛利列嗪，可延缓肾病的进展。

E. 什么时候转诊看肾科医生？

1. 肾病的病因不确定时

2. 慢性肾病（估算 GFR<30mL/min·$1.73m^2$）时

3. 出现慢性肾病的并发症时

    a. 贫血

    b. 继发性甲状旁腺功能亢进

    c. 代谢性骨病

    d. 电解质异常

F. 对血压正常、白蛋白 / 肌酐比率正常和估算 GFR 正常的患者，不推荐 ACEI 和 ARB 用于初级糖尿病肾病预防。

4. 糖尿病足部溃疡

教科书内容回顾

患有周围神经病变的患者察觉不到轻微的创伤和足底溃疡。当偶然发现溃疡时，通常已是晚期，常伴骨髓炎。

疾病要点

A. 患溃疡的风险可以高达 19%~34%。

B. 几乎所有的溃疡患者都有神经病变，50% 以上的溃疡患者都有外周动脉疾病，是溃疡未愈合的有力预测指标。

C. 溃疡往往发生在受压点，所以足掌和老茧部位是溃疡发生的常见部位。

1. 静脉溃疡通常发生在内踝或外踝上。

2. 动脉溃疡通常发生在脚趾、跖骨头或胫骨上。

D. 危险因素：

1. 既往截肢或足部溃疡。

2. 周围神经病变。

3. 足部畸形。

4. 周围动脉疾病。

5. 视力受损。

6. 糖尿病肾病（尤其是透析患者）。

7. 血糖控制不良。

8. 吸烟。

9. 溃疡前的愈伤组织或鸡眼。

E. 病理生理学：

1. 生物力学异常：足部畸形，有时是运动神经病变，导致压力点的过度受压。

2. 保护性感觉的丧失：感觉神经病变及受损或没有疼痛感觉，导致缺乏对初期溃疡的意识。

3. 皮肤变化:自主神经病变,出汗减少,皮肤干燥,导致皮肤容易损伤,愈合不良。

4. 重复性的外部创伤或轻微创伤。

5. 周围动脉疾病:缺血导致愈合不良和溃疡进展。

F. 糖尿病足感染的分类:

1. 轻度

   a. 存在至少有以下两种病变:局部肿胀或凹陷、溃疡周围红斑 >0.5cm,局部压痛或疼痛、局部温暖、脓性分泌物。

   b. 累及皮肤和皮下组织,不累及深层组织,也没有全身症状。

   c. 红斑从溃疡延伸 <2cm。

2. 中度:有局部感染迹象,伴有以下情况

   a. 红斑从溃疡或深部结构延伸超过 2cm(脓肿、骨髓炎、化脓性关节炎、筋膜炎)。

   b. 无全身炎症反应综合征(systemic inflammatory response syndrome,SIRS)。

3. 重度:局部感染加至少两个 SIRS 诊断标准

   a. 温度 >38℃或 <36℃。

   b. 脉搏 >90 次 /min。

   c. 呼吸频率 >20 次 /min 或 PaCO$_2$<32mmHg。

   d. 白细胞(white blood cell,WBC)>12 000 个 /μL 或 <4 000 个 /μL 或≥10% 杆状核细胞。

G. 微生物学(微生物学及按严重程度经验性治疗,见表 12-5)。

表 12-5 糖尿病足的病原微生物学和治疗

感染的严重程度	常见的病原体	初步治疗
轻	金黄色葡萄球菌 链球菌属	**口服抗生素** 如果怀疑 MSSA,则用头孢氨苄或阿莫西林克拉维酸盐 如果怀疑 MRSA 用克林霉素 如果患者在过去一个月内接受过抗生素治疗,则增加覆盖范围包括革兰氏阴性菌的抗生素
中	金黄色葡萄球菌 链球菌属 肠杆菌科 厌氧菌	**通常使用肠外抗生素** 氨苄西林 - 舒巴坦 头孢西丁 厄他培南 如果怀疑 MRSA,万古霉素(至少 1%~30% 足溃疡患者) 如果怀疑铜绿假单胞菌²,哌拉西林 - 他唑巴坦 **对严重程度最轻的中度感染,有时会使用口服抗生素** 克林霉素 + 左氧氟沙星,环丙沙星或莫西沙星

续表

感染的严重程度	常见的病原体	初步治疗
重	金黄色葡萄球菌 链球菌属 肠杆菌科 厌氧菌	**常用肠外抗生素:** 万可霉素 + 头孢他啶 头孢吡肟、哌拉西林他唑巴坦、氨曲南或碳青霉烯类

¹ 多西环素和甲氧苄啶 / 磺胺甲噁唑对 MRSA 和某些革兰氏阴性菌有活性,但通常对链球菌无效。

² 在铜绿假单胞菌流行率高、气候温暖、脚经常接触水的地区;否则在糖尿病足感染中并不常见。

MSSA,对甲氧西林敏感的金黄色葡萄球菌;MRSA,耐甲氧西林的金黄色葡萄球菌。

1. 近期未服用抗生素患者的急性感染通常是单一微生物感染。

2. 革兰氏阴性菌感染见于先前治疗过的慢性伤口患者。

3. 深部和慢性感染一般是多种微生物,尤其是患者已经接受过抗生素治疗;培养物有 3~5 个分离株生长,包括厌氧菌。

H. 多达 20% 的轻度足部感染患者和 50%~60% 的中度至重度感染患者会发生骨髓炎。

轻度足部感染的患者仍会发展成骨髓炎。

循证医学诊断

A. 患有神经病变的患者在每次就诊时都应该做一次足部检查。

您不能太频繁检查糖尿病患者的足部,需要光脚检查!

表 12-6 糖尿病足溃疡患者骨髓炎诊断的试验特征

诊断结果	LR+	LR-
骨暴露	9.2	0.70
溃疡面积 >2cm²	7.2	0.48
骨探针试验阳性	6.4	0.39
溃疡炎症(红斑、肿胀、化脓)	1.5	0.84
ESR>70mm/h	11	0.34
MRI	5.1	0.12
放射摄影	2.3	0.63

ESR,红细胞沉降率;MRI,磁共振成像。

B. 所有溃疡患者都应该用踝臂指数来发现外周动脉疾病。

C. 溃疡培养:

1. 临床上未感染的溃疡部位不需要培养。
2. 不要通过擦拭伤口或伤口引流液来获取标本。
3. 在收集标本之前清洁和清创伤口。
   a. 如果存在脓性分泌物,请使用无菌针头或注射器吸出。
   b. 用无菌手术刀或真皮刮匙刮擦清创溃疡的基部收集组织标本。
D. 诊断并发症:
1. 蜂窝织炎:临床诊断(参见第 17 章水肿)。
2. 骨髓炎(表 12-6)。
   a. 骨活检进行培养是诊断的"金标准"。
   b. 针吸骨髓活检诊断骨髓炎存在抽样错误(敏感度为 87%,特异度为 93%,LR+ 为 12.4,LR− 为 0.14)。
   c. 如果通过溃疡能够看到骨骼或探测到骨骼,则患者患骨髓炎的可能性大大地增加。
   d. C 反应蛋白、红细胞沉降率、血常规、血液培养的敏感度或特异度都太低,不足以诊断骨髓炎。
   e. MRI 是具有最佳检测特征的成像程序;骨扫描和白细胞扫描特异度稍差,但有时会在不能接受 MRI 检查的患者中进行。

磁共振成像扫描是诊断糖尿病足患者患骨髓炎的最好的成像程序。

血常规、C 反应蛋白或红细胞沉降率正常,并不能排除患有骨髓炎的可能性。

治疗

A. 预防性脚部护理
1. 通过改善血糖控制降低发生神经病变的风险。
2. 降低血管危险因素(戒烟、血压控制、血脂管理、血糖控制)。
3. 高危患者每次就诊时,需进行足部检查。
4. 至少每年检查一次低风险患者的足部。
5. 确保患者穿着合适的鞋子。
6. 教育患者每天需要进行足部视诊。
7. 向足病医生咨询老茧清创及进行骨畸形评估。
B. 溃疡的治疗
1. 治疗任何感染(表 12-5)。
2. 确定血运重建的必要,并尽早对可治疗的周围血管疾病患者进行血运重建。
3. 治疗溃疡。
   a. 卸荷:使用矫形器或玻璃纤维模型去除伤口压力,同时让患者保持活动。

b. 清除溃疡(手术或使用清除剂如水凝胶)。
c. 控制水肿。
d. 生长因子的作用正在研究中。
4. 溃疡愈合后采取预防措施。

包括内科、血管外科和足病学科在内的多学科会诊对于制订糖尿病足部溃疡的最佳治疗方案很有必要。

诊断

眼科医生报告说,D 太太没有视网膜病,包括单丝测试在内的神经系统检查正常。没有直立性头晕或任何胃肠道或泌尿生殖系统症状。她有双侧拇指滑囊炎,但没有老茧或溃疡。白蛋白 - 肌酐比值为 50μg/mg。经反复检查证实,她的 HbA$_{1c}$ 为 9.1%。

根据以上信息能否足以得出主要假设为糖尿病并发症? 您是否排除了最可能的鉴别诊断? 是否需要进行其他检测以排除其他诊断?

糖尿病并发症的评估已完成。证据表明 D 太太没有视网膜病变、神经病变或糖尿病足病。她确实有微量白蛋白尿。但是,在为 D 太太制订治疗方案之前,需要评估是否存在其他心血管危险因素和心血管疾病:
1. 血脂异常
2. 高血压
3. 肥胖
4. 吸烟
5. 冠状动脉疾病(coronary artery disease,CAD)
6. 脑血管疾病
7. 外周血管疾病

表 12-7 概述了 ADA 为所有糖尿病患者推荐的检测。

表 12-7　ADA 为糖尿病患者推荐的检测和监测总结

疾病状态	所需的检测 / 操作
视网膜病	眼科检查
周围神经病变和足部溃疡	全面的足部检查(包括视诊、踏板脉冲评估以及使用 10g 单丝试验检测、使用音叉和针刺或温度感觉振动等检测保护性感觉丧失情况)
肾脏疾病	白蛋白 / 肌酐比值,血清肌酐
血脂异常	空腹总胆固醇、高密度脂蛋白、甘油三酯、低密度脂蛋白
高血压病	血压测量
吸烟	吸烟病史及戒烟咨询

续表

疾病状态	所需的检测／操作
肥胖	测量体重并计算 BMI；饮食评估
冠状动脉疾病	评估症状
脑血管疾病	有 TIA 症状的患者进行双侧颈动脉超声检测
外周动脉疾病	50 岁以上和 50 岁以下除糖尿病外有其他血管危险因素的患者的 ABI

ABI，踝肱指数；ADA，美国糖尿病协会；BMI，体重指数；TIA，短暂性脑缺血发作。

病例解决方案

经仔细询问，D 女士没有血管疾病的症状，她的运动耐力超过 1.61km。空腹血脂检查显示总胆固醇为 230mg/dL（5.96mmol/L）。高密度脂蛋白胆固醇为 45mg/dL（1.17mmol/L），甘油三酯为 200mg/dL（2.49mmol/L），低密度脂蛋白胆固醇为 145mg/dL（3.76mmol/L）。您将 D 女士转诊给糖尿病教育者和营养师，以获取有关饮食和锻炼的指导。您还开出了治疗糖尿病的二甲双胍和治疗高脂血症的阿托伐他汀。因为她患有高血压和微量白蛋白尿，您选择开始使用 ACEI 类药物赖诺普利来治疗她的高血压。因为她患动脉粥样硬化性心血管疾病（ASCVD）的风险很高，您还建议她开始每天服用 81mg 阿司匹林进行一级预防。在接下来的 12~18 个月内，D 女士体重减掉了 2.27kg。你加大二甲双胍剂量并增加格列吡嗪降糖治疗，她的 HbA1c 下降到 6.7%。增加赖诺普利剂量并加用氢氯噻嗪后，血压为 128/80mm Hg。她的低密度脂蛋白现在是 85mg/dL（2.20mmol/L）。

2 型糖尿病的治疗

2 型糖尿病的治疗不仅涉及高血糖的治疗，还涉及相关并发症和心血管危险因素的管理。根据调查数据，只有 51% 的参与者达到 HBA1c 目标，51% 达到血压目标，57% 达到胆固醇目标，只有 14.3% 达到所有 3 个目标。

患者通常需要 6~7 种药物才能达到可接受的治疗目标。

治疗高血糖

A. 2 型糖尿病患者的治疗目标

1. ADA 建议很多患者需要治疗到 HbA1c 水平 <7.0%。

a. 已经明确显示 HbA1c 水平 <7% 可明显降低 2 型

糖尿病患者的微血管事件（见上述数据）。

b. 强化控制血糖并没有一直被证明可以减少大血管事件；强化控制血糖可能对患有心血管疾病的老年糖尿病患者有害，而新诊断糖尿病的患者可能获益。下面讨论的某些特定药物可以减少心血管事件。

2. 对虚弱的老年人应该调整治疗目标，对他们来说避免低血糖和优化脏器功能状态可能比严格控制血糖更重要。

a. 几乎没有证据表明强化血糖控制可以减少老年人的心血管事件，尤其是那些估计预期寿命小于 15 年的人。

b. 那些 80 岁以上伴认知障碍，或接受胰岛素或复杂方案治疗的患者中，更容易出现低血糖症和多药疗法造成的损害。

3. 治疗目标应根据患者整体健康和年龄情况个体化（图 12-1）。

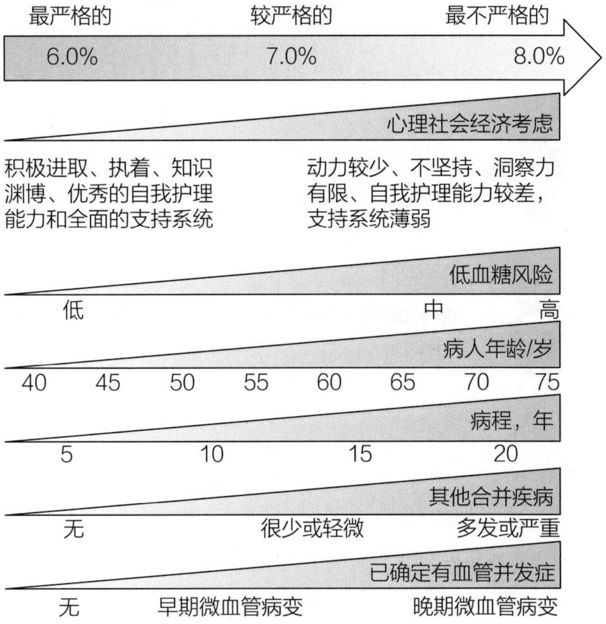

最严格的	较严格的	最不严格的
6.0%	7.0%	8.0%

心理社会经济考虑

积极进取、执着、知识渊博、优秀的自我护理能力和全面的支持系统		动力较少、不坚持、洞察力有限、自我护理能力较差，支持系统薄弱

低血糖风险

低		中		高

病人年龄/岁

40	45	50	55	60	65	70	75

病程，年

5	10	15	20

其他合并疾病

无	很少或轻微	多发或严重

已确定有血管并发症

无	早期微血管病变	晚期微血管病变

图 12-1　确定 HbA1c 控制目标的框架（Reproduced with permission from Ismail-Beigi F，Moghissi E，Tiktin M，et al：Individualizing glycemic targets in type 2 diabetes mellitus：implications of recent clinical trials，Ann Intern Med. 2011 Apr 19；154（8）：554-559.）

B. 监测

1. 对达到治疗目标的稳定患者，每 6 个月检测一次 HbA1c 水平；对未达到治疗目标或改变治疗方案的患者，每 3 个月检测一次 HbA1c 水平。

a. 表 12-8 显示了血糖与 HbA1c 的相关性。

b. 50% 的 HbA1c 由测量前一个月的血糖决定，25% 来自测量前 30~60 天，25% 来自测量前 60~90 天。

表 12-8　血浆葡萄糖与 HbA$_{1c}$ 的相关性

HbA$_{1c}$/%	平均血浆葡萄糖浓度 /mg·dL^{-1}
6	126
7	154
8	183
9	212
10	240
11	269
12	298

1mg/dL=0.055mmol/L。

2. 家庭血糖监测
  a. 每天使用多剂量胰岛素的患者应每天数次检测血糖（空腹、午餐前、晚餐前和睡前）；那些使用睡前长效胰岛素的患者需在早上进行血糖监测。
  b. 患者服用口服药物的最佳频率尚不清楚；关于血糖控制效果的数据喜忧参半，但充其量只是略有改善。

C. 生活方式的改变
  1. 减重（目标至少为体重的 10%）、饮食调整和运动（目标至少 150min/ 周）是 2 型糖尿病患者所有治疗的基础。
  2. 最好与经过认证的糖尿病教育者或营养师一起制订生活方式的调整方案。

D. 口服降糖药
  1. 二甲双胍（药物类别：双胍类）
    a. 减少肝脏葡萄糖的产生。
    b. HbA$_{1c}$ 的平均下降幅度为 1%~2%。
    c. 与体重减轻（或至少没有体重增加）有关；低血糖很少见。
    d. 最常见的不良反应是腹痛、恶心、腹泻。
    e. 与维生素 B$_{12}$ 缺乏症风险增加有关。
    f. 由于乳酸酸中毒的风险，估算 GFR<30mL/（min·1.73m^2）的患者相对禁忌。

急性疾病患者和接受手术或使用放射造影剂成像的患者应停用二甲双胍。

    g. 已被证明可降低 2 型糖尿病伴肥胖患者的微血管和大血管结局以及死亡率（UKPDS，1998）。
    h. 可作为单药疗法或与所有其他药物联合使用。
  2. 格列吡嗪、格列美脲、格列苯脲（药物类别：磺脲类）
    a. 增加胰岛素分泌。
    b. HbA$_{1c}$ 平均下降 1%~1.5%。
    c. 不良反应包括体重增加（2~5kg）和低血糖，尤其是老年人、肾功能减退的患者和饮食习惯不规律的

人；格列本脲会引起最严重的低血糖，不应使用。
    d. 显示可减少微血管结果；心血管事件没有变化。
    e. 随着 β 细胞功能的降低，可能会随着时间的推移而变得不那么有效。
  3. 吡格列酮（药物类别：噻唑烷二酮类）
    a. 增加骨骼肌细胞对胰岛素刺激的葡萄糖摄取并减少肝葡萄糖的产生。
    b. 低血糖很少见。
    c. HbA$_{1c}$ 平均下降为 0.5%~1.4%。
    d. 倾向于增加高密度脂蛋白并降低甘油三酯。
    e. 可能需要数周或数月才能获得最大的效果。
    f. 不良反应包括体重增加最高达 6kg 和水肿。
    g. 增加心力衰竭（相对风险 -3）和骨折的风险。
    h. 一些证据表明吡格列酮可降低心血管疾病事件。

不要在心力衰竭或水肿患者中使用噻唑烷二酮类药物。

  4. 西格列汀、利格列汀、维格列汀［ 药物类别：二肽基肽酶（4dipeptidyl peptidase 4，DPP4）抑制剂 ］。
    a. 肠促胰岛素［ 葡萄糖依赖性促胰岛素多肽（glucose-dependent insulinotropic polypeptide，GIP）和胰高血糖素样肽 1（GLP-1）］是肠道肽，能在肠道中存在葡萄糖或营养物质的情况下促进胰岛素分泌；它们被 DPP4 灭活。
    b. DPP4 抑制剂增强生理 GLP-1。
    c. 降低 HbA$_{1c}$ 约 0.75%。
    d. 无胃肠道不良反应；平均体重增加 <1kg。
    e. 没有关于大血管或微血管结局的数据。
  5. 恩格列净、达格列净、卡格列净（药物类别：SGLT-2 抑制剂）。
    a. 通过抑制肾近端小管中的 SGLT-2 增加尿糖排泄。
    b. 低血糖症罕见，但泌尿生殖系统感染率增加。
    c. 减重达 3kg。
    d. 评估 GFR 为 30~60mL/（min·1.73m^2）的患者必须减少剂量；如果估计 GFR<30mL/（min·1.73m^2）或在容量不足或低血压的情况下不应使用。
    e. 恩格列净已被证明可降低已确诊心血管疾病患者的心血管事件和死亡率，推荐作为 DM 患者和未用二甲双胍控制的已确诊心血管疾病患者的二线治疗。

E. 利拉鲁肽、艾塞那肽（药物类别：GLP-1 受体激动剂）
  1. 增加胰岛素分泌，减少胰高血糖素分泌，减缓胃排空，增加饱腹感。
  2. 皮下注射。
  3. 将 HbA$_{1c}$ 降低 1%。

4. 最常见的不良反应是恶心和呕吐,可通过剂量滴定来减轻。

5. 减重达 4kg。

6. 有慢性胰腺炎或胰腺癌病史的患者禁用。

7. 利拉鲁肽被证明可降低已确诊心血管疾病患者的心血管事件和死亡率,推荐作为二甲双胍未控制糖尿病和已确诊心血管疾病患者的二线治疗。

F. 胰岛素

1. 胰岛素种类(表 12-9)。

2. 将 HbA_{1c} 降低 1%~2.5%。

3. 胰岛素的不良反应。

    a. 低血糖,尤其是短效胰岛素。

    b. 体重增加 2~4kg。

表 12-9 胰岛素的种类

	起效时间	峰值时间	持续时间
快速起效			
Lispro 胰岛素	5~15min	45~75min	2~4h
门冬胰岛素	10~20min	40~50min	3~5h
短效			
重组胰岛素 U100	30min	2~4h	5~8h

续表

	起效时间	峰值时间	持续时间
中效胰岛素			
中效胰岛素 NPH	2h	4~10h	10~16h
长效胰岛素 NPH			
甘精胰岛素	2h	无	20~24h
地特胰岛素	2h	无	6~24h
德谷胰岛素	2h	无	>40h
预混胰岛素			
预混制剂 NPH/regular 70/30(70% NPH/30% regular)	30~60min	2~10h	10~18h
赖脯胰岛素 75/25(75% NPL/25% Lispro)	<15min	1~2h	10~18h
预混门冬胰岛素 70/30(70% NPH/30% aspart)	<15min	1~2h	10~18h

G. 选择治疗 2 型糖尿病的药物(表 12-10)

 对于大多数 2 型糖尿病患者,二甲双胍是首选的初始治疗。

表 12-10 2 型糖尿病的药物治疗选择

药物	功效	低血糖风险	体重	不良反应	成本
单药治疗:如果 HbA_{1c} > 9%,开始双药治疗。如果 HbA_{1c}>10%,考虑从联合注射治疗开始。否则,从二甲双胍单药治疗开始。					
二甲双胍	高	低	不变 / 下降	胃肠道乳酸性酸中毒	低
双药治疗:如果 HbA_{1c},在单药治疗约 3 个月后仍未达到目标,则二甲双胍联合另一种药物(排序不表示选择的顺序;药物选择取决于患者和疾病的不同因素)。					
磺脲类	高	中	增加	低血糖	低
噻唑烷二酮	高	低	增加	水肿 心力衰竭 骨折	低
DPP-4-i	中等	低	不变	罕见	高
SGLT-2-i[1]	中等	低	下降	泌尿生殖系 脱水 骨折	高
GLP-1-RA[1]	高	低	下降	胃肠道	高
胰岛素(基础)	最高	高	增加	低血糖	高
三联疗法:如果在大约三个月的双药治疗后 HbA_{1c} 未达到目标,则进行三药联合(排序不表示选择的顺序;药物选择取决于患者和疾病的不同因素)。					

续表

药物	功效	低血糖风险	体重	不良反应	成本

可能的三联疗法组合:
- 二甲双胍 + 磺酰脲 + 噻唑烷二酮或 DDP-4-i 或 SGLT-2-i[1] 或 GLP-1-RA[1] 或胰岛素
- 二甲双胍 + 噻唑烷二酮 + 磺酰脲类或 DDP-4-i 或 SGLT-2-i[1] 或 GLP-1-RA[1] 或胰岛素
- 二甲双胍 +DPP-4-i+ 磺酰脲或噻唑烷二酮或 SGLT-2-i[1] 或胰岛素
- 二甲双胍 + SGLT-2-i[1]+ 磺酰脲类或噻唑啉酮或 DDP-4-1 或 GLP-1-RA[1] 或胰岛素
- 二甲双胍 + GLP-1-RA[1]+ 磺酰脲类或噻唑烷二酮类或 SGLT-2-i[1] 或胰岛素
- 二甲双胍 + 胰岛素(基础)+ 噻唑烷二酮或 DDP-4-i 或 SGLT-2-i[1] 或 GLP-1-RA[1]

如果在大约三个月的三联疗法和患者口服联合用药后未达到 HbA$_{1c}$ 目标,则转用基础胰岛素或 GLP-1-RA;如果患者正在服用 GLP-1-RA,则增加基础胰岛素;或如果患者正在使用最佳调节好的基础胰岛素,则增加 GLP-1-RA 或餐时胰岛素。应维持二甲双胍治疗,而其他口服药物可根据个体情况停用,以避免不必要的复杂或昂贵的治疗方案(即,添加第四种降糖药)。

[1] 注意:对于确诊为心血管疾病的患者,美国糖尿病协会现在推荐利拉鲁肽或恩格列净作为第二种药物。

DPP-4-i,二肽基肽酶 -4 抑制剂;GLP-1-RA,胰高血糖素样肽 -1- 受体激动剂;HbA$_{1c}$,血红蛋白 A;SGLT-2-i,钠 - 葡萄糖协同转运蛋白 -2 抑制剂。

1. 大多数研究将药物与安慰剂进行比较,因此直接比较数据有限。
2. 75% 的患者患病 9 年后需要 1 种以上的药物治疗;尽管减少心血管事件的药物是推荐用于已确诊血管疾病患者的第二类药物。还没有证据表明任何特定组合比另一种更好。
3. 对于 HbA$_{1c}$>9% 的患者,考虑开始使用二甲双胍联合第二种药物治疗。
4. DKA、高渗性高血糖状态(hyperosmolar hyperglycemic state,HHS)或 HbA$_{1c}$>10% 的患者应给予胰岛素作为初始治疗,尽管有些患者可能最终能够停用胰岛素并通过口服降糖药达到治疗目标。
5. 使用胰岛素治疗 2 型糖尿病。
   a. 2 型糖尿病患者的 β 细胞功能会随着时间的推移而下降,因此许多患者最终需要使用胰岛素。
   b. 第一步是在口服降糖药联合长效基础胰岛素,根据空腹血糖调节胰岛素剂量。
   c. 如果未达到 HbA$_{1c}$ 目标,可供选择的方案包括在进餐时添加速效胰岛素(如赖脯胰岛素),改用每天两次的双相胰岛素或添加 GLP-1 受体激动剂。
   d. 当使用短效胰岛素时,由于会增加低血糖反应,应停用磺脲类药物。

高血压的治疗

大多数患者的血压治疗目标应该是小于 140/90mmHg。在心血管疾病高风险患者中,如果没有过多药物不良反应的情况下,需考虑把血压控制在小于 130/80mmHg 的目标。有关详细信息请参见肾病部分和第 23 章,高血压。

高胆固醇血症的治疗(更多细节见第 23 章,高血压)

A. 所有糖尿病患者均应咨询高胆固醇血症的生活方式治疗(运动、减肥、减少饱和脂肪和反式脂肪的摄入量、增加植物甾醇和黏性纤维的摄入量)。
B. 年龄小 40 岁且没有 ASCVD 危险因素[低密度脂蛋白胆固醇≥100mg/dL(2.59mmol/L)、高血压、吸烟、慢性肾病、白蛋白尿或早发 ASCVD 家族史]的患者不需要生活方式治疗以外的治疗。
C. 40 岁以下有危险因素或 ASCVD 的患者应服用大剂量他汀类药物。
D. 40~75 岁无危险因素的患者,应服用中等剂量他汀类药物;有危险因素或 ASCVD 者应服用大剂量他汀类药物。
E. 如果耐受,75 岁以上的患者应服用中至高剂量的他汀类药物。
F. ADA 建议不能耐受大剂量他汀类药物的有 ASCVD 病史的高危患者应服用中等剂量他汀类药物加依折麦布。
G. 对于接受最大耐受剂量他汀类药物治疗且低密度脂蛋白胆固醇≥70mg/dL(1.81mmol/L)的 ASCVD 患者,应考虑加用依折麦布或 PCSK9 抑制剂。

抗血小板治疗

A. 低剂量阿司匹林(75~162mg/d)适用于所有心血管疾病患者的二级预防。
B. 低剂量阿司匹林适用于糖尿病和心血管风险增加的患者的一级预防(ASCVD 10 年风险 >10%;有关计算风险的信息,请参阅第 2 章,筛查和健康维护)。
   1. 心血管疾病风险低(10 年风险 <5%)的患者不应服用阿司匹林进行一级预防;出血风险高于潜在获益。
   2. 中危患者(10 年风险为 5%~10%)应考虑使用阿司匹林。
C. 对阿司匹林过敏的患者应使用 75mg/d 的氯吡格雷。

主诉

病例 2

G 先生是一名 56 岁的非洲裔美国人,患有糖尿病,慢性乙型肝炎,2 个月前心肌梗死后处于冠心病状态,有高血压病和一年卒中史。他正在使用许多药物,包括每天两次 20U 优泌林 70/30、美托洛尔、阿司匹林、阿托伐他汀、赖诺普利、呋塞米和利巴韦林。尽管有这么多问题,他的状况一直在慢慢改善,并在 3 周前的最后一次就诊中说,他最近已经扔掉了拐杖。今天,他妹妹打电话给你说,他很虚弱,不能站起来;他家里的血糖仪显示血糖"非常高"。在电话里几乎辨认不出 G 先生的声音,他也无法回答你的问题。你建议他妹妹拨打急救电话。

 此时,最有可能的诊断是什么?鉴别诊断还有什么?是否存在不可漏诊的情况?基于以上鉴别诊断,后续应做哪些检查?

鉴别诊断排序

目前的鉴别诊断非常广泛,难以组织。认识到 G 先生似乎患有谵妄综合征,并使用谵妄的框架来组织你的思路(见第 11 章,谵妄和痴呆症)。应将 G 先生潜在的慢性医学问题作为重要的临床线索,并首先关注这些疾病的严重并发症;换句话说,首先关注他验前概率很高的疾病:

1. 糖尿病:DKA,高血糖高渗状态(hyperglycemic hyperosmolar status,HHS)伴或不伴败血症的感染。
2. 冠心病:再次心肌梗死,可能伴有心力衰竭或心源性休克。
3. 脑血管疾病:再次卒中发作。
4. 慢性乙型肝炎:肝性脑病。

表 12-11 列出了 G 先生的诊断假设。

表 12-11 G 先生的诊断假设

诊断假设	人口统计学,风险因素,症状和体征	重要检查
主要假设		
高血糖高渗状态(HHS)	谵妄 / 昏迷	血糖
	多尿	血酮 / 尿酮
	多饮	
	脱水	
备选假设——不可漏诊的		
糖尿病性酮症酸中毒	谵妄 / 昏迷	血糖
	多尿	碳酸氢盐
	多饮	血酮 / 尿酮
	脱水	pH

续表

诊断假设	人口统计学,风险因素,症状和体征	重要检查
败血症	低血压	血培养
	发热	尿常规
		胸片
心肌梗死	胸痛	心电图检查
	呼吸困难	心肌酶检测
脑血管意外	偏瘫	体格检查
	失语	头颅 CT 或 MRI
肝性脑病	谵妄	临床诊断
	肝硬化	

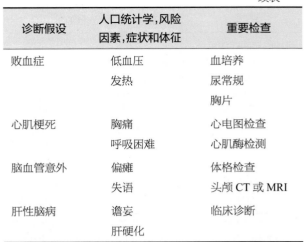

2

G 先生可以出现任何一个或同时出现这些状况。他异常升高的血糖使糖尿病并发症成为最可能的诊断假设;其他诊断成为"不能遗漏的"鉴别诊断。

当 G 先生到达急诊科时,他几乎没有反应,但可以活动四肢。他的血压为 85/50mmHg;脉博 120 次 /min;呼吸 24 次 /min;温度 37.2 ℃。他的肺很清晰,心脏检查有 S_4 而没有 S_3 或杂音。腹部无触痛;无外周水肿,也无足部溃疡。初始实验室检查包括:Na^+ 140mmol/L;K^+ 4.9mmol/L;Cl^- 110mmol/L;HCO_3 20mmol/L;尿素氮 99mg/dL(5.5mmol/L);肌酐 4.3mg/dL(380.1mmol/L);葡萄糖 1 246mg/dL。动脉血气:pH 7.40;PO_2 88mmHg;PCO_2 35mmHg。WBC:8 400/μL,有 75% 的多核中性粒细胞,3% 的杆状核,18% 的淋巴细胞,4% 的单核细胞。白蛋白 40g/L;总胆红素:0.3mg/dL(5.13μmol/L);碱性磷酸酶 175U/L;AST 40U/L;ALT 56U/L;INR1.1。

血清酮体:阴性

修正的血清Na=测量Na+[1.6×(血糖 −100)]/100=140+ 1.6(11)=158

尿液分析:蛋白质 2+,葡萄糖 4+,无酮,3~5 个 WBC/ 高倍镜,偶有细菌

 根据以上临床信息是否足以进行诊断?如果不能,你还需要什么其他的信息?

主要假设:高血糖高渗状态

教科书内容回顾

患有 HHS 的患者通常是老年 2 型糖尿病患者,患者逐渐出现烦渴、多尿和嗜睡。他们变得极度脱水,尿量减少,血清葡萄糖水平非常高,伴随着精神状态的改变。

疾病要点

A. 流行病学

  1. 风险因素包括年龄较大、居住在疗养院、无法意识到口渴以及无法获得液体。

  2. 死亡率为 5%~6%，而 DKA 患者的死亡率 <2%。

B. 发病机制

  1. 有效胰岛素浓度降低和伴随的反调节激素的增加导致肝脏和肾脏葡萄糖生成增加以及外周组织葡萄糖利用受损。

  2. 糖尿导致渗透性利尿，游离水丢失超过电解质，导致高渗透压。

  3. 随着容量减少，尿量下降，高血糖症恶化。

  4. 胰岛素水平高于 DKA，足以防止脂肪分解和生酮。

C. 诱发因素

  1. 三个最常见的诱发因素是感染、胰岛素依从性不足和首次表现糖尿病。

  2. 其他诱发因素包括术后状态、脑血管事故、心肌梗死、胰腺炎、酗酒、创伤、甲状腺功能亢进和药物因素〔如皮质类固醇、非典型抗精神病药物（特别是奥氮平和利培酮）、全肠外营养〕。

D. 临床表现

  1. 病史

    a. 症状和体征通常会在几天甚至几周内演变。

    b. 常见的发现包括多尿、尿量减少、多饮、疲劳和体重减轻。

    c. 腹痛通常不会像发生在 DKA 患者中那样发生在 HHS 患者中。

    d. 神经学表现：

      (1) 嗜睡和精神障碍常见。

      (2) 局灶性神经学表现，包括癫痫发作，可与高血糖同时发生并随着血糖正常化后正常。

      (3) 精神状态的变化与高渗透性的程度相关。

        （a）20%~25% 出现昏迷。

        （b）50% 血清渗透压 >320mOsm/L 的患者出现昏迷。

        （c）如果渗透压 <320mOsm/L，必须寻找精神状态改变的其他原因。

  2. 体检

    a. 周围血管舒张引起的体温降低。

    b. 常出现的脱水迹象（见第 28 章，急性肾损伤）。

    c. 心动过缓和低血压提示严重脱水或潜在的败血症。

循证医学诊断

A. 典型的全身缺水量为 20%~25%（约 9L）。

B. HHS 与 DKA 的实验室结果差别见表 12-12。

表 12-12　HHS 和 DKA 的实验室检查结果

实验室参数	HHS	DKA
血浆葡萄糖（mg/dL）	>600	>250
动脉 pH	>7.30	<7.3（严重 DKA 时 <7.0）
血清碳酸氢盐（mmol/L）	>18	<18（严重 DKA 时 <10）
尿酮	阴性或少量	>3+
血清酮	阴性或少量	阳性
阴离子间隙	可变	>12
有效血清渗透压（mOsm/L）[1]	>320	可变

[1] 有效血清渗透压 = 2×Na（mmol/L）+ 葡萄糖（mg/dL）/18。
DKA，糖尿病酮酸中毒；HHS，高血糖高渗状态。
血糖 1mg/dL=0.055mmol/L。

治疗

A. 与 DKA 相比，HHS 患者通常需要更多的液体和更少的胰岛素。

B. 图 12-2 概述了处理方法。

诊断

G 先生的血糖 >600mg/dL（33.3mmol/L），血尿酮为阴性，计算血清渗透压为 345mOsm/L（有效血清渗透压 =2× 测得的 Na+ 葡萄糖 /18 =（2×138）+ 1 246/18=345）。

根据以上信息能否足以得出最有可能的诊断为 HHS？您是否排除了可能的备选？是否需要进行其他检测以排除其他可能的鉴别诊断？

G 先生符合 HHS 的诊断标准。没有必要考虑其他诊断，但必须确定 HHS 的诱发因素。考虑到 G 先生病史的复杂性，他面临许多 HHS 诱发因素的风险，尤其是感染、心肌梗死和脑血管意外。

当患者出现 HHS 或 DKA 时，应坚持寻找诱因。

病例解决方案

G 先生胸片无异常，尿、血培养阴性，心电图无急性变化，心肌酶正常。他对静脉补液和胰岛素治疗反应良好。当他反应好转时，他说他因为变得抑郁而停用了胰岛素。

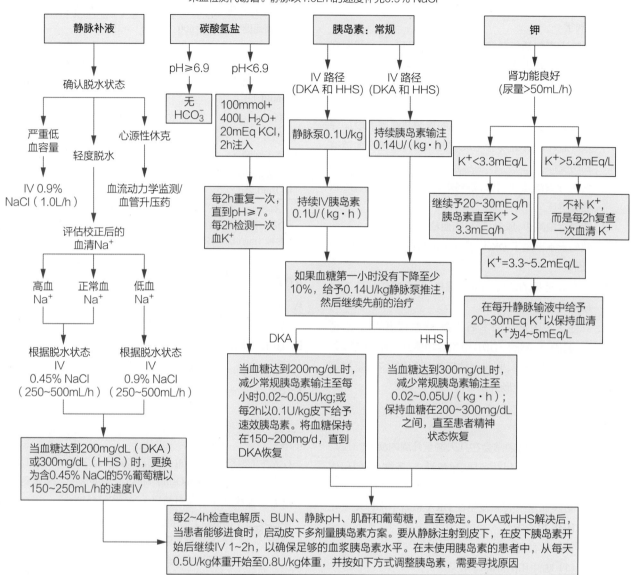

图 12-2　成人 HHS 患者的管理。BUN，血尿素氮；DKA，糖尿病酮症酸中毒；HHS，高渗性高血糖状态；IV，静脉滴注；SC，皮下（Reproduced with permission, from Kitabchi AE, Umpierrez GE, Miles JM, Fisher JN. Hyperglycemic crises in adult patients with diabetes. Diabetes Care. 2009;Jul;32(7):1335-1343.）

参考文献

American Diabetes Association. Standard of medical care in diabetes—2018. Diabetes Care. 2018;41 (Supplement 1):S1–S172.

Armstrong DG, Coulton AJM, Bus SA. Diabetic foot ulcers and their recurrence. N Engl J Med. 2017;376:2367–75.

Bergenstal RM, Gal RL, Connor CG et al. Racial differences in the relationship of glucose concentrations and hemoglobin A1c levels. Ann Intern Med. 2017;167:95–102.

Butalia S, Palda VA, Sargeant RJ et al. Does this patient with diabetes have osteomyelitis of the lower extremity? JAMA. 2008;299:806–13.

Centers for Disease Control and Prevention. National Diabetes Statistic Report, 2017. Atlanta, GA: Centers for Disease Control and Prevention, U.S. Dept of Health and Human Services; 2017.

Chatterjee S, Khunti K, Davies MJ. Type 2 diabetes. Lancet. 2017;389:2239–51.

Fayfman M, Pasquel FJ, Umpierrez GE. Management of hyperglycemic crises. Med Clin North Am. 2017;101:587–606.

Holman RR, Paul SK, Bethel A et al. 10-year follow up of intensive glucose control in type 2 diabetes. N Engl J Med. 2008;359:1577–89.

Inzucchi SE. Diagnosis of diabetes. N Engl J Med. 2012;367:542–50.

Ismail-Beigi F, Moghissi E, Tiktin M et al. Individualizing glycemic targets in type 2 diabetes mellitus: implications of recent clinical trials. Ann Intern Med. 2011;154:554–9.

Kapoor A, Page S, LaValley M et al. Magnetic resonance imaging for diagnosing foot osteomyelitis. Arch Intern Med. 2007;167:125–32.

Lipska KJ, Krumholz H, Soones T, Lee SJ. A review of glycemic control in older adults with type 2 diabetes. JAMA. 2016;315:1034–45.

Lipsky BA, Berendt AR, Cornia PB et al. 2012 Infectious Diseases Society of America clinical practice guideline for the diagnosis and treatment of diabetic foot infections. Clin Infect Dis. 2012;54:132–73.

The Action to Control Cardiovascular Risk in Diabetes Study Group. Effects of intensive glucose lowering in type 2 DM. N Engl J Med. 2008;358:2545–59.

The ADVANCE Collaborative Group. Intensive blood glucose control and vascular outcomes in patients with type 2 diabetes. N Engl J Med. 2008;358:2560–72.

The Diabetes Control and Complications Trial Research Group. The effect of intensive treatment of diabetes on the development and progression of long-term complication in insulin-dependent diabetes mellitus. N Engl J Med. 1993;329:977–86.

UK Prospective Diabetes Study (UKPDS) Group. Intensive blood-glucose control with sulphonylureas or insulin compared with conventional treatment and risk of complications in patients with type 2 diabetes. (UKPDS 34) UK Prospective Diabetes Study Group. Lancet. 1998;352:837–53.

Valencia WM, Florez H. How to prevent the microvascular complications of type 2 diabetes beyond glucose control. BMJ. 2017;356:i6505.

Vinik AI. Diabetic sensory and motor neuropathy. N Engl J Med. 2016;374:1455–64.

（王彩霞 译 郑旸 校）

第13章 腹 泻

碰到急性腹泻患者,该如何确定病因?

Keith W. Hamilton

主诉

病例

C 先生,35 岁。主诉腹泻 3 天。

 腹泻的鉴别诊断有哪些? 作为医生你要如何进行鉴别?

构建鉴别诊断

评估腹泻首先要对排便的频率和持续时间进行分类。腹泻的定义是至少每天排便 3 次。通常患者和临床医生会仅因粪便比较松散而误将稀便视为腹泻。如果患者符合腹泻的临床标准,则腹泻可分为急性、迁延性或慢性。急性腹泻的持续时间少于 14 天,迁延性腹泻为 14~29 天,慢性腹泻则至少为 30 天。根据症状持续时间的不同,鉴别诊断差异很大。本章主要关注急性腹泻的诊断和治疗。

急性腹泻可进一步细分为感染性和非感染性腹泻,大多数急性自限性腹泻是感染性腹泻。

寻找急性腹泻的病因时,有几个因素很重要,包括:①相关的体征和症状;②症状的持续时间;③暴露史;④免疫功能低下;⑤特定的传染性病原体的流行病学。

详细的症状、体征和相关暴露史可指导急性腹泻的诊疗。非感染性腹泻的典型特征是缺乏全身症状和存在某些药物、补剂、食物或其他情况(如胰腺外分泌功能不全)。因此,全面了解药物、补剂、饮食和基础疾病对急性腹泻的初步鉴别诊断至关重要。

感染性腹泻可伴有发热、肌痛、严重腹部绞痛、恶心、呕吐和血便或黏液便等症状。然而,没有这些症状并不能排除感染性腹泻的诊断。感染性腹泻的症状也可能提示腹泻是起源于大肠还是小肠,这可以缩小特定病原体的可能范围。大量水样便、恶心、呕吐、腹部绞痛、腹胀和排气的患者更可能患胃肠炎以及胃肠炎最常见的病原体感染。胃肠炎患者

很少有黏液便或血便。相比之下,多次排少量血便和 / 或黏液便且伴里急后重的患者更可能患结肠炎以及导致结肠炎的病原体感染。

图 13-1 列出了临床初步鉴别诊断。

A. 非感染性腹泻
1. 药物和其他可吸收物质(有些具有渗透作用)
   a. 山梨醇(口香糖,薄荷糖,药丸)
   b. 甘露醇
   c. 果糖(水果、软饮料)
   d. 纤维(麦麸、水果、蔬菜)
   e. 乳果糖
2. 含镁的药物
   a. 营养添加剂
   b. 抗酸药
   c. 泻药
3. 营养吸收障碍
   a. 乳糖不耐受
   b. 胰腺炎
4. 通过非渗透性方式引起腹泻的药物
   a. 二甲双胍
   b. 抗生素
   c. 秋水仙碱
   d. 地高辛
   e. 选择性 5 - 羟色胺再摄取抑制剂抗抑郁药
B. 感染性腹泻
1. 胃肠炎
   a. 病毒(最常见)
      (1) 杯状病毒(包括诺如病毒)
      (2) 轮状病毒
   b. 细菌
      (1) 霍乱弧菌
      (2) 大肠杆菌
      (3) 志贺杆菌
      (4) 沙门菌属
      (5) 弯曲杆菌属

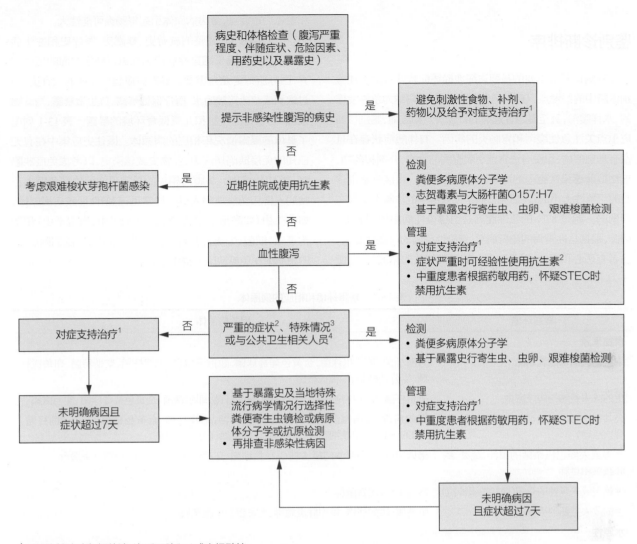

图 13-1　腹泻的诊断流程

1 对症支持治疗包括补液、洛哌丁胺和 / 或水杨酸铋。
2 严重症状包括体温≥38.5℃,腹泻≥6 次/d,血容量降低,严重腹痛以及需住院治疗。
3 特殊情况包括年龄≥70 岁,免疫力降低(例如 HIV 感染、器官移植、骨髓移植、免疫抑制药物使用),妊娠和炎症性肠病。
4 公共卫生影响包括对健康护理人员、儿童保育员或食品加工人员疾病暴发或腹泻的关注。

(6) 耶尔森菌

c. 毒素介导

 (1) 金黄色葡萄球菌

 (2) 产气荚膜梭状芽孢杆菌

 (3) 蜡样芽孢杆菌

2. 结肠炎

a. 志贺杆菌属

b. 大肠杆菌

c. 弯曲杆菌属

d. 沙门杆菌属

e. 耶尔森菌属

f. 艰难梭状芽孢杆菌

g. 巨细胞病毒

h. 腺病毒

患者今日早餐时没有食欲,不能像平时一样喝完一杯咖啡和一碗麦片。在开车去上班的 **20min** 车程内,他开始恶心和出大汗。工作时,他出现低热、腹部绞痛,不久后开始呕吐。在接下来的 **24h** 内排便 5 次,大便呈棕褐色水样,无便血。既往没有任何疾病史,也未服用任何药物或补剂,最近的饮食习惯也没有发生任何变化。

 此时,最有可能的诊断是什么? 鉴别诊断还有什么? 是否存在不可漏诊的情况? 基于以上鉴别诊断,后续应做哪些检查?

鉴别诊断排序

鉴别诊断最重要的是要详细地描述症状并考虑上述鉴别诊断中的关键点。对本例患者来说，可以归纳为急性发作的、水样腹泻，甚至是急性起病的胃肠炎。相应地，鉴别诊断应重点关注急性腹泻和胃肠炎的病因。有伴随症状存在且没有基础疾病，也没有进食能引起腹泻的食物、补剂和药物，这使得非感染性腹泻的可能性大大地降低。当区分鉴别诊断的可能性大小时，评估流行病学或人群中的诊断率是很有帮助的。超过87%的急性腹泻是由感染性病原体引起的。因此，根据急性腹泻的流行病学，感染性病因的可能性更大。患者有恶心和呕吐，以及缺乏与结肠炎相关的黏液便、血便和里急后重症状，考虑病原体引起胃肠炎可能性大。

为明确诊断，完整的旅游史、暴露史、医疗史和性生活史必不可少。鉴于感染性病原体在流行病学方面的区域差异，国际旅行史尤为重要。暴露史应包括详细的饮食史、通过饮酒或游泳接触的水、医疗保健暴露、抗生素暴露、与动物接触、与患者的接触和儿童保育环境的暴露。表13-1列出了具体的暴露情况和相应的病原体。既往史应集中在有无已知的免疫缺陷病病史、药物史或感染史，以考虑免疫缺陷病，如HIV感染。与腹泻相关的最常见病原体在免疫力正常的人群和免疫缺陷人群一样常见，但条件性致病病原体，如寄生虫（如隐孢子虫、鞭毛虫、环孢子虫、囊孢子虫）和微孢子虫、细菌（如禽分枝杆菌复合体）、病毒（如巨细胞病毒）的患病率在免疫缺陷人群中上升。

表13-1 暴露环境和相应的病原体

暴露环境	相关病原体
食物来源	
未经巴氏消毒的乳制品	弯曲杆菌，肠耶尔森菌，金黄色葡萄球菌，隐孢子虫属，志贺杆菌、李斯特菌、布鲁氏杆菌、牛分枝杆菌、牛梅氏杆菌
生的或未煮熟的肉或家禽	志贺杆菌、梭状芽孢杆菌、沙门杆菌、弯曲杆菌、耶尔森菌、金黄色葡萄球菌、旋毛虫属
公共餐饮（如酒店、游轮、度假村、餐厅、餐饮活动）	诺如病毒，非伤寒沙门菌属，梭状芽孢杆菌，蜡样芽孢杆菌，金黄色葡萄球菌，弯曲杆菌，ETEC、STEC、单核细胞、志贺杆菌、环孢子虫属、隐孢子虫属
水果或未经巴氏杀菌的果汁、蔬菜、绿叶蔬菜和豆芽	诺如病毒、非伤寒沙门菌、STEC、单核细胞、环孢菌属、隐孢子虫、甲型肝炎病毒
生鸡蛋或未煮熟的鸡蛋（包括鸡蛋沙拉）	沙门菌种，志贺菌种
生的或未煮熟的甲壳类动物	弧菌属、诺如病毒、甲型肝炎病毒、类志贺邻单胞菌属
水源性	
游泳或饮用未经处理的淡水	弯曲杆菌属、隐孢子虫属、直毛虫属、志贺菌属、沙门菌属、STEC、类志贺邻单胞菌属
在休闲水上设施中游泳	隐孢子虫种和未处理淡水中较少见的生物（消毒剂化学水平过低时）
动物接触	
患有腹泻症的家庭宠物	弯曲杆菌属、肠耶尔森菌属
猪	肠袋虫属
家禽	非伤寒沙门菌类
爬行动物	非伤寒沙门菌类
农场或宠物动物园	STEC，隐孢子虫属，弯曲杆菌种
性接触	
肛门-生殖器、口腔-肛门或手指-肛门	志贺杆菌、沙门菌、弯曲杆菌、贾第虫属、隐孢子虫、淋病菌、沙眼衣原体、梅毒、单纯疱疹病毒
其他暴露	
医疗保健暴露，长期护理设施暴露，监狱暴露	诺如病毒，艰难梭状芽孢杆菌，隐孢子属，贾第虫属，STEC，轮状病毒
育儿设施暴露	轮状病毒，诺如病毒，隐孢子虫属，贾第虫属，志贺菌属，STEC
最近接触的抗生素	艰难梭状芽孢杆菌
前往贫困国家旅行	大肠杆菌（ETEC、EIEC、EAEC）、志贺菌种、沙门菌种、肠杆菌属、霍乱弧菌、组织杆菌属、贾氏菌属、白囊杆菌属、白囊异孢菌种、隐孢子菌属等

EAEC，肠集聚性大肠杆菌；EIEC，肠道侵袭性大肠杆菌；ETEC，肠道产毒素性大肠杆菌；STEC，产志贺毒素的大肠杆菌。

Modified with permission from Shane AL, Mody RK, Crump JA, et al: 2017 infectious Diseases Society of America Clinical Practice Guidelines for the Diagnosis and Management of Infectious Diarrhea, Clin Infect Dis. 2017 Nov 29; 65(12): 1963-1973.

可能引起腹泻的食物的接触时间也有助于确定潜在的病原体。由毒素介导的腹泻性疾病通常会在暴露后几个小时内引起症状，而非毒素介导的腹泻性疾病的潜伏期至少为24h。

C 先生既往身体健康，近期没有患病或使用抗生素，饮食没有变化。上周只吃了在家里准备的食物。他是一名公共汽车司机，和妻子一起生活，没有离开过长期居住和工作的地点，也没有和已确诊的腹泻患者接触，但有一个 2 岁的孩子在托儿所。他每个工作日都会把孩子接回家，家里没有宠物，最近也没有和动物接触过。

体格检查：体温 38.2℃，卧位时血压 110/80mmHg，脉搏 100 次 /min，立位时血压 90/72mmHg，脉搏 126 次 /min，呼吸 12 次 /min。巩膜和结膜正常。腹软，弥漫性压痛，肠鸣音亢进。直肠检查示棕色便，粪便潜血试验阴性。

 根据以上信息能否得出诊断？如不能，还需要哪些额外信息？

表 13-2 列出了 C 先生的鉴别诊断。

表 13-2　C 先生的诊断假设

诊断假设	人口统计学，风险因素，症状和体征	重要检查
主要假设		
诺如病毒	超急性起病通常伴呕吐	24~48h 内缓解可行 PCR 检测
备选假设		
毒素介导的胃肠炎，如金黄色葡萄球菌感染	进食 1~8h 出现常见食物中毒表现	12h 内缓解
细菌性胃肠炎，如沙门菌感染	通常由食物传播想当特异的临床综合征	大便细菌培养可确诊
其他假设		
轮状病毒	患病儿童接触史伴全身症状	24~72h 内缓解

主要假设：诺如病毒

教科书内容回顾

患者主要症状有急性呕吐，呕吐之后开始腹泻。常有轻度腹部绞痛和低热。症状通常会在 3 天内缓解。

疾病要点

A. 杯状病毒，其中诺如病毒和与之密切相关病毒（如札如病毒），是成人病毒性肠胃炎的最常见原因，约占病例的 80%。

B. 最常发生在冬季。

C. 传播：

1. 很容易通过粪 - 口途径、空气中的飞沫、食物和污染物传播。

2. 是食物性腹泻最常见的原因，在餐馆、餐饮活动中和游轮上都暴发过多次疫情。

3. 在环境中非常稳定，能抵抗含氯和乙醇的消毒剂。

4. 据记录，暴发期间发病率高达 50%。

D. 潜伏期为 1~2 天。

循证医学诊断

A. 在几乎所有的病例中，诺如病毒的临床诊断应基于症状、同时排除暴露或高危因素，后者需要进行必要的检测。

B. 聚合酶链反应（PCR）可用于确诊，但应在公共卫生调查时和有诊断需求的患者中进行检测（图 13-1）。

C. PCR 可作为一些多病原体分子粪便检查的一部分，在临床应用越来越多。然而，大多数情况下不应该进行，因为绝大多数诺如病毒病例都可以进行临床诊断。

治疗

A. 支持疗法

1. 大多数急性腹泻患者只需要补液和对症处理。

2. 补液：

a. 通常只需要口服补液。

b. 对于轻度腹泻和轻度容量不足患者，口服补液是最适当的补液方法。

c. 对于中等容量不足的患者，口服补液溶液应含有氯化钠、氯化钾、HCO_3^- 或柠檬酸盐和葡萄糖。世界卫生组织推荐口服补液溶液的组成如下：

(1) 钠：75mmol/L

(2) 氯：65mmol/L

(3) 葡萄糖：75mmol/L

(4) 钾：20mmol/L

(5) 柠檬酸盐：10mmol/L

d. 如果没有这种补液盐，可以推荐患者将以下物质与 1L 水混合。

(1) 1/2 勺盐

(2) 1/4 勺小苏打

(3) 8 勺糖

e. 如果不能耐受口服补液或液体大量丢失，则应给予静脉补液（林格液或生理盐水）。

3. 止泻药（如洛哌丁胺）对于无血性腹泻（痢疾）或不考虑艰难梭菌感染的患者安全有效。对痢疾或艰难梭菌感染患者使用抗腹泻药可能导致：

    a. 发热延长

    b. 中毒性巨结肠或肠穿孔

    c. 可能使产志贺毒素的大肠杆菌感染者发生溶血性
       尿毒综合征的风险增加

  4. 止吐药。

  5. 饮食：

    a. 通常推荐 BRAT 饮食（香蕉、米饭、苹果酱、吐司）。

    b. 应避免乳制品（见下文讨论）。

B. 抗微生物治疗

  1. 对于诺如病毒引起的腹泻，除了支持治疗，不需要其
    他治疗。

  2. 仅在某些情况下建议采用经验性抗生素治疗（图 13-1）。

诊断

患者就诊时症状已有所缓解，但仍然感觉上腹部不适，2~3h 排稀水便一次。但在 6h 内不再呕吐，可以饮水。

 是否达到了诊断诺如病毒感染的标准？是否排除其他的可能诊断？是否需要其他的检查用来排除其他诊断？

综合考虑到患者有典型的症状、儿童保育场所暴露以及诺如病毒作为社区获得性胃肠炎原因的流行病学可能性，诺如病毒感染是最有可能的诊断。基于临床表现、缺乏可疑暴露以及引起社区获得性胃肠炎的的其他致病菌更少见（表 13-3），因此其他病因的可能性很小。尽管也需考虑毒

表 13-3　腹泻的感染性病因

微生物	大约每年发生例数[1]	食物传播微生物的感染百分比
诺如病毒	5 460 000	26%
沙门菌属	1 020 000	94%
弯曲菌属	850 000	80%
产志贺毒素的大肠杆菌	180 000	76%
志贺菌属	130 000	31%
贾第虫属	80 000	7%
隐孢子虫	60 000	8%
霍乱弧菌	5 000	65%
葡萄球菌属	240 000	100%
产气荚膜梭菌	970 000	100%

[1] 四舍五入到最接近的 10 000。

素介导的胃肠炎，但目前临床上没有商业化的检查手段以确诊，而且治疗原则都是对症治疗，因此鉴别意义不大。此外，还有其他少见的感染性腹泻的病例，如沙门菌，但几乎所有这些感染都会自愈。由于不会导致严重症状或并发症，因此一般不需要进行诊断性检测。事实上，大多数腹泻的病原学检查阳性率（2%~15%）不高，虫卵和寄生虫的阳性率（0.4%~0.7%）更低。需要评估的患者和环境包括：

A. 便血患者

B. 疑似疫情暴发

C. 感染高危人群

  1. 长期护理机构人员

  2. 日常护理人员

  3. 食品服务部门的工作人员

  4. 医务工作者

D. 严重疾病（脱水、中毒、发热）或预后不良危险因素（免疫抑制、严重并发疾病）的患者

E. 长期腹泻患者（>7 天）

不应漏诊的诊断包括那些可能表明一种更严重的免疫抑制状况的疾病，如果漏诊，病情可能会恶化（例如 HIV）。此外，传染性疾病也不能漏诊，因为这些感染一旦发生于健康护理人员、儿童保育员或食品加工人员，可能由于潜在的传播风险高而引起公共卫生问题。最后，不能漏诊的疾病还包括那些可能迅速发展而危及生命的感染，包括艰难梭菌、弧菌以及由伤寒沙门菌和副伤寒沙门菌引起的肠热病。然而，在几乎所有的病例中，这些诊断都可以通过仔细地询问病史来排除。除非无病史线索但又高度怀疑，否则不需要进行额外的检查。

本例中，目前无需进行诊断性检测或额外治疗。

 对大多数急性腹泻病的患者来说，诊断性检测作用不大，但从公共健康的角度来看是很重要的。

鉴别诊断：毒素介导的胃肠炎

教科书内容回顾

最常见的是由金黄色葡萄球菌或产气荚膜梭菌引起，起病急，伴有呕吐和腹部绞痛。呕吐是腹泻的主要伴随症状。如果有发热，一般是低热。发病和进食之间间隔短（1~16h），缓解迅速（12~48h），通常最后一顿饭是罪魁祸首。

疾病要点

A. 毒素介导的胃肠炎主要是进食了细菌产生的毒素（通常被称为食物中毒）而不是一种感染。

B. 虽然金黄色葡萄球菌、产气荚膜梭菌和蜡样芽孢杆菌是毒素介导的胃肠炎的最常见原因，但它们只占食物传播

感染病因的 1% 左右。

1. 大多数食源性感染都是由病毒引起的。

2. 沙门菌、弯曲杆菌和大肠杆菌是引起食源性感染最常见的细菌。

C. 金黄色葡萄球菌、产气荚膜梭菌和蜡样芽孢杆菌通常通过临床表现和暴露史来判断；表 13-4 列出了这些感染临床表现的鉴别要点。

 急性起病的腹泻，伴呕吐和全身症状，常伴腹部绞痛，通常是由病毒或产生毒素的细菌引起的。

循证医学诊断

A. 目前还没有可供临床常规使用的毒素介导的胃肠炎的诊断检测方法。

B. 任何有急性胃肠道症状和最近摄入可疑食物的患者都应考虑毒素介导的胃肠炎。

治疗

对症支持治疗。

鉴别诊断：沙门菌胃肠炎

教科书内容回顾

疾病的发病通常是亚急性的，伴恶心、发热和腹泻。发热和恶心通常会在 1~2 天内得到缓解，而腹泻则会持续 5~7 天。患者通常每天有 6~8 次水样便。沙门菌胃肠炎可能比病毒性或毒素介导的胃肠炎引起的发热更严重。可以表现为痢疾（以黏液血便为特征，常伴有里急后重和发热）。

疾病要点

A. 沙门菌属感染主要有以下三种疾病表现形式：

1. 腹泻

a. 肠胃炎

(1) 是最常见的沙门菌相关疾病。

(2) 估计沙门菌年发病为 123 万。

b. 痢疾

2. 菌血症

a. 大约在 5% 的患者中发生。

b. 血管内感染和骨髓炎可能会加重菌血症。

3. 伤寒

a. 由伤寒和副伤寒两种血清型的肠道沙门菌引起的以发热和腹痛为特征的一种全身性疾病。

b. 它不同于由非伤寒沙门菌引起的胃肠炎。

c. 通常不认为是腹泻性疾病，但某些患者以腹泻为主要症状。

d. 伤寒是世界范围内主要的公共卫生问题，最常见于未接种疫苗的旅行者。

e. 旅游者发热的鉴别诊断时应考虑。

 返程旅客发热时应怀疑伤寒。腹泻并不一定是临床表现必需的。

B. 非伤寒沙门菌的传播途径为：

1. 食物

a. 鸡蛋和家禽是最常见的食物来源。

b. 几乎任何一种食物都可引起感染。

2. 与受感染患者的粪—口传播

a. 人际传播比受污染食物引起的感染少见。

b. 细菌通常在粪便中可停留 4~5 周。

3. 携带沙门菌的动物（爬行动物和家禽）

循证医学诊断

A. 沙门菌胃肠炎通过粪便培养或多病原菌分子试验进行诊断。

B. 多病原菌分子分析：

1. 对沙门菌的敏感度为 79%~96%，特异度为 100%。

2. 通常比粪便培养更快得到结果。

C. 粪便培养：

1. 仍然被认为是诊断的"金标准"，因为其敏感度接近 100%。

2. 仍然是对需要治疗的患者进行敏感性检测的唯一方法。

D. 了解当地实验室方法对于确定粪便培养时需要进行哪些检测很重要。

治疗

A. 预防：在适当的温度下烹饪食物和良好的洗手方法可以预防大多数感染。

B. 治疗：

表 13-4 毒素介导的胃肠炎的临床表现

病原微生物	致病机制	潜伏期	常见来源	临床表现
蜡样芽孢杆菌	提早产生的毒素	1~6h	谷类	与金黄色葡萄球菌类似
金黄色葡萄球菌	提早产生的毒素	1~6h	蛋白质丰富的食物	急性起病，呕吐明显，2h 内缓解
产气荚膜梭状芽孢杆菌	新产生的毒素	8~16h	肉类	腹泻，伴腹部绞痛，持续 1~2 天

1. 大多数沙门菌感染不需要治疗。
2. 除了支持性治疗外,以下患者应接受其他治疗:
   a. 严重疾病(脱水、痢疾、高热)
   b. 免疫缺陷状态
   c. 年龄大于65岁的患者
   d. 局灶感染的危险增加
      (1) 菌血症
      (2) 人工关节或金属器材
      (3) 镰状细胞贫血
   e. 伤寒
C. 抗生素不缩短带菌时间,甚至可能延长。所以尽管大多数患者感染后排菌数周,不应该使用抗生素预防传染。

病例解决方案

C先生回家后口服补液,并且休息了一下午。第二天就可以回去工作了。到第二天(治疗的第四天),症状完全好转。追踪密切接触者亦无发病者。

本例中,患者的症状持续了48~72h,并且不需要任何特殊治疗。未发现可疑的食物暴露史,也没有共进餐者发病史,符合病毒性胃肠炎,如诺如病毒。因无可疑饮食史,毒素介导的食物传染性疾病(食物中毒)的可能性不大。

随诊

两周后,C先生再次就诊。他认为上次病情改善可能与就诊当日服用了抗生素有关(这些抗生素是治疗牙科感染时剩下的)。上次病情好转五天后,他再次感到不适,近十天里出现腹泻、腹胀和嗳气。无发热、寒战、恶心、呕吐或里急后重,无血便。

此时,最有可能的诊断是什么?鉴别诊断还有什么?是否存在不可漏诊的情况?基于以上鉴别诊断,后续应做哪些检查?

鉴别诊断排序

患者此次患病主要有以下特点:症状持续了十天,体征不明显,近期有感染性胃肠炎病史并短期口服抗生素。这些特点表明应同时考虑感染性和非感染性原因。胃肠炎可导致小肠黏膜受损,有乳糖不耐受的可能性。另一种可能是感染性胃肠炎复发、抗生素的不良反应以及艰难梭状芽孢杆菌

感染。感染性胃肠炎再发可能是由于临床症状消失后很多引起腹泻的细菌仍持续存在于粪便中,这种情况在沙门菌和弯曲杆菌尤其常见。由于抗生素对肠道菌群的影响,抗生素的使用也和这种带菌状态延长有关,特别是在非伤寒沙门菌感染中。

腹泻是抗生素常见的不良反应之一,应用抗生素过程中25%的患者会出现这个并发症。鉴于患者最近曾经使用抗生素,应考虑艰难梭菌感染。病程迁延时还要考虑不典型病原菌,如寄生虫感染的可能性。但如果要进行病原学检测,则应集中在特定暴露区域特有的病原体上。表13-5列出了本例的鉴别诊断。重点关注有无与牛奶和含牛奶的食物或新药相关的病史,以及其他新的暴露或症状,将有助于进一步优化鉴别诊断。

表 13-5　C先生再次就诊的诊断假设

诊断假设	人口统计学,风险因素,症状和体征	重要检查
主要假设		
乳糖不耐受	种族易患病体质 近期胃肠炎,与饮食相关	随饮食改变而缓解
备选假设		
抗生素相关腹泻	使用抗生素的常见不良反应	停用抗生素后缓解
艰难梭状芽孢杆菌感染	近期有使用抗生素 近期有医疗保健史 PPI使用史 首发表现为水样腹泻和腹痛 严重感染时可有发热、白细胞升高和暴发性结肠炎	酶免疫分析法毒素检测
感染复发	与最初的症状相似 细菌感染最常见	大便细菌培养可确诊
其他假设		
寄生虫感染	通常有暴露史(常为旅游) 在使用免疫抑制患者中需要考虑	粪便镜检寄生虫和虫卵 特定病原体的酶免疫分析

这位患者描述他每天有3~4次软便,没有腹痛,但有腹胀和打嗝。此外,他每天去卫生间3~4次只是为了排气。

患者第一次就诊那天服用了3剂阿莫西林,然后停用。在使用抗生素后开始出现腹泻。自从感染后,他没有旅行史,也没有任何特殊的暴露史。康复后一直坚持"BRAT饮食",但随着症状好转,他开始重新食用谷物、大米、土豆、牛奶和酸奶等食物。

根据现有临床资料是否能够确诊?如果不能,还需要补充哪些资料?

主要假设：乳糖不耐受

教科书内容回顾

乳糖不耐受通常表现为嗳气、腹胀、腹痛和腹泻。通常为慢性病程，但是在感染或饮食改变时可表现为亚急性或急性起病。一般症状与摄入含牛奶或含牛奶的产品有关。

疾病要点

A. 乳糖酶是代谢乳糖的酶。

1. 极少数人先天性缺陷。

2. 更常见的是随着年龄的增长而缺乏。

B. 某些种族进化出了持久的乳糖酶活性，因为牛奶制品在其环境中作为重要的能量来源。

C. 乳糖不耐受可由乳糖酶缺乏或乳糖吸收不良引起。

1. 获得性乳酸酶缺乏在亚洲、非洲、中东、地中海和美洲土著血统中最常见。

2. 继发性乳糖吸收不良可能发生在某些肠病、小肠细菌过度生长和小肠感染中，但更容易在基础乳糖酶活性水平低的人群中发生。

 胃肠炎后乳糖不耐受率高达 50%~70%，但频率取决于患者种族。

D. 牛奶、冰激凌和酸奶的乳糖水平最高。

E. 含有高乳糖和低脂肪（如脱脂牛奶）的食物更容易出现症状，因为这些食物能最快地将乳糖转运到小肠。

循证医学诊断

A. 乳糖不耐受的诊断通常是一个临床诊断，基于病史、背景和给予无乳糖饮食后症状缓解做出诊断。

B. 对可能但不能明确诊断的患者可以进行乳糖耐受性试验或乳糖呼吸氢试验。

1. 在最近使用过抗生素时，可能出现假阴性。

2. 在小肠细菌过度生长时，可能出现假阳性。

治疗

A. 减少乳糖摄入。

B. 酶替代治疗通常对有慢性症状的患者有效。

C. 对获得性疾病（如胃肠炎后）的乳糖吸收不良，当肠道刷状缘再生后乳糖酶活性水平会恢复正常。

D. 由于轻度乳糖不耐受发生率高，常在胃肠炎后加重，建议急性胃肠炎患者恢复期（2 周内）避免食用乳制品。

诊断

 体格检查：一般状况良好，生命体征平稳。腹部轻微膨隆、软、无压痛，肠鸣音活跃。粪便常规示棕色软便、潜血试验阴性。

 现在达到诊断乳糖不耐受了吗？能排除其他诊断了吗？如果没有，还需要什么其他信息？

鉴于乳糖不耐受在胃肠炎后的高发病率以及与重新食用乳制品的相关性，该患者最有可能是乳糖不耐受。由于缺乏体征和症状，患者不太可能是感染性腹泻。虽然应该考虑抗生素的不良反应，但腹泻通常会在停用抗生素后很快缓解。近期有抗生素暴露史的患者另一个考虑是艰难梭菌感染。鉴于症状的持续时间超过 7 天，由寄生虫感染引起的腹泻也可纳入考虑。

鉴别诊断：抗生素相关腹泻

教科书内容回顾

抗生素相关腹泻患者通常在抗生素治疗过程中出现水样腹泻。恶心和呕吐等上腹部症状罕见，一般没有全身症状。

疾病要点

A. 应用抗生素过程中 25% 的患者会出现腹泻并发症。

B. 虽然任何抗生素都可能与腹泻有关，但最常见导致腹泻的抗生素有：

1. 克林霉素

2. 头孢菌素类

3. 氨苄西林、阿莫西林和阿莫西林 - 克拉维酸

C. 抗生素相关腹泻患者通常症状轻微，在抗生素过程中或刚停药时发病。可能原因有：

1. 肠道菌群变化

2. 抗生素的非抗微生物作用，如红霉素的促动力作用

循证医学诊断

A. 更可能出现抗生素相关的腹泻患者：

1. 既往有抗生素腹泻病史

2. 症状轻至中度

B. 症状几乎总是在停用抗生素后不久就会缓解。

治疗

A. 腹泻作为使用抗生素的一个不良反应，通常会随着停用抗生素而缓解。

B. 益生菌可降低抗生素相关腹泻的风险,并缩短症状持续时间。

C. 止泻药如洛哌丁胺,可以缓解症状。

鉴别诊断:难辨梭状芽孢杆菌感染

疾病要点

A. 在最近使用抗生素的情况下,难辨梭菌芽孢杆菌腹泻占抗生素相关腹泻的 10%~20%。

B. 难辨梭状芽孢杆菌通过毒素介导作用于大肠引起腹泻。可表现为严重腹泻,通常出现结肠炎的症状,腹痛和白细胞增多。

C. 难辨梭菌芽孢杆菌的危险因素包括高龄、住院治疗、抗生素的使用和质子泵抑制剂的使用。

  1. 虽然难辨梭状芽孢杆菌通常与医疗保健暴露相关,但与社区相关的难辨梭状芽孢杆菌发病率正在上升,高达 41% 的难辨梭状芽孢杆菌病例在某些地区与社区相关。

  2. 不明原因白细胞增多的住院患者也应怀疑难辨梭状芽孢杆菌感染。

  3. 难辨梭状芽孢杆菌几乎与所有的抗生素有关。与难辨梭状芽孢杆菌相关性最大的包括克林霉素、氟喹诺酮和第三代和四代头孢菌素。

循证医学诊断

1. 聚合酶链反应(PCR)已成为诊断的"金标准",敏感度 ≥90%,特异度≥97%。PCR 可单独进行或使用酶免疫分析法筛选谷氨酸脱氢酶和毒素 A 和毒素 B 的毒素鉴定方法。

2. 也可通过结肠镜或乙状结肠镜下见到经典的假膜性结肠炎确诊。

3. 培养虽然有很高的敏感性和特异性,但由于它耗时长且可分离出与临床无关的非产毒素菌株,因此在临床上很少应用。

治疗

A. 2018 年指南建议使用万古霉素或庆大霉素治疗难辨梭状芽孢杆菌感染。

B. 20%~25% 的难辨梭状芽孢杆菌复发病例治疗更加困难。

  1. 初次复发应用万古霉素或庆大霉素治疗。

  2. 对于多次复发者,建议延长万古霉素口服疗程并逐渐减量、使用非达霉素或粪菌移植。[译者注:最新指南:除非达霉素(标准或延长 - 脉冲方案)外,可选择万古霉素逐渐减量和脉冲治疗方案,万古霉素治疗后应用利福昔明以及粪菌移植治疗。]

C. 手术治疗,如穿孔、中毒性巨结肠或严重感染的患者有时需要进行结肠切除术。

D. 发生难辨梭状芽孢杆菌感染时应停止使用抗生素。

E. 应避免使用止泻药以防发生肠梗阻或中毒性巨结肠。

鉴别诊断:蓝氏贾第鞭毛虫病

教科书内容回顾

贾第虫病可表现为急性或慢性腹泻。它通常发生在接触过疫水的患者,可在人与人之间传播。症状通常包括腹泻、恶心、腹部绞痛、腹胀、嗳气和恶臭粪便,发热并不常见。

疾病要点

A. 最常见的寄生虫性腹泻。

B. 大多数感染是由于摄入被污染的水,但也可以通过食物和粪一口途径传播。

C. 发病高峰为夏季和初秋。

D. 偶尔也有与娱乐场所和饮用水供应的水体污染有关的疫情。

E. 常见症状:

  1. 96% 的患者会发生腹泻。

  2. 62% 的患者有体重减轻。

  3. 61% 的患者有腹部绞痛。

  4. 57% 的患者有油脂样便。

  5. 打嗝、腹胀、恶臭便常见。

F. 通常不发热。

循证医学诊断

A. 酶免疫分析的敏感度超过 90%。

B. 1 份粪便标本镜检查到虫卵的敏感度为 50%~70%,3 份样本则为 90%。

治疗

A. 首选口服甲硝唑。

B. 如果患者反复感染或病情严重,应怀疑免疫缺陷(包括 HIV 感染或免疫球蛋白缺乏)。

病例解决方案

建议患者无乳糖饮食。难辨梭状芽孢杆菌的 PCR 检测呈阴性,考虑复发性细菌感染或寄生虫感染的可能性非常低。患者开始无乳糖饮食,3 天后症状改善,两周后逐渐过渡为正常饮食,症状消失。

主诉

病例

V 先生,35 岁男性,腹泻 4 天。自觉疲倦和虚弱。大便 6~8 次 /d,明显腹痛。入院当天开始排血便。体检结果:直立位生命体征:体温 38.3℃,血压 130/84mmHg,脉搏 90 次 /min,呼吸 12 次 /min。肠鸣音亢进。腹软,无腹膜刺激征。粪便为带血稀便。

此时,最有可能的诊断是什么? 鉴别诊断还有什么? 是否存在不可漏诊的情况? 基于以上鉴别诊断,后续应做哪些检查?

鉴别诊断排序

　　该病例的关键点是有血性腹泻、腹痛和发热。细菌性病原体比其他病原体更有可能引起血性腹泻。通常引起血性腹泻的细菌是志贺菌属、弯曲杆菌属和大肠杆菌。沙门菌属、耶尔森菌和艰难梭菌也可引起血性腹泻。也应考虑非传染性原因,如缺血或炎症性肠病的初始表现。

　　仅通过临床信息不可能鉴别出为何种细菌感染,但仔细询问病史,寻找潜在的暴露和危险因素,以及相关感染的流行病学知识,有助于优化鉴别诊断。表 13-6 列出了鉴别诊断结果。

表 13-6　V 先生的诊断假设

诊断假设	人口统计学,风险因素,症状和体征	重要检查
主要假设		
志贺菌属感染引起的细菌性腹泻	症状因种而异,经典表现为结肠症状突出——痢疾样	粪便培养常出现杆状核粒细胞增多症
备选假设		
弯曲菌属感染引起的细菌性腹泻	胃肠道表现前的全身症状明显伴显著腹痛,偶有里急后重	粪便培养
备选假设——不可漏诊的		
产志贺毒素的大肠杆菌 O157 引起的细菌性腹泻	血性腹泻右侧严重腹痛	粪便培养毒素检测
其他假设		
溃疡性结肠炎	通常亚急性到慢性病程	内镜确诊

患者入院前 4 天开始腹泻,呈水样,伴有腹部绞痛和低热。入院当天开始排血便。

V 先生是一名会计,7 天前在圣地亚哥参加一个会议。没有任何国际旅行史。他只和男性发生性行为,进行肛交。在过去的 6 个月里,他有三个性伴侣,偶尔使用避孕套。这段时间他没有吃过任何未煮熟的肉或家禽,也没有接触过任何动物。

根据以上信息能否得出诊断? 如不能,还需要哪些额外信息?

主要假设:志贺菌感染

教科书内容回顾

　　志贺菌感染常出现发热和全身症状。最初是水样泻,之后也可有血便。腹泻频繁,里急后重突出。

疾病要点

A. 据报道,志贺菌是最常见的导致血性腹泻的原因之一。

B. 志贺菌感染曾在肛门 - 生殖器或肛口交的人群中暴发。

C. 虽然有一系列疾病可引起典型痢疾样症状(频繁的血便和里急后重),但最有可能感染志贺菌。

循证医学诊断

A. 与沙门菌(上文曾讨论过)病例类似,PCR 检测(作为多病原体分子检测的一部分)或粪便培养都可用于诊断志贺菌感染。

B. PCR 对检测志贺菌属有着高敏感度(93%~97%)和高特异度(98%~100%)。

C. 粪便培养可以进行药敏试验。由于抗生素耐药性增加,特别是在与男性发生性关系的男性中,除了多病原体分子检测外,还应该进行粪便培养。

D. 了解当地实验室方法对于确定粪便培养时需要进行哪些检测很重要。

治疗

A. 志贺菌痢疾可以通过缩短症状的持续时间和减少细菌的排出而获益。

B. 首选环丙沙星,但抗生素的选择应基于药敏试验以及当地因抗生素耐药性增加而形成的目标人群的耐药模式。

鉴别诊断:弯曲杆菌感染

教科书内容回顾

弯曲杆菌感染导致的症状常常是腹泻和腹痛。腹泻次数较多,为水样便。发热通常在疾病的最初 2 天内缓解,而腹泻和腹痛常持续 4~6 天。

疾病要点

A. 弯曲杆菌属是腹泻患者最常分离到的细菌病原体之一,也是血性腹泻的第二大常见病因,仅次于志贺菌属。

B. 弯曲杆菌属可由家养动物(如鸟类)和农场动物(如猪)携带,并可在未煮熟的肉和家禽中发现。

C. 弯曲杆菌很少通过生殖器 - 肛门、口腔 - 肛门和手指 - 肛门接触而在人与人之间传播。

D. 共同表现是:

1. 全身症状,如发热,通常在胃肠道症状之前出现。

2. 少数患者在 2~3 天的水样便后可能会发生便血。

3. 腹泻通常与腹痛有关,可能会很严重,有时类似于阑尾炎。

E. 弯曲杆菌感染相关的肠外并发症罕见,如反应性关节炎和吉兰 - 巴雷综合征。

F. 细菌通常会在粪便中存留 4~5 周,可能再感染。

循证医学诊断

A. 用弯曲杆菌选择性培养基进行粪便培养有助于诊断,但敏感度比其他细菌性病原体低(37%~70%)。

B. PCR 检测在临床中的应用不断增加,对弯曲杆菌的敏感度(93%~97%)高于粪便培养;然而,PCR 检测并不提供药敏结果。

 通常与痢疾相关的微生物(志贺菌、弯曲杆菌、产生志贺毒素的大肠杆菌)同样可能导致非血性腹泻和胃肠炎性疾病,因此没有血性腹泻并不能排除这些诊断。

治疗

A. 大多数弯曲杆菌感染的病例是自限性的,不需要使用抗生素。

B. 有严重症状的患者(图 13-1)应使用抗生素治疗。

C. 氟喹诺酮或大环内酯类抗生素可用作经验性治疗,但耐药性正在增加,因此抗生素选择应基于当地药物敏感谱和抗生素药敏试验的结果。

 抗腹泻药不应用于有痢疾或侵入性感染症状(里急后重、血便或黏液便、高热和严重腹痛)的患者。

鉴别诊断:产生志贺毒素的大肠杆菌(STEC)

教科书内容回顾

通常会出现腹泻和腹痛。右下腹疼痛通常更严重。血性腹泻非常常见,恶心、呕吐和发热则不常见。

疾病要点

A. 命名

1. STEC 是一种能产生志贺毒素的大肠杆菌。

2. STEC 也被称为肠出血性大肠杆菌(EHEC)。

3. 最常见的 STEC 菌株是 O157:H7。

4. 除了 STEC 之外,还有 4 种大肠埃希菌会导致成人的腹泻性疾病。

   a. 肠毒性大肠埃希菌(ETEC)是旅行者腹泻的一个常见原因,通过分泌毒素而引起症状。

   b. 肠致病性大肠埃希菌(EPEC)是成人和儿童水样腹泻的常见原因。

   c. 肠侵袭性大肠埃希菌(EIEC)可引起血性腹泻伴里急后重,类似于志贺菌。

   d. 肠聚集性大肠埃希菌(EAEC)是儿童腹泻和旅行者腹泻的常见原因。

B. STEC 最常与未充分煮熟的牛肉有关,也可以在被粪便污染的食品中发现,如农产品、水果制品和乳制品。

C. STEC 也可以通过与感染者和牲畜的直接接触传播。

D. STEC 的症状包括血性腹泻、腹痛,无发热。

E. STEC 可引起溶血性尿毒综合征,其特征为微血管病性溶血性贫血、血小板减少和急性肾损伤。

循证医学诊断

A. 更有可能感染 STEC 的临床表现:

1. 出现血性腹泻,并提供明显的血性标本。

2. 无发热。

3. 有腹部压痛。

4. 白细胞计数 >10×10^9/L。

B. STEC 培养阳性、通过免疫分析法检测志贺毒素或通过核酸扩增试验检测志贺毒素基因被认为具有诊断价值。

1. STEC 的生长需要选择性的培养基。

2. 多病原体分子检测已经证明对 STEC 具有高敏感度(91%~100%)和特异度(97%~100%)。

C. 一些微生物实验室通过粪便常规检测 STEC,但在有些微生物实验室培养和毒素检测需要特别申请。

治疗

A. STEC 的治疗存在争议。

B. 抗生素在研究中显示的结果好坏参半,但使用抗生素会增加溶血性尿毒症综合征的风险。

诊断

给予补液支持(由于存在直立性低血压)和对乙酰氨基酚。血常规和生化检查正常。直立性症状可以通过静脉补液缓解。

能通过上述信息做出志贺菌感染的诊断吗?是否排除了其他的鉴别诊断?是否需要其他检查?

因为大多数感染性腹泻具有自限性,不需要对每一位患者进行粪便培养和其他细菌性病原体检测。应在获益最大的群体中进行病原体检测,同时降低假阳性率。检测策略的详细信息见表13-7。

许多实验室现在正在使用胃肠道多病原体套餐检查,它能够从单一标本中识别出一系列引起腹泻的细菌、病毒和寄生虫。这些检测通常比非分子检测更敏感,不需要临床医生对每种疑似病原体进行不同的检测。然而,这些方法不能做药敏试验,因此被这个套餐检查确定的某些病原体,还需要重新加做培养和药敏试验。

可能从治疗中获益最大且确诊率最高的患者包括:

A. 患有严重疾病的患者(血便、发热、严重腹痛、每天排便>6次、血容量减少、需要住院)。

B. 有特定病原体的暴露风险(旅行、高风险性接触、抗生素)。

C. 有增加并发症风险的情况的患者(免疫抑制、炎症性肠病、妊娠和高龄)。

D. 有公共卫生影响的情况(已确认或可能暴发,或有疾病传播高风险的患者,如医疗保健工作者、食品处理人员和托儿工作者)。

过去粪便白细胞检测被推荐用于急性腹泻的诊断,据报道,其对感染性或炎症性腹泻的敏感度最高为71%~73%,特异度为79%~84%。但在不同的环境中特性差异很大。此外,该检测并不能诊断出特定的感染,通常也不会改变处理方法或结果。因此,粪便白细胞检测不应常规用于急性腹泻的诊断检查。粪乳铁蛋白和粪钙卫蛋白是较新的炎症性腹泻诊断检测指标,但尚无足够的证据支持其常规应用于临床以指导急性腹泻的处理和诊断。

虽然在这个病例中志贺菌感染是最有可能的,但还是应该进行诊断检测,因为仍有可能是其他病原体包括弯曲杆菌和STEC致病,而且这些病原体的处理方式不同。

表13-7 不同病原菌的诊断检测

微生物	诊断检测
病毒	
卡西病毒(诺如病毒、札如病毒)、腺病毒、肠病毒、细小病毒、轮状病毒	核酸扩增试验
巨细胞病毒	肠活检的组织病理学检查
细菌	
沙门菌属、志贺菌属、弯曲菌属	常规粪检
产志贺毒素的大肠埃希菌	细菌培养
	毒素检测
	核酸扩增试验
耶尔森菌、邻单胞菌属、肠产毒大肠埃希菌、肠致病大肠埃希菌、肠侵袭性大肠埃希菌、肠聚集性大肠埃希菌	细菌培养
	分子检测
	核酸扩增试验
金黄色葡萄球菌、蜡样芽孢杆菌、艰难梭状芽孢杆菌	检测通常不在临床中进行,而是对食物进行专门(金黄色葡萄球菌、蜡样杆菌)或粪便(产气荚膜梭状芽孢杆菌)的毒素检测
寄生虫	
贾第虫属	酶联免疫分析法 核酸扩增试验
隐孢子虫	酶联免疫分析法 核酸扩增试验
其他寄生虫(如痢疾阿米巴、粪线虫、蛔虫、环孢子虫、等孢球虫)	特殊染色后显微镜镜检虫卵和寄生虫
真菌	
微孢子虫	三色染色或电子显微镜

Data from Shane AL, Mody RK, Crump JA, et al: 1017 Infectious Diseases Society of America Clinical Practice Guidelines for the Diagnosis and Management of Infectious Diarrhea, Clin Infect Dis. 1017 Nov 29; 65(12): 1963-1973.

病例解决方案

给予患者对症支持治疗,因便血而停用止泻药物。经验性使用环丙沙星抗感染。粪便被送多病原体分子检测,检出志贺菌。粪培养药敏结果为对环丙沙星敏感的志贺菌。

本例中,急性和血性腹泻允许使用本章最开始提出的方法,将鉴别诊断集中在特定的病原体上。流行病学因素、症状和暴露可进一步缩小鉴别诊断范围,进而指导适当的诊疗。

其他重要疾病

旅行者腹泻

教科书内容回顾

　　旅行者腹泻的患者通常在从资源丰富的地区到资源贫瘠的地区旅行的头 5 天发病,通常表现为轻微的胃肠炎似的症状,返家时缓解。

疾病要点

A. 每年报告的病例高达 1 000 万例。

B. 亚洲、非洲、南美和中美洲是旅行者腹泻风险最高的目的地。

C. 通常发生在头 5 天(高峰发作在第 4 天),并在 1~5 天内缓解。

D. 症状通常是轻至中度,但也会出现更严重症状。

E. 尽管肠产毒性大肠埃希菌(ETEC)是旅行者腹泻的主要病因,然而任何细菌、病毒或寄生虫都可能是病原体。当地胃肠道病原体的流行病学对这些疾病的鉴别诊断非常重要。

治疗

A. 预防

　1. 保证水源干净:

　　a. 煮沸、过滤或化学纯化的当地水或瓶装水。

　　b. 制作冰和混合饮料的水受到污染。

　　c. 确保瓶装水是密封的,而不仅仅是瓶装自来水。

　2. 水果、蔬菜和餐桌上的酱汁也是引起旅行者腹泻的原因。

　3. 胃酸具有自然防御功能;如安全,可短期停用质子泵抑制剂或 H_2 受体拮抗剂。

　4. 预防性抗生素:

　　a. 通常不建议对旅客预防性使用抗生素,除非他们有很高的并发症风险,如严重的免疫抑制或炎症性肠病。

　　b. 利福昔明、环丙沙星或水杨酸铋可用于高危旅客的预防。

　　c. 应用抗生素预防旅行者腹泻有效性至少 80%,但世界许多地区抗生素耐药性正在增加。

B. 处理方法

　1. 抗生素能有效地缩短症状持续时间。

　　a. 环丙沙星和阿奇霉素是首选药物,但最终抗生素选择应取决于目的地的耐药率。

　　b. 应向旅行者提供抗生素,让他们在出现胃肠道症状时服用。

　2. 考虑到旅行者腹泻的原因不是 ETEC 时(如贾第虫病、阿米巴病),其治疗不同。

参考文献

Adachi JA, Mathewson JJ, Jiang ZD, Ericsson CD, DuPont HL. Enteric pathogens in Mexican sauces of popular restaurants in Guadalajara, Mexico, and Houston, Texas. Ann Intern Med. 2002 Jun 18;136(12):884–7.

Bartlett JG. Antibiotic-associated diarrhea. Clin Infect Dis. 1992;15:573–81.

Bowen A, Eikmeier D, Talley P et al. Notes from the Field: Outbreaks of *Shigella sonnei* infection with decreased susceptibility to azithromycin among men who have sex with men - Chicago and Metropolitan Minneapolis-St. Paul, 2014. MMWR Morb Mortal Wkly Rep. 2015;64:597–8.

Bresee JS, Marcus R, Venezia RA et al; US Acute Gastroenteritis Etiology Study Team. The etiology of severe acute gastroenteritis among adults visiting emergency departments in the United States. J Infect Dis. 2012;205:1374–81.

Centers for Disease Control and Prevention (CDC). *Shigella flexneri* serotype 3 infections among men who have sex with men–Chicago, Illinois, 2003-2004. MMWR Morb Mortal Wkly Rep. 2005;54:820–2.

Choi SW, Park CH, Silva TM, Zaenker EI, Guerrant RL. To culture or not to culture: fecal lactoferrin screening for inflammatory bacterial diarrhea. J Clin Microbiol. 1996;34:928–32.

Dryden MS, Gabb RJ, Wright SK. Empirical treatment of severe acute community-acquired gastroenteritis with ciprofloxacin. Clin Infect Dis. 1996;22:1019–25.

Dupont HL. Bacterial diarrhea. N Engl J Med. 2009;261:1560–9.

Fang FC, Patel R. 2017 Infectious Diseases Society of America infectious diarrhea guidelines: A view from the clinical laboratory. Clin Infect Dis. 2017;65:1974–6.

Gilbert DN. Aspects of the safety profile of oral antimicrobial agents. Infect Dis Clin Pract. 1995;4:Suppl 2:S103–S112.

Gill, CJ, Lau J, Gorbach SL, Hamer DH. Diagnostic accuracy of stool assays for inflammatory bacterial gastroenteritis in developed and resource-poor countries. Clin Infect Dis. 2003;37:365–75.

Gould LH, Walsh KA, Vieira AR et al; Centers for Disease Control and Prevention. Surveillance for foodborne disease outbreaks—United States, 1998-2008. MMWR Surveill Summ. 2013;62:1–34.

Guerrant RL, Van Gilder T, Steiner TS et al; Infectious Diseases Society of America. Practice guidelines for the management of infectious diarrhea. Clin Infect Dis. 2001;32:331–51.

Guerrant RL, Wanke CA, Barrett LJ, Schwartzman JD. A cost effective and effective approach to the diagnosis and management of acute infectious diarrhea. Bull N Y Acad Med. 1987;63:484–99.

Hatchette RG, Farina D. Infectious diarrhea: when to test and when to treat. CMAJ. 2011;183:339–44.

Hines JZ, Pinsent T, Rees K et al. Notes from the Field: Shigellosis outbreak among men who have sex with men and homeless persons—Oregon, 2015-2016. MMWR Morb Mortal Wkly Rep. 2016;65:812–3.

Huang RS, Johnson CL, Pritchard L et al. Performance of the Verigene enteric pathogens test, Biofire FilmArray gastrointestinal panel and Luminex xTAG gastrointestinal pathogen panel for detection of common enteric pathogens. Diagn Microbiol Infect Dis. 2016;86:336–9.

Khanna S, Pardi DS, Aronson SL et al. The epidemiology of community-acquired *Clostridium difficile* infection: a population-based study. Am J Gastroenterol. 2012;107:89–95.

Koplan JP, Fineberg HV, Ferraro MJ, Rosenberg ML. Value of stool cultures. Lancet. 1980;2:413–6.

Koziel M, Kiely R, Blake L et al. Improved detection of bacterial pathogens in patients presenting with gastroenteritis by use of the EntericBio real-time Gastro Panel I assay. J Clin Microbiol. 2013;51:2679–85.

Lynch MF, Blanton EM, Bulens S et al. Typhoid fever in the United States, 1999–2006. JAMA. 2009;302(8):859–65.

McAuliffe G, Bissessor L, Williamson D et al. Use of the EntericBio Gastro Panel II in a diagnostic microbiologic laboratory: challenges and opportunities. Pathology. 2017;49:419–22.

McDonald LC, Gerding DN, Johnson S et al. Clinical Practice Guidelines for Clostridium difficile Infection in Adults and Children: 2017 Update by the Infectious Diseases Society of America (IDSA) and Society for Healthcare Epidemiology of America (SHEA). CID. 2018;66:E1–E48.

Musher DM, Musher BL. Contagious acute gastrointestinal infections. N Engl J Med. 2004;351(23):2417–27.

Scallan E, Hoekstra RM, Angulo FJ et al. Foodborne illness acquired in the

United States—major pathogens. Emerg Infect Dis. 2011 Jan;17(1):7–15.

Shane AL, Mody RK, Crump JA et al. 2017 Infectious Diseases Society of America clinical practice guidelines for the diagnosis and management of infectious diarrhea. Clin Infect Dis. 2017;65:1963–73.

Siegel DL, Edelstein PH, Nachamkin I. Inappropriate testing for diarrheal diseases in the hospital. JAMA. 1990;263:979.

Slutsker L, Ries AA, Greene KD, Wells JG, Hutwagner L, Griffin PM. *Escherichia coli* O157:H7 diarrhea in the United States: clinical and epidemiologic features. Ann Intern Med. 1997;126:505–13.

Spina A, Kerr KG, Cormican M et al. Spectrum of enteropathogens detected by the FilmArray GI Panel in a multicentre study of community-acquired gastroenteritis. Clin Microbiol Infect. 2015;21:719–28.

Talan D, Moran GJ, Newdow M et al. Etiology of bloody diarrhea among patients presenting to United States emergency departments: prevalence of *Escherichia coli* O157:H7 and other enteropathogens. Clin Infect Dis. 2001;32(4):573–80.

Talan D, Moran GJ, Newdow M et al; EMERGency ID NET Study Group. Etiology of bloody diarrhea among patients presenting to United States emergency departments: prevalence of *Escherichia coli* O157:H7 and other enteropathogens. Clin Infect Dis. 2001;32:573–80.

Tam CC, O'Brien SJ, Tompkins DS et al; IID2 Study Executive Committee. Changes in causes of acute gastroenteritis in the United Kingdom over 15 years: microbiologic findings from 2 prospective, population-based studies of infectious intestinal disease. Clin Infect Dis. 2012;54:1275–86.

Thielman NM, Guerrant RL. Clinical practice. Acute infectious diarrhea. N Engl J Med. 2004;350(1):38–47.

Yoder JS, Beach MJ. Giardiasis surveillance—United States, 2003–2005. MMWR Surveill Summ. 2007;56(7):11–8.

（叶梅 译　蒋黎 校）

第14章 头 晕

接诊头晕患者，该如何明确病因？

Scott D. C. Stern

主诉

病例 1

J 先生，32 岁，主诉头晕。

 头晕的鉴别诊断有哪些？作为医生你需要如何进行鉴别？

构建鉴别诊断

　　头晕可由内耳、中枢神经和周围神经系统、心血管系统以及不太常见的精神性疾病引起。直接导致鉴别诊断的复杂性。幸运的是，我们可以通过结构化方法来缩小鉴别诊断的范围。第一个关键步骤是要认识到大多数主诉头晕的患者其实是表述了三种主要症状中的一种：眩晕、先兆晕厥或平衡障碍（那些无法清晰描述其头晕的患者被称为难以言明的头晕目眩）。若可以识别更加特异性的症状则可以缩小鉴别诊断范围并针对性进行评估。因此，第一步应该询问患者"头晕时是什么感觉？"（图 14-1）。

　　然后一定要给予患者足够的时间，不打断他的描述，也不给予任何提示，让他们把头晕尽可能地描述清楚。

　　此外，能够触发症状的事件也有助于将症状分为眩晕、先兆晕厥或平衡障碍。例如，在床上翻身或头部运动时发生的头晕提示眩晕，直立时发生提示先兆晕厥，行走时发生提示平衡障碍。确定症状是持续性还是间歇性也很重要，询问其他相关症状可能提供重要的诊断线索（即其他神经系统或心脏的症状）。表 14-1 总结了主诉、触发因素、其他病史特征和鉴别诊断。

　　在确定患者正在经历的准确症状后，第二个关键步骤是分析这些更加特异性的症状。

眩晕

　　眩晕是一种旋转感或移动感，它是最常见的头晕类型。

　　眩晕的鉴别诊断很广泛，包括周围神经系统疾病（内耳）和中枢神经系统（脑干）疾病。在评估眩晕患者时，最重要的是发现那些"不可漏诊"的危及生命的中枢神经系统疾病，包括卒中、出血、肿瘤和多发性硬化（multiple sclerosis，MS）。因此，评估眩晕患者的**第一个关键步骤**是通过病史和神经系统检查寻找提示中枢神经系统疾病的线索（图 14-2）。由于前庭系统位于脑干，中枢性眩晕常伴有其他脑干或者小脑表现，在询问病史和体格检查时应重点关注。应询问患者最近有无严重头痛或颈部疼痛的症状、脑干功能障碍的症状（构音障碍、复视、面瘫）、小脑功能障碍的症状（共济失调或动作不协调），并检查脑干或小脑体征（共轭凝视障碍、面瘫、其他脑神经异常、步态异常、闭目难立、辨距不良或视神经乳头水肿）。中枢神经系统检查还应仔细观察有无眼球震颤。虽然许多患者有生理性终点眼球震颤（向一侧凝视时，眼球出现少许震颤），但有些类型的眼球震颤则提示中枢神经系统病因。包括以下内容：

1. 双向眼球震颤是指患者向左和向右看时均发生眼球震颤（当患者向左看时，眼球向左快速震颤，当患者向右看时，眼球向右快速震颤）。
2. 注视某物体不能抑制眼球震颤。
3. 持续 1min 以上的眼球震颤或重复动作疲劳失能（即重复动作不能使眼球震颤减弱）。

　　表 14-2 对比了中枢性和周围性眩晕的特征。任何有不明原因中枢神经系统症状或体征的患者，应及时进行脑干检查，推荐磁共振成像（MRI）。

　　在没有明显中枢神经系统症状或体征的眩晕患者中，**第二个关键步骤**是回顾眩晕的进程及触发因素，以进行恰当的评估和鉴别（图 14-3）。

　　这一点很关键，因为令人惊讶的是一些中枢性眩晕患者没有明显的中枢神经系统症状和体征，所以可能无法通过第一个关键步骤来识别。然而，系统性评估可以识别这些患者。特别是，必须确认每次眩晕发作的准确持续时间，因为它大大地缩小了鉴别诊断的范围。尽管有时候患者说他们的眩晕发生在几天前，但在后续提问中必须确定每次发作的持续时间。**另一个关键问题**是眩晕是否真的由头部运动触

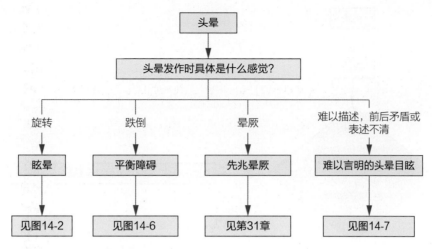

图 14-1 头晕的诊断步骤

表 14-1 头晕的分类与特点

	眩晕	先兆晕厥	平衡障碍	难以言明的头晕目眩
主诉	旋转感或自感运动（实际无运动）	感觉即将丧失意识	坐位、站立或行走时不稳定，跌倒	飘浮感，意识模糊
触发因素	在床上翻身、仰视、头部运动	直立性低血压 其他：散发的	行走	应激
相关症状和其他重要的病史特点	中枢神经系统体征或症状（如构音障碍、头痛、复视、共济失调、颈部疼痛） 听觉症状（如听力丧失、耳鸣） 发作持续时间	管状视野 运动时晕厥 心悸 黑便或直肠出血 腹痛 心脏疾病史 药物	糖尿病 神经性疾病 视觉问题 药物	多种躯体主诉 情绪低落或绝望 快感缺失
重要体格检查发现	脑神经检查 步态 指鼻试验 闭目难立征 HINTS+ 检查	直立性低血压和心率 心脏杂音检查 JVD 或 S$_3$	步态 闭目难立征 位置觉 感觉 脑神经检查 指鼻试验	
鉴别诊断	**周围性：** 　BPPV 　前庭神经炎 　梅尼埃病 **中枢性：** 　脑血管疾病 　多发性硬化症 　小脑出血 　偏头痛 　脑干肿瘤 　VAD	心脏疾病 　心律失常 　主动脉瓣狭窄 　肺栓塞 血管迷走性 直立性低血压 　脱水 　出血 　药物 　低血糖	多发性感觉缺失 帕金森病 小脑变性或卒中 维生素 B$_{12}$ 缺乏 脊髓病 脊髓病 正常压力性脑积水	抑郁症 广泛性焦虑障碍 惊恐发作 躯体疾病 药物 眩晕、先兆晕厥，或平衡障碍的表现不够典型

BPPV，良性阵发性位置性眩晕；HINTS，甩头试验、眼球震颤、偏斜试验；JVD，颈静脉扩张；VAD，椎动脉夹层。

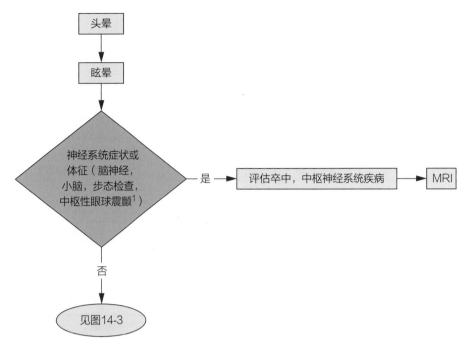

¹ 见表 14-2。

图 14-2　眩晕诊断关键步骤 1：评价中枢神经系统体征和症状

表 14-2　区别中枢性眩晕与周围性眩晕的要点

临床表现	周围性眩晕	中枢性眩晕
中枢神经系统症状和体征（如头痛、构音障碍、复视、共济失调、脑神经麻痹）	极少	常见
平衡障碍表现	轻中度 ¹	重度
眼球震颤的特点	视觉注视能抑制 单向性 持续时间 <1min 重复测试衰减	视觉注视不能抑制 可能改变方向 持续时间 >1min 重复测试无衰减

¹ 周围性病变的患者通常可以行走，而中枢性病变的患者行走可能非常困难。

发，还是仅仅因头部运动引起加重。几乎所有眩晕均因头部运动而加重，但只有部分眩晕是真的由头部运动触发。这两个问题（发作持续时间和触发因素）可以区别三组不同的眩晕患者（图 14-3）。

最常见的是由头部运动（静止时无反应）触发的短暂眩晕（通常小于 1min）的患者。实际上，所有患有良性阵发性位置性眩晕（BPPV）的患者，都可通过 Dix Hallpike 动作进行评价（讨论详见下）。

第二组有反复眩晕发作，持续数分钟至数小时。这些患者的眩晕通常在运动时加重，但无运动时也会自发出现。此类患者的鉴别诊断包括短暂性脑缺血发作（TIA）、前庭性偏头痛或梅尼埃病。这些患者中有价值的线索包括心血管疾病风险因素（提示 TIA）、头痛病史（提示前庭性偏头痛）或其他听觉症状病史，如耳鸣或听力减退（提示梅尼埃病）（图 14-4）。

第三组患者有持续数天的眩晕，且运动时加重。该综合征称为急性前庭综合征，可能由前庭神经炎、卒中或其他中枢神经系统疾病引起。对此类患者采取更加细致的检查对发现微小的脑干卒中十分重要，这种卒中开始的时候可以较轻，但随后会出现危及生命的并发症。急性前庭综合征的处理方法在下文中有详细讨论，见图 14-5。

如上所述，许多患者有其他非眩晕性头晕的病因，包括先兆晕厥和平衡障碍。

先兆晕厥

先兆晕厥的鉴别诊断和处理方法详见第 31 章。

平衡障碍

平衡障碍是一种跌倒或失衡的感觉，与行走或站立困难相关，可由大脑、小脑、脊髓或周围神经异常引起。

常见原因包括帕金森病、正常压力性脑积水、小脑变性（如酒精性小脑变性）、小脑卒中、椎基底动脉供血不足（VBI）、维生素 B_{12} 缺乏症、脊髓痨、糖尿病和多感觉缺陷症。脑神经、小脑、步态检查和感觉检查对诊断可以提供关键的线索。步态异常提示帕金森病（拖曳步态）或小脑疾病（宽基步态）。袜套、手套样感觉缺失是糖尿病神经病变的典型特征；而本体感觉丧失则提示后索病变（即维生素 B_{12} 缺乏症、脊髓痨和一些压迫性脊髓病变）。诊断步骤详见图 14-6。

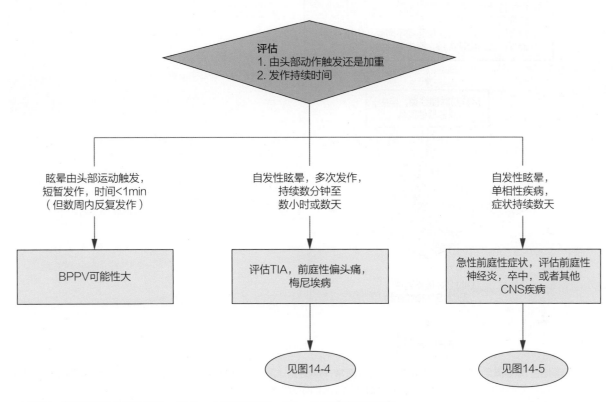

BPPV，良性阵发性位置性眩晕；CNS，中枢神经系统；TIA，短暂性脑缺血发作。

图14-3 眩晕诊断关键步骤2：评估触发因素和持续时间

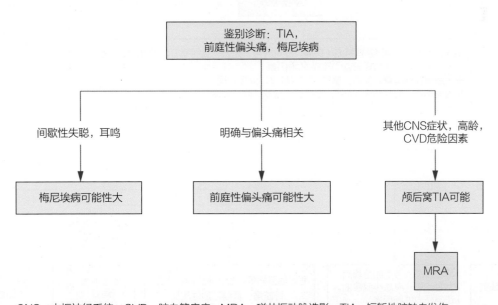

CNS，中枢神经系统；CVD，脑血管疾病；MRA，磁共振动脉造影；TIA，短暂性脑缺血发作。

图14-4 持续时间中等的眩晕的处理方法

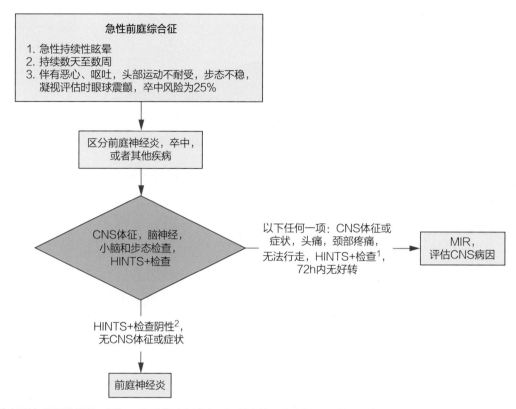

¹ HINTS+ 检查阳性，需要满足以下任何一项:头部冲击试验正常，转向性眼球震颤，眼球单纯垂直震颤，偏斜试验阳性，新出现的听力减退。
² HINTS+ 检查阴性需要满足以下所有条件:头部冲击试验异常，无转向性眼球震颤，偏斜试验阴性，无新发听力减退。
CNS,中枢神经系统;HINTS,头部冲击试验,眼球震颤和偏斜试验。

图 14-5　眩晕:急性前庭综合征的处理方法

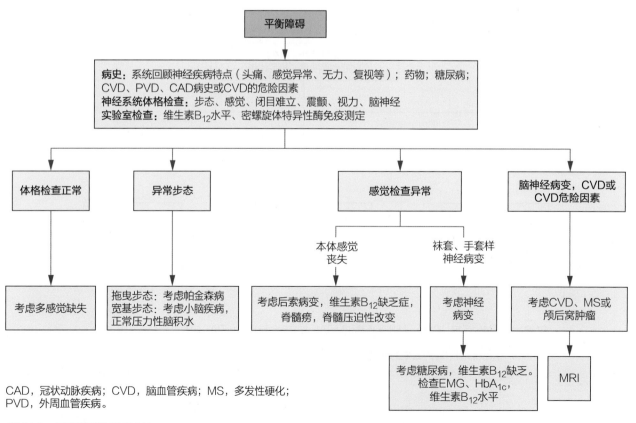

CAD，冠状动脉疾病；CVD，脑血管疾病；MS，多发性硬化；
PVD，外周血管疾病。

图 14-6　平衡障碍的处理方法

难以言明的头晕目眩

临床上许多患者难以描述其症状,被称为难以言明的头晕目眩(图14-1)。这些患者可能患有上述任何一种疾病,但不能很好地描述其症状,从而很难被医生所识别。还有一些患者有非特异性头晕,可能是由抑郁、焦虑或药物引起。应当询问此类患者的神经和心脏症状及体征,可能会对受累的系统有所指向。例如,伴有其他中枢神经系统的症状或体征(新发头痛、双视野、共济失调或复视)的头晕患者几乎肯定有中枢神经系统疾病,而站立时立即出现头晕伴血压下降的患者几乎可以肯定存在直立性低血压,从而导致头晕。对该类患者的处理方法见图14-7。

下面列出头晕的完整鉴别诊断。

头晕的鉴别诊断

A. 眩晕
1. 周围性

    a. BPPV
    b. 迷路炎或前庭神经炎
    c. 梅尼埃病
    d. 少见病因:头部外伤、带状疱疹
2. 中枢性
    a. 脑血管疾病
      (1) VBI
      (2) 小脑或脑干卒中
      (3) 小脑出血
      (4) 椎动脉夹层(VAD)
      (5) 脑干动脉瘤
    b. 小脑变性
    c. 偏头痛
    d. 多发性硬化(MS)
    e. 酒精中毒
    f. 苯妥英中毒
    g. 吸入性药物滥用

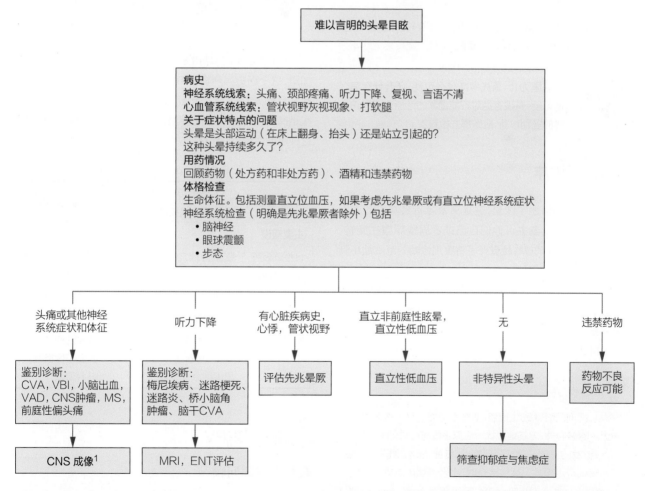

[1]如果考虑小脑出血,需要急诊头部CT检查。建议MRI随访。脑卒中患者或可能患有VAD的患者出现颈部疼痛时,应考虑CT动脉造影、磁共振动脉造影检查。
CNS,中枢神经系统;CVA,脑血管意外;ENT,耳鼻喉;MS,多发性硬化;VAD,椎动脉夹层;椎-基底动脉供血不足。

图14-7 难以言明的头晕目眩的诊断方法

　　h. 脑干或小脑肿瘤

B. 先兆晕厥(见第 31 章)

C. 平衡障碍

　　1. 大脑(帕金森病、正常压力性脑积水)

　　2. 小脑(变性、肿瘤、梗死)

　　3. 脊髓(维生素 B_{12} 缺乏症,脊髓痨,压迫性病变)

　　4. 周围神经(维生素 B_{12} 缺乏症,糖尿病)

　　5. 其他:多种感觉缺陷,药物(酒精、苯二氮䓬类、抗惊厥药、氨基糖苷类、抗高血压药、肌肉松弛药、顺铂)

D. 非特异性头晕

　　1. 心理性

　　　　a. 重度抑郁症

　　　　b. 焦虑、惊恐障碍

　　　　c. 躯体化障碍

　　2. 近期视力矫正(新配眼镜、白内障摘除)

　　3. 药物不良反应

J 先生描述,当他头晕时,感觉房间好像在旋转。他第一次发作是在 3 天前,当时他在床上翻了个身。旋转感觉非常强烈,伴有恶心、呕吐。持续时间 <1min。

到这里为止,首先考虑什么可能,还有什么其他可能,有没有绝对不能遗漏的诊断? 鉴于这样的鉴别诊断,应做哪些检查?

鉴别诊断排序

　　J 先生明确描述了眩晕,这是头晕患者最常见的主诉(图 14-1)。眩晕患者主诉他们自己或者周围环境在旋转。识别到 J 先生患有眩晕,检查者可将鉴别诊断的范围缩小到引起眩晕的亚组疾病(表 14-1)。

　　如上所述,评估眩晕患者的**关键第一步**是寻找提示中枢性眩晕的体征或症状。由于这些疾病不可漏诊,仔细询问神经系统病史和寻找脑神经或小脑功能的异常表现至关重要(图 14-2)。

在进一步询问时,J 先生描述,他在 5 年前有过一次类似的病史。除恶心外,无其他症状。他似乎没有明确的 CNS 症状,如新发的严重头痛或颈部疼痛、复视、麻木、肌无力、构音障碍或行走困难。体格检查时,患者表现出焦虑。他的生命体征为血压 110/70mmHg,呼吸频率 16 次 /min,脉搏 84 次 /min,体温 37.0℃。HEENT 检查显示眼外肌功能完整,左侧凝视时有 15 次水平方向眼球震颤。重复操作数次后停止。视盘边界清楚,视野完整。神经系统检查时,脑神

经功能完整(除外眼球震颤)。听力粗测正常。步态和指鼻试验未见异常。Romberg 征(闭目难立征)为阴性。

目前的临床信息是否足以做出诊断? 如果不能,还需要其他哪些信息?

　　幸运的是,J 先生没有提示中枢性眩晕的体征或症状。对无明显中枢神经系统症状或体征的眩晕患者,下一步是回顾眩晕的进程及其触发因素,以便进行恰当的评估和鉴别诊断(图 14-3)。

J 先生描述,他的症状是在 3 天前开始的,每天发作多次,可能有 5~10 次。每次发作持续 30~60s,然后缓解,在床上翻身或弯腰后发作。他还注意到,如果他一动不动,眩晕也会缓解。

目前的临床信息是否足以做出诊断? 如果不能,还需要其他哪些信息?

　　J 先生是非常短暂的眩晕发作,运动触发症状而非仅仅加重,这个病史强烈提示 BPPV(眩晕最常见的原因)。鉴于此并且他无 CNS 体征和症状,首先考虑 BPPV 的可能。其次是梅尼埃病,考虑到症状持续的时间、无耳鸣或听力下降,这种可能性很小(表 14-3)。

表 14-3 　J 先生的诊断假设

诊断假设	人口统计学、风险因素、症状和体征	重要检查
主要假设		
良性阵发性位置性眩晕	眩晕持续几秒,在床上翻身或抬头寻物时发作 周围型眼球震颤	全面的神经系统病史和体格检查(排除 CNS 病变)
备选假设——最常见的		
梅尼埃病	眩晕持续数分钟至数小时 耳鸣、间歇性听力下降 周围型眼球震颤	全面的神经系统病史和体格检查 听力测试

主要假设:BPPV

教科书内容回顾

　　BPPV 的典型表现是突然起病的严重头晕。患者经常描述感觉房屋在旋转。他们经常留意到当他们在床上翻身、抬头(从衣柜中取出一些物品)或弯腰系鞋带时开始出现症状。每次发作时间短暂(持续 10~20s),而不是持续性的(如

前庭神经炎）。然而，由于发作呈群集性，患者常主诉持续数天或数周的眩晕。详细询问病史可以区分。几年后症状可能复发。

 BPPV 患者常主诉头部运动时眩晕。然而，这并不能诊断为 BPPV，因为许多类型的眩晕都随着头部运动而加重。

 确定眩晕单次发作的持续时间是做出正确诊断的关键。

疾病要点

A. 最常见的眩晕病因（17%~42%）。

B. 体位变化通常会诱发眩晕（床上翻身、仰视）。

C. 站立时头晕也可加重。然而，仅在站立（而非滚动）时出现症状则提示直立性头晕（见下文）。

D. 眩晕时间短暂，通常持续时间 <15s，但也可能持续长达 90s。

E. 患者通常在数周到 1 个月之内有群集性发作，而后缓解。约 50% 的患者会反复出现群集性发作。

F. 由某个半规管内漂浮的耳石所引起（通常是后半规管）。头部运动时耳石也开始运动，头部运动停止时耳石继续运动，导致半规管内的液体产生湍流，从而出现运动的感觉（眩晕）。尽管 BPPV 可以由迷路炎或头部创伤引起，但其具体病因仍不清楚。

循证医学诊断

 A. 符合以下所有 4 项标准的患者通常具有 BPPV（敏感度为 88%，特异度 92%；LR+11，LR−0.13）：

1. 眩晕反复发作。

2. 发作持续时间 <1min。

3. 症状总是由改变头部位置引起。

　　a. 躺下或在床上翻身

　　b. 以下两项：头后仰、仰卧起身或向前弯曲

4. 排除其他疾病。

B. 一项研究报道了 BPPV 患者的以下症状：

1. 所有 BPPV 患者均描述在床上翻身引起眩晕。

2. 50% 的患者描述失去平衡，但跌倒罕见（仅 1/61）。鉴于跌倒罕见，如果有跌倒，应该考虑其他疾病。

C. BPPV 引发的眼球震颤。

1. 体位性眼球震颤常见。位置改变引起受累半规管中的耳石运动，引发眩晕，并可能引起眼球震颤。

2. 无自发性眼球震颤。（在自发性眼球震颤患者中，不改变头位而改变凝视状态即可触发眼球震颤。）自发性眼球震颤提醒临床医生应该考虑其他诊断。

D. Dix Hallpike 动作可在疑似 BPPV 的患者引出眼球震颤。

1. 该动作仅在疑似 BPPV 的患者中有用（短暂、位置性眩晕且无神经系统症状或自发性眼球震颤的患者），而在其他患者中可能引起混乱。

2. 在 BPPV 患者中 Dix Hallpike 动作诱发的眼球震颤，其典型表现包括：

　　a. 从患者体位改变到眼球震颤开始之间存在 2~5s 潜伏期。

　　b. 眼球震颤是短暂的（通常持续时间 <30s），重复动作时震颤衰减。

　　c. 眼球震颤通常是混合性的，有旋转向上的跳动。眼球震颤偶尔是水平向的或完全不被诱发。

　　　（1）敏感度为 75%；特异度为 94%

　　　（2）Dix Hallpikc 和 Epley 动作的示范视频可在以下网址找到：https://www.youtube.com/watch?v=LxD-lgqix-s

　　d. 提示中枢（脑干）疾病的警示特征包括立即开始（无潜伏期）的眼球震颤，持续时间超过 1min，无衰减现象，不受视觉注视抑制，或单纯是垂直性运动。

E. 对于有提示中枢性疾病表现的患者和有 BPPV 非典型表现的患者，包括症状持续或进展的患者，应进行 CNS 影像学检查。

治疗

A. 大多数患者无论是否治疗，在 2~6 周内均可恢复，但有时恢复也可能需要数月。

B. Epley 动作是一种使耳石复位的旋转动作，能有效地阻止眩晕（56%）。

C. 前庭康复治疗（触发中枢适应的一系列恢复运动）也是一种选择。

D. 前庭抑制剂（美克洛嗪和苯二氮䓬类）可能引起嗜睡、平衡障碍恶化和 CNS 适应延迟，只有在频繁发作且无法忍受的情况下使用。

E. 有难治性症状的患者可选择手术，但极少有这个必要。

诊断

　　J 先生的病史符合 BPPV 的特点。此时，应进行 Dix Hallpike 动作评估体位性眼球震颤。

 J 先生描述在 Dix Hallpike 动作过程中出现强烈眩晕。观察到混合性的向上跳动性眼球震颤，持续 20s。重复动作后，眼球震颤消失。

你是否已经诊断了 BPPV？是否排除了其他备选的诊断？是否需要进行其他检查以排除备选诊断？

病史、体格检查、缺乏 CNS 疾病的危险因素和 CNS 疾病的体征，均提示是周围性眩晕而不是中枢性眩晕。每次眩晕发作的持续时间也提示 BPPV，而不是前庭神经炎或梅尼埃病。Dix Hallpike 动作与 BPPV 完全符合。鉴于此，结合无耳鸣或听力减退，没必要进行其他评估。

病例解决方案

 进行 Epley 动作后，J 先生的症状缓解。1 个月后，患者复诊，感觉良好。

主诉

病例

D 先生是一名 40 岁的白种人，主诉头晕。有高血压病史，控制良好，除此之外，患者的既往病史无明显异常。详细询问病史，在过去 3~4 天内有持续的旋转感。患者无类似发作史，无听力减退病史。头部运动时症状加重，但在静止时症状也持续存在。

 目前，主要考虑什么疾病，还应考虑哪些疾病，有无不可漏诊的疾病？鉴于这些鉴别诊断，应安排做哪些检查？

鉴别诊断排序

如本章开头所述，头晕患者的第一个关键点是区分眩晕与先兆晕厥或平衡障碍（见图 14-1）。很明显，D 先生患有眩晕。第二步查找可能提示中枢性眩晕的 CNS 体征或症状（图 14-3）。这需要仔细询问神经系统病史和体格检查，寻找与脑神经或小脑有关的异常临床表现。

 D 先生否认有严重头痛病史，否认以往或当前有任何神经系统疾病史，如复视、视力丧失、共济失调或不明原因的运动或感觉症状。他提到存在间歇性恶心。体格检查显示其生命体征为血压 126/82mmHg，脉搏 74 次 /min，呼吸频率 16 次 /min，体温 37.0℃。头颅五官检查显示其瞳孔等大等圆、对光反射和调节功能正常。眼外肌运动正常。神经系统检查显示步态、肌力、感觉正常，闭目难立征阴性，脑神经无异常。

D 先生没有明显的症状或体征提示中枢性眩晕。如上所述，在无明显 CNS 症状或体征的眩晕患者中，下一步是分析眩晕的进程及触发因素，进行恰当的评估，做出适合的鉴别诊断（图 14-3）。

 D 先生反复说，他的眩晕已经有好几天了，头部运动使症状加重，但在静止时症状也存在。患者既往无类似病史。

与我们之前的患者 J 先生不同，D 先生的眩晕是持续性的，持续数天和自发的（即使不做头部运动也会出现）。单次长时间发作（数天）的自发性眩晕（无运动）患者归类为急性前庭综合征。其鉴别诊断包括前庭神经炎、卒中和其他 CNS 病因（即 MS）。其中，前庭神经炎是最常见和最主要的病因。D 先生的高血压病史增加了他卒中的风险，但是他年龄小，卒中的可能性不大。他既往无任何提示 MS 的症状（例如复视、构音障碍、肌无力），但这也可能是疾病最初的表现。此外，患者无癌症病史，因此不太可能存在转移性肿瘤，但原发性 CNS 肿瘤却是可能的。鉴别诊断详见表 14-4。

表 14-4　D 先生的诊断假设

诊断假设	人口统计学、风险因素、症状和体征	重要检查
主要假设		
前庭神经炎	眩晕持续数天 以下所有： 无口角歪斜、异常甩头、周围型眼球震颤	全面的神经系统病史和体格检查（排除 CNS 病变） 考虑 MRI
其他假设		
脑干卒中	高龄、高血压病史、糖尿病、心房颤动、吸烟、既往脑卒中	MRI、超声心动图
多发性硬化（MS）	不同时间和部位发生的 CNS 病变：既往视力丧失（视神经炎）、无力、复视	脑部 MRI 脑脊液寡克隆条带
颅后窝肿瘤	既往恶性肿瘤，头痛，视神经盘水肿，局灶性神经功能缺失	头部 CT 或 MRI/MRA

急性前庭综合征患者常有恶心和呕吐、步态不稳以及自发性或凝视诱发的眼球震颤。对此类患者进行仔细的检查，对发现严重的脑干卒中或其他出现危及生命的并发症之前表现可能并不明显的脑干疾病十分重要。许多脑干卒中或其他严重脑干疾病患者可通过上述神经系统病史、脑神经和小脑检查快速发现。严重的步态不稳、不能独自站立或任何其他神经系统体征或症状均需要行神经影像学检查（通常采用 MRI）。然而，约 25% 的急性前庭综合征患者曾有卒中，但在典型的神经系统病史回顾、小脑和脑神经检查时，没有明显的异常表现。HINTS 检查为识别这些患者提供了极大的便利。HINTS 检查由头部冲击试验、眼球震颤和偏斜试验组成。在急性前庭综合征患者中，该检查对发现卒中和其他 CNS 病因有很高的敏感度（敏感度为 98%；特异度为 85%；LR+ 为 6.5；LR− 为 0.02），实际上，HINTS 检查在早期对于脑干卒中的敏感度甚至高于弥散加权磁共振（DW-MRI）。具体而言，下列任何一项提示了脑卒中或其他 CNS 疾病：①头部冲击试验正常；②转向性眼球震颤；③垂直性反向偏斜。详细解释参考以下网址，https://collections.lib.utah.edu/details? id=177180。

在**头部冲击试验**中，检查者用双手夹住患者的头部两侧，并要求患者将注意力集中在检查者的鼻子。然后检查者迅速转动患者的头，同时患者努力保持注意力于检查者的鼻子。在前庭-眼反射正常的患者中，尽管头部受到甩动，但被检查者的眼睛仍能将注意力保持在检查者的鼻子上。

在前庭神经炎中，前庭-眼反射受损，患者眼睛随头部移动，不能将目光盯在检查者的鼻子上，随后患者眼睛迅速回视，目光再次盯住鼻子。这被称为头部冲击试验阳性。前庭神经炎患者通常头部冲击试验异常，这种异常反而让人放心。参见网络视频 https://ars.els-cdn.com/content/image/1-s2.0-S0733861915000365-mmc3.mp4。

另一方面，在颅后窝卒中导致的中枢性眩晕患者中，前庭-眼反射经常是正常的。这类患者在转头时目光通常能够盯住检查者的手指或鼻子，这类患者的头部冲击试验一般正常（或阴性）。

不应该使用头部冲击试验来评估短暂发作的眩晕患者，这些患者无急性前庭综合征表现，试验结果可能会混淆诊断。

总之，急性前庭综合征患者甩头试验阴性（正常）提示中枢病变而非前庭神经炎。

转向性眼球震颤是指眼球向右注视时向某一个方向快速震颤，而向左注视时向另一个方向快速震颤。这提示是中枢性疾病（在周围性神经系统疾病中，无论注视方向如何，眼球均向同一个方向快速震颤）。

偏斜试验是眼睛在垂直面上未对齐的情况。这在遮盖试验中很容易识别。参见 http://emcrit.org/misc/posterior-stroke-video/，偏斜试验提示中枢神经病变。

综上所述，包括 HINTS 检查在内的详细的神经系统检查，对卒中或急性前庭综合征的其他中枢病因的敏感度为 96.8%，特异度为 98.5%（LR + 为 64；LR− 为 0.03）。见表 14-5。

总之，急性前庭综合征患者应进行全面的神经系统症状采集及脑神经、小脑和 HINTS 检查。以下任何一项均提示 CNS 疾病，需要进行神经影像学检查（首选 MRI）：①异常神经系统症状；②异常神经系统体征；③头部冲击试验正常；④双向眼球震颤；⑤眼球垂直偏斜。急性前庭综合征患者的处理方法见图 14-5。

表 14-5　急性前庭综合征的异常表现：中枢性眩晕与前庭神经炎

	前庭神经炎	中枢性眩晕		
	出现频率	出现频率	LR+	LR−
HINTS 检查				
头部冲击试验正常（阴性）	5%	85%	17	0.16
转向性眼球震颤 [1]	8%	38%	4.75	0.67
垂直偏斜试验异常	2%	30%	15	0.71
三项中的任何一项：甩头试验、眼偏斜试验，或转向性眼球震颤阴性	1.5%	97%	63.9	0.03
四项中的任何一项：甩头试验、眼偏斜试验、转向性眼球震颤，或新发听力减退阴性	3.0%	99.2%	32.7	0.01
仔细的神经系统检查有异常表现 [2]	6%	93%	15.5	0.07
严重躯干共济失调	0%	33%	∞	0.67
头痛或颈部疼痛	12%	约 40%	3.3	0.7
明显的神经系统异常：凝视麻痹、肌无力、垂直性眼球震颤	0%	27%~51%	∞	0.49~0.73

[1] 转向性眼球震颤（即向右凝视时向右震颤，向左凝视时向左震颤）。

[2] 包括脑神经、眼外肌运动、步态、闭目难立征、指鼻试验、甩头和眼偏斜试验。HINTS 试验、头部冲击试验、眼球震颤、偏斜试验。

主要假设：急性前庭神经炎

教科书内容回顾

急性前庭神经炎的典型表现为突然出现的严重的持续性眩晕和恶心，转头后加重，持续数天。眩晕常因头部运动而加重（与 BPPV 相似），但即使在静息时也存在（与 BPPV 不同）。随后，患者可主诉间歇性眩晕，发作数周至数月，并由头部运动触发。

疾病要点

A. 急性前庭神经炎是由前庭 - 蜗神经炎症引起，炎症刺激前半规管和水平半规管导致眩晕。

B. 前庭 - 蜗神经下支供应耳蜗，通常无症状，听力通常不受损。

C. 病因尚不确定，但可能是由于单纯疱疹病毒 1 型重新激活所致。

D. 严重的眩晕通常持续 2~3 天，也可持续长达 1 周。轻微症状可持续 6 周或更长时间。

E. Ramsay Hunt 综合征是前庭神经炎的一种变异型。
1. 累及第Ⅶ、Ⅷ对脑神经的水痘 - 带状疱疹病毒重新激活引起前庭神经炎，伴听力下降和面瘫。
2. 外耳道可见疱疹。

循证医学诊断

A. 通常根据临床检查做出诊断，并同时考虑其他更加严重的可能的诊断 [小脑卒中常被误诊（34%）为前庭神经炎]。

B. 与大多数引起眩晕的原因一样，前庭神经炎的眩晕因头部运动而加重。但是，与 BPPV 不同，它并不是由头部运动触发的。它是自发性的，即使患者静止不动也经常出现。

C. 恶心和呕吐常见。

D. 患者经常有自发性眼球震颤（无头部动作时出现），为单向性、水平性或水平扭转性震颤，并被视觉注视所抑制。双向眼球震颤提示其他（中枢性）疾病。

E. 可出现步态不稳，但患者仍然有行走能力。他们在双脚分开、眼睛睁开的情况下，能够独立地坐或站而不会跌倒。严重的站立不稳提示其他的中枢性疾病。

F. 患者可能在检查闭目难立征时出现跌倒。

G. 神经系统检查应包括脑神经检查，特别强调眼外肌运动、小脑检查（包括步态）和闭目难立征。
1. 明显的中枢神经系统体征或症状提示中枢性眩晕，需要进行神经影像学检查。
2. 关键的 CNS 症状和体征包括：

a. 头痛
b. 颈部疼痛
c. 构音障碍
d. 复视
e. 肌无力
f. 无法行走
g. 辨距不良
h. 脑神经异常
i. 霍纳综合征（Horner 综合征）
j. 中枢型眼球震颤
k. 重度眩晕持续数天以上

3. 规范的神经系统病史回顾和检查：
a. 对识别前庭神经炎和排除卒中不够灵敏
b. 49% 的卒中所致的持续性眩晕患者缺乏明显的神经系统异常表现，或仅有躯干共济失调，即手臂交叉时无法独立坐稳

H. HINTS 检查对识别卒中或引起急性前庭综合征的其他中枢性疾病准确率很高。
1. 敏感度为 96.8%，特异度为 98.5%。
2. LR+ 为 64，LR- 为 0.03。

I. 前庭神经炎患者的预期表现包括头部冲击试验异常，无双向眼球震颤，垂直偏斜试验阴性。

J. 表 14-5 比较了前庭神经炎患者和中枢性眩晕患者的临床特点。

治疗

A. 美克洛嗪（抗组胺药）、茶苯海明和东莨菪碱（抗胆碱能药）对大多数患者是首选药物。

B. 止吐药对严重恶心、呕吐有效。

C. 也可使用苯二氮䓬类药物。

D. 药物具有镇静作用。应避免开车。

E. 皮质类固醇已被证实可促进前庭功能恢复，尽管症状和功能的改善尚未得到一致的证实。使用也存在争议。

F. 抗病毒药物无效。

G. 使用刺激迷路的练习进行前庭康复治疗可以促进中枢神经系统的适应性并加快恢复。

如上所述，D 先生的常规神经系统检查未见异常。HINTS 检查显示头部冲击试验正常。仔细检查他的眼外肌运动，发现水平性眼球震颤（最初未注意到），向左和向右凝视时均持续约 1min。没有垂直偏斜。

临床信息是否足以做出诊断？如果不是，你还需要哪些额外的信息？

诊断

虽然急性前庭综合征最常见的原因是前庭神经炎,但 D 先生经仔细的体格检查并不符合这种良性疾病,而是提示 CNS 疾病(图 14-5)。首先,头部冲击试验正常。如上所述,前庭神经炎通常会引起头部冲击试验异常,因此试验正常反而令人担忧。事实上,急性前庭综合征患者的头部冲击试验正常,其 CNS 疾病的 LR + 为 17。此外,D 先生有双向眼球震颤,这是一种 CNS 疾病的表现。考虑可能的 CNS 病因,D 先生是 MS 的好发年龄(但是考虑他的性别和不典型的常表现,此病的可能性较低)。脑血管意外是有可能的,尽管他年龄不大,高血压也控制良好。原发性颅内肿瘤也有可能;考虑到这些疾病的可能性,需要进行神经影像学检查,所以给他安排了 MRI。

MRI 显示脑干白质有一个斑片影,脑室周围白质也有多个斑片影,高度提示 MS。

其他诊断:多发性硬化症(MS)

教科书内容回顾

MS 通常好发于西欧裔的年轻女性,她们有 CNS 功能障碍发作,持续数天至数周,然后部分缓解或完全缓解。在不同的时间和不同的 CNS 部位(空间)出现新的发作是 MS 的标志。

疾病要点

A. 是一种多灶性脱髓鞘病变,其特征为 CNS 病变在不同时间出现于大脑的不同部位。病变可能消退,也可能不消退

B. 病因

1. MS 继发于炎症性自身免疫性疾病,有遗传易感性,由环境因素引发,导致多灶性 CNS 脱髓鞘。

2. 脱髓鞘可导致神经功能缺损,如果出现髓鞘再生或轴突适应,则表现为一过性发作。

3. 轴突损伤可造成不可逆的损害。

C. 流行病学

1. 是年轻成人非创伤性神经功能障碍最常见的原因。

2. 女性发病是男性的 2~3 倍。

3. 患者通常在 18~45 岁起病。

4. 多项研究提示,后期(即青春期)感染 EB 病毒可能增加 MS 的风险。

D. 症状和体征

1. 复发 - 缓解型 MS:

a. MS 最常见的临床病程(占 85%)表现为首次发作(临床孤立性症状,见下文),而后恢复,以后反复发作,而后完全恢复或部分恢复。

b. 继发性进展性 MS,病情持续恶化,可伴或不伴急性发作,多数患者最终进展。

2. 少数患者表现为原发性进展性 MS,在疾病开始时即稳定进展(伴或不伴急性发作)。

3. 临床孤立综合征:患者因 CNS 局灶性脱髓鞘导致症状,既往从未被诊断为 MS。20%~80% 的临床孤立综合征患者发生 MS。MRI 和脑脊液(CSF)检查结果非常有助于 MS 的诊断和风险分层。常见的临床孤立综合征包括:

a. 视神经炎

(1) 15%~20% 的患者有主诉。

(2) 患者主诉单眼视力丧失,单眼视野缺损(暗点),以及在数小时至数天内辨色困难。

(3) 眼外肌运动疼痛常见(92%)。

(4) 瞳孔传入性障碍(Marcus Gunn 瞳孔)几乎都存在。

(5) 2/3 的患者眼底镜检查正常。可见视神经肿胀,但出血少见。

(6) 长期随访,15%~75% 的视神经炎患者发生 MS(如果 MRI 扫描异常,50%~80% 发生 MS,如果 MRI 扫描缺乏 MS 的播散特征,6%~22% 发生 MS)。

b. 部分脊髓综合征

(1) 束带样感觉。

(2) 不同程度的疼痛,轻触觉和本体感觉丧失。

(3) 在尾部水平的双侧感觉缺失。

(4) 与痉挛、足底伸肌反应、反射亢进和阵挛相关的肌无力。

(5) 屈颈时有从脊柱到肢体的触电感(Lhermitte 征)。

c. 核性眼肌麻痹

(1) 内侧纵束协调眼的共轭运动,所以侧视时一只眼内收而另一只眼外展。

(2) 当病变阻断内侧纵束通路时,就会出现核性眼肌麻痹。

(3) 侧视时,一只眼外展但对侧眼内收障碍而产生复视。外展眼球出现震颤。

(4) 目光聚合时保持双眼内收,可以区分核性眼肌麻痹和第Ⅲ对脑神经(动眼神经)麻痹。

(5) 核性眼肌麻痹见于 33%~50% 的 MS 患者。

(6) 核性眼肌麻痹对 MS 无特异性,也可继发于血管疾病。

d. 5% 的 MS 患者以眩晕起病,有报道称 30%~50%

的 MS 患者存在眩晕,这通常与其他脑神经功能障碍有关。

    e. 高达 33% 的患者以"首次"脱髓鞘就诊,但其实详细询问病史,既往已有症状。McDonald 标准建议通过客观证据(例如异常 MRI、视觉诱发反应)来证实既往症状性发作。

4. 疼痛是 MS 患者重要的常见症状,总患病率为 63%。患者中 43% 有头痛,27% 有神经性疼痛,20% 有背痛,15% 有疼痛性痉挛,16% 有 Lhermitte 征。

5. 其他常见症状包括多种感觉症状、步态异常、震颤(46%)、尿失禁、乏力(90%)、抑郁和认知功能障碍。

6. Uhthoff 现象:在温暖环境(例如淋浴和运动期间)中 MS 症状加重;普遍认为是由于在热的环境中神经传导减慢所致。

7. 提示其他诊断的非典型表现包括就诊年龄 <10 岁或年龄 >50 岁,迅速出现神经系统症状(数分钟内)、早期痴呆、谵妄、皮质功能缺陷(如失语)、癫痫发作、单一脑部病变,脊髓病变但不伴脑部病变。

E. 感染(病毒或细菌)和减毒活疫苗接种可能导致发作(灭活疫苗则是安全的)

循证医学诊断

A. 没有单一的检测方法来诊断 MS。相反,确诊需要综合临床、放射影像和实验室结果的支持。

B. 既往诊断标准要求临床发作≥2 次,每次持续时间≥24h(无发热或感染),并且在不同的时间和定位(不同的 CNS 部位)。2017 年 McDonald 标准比较复杂,但纳入了 MRI 和 CSF 结果(寡克隆条带),有助于在临床孤立综合征患者中诊断 MS。

C. 颅脑 MRI 是首选检查方法。

1. 有助于预测、诊断和判断 MS 的疾病活动程度。

2. 证实脑室周围白质病变(其他白质部位也可见到病变)。

3. 诊断所需的精确的 MRI 标准尚有争议(脑室周围白质病变数量等)。

    a. 敏感度为 85%~92%,特异度为 26%~40%

    b. LR + 为 1.2~1.4,LR− 为 0.27~0.38

4. 钆增强检查可提示新的或重新活动的斑片影。

5. 非特异性白质病变常见,但与 MS 病变区分可能比较复杂。

D. 脊髓 MRI 的敏感度(75%~83%)与脑部 MRI 相似,但特异度更高(97%)。脊髓 MRI 通过显示其他病变,从而满足空间散发的标准,对有脊髓症状的患者和其他临床孤立综合征的患者特别有用。

E. CSF 对诊断不确定的患者有用。

1. 细胞计数通常正常。

2. 脑脊液中可检测到提示炎症的寡克隆 IgG 条带。

    a. 如果 CSF 特有条带(即血清中并未发现)>1 个,则认为是阳性。

    b. 在 MS 患者中,敏感度为 89.8%,特异度为 86%,LR+ 为 6.4,LR− 为 0.12。

    c. 在首次诊断临床孤立综合征的患者中,67.5% 的人为阳性。

3. 提示其他诊断的 CSF 特征包括 CSF 蛋白 >100mg/dL,细胞 >50/μL,或存在非典型细胞、中性粒细胞或嗜酸性粒细胞。

F. 诱发电位。

1. 诱发电位是神经系统受刺激(感觉、视觉或听觉)时所记录的电位,能判断该通路的完整性。

2. 视觉诱发电位对 MS 的敏感度为 65%~85%,但无特异性。

3. 体感诱发电位。

    a. 敏感度为 69%~77%。

    b. 在无感觉异常的体征或症状的 MS 患者中,50% 存在体感诱发电位异常。

治疗

A. 急性加重可采用大剂量皮质类固醇静脉治疗,如果效果不佳,可采用血浆置换。

B. 多种免疫调节剂已用于改善 MS 的病程,包括 β 干扰素和其他多种药物。

C. 神经性疼痛可用加巴喷丁、卡马西平、丙戊酸治疗。

D. 运动少的患者和需要使用皮质类固醇的患者应监测骨密度。

E. MS 的并发症如震颤、心境障碍、认知障碍、痉挛状态、膀胱和肠道功能紊乱可对症处理。

F. 常规随访颅脑 MRI 适用于有症状患者、接受治疗的患者和无症状患者,以评估疾病活动程度和进展情况。

其他诊断:颅内肿瘤

参见第 20 章,头痛。

病例解决方案

MRI 高度提示 MS。

尽管你鼓励 D 先生做进一步检查,但 D 先生拒绝并失访。一年后,他出现尿失禁,脊髓 MRI 显示白质出现新的强化斑片影。因此,他有了在不同时间和空间出现病变的证据,符合 MS 的标准。他被转到神经科接受治疗。

D 先生因运动时出现眩晕加重而就诊,这是一种很容易被误认为 BPPV 的症候群。然而,他自发性眩晕持续的时间很长,清楚地提示急性前庭综合征。仔细检查有两个重要发现(双向眼球震颤和头部冲击试验正常),确定脑干为病变部位。在就诊初期乍一看 MS 是不可能的,但恰当的神经影像学检查最终明确了诊断。

主诉

病例 3

S 女士是一名 70 岁的女性,有抑郁症和焦虑病史,主诉头晕。在之前 1~2 个月内,她感觉间歇性头晕加重。当要求她将头晕描述的更详细时,她表示难以描述,既不是眩晕和先兆晕厥,也没有平衡障碍。她确实提到站立时症状似乎更为严重。S 女士比平时承受了更大的生活压力。女儿几年前去世,丈夫患有慢性疾病,定于下个月手术。

到这里为止,首先考虑什么诊断,需要考虑其他什么诊断,是否存在不可漏诊的疾病? 鉴于这种鉴别诊断,应该做哪些检查?

鉴别诊断排序

S 女士有难以言明的头晕目眩(图 14-1)。确定这些患者的病因很复杂,因为它可能来自神经、心脏或内耳疾病;也可以是直立性低血压,或是抑郁症和焦虑症表现出的症状(图 14-7)。她的精神性疾病史和社会应激提供了诊断线索,表明她可能患有由抑郁症、焦虑症或社会应激引起的非特异性头晕。这是首先考虑的诊断。此外,S 女士提到她在站立时症状加重,增加了直立性低血压的可能性。最后,药物常引起非特异性头晕。表 14-6 列出了鉴别诊断。

表 14-6　S 女士的诊断假设

诊断假设	人口统计学、风险因素、症状和体征	重要检查
主要假设		
非特异性头晕	精神病史、诊断不明的头晕、其他焦虑症	抑郁筛查,焦虑筛查(见第 32 章)
备选假设——最常见的		
直立性低血压	站立时近乎晕厥;隧道视野、脱水、黑便、药物治疗	站立时发生直立性低血压或心动过速
药物不良反应	新服用药物	询问药物列表和开始日期

3

S 女士随即承认她的生活丧失了乐趣。她目前唯一服用的药物是用于治疗她骨质疏松症的双膦酸盐,已经服用多年了。

现有的临床信息是否足以做出诊断? 如果不是,你还需要其他哪些信息?

由于 S 女士处于抑郁症活动期,这个病史进一步证实了你的猜测,她的症状归类为非特异性头晕比较恰当。但没有涉及违禁药物。

主要假设:非特异性头晕

教科书内容回顾

难以言明的头晕常常继发于精神疾病,如惊恐障碍、广泛性焦虑症、抑郁症、躯体化障碍、酒精依赖或人格障碍。头晕的持续时间通常较长(数年),并且不容易描述清楚。患者可能主诉视物模糊、头晕目眩、意识模糊、精神萎靡或摇晃感或漂浮感。患者也可能主诉其他相关症状,特别是在惊恐发作时,包括胸痛、呼吸短促、濒死感、心悸、口周感觉异常、手足刺痛和头晕目眩。

疾病要点

A. 20%~38% 以头晕就诊于专科门的患者表现出惊恐障碍。

B. 精神症状可能在没有任何器质性病因的情况下出现,也可能在真正眩晕或晕厥发作后出现。

C. 症状可继发于过度通气,因过度通气可导致低碳酸血症,从而导致脑血流量减少。

D. 患者可能主诉头晕目眩或先兆晕厥。

E. 较轻的变异型躯体化障碍比完全躯体化障碍更常见。此类变异可能由应激或轻微生理紊乱导致。矛盾的是,阴性检测结果使这类患者更加担心,而不是让其安心。

循证医学诊断

A. 持续感觉眩晕超过 1~2 周而每天无变化可能是精神性的。与间歇性眩晕不同,表现为反复发作数周,活动时发作。

B. 一项研究报告 62% 的过度通气患者患有其他显著的精神性疾病。

C. 过度通气诱导产生的症状是非特异性的。

D. 将头晕归因于精神性病因之前必须谨慎。

   1. 多项研究表明,在有明确器质性病因的头晕患者中,焦虑患病率较高(22%~67%)。

   2. 急性迷路衰竭和前庭功能异常患者的焦虑评分与无前庭异常的患者一样高。

 精神症状可能是头晕的后遗症,而不是病因。

E. 某些体格检查结果提示为精神性疾病。

   1. 情绪减退,瞬间波动。

   2. 极度缓慢或犹豫。

   3. 闭目难立征摇摆夸张,分散注意力可以改善。

   4. 膝关节突然屈曲,通常不会跌倒。

   5. 小心翼翼如履薄冰。

治疗

A. 适当评估以排除器质性疾病。

B. 讨论患者对诊断的担忧和恐惧。

C. 教育患者不要过度限制体力活动,因为这会损害 CNS 的代偿功能,并可能使症状恶化。

D. 选择性 5- 羟色胺再摄取抑制剂(SSRI)和苯二氮䓬类药物用于惊恐发作和焦虑症患者。由于苯二氮䓬类药物的潜在副作用(例如成瘾、耐受、停药后症状加重、镇静、干扰老年人的认知和加重抑郁),故首选 SSRI。

E. 认知行为疗法也有效。

诊断

S 女士确诊患有抑郁症,你认为这可能是她非特异性头晕的原因。你仍怀疑她有无直立性低血压。

 你是否认为就只有这个主要诊断(非特异性头晕)?你是否排除了其他可能的诊断?是否需要进行另外检查以排除其他诊断?

鉴别诊断:直立性头晕

站立时出现头晕(直立性头晕)可能继发于直立性低血压或其他疾病(例如,视力不佳或平衡功能不良)。直立性低血压详见第 31 章。本节将简要介绍直立性头晕的其他方面。

教科书内容回顾

体位性头晕患者典型主诉是站立时出现头晕。

疾病要点

A. 体位性头晕可能继发于或不继发于直立性低血压。

B. 直立性低血压可能是一过性的,在体格检查时难以发现(见第 31 章)。

C. 体位性头晕的其他原因包括神经系统病变、视力受损和 BPPV。由 BPPV 引起的体位性头晕患者在不站立的情况下,头部位置改变时也会出现症状(翻身、仰视等)。

D. 诊断标准包括非前庭性头晕,站立时可诱发,持续数秒但小于 5min。

E. 直立性头晕的终身患病率为 8.5%,占非前庭性头晕的 55%。

F. 直立性头晕的结果包括:

   1. 晕厥,18.5%

   2. 跌倒,17.3%

   3. 创伤,5%

   4. 害怕摔倒,32.9%

   5. 中重度影响日常生活,27%

   6. 看医生,45%

循证医学诊断

见第 31 章。

病例解决方案

S 女士述说她没有腹泻、黑便或胃纳下降。体格检查发现,她坐位血压为 110/72mmHg,脉搏为 80 次 /min。站立时,她的血压为 108/76mmHg,脉搏为 78 次 /min。

 你是否还要考虑其他诊断(非特异性头晕)?你是否排除了其他可能的诊断? 是否需要进行其他检查以排除某些疾病?

考虑到 S 女士血压正常,站立时血压或脉搏均无显著变化,不太可能为直立性低血压。于是开始选择使用 SSRI 来治疗她的抑郁症,将她转诊至精神科进行咨询,嘱 1 个月随访。届时,希望她的症状能有所改善。

S 女士在 1 个月后来复诊,比上次就诊时更加痛苦。她描述头晕加重,并且现在走路和开车都有困难。叫她详细说明时,她感到站立不稳,很害怕自己会摔倒。

鉴别诊断排序

S 女士的主诉非常令人担忧。她的症状已经出现了变化,不再描述难以言明的头晕目眩,而表现为平衡障碍。如前所述,平衡障碍是失衡的感觉,可能是由于脑、脊髓或周围神经的疾病。对神经系统症状和体格检查进行仔细回顾分析,对于明确诊断至关重要(图 14-6)。

S 女士否认头痛、麻木或肌无力。然而,她描述说,由于她有复视,不能自己开车。令人惊讶的是她对复视的描述,在只有 1 条线的地方,她看到了 2 条。在神经系统体格检查中,她的脑神经无异常(包括眼外肌运动),她的步态似乎略微不稳。

平衡障碍有许多鉴别诊断,但 S 女士对复视的描述是一个高度特异性的关键临床线索,于是将鉴别诊断集中在影响脑干的疾病上。大脑皮质、脊髓、周围神经疾病、多发性感觉缺陷和抑郁都不会引起复视。你需要将首要诊断修正为影响大脑区域的疾病。在她的年龄段,影响脑干的两种最常见的疾病是脑血管疾病或颅后窝肿瘤。

主要假设:脑血管疾病

教科书内容回顾

脑血管疾病包括多种疾病,其中血液供应障碍导致 CNS 功能障碍。如果迅速重新恢复血供,神经系统症状可能是一过性的(通常持续时间 <1h),如果发生梗死(卒中),则是永久性损害。TIA 是指影像学上无梗死的短暂发作。脑内缺血的位置和发病机制决定了症状的类型、发作的速度和严重程度。本次将重点讨论那些与眩晕或平衡障碍相关的脑血管疾病;椎 - 基底动脉供血不足(vertebrobasilar insufficiency,VBI)、脑桥和小脑腔隙性梗死。其他原因还包括小脑出血和椎动脉夹层(VAD),将在本章后面讨论。

1. VBI

教科书内容回顾

VBI 的典型表现是患有糖尿病、高血压或两者兼有的老年患者,表现为间歇性眩晕发作合并其他相关神经系统症状,如复视、吞咽困难、构音障碍、肌无力、麻木或共济失调。

疾病要点

A. 高危因素包括高血压(58%~70%)、吸烟(42%)、糖尿病(25%)、高脂血症(19%)。常见的合并症包括冠状动脉疾病(42%)和外周血管疾病(11%)。

在有明显脑血管疾病高危因素(如糖尿病)的眩晕患者中,应考虑基底动脉缺血。

B. 动脉粥样硬化常存在于椎动脉和基底动脉。症状可能由低流量、栓塞(动脉 - 动脉)或血栓形成引起。椎动脉夹层是年轻患者的另一个重要原因(见下文)。心源性栓塞也可能引起后脑卒中或 TIA。

C. 有明确狭窄且伴有症状的患者,90 天卒中复发率为 13.9%,而无狭窄证据的患者为 2.8%。与高血压、糖尿病、吸烟或既往卒中相比,狭窄是更显著的复发风险因素。

有症状的椎基底动脉狭窄患者卒中率非常高,这个情况绝对不可漏诊。

D. VBI 患者描述头晕的感觉为倾斜而非旋转。

E. VBI 症状可能持续数分钟或数小时(但在卒中或小脑出血患者中可能持续存在)。

循证医学诊断

A. 50% 的患者在发作间歇期神经系统检查正常。发作可持续数秒至数小时,但通常持续数分钟(如果无梗死)。

B. VBI 的表现及其发生频率:
1. 视力改变(复视、幻觉或视野缺损),69%
2. 眩晕,58%(无其他 CNS 症状的孤立性表现占 7.5%~29%)
3. 不稳 - 不协调,21%
4. 意识模糊,17%
5. 头痛,14%
6. 意识丧失,10%

C. 有一过性症状的患者在影像学上偶有卒中表现。MRI 对缺血性卒中的敏感性高于 CT(表 14-7)。但在无卒中的 TIA 患者中两者均可能为阴性。

CT 对卒中急性期不敏感。

D. 如果患者已进行 MRA、CT 血管造影(CTA)和血管造影检查。
1. MRI 与 MRA 是首选检查;敏感度为 83%~89%,特异度为 87%~98%
2. CTA 可用于有 MRI/MRA 禁忌证的患者;敏感度为 58%~68%,特异度为 92%~93%
3. 血管造影为有创检查,也是"金标准"

E. 双功能彩色多普勒超声既不敏感,也无特异性。

F. 超声心动图对下列患者有用:

表 14-7　诊断急性脑卒中的敏感度

影像方法	所有卒中	缺血性脑卒中	出血性脑卒中	缺血性脑卒中 <3h
CT（无增强）	26%	16%	93%	12%
MRI	83%	83%	85%	73%

1. 可疑栓塞性疾病，特别是神经影像学检查无基底动脉或椎动脉疾病依据的患者
2. 孤立性小脑梗死或多个血管区域梗死

G. 推荐使用长期心电监护，可以识别 15% 原因不明的卒中或 TIA 患者的意外心房颤动。

治疗

A. 复发性 TIA 和卒中在 VBI 患者中非常常见（28% 为复发性 TIA 或 90 天内卒中）。其中 50% 发生在初始症状后的前 48h 内。

 在发作后的前 48h 内，复发性卒中或 TIA 的发生率非常高。有近期 TIA 病史的患者应入院做进一步检查和治疗。

B. 建议紧急神经影像学检查，包括 MRA 或 CTA，并请神经科会诊。
C. 颅外血管狭窄伴 TIA 或卒中。
　　1. 建议：控制血压、大剂量他汀治疗、抗血栓治疗。
　　2. 已经接受了最佳药物治疗，但病情复发的患者仍可考虑血运重建（支架植入术或手术）。
D. 颅内血管狭窄伴 TIA 或卒中。
　　1. 阿司匹林，推荐 325mg/d。
　　2. 氯吡格雷，75mg/d，针对最近 30 天内发作，狭窄 70%~99% 的患者是阿司匹林的合理替代药物。目前的建议是服用 90 天。
　　3. 狭窄 50%~69% 的患者不推荐血运重建，狭窄≥70% 的患者尚待研究。
E. 新发卒中的患者应按照脑桥或小脑梗死的原则进行治疗。

2. 脑桥或小脑梗死

教科书内容回顾

　　典型症状为迅速出现轻偏瘫、感觉症状或共济失调。

疾病要点

A. 病因：脑干卒中可因腔隙性梗死或非腔隙性梗死引起。
　　1. 腔隙性脑梗死：
　　　　a. 占缺血性卒中的 15%~26%。

b. 长期高血压引起小交通血管脂质透明变性，可形成血栓，引起腔隙性脑梗死。
c. 通常累及脑桥；其他常见部位包括基底神经节、内囊和丘脑。
d. 黑种人人群的发病率约为白种人人群的两倍。
e. 无大脑皮质受损体征（失语、失认症、失用症和偏盲）。

2. 孤立性小脑梗死常由于非腔隙性病变导致，包括心源性栓塞、大血管动脉粥样硬化，偶见 VAD。
　　a. 大血管动脉粥样硬化会引起卒中，原因是血栓形成或动脉通路末端栓塞。
　　b. 确定动脉 - 动脉栓塞很重要，因为与未发生动脉栓塞的患者相比，这些患者的卒中复发率更高（16% vs. 1%）。
3. 高血压、糖尿病、吸烟、血脂异常、心房颤动、心脏瓣膜病是重要的高危因素。
4. 25% 的卒中发生于年龄 <50 岁的患者，其主要病因是 VAD。这类患者往往缺乏传统的高危因素导致临床医生低估了卒中的风险（见下文的 VAD）。

B. 并发症：10%~20% 的小脑卒中患者在发病初始 3 天病情恶化。
1. 因水肿、出血、脑干受压而发生。
2. 这类患者可能需要紧急神经外科治疗。
3. 漏诊则意味着死亡风险明显增加。
4. 这是一个绝对不可漏诊的诊断，需要详细的神经系统检查及评估，并要进行神经影像学检查。

循证医学诊断

A. 34% 以上的小脑卒中患者被误诊。最常见的误诊为前庭神经炎。
B. 脑桥 / 小脑卒中可伴有眩晕、同侧肌无力、共济失调、构音障碍、眼球震颤等。头晕可表现为眩晕、倾斜或摇摆。
C. 某些症状提供了小脑卒中的重要线索，但敏感度不高，而且经常无表现。
1. 头痛：
　　a. 虽然敏感度不高（总体 23%~40%），但头痛是小脑梗死的重要依据。
　　b. 一系列病例研究表明，15 例漏诊患者中有 13 例存在头痛。
2. 其他局灶性结果也不常见（表 14-8）。
3. 小脑干梗死性眩晕患者中仅 27% 有局灶性症状。
4. 眩晕：
　　a. 据估计，10%~55% 的急性持续性眩晕患者有卒中病史。
　　b. 23% 小脑梗死患者的症状表现为眩晕。
　　c. 与 BPPV 和前庭神经炎相似，头部运动可加重眩晕。

表 14-8 小脑卒中的体征和症状	
表现	敏感度
头痛	23%~40%
躯干共济失调	7%
肢体麻痹症	52%
眼球震颤	43%
轻偏瘫	29%
言语不清	28%
面肌无力	11%

运动引起眩晕加重不是 BPPV 的特异性表现，也不能排除其他病因。

　　d. HINTS 检查对急性前庭综合征患者用于鉴别卒中或其他 CNS 原因引起的中枢性眩晕具有很高的准确度（表 14-5）。
　　　　(1) 敏感度为 96.8%，特异度为 98.5%
　　　　(2) LR+ 为 63.9，LR− 为 0.03
　　e. HINTS + 检查在 HINTS 标准中增加了听力减弱检查项目，因为新出现听力减弱提示 CNS 疾病；敏感度略有增加。
　　　　(1) 敏感度为 99.2%，特异度为 97.0%
　　　　(2) LR + 为 32.7，LR− 为 0.01
5. 综上所述，眩晕患者应仔细进行系统回顾神经系统病史、神经系统检查（特别是侧重于脑干和小脑）和 HINTS+ 检查，以确定小脑或脑干梗死。
D. 神经影像学。
1. 由于 CT 成像的敏感性较低（缺血性卒中为 16%），其作用是排除出血，明确卒中患者溶栓适应证。
2. DW-MRI：
　　a. 优于 CT，但在检测急性脑桥梗死方面仍不理想（前 24h 敏感度为 80%~87%）；LR− 为 0.21。
　　b. MRI 在检测早期急性小的梗死灶非常不敏感（47%）。
3. 眩晕伴有下列任何一项者，应做 MRI 检查：
　　a. 异常 CNS 体征或症状（例如，复视、中枢型眼球震颤、构音障碍、无法行走、辨距不良或视野缺损）
　　b. HINTS+ 检查的任何阳性结果
　　c. 颈部疼痛（提示可能存在椎动脉夹层）
　　d. 重度眩晕持续超过数天（图 14-2 和图 14-5）

急性前庭综合征患者 MRI 阴性并不能排除卒中，HINTS 检查阳性的患者务必复查 MRI。

4. 在确诊卒中的患者中，还应进行 MRA 或 CTA 检查，以评估患者是否存在椎动脉或基底动脉狭窄、VAD 或栓塞。研究表明，高危因素不能可靠地区分以下两类疾病：小交通性动脉疾病导致的腔隙性脑梗死及复发风险较高的大血管疾病。
E. 超声心动图对怀疑有栓塞性疾病的患者是有帮助的，特别是神经影像学上无基底动脉或椎动脉疾病证据的患者，以及孤立性小脑梗死或多个血管供血区梗死的患者。
F. 推荐使用长期心电监护，它可识别 15% 的原因不明的卒中或 TIA 患者的意外心房颤动。

治疗

A. 密切观察至关重要，因为脑干梗死患者发生水肿、出血或梗阻性脑积水的风险明显增加，甚至引起脑疝和死亡。
B. 2018 版 AHA/ASA 急性缺血性卒中指南中包括以下内容：
1. 评估
　　a. 初步评估应包括神经系统检查、卒中严重程度评估（使用 NIHSS 卒中量表）和急诊神经影像学检查。
　　b. 在抗血栓治疗给药前，需要在到达医院后 20min 内进行紧急非增强 CT 检查，以排除急性颅内出血。
　　　　(1) CT 扫描阴性在某些情况下不能排除急性脑卒中，但也无需治疗。
　　　　(2) DW-MRI 较 CT 扫描敏感，选择恰当的时机进行检查。
　　c. 所有患者在开始溶栓治疗前均应检查血糖，以排除与急性缺血性卒中临床表现相似的低血糖或超高血糖。
　　d. 其他常规实验室检查应包括 ECG（心电图）、基础代谢情况、肌钙蛋白和 HbA$_{1c}$，但不能延误再灌注治疗。国际标准化比值（INR）、活化部分凝血活酶时间（APTT）和血小板计数在特定患者中也需要检查。
2. 治疗
　　a. 再灌注治疗：
　　　　(1) 致残性卒中的溶栓治疗：
　　　　　　(a) 推荐在无禁忌证的严重卒中患者中，可在症状发作后 3h 内接受治疗，适用于症状持续时间为 3~4.5h 的患者或症状轻微的卒中患者（注：在伴有卒中症状的清醒患者中，应使用末次观察时间到处于基线的时间，即睡眠前）。
　　　　　　(b) 颅内出血为禁忌证，必须在溶栓前排除（使用非增强 CT）。
　　　　　　(c) 还有其他许多禁忌证必须在给药前排除（参见 2018 版 AHA/ASA 急性卒中指南）。
　　　　　　(d) 进入医院到进针溶栓的时间目标值 <60min。

(2) 机械取栓术和支架是大部分动脉闭塞患者的选择,即使其症状持续时间长达 24h。在等待机械治疗的同时,适合溶栓治疗的患者仍然进行溶栓治疗。

b. 阿司匹林(160~300mg)建议在 24~48h 内使用,接受溶栓治疗的患者应延迟 24h。

c. 在 24h 内开始双联抗血小板治疗(阿司匹林和氯吡格雷)并持续 90 天有利于轻度卒中的患者。

d. 血压管理:

(1) 在接受纤维蛋白溶解治疗的患者中:在开始治疗前,应小心降低血压至 <185/110mmHg。首选药物包括静脉用拉贝洛尔、尼卡地平或氯维地平。

(2) 在未接受纤溶治疗的患者中:在严重高血压 ≥220/120mmHg 但无其他急性降压指征的患者中,在发病之前 48~72h 内的治疗获益并不明确。在最初 24h 内将血压降低 15% 可能比较合理。高血压(>140/90mmHg)的患者卒中后数天病情稳定的情况下应进行降压治疗。

e. 建议使用他汀类药物进行强化降脂治疗,以降低由动脉粥样硬化引起的缺血性卒中或 TIA 患者的卒中风险。

f. 其他:

(1) 发热(体温 >38℃)应进行治疗。

(2) 建议吸氧维持 SaO_2>94%。

(3) 治疗高血糖使血糖达到 140~180mg/dL(7.7~9.9mmol/L)。避免和治疗低血糖。

g. 发现大血管动脉粥样硬化患者见上文 VBI 部分。

h. 高危因素管理包括:

(1) 控制糖尿病和高血压

(2) 超重和肥胖者减重

(3) 避免过量饮酒

(4) 进行规律的中度甚至剧烈运动(对耐受的患者)

(5) 考虑对心房颤动和心脏瓣膜病患者进行抗凝/抗血栓治疗(见第 15 章)

(6) 戒烟

诊断

对 S 女士进行 MRI 检查,发现右椎动脉远端有一个 2cm 大的动脉瘤,压迫髓质,伴周围水肿(图 14-8)。

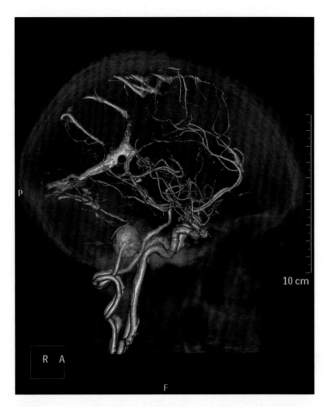

图 14-8 S 女士的磁共振血管造影。红色箭头显示大椎动脉动脉瘤

病例解决方案

S 女士转到神经外科,并接受了动脉瘤夹闭手术。手术后她的症状随时间消退,并恢复了全部功能。

S 女士的病例展示了几个关键特征。首先,抑郁症患者往往存在其他严重的医学问题,必须注意不要先入为主地认为总是由于抑郁症引起。其次,尽管患者表现为难以言明的头晕目眩,但更仔细地回顾分析病史,提示她还患有复视,这是一种高度特异性的神经系统症状,也是她中枢神经系统疾病的关键线索。尽管最初未怀疑动脉瘤,但用抽丝剥茧的方法最终得出了准确诊断,成功挽救了生命。

有些抑郁症患者存在躯体症状(包括头晕),而有些患者是其他疾病引起的抑郁、焦虑和头晕。临床医生将患者的头晕或其他症状归因于抑郁症时应该特别慎重,需要进行临床综合判断和随访,以免漏诊抑郁背后的严重病患。

主诉

病例 4

W 先生,29 岁,因头晕来急诊就诊。他描述他平素体健,约 8h 前出现头晕,他感觉到相当强烈的头晕。描述为一种旋转的感觉,另外还有严重头痛伴颈部疼痛。

到此为止,首先考虑什么诊断? 还需要考虑什么? 有无不可漏诊的诊断? 鉴于这种鉴别诊断,应做哪些检查?

鉴别诊断排序

如图 14-1 所示,在头晕患者中的第一个关键是确定患者是否出现眩晕、平衡障碍、先兆晕厥或难以言明的头晕目眩。W 先生有旋转感,因此存在眩晕。在眩晕患者中,下一个关键步骤是发现体征或症状,用来判断疾病是来自神经系统的脑干还是小脑(图 14-2)。他的头痛成为一个显而易见的诊断依据。引起眩晕和头痛的疾病包括偏头痛伴眩晕(前庭性偏头痛)、小脑出血、颅内肿瘤和 VAD。很明显,其中一些疾病可能危及生命。

W 先生描述,他以前从未出现过眩晕。偶尔有头痛,用布洛芬后能缓解,未出现过先兆晕厥。既往无血管性疾病史,无高血压、糖尿病、吸烟史、凝血疾病史,无心房颤动史或可卡因使用史,无恶性肿瘤史。最后,他尽管认为这是无关紧要的,但仍提到,在症状开始前约 1h 去了脊椎按摩师那里进行颈椎治疗。以前他定期在脊椎按摩师那里治疗,无任何不适。

体格检查时,他具有痛苦貌。轻度高血压 140/90mmHg,其他生命体征均正常。脑神经检查和步态均正常。没有眼球震颤或辨距障碍。其余检查未发现明显异常。

鉴于 W 先生的年轻和整体健康状况,我们怀疑是否为偏头痛伴眩晕。但是,所有备选诊断均可能危及生命,绝对不可漏诊。表 14-9 列出了鉴别诊断。

主要假设:前庭性偏头痛

教科书内容回顾

偏头痛患者通常主诉间歇性发作的严重单侧搏动性头痛,伴有畏光、畏声、恶心和呕吐(见第 20 章)。头痛前可有视觉先兆(暗点或闪光)。偏头痛患者偶尔有眩晕,被称为前

表 14-9　W 先生的诊断假设

诊断假设	人口统计学、风险因素、症状和体征	重要检查
主要假设		
前庭性偏头痛	有复发性搏动性头痛病史,伴或不伴先兆症状头痛和眩晕存在时间上关系	全面的神经系统病史和排除 CNS 病变的检查MRI
备选假设——不可漏诊的		
小脑出血	高血压、使用可卡因、抗凝治疗发作时严重头痛、呕吐、共济失调	头部 CT 扫描或 MRI/MRA
椎动脉夹层	创伤或脊柱受到外力发作时严重头痛或颈部疼痛,进行性神经功能缺损伴脑神经病变、共济失调、肌无力	MRA 或血管造影
颅内肿瘤	恶性肿瘤病史局灶性神经功能缺损癫痫发作	神经影像学

庭性偏头痛。我们现在讨论前庭性偏头痛(完整的偏头痛鉴别诊断见第 20 章)。

疾病要点

A. 高达 24.5% 的偏头痛患者发作时常有头晕或眩晕并伴有先兆症状,高达 47.5% 的患者疼痛剧烈(≥7/10)。

B. 前庭性偏头痛的眩晕特征包括:

1. 持续时间从数秒至一周。

2. 30% 的患者眩晕持续存在,60% 的患者与位置有关(由头部运动引起)。

3. 眩晕与头痛的时间相关性不固定。

   a. 眩晕可能发生在头痛之前、与头痛同时发生、随后发生或在时间上与头痛无关。

   b. 45% 的患者眩晕通常与头痛相关,48% 的患者眩晕伴或不伴头痛。在 6% 的患者中,眩晕和偏头痛不是同时发生。

   c. 然而,在 95% 的患者中,偏头痛比眩晕更早出现(平均 8~20 年)。

偏头痛几乎总是发生于前庭性偏头痛进展之前。新发作头痛伴眩晕的患者应评估其他诊断(例如,小脑出血、VAD)。

循证医学诊断

A. 国际头痛协会确诊前庭性偏头痛的标准需要满足以下所有 4 项:

1. 中重度眩晕发作≥5次,持续时间从5min至72h。

2. 现病史或既往史有偏头痛,伴或不伴先兆症状。

3. >50%的眩晕发作伴有以下≥1个偏头痛症状:

 a. 头痛伴≥2个以下特点:单侧发作、搏动性、程度为中重度、活动时加重

 b. 畏光或畏声

 c. 视觉先兆

4. 其他前庭性诊断不能更好地解释(这很复杂,因为梅尼埃病发作和其他前庭性疾病可触发偏头痛发作)。

B. 发作特点:

1. 常见症状包括恶心(95%)、畏光(70%)、头痛(65%)、畏声(10%)、先兆症状(10%)。

2. 发作时可出现中枢性、自发性或位置性眼球震颤。

3. 前庭性偏头痛患者均有正常的指鼻动作、跟膝胫动作、快速交替动作。

4. 65%的患者有步态障碍,但只有5%的患者不能站立和行走。

5. 70%的患者闭目难立征异常。

6. <10%的前庭性偏头痛患者在发作时出现脑神经或小脑的病理性体征。

7. 高达38%的前庭性偏头痛患者发生听力丧失、耳鸣和耳压症状,但与梅尼埃病不同,表现通常较轻,而且不进展或在发作间期引起严重的听力丧失。

 眩晕和头痛患者的其他诊断依据和评估需要的额外证据包括:①新发头痛伴眩晕或典型偏头痛伴新发眩晕;②两次发作间期持续性严重听力丧失或前庭异常;③发作期间无法行走;④脑干体征。

治疗

A. 目前鲜有严谨的对照研究来验证前庭性偏头痛患者各种治疗方法的有效性。

B. 停用佐米曲普坦,进行对症治疗可能有效。

C. 普萘洛尔、文拉法辛或氟桂利嗪(钙通道阻滞剂)作为预防性治疗对反复发作的患者似乎有效。

D. 头痛,详见第20章。

诊断

 你是否被前庭性偏头痛这一首要诊断禁锢了思维? 你是否排除了其他可能的诊断? 是否需要进行另外检查以排除其他诊断?

W先生之前的头痛症状听起来并不像偏头痛,既往也没有与眩晕相关的头痛病史,使得前庭性偏头痛不太可能。再加上其他可能的诊断具有危及生命的特点,他需要继续进行评估。特别需要排除可立即危及生命的小脑出血。

 在头痛和眩晕的所有患者中,必须考虑小脑出血的可能性。

鉴别诊断:小脑出血

教科书内容回顾

小脑出血的典型表现是突然出现头痛,伴随呕吐、共济失调和眩晕。脑干受压可产生肌无力、脑神经异常、昏迷和死亡。小脑梗死症状与之类似。

疾病要点

A. 小脑出血占脑内出血的5%~16%。

B. 小脑出血由于具有潜在血肿扩大、脑疝形成和死亡的可能性,所以是一种神经系统急症。通常在数分钟至数小时内快速进展。

1. 28%~38%的患者在发病3h内复查CT显示血肿增大。

2. 血肿增大预示着预后不良,死亡风险增加5倍。

3. 血肿增大和水肿均促进颅内压升高和脑干疝的形成。

C. 病因:

1. 最常见:

 a. 高血压性出血

 b. 蛛网膜下腔出血

 c. 淀粉样血管病

 d. 动静脉畸形

2. 较少见:

 a. 血质不调

 b. 出血性梗死

 c. 脓毒性栓子

 d. 抗凝和溶栓治疗

 e. 肿瘤

 f. 单纯疱疹病毒性脑炎

 g. 血管炎

 h. 使用可卡因和安非他命

D. 人口统计学:

1. 平均年龄61~73岁

2. 36%患有糖尿病

3. 32%~73%患有高血压

4. 14%患有凝血功能障碍

5. 发病概率:亚洲人 > 黑种人 > 西班牙裔人 > 白种人

E. 并发症：

1. 脑积水（48%）

2. 慢性能力缺失

3. 脑疝和死亡（42%）

4. 其他：肺炎、心肌梗死、室性心律失常

F. 预后不良的因素：

1. 明显脑积水

2. 意识障碍进行性加重

3. 木僵和昏迷（不进行手术治疗，死亡率 100%）

4. 发热（与脑室出血增加相关）

循证医学诊断

A. 临床表现：

1. 最常见的是头痛、呕吐和意识改变（表 14-10）。

表 14-10　小脑出血的临床表现

表现	发生频率
脑干表现	100%
头痛	72%~80%
呕吐	77%
眩晕	59%
意识改变	60%~73%
足底伸肌反应	55%
颈强直	50%
无法站立	40%
言语不清	22%

2. 在 1 项研究中发现脑干症状具有普遍性。

3. 59% 的患者存在眩晕。

B. 对中青年患者，实验室检查应包括全血细胞计数、血小板计数、国际标准化比值（INR）、部分凝血活酶时间（APTT）、基础代谢全套、心电图（ECG）、胸片、葡萄糖和毒理筛查。

C. 使用 CT 或 MRI 进行横断面成像是识别出血的关键手段。

D. 由于动脉瘤或动静脉畸形导致小脑出血的患者可能需要加做其他影像学检查和干预措施。

1. 出血要考虑继发于高血压和蛛网膜下腔出血，虽然可能性较小。

2. 血管异常的高危因素包括年龄 <65 岁、使用可卡因、女性、不吸烟者、无高血压或凝血障碍病病史。

3. 动脉瘤用 CTA、增强 CT、增强 MRI 或 MRA 以鉴别。

4. 脑血管造影可评估异常结果。

治疗

A. 小脑出血可压迫脑干生命中枢，手术清除以挽救生命。

B. 出血较大（>3cm）、神经功能障碍恶化、脑干受压或脑室梗阻脑积水者，建议急诊手术清除出血。

C. ICU 监测至关重要。

D. 应暂停抗凝和抗血小板治疗，并纠正凝血功能。

E. 血小板严重减少者应输注血小板。

F. 高血压：

1. 颅内出血后的高收缩压与血肿扩大和不良预后相关。

2. 降血压能改善治疗结局。

3. 收缩压 150~220mmHg 的患者应紧急将收缩压降至 140mmHg，除非有禁忌证。

4. 收缩压 >220mgHg 的患者应考虑使用静脉用降压药物治疗。

G. 2015 年发表了治疗脑出血、脑出血相关高血压、癫痫发作、中和抗凝、预防静脉血栓栓塞（VTE）和颅内压升高的详细指南。

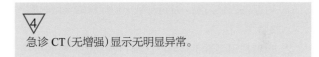

急诊 CT（无增强）显示无明显异常。

头部 CT 结果是可靠的，未发现异常，它显著降低了 1 个危及生命的诊断——小脑出血的可能性（敏感度为 93%）。但是，仍未确定诊断，必须继续进行评估。

重新评估时，W 先生描述左侧肌无力。神经系统检查显示左侧新发弛缓性瘫痪。

新发的神经系统表现加上眩晕、头痛、颈部疼痛和最近的颈部创伤（脊椎按摩操作），于是我们修改了主诊断为椎动脉夹层（VAD）。

修正主要假设：椎动脉夹层（VAD）

教科书内容回顾

与动脉粥样硬化性疾病患者不同，VAD 患者通常更年轻（平均年龄 46 岁），由于脑干进行性受累，通常主诉剧烈颈部疼痛、枕部头痛和进行性神经系统症状。这种不常见但具有损伤性的疾病可导致麻木、轻偏瘫、四肢轻瘫、昏迷、闭锁综合征或死亡。

疾病要点

A. VAD 是年轻人颅后循环卒中的主要原因。

1. 中位年龄 43 岁。

2. 占 50 岁以下患者眩晕相关卒中的 42%。

B. 发病机制:

1. 椎动脉通过 C_1~C_6 横突内的椎间孔。

2. 当 C_1 在 C_2 上旋转时,椎动脉可被拉伸和损伤,出现夹层(可为颅外或颅内)。

3. 由于血液漏入血管壁假腔,血管内真腔变窄,可能导致开口侧血栓栓塞。血栓形成可累及基底动脉,损伤整个脑干。

4. 梗死见于 65% 的患者。

5. 也可发生动脉瘤形成,或并发蛛网膜下腔出血。

C. 63% 的患者发生卒中。据报道 69% 结局良好,18% 结局一般,10% 结局不良。

D. 高危因素与典型缺血性卒中患者不同。VAD 可能发生在以下情况之后:体育运动(15% 的病例)、轻微创伤、脊椎按摩操作(16% 的病例)或自发(>50%)。

1. 体育运动的例子有慢跑、骑马、网球、滑雪等。考虑到个体参与这些活动的频率,尚不清楚这种关系是否存在因果关系。从运动到出现症状的平均时间为 2~3 天。

2. 患者在用颈椎手法治疗(CMT)帮助他们缓解疼痛,不清楚 CMT 是否可以引起 VAD,或者这些夹层是否在之前已经存在。当与 CMT 相关时,83% 的患者在损伤后 1h 内出现症状。

E. 疼痛(来自夹层)为共同特征。

循证医学诊断

A. 临床结果:

1. 最常见的症状是头痛(51%~69%)、颈部疼痛(46%)和头晕/眩晕(36%~58%)(表 14-11)。

表 14-11 VAD 的症状与体征

临床表现	敏感度
头痛	51%~69%
颈部疼痛	46%
头痛或颈部疼痛	83%
头晕或眩晕	36%~58%
头痛和眩晕	43%
视力异常	36%
恶心、呕吐	35%
眼球震颤	29%
霍纳综合征	22%
脑神经麻痹	21%
其他(吞咽困难、构音障碍或共济失调)	

2. 头痛或颈部疼痛见于 85% 的患者。

3. 13% 的患者表现为头痛和颈部疼痛,无其他神经系统症状。头痛和颈部疼痛出现后数小时至数周,神经系统症状才可能会出现。

4. 头痛、颈痛发作可为渐进性或突发性。

5. 颈部疼痛通常为单侧(约 66% 的患者)。患者检查时可能有颈部压痛,不要将 VAD 排除在诊断之外。

6. 12% 的病例存在孤立性眩晕和头痛。

 应仔细和紧急评估眩晕和头痛或颈痛患者。诊断需要考虑偏头痛、蛛网膜下腔出血、小脑出血和椎动脉夹层(VAD)。

B. 神经影像学:VAD 可通过 MRA、CTA 和常规血管造影显示出来。

1. MRA、增强 MRI、CTA 准确性很高。MRI 在检测梗死时更敏感,但 CTA 仍是诊断夹层的首选方法。

2. 彩色多普勒超声检查对 VAD 敏感度较低(66%)。

治疗

A. 对于符合严格的溶栓治疗标准的卒中和颅外颈动脉夹层患者,"中度推荐"使用溶栓药物(2018 年 AHA/ASA 指南)。溶栓药物在颅内动脉夹层患者中的应用尚不确定,指南也不明确。

B. 对于未接受溶栓治疗且无蛛网膜下腔出血的其他 VAD 和缺血性卒中或 TIA 患者,2014 年的 AHA/ASA 指南推荐抗凝或抗血栓治疗。

C. 对于药物治疗后缺血复发的患者,可考虑血管介入或手术治疗。

D. 对于动脉瘤形成或蛛网膜下腔出血的患者,可采用腔内修复术和外科手术。

病例解决方案

 患者进行了紧急 MRA,提示 VAD 伴左椎动脉血栓形成。

MRA 确诊 VAD。这种不常见但非常危险的病必须立即治疗。

 患者新发肌无力提示 VAD 的新发梗死。患者无紧急溶栓治疗的禁忌证。溶栓后 2h,患者描述他的肌无力已经缓解。随后接受阿司匹林治疗。2 个月后随访,病情稳定,无不适症状。

尽管引起眩晕的中枢神经系统原因不太常见，但在有眩晕和神经系统症状的患者中必须重视。详细的回顾神经系统病史和检查至关重要。W 先生的眩晕有一个不太常见但会危及生命的病因，所以仔细地诊断推理非常有必要。

其他重要疾病

梅尼埃病

典型临床表现

患者主诉间歇性眩晕发作。感到耳部胀满感、非持续性单侧听力丧失和耳鸣。发作通常持续数分钟至数小时(很少超过 4~5h)，偶尔长达一天。

疾病要点

A. 与内耳淋巴间隙液过多(积水)有关。

B. 本病可为单侧或双侧。

C. 患者兼有发作性感觉神经性耳聋和眩晕，也可能出现耳鸣。

  1. 眩晕持续 20min 至 24h。

  2. 听力减弱最初通常影响低频，随后进展。

  3. 耳鸣常被描述为低音调。

  4. 只有 38% 的患者表现为完整的三联征。也可出现三种症状中的任何一种，十多年后出现其他症状。

循证医学诊断

A. 目前尚无明确诊断梅尼埃病的检测方法。依据临床来做出诊断。

B. 要做出明确的临床诊断，美国耳鼻喉科和头颈外科学会的诊断标准中要求以下内容：

  1. 眩晕自发性发作 2 次或 2 次以上，每次持续时间 >20min。

  2. 确诊的感觉神经性耳聋。

  3. 耳鸣或有耳内胀满感，或两者兼有。

  4. 排除其他疾病。其他的检测方法尚有争议。最近的一篇综述建议在确诊前进行 MRI 以排除其他病因(即听神经瘤、脑血管意外或多发性硬化)。

C. 专用内耳 MRI：

  1. 专用内耳 MRI 可显示符合梅尼埃病的内淋巴间隙扩大。然而，扩大也可见于其他情况，对梅尼埃病无特异性。

  2. 建议对可疑梅尼埃病患者，既要排除其他原因引起的眩晕，又有助于确诊梅尼埃病。

  3. 可能特别适用于那些提示梅尼埃病的眩晕，或听力丧失但尚未发展为典型三联征的患者(20%)，并能区分梅尼埃病和其他原因引起的发作性眩晕，如眩晕性偏头痛。

 听力丧失可随梅尼埃病出现，也可由后部循环缺血(迷路梗死)引起，不是梅尼埃病的特有表现。

D. 应进行听力测定。

  1. 早期梅尼埃病表现为低频感觉神经性耳聋。

  2. 发作间期听力可正常。

E. 应做检查以排除梅毒(密螺旋体特异性酶联免疫法)。

F. 有专门的检查(例如眼震图，即 ENG)。

治疗

A. 低级别证据：建议低盐饮食，限制咖啡因、酒精和烟草，证据等级低。

B. 可使用利尿剂和皮质类固醇(包括口服和鼓室内)，但其有效性尚不清楚。当生活方式改变无效时，常会使用利尿剂。

C. 急性眩晕症状可用苯海拉明、茶苯海明、美克洛嗪、苯二氮䓬类或止吐药治疗。

D. 有难治性功能丧失症状的患者可采用手术治疗。

多发性感觉障碍

典型临床表现

典型患者是老年糖尿病患者，夜间起床时出现症状。患者可能跌倒或感觉自己即将跌倒。多种感觉丧失和身体失调导致不平衡和步态不稳定。直立性低血压(许多药物会加重症状)和苯二氮䓬类药物治疗失眠可能导致该症状。

疾病要点

A. 涉及多个系统。

B. 通常至少存在以下 2 种或 2 种以上表现：

  1. 视力丧失

    a. 可继发于近视、远视、白内障、黄斑变性。

    b. 80 岁时视物一般是 20 岁时需要光线强度的 3 倍。

    c. 随年龄变化的晶状体会降低色觉，降低辨别相似颜色物体的能力，增加跌倒风险。

    d. 眩光感随年龄增长而加重，对光照强度变化的适应能力随年龄降低。

  2. 本体感觉丧失(例如，糖尿病引起的神经病变、颈椎病引起的脊髓病)

  3. 慢性双侧前庭损伤(如耳毒性药物)

  4. 影响行走的骨科疾病

循证医学诊断

A. 共济失调不常见（14 个患者中不到 1 个）。

B. 有明显共济失调或小脑表现的患者应行 MRI 检查，以排除其他诊断。

治疗

通常需要多方面；主要包括：

A. 视力矫正。

B. 夜间加强照明。

C. 通过颜色对比度强的物体来放大视觉对比度，以突出显示物品边界（例如地板铺盖物）。

D. 指导患者先坐在床边，再站立。

E. 调整药物以尽量减少直立性低血压（即 α 受体阻滞剂、利尿剂）。

F. 如果可能，停用苯二氮䓬类、神经镇静药物和任何不必要的药物。

G. 家访可以识别跌倒风险（电源线和电话线、松散的地毯等）。

H. 下肢力量训练和平衡训练已证实可减少跌倒。

I. 双膦酸盐类可降低骨质疏松患者发生骨折的风险。

参考文献

Balcer LJ. Clinical practice. Optic neuritis. N Engl J Med. 2006;354(12):1273–80.

Calic Z, Cappelen-Smith C, Anderson CS, Xuan W, Cordato DJ. Cerebellar infarction and factors associated with delayed presentation and misdiagnosis. Cerebrovasc Dis. 2016;42:476–84.

Chalela JA, Kidwell CS, Nentwich LM et al. Magnetic resonance imaging and computed tomography in emergency assessment of patients with suspected acute stroke: a prospective comparison. Lancet. 2007;369(9558):293–8.

Cnyrim CD, Newman-Toker D, Karch C, Brandt T, Strupp M. Bedside differentiation of vestibular neuritis from central "vestibular pseudoneuritis." J Neurol Neurosurg Psychiatry. 2008;79(4):458–60.

Dobson R, Ramagopalan S, Davis A, Giovannoni G. Cerebrospinal fluid oligoclonal bands in multiple sclerosis and clinically isolated syndromes: a meta-analysis of prevalence, prognosis and effect of latitude. J Neurol Neurosurg Psychiatry. 2013;84:909–14.

Edlow JA, Newman-Toker D. Using the physical examination to diagnose patients with acute dizziness and vertigo. J Emerg Med. 2016;50(4):617–28.

Fan CW, Savva GM, Finucane C, Cronin H, O'Regan C, Kenny RA; Irish Longitudinal Study on Ageing. Factors affecting continuous beat-to-beat orthostatic blood pressure response in community-dwelling older adults. Blood Press Monit. 2012;17:160–8.

Furman JM, Cass SP. Benign paroxysmal positional vertigo. N Engl J Med. 1999;341(21):1590–6.

Gomez CR, Cruz-Flores S, Malkoff MD, Sauer CM, Burch CM. Isolated vertigo as a manifestation of vertebrobasilar ischemia. Neurology. 1996;47(1):94–7.

Gottesman RF, Sharma P, Robinson KA et al. Clinical characteristics of symptomatic vertebral artery dissection. Neurologist. 2012;18:245–54.

Gurkov R. Meniere and friends: imaging and classification of hydropic ear disease. Otol Neurotol. 2017;38:e539–44.

Hemphill JC 3rd, Greenberg SM, Anderson CS et al; American Heart Association Stroke Council; Council on Cardiovascular and Stroke Nursing; Council on Clinical Cardiology. Guidelines for the management of spontaneous intracerebral hemorrhage. A guideline for healthcare professionals from the American Heart Association/American Stroke Association. Stroke. 2015;46:2032–60.

Hilton MP, Pinder DK. The Epley canalith repositioning manoeuvre for benign paroxysmal positional vertigo. Cochrane Database Syst Rev. 2014;12:CD003162.

Kernan WN, Ovbiagele B, Black HR et al; American Heart Association Stroke Council; Council on Cardiovascular and Stroke Nursing; Council on Clinical Cardiology; Council on Peripheral Vascular Disease. Guidelines for the prevention of stroke in patients with stroke and transient ischemic attack. Stroke. 2014;45:2160–236.

Kim JS, Zee DS. Benign paroxysmal positional vertigo. N Engl J Med. 2014;370:1138–47.

Lee H, Sohn SI, Cho YW et al. Cerebellar infarction presenting isolated vertigo: frequency and vascular topographical patterns. Neurology. 2006;67(7):1178–83.

Lempert T, Olesen J, Furman J et al. Vestibular migraine: Diagnostic Criteria. J Vestibular Research. 2012;22:167–72.

Meschia JF, Bushnell C, Boden-Albala B et al; American Heart Association Stroke Council; Council on Cardiovascular and Stroke Nursing; Council on Clinical Cardiology; Council on Functional genomics and Translational Biology; Council on Hypertension. Guidelines for the primary prevention of stroke. Stroke. 2014;45:3754–832.

Morgenstern LB, Hemphill JC 3rd, Anderson C et al; American Heart Association Stroke Council and Council on Cardiovascular Nursing. Guidelines for the management of spontaneous intracerebral hemorrhage: a guideline for healthcare professionals from the American Heart Association/American Stroke Association. Stroke. 2010;41:2108–29.

Neuhauser H, Leopold M, von Brevern M, Arnold G, Lempert T. The interrelations of migraine, vertigo, and migrainous vertigo. Neurology. 2001;56(4):436–41.

Newman-Toker DE, Kerber KA, Hsieh YH et al. HINTS outperforms ABCD2 to screen for stroke in acute continuous vertigo and dizziness. Acad Emerg Med. 2013;20:986–96.

Powers WJ, Rabinstein AA, Ackerson T et al; American Heart Association Stroke Council. Guidelines for the Early Management of Patients with Acute Ischemic Stroke. Stroke. 2018;49:e46–e110.

Radtke A, Lempert T, von Brevern M, Feldmann M, Lezius F, Neuhauser H. Prevalence and complications of orthostatic dizziness in the general population. Clin Auton Res. 2011;21:161–8.

Rajajee V, Kidwell C, Starkman S et al. Diagnosis of lacunar infarcts within 6 hours of onset by clinical and CT criteria versus MRI. J Neuroimaging. 2008;18(1):66–72.

Saber Tehrani AS, Kattah JC, Mantokoudis G et al. Small strokes causing severe vertigo: frequency of false-negative MRIs and nonlacunar mechanisms. Neurology. 2014;83:169–73.

Semaan MT, Megerian CA. Meniere's disease: a challenging and relentless disorder. Otolaryngol Clin N Am. 2011;44:383–403.

Shenkin HA, Cheney RH et al. On the diagnosis of hemorrhage in man. Am J Med Sci. 1944;208(4):421–36.

Thacker EL, Mirzaei F, Ascherio A. Infectious mononucleosis and risk for multiple sclerosis: a meta-analysis. Ann Neurol. 2006;59(3):499–503.

Thompson AJ, Banwell BL, Barkhof F et al. Diagnosis of multiple sclerosis: 2017 revisions of the McDonald criteria. Lancet Neurol. 2018;17:162–73.

van der Worp HB, van Gijn J. Clinical practice. Acute ischemic stroke. N Engl J Med. 2007;357(6):572–9.

（黄新园 译　曾学军 校）

碰到呼吸困难患者,该如何确定病因?

Robert L. Trowbridge

主诉

病例 1
C 先生,64 岁,主诉呼吸困难。

呼吸困难的鉴别诊断有哪些? 如何进行鉴别?

构建鉴别诊断

　　呼吸困难的鉴别诊断非常广泛,但对呼吸困难患者采用结构化、有序化的方法可以快速识别常见和严重的病因,同时确保不遗漏其他病因。导致呼吸困难的严重疾病中,最常见的是心脏疾病和肺部疾病,尤其是心力衰竭(heart failure,HF)、肺炎、阻塞性肺病[慢性阻塞性肺疾病(chronic obstructive pulmonary disease,COPD)和哮喘]和肺栓塞(pulmonary embolism,PE)。鉴别诊断呼吸困难时总是应当考虑这四种疾病,并放在评估的首位。其他一些较少见的疾病可直接威胁生命,需要紧急治疗,也必须尽早考虑。使用 ACT ASAP 口诀可以记住这些诊断(表 15-1)。

表 15-1　呼吸困难常见严重和危及生命的原因

最常见的四个原因	心力衰竭
	肺炎
	阻塞性肺疾病(慢性阻塞性肺疾病 / 哮喘)
	肺栓塞
直接威胁生命(ACT ASAP)	心律不齐
	急性冠脉综合征
	心包填塞
	气道梗阻
	主动脉狭窄
	过敏反应
	气胸

　　考虑到这些常见的、危及生命的疾病之后,就可以对许多其他导致呼吸困难的原因进行更系统的研究。构建广泛鉴别诊断的最简单方法是考虑每个系统的解剖组成,特别是吸入的空气和氧气通过心肺系统和身体其他部分的途径。这使我们能够对呼吸困难进行相当全面的鉴别诊断。

呼吸困难的鉴别诊断

A. 肺
 1. 气道
  a. 胸外气道(如,喉头水肿)
  b. 胸内气道
   (1) 哮喘
   (2) COPD(见第 33 章)
 2. 肺泡(可充满水、脓或血)
  a. 肺水肿
   (1) HF
   (2) 急性呼吸窘迫综合征
  b. 肺炎
  c. 肺出血
 3. 肺间质
  a. 水肿
  b. 炎症
   (1) 有机物暴露(如干草、棉花、谷物)
   (2) 矿物质暴露(如石棉、硅、煤)
   (3) 特发性疾病(如结节病、硬皮病、系统性红斑狼疮、肉芽肿病伴多血管炎)
  c. 感染(肺孢子菌)
  d. 恶性肿瘤(可能发生在肺部的任何区域)
 4. 胸膜
  a. 气胸
  b. 胸腔积液
   (1) 渗出性
    (a) HF
    (b) 肝硬化
    (c) 肾病综合征

　　(2) 漏出性

　　　(a) 结核病

　　　(b) 肿瘤

　　　(c) 肺炎旁胸腔积液

　　　(d) 结缔组织病

　　　(e) 血胸

　5. 血管

　　a. PE

　　b. 原发性肺动脉高压

B. 心脏

　1. 心内膜：瓣膜性心脏病(即主动脉瓣狭窄、主动脉瓣关闭不全、二尖瓣关闭不全和二尖瓣狭窄)

　2. 传导系统

　　a. 心动过缓(病态窦房结综合征,房室传导阻滞)

　　b. 心动过速

　　　(1) 心房颤动和其他室上性心动过速

　　　(2) 室性心动过速

　3. 心肌：HF

　　a. 射血分数下降的心力衰竭(heart failure with reduced ejection fraction,HFrEF)[继发于冠状动脉心脏病(coronary artery disease,CAD)、高血压、酗酒]

　　b. 射血分数保留的心力衰竭(heart failure with preserved ejection fraction,HFpEF)(继发于高血压,主动脉狭窄,肥厚型心肌病)

　4. 冠状动脉(缺血和梗阻)

　5. 心包(填塞,缩窄性心包炎)

C. 胸壁 / 神经肌肉疾病

　1. 脊柱后侧凸

　2. 肌无力

　　a. 肌病

　　b. 神经疾病(如吉兰 - 巴雷综合征)

　3. 肥胖

D. 血液：贫血

E. 代谢综合征(增加呼吸动力)

　1. 酸中毒(如糖尿病酮症酸中毒)

　2. 甲状腺功能亢进

　　评估呼吸困难患者时需牢记的一个关键点是,一位患者往往存在多个可能病因。例如,COPD 患者患肺炎、气胸、PE 和肺癌的风险增加。因此,若一位 COPD 患者伴有急性呼吸困难,可能是继发于持续吸烟的单纯性 COPD 加重,亦或继发于并发症(如肺炎)的发生,后者也可导致 COPD 恶化。在这种情况下,COPD 和肺炎都是呼吸困难加重的原因。同样,HF 患者常常合并引起呼吸困难的其他疾病或有患这类疾病的风险,包括并发瓣膜性心脏病、心房颤动和 COPD。

　　广泛鉴别诊断呼吸困难、探索几种主要病因的可能,要求翔实的病史采集和体格检查,并回顾基本的实验室检查结果。病史采集应详细描述呼吸困难的病程、严重程度和伴随症状。既往史应采集呼吸困难常见病因的易感因素(如免疫抑制治疗是肺炎的易感因素)和与特定疾病相关的社会和职业风险(如吸烟与 COPD、职业暴露与间质性肺疾病)。体格检查应包括生命体征、详细的心肺体格检查,以及寻找贫血和其他系统性疾病的征象。此外,几乎所有新发或加重的呼吸困难患者都应完成胸片、心电图和血细胞比容检查。然而,不同于其他一些疾病,呼吸困难的鉴别诊断中难以凭借单一体征或症状的存在或缺失高度提示或排除诊断。相反,通常需综合病史、体征和症状,结合一般检查,才能提示诊断(表 15-2)。

　　正如一般诊断中那样,病史是评估呼吸困难患者的最重要的组成部分。最重要的是回顾呼吸困难病因的危险因素。例如,提示 HF 的特征包括心肌梗死(myocardial infarction,MI)病史、CAD 危险因素、长期控制不达标的高血压、酗酒。对于有危险因素的患者,如近期住院或制动、手术、肿瘤病史或雌激素的使用,应考虑 PE 可能。

　　采集病史时,应重点关注有无胸痛(见第 9 章),胸痛是呼吸困难患者的关键诊断线索(表 15-2)。胸痛可为胸膜炎样或非胸膜炎样、急性或慢性复发。每一个特点均有助于聚焦鉴别诊断(表 15-3)。一般而言,胸膜炎样胸痛有助于将鉴别诊断集中在呼吸困难的肺部病因上,如肺炎、PE 和气胸。非胸膜炎样胸痛的鉴别诊断更为广泛,包括引起胸膜炎样胸痛的疾病和其他病因,如 MI、主动脉瓣狭窄和主动脉夹层。胸痛的急慢性也有助于缩小鉴别诊断范围。呼吸困难伴急性胸痛的常见病因包括 MI、主动脉夹层、PE、气胸、心律失常(引起心绞痛)和肺炎。呼吸困难伴慢性 / 复发性胸痛的常见病因包括心绞痛(由 CAD、严重贫血或主动脉狭窄引起)、哮喘或 COPD(常伴有胸闷)以及复发性间歇性心律失常。

　　另外,呼吸困难常见病因的临床表现有显著的重叠,许多症状可出现在多种看似无关的病因中。例如,发热可出现在肺炎、哮喘或 COPD 合并感染、心内膜炎继发的瓣膜心脏病、PE、急性呼吸窘迫综合征和间质性肺疾病。同样,即使患者体温正常,也不完全排除上述疾病是呼吸困难的病因。咳嗽同样发生在许多疾病中,包括肺炎、HF、COPD 和间质性肺疾病,对鉴别呼吸困难的作用有限。

　　全面体格检查时应重点关注有无关键体征,特别是颈静脉怒张、第三心音、伴有支气管呼吸音的支气管�音和湿啰音。颈静脉怒张是一项重要的体征,提示 HF、心包填塞或 PE。如果 30 岁以上非妊娠患者存在第三心音,则很可能是 HF。支气管�音和支气管呼吸音提示肺炎。湿啰音虽较少见,但提示肺源性或心源性原因,典型湿啰音见于肺炎、HF 和间质性肺疾病。最重要的是,尽管体格检查时发现任一关键体征有助于提示诊断,但关键体征的缺乏也不能排除诊断。

表 15-2　呼吸困难的常见原因：提示性危险因素、伴随症状、体征和检查

病因	诊断假设	提示性危险因素或伴随症状	提示性体征	检查
心源性	瓣膜性心脏病	风湿性心脏病 发热，注射吸毒（心内膜炎）	显著杂音	超声心动图 血培养（可疑心内膜炎）
	主动脉瓣关闭不全	胸痛（夹层） 主动脉瓣二叶瓣畸形	任何舒张期杂音	
	主动脉瓣狭窄	主动脉瓣二叶瓣畸形	显著收缩期杂音	
	二尖瓣关闭不全	二尖瓣脱垂	全收缩期杂音	
	二尖瓣狭窄	风湿性心脏病	任何舒张期杂音	
	心律不齐	心悸 心力衰竭史，CAD	脉率不齐	ECG 动态心电图，事件监测
	心力衰竭	CAD 或危险因素 未控制 HTN 酗酒	第三心音，JVD，肺部湿啰音	胸片 BNP 超声心动图
	急性冠脉综合征	胸痛 CAD 或危险因素 PVD	第三心音，JVD，肺部湿啰音	ECG 肌钙蛋白 血管造影
肺源性	COPD	每年吸烟 40 包以上	呼吸音减弱，喘息	胸部影像学 PFT
	ARDS	脓毒症 胰腺炎 烟雾吸入 误吸	弥漫湿啰音	胸部影像学
	哮喘	寒冷 / 运动诱发症状 哮喘家族史	哮鸣音	PFT 支气管舒张试验阳性 乙酰甲胆碱激发试验阳性
	肺栓塞	突发呼吸困难 胸膜炎样胸痛 肿瘤手术，制动 雌激素治疗	单侧腿部肿胀 胸膜摩擦音	D- 二聚体 CT 血管造影 V/Q 扫描 腿部多普勒超声
	肺炎（CAP，TB，PJP，吸入性肺炎）	发热，咳嗽咳痰 高危性行为 静脉吸毒 结核杆菌暴露	支气管呼音，支气管呼吸声 湿啰音 卡波西肉瘤 皮肤毒品注射痕迹	胸部影像学 HIV CD4
	气胸	胸膜炎样胸痛	胸膜摩擦音或呼吸音减弱	胸部影像学
	ILD	已有结缔组织病 雷诺现象 职业暴露	弥漫性肺部湿啰音	PFT 高分辨率胸部 CT
血液系统	贫血	月经过多 疟疾 结肠出血	结膜苍白	血细胞比容

ARDS，急性呼吸窘迫综合征；BNP，B 型利钠肽；CAD，冠状动脉心脏病；CAP，社区获得性肺炎；COPD，慢性阻塞性肺疾病；ECG，心电图；HTN，高血压；ILD，间质性肺疾病；JVD，颈静脉扩张；PJP，Pneumocystis jirovecii pneumonia，肺孢子菌肺炎；PFT，pulmonary function tests，肺功能测试；PVD，peripheral vascular disease，周围血管疾病；TB，tuberculosis，肺结核；V/Q，ventilation-perfusion，通气灌注。

表 15-3　呼吸困难伴随胸痛的鉴别诊断

胸膜炎样胸痛	非胸膜炎样胸痛	
	急性	慢性 / 复发性
肺炎	心肌梗死	心绞痛（CAD,AS,贫血或心律不齐所致）
肺栓塞	主动脉夹层	哮喘 [1]
气胸	肺栓塞	COPD [1]
哮喘 [1]	肺炎	
COPD [1]	心律不齐（伴缺血）	
胸腔积液,渗出性	气胸	

[1] 通常描述为胸闷而不是疼痛。

　　AS,主动脉狭窄;CAD,冠状动脉心脏病;COPD,慢性阻塞性肺疾病。

　　床旁超声（point-of-care ultrasound,POCUS）被逐渐认为是呼吸困难患者临床检查的补充手段之一。检查结果可能会大大地提高特定疾病的可能性,如没有肺滑征提示气胸,B 线提示 HF。然而,是否将 POCUS 的发现纳入对呼吸困难患者的评估,取决于有无经验丰富的操作人员（表 15-4）。

表 15-4　床旁超声发现

疾病	超声发现	敏感度,特异度,似然比
气胸	没有肺滑动征	LR+ 为 67.9
		LR+ 为 0.18
肺炎	充分评估	敏感度为 57%~100%
		特异度为 54%~99%
急性心力衰竭	B 线	LR+ 为 7.4
		LR+ 为 0.16

　　对于大多数患者,胸片是必要的,可提示呼吸困难的原因。然而,与疾病的其他临床特征一样,疾病的放射学表现有很大的重叠性和变异性。胸片正常提示肺炎、间质性肺疾病和急性呼吸窘迫综合征的可能性很小,排除了气胸（表 15-5）。局灶性浸润提示肺炎,也可见于肺癌和 PE。弥漫性浸润或水肿可见于各种情况,包括任何引起 HF、急性呼吸窘迫综合征和某些肺炎的原因（表 15-6）。胸腔积液是有助于聚焦鉴别诊断的关键线索（表 15-7）。

　　其他在特定情况下可能有帮助的诊断性检查包括 B 型利钠肽（B-type natriuretic peptide,BNP）、D- 二聚体和 CT 血管造影（CT angiography,CTA）。然而,只有结合特定患者的临床表现加以诠释,上述检查才是有用的,不应该对所有患者均采取上述检查。

　　例如,一名患者没有任何提示 PE 的体征或症状,即使 D- 二聚体升高也不可能是 PE。

表 15-5　引起呼吸困难但胸片没有异常的疾病

胸片通常正常	胸片有时正常
喉头水肿	心力衰竭
气道阻塞	COPD
原发性肺动脉高压	间质性肺疾病
哮喘	肺栓塞 [2]
贫血 [1]	
心律不齐	
ACS 或心绞痛	
原发性心律不齐	

[1] 除非伴随心力衰竭。

[2] 约 50% 肺栓塞患者胸片正常,也可以看到浸润（梗死所致）或渗出。

　　ACS,急性冠脉综合征;COPD,慢性阻塞性肺疾病。

表 15-6　引起呼吸困难且胸片肺野异常的疾病

局部浸润	弥漫浸润 / 水肿
肺炎	心力衰竭 [1]
恶性肿瘤	急性呼吸窘迫综合征
肺水肿（不典型）	肺炎
肺栓塞（不常见）	间质性肺疾病

[1] 继发于射血分数保留或下降的心力衰竭,心律不齐,瓣膜性心脏病,贫血。

表 15-7　胸腔积液的病因

单侧胸腔积液	双侧胸腔积液
肺炎	心力衰竭
肺栓塞	间质性肺疾病
恶性肿瘤	
心力衰竭	

　　超声心动图和肺功能测试在特定患者中同样有效。超声心动图可以记录心脏收缩或舒张功能受损,偶尔也可以发现瓣膜性心脏病。肺功能测试有助于确定患者是否患有阻塞性、限制性或血管性肺疾病（表 15-8）。图 15-1 总结了呼吸困难患者的诊断方法。

　　过去 2 年,C 先生呼吸困难于劳累时加重。他说现在稍劳累时便会呼吸困难。若不停下来喘口气,他就无法绕着房子完整走一圈。而几年前,C 先生走几条街毫无困难。他表示由于呼吸困难睡觉时无法平卧（端坐呼吸）,最近 6 个月一直睡在躺椅上。偶尔由于突发呼吸困难,会睡眠中醒来（阵发性夜间呼吸困难）。主诉伴有脚肿。

　　对呼吸困难加重的量化评估务必从基线开始。显著改变提示严重疾病,需进行彻底评估。

既往史中值得注意的是 2 年前的心肌梗死。生命体征：体温 37.0℃，呼吸频率 24 次 /min，脉率 110 次 /min，血压 120/78mmHg。他的脉搏有规律，偶尔有不规则搏动。心脏体格检查提示直立位时颈静脉怒张至下颌角水平，心尖部 2/4 级收缩期杂音，第三心音奔马律阳性。肺部体格检查提示双肺下 1/2 湿啰音。胫前至膝部水肿 2+。

表 15-8 肺部疾病的肺功能测试（PFT）异常

机制	关键肺功能检测异常	其他肺功能检测发现
阻塞性（所有类型）	↓气流 ↓FEV₁/FVC	TLC 正常或↑ RV↑
COPD	同上	DLCO↓（如有肺气肿）
哮喘	同上 支气管舒张剂增加 12% 乙酰甲胆碱减少 20%	
限制性（所有类型）	肺容积↓，TLC↓	
间质性（如肺纤维化）	同上	RV↓ DLCO↓ FEV₁ % 正常或↑
胸壁（如胸腔积液，肥胖）	同上	DLCO 在正常范围内 RV 正常 FEV₁ % 正常
神经肌肉疾病（如重症肌无力）	同上	RV↑，MVV↓，NIF↓，PIF↓
血管性（如肺栓塞）	DLCO↓	其他 PFT 一般正常

DLCO，一氧化碳弥散量；FEV₁，1 秒用力呼气量；FVC，用力肺活量；MVV，maximal minute ventilation，每分钟最大通气量；NIF，用力吸气负压；PIF，用力吸气正压；RV，残气量；TLC，肺总量。

此时，最有可能的诊断是什么？鉴别诊断还有什么？是否存在不可漏诊的情况？基于以上鉴别诊断，后续应做哪些检查？

鉴别诊断排序

虽然呼吸困难的鉴别诊断范围很广，但首先考虑引起呼吸困难的四个最常见的原因是有用的：HF、COPD、PE 和肺炎。C 先生的危险因素、症状和体征迅速聚焦了鉴别诊断

的方向。既往 MI 显然是 HF 的危险因素。此外，颈静脉怒张、第三心音奔马律、湿啰音和周围水肿共同提示 HF 是最可能的诊断。他的体检还提示心脏杂音，提示了几种鉴别诊断（即二尖瓣关闭不全、主动脉瓣狭窄或主动脉瓣关闭不全）。杂音的位置与二尖瓣关闭不全最为一致。C 先生不规则的脉搏也提高了心房颤动的可能性。最后，以呼吸困难而非胸痛为主要表现的心肌缺血是不可忽视的可能诊断。表 15-9 列出了鉴别诊断。

认真寻找具有高度特异性的临床表现（本病例中为第三心音奔马律和颈静脉怒张），将有助于诊断。

完善了胸片、血细胞比容、心电图检查。

根据以上临床信息能否得出 HF 的诊断？如不能，还需要哪些额外信息？

主要假设：HF

教科书内容回顾

患者通常有疲劳、劳力性呼吸困难、端坐呼吸、阵发性夜间呼吸困难和水肿。通常有 MI 史或血压控制较差的高血压病史。

疾病要点

A. HF 是指任何心脏病理损害左心室（left ventricular，LV）充盈或射血，可由心肌、瓣膜或心包疾病或功能障碍引起的。余下讨论将集中于 HF 的心肌病因。瓣膜心脏病将单独讨论。

B. 在美国累及 650 万患者，每年导致 90 万人住院和 7.5 万人死亡。45 岁时，男性发生终身心力衰竭的风险为 27.4%，女性 23.8%。男性发生 HFrEF 的风险高于女性，但男女发生 HFpEF 的风险相等。

C. 病理生理分类：HF 可见于射血受损（射血分数≤40%）或充盈受损（射血分数保留，≥50%）的患者。这一区别很重要，因为这两组患者的病因和治疗方法都不同。HF 也可以根据先累及左心室或右心室（RV）进行分类。

1. HFrEF

a. 以前称为收缩性 HF 或收缩功能障碍，HFrEF 约占 HF 病例的 50%。

b. 当收缩功能障碍损害左心室排空时，HFrEF 发生。

c. CAD 是 HFrEF 最常见的原因。

d. 其他常见原因包括长期存在的高血压和酗酒。

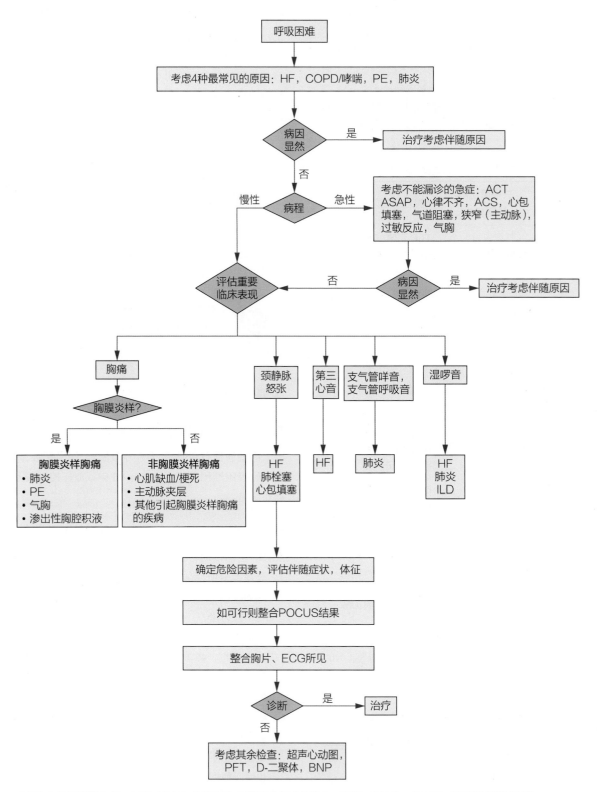

ACS, 急性冠脉综合征；ACT ASAP, 心律失常，冠脉综合征（急性）；BNP, 脑钠肽；COPD, 慢性阻塞性肺疾病；ECG, 心电图；HF, 心力衰竭；ILD, 间质性肺疾病；PE, 肺栓塞；PFT, 肺功能测试；POCUS, 床旁超声。

图 15-1　呼吸困难的诊断流程

表 15-9　C 先生的诊断假设

诊断假设	人口统计学,风险因素,症状和体征	重要检查
主要假设		
心力衰竭	既往心肌梗死,控制较差的高血压,PND,第三心音奔马律,颈静脉怒张肺部湿啰音外周水肿	超声心动图 ECG BNP
备选假设——最常见的		
二尖瓣关闭不全	心尖部收缩期吹风样杂音,放射至腋窝	超声心动图
主动脉瓣狭窄	胸骨右上缘收缩期杂音,放射至颈部 A2 未闻及	超声心动图
主动脉瓣关闭不全	胸骨左缘舒张早期杂音	超声心动图
心房颤动	脉搏不齐	ECG 超声心动图
备选假设——不可漏诊的		
心肌缺血	运动诱发症状 CAD 病史或危险因素(糖尿病、男性、吸烟、高血压、高胆固醇血症)	ECG 肌钙蛋白负荷试验冠状动脉造影

CAD,冠状动脉心脏病;BNP,B 型利钠肽;ECG,心电图;PND,paroxysmal nocturnal dyspnea,夜间阵发性呼吸困难。

　　e. 不太常见的原因包括病毒性心肌病、产后心肌病、药物中毒(如多柔比星)、持续性心动过速和特发性心肌病。

2. HFpEF

　　a. 以前被称为舒张性 HF,HFpEF 约占所有 HF 病例的 50%。

　　b. 当心肌质量(厚度)增加、浸润或纤维化降低左心室顺应性时,HFpEF 发生

　　　(1) 左心室顺应性降低影响左心室充盈。

　　　(2) 注意,虽然左室充盈受损,但收缩力保留,射血分数正常。

　　c. HFpEF 最常见的病因是高血压。

　　d. 不太常见的原因包括:

　　　(1) 主动脉狭窄

　　　(2) 肥厚型心肌病

　　　(3) 浸润性心肌病(如血色素沉着症、淀粉样变性)

3. HFrEF 和 HFpEF 患者的死亡率相似

4. 射血分数在 41%~49% 的患者被归类为临界性 HFpEF。

他们的治疗和结局与 HFpEF 患者相似

5. 右心室衰竭与左心室衰竭

　　a. HF 可能涉及左心室、右心室,或两者皆受累。

　　b. 左心室衰竭的常见原因包括 CAD、高血压和酒精性心肌病。

　　c. 右心室衰竭的常见原因包括晚期左心室衰竭和严重的肺部疾病,如 COPD(肺源性心脏病)。

　　d. 右心室衰竭和左心室衰竭的主要区别是肺水肿,肺水肿常见于左心室衰竭中,但不见于单纯性右心室衰竭。

　　e. 左心室衰竭或右心室衰竭时可见外周水肿、颈静脉怒张和疲劳。

6. 进展

　　a. HF 引起神经激素非适应性变化,包括醛固酮系统和交感神经系统的激活。

　　b. 这些神经激素反应促进钠潴留,增加后负荷,并导致容量超负荷和进行性 HF。

　　c. 阻断这些反应的疗法可降低死亡率。

D. HF 的分类:

1. 纽约心脏协会(NYHA):

　　a. 患者症状的功能分级:

　　　(1) Ⅰ 级:无症状(即,仅在使健康患者出现呼吸困难的劳累程度下出现症状)。

　　　(2) Ⅱ 级:体力活动轻微受限(如爬楼梯)。

　　　(3) Ⅲ 级:休息时无症状,但体力活动明显受限(如在平地上行走)。

　　　(4) Ⅳ 级:休息或任何体力活动时均出现症状。

　　b. 患者心功能分级可随治疗发生变化。

2. 美国心脏病学会基金会 / 美国心脏协会(American College of Cardiology Foundation/ American Heart Association,ACCF/AHA)制定了 HF 分期,以便于确定阶段特异性治疗。

　　a. A 期:没有器质性心脏病或症状的 HF 高危患者(如高血压或 CAD 但左心室功能正常的患者)。

　　b. B 期:没有 HF 体征或症状的结构性心脏病患者(如左心室肥厚或射血分数降低)。

　　c. C 期:结构性心脏病当前伴有症状或既往曾经有症状。

　　d. D 期:接受治疗后的顽固性 HF 症状。

E. HF 的并发症:

1. 电生理:心脏传导阻滞,室性心动过速,心房颤动,猝死

2. 肺水肿

3. 卒中和血栓栓塞

　　a. 年发病率为 2%~4%

　　b. 如合并心房颤动则风险增加

4. 二尖瓣关闭不全(左心室扩张可能导致二尖瓣环扩

张,引起继发性二尖瓣关闭不全)

5. 死亡

    a. 有症状的轻至中度 HF:每年 20%~30%

    b. 有症状的重度 HF:每年高达 50%

    c. 死亡机制

      (1) 猝死占 50%(继发于室性心动过速或停搏)

      (2) 进行性 HF 占 50%

循证医学诊断

A. 病史应采集 HF 的危险因素,包括高血压、CAD、酗酒、非法毒品滥用和多柔比星暴露。

B. 典型症状和体征包括劳累性呼吸困难、端坐呼吸、阵发性夜间呼吸困难、第三心音奔马律、颈静脉怒张和水肿。

  1. 虽然有这些体征或症状促使考虑 HF,但不够敏感,无法因缺少某一症状或体征而排除 HF 的存在(表 15-10)。事实上,即使在严重的慢性 HF 患者[平均射血分数 18%,肺毛细血管楔压(pulmonary capillary wedge pressure,PCWP)>22mmHg],42% 的患者也没有出现湿啰音、颈静脉压力增高或水肿。

表 15-10　体检结果对呼吸困难患者做出
心力衰竭诊断的准确性

发现	敏感度/%	特异度/%	阳性似然比	阴性似然比
症状				
阵发性夜间呼吸困难	41	84	2.6	0.7
水肿	50	78	2.3	0.64
端坐呼吸	50	77	2.2	0.65
劳力性呼吸困难	84	34	1.3	0.48
体征				
第三心音	13	99	11	0.88
颈静脉怒张	39	92	5.1	0.66
肺部湿啰音	60	78	2.8	0.51

 即使在进展期 HF 中,通常也不会出现 HF 的体征。

  2. 典型症状如端坐呼吸、阵发性夜间呼吸困难和湿啰音也不是 HF 的特异性症状(LR+ 为 2.2~2.6)。

  3. 然而,某些临床表现对 HF 有高度特异性,如果存在,强烈提示 HF,包括第三心音奔马律(LR+ 为 11)和颈静脉怒张(LR+ 为 5.1)。

    a. 第三心音奔马律

      (1) 大量血液在舒张期开始时(紧接第二心音之后)从左心房涌入心室时发生。

      (2) 通常可能发生在孕妇或年轻患者(30 岁以下)。

      (3) 在老年人、未怀孕的患者中,容量超负荷最常见于失代偿性 HF 患者。

    b. 颈静脉怒张

      (1) 定义为高度超过胸骨角以上 3cm(图 15-2)。

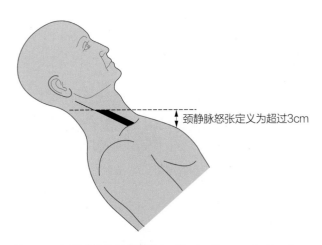

颈静脉怒张定义为超过3cm

图15-2　颈静脉怒张的测量(Modified with permission from McGee S:Evidence Based Physical Diagnosis,Philadelphia,PA:Saunders/Elsevier;2001.)

      (2) 对 HF 高度特异;可能发生在右心室衰竭或左心室衰竭。

    c. 第四心音奔马律

      (1) 左心房收缩将血液送入心室(在第一心音前)时发生。

      (2) 第四心音奔马律可在一些正常患者和许多由于高血压或其他原因导致的左心室肥大患者中听到。

      (3) 第四心音对 HF 不特异。

C. 胸部放射影像学:

  1. 心脏扩大是胸片上最敏感的发现(敏感度为 74%,特异度为 78%),没有心脏扩大适当降低了 HF 的可能性(LR− 为 0.33)。

  2. 肺静脉充血和间质水肿具有很高的特异度(96%~97%),当出现时强烈提示 HF(LR+ 为 12),但不敏感。

  3. 26% 的 HF 患者出现胸腔积液。

    a. 积液通常是少量到中等量的单侧或双侧积液。

    b. 积液为渗出性。

    c. 由于 HF,胸腔积液通常伴有其他 HF 的 X 线征象(心脏扩大、肺静脉充血或间质水肿)。

    d. 没有上述发现或出现大量单侧或双侧胸腔积液提示其他病因,需要进一步评估。

  4. 表 15-11 总结了胸片对 HF 诊断的准确性。

D. 心电图虽然不能诊断 HF,但 HF 多为异常心电图。常见的改变包括左心室肥大或陈旧性心肌梗死的征象。

表 15-11 胸部影像学对呼吸困难患者做出
心力衰竭诊断的准确性

发现	敏感度	特异度	阳性 似然比	阴性 似然比
肺静脉充血	54%	96%	12.0	0.48
间质性水肿	34%	97%	12.0	0.68
肺泡水肿	6%	99%	6	0.95
心脏扩大	74%	78%	3.3	0.33
胸腔积液	26%	92%	3.2	0.81

E. BNP：

1. 左心室或右心室在容量增加、压力增加或同时发生时分泌。

2. 在 HFrEF 或 HFpEF 中可能升高。

3. 升高水平与 HF 的程度成比例增加。

4. 呼吸困难患者中，低水平 BNP 降低 HF 的可能性（LR− 为 0.11）。

5. 高水平 BNP 增加了 HF 的可能性，但不完全特异。

6. BNP 的准确性汇总如表 15-12。

7. BNP 在许多肺动脉栓塞患者中也升高，平均 702ng/L，在中心性 PE（在主肺动脉或左、右主肺动脉）患者中为 1 876ng/L。

表 15-12 BNP 对呼吸困难患者做出心力衰竭诊断的准确性

BNP 截断值	敏感度	特异度	阳性 似然比	阴性 似然比
<50pg/mL	97%	44%	1.7	0.06
<100pg/mL	93%	66%	2.7	0.11
<250pg/mL	89%	81%	4.6	0.14

BNP，B 型利钠肽。

8. ACCF/AHA 总结，BNP 水平升高有助于诊断 HF，但不应单独用于确诊或排除 HF。

F. 床旁超声（point of care ultrasound，POCUS）可提供关于 HF 可能性的有益信息。

1. 接受有限培训的内科住院医师可以准确识别射血分数 <40% 的患者（敏感度为 94%，特异度为 94%，LR+ 为 15.7；LR− 为 0.06）。

2. 对于急性 HF，B 线的 LR+ 为 7.4；LR− 为 0.16。

G. 二维超声心动图是诊断 HF 的首选检查，推荐所有已知或疑似 HF 的患者行二维超声心动图。

1. 可以评估收缩和舒张功能。

2. 局部收缩功能障碍提示缺血性病因。

3. 可以对瓣膜功能进行评估。

H. 放射性核素试验可以量化射血分数，但不能评估左室壁厚度或瓣膜异常。

I. 心脏 MR 是评估 HF 的另一种选择，尽管它比超声造影价格更高、更困难。

1. 心脏 MR 可以准确地测量射血分数和左心室容积，并评估心肌灌注、存活和纤维化程度。

2. 最适用于对继发于限制性或心包疾病的新发或疑似 HF 患者的初始评估。

3. 心脏 MR 结合磁共振血管成像和钆增强可以发现潜在的 CAD 和缺血（在窦性心律患者中，敏感度为 100%，特异度为 96%）。

J. HF 和 COPD：

1. 有共同的危险因素，可能并发。

2. COPD 患者诊断 HF 的难度较大。

a. 研究发现约 21% 的 COPD 患者存在尚未发现的 HF。与没有 HF 的患者相比，这些患者的吸烟史较短（9.6 vs. 22.7）。

b. 即使在伴有 HF 的亚组人群中，胸腔积液、肺再血管化和水肿也不常见（9.1%），但当出现时强烈提示 HF（LR+ 为 9.1）。

c. BNP 对 COPD 患者的敏感度较低（敏感度为 35%，特异度为 90%，LR+ 为 3.5，LR− 为 0.72）。

 临床医生应降低对 COPD 和呼吸困难患者进行超声心动图检查的标准。

治疗

A. 预防：高血压治疗可使 HF 的发病率降低 30%~50%。

B. 评估：

1. 初始病史采集和体格检查应评估功能容量和容量状态（体重、生命体征、肺部检查、颈静脉怒张、第三心音奔马律和水肿）。

2. ACCF/AHA 推荐的常规实验室检测：

a. 全血细胞计数（complete blood count，CBC）

b. 尿检、血尿素氮（blood urea nitrogen，BUN）、肌酐

c. 电解质

d. 脂质谱、糖化血红蛋白、肝脏生化检查

e. 促甲状腺激素

f. 胸片

g. 心电图

h. 超声心动图

3. CAD 的评估：

a. 大约 2/3 的 HFrEF 患者中，HF 继发于心肌缺血。

b. 识别潜在的 CAD 使临床医生能够优化治疗，并确定哪些患者可以从血运重建中受益。随着血运重建，部分患者射血分数可能增加。

c. 对于有胸痛、CAD 危险因素、缺血性心电图表现或非侵入性成像显示节段性室壁运动异常的患

者,应怀疑有 CAD 的可能。

    d. 根据 CAD 的验前概率,可以进行负荷试验或血管造影。

C. 治疗:

  1. 部分治疗对所有 HF 患者都有好处,而另一些治疗则对 HFrEF 患者有更好的疗效。

  2. 所有的 HF 患者:

    a. 建议所有 HF 患者限钠。高钠饮食与急性失代偿性 HF(绝对风险增加 31%~34%,NNH ≈ 3)、住院和全因死亡率显著增加相关。

    b. 利尿剂(袢利尿剂或噻嗪类利尿剂):

      (1) 袢利尿剂是治疗水肿和肺淤血的主要药物(应与限盐联合使用)。噻嗪类利尿剂可能对轻度疾病和肾功能正常的患者有用。

      (2) 容量状态的临床评估至关重要。容量超负荷可能表现为水肿、体重增加、颈静脉怒张、肺水肿或第三心音奔马律。

      (3) 多项研究表明,虽然有严重的慢性 HF 和明显的容量超负荷(由 PCWP 测量),但患者可能没有 HF 的体征。

      (4) 因此,伴呼吸困难的 HF 患者应在监测肾功能的同时积极利尿。

      (5) 通过 POCUS 评估下腔静脉(inferior vena cava,IVC),也可间接估计左心室充盈压。

        (a) POCUS 可以测量 IVC 直径和吸气塌陷率。

        (b) HF(右心力衰竭或左心力衰竭)伴随 IVC 直径增大和吸气塌陷率降低。

        (c) IVC 直径 >2.0cm 提示 PCWP 升高至 ≥17mmHg(敏感度为 75%,特异度为 83%,LR+ 为 4.4,LR− 0.3)。

        (d) IVC 塌陷率 <45% 提示 PCWP 升高至 ≥17mmHg 升高(敏感度为 83%,特异度为 71%,LR+ 为 2.9,LR− 为 0.24)。

        (e) IVC 测量具有应用价值,可辅助确定是否需要进一步利尿。出院时,IVC 直径较大、塌陷率较小,预示再入院的可能性较大。

      (6) 住院患者应每天监测出入量、体重,以及心肺检查,检测电解质、尿素氮和肌酐。

    c. 控制高血压。血管紧张素转换酶(angiotensin-converting enzyme,ACE)抑制剂特别有用,因其具有高血压和 HF 的双重适应证。

    d. CAD 血运重建:冠状动脉旁路手术可以改善部分 CAD 和 HF 患者的心血管预后。建议如下:

      (1) 伴有心绞痛的 HF(HFrEF 或 HFpEF)或左主干狭窄或相当于左主干病变的患者考虑行血运重建。

      (2) 部分 HFrEF 合并多支或近端左前降支(left anterior descending,LAD)疾病的患者建议行血运重建。

    e. 接种流感和肺炎球菌疫苗。

    f. 避免服用增加液体潴留并恶化和加剧 HF 的特定药物(非甾体抗炎药和噻唑烷二酮类)。

  3. HFrEF 患者:

    a. ACE 抑制剂、β 受体阻滞剂、醛固酮拮抗剂以及肼屈嗪与硝酸盐联合治疗可以降低 HFrEF 患者的发病率和死亡率。

    b. ACE 抑制剂:

      (1) 适用于 HFrEF 患者或既往 MI 史的患者。ACE 抑制剂已被证明可以降低所有 HFrEF 患者的死亡率,并可能降低 MI 的发生率。

      (2) 血管紧张素受体阻滞剂(angiotensin receptor blockers,ARB)适用于因咳嗽而对 ACE 抑制剂不耐受的患者。然而,ARB 也可能发生 ACE 抑制剂的其他副作用(如高血钾或血管性水肿)。

    c. β- 受体阻滞剂:

      (1) β- 受体阻滞剂可降低 HF 所有阶段的发病率和死亡率,包括重度 HF(射血分数 <25%)。

      (2) 适用于 HFrEF 或既往 MI 史患者。

      (3) 已证实有效的 β 受体阻滞剂包括卡维地洛、美托洛尔和比索洛尔。

      (4) 其他 β 受体阻滞剂,包括短效美托洛尔,对 HF 不应使用。

      (5) 当患者血容量正常且不需要肌力调节药物时,初始化小剂量治疗。

      (6) β- 受体阻滞剂可诱发致命性哮喘,严重或失代偿反应性气道疾病患者应避免使用 β- 受体阻滞剂。选择性 $β_1$ 受体激动剂可谨慎用于受控反应性气道疾病患者。

    d. 醛固酮拮抗剂(如螺内酯、依普利酮):

      (1) 降低 II~IV 级 HF 和射血分数≤35%(既往 MI 史则射血分数 <40%)患者的死亡率。

      (2) 对于肾小球滤过率为 30mL/min、K^+≥5.0mEq/dL 的患者或不能充分监测血清钾的患者应避免使用。

    e. 血管紧张素受体脑啡肽抑制剂(angiotensin receptor neprilysin inhibitor,ARNI)沙库巴曲缬沙坦:

      (1) 脑啡肽抑制剂阻止有益利钠肽的降解,与 ARB 联合使用。

      (2) 与 ACE 抑制剂相比,可降低死亡率和 HF 住院时间,但通常伴随症状性低血压。

(3) 被认为是 ACE 抑制剂的替代品,特别是最佳治疗后仍有持续性症状的患者。

f. 伊伐布雷定:

(1) 直接影响窦房结并减慢窦性心率。

(2) 对使用 β- 受体阻滞剂最大治疗剂量治疗时,心率 >70 次 /min 的患者可能有用。

g. HFrEF 和 CAD 患者应使用他汀类药物。

h. 肼屈嗪和硝酸酯类,联合 ACE 抑制剂和 β 受体阻滞剂:

(1) 已证实可降低Ⅲ级或Ⅳ级 HF 黑种人患者的死亡率。

(2) 对于不能耐受 ACE 抑制剂 /ARB 的患者也可能有用。

i. 地高辛:

(1) 减少了 HFrEF 患者的住院率,但不能降低死亡率。

(2) 低血清浓度 (0.5~0.8mg/dL) 与高浓度同样有效。

(3) ACCF/AHA 指南仅推荐地高辛用于有症状的 HFrEF 患者。

(4) 地高辛可能会增加妇女的死亡率,一些专家不建议妇女服用。

j. 心脏再同步化治疗:部分 HF 患者 QRS 间期延长,伴有去极化延长和不同步。这种不一致的去极化导致收缩失调,并导致左心室功能障碍。此外,它还促进二尖瓣关闭不全和左心室重构。

(1) 在心脏再同步化中,在心房和两个心室植入导线,以实现心房和左、右心室精确和协调的去极化。

(2) 心脏再同步治疗改善了射血分数、生活质量和功能状态,减少了部分患者的住院率和死亡率。

(3) 适应证复杂而详细,但包括最佳药物治疗后仍有 HF 症状、射血分数≤35%、QRS≥0.15s(某些患者≥0.12s)的患者。

k. 植入式心脏除颤器:

(1) 相当大比例的 HF 患者发生猝死(扩张型心肌病中 30%),可能继发于室性心动过速和心室颤动。

(2) 推荐将植入式心脏除颤器用于下列 HF 患者:

(a) 心搏骤停、心室颤动或血流动力学不稳定的室性心动过速患者。

(b) MI 后至少 40 天,有症状的缺血性或非缺血性 HF 患者(NYHA Ⅱ ~ Ⅲ级),伴射血分数≤35%,同时接受适当的治疗。

(c) MI 后至少 40 天,无症状的缺血性 HF 患者,射血分数≤30%,同时接受适当的治疗。

(d) 如 HF 患者出现不明原因的晕厥,可考虑植入。

l. 心脏移植是重症 HF 患者对强化药物治疗无效的一种选择。

4. HFpEF 患者:

a. ACE 抑制剂、β 受体阻滞剂或 ARB 对 HFpEF 患者的有效性尚未得到很好的证实。

(1) 虽然 ARB 可以减少 HFpEF 患者的住院率,但没有证据表明 ARB 能降低死亡率。

(2) 治疗应聚焦于控制症状和合并症,包括高血压。

b. 应控制收缩期和舒张期高血压。

c. 利尿剂可用于治疗肺充血或水肿。

d. 控制心房颤动患者的心室率。

e. 地高辛没有已证实的益处。

5. 有关难治性 HF 和心源性休克患者的治疗,请参阅 ACCF/AHA 指南。

诊断

C 先生具有对 HF 高度特异的几个特征。既往 MI 史、端坐呼吸,最重要的临床表现是颈静脉怒张和第三心音奔马律,对 HF 有很高的特异性。

目前的证据是否足以得出最可能的诊断,即 HF 的诊断?是否排除了其他可能诊断?是否需要进行其他检查以排除其他诊断?

鉴别诊断:慢性二尖瓣关闭不全

教科书内容回顾

无症状的二尖瓣关闭不全可以通过听诊闻及心尖部的全收缩期杂音,或在评估呼吸困难、劳力性呼吸困难、水肿、端坐呼吸和疲劳时被识别出来。或在评估心房颤动患者的过程中发现。

疾病要点

A. 轻微的无症状二尖瓣关闭不全在超声心动图上很常见。余下讨论将集中在有更明显二尖瓣关闭不全的患者。

B. 病因:二尖瓣关闭不全继发于受损的二尖瓣叶(原发)或扩张的二尖瓣环(继发)。

1. 原发性二尖瓣关闭不全

a. 病因:二尖瓣脱垂、风湿性心脏病、心内膜炎。

b. 虽然大多数二尖瓣脱垂患者不需要瓣膜置换术，但二尖瓣脱垂可导致二尖瓣关闭不全和疾病进展，这是发达国家二尖瓣置换术最常见的原因。

2. 继发性二尖瓣关闭不全

　　a. HF：左心室扩张可导致二尖瓣环扩张和二尖瓣关闭不全。

　　b. 缺血性二尖瓣关闭不全：小叶受牵拉可缩短二尖瓣，导致二尖瓣关闭不全。

C. 病理生理学：

1. 代偿性二尖瓣关闭不全：

　　a. 收缩期二尖瓣关闭不全导致左心房扩张和代偿性左心室扩张（尽管血液通过二尖瓣关闭不全逆行射出，但维持充分的前向血流是必要的）。

　　b. 当收缩功能保留时，由于二尖瓣关闭不全降低了左心室后负荷，射血分数保留正常至高水平，左心室收缩末期容量维持在低水平。

2. 失代偿性二尖瓣关闭不全：收缩功能可能最终衰竭，导致左心室收缩末期容积增加，每搏量减少，射血分数降低。收缩功能障碍可能是不可逆转的。

3. 心房扩张可导致心房颤动。

D. 通常，慢性二尖瓣关闭不全进展缓慢。从诊断到症状的平均延迟时间为 16 年。然而，在严重二尖瓣关闭不全的患者中，每年的死亡率为 5%。

E. 急性二尖瓣关闭不全，可能发生在心内膜炎或心肌梗死合并乳头肌破裂，因来不及发生代偿性改变，耐受性差。

F. 急性和慢性二尖瓣关闭不全的并发症包括：

1. 呼吸困难

2. 肺水肿

3. 心房颤动

4. 猝死

循证医学诊断

A. 体格检查：典型的杂音是心尖部吹风样、全收缩期杂音，放射至腋下。第二心音可能无法闻及

1. 中度至重度二尖瓣关闭不全时的 3 级或更强的收缩期杂音

　　a. 敏感度为 85%，特异度为 81%

　　b. LR+ 为 4.5，LR− 为 0.2

2. 由于通过二尖瓣的血流增加，可能闻及第三心音奔马律

B. 心电图

1. 可能显示左心房扩大或左心室肥大

2. 对诊断既不敏感也不特异

C. 胸片

1. 可能显示左心房或左心室扩大

2. 对诊断既不敏感也不特异

D. 超声心动图

1. 诊断和量化二尖瓣关闭不全的首选检查

2. 推荐所有疑似二尖瓣关闭不全的患者行超声心动图检查

E. 经食管超声心动图

1. 提供更精确的瓣膜解剖细节

2. 可以帮助确定瓣膜修补（而不是置换）是否可行

治疗

A. 连续超声心动图

1. 左心室功能障碍可能无症状，因此连续超声心动图对于检测左心室功能障碍征象尤其重要。

2. 当有任何程度二尖瓣关闭不全的患者出现体征或症状改变时，建议进行超声心动图检查。另外，中重度二尖瓣关闭不全患者应每半年或每年进行一次超声心动图检查，轻度二尖瓣关闭不全患者每 3~5 年进行一次超声心动图检查。

B. 瓣膜修补与置换

1. 在技术可行的情况下，瓣膜修补优于瓣膜置换。

2. 与瓣膜置换相比，瓣膜修补手术死亡率显著降低（2% vs. 6%），心内膜炎发生率较低，射血分数显著改善。重要的是，瓣膜修补不需要随后的抗凝治疗。

C. ACCF/AHA 瓣膜手术指南总结如下

1. 基于以下条件，二尖瓣手术适用于严重原发性二尖瓣反流的患者：

　　a. 有症状，特别是如果射血分数 >30%。

　　b. 无症状的患者：

　　　　(1) 轻度至中度的左心室功能障碍：射血分数 30%~60% 和 / 或左心室收缩末期直径≥40mm。

　　　　(2) 在连续超声心动图上左心室功能正常但偏低，或左室收缩末期内径正常但偏大。

　　　　(3) 心房颤动或肺动脉高压，手术成功的可能性高，手术风险低。

　　　　(4) 接受其他心脏手术（如冠状动脉旁路移植术）的慢性重度原发性二尖瓣关闭不全。

2. 严重二尖瓣关闭不全合并严重左心室功能障碍（射血分数 <30%，左室收缩末期内径 >55mm）的最佳治疗方案尚不清楚。由于不可逆转的左心室功能障碍，这类患者可能无法从手术中获益。此外，二尖瓣修补或替换会增加左心室后负荷（通过阻止血液从左心室射入左心房），并可能使 HF 恶化。

3. 接受机械二尖瓣置换术的患者除服用阿司匹林（一天 75~100mg）外，还需要使用维生素 K 拮抗剂（目标 INR 3.0）终生抗凝。

4. 接受人工瓣膜置换术的低出血风险的患者应在术后 3~6 个月接受维生素 K 拮抗剂（目标 INR 2.5）治疗，

然后服用阿司匹林（75~100mg/d）。

D. 二尖瓣关闭不全的药物治疗

1. 左心室功能保留的慢性原发性无症状性二尖瓣关闭不全：目前尚无有效的药物治疗方法。

2. 继发性二尖瓣关闭不全：

a. 优化 HF 治疗方案。

b. ACE 抑制剂、β 受体阻滞剂（特别是卡维地洛、美托洛尔或比索洛尔）、利尿剂，有时可使用地高辛

c. 双心室起搏可减轻轻度二尖瓣关闭不全的严重程度，但不被认为是主要治疗方法。

3. 二尖瓣关闭不全合并高血压：使用 ACE 抑制剂、利尿剂或 β 受体阻滞剂治疗高血压。

4. 治疗潜在性缺血。

5. 心内膜炎预防：

a. 建议在使用机械或生物假体装置进行瓣膜置换术的患者和使用生物瓣膜成形环进行修复的患者牙科手术前进行心内膜炎预防。

b. 也推荐心内膜炎病史的患者行心内膜炎预防。

鉴别诊断：慢性主动脉瓣关闭不全

教科书内容回顾

患有慢性主动脉瓣关闭不全的患者通常主诉劳累性进行性呼吸困难或心跳过速的感觉。或者，患者可能没有症状，但体格检查发现早期舒张期杂音，可能会怀疑该诊断。

疾病要点

A. 继发于主动脉瓣叶受损或主动脉根部扩张

B. 病因

1. 瓣膜异常

a. 风湿性心脏病

b. 细菌性心内膜炎

c. 胶原血管病

d. 钙化退行性变

e. 药物（芬氟拉明和芬太尼）

2. 主动脉根部扩张

a. 高血压

b. 升主动脉瘤

c. 马方综合征

d. 主动脉夹层

e. 梅毒主动脉炎

3. 主动脉瓣二叶畸形

a. 最常见的先天性心脏病，影响 1% 的人口，通常以常染色体显性遗传方式传播，外显率可变。

b. 影响主动脉瓣膜和主动脉，最常引起主动脉狭窄。

c. 主动脉瓣关闭不全可由原发性瓣膜改变或近端升

主动脉扩张引起，继发于相关囊性病变：独立于瓣膜疾病的主动脉内侧坏死。

d. 主动脉疾病也与动脉瘤和夹层相关。

C. 病理生理

1. 代偿

a. 关闭不全导致左室重构和左室肥厚（偏心性和同心性），以维持室壁应力和射血分数。

b. 左心室舒张末期容量增加以增加每搏量，因此尽管存在反流，前向血流量仍保持在正常范围内。

c. 在代偿期，心脏收缩功能得以保留，射血分数和左室收缩末期容积均正常。

2. 失代偿

a. 增加的前负荷和后负荷可能最终导致左心室收缩功能障碍，表现为射血分数下降和左心室收缩末期容积增加。

b. 这些都是提示左心室失代偿（以及需要手术干预）的关键标志。

c. 左心室舒张末压升高，导致肺淤血和呼吸困难。也可能发生劳力性心绞痛。

d. 左心室功能障碍可能不可逆转。瓣膜置换术应在发生不可逆性左心室功能障碍和 HF 之前进行。

e. 在左心室功能正常的患者中，每年有 4% 的患者进展为症状或左心室功能障碍。每年发生猝死的比例为 0.2%。

循证医学诊断

A. 主动脉瓣关闭不全患者的脉压（收缩压 - 舒张压）常因两个过程而增宽。第一，较大的每搏输出量增加收缩压，第二，血液反流左心室导致舒张压迅速降低。

1. 脉压增宽可引起许多经典的体征，如水冲脉、点头征；主动脉瓣关闭不全的经典外周表现（如 Corrigan 脉搏、Duroziez 征）对判断疾病的存在或严重程度没有很大帮助（LR+ 为 2.1，LR- 为 0.8）。

2. 脉压增宽（通常定义为收缩压 - 舒张压 ≥ 收缩压的 50%）对主动脉瓣关闭不全没有特异性。其他原因包括贫血、发热、妊娠、大动静脉瘘、肝硬化、毒性甲状腺肿、动脉导管未闭。老年收缩期高血压患者通常脉压增宽。

B. 听诊：

1. 可能闻及第二心音后早期递减的舒张期杂音，胸骨左缘最为清晰。

a. 敏感度取决于严重程度和检查者水平。

(1) 对轻、中度主动脉瓣关闭不全的敏感度：非心脏科医生只有 4%~14%。

(2) 对中、重度主动脉瓣关闭不全的敏感度：医学生和住院医师为 0%~64%。

(3) 对中、重度主动脉瓣关闭不全的敏感度：有经验的心脏科医生为 80%~95%。

　　b. 舒张期杂音具有很高的特异度(98%)。

 舒张期杂音总是异常的，而且有必要用超声心动图进行评估。

2. 可闻及提示主动脉狭窄的收缩期杂音。

　　a. 由于前向血流增加而增加的心输出量可能超过非狭窄主动脉瓣的流量，从而导致主动脉瓣上的高流量收缩期杂音。

　　b. 一项研究报告在轻度至中度主动脉瓣关闭不全患者中，51% 的患者存在收缩期杂音(中度主动脉瓣关闭不全 86%，轻度主动脉瓣关闭不全 50%)。

 尽管舒张期杂音强烈提示主动脉瓣关闭不全，但收缩期杂音可能是主动脉关闭不全患者的常见症状。

3. Austin Flint 杂音。

　　a. 主动脉瓣关闭不全可能在舒张期冲击二尖瓣瓣叶，导致功能性二尖瓣狭窄和舒张期晚期心尖部杂音。

　　b. 敏感度为 0%~100%。

C. 超声心动图是首选的检查方法，应该在所有舒张期杂音患者和主动脉根部扩张患者中进行。

D. 主动脉瓣二叶瓣畸形者的主动脉根部经胸超声心动图显示不充分，应接受额外显像，以评估主动脉根部(例如，经食管超声心动图或心脏 MR)。

E. 运动试验可以帮助评估左心室负荷功能。

治疗

A. 有症状或有左室失代偿证据的患者(射血分数≤50% 或左心室舒张末期内径 >65mm 或左心室收缩末期内径 >50mm)需行瓣膜置换术。

B. 一旦出现左心室功能障碍的迹象，则不应延迟瓣膜置换。

1. 内科治疗疗效不确定，术中有症状或有明显左心室功能障碍者预后较差。

2. 左心室收缩末期内径 <40mm 的患者症状、左心室功能障碍和死亡发生率为 0%/ 年，直径为 40~50mm 的患者增加到 6%/ 年，直径 >50mm 的患者为 19%/ 年。

3. 有症状的非手术患者死亡率为每年 10%~20%。

C. 连续超声心动图对发现左心室功能障碍的征象很重要，尤其是在无症状的左心室功能障碍患者。应该定期进行，根据主动脉瓣关闭不全的严重程度和症状是否发生

变化来选择检查的时机。

D. 置换瓣膜可以是机械瓣膜或生物瓣膜(如猪瓣膜)。

1. 机械瓣膜

　　a. 更耐用，通常是年轻患者的选择，以最大限度地减少随后对置换主动瓣膜的需要。

　　b. 在服用阿司匹林(75~100mg/d)的同时，还需要使用维生素 K 拮抗剂(靶标 INR 2.5~3)进行抗凝。

2. 生物瓣膜

　　a. 更常用于预期寿命较长的老年患者(>70 岁)和接受抗凝治疗时出血风险较高的患者。

　　b. 出血风险较低的人工瓣膜置换术的患者应在手术后 3~6 个月接受维生素 K 拮抗剂(靶标 INR 2.5)治疗，随后服用阿司匹林(75~100mg/d)。

3. 对于使用机械或生物假体装置进行主动脉瓣置换术以及使用生物假体材料进行修复的患者，建议在牙科手术前预防心内膜炎。也推荐有心内膜炎病史的患者预防心内膜炎

E. 当主动脉瓣关闭不全继发于主动脉瓣根部扩张时，当伴主动脉瓣根部 >4.5~5cm，建议对任何严重程度的主动脉瓣关闭不全的患者均进行瓣膜修补术。

F. 使用 ACE 抑制剂减轻后负荷。

1. 瓣膜置换有困难的患者不应用主动脉瓣置换。

2. 适应证：

　　a. 严重的主动脉瓣关闭不全。

　　(1) 有症状的患者或有左心室功能障碍的患者作为改善其血流动力学功能的短期术前治疗。

　　(2) 有症状的患者或不适合手术的左心室功能障碍患者。

　　b. 推荐有任何程度的主动脉瓣关闭不全和高血压的患者。

3. 无症状、血压正常、收缩功能正常和轻度、中度主动脉瓣关闭不全的患者不适用。

G. 慢性主动脉瓣关闭不全患者使用 β 受体阻滞剂的作用不明显。β 受体阻滞剂延长舒张期，这可能会加重反流和疾病进展，但现有的数据互相矛盾。

鉴别诊断：主动脉瓣狭窄

见第 31 章，晕厥

鉴别诊断：心房颤动

教科书内容回顾

一般而言，心房颤动的患者会因心悸而寻求医疗服务。突发心悸患者往往紧急救治。患者可能还会主诉气短和劳力性呼吸困难。有时，常规就诊发现不规则的脉搏后，通过评估可发现心房颤动。

疾病要点

A. 在美国,心房颤动是临床上最常见的心律失常,累及多达 610 万人,55 岁以上人群的终生心房颤动风险为37%,并且随着年龄的增长发病率也在增加(≥60 岁的患者为 3.8%,≥80 岁的患者为 9%)。

B. 可能是阵发性的、持续性的或永久性的。

C. 继发于心房周围的多个小波兴奋。

D. 病因:
1. 常见的病因是高血压、HF 和瓣膜心脏病。
2. 急性冠脉综合征:急诊新发心房颤动的患者中,有2%~5% 的患者继发于急性 MI。
3. 其他病因包括酒精性心脏病、肺源性心脏病、甲状腺功能亢进症和 PE。

E. 并发症:
1. 卒中:血流淤滞促进心房内血栓的形成,特别是左心耳。随后的栓塞会导致卒中和其他系统性栓塞。
   a. 心房颤动占所有卒中中的 1/6。
   b. 卒中在有其他临床危险因素的心房颤动患者中更为常见。
      (1) 瓣膜性心脏病
      (2) 短暂性脑缺血发作或卒中
      (3) 年龄增加
      (4) 高血压
      (5) 糖尿病
      (6) HF
      (7) 性别(女性的发生概率是男性的 1.5~3.0 倍)
   c. 在没有接受抗凝治疗的心房颤动患者中,每年的卒中发生率为 4.1%。然而,卒中风险为0.2%~17%,取决于其他危险因素存在与否。例如,在既往有短暂性脑缺血发作或卒中的亚组患者中,每年的卒中发生率为 13%。
2. 心房搏动消失导致 HF 恶化;对左心室僵硬(如高血压引起的舒张功能障碍)患者尤为重要。

循证医学诊断

A. 心电图上有不规则的心室率和缺乏正常的有组织的心房活动(P 波),容易辨认。常见微小的心房除极(纤颤波)(图 15-3)。

B. 阵发性房颤可以通过延长型心脏监测(动态心电图监测、循环记录仪或长期事件记录器)来检测。

治疗

A. 评估
1. 心电图可以记录心房颤动并提示潜在的病因(缺血或 PE 所致右心劳损)。
2. 基线超声心动图评估左心室功能和卒中风险。
3. 甲状腺功能测试,电解质,血尿素氮和肌酐。
4. 考虑评估其他病因(例如 MI、PE)。

B. 心律控制与心率控制
1. 病情不稳定的患者(伴有缺血、低血压或严重 HF)应立即进行复律。
2. 病情稳定的患者中,有两种选择:节律控制与频率控制。
   a. 节律控制尝试使用复律(电复律或药物复律)和抗心律失常药物来恢复和维持正常的窦性心律。
   b. 持续性房颤适用频率控制。心室反应由房室结阻滞药物(如 β 受体阻滞剂、地尔硫草、维拉帕米或地高辛)控制。
   c. 研究表明,采用节律控制和频率控制的死亡率和卒中发生率相近,即使患者有基础性 HF。
   d. 节律控制和频率控制策略的卒中风险相同,因为节律控制并不能消除卒中风险。美国胸科医师学会(American College of Chest Physicians,ACCP)建议,无论采取频率或节律控制策略后患者是否出现持续的正常窦性心律,都基于危险因素持续进行长期抗血栓治疗。
   e. 频率控制是大多数患者的推荐策略,特别是症状

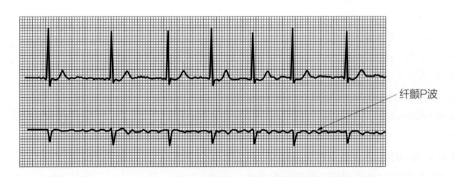

纤颤P波

图 15-3　心房颤动心电图显示不规则间隔的 QRS 波群和纤颤 P 波

最轻的患者(首次出现心房颤动、有症状或运动不耐受的患者可以选择节律控制)。

(1) 建议静息心率 <110 次 /min。

(2) 使用 β 受体阻滞剂或非二氢吡啶钙通道阻滞剂(地尔硫䓬、维拉帕米)。地高辛可能适用于某些患者。谨慎选择性使用胺碘酮对患者也有效。

(3) HF 患者应避免使用 β 受体阻滞剂和非二氢吡啶类钙通道阻滞剂。

(4) 地高辛:

 (a) 二线药物,用于 HFrEF 患者或作为辅助治疗。

 (b) 在活动期间控制心室反应和阵发性房颤效果较差。

 (c) 不应作为阵发性房颤患者的唯一药物。

(5) 联合疗法:

 (a) 可用于控制心率的组合包括 β 受体阻滞剂联合地尔硫䓬或地高辛,或地高辛联合地尔硫䓬或维拉帕米。有时,需要 3 种控制心率药物。

 (b) 维拉帕米与 β 受体阻滞剂不应联合使用,因为发生并发症(心动过缓或 HF)的频率很高。

(6) 药物治疗无效或药物不耐受时,可采用房室结消融加起搏器的方法实现心率控制。

(7) 其他措施无效时,胺碘酮可用于频率控制。

f. 节律控制:

(1) 复律选择:

 (a) 氟卡胺、多非利特、普罗帕酮、伊布利特、胺碘酮或直流电复律可用于恢复正常窦性心律。结构性心脏病患者最好的选择可能是胺碘酮。

 (b) 低钾血症或地高辛中毒的患者禁忌进行电复律。

(2) 心房颤动持续时间越长,转复正常窦性心律的概率越低。

(3) 心脏复律的抗凝治疗。

 在复律(无论是电复律或化学复律)前后应用抗凝治疗,以降低陈旧血栓栓塞、新血栓形成和栓塞的风险。

 (a) 对不稳定的患者,不应延迟心脏复律。应尽早应用普通肝素或低分子量肝素全身抗凝,随后至少 4 周充分抗凝。

 (b) 在稳定的患者中,如果心房颤动持续时间小于 48 小时,患者可以在接受全身抗凝的同时进行心脏复律,同时使用静脉注射普通肝素、低分子量肝素,或直接口服抗凝药物(DOAC),随后进行至少 4 周的充分抗凝治疗。

 (c) 对于心房颤动持续时间为≥48 小时或持续时间不详的稳定患者,建议在转复前抗凝 3 周。另一种选择是:经食管超声心动图来寻找心脏内血栓。没有血栓的患者可以接受普通肝素治疗,然后进行心脏复律。血栓患者在心脏复律前应接受 3 周的抗凝治疗。所有患者在心脏复律后额外接受 4 周的抗凝治疗。

 (d) 在完成心脏复苏术后 4 周的抗凝治疗后,长期的抗凝治疗决定取决于患者的个体危险因素情况。

(4) 维持窦性心律是复杂的,超出了本文的范围。选择包括药物治疗和外科手术(经皮手术或开放手术)。建议进行心脏科咨询。

C. 预防卒中:

1. 使用抗凝剂进行抗血栓治疗,包括维生素 K 拮抗剂(华法林)和口服抗凝剂,以及抗血小板药物(通常是阿司匹林)用于预防心房颤动患者的卒中。

2. 抗凝药物的选择应根据患者的特点,在降低卒中风险和增加出血风险之间取得平衡。

a. 卒中风险最好使用 CHA2DS2-Vasc2 评分进行评估(表 15-13)。表 15-15 总结了 2019 年 AHA/ACC/HRS 心房颤动患者抗凝指南。

表 15-13　CHA2DS2-Vasc2 评分

	得分
心力衰竭	1
高血压	1
年龄 >74 岁	2
年龄 65~74 岁	1
糖尿病	1
卒中或 TIA	2
血管疾病(MI,PAD 或动脉粥样斑块)	1
性别(女性)	1

得分	年均卒中风险
0	0.2%
1	0.6%
>2	>2.2%

MI,心肌梗死;PAD,外周动脉疾病;TIA,短暂性脑缺血发作。

b. 尽管医生担心老年人的出血并发症,但研究表明,患者有心房颤动的老年患者卒中的风险很高,如果谨慎地选择性使用,他们会从抗凝中受益。

c. 出血风险可以使用 HASBLED 评分进行评估,尽管该评分是可变的(表 15-14)。

表 15-14　HASBLED 评分

	得分
高血压(收缩压 >160mmHg)	1
肾功能异常[1]	1
肝功能异常[2]	1
卒中	1
出血(既往史)	1
INR 值波动[3]	1
老年人(>65 岁)	1
药物:饮酒或使用药物	1
药物:服用具有出血倾向的药物(NSAID,抗血小板药物)	1

得分	出血风险(每百人每年)
0	约 1%
1	约 1%
2	1%~2%
3	3.7%
≥4	>8%

[1] 透析,移植,血清肌酐 >2.26mg/dL(1mg/dL=88.4μmol/L)。
[2] 肝硬化,或胆红素超过正常上限的两倍,或谷丙转氨酶、谷草转氨酶、碱性磷酸酶超过正常上限的两倍。
[3] 不稳定 / 高 INR,INR 处于治疗范围的时间 <60%。
INR,国际标准化比率;NSAID,非甾体抗炎药

表 15-15　持续性或阵发性房颤患者预防卒中的建议

风险分类	定义	治疗建议
极高风险	机械性心脏瓣膜或中至重度二尖瓣狭窄	VKA[1]
高风险	CHA2DS2-Vasc2 评分≥2 分(男性)或≥3 分(女性)	建议抗凝治疗[2]
卒中险	CHA2DS2-Vasc2 评分 1 分(男性)或 2 分(女性)	考虑抗凝治疗
低风险	CHA2DS2-Vasc2 评分 0 分(男性)或 1 分(女性)	无需抗凝治疗

[1] INR 建议值取决于瓣膜的位置和类型。
[2] 直接口服抗凝药物(DOAC)包括阿哌沙班、依多沙班、达比加群和利伐沙班,优于华法林(对机械瓣膜患者 INR 维持在 2.5~3.5,对其他患者维持在 2~3)。终末期肾病(肌酐清除率 <15mL/min 或接受血液透析)可使用阿哌沙班或维生素 K 拮抗剂。

3. DOAC 现在被推荐作为心房颤动患者抗凝的一线治疗。

a. DOAC 直接抑制凝血酶(达比加兰)或凝血因子 Xa(利伐沙班、依多沙班和阿皮沙班)。

b. 与华法林相比,给药更容易,抗凝不需要监测,药物和食物的相互作用更少。

c. DOAC 的代谢各不相同,不良事件描述和药物选择必须针对患者的个体化。

d. 拮抗 DOAC 相关的出血需要使用特异性的单克隆抗体。维生素 K、凝血酶原复合物和新鲜冷冻血浆通常无效。

4. 华法林仍然是预防心房颤动患者卒中的可行选择。

a. INR 目标为 2.0~3.0。

b. 可通过注射维生素 K、新鲜冰冻血浆或凝血酶原复合物浓缩物来拮抗华法林的作用。

5. 抗血小板药物(阿司匹林或氯吡格雷)在一小部分患者中可能有用,但明显不如抗凝药物。

a. 多项研究表明,华法林在预防卒中方面优于阿司匹林,相对风险降低 64%,而阿司匹林的相对风险降低 19%。

b. 阿司匹林和氯吡格雷联合治疗在预防卒中方面不如华法林有效,但大出血的发生率相同,因此不推荐使用。

鉴别诊断:CAD

见第 9 章,胸痛。

病例解决方案

C 先生完善了心电图、胸片、全血细胞计数和经胸超声心动图检查。全血细胞计数正常,胸片显示心脏扩大。心电图显示正常窦性心律,V_1~V_4 导联有病理性 Q 波,超声心动图显示明显的收缩功能障碍,射血分数 18%;节段性室壁运动异常,前壁运动迟缓;没有明显的主动脉狭窄或主动脉瓣关闭不全。轻微二尖瓣关闭不全。

C 先生的超声心动图证实了 HF,并排除了严重的瓣膜心脏病为呼吸困难的主要病因。同样,他的心电图也没有显示心房颤动。鉴于 C 先生的 MI 史、心电图和超声心动图上的节段性室壁运动异常,HFrEF 的病因可能是缺血。根据 AFW ACC 指南,如果尚未行血管造影,则推荐行血管造影。

完善血管造影。结果显示右冠状动脉和回旋支没有阻塞,但供给大面积陈旧性心肌梗死区域的左前降支闭塞,射血分数为 20%。

血管造影证实 CAD 是 C 先生 HF 的原因。

C 先生因 HF 而入院治疗。他开始限盐饮食,并服用利尿剂、ACE 抑制剂、β 受体阻滞剂(当他的 HF 得到控制时)和一

种醛固酮拮抗剂。利尿使体重减轻了 20 磅(9.07kg),他的劳力性呼吸困难也明显改善。他的端坐呼吸消失了。他拒绝探讨冠状动脉旁路移植手术的可能性,但同意植入心脏除颤器。他在随后 5 年的随访中情况稳定。

主诉

病例 ②

L 夫人,58 岁女性,就诊急诊室,主诉呼吸困难。她说呼吸困难是在过去的 3~6 个月里逐渐发生发展的。6 个月前,她可以走去任何她想去的地方,没有呼吸困难。现在,她甚至在房子里走路都感到呼吸困难。她否认任何急性呼吸困难发作、发热、胸痛或咯血。她否认喘息。她既往没有 MI、高血压、其他心脏病。她持续 10 年每天抽一包烟,但在 28 岁时戒了烟。她没有静脉血栓栓塞症(venous thromboembolism, VTE)史、肿瘤、或制动。她每周喝一杯酒。她是一名会计,闲暇时与孙子孙女一起度过。她没有特殊嗜好。

此时,最有可能的诊断是什么?鉴别诊断还有什么?是否存在不可漏诊的情况?基于以上鉴别诊断,后续应做哪些检查?

鉴别诊断排序

L 夫人的呼吸困难不仅严重,而且相比基线明显加重。这两个特点都应该促使我们全面分析。不幸的是,临床信息并没有提示呼吸困难的任何最常见的原因(HF、COPD、PE 或肺炎)(图 15-1)。具体地说,她没有 HF 的危险因素(CAD、高血压或酗酒),没有提示哮喘或 COPD 的喘息史或明显的吸烟史,没有提示肺炎的发热或咳嗽,也没有提示肺栓塞的伴随症状或危险因素(胸痛,肿瘤,制动,既往 VTE)。她也没有胸痛,而胸痛有助于限制鉴别诊断的范围。详细的检查对于寻找有用的线索至关重要。

体格检查显示,休息时患者没有不适,但活动时出现了明显的呼吸困难。生命体征:血压 140/70mmHg,脉搏 72 次 / min,体温 37.1℃,呼吸频率,20 次 /min。结膜粉红。肺部叩诊和听诊没有异常。没有湿啰音或喘息声。心脏体格检查显示正常心率和心律。第一心音和第二心音正常。没有颈静脉怒张、第三心音、第四心音或心脏杂音。只有轻微的周围水肿。腹部体格检查正常。胸片、心电图和血细胞计数正常。

尽管进行了彻底的检查,但最可能的诊断尚不清楚,因为她没有任何关键体征(第三心音,颈静脉怒张,支气管咩音 / 支气管呼吸音,湿啰音)(图 15-1)。在这样的病例中,为了得到正确的诊断,系统性地回顾鉴别诊断是特别重要的(表 15-2)。鉴别诊断列表上的每一种疾病应该根据病史和体格检查加以考察,以确定是否仍需鉴别并需要进一步探索,或已有信息是否使这种疾病极不可能。

回顾表 15-2,没有杂音则不太可能是二尖瓣关闭不全和主动脉瓣狭窄,因为临床检查对这些疾病的敏感度为 85%~90%。临床检查对主动脉瓣关闭不全不敏感。因此,主动脉瓣关闭不全仍保留在鉴别诊断中。根据患者症状发作时心率正常,基本上可以排除心律失常的可能性。病史和体格检查未提示 HF,但考虑到第三心音奔马律和颈静脉怒张的低敏感度,不能排除 HF。患者否认任何胸痛史,但呼吸困难有时提示价值相当于心绞痛,因此 CAD 保留为可能之一。鉴于胸片正常,没有发热、咳嗽和湿啰音,肺炎的可能性极小。哮喘仍然是一种可能,尽管病史或体检并没有特别提示这一点。考虑到吸烟史为中等程度,COPD 的可能性很小。目前的信息不能排除 PE,PE 仍保留在鉴别诊断的列表上;虽然患者的临床表现并不是经典的 PE,但 PE 可能性的最重要的决定因素是鉴别诊断中其他疾病的可能性。本病例中,几乎没有令人信服的其他可能诊断,因此增加了 PE 的可能性。由于 PE 伴随高死亡率,它也应该作为一个不可忽视的可能诊断。正常的胸片排除了存在明显的胸腔积液和气胸,因此也不太可能是间质性疾病(虽然不是不可能)。正常的血细胞计数排除了贫血。我们现在可以专注于其余可能的诊断(主动脉瓣关闭不全、HF、CAD、哮喘和 PE)的临床线索和诊断试验。表 15-16 列出了鉴别诊断。

表 15-16 L 夫人的诊断假设

诊断假设	人口统计学,风险因素,症状和体征	重要检查
备选假设——最常见的		
心力衰竭	控制较差的高血压或既往 MI 史 第三心音奔马律,JVD,PND 肺部湿啰音 外周水肿	超声心动图 BNP

诊断假设	人口统计学,风险因素,症状和体征	重要检查
		续表
冠状动脉心脏病	劳力性症状史(如胸痛,压迫感)	ECG 运动负荷试验
主动脉瓣关闭不全	胸骨左缘舒张早期杂音	超声心动图
哮喘	喘息史 胸闷 寒冷、运动、宠物、霉菌加重咳嗽	峰值流量 肺功能检测 乙酰甲胆碱激发试验 治疗反应
备选假设——不可漏诊的		
肺栓塞	胸膜炎样胸痛 危险因素(制动、术后或产后状态,雌激素治疗,肿瘤,易栓症)	CTA D-二聚体 腿部多普勒检查 通气-灌注扫描 肺动脉造影

BNP,B 型利钠肽;CTA,CT 血管造影;JVD,颈静脉怒张;MI,心肌梗死;PND,阵发性夜间呼吸困难。

 当最可能的诊断不清楚或不能得到证实时,有序的鉴别诊断方法至关重要。

CAD 方面,她否认有任何劳力性胸痛或压迫感史,几乎没有危险因素(没有糖尿病史,没有 CAD 家族史,最近也没有吸烟。她最近的胆固醇水平是正常的,为 180mg/dL(4.66mmol/L),高密度脂蛋白为 70mg/dL(1.81mmol/L)。哮喘方面,她否认有任何寒冷、运动、宠物、灰尘导致的喘息发作或咳嗽加重病史。PE 方面,她否认突发胸痛、吸气性胸痛、咯血、制动、肿瘤、手术、VTE 家族史或下肢肿胀。她正在接受激素替代疗法。
超声心动图显示左心室功能正常,主动脉瓣正常。肺功能检查显示肺总容量、1 秒用力呼气量(forced expiratory volume in 1 second,FEV₁)和单次呼吸弥散量(single-breath diffusing capacity,DLCO)正常。乙酰甲胆碱激发试验正常。

依次考虑每个诊断,患者的体格检查和超声心动图排除了 HF 和主动脉瓣关闭不全。考虑到患者的年龄、性别和危险因素(3.2%;见第 9 章,胸痛),患者患 CAD 的验前概率相当低。此外,弗雷明翰(Framingham)的数据表明,在接下来的 10 年里,有这些 CAD 危险因素的女性患者发生冠状动脉事件的可能性只有 2%。乙酰甲胆碱激发试验和正常的肺功能测试表明哮喘的可能性很小。虽然她的病史,特别是较长的病程,看起来不像是典型的 PE,但她正在接受激素

替代治疗,这是 VTE 的已知危险因素。考虑到排除了其他诊断,PE 变得更有可能。你修改了你的鉴别诊断,使 PE 同时成为最可能诊断和不可忽视的诊断。

 以上的信息是否足够得出 PE 的诊断? 如果不能,还需要哪些额外信息?

主要假设:PE

教科书内容回顾

典型的 PE 患者会突然出现呼吸困难和剧烈的胸痛,并随着吸气而加重。患者可能会主诉咯血,伴随单侧下肢肿胀。

疾病要点

A. 病理生理
1. 常见于下肢静脉血栓导致 PE。
2. 上肢血栓,通常与血管支架有关,盆静脉也可能导致 PE。
3. 80% 的 PE 患者存在深静脉血栓形成(deep venous thrombosis,DVT)。
4. 48% 的 DVT 患者存在 PE(通常无症状)。

B. 症状差异很大
1. 严重梗阻可能导致右心室衰竭和死亡。
2. 然而,较轻的梗阻可能是无症状的。

C. 死亡率
1. 3 个月死亡率为 17.5%。
2. 如果不治疗,死亡率接近 30%。
3. 通过适当的治疗,死亡率降至 2%。

D. 危险因素
1. 多种危险因素增加 VTE 的可能性,包括个人既往 VTE 史,使用雌激素,过去 4 周内的手术,个人易栓症史,未治愈恶性肿瘤,制动和年龄超过 50 岁。
2. 易栓症(超过一次以上血栓形成倾向可大大地增加 VTE 风险)。
   a. 抗磷脂抗体:在 2%~8.5% 的 VTE 患者中存在。
   b. Leiden 因子 V:
   (1) 因子 V 突变导致抵抗活化蛋白 C 的切割。
   (2) 最常见的易栓症,但在杂合子中 VTE 的终生风险小于 5%。
   (3) DVT 患者中存在 11% 的 VTE 终生风险。
   (4) 杂合子 VTE 的比值比为 4.2,纯合子比值比为 11.5。
   (5) 联合口服避孕药,突变风险增加 35 倍。

c. 凝血酶原基因突变:
(1) 杂合子 VTE 比值比为 2.8。
(2) 纯合子比值比为 6.7。
d. 蛋白 C 或蛋白 S 缺乏(罕见):
(1) 蛋白 C 和蛋白 S 是天然产生的抗凝剂,其肝脏合成需要维生素 K。
(2) 缺乏与凝血功能低下有关。
(3) 华法林减少这两种因子的合成。
(4) 蛋白 C 和蛋白 S 的检测必须在患者未服用华法林且没有急性血栓形成的情况下进行。
e. 抗凝血酶Ⅲ缺乏症(也很少见):必须在患者未服用肝素时进行化验。
f. 高同型半胱氨酸血症:VTE 风险增加 3 倍。
g. Ⅷ因子增加:风险增加 6 倍。

E. PE 可能是 "COPD 加重" 的一个被忽视的原因
1. 一项有趣的研究报告说,16% 的 COPD 加重患者患有 PE。
2. 不明原因的 COPD 急性加重的患者中,PE 发病率为 25%,而由已知因素导致 COPD 加重患者中,PE 发病率为 8%。
3. 不明原因的加重是指患者胸片上没有实质实变且没有发热或寒战(即明显不是由于肺炎)的患者,以及患者缺乏诱发 COPD 加重的常见因素。
a. 下呼吸道感染(痰增多、脓液增多、发热、感冒或咽痛)。
b. 接触有害刺激物。
c. HF 的客观体征。
d. 药物不依从性。

 不明原因 COPD 加重的患者需考虑 PE 的可能性。

循证医学诊断

A. 临床表现:PE 的诊断很复杂,因为患者表现为各种各样既不敏感也不特异的体征和症状。
1. 虽然呼吸困难和胸痛是最常见的症状,但这两种症状都不够敏感,不足以排除诊断,也没有足够的特异性足以诊断 PE。
2. 没有其他体征或症状的敏感性或特异性足以诊断或排除 PE(表 15-17),LR+ 为 0.3~2,LR− 为 0.8~1.2。

 肺栓塞的经典表现实际上很罕见。患者可能几乎没有症状。对于 PE 的诊断必须保持高度怀疑。最重要的考虑是,另一种诊断是否能充分解释患者的表现。

表 15-17 PE 症状和体征的准确性

症状或体征	敏感度	特异度	阳性似然比	阴性似然比
呼吸困难	59%~84%	51%	1.7	0.3
呼吸困难,突发	73%~81%	71%	2.7	0.3
胸膜炎样胸痛	32%~74%	70%	1.5	0.8
咳嗽	11%~51%	85%	0.7	1.0
咯血	7%~30%	95%	1.8	1.0
晕厥	5%~26%	87%	2.0	0.9
心动过速	24%~70%	77%	1.0	1.0
湿啰音	18%~58%	74%	0.7	1.1
喘息	4%~21%	87%	0.3	1.1
发热(>38℃)	7%	79%	0.3	1.2
胸膜摩擦音	3%~18%	96%	1	1
下肢肿胀	17%~41%	91%	1.9	0.9

B. 胸片、动脉血气和心电图不能可靠地排除 PE。
1. 胸片
a. 胸片有助于评估其他原因引起症状的可能性。
b. 小于 25% 的 PE 患者(低至 12%)正常,但发现通常继发于合并症,而不是 PE 本身。
c. PE 很少引起局灶性缺血或继发于肺梗死的楔形周围浸润。
2. 动脉血气测定
a. 可提示低氧血症和低碳酸血症,但对 PE 既不敏感也不特异。
b. PaO$_2$<80mmHg:敏感度为 58%~74%,LR+ 为 1.2,LR− 为 0.8。

 PE 患者未必缺氧。因此,正常的氧分压不排除 PE。另外,不明原因的缺氧,特别是伴随着胸片正常,应该提高对 PE 的怀疑。

3. 心电图
a. 与胸片的作用相似,对诊断其他疾病(如心肌梗死)最有用。
b. 某些发现提示 PE,但不常见:S1Q3T3(敏感度为 19%~50%),一过性右束支传导阻滞(敏感度为 6%~67%)。
c. V$_1$~V$_4$ 的 T 波倒置与Ⅲ导联的 T 波倒置强烈提示 PE(敏感度为 88%,特异度为 99%,LR+ 为 88,LR− 为 0.12)。

C. D-二聚体:
1. D-二聚体是纤维蛋白分解产物,通常在 VTE 患者中升高,但非特异性;在许多其他情况下也可能升高,包括手术、创伤、癌症和终末期肾病。

2. 酶联免疫吸附试验（enzyme-linked immunosorbent assay, ELISA）和快速定量 ELISA 比其他方法更敏感（95%~98%，LR- 为 0.05~0.11）。目前的诊断方法需要使用高敏感性的定量 D- 二聚体。

3. 低 D- 二聚体水平用于排除 PE。需要强调的是，它们需要与决策规则结合使用，因为低 D- 二聚体水平不够敏感，对 PE 验前概率较高的患者，不足以排除 PE。

 对 PE 验前概率较高的患者，低 D- 二聚体不足以排除 PE。

4. 由于 D- 二聚体检测的特异性差，高水平并不能确诊 PE，而是需要进一步的检测（如 CTA）。

D. CTA：

1. 中高危患者的首选。

2. 可能显示近端肺动脉充盈缺损。

3. 在 25%~33% 的患者中提示其他可能诊断（如结节性病变、肿瘤、主动脉夹层）。

4. 准确性：

　　a. 由于 CT 成像方法（单排或多排探测器）、诊断标准、随访时间和患者群体差异，目前发布的敏感度和特异度范围比较宽（敏感度为 83%~90%，特异度为 94%~100%）。

　　b. 对 CTA 阴性患者的随访研究中，1.3%~8% 的随后发生了 VTE。最近的一项荟萃分析显示，当临床患病概率 >40% 时，PE 的发生率为 8%。

　　c. PIOPED Ⅱ 研究报告了使用严格诊断标准的多排 CT 的准确性。

　　　　(1) 多排 CT 对 PE 的敏感度为 83%，特异度为 96%（LR+ 为 19.6，LR- 为 0.18）。

　　　　(2) 低危组（Wells 评分 <2 分）的阴性预测值为 96%，中危组（Wells 评分 2~6 分）的阴性预测值为 89%，高危组（Wells 评分 >6 分）的阴性预测值仅为 60%。

E. 通气灌注扫描（ventilation-perfusion, V/Q）：

1. 自从 CTA 出现以来，放射性核研究的使用频率减少了。

2. 放射性核素被注射并吸入。对 V/Q 图像进行了比较，得出以下可能的结果：

　　a. 高概率扫描。

　　　　(1) 多个无灌注但通气正常的区域。

　　　　(2) 有效地确诊 PE，尤其是患 PE 中、高概率的患者。

　　　　　　(a) 敏感度为 60%，特异度为 96%。

　　　　　　(b) LR+ 为 15，LR- 为 0.4。

　　　　(c) 临床概率低时，阳性预测值降至 56%。

　　b. 正常或接近正常灌注扫描可有效地排除 PE（0~2% 的 PE 患者扫描正常）。

　　c. 非诊断性扫描（低或中概率）。

　　　　(1) 通气异常和灌注异常匹配的区域。

　　　　(2) 67% 的接受 V/Q 测试的患者有这种扫描模式。

　　　　(3) 根据临床概率，PE 发生的可能性在 4%~66%；不排除 PE。

3. 由于高概率得到非诊断性结果，V/Q 扫描通常保留给需要 CTA 但禁忌对比剂的患者。

F. 血管造影：

1. 被认为是"金标准"，但实际检测性能未知。如果为阴性，发生 PE 复发的风险非常低。

2. 侵袭性强，使用少，严重并发症发生率为 0~3%。

G. 决策规则：

1. 由于 PE 的临床表现多样，可能危及生命，大量的患者接受了 PE 的评估（合适地），但只有少数患者（约 20%）被确诊为 PE。

2. 已开发的决策规则可以客观地确定患者的疾病验前概率，并确定患者是否不需要进一步的检测，或需要检测 D- 二聚体或 CTA。

　　a. PERC 规则：

　　　　(1) 与 Wells 评分和日内瓦评分不同的是，PERC 规则是一项临床决策规则，旨在使用临床标准来排除 PE 预测概率较低的患者的 PE，从而消除对其他客观测试（D- 二聚体或 CTA）的需要。

　　　　(2) 患者不具有以下任何一项，则被归类为 PERC 阴性：

　　　　　　(a) 年龄≥50 岁

　　　　　　(b) 心率≥100 次 /min

　　　　　　(c) 吸入空气时，SaO_2≤94%

　　　　　　(d) 既往 VTE 史，创伤或 4 周内的手术

　　　　　　(e) 咯血

　　　　　　(f) 外源性雌激素摄入

　　　　　　(g) 单侧下肢肿胀

　　　　　(3) 对 12 项研究和超过 14 000 名验前概率较低的患者进行的荟萃分析显示，PERC 阴性患者的 LR- 为 0.17。将分析限制在使用严格的诊断标准排除 PE 的研究，PERC 规则（所有结果均为阴性）的敏感度高，但并非完美（96%）。

　　　　(4) 仅适用于临床概率较低的 PE 患者（由 Wells 评分或日内瓦评分评估）。

　　b. Wells 和日内瓦规则：

(1) 设计用于一旦决定对患者进行可能的 PE 测试时估计 PE 的验前概率。

(2) 在没有额外检测（CTA 或 D- 二聚体）的情况下，不足以准确地诊断或排除 PE（LR+ 为 1.4~3，LR- 为 0.24~0.5）。

(3) 用于对患者进行风险分层，并确定患者是否应随后接受 CTA 或只是简单地测定 D- 二聚体水平。

(4) 评分：

　(a) DVT 的临床症状和体征：3 分，PE 的可能性与其他可能诊断相同或更高：3 分

　(b) 心率≥100 次 /min：1.5 分

　(c) 制动≥3 天或近期手术（4 周内）：1.5 分

　(d) 既往 VTE 史（DVT 或 PE）：1.5 分

　(e) 咯血：1 分

　(f) 恶性肿瘤（6 个月内曾治疗或姑息治疗）：1 分

(5) 总分可以用来估计患者的验前概率，并确定最佳的检测策略（图 15-4）。

H. 策略：

1. 使用 Wells 评分来估计患者患病的概率；它可以用来将患者分成三类：

　a. 0~1 分为低概率

　b. 2~6 分为中等概率

　c. ≥7 分为高概率

2. 低概率 PE（由 Wells 评分确定）与 PERC 评分为 0 或 D-dimer 阴性的组合有效地排除了 PE（图 15-4）。

3. 中等概率的 PE（由 Wells 评分确定）和阴性的高敏感性 D- 二聚体的结合有效排除了 PE。在 Wells 评分为≤4 的患者中，D- 二聚体定量检测阴性的失败率（漏诊）为 0.5%。

4. 除有禁忌证外，所有其他患者，包括高概率 PE（Wells 评分≥7 分）或高敏 D- 二聚体阳性的患者，均应行 CTA 检查。

a. CTA 阳性：有效确诊 PE。

b. CTA 阴性：

(1) 有效地排除中低危患者的 PE。

(2) 高危患者应考虑额外的检查（Wells 评分≥7 分）。

(3) 附加检查包括下肢多普勒超声、下肢静脉间接 CT（CT 静脉造影）、V/Q 扫描和肺动脉造影。

　(a) 由于诊断 DVT 是诊断 PE 的替代指标，因此在这种情况下，下肢多普勒超声是最常用的检查方法。在肺功能储备充足的患者中，连续阴性超声结果可以安全地排除 PE 的诊断，并免去进一步检查的需要。

　(b) 另一种排除 DVT 的替代方法是 CT 静脉造影，它可以与 CTA 同时进行。然而，一些研究表明，它不如下肢超声敏感（敏感度为 60%~100%，特异度为 93%~100%）。

　(c) CTA 和下肢多普勒超声联合检查具有很好的阴性预测值（敏感度为 60%~100%），对于 PE 可能性较高的患者是可行的。

5. 对于患有慢性肾脏疾病或对比剂过敏的患者，可考虑用 V/Q 扫描代替 CTA。

6. 肺血管造影很少使用。

7. 该方法如图 15-4 所示。

循证医学诊断

A. 鉴于 PE 和 DVT 的重叠（以及相同的治疗），诊断 DVT 通常被认为是合并 PE 的证据。

B. 几个临床特征略微增加了 DVT 的可能性，包括：

1. 恶性肿瘤（LR+ 为 2.7）

2. 既往 DVT 史（LR+ 为 2.3）

3. 制动（LR+ 为 2.0）

4. 近期手术（LR+ 为 1.8）

5. 小腿直径差异（LR+ 为 1.8）

C. 体征和症状对排除 DVT 帮助较小，包括小腿直径没有差异（LR- 为 0.67）；小腿疼痛（LR- 为 0.9）；以及没有 Homan 征（LR- 为 0.87）。

 DVT 的临床检查是不敏感的。临床医生应尽早考虑 D- 二聚体或多普勒超声检查。

D. DVT 的诊断策略将 DVT 的验前概率与适当敏感的诊断试验相结合，以获得令人满意的阴性预测值。简而言之，随着 DVT 概率的增加，需要使用更敏感的检测策略来排除 DVT。

1. Wells 评分有助于预测 DVT 的风险。

　a. 患者在以下各项中各得 1 分：

　(1) 活动期肿瘤

　(2) 下肢制动

　(3) 最近卧床（≥3 天）

　(4) 在过去 12 周内需要全身麻醉的手术

　(5) 沿着深静脉系统的压痛

　(6) 全下肢肿胀

　(7) 肿胀小腿比未肿胀小腿多 3cm 以上

　(8) 有症状下肢凹陷性水肿

　(9) 副浅静脉

　(10) 既往 DVT 史

　b. 如果其他可能诊断的可能性至少与 DVT 相同，则减去 2 分。

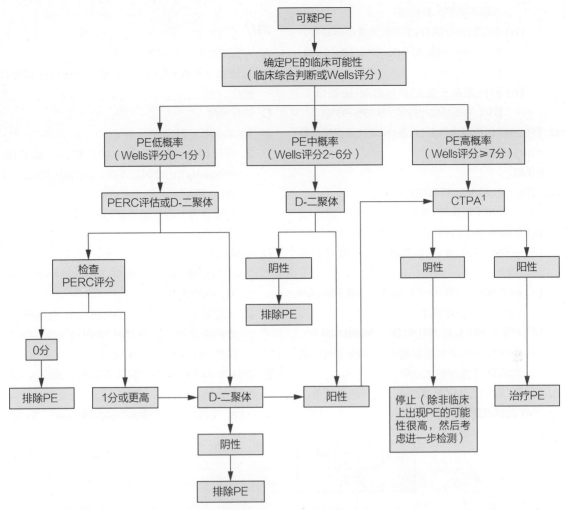

[1]CTPA 禁忌，考虑 V/Q 扫描。CTPA，CT 肺动脉造影；DVT，深静脉血栓形成；PE，肺栓塞；PERC，肺栓塞规则标准；VTE，静脉血栓栓塞；V/Q，通气 - 灌注。

- PERC 规则：以下每项各 1 分：年龄≥50 岁；心率≥100 次 /min；吸入空气时，SaO_2≤94%；既往 VTE 史，创伤或四周内的手术；咯血；外源性雌激素摄入；单侧下肢肿胀
- Wells 评分：
  - DVT 的临床症状和体征：3 分，PE 的可能性与其他诊断相同或更高：3 分
  - 心率≥100 次 /min：1.5 分
  - 制动≥3 天或近期手术（<4 周）：1.5 分
  - 既往 VTE 史（DVT 或 PE）：1.5 分
  - 咯血：1 分
  - 未治愈肿瘤（6 个月内曾治疗或姑息治疗）：1 分

图 15-4　疑似肺栓塞患者诊断性试验的流程

c. 低概率评分（≤0 分）患者 DVT 患病率为 5%，中概率评分（1~2 分）患者 DVT 患病率为 17%，高概率评分（≥3 分）患者 DVT 患病率为 53%。

2. 诊断试验：
   a. D- 二聚体
      (1) D- 二聚体对 VTE 非常敏感，但不具有特异性。
         (a) 敏感度为 88%~92%；特异度为 45%~72%
         (b) 高敏感性 D- 二聚体试验的 LR- 为 <0.1。

   (2) 在临床概率较低的患者中，阴性 D- 二聚体的阴性预测值为 99%。
   (3) D- 二聚体不能确诊 DVT。当其升高时，应做超声检查。

   b. 多普勒超声成像
      (1) 超声检查可以显示整个下肢，也可以局限于近端下肢。
         (a) 近端超声检查可以排除近端 DVT，但不能发现远端 DVT（远端下肢很少栓塞，但

可以不断扩大并栓塞)。

  (b) 对症状性近端 DVT 的敏感度和特异度分别为 89%~96% 和 94%~99%，LR+ 为 24，LR- 为 0.05。

  (c) 即使是全下肢超声对远端(膝盖以下) DVT 的敏感度也较低，为 73%~93%。

 c. 其他选择包括静脉造影(有创)和磁共振直接血栓成像(准确但价格高)。

3. 诊断策略：

 a. 简而言之，超声阳性可诊断 DVT。

 b. 在下列情况下可排除 DVT：

  (1) 低概率 Wells 评分：D- 二聚体试验阴性。

  (2) 中概率 Wells 评分：高敏感性 D- 二聚体试验阴性。

  (3) 概率 Wells 评分：全下肢超声或近端下肢超声阴性，D- 二聚体阴性。

  (4) 对于近端下肢超声阴性、D- 二聚体阳性的中、高概率患者，建议重复超声(以确保不可见的远端 DVT 没有扩大延伸)。

 c. 图 15-5 显示了 ACCP 推荐的用于评估患者首次 DVT 的测试策略。

治疗

A. 对低氧血症患者应给予氧气。

B. 选择包括抗凝(使用多种药物)、溶栓治疗和导管介入治疗。

C. 溶栓治疗：

 1. 很少用于 PE 治疗。

 2. 建议用于：①血流动力学不稳定的患者(收缩压 <90mmHg)，出血风险不高；②出血风险低，开始抗凝治疗后病情恶化的患者。

 3. 如果患者有溶栓禁忌证，则建议进行导管介入治疗或取栓。

D. 抗凝概述：

 1. 在"心房颤动，卒中预防"(见上文)中描述的任何抗凝方法都是有效的。

 2. 确定最佳治疗方法的正在研究中，抗凝剂的选择正在迅速变化。直接口服抗凝药物最近已经取代肝素和华法林成为首选治疗方法。

E. 2016 年 ACCP 治疗近端 DVT 或 PE 的临床实践指南。

 1. 初始抗凝

  a. 使用直接凝血酶抑制剂或凝血因子Xa 抑制剂进

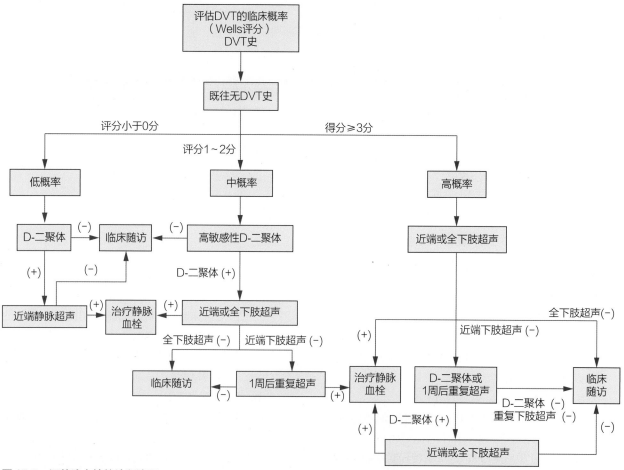

图 15-5 深静脉血栓的诊断流程

行初步治疗;达比加群和依度沙班的研究是在应用肝素进行初步治疗后,因此利伐沙班和阿哌沙班可能是首选,因为它们不需要肝素"导入"。

b. 低分子量肝素或磺达肝素,然后是维生素 K 拮抗剂(目标 INR 2.0)。

c. 如果选择维生素 K 拮抗剂治疗,至少应继续使用肝素重叠抗凝 5 天,直至 INR>2.0,持续≥24h。

d. 与活动期肿瘤相关的 DVT/PE:推荐使用低分子量肝素而不是维生素 K 拮抗剂。最近的一项试验表明,依度沙班是低分子量肝素的合理替代品(VTE 发生率较低,但出血较多)。

2. 抗凝时间

a. 根据 DVT 或 PE 的出血风险和诱因进行调整。

b. 在治疗过程中抗凝是有效的。停药后,有持续性危险因素或特发性 VTE 的患者复发的风险增加。

c. 建议:

(1) 手术继发:3 个月。

(2) 手术之外的一过性危险因素:3 个月。

(3) 非继发性:

(a) 有较大出血风险的患者:3 个月

(b) 轻度至中度出血风险的患者:延长治疗(没有预定的停止日期)

(4) 复发的 DVT/PE:延长治疗,除非患者有很高的出血风险。

(5) DVT/PE 合并未治愈癌症:建议延长治疗。

3. 抗凝禁忌或抗凝治疗失败的 DVT/PE 患者:推荐使用下腔静脉滤器

4. 孤立的远端 DVT(膝盖以下)

a. 如果患者有严重的症状或存在需要延长治疗的危险因素(活动期肿瘤、近期手术或一过性危险因素)、既往 VTE 史、住院状态、广泛的血栓形成,则开始抗凝(3 个月)。

b. 在其他患者中,可能会在 2 周内重复成像,排除血栓扩大,以停止抗凝。血栓扩大的患者应该服用抗凝剂(即使血栓仍在远端)。

F. 易栓症的检查:常规检测指南尚未确定。考虑对没有明确病因的 VTE 患者进行易栓状态检测。

G. VTE 的一级预防:

1. 25% 的静脉血栓事件与住院有关。进行髋部骨折手术、髋关节或膝关节置换手术的患者,以及脊髓损伤的患者处于特别高的风险中。

2. 住院内科患者占院内 VTE 的 50%~75%。

a. 已证实抗凝预防可以减少致命性和非致命性 VTE。

b. 风险特别高的患者包括年龄超过 40 岁的患者、住院 3 天且行动不便的患者,以及患有以下 1 项疾病的患者:

(1) 急性感染性疾病

(2) Ⅲ级或Ⅳ级 HF

(3) 急性 MI

(4) 脑血管事件

(5) 未治愈癌症

(6) 急性呼吸系统疾病

(7) 风湿性疾病

(8) 体重指数 >30kg/m²

(9) 近期手术或创伤

(10) 易栓症

(11) 既往 VTE 史

3. 预防的强度取决于具体的临床情况。选择包括加压袜、气动加压装置(特别适用于有活动性出血或高风险的患者)和抗凝。ACCP 经常更新指南。

诊断

你复查患者的 Wells 评分,并给她打 3 分,因为 PE 是最有可能的诊断。她还接受激素替代治疗,这是 PE 的一个危险因素。因为这反映了中等的患病概率,所以你可以进行高敏感度的 D- 二聚体检测。D- 二聚体呈阳性,你应进行 CTA 检查。

CTA 显示多个肺内小栓塞。

目前的证据是否足以得出最可能的诊断,即 PE 的诊断? 是否排除了其他可能诊断? 是否需要进行其他检查以排除其他诊断?

CTA 对 PE 有很高的特异性,特别是在中度或高度临床概率 PE 的情况下。在这一点上,PE 是明确的,没有必要进一步确认。不需要进一步的检测来排除替代诊断。

鉴别诊断:哮喘

见第 33 章,喘息。

鉴别诊断:冠状动脉心脏病

见第 9 章,胸痛。

病例解决方案

L 夫人的激素替代疗法停止了,她接受了利伐沙班治疗。在 3 个月后的随访中,她说感觉好多了,并停止了抗凝治疗。

参考文献

Alonso-Martinez JL, Urbieta-Echezarreta M, Anniccherico-Sánchez FJ, Abínzano-Guillén ML, Garcia-Sanchotena JL. N-terminal pro-B-type natriuretic peptide predicts the burden of pulmonary embolism. Am J Med Sci. 2009;337(2):88–92.

American College of Cardiology/American Heart Association Task Force on Practice Guidelines; Society of Cardiovascular Anesthesiologists; Society for Cardiovascular Angiography and Interventions; Society of Thoracic Surgeons; Bonow RO, Carabello BA, Kanu C et al. ACC/AHA 2006 Guidelines for the Management of Patients with Valvular Heart Disease: A Report of the American College of Cardiology/American Heart Association Task Force on Practice Guidelines. Circulation. 2006;114:e84–e231.

American College of Cardiology Foundation; American Heart Association; European Society of Cardiology; Heart Rhythm Society; Wann LS, Curtis AB, Ellenbogen KA et al. Management of patients with atrial fibrillation (compilation of 2006 ACCF/AHA/ESC and 2011 ACCF/AHA/HRS recommendations): a report of the American College of Cardiology/American Heart Association Task Force on practice guidelines. Circulation. 2013;127:1916–25.

American College of Cardiology; American Heart Association Task Force on Practice Guidelines (Writing Committee to revise the 1998 guidelines for the management of patients with valvular heart disease); Society of Cardiovascular Anesthesiologists, Bonow RO, Carabello BA, Chatterjee K et al. ACC/AHA 2006 guidelines for the management of patients with valvular heart disease: a report of the American College of Cardiology/American Heart Association Task Force on Practice Guidelines (writing Committee to Revise the 1998 guidelines for the management of patients with valvular heart disease) developed in collaboration with the Society of Cardiovascular Anesthesiologists endorsed by the Society for Cardiovascular Angiography and Interventions and the Society of Thoracic Surgeons. J Am Coll Cardiol. 2006;48(3):e1–148.

Assomull RG, Shakespeare C, Kalra PR et al. Role of cardiovascular magnetic resonance as a gatekeeper to invasive coronary angiography in patients presenting with heart failure of unknown etiology. Circulation. 2011;124:1351–60.

Bates SM, Jaeschke R, Stevens SM et al; American College of Chest Physicians. Diagnosis of DVT. Antithrombotic Therapy and Prevention of Thrombosis, 9th ed: American College of Chest Physicians Evidence-Based Clinical Practice Guidelines. Chest. 2012;141(2 Suppl):e351S–418S.

Battaglia M, Pewsner D, Juni P, Egger M, Bucher HC, Bachmann LM. Accuracy of B-type natriuretic peptide tests to exclude congestive heart failure: systematic review of test accuracy studies. Arch Intern Med. 2006;166(10):1073–80.

Bell WR, Simon TL, DeMets DL. The clinical features of submassive and massive pulmonary emboli. Am J Med. 1977;62(3):355–60.

Blair JE, Brennan JM, Goonewardena SN, Shah D, Vasaiwala S, Spencer KT. Usefulness of hand-carried ultrasound to predict elevated left ventricular filling pressure. Am J Cardiol. 2009;103:246–7.

Chunilal SD, Eikelboom JW, Attia J et al. Does this patient have pulmonary embolism? JAMA. 2003;290:2849–58.

European Heart Rhythm Association; Heart Rhythm Society, Fuster V, Rydén LE, Cannom DS et al; American College of Cardiology; American Heart Association Task Force on Practice Guidelines; European Society of Cardiology Committee for Practice Guidelines; Writing Committee to Revise the 2001 Guidelines for the Management of Patients With Atrial Fibrillation. ACC/AHA/ESC 2006 guidelines for the management of patients with atrial fibrillation–executive summary: a report of the American College of Cardiology/American Heart Association Task Force on Practice Guidelines and the European Society of Cardiology Committee for Practice Guidelines (Writing Committee to Revise the 2001 Guidelines for the Management of Patients With Atrial Fibrillation). J Am Coll Cardiol. 2006;48(4):854–906.

Falck-Ytter Y, Francis CW, Johanson NA et al; American College of Chest Physicians. Prevention of VTE in orthopedic surgery patients: Antithrombotic Therapy and Prevention of Thrombosis, 9th ed: American College of Chest Physicians Evidence-Based Clinical Practice Guidelines. Chest. 2012;141 (2 Suppl):e278S–325S.

Fesmire FM, Brown MD, Espinosa JA et al; American College of Emergency Physicians. Critical issues in the evaluation and management of adult patients presenting to the emergency department with suspected pulmonary embolism. Ann Emerg Med. 2011;57(6):628–52.

Goodacre S, Sutton AJ, Sampson FC. Meta-analysis: The value of clinical assessment in the diagnosis of deep venous thrombosis. Ann Intern Med. 2005;143(2):129–39.

Goonewardena SN, Gemignani A, Ronan A et al. Comparison of hand-carried ultrasound assessment of the inferior vena cava and N-terminal pro-brain natriuretic peptide for predicting readmission after hospitalization for acute decompensated heart failure. JACC Cardiovasc Imaging. 2008;1(5): 595–601.

Gould MK, Garcia DA, Wren SM et al. Prevention of VTE in nonorthopedic surgical patients: Antithrombotic Therapy and Prevention of Thrombosis, 9th ed: American College of Chest Physicians Evidence-Based Clinical Practice Guidelines. Chest. 2012;141 (2 Suppl):e227S–277S.

Hart RG, Pearce LA, Aguilar MI. Meta-analysis: antithrombotic therapy to prevent stroke in patients who have nonvalvular atrial fibrillation. Ann Intern Med. 2007;146(12):857–67.

Heidenreich PA, Schnittger I, Hancock SL, Atwood JE. A systolic murmur is a common presentation of aortic regurgitation detected by echocardiography. Clin Cardiol. 2004;27(9):502–6.

Hogg K, Dawson D, Kline J. Application of pulmonary embolism rule-out criteria to the UK Manchester Investigation of Pulmonary Embolism Diagnosi (MIOPED) study cohort. J Thromb Haemost. 2005;3:592–3.

Hugli O, Righini M, Le Gal G et al. The pulmonary embolism rule-out criteria (PERC) rule does not safely exclude pulmonary embolism. J Thromb Haemost. 2011;9:300–4.

January CT, Wann SL, Alpert JS et al; American College of Cardiology/American Heart Association Task Force on Practice Guidelines and the Heart Rhythm Society. 2014 AHA/ACC/HRS guideline for the management of patients with atrial fibrillation: a report of the American College of Cardiology/American Heart Association Task Force on Practice Guidelines and the Heart Rhythm Society. J Am Coll Cardiol. 2014;64(21):2305–7.

Kahn SR, Lim W, Dunn AS et al; American College of Chest Physicians. Prevention of VTE in nonsurgical patients: Antithrombotic Therapy and Prevention of Thrombosis, 9th ed: American College of Chest Physicians Evidence-Based Clinical Practice Guidelines. Chest. 2012;141 (2 Suppl):e195S–226S.

Kearon C, Akl EA, Ornelas et al. Antithrombotic Therapy for VTE Disease. Chest Guideline and Expert Panel Report. Chest. 2016;149(2):315–52.

Kline JA, Courtney DM, Kabrehel C et al. Prospective multicenter evaluation of the pulmonary embolism rule-out criteria. J Thromb Haemost. 2008;6:772–80.

Konstantinides SV, Barco S, Lankeit M, Meyer G. Management of pulmonary embolism: an update. J Am Coll Cardiol. 2016;67(8):976–90.

Lucassen W, Geersing GJ, Erkens PM et al. Clinical decision rules for excluding pulmonary embolism: a meta-analysis. Ann Intern Med. 2012;155:448–60.

Marcus GM, Gerber IL, McKeown BH et al. Association between phonocardiographic third and fourth heart sounds and objective measures of left ventricular function. JAMA. 2005;293(18):2238–44.

Miniati M, Prediletto R, Formichi B et al. Accuracy of clinical assessment in the diagnosis of pulmonary embolism. Am J Respir Crit Care Med. 1999;159(3):864–71.

Miniati M, Cenci C, Monti S, Poli D. Clinical presentation of acute pulmonary embolism: survey of 800 cases. PLos ONE. 2012;7(2):1–7.

Nishimura RA, Otto CM, Bonow RO et al. 2017 AHA/ACC Focused Update of the 2014 AHA/ACC Guideline for the Management of Patients with Valvular Heart Disease. J Am Coll Cardiol. 2017;70(2)252–89.

Nishimura RA, Otto CM, Bonow RO et al. 2014 AHA/ACC Guideline for the Management of Patients with Valvular Heart Disease. J Am Coll Cardiol. 2014;63(22):2438–88.

Oudega R, Moons KG, Hoes AW. Limited value of patient history and physical examination in diagnosing deep vein thrombosis in primary care. Fam Pract. 2005;22(1):86–91.

Page RL. Clinical practice. Newly diagnosed atrial fibrillation. N Engl J Med. 2004;351(23):2408–16.

Patel MR, White RD, Abbara S, American College of Radiology Appropriateness Criteria Committee; American College of Cardiology Foundation Appropriate Use Criteria Task Force. 2013 ACCF/ACR/ASNC/SCCT/SCMR appropriate utilization of cardiovascular imaging in heart failure. A joint report of the American College of Radiology Appropriateness Criteria Committee and the American College of Cardiology Foundation Appropriate Use Criteria Task Force. J Am Coll Cardiol. 2013;61(21):2207–31.

Qaseem A, Snow V, Barry P et al. Current diagnosis of venous thromboembolism in primary care: a clinical practice guideline from the American Academy of Family Physicians and the American College of Physicians. Ann Fam Med. 2007;5:(1):57–62.

Raja AS, Greenberg JO, Qaseem A, Denberg TD, Fitterman N, Schuur JD; Clinical Guidelines Committee of the American College of Physicians. Evaluation of patients with suspected acute pulmonary embolism: best practice advise from the clinical guidelines. Ann Intern Med. 2015;163(9):701–11.

Razi R, Estrada JR, Doll J, Spencer KT. Bedside hand-carried ultrasound by internal medicine residents versus traditional clinical assessment for the identification of systolic dysfunction in patients admitted with decompensated heart failure. J Am Soc Echocardiogr. 2011;24(2):1319–24.

Segal JB, Streiff MB, Hofmann LV, Thornton K, Bass EB. Management of venous thromboembolism: a systematic review for a practice guideline. Ann Intern Med. 2007;146(3):211–22.

Snow V, Qaseem A, Barry P et al. Management of venous thromboembolism: a clinical practice guideline from the American College of Physicians and the American Academy of Family Physicians. Ann Intern Med. 2007;146(3):204–10.

Tillie-Leblond I, Marquette CH, Perez T et al. Pulmonary embolism in patients with unexplained exacerbation of chronic obstructive pulmonary disease: prevalence and risk factors. Ann Intern Med. 2006;144(6):390–6.

Singh B, Mommer SK, Erwin PJ et al. Pulmonary embolism rule-out criteria (PERC) in pulmonary embolism–revisited: a systematic review and meta-analysis. Emerg Med J. 2013;30(9):701.

Stein PD, Fowler SE, Goodman LR et al. Multidetector computed tomography for acute pulmonary embolism. N Engl J Med. 2006;354(22):2317–27.

Stein PD, Willis PW 3rd, DeMets DL. History and physical examination in acute pulmonary embolism in patients without preexisting cardiac or pulmonary disease. Am J Cardiol. 1981;47(2):218–23.

Studler U, Kretzschmar M, Christ M et al. Accuracy of chest radiographs in the emergency diagnosis of heart failure. Eur Radiol. 2008;18:1644–52.

Tapson VF. Acute pulmonary embolism. N Engl J Med. 2008;358(10):1037–52.

Wang CS, FitzGerald JM, Schulzer M, Mak E, Ayas NT. Does this dyspneic patient in the emergency department have congestive heart failure? JAMA. 2005;294(15):1944–56.

Wells PS, Owen C, Doucette S, Fergusson D, Tran H. Does this patient have deep vein thrombosis? JAMA. 2006;295(2):199–207.

Whitlock RP, Sun JC, Fremes SE, Rubens FD, Teoh KH; American College of Chest Physicians. Antithrombotic therapy for valvular disease: Antithrombotic Therapy and Prevention of Thrombosis, 9th ed: American College of Chest Physicians Evidence-Based Clinical Practice Guidelines. Chest. 2012;141(2 Suppl):e576S–e600S.

Wolf SJ, McCubbin TR, Nordenholz KE, Naviaux NW, Haukoos JS. Assessment of the pulmonary embolism rule-out criteria rule for evaluation of suspected pulmonary embolism in the emergency department. Am J Emerg Med. 2008;26:181–5.

Yancy CW, Jessup M, Bozkurt B et al. 2017 ACC/AHA/HFSA focused update of the 2013 ACCF/AHA guideline for the management of heart failure: a report of the American College of Cardiology/American Heart Association Task Force on Clinical Practice Guidelines and the Heart Failure Society of America. Circulation. 2017;136(6):e137–e161.

You JJ, Singer DE, Howard PA et al; American College of Chest Physicians. Antithrombotic therapy for atrial fibrillation: Antithrombotic Therapy and Prevention of Thrombosis, 9th ed: American College of Chest Physicians Evidence-Based Clinical Practice Guidelines. Chest. 2012; 141(2 Suppl):e531S–75S.

（张昀 译　任延平 校）

碰到尿痛患者,该如何确定病因?

Amber Pincavage

主诉

D 女士,33 岁,主诉尿痛 4 天。

 尿痛的鉴别诊断有哪些? 作为医生你需要如何进行鉴别?

构建鉴别诊断

尿痛是指排尿过程中或排尿后出现疼痛或烧灼感。大部分尿痛的患者都存在尿路感染(UTI)。当出现尿痛症状时,最有指向意义的是病史和体格检查结果,这些可以提示严重或复杂的病因。重要的病史特征包括阴道或阴茎分泌物增多,腰痛,直肠/会阴痛,恶心或呕吐,发热,血尿,排尿困难,尿急,夜尿和尿频。体格检查中,重要体征包括体温,有时候直立性低血压与腹部及肋脊角(CVA)压痛意义相当。除少数情况外,大部分有阴道分泌物的女性均应行盆腔检查。当男性患者疑有膀胱炎时,尤其是存在夜尿增多、排尿等待或直肠疼痛等症状的男性患者,均应进行前列腺检查。在进行尿痛鉴别诊断时,按解剖学位置进行分类非常实用。下面列举了根据解剖学位置进行分类的尿痛的原因。许多疾病(例如,膀胱癌和良性前列腺增生症)通常都伴有除排尿困难以外的其他症状。

A. 皮肤:皮疹引起排尿时尿路刺激症状

1. 单纯疱疹
2. 刺激性接触性皮炎
3. 梅毒硬下疳
4. 糜烂性扁平苔藓

B. 尿道[性传播疾病所致尿道炎(sexually transmitted infections,STI),性传播疾病]

1. 淋病
2. 衣原体

3. 滴虫病

C. 男性生殖器

1. 附睾:附睾炎
2. 睾丸:睾丸炎
3. 前列腺
   a. 良性前列腺增生症
   b. 急性前列腺炎
   c. 慢性前列腺炎

D. 女性生殖器

1. 阴道
   a. 毛滴虫病
   b. 细菌性阴道病
   c. 念珠菌感染
   d. 萎缩性阴道炎
2. 子宫或膀胱脱垂
3. 宫颈
   a. 淋病奈瑟菌感染
   b. 沙眼衣原体感染

E. 膀胱

1. 急性膀胱炎
   a. 单纯性(健康女性,除外泌尿系统结构异常)
   b. 复杂性(患者有以下任意一种情况:尿路梗阻,妊娠,神经源性膀胱,并发肾结石,免疫抑制,留置导尿管,男性,全身性感染,如菌血症或脓毒症)
2. 间质性膀胱炎
3. 膀胱癌(伴有血尿)

F. 肾

1. 肾盂肾炎
2. 肾癌(伴有血尿)

D 女士 4 天前开始出现尿痛,症状逐渐加重,同时伴有尿频症状。无腰痛,无寒战或发热,无恶心或呕吐,无白带增多,无生殖器皮疹或血尿症状。末次月经于发病前 5 天结束,平素规律服用口服避孕药避孕。

此时,最有可能的诊断是什么? 鉴别诊断还有什么? 是否存在不可漏诊的情况? 基于以上鉴别诊断,后续应做哪些检查?

鉴别诊断排序

D 女士是一位健康的年轻女性,其临床症状符合膀胱炎的表现。在这个病例中最具有诊断指向意义的是患者没有腰痛,没有白带增多,不伴有恶心、呕吐或发热等症状。阴道炎是会引起类似症状的常见疾病,肾盂肾炎也一定不能漏诊。这些诊断必须作为鉴别诊断的一部分进行探讨(表 16-1)。

表 16-1　D 女士的诊断假设

诊断假设	人口统计学,风险因素,症状和体征	重要检查
主要假设		
单纯性膀胱炎	尿痛或耻骨上痛,或两者都有伴或不伴血尿,尿频,尿急	尿液分析试纸或尿液分析
备选假设——最常见的		
阴道炎	尿痛伴阴道刺激症状和白带增多	盆腔检查取阴道分泌物行生理盐水湿涂片,胺试验和氢氧化钾湿涂片
备选假设——不可漏诊的		
肾盂肾炎	寒战,发热,恶心或呕吐,腰痛,肋脊角压痛	尿液分析试纸或尿液分析尿培养 CT 扫描或超声检查(如果疑似存在尿路阻塞或临床治疗效果差)

 体格检查:生命体征稳定,体温正常,且腹部无压痛以及肋脊角无压痛。

 根据以上信息能否得出诊断? 如不能,还需要哪些额外信息?

主要假设:膀胱炎

教科书内容回顾

膀胱炎通常表现为尿痛和 / 或耻骨上疼痛。通常伴有尿频、尿急或血尿。阴茎或阴道分泌物不增多,肋脊角无压痛,无恶心、呕吐或发热。

疾病要点

A. 膀胱炎是一种膀胱感染。

B. 最常见细菌病原体为肠道菌群,例如:

1. 革兰氏阴性菌:大肠杆菌(75%~95%),肺炎克雷伯菌和变形杆菌

2. 革兰氏阳性菌:葡萄球菌,粪肠球菌和 B 族链球菌

C. 膀胱炎的危险因素:

1. 性生活

2. 使用杀精剂

3. 既往存在尿路感染史

4. 过去一年中有新的性伴侣

D. 老年人膀胱炎:

1. 老年患者通常没有膀胱炎的典型临床表现。

2. 老年人发生膀胱炎时可能表现为谵妄,功能衰退或急性意识障碍。

 膀胱炎在老年人群中常常表现不典型。当老年患者出现谵妄或功能衰退时应与尿路感染鉴别。

3. 更复杂的是,许多老年患者长期存在尿频和尿失禁等症状,但却不是由膀胱炎引起的。

循证医学诊断

A. 病史

1. 尿痛或耻骨上疼痛,伴或不伴有尿频,血尿或尿急。

2. 女性患者若白带增多(LR- 为 0.3)或有阴道刺激症状(LR- 为 0.2),其患膀胱炎的可能性更低。

3. 如果女性有尿痛和尿频症状,不伴有没有白带增多或阴道刺激症状,则 90% 的可能性患有膀胱炎。

B. 实验室检查

1. 有单纯性膀胱炎典型症状(尿痛伴或不伴有尿频,无阴道分泌物增多)的女性患者无需任何检查即可接受治疗。

2. 尿液分析或尿液分析试纸提示膀胱炎:

a. 白细胞酯酶是由白细胞释放的一种酶,提示脓尿。LR+ 为 12.3~48。

b. 亚硝酸盐阳性表明尿液中存在能将硝酸盐转化为亚硝酸盐的细菌。

c. 镜下白细胞尿(每高倍视野白细胞数 >5 个)。

d. 血尿:尿液分析试纸阳性或镜下血尿。

e. 表 16-2 显示了尿液分析及显微镜检查结果的敏感度、特异度和似然比。

f. 白细胞酯酶与尿亚硝酸盐的 LR- 仅为 0.3;白细胞酯酶与尿亚硝酸盐检测阴性并不能排除膀胱炎的可能。

表 16-2　尿液分析和显微镜下尿液检查结果特点

检测指标	敏感度	特异度	阳性似然比	阴性似然比
白细胞酯酶	74%~96%	94%~98%	12.3~48	0.04~0.3
亚硝酸盐	45%~60%	85%~98%	3~30	0.4~0.6
白细胞酯酶或亚硝酸盐	75%	82%	4.2	0.3
白细胞计数（每高倍视野>5 个）	72%~95%	48%~82%	1.4~5.6	0.06~0.6

 如果临床表现比较典型，即使尿液分析中白细胞酯酶和亚硝酸盐均呈阴性也不能排除膀胱炎可能。

3. 尿培养：

a. 诊断不明确或需要确定某些特定病原体及其抗菌药物敏感性（例如复发性膀胱炎）时，尿培养可作为确诊试验。

 对于无反复尿路感染史、无近期尿路感染治疗失败的单纯膀胱炎患者而言，无需进行尿培养。

b. 对怀疑抗生素耐药的患者及男性膀胱炎患者，应行尿培养。

c. 尿培养阳性：定义为尿细菌培养计数 >10^5/mL。

d. 女性患者若有临床症状，但尿培养细菌计数较低，仍有可能患有膀胱炎。

(1) 30%~50% 的女性膀胱炎患者的尿细菌培养计数在 10^2~10^4。

(2) 女性尿痛患者，尿大肠杆菌培养计数在 10~10^2 的阳性预测值为 92%~93%。

 绝经前女性若症状典型，即使中段尿培养阴性，也需按膀胱炎治疗。

治疗

A. 预防

1. 未证实与膀胱炎发生有关的因素

a. 性交前或性交后的排尿

b. 使用卫生棉条

c. 阴道冲洗

d. 使用热水浴缸

e. 内衣类型

f. 身高体重指数

g. 擦拭方式

2. 没有证据表明改变上述因素可以预防复发性膀胱炎发生

B. 抗生素

1. 经验性选用肠源性细菌敏感性抗生素。

2. 一线药物包括呋喃妥因，磷霉素和复方新诺明。

3. 其他药物包括环丙沙星，左氧氟沙星，阿莫西林 - 克拉维酸盐和其他 β- 内酰胺类药物。

4. 大肠杆菌对复方新诺明和氟喹诺酮类药物的耐药性逐渐增加。一旦某种抗生素在该地区的耐药率超过 20%，就不再推荐使用。

C. 疗程

1. 单纯性膀胱炎

a. 无尿路结构异常的健康女性所患膀胱炎定义为单纯性膀胱炎。

b. 抗生素推荐疗程 1~5 天，疗效明确。

2. 复杂性膀胱炎

a. 膀胱炎合并下列情况者定义为复杂性膀胱炎。

(1) 妊娠女性

(2) 男性

(3) 尿道结构异常（例如梗阻、神经源性膀胱、肾结石）或留置导尿管的患者

(4) 免疫缺陷或慢性肾病患者

b. 建议给予抗生素长疗程疗法（7~14 天）。

c. 对于复杂性膀胱炎，既往有膀胱炎病史及复发性膀胱炎的患者，了解既往的尿培养结果有助于经验性抗菌药物选择。

3. 女性糖尿病患者应根据临床诊断及临床表现特点决定是按单纯性膀胱炎还是按复杂性膀胱炎治疗

D. 寻找继发因素

1. 女性患者若膀胱炎反复发生且由同一病原体引起，需做影像学检查（普通 CT 扫描或增强 CT 扫描）。

2. 膀胱炎患者若伴有血尿，应在尿路感染控制后复查，以确定是否仍有血尿，是否需进一步评估。

3. 男性膀胱炎患者若无明确膀胱炎易感因素（例如，留置导尿管，良性前列腺增生症）需进一步评估。

E. 复发性膀胱炎

1. 若膀胱炎治疗 2 周后仍症状仍未改善或再次出现，需考虑复发或抗菌药物耐药。需换用另一种抗生素，并进行尿培养。

2. 若膀胱炎治疗有效，1 个月后再次出现膀胱炎，仍建议采用标准治疗方案。

3. 对于 12 个月内膀胱炎发作次数 3 次或 3 次以上的女性患者，预防性使用抗生素（连续使用或性交后使用）可使其膀胱炎再发风险降低 95%。

诊断

临床诊断：单纯性膀胱炎。

尿液检测：仅提示白细胞酯酶阳性。

 是否符合最可能的诊断——单纯性膀胱炎？是否已排除了其他可能诊断？是否需要做进一步的检查排除鉴别诊断？

　　尿液分析试纸结果符合单纯性膀胱炎诊断。患者既没有白带增多提示阴道炎可能，也没有腰痛、发热、恶心或呕吐等症状提示肾盂肾炎可能。

鉴别诊断：阴道炎

教科书内容回顾

　　阴道炎通常表现为阴道分泌物异常，有异味，有刺激症状，瘙痒，尿痛或性交困难。

疾病要点

A. 阴道炎常见的感染性病因是细菌性阴道病，滴虫病和念珠菌病。

B. 当阴道内的正常菌群被厌氧菌替代时，就会发生细菌性阴道病，以阴道加德纳菌多见。

C. 毛滴虫病是由鞭毛原生动物阴道毛滴虫感染引起的性传播疾病。它也可以感染男性，造成尿道炎或潜伏感染。

D. 外阴念珠菌病：

　　1. 可由各种念珠菌属感染引起。

　　2. 常发生于阴道环境改变时，例如高雌激素状态（月经，妊娠），使用抗生素、免疫抑制或血糖控制较差时。

E. 萎缩性阴道炎：

　　1. 多由雌激素缺乏引起（绝经后多见），导致阴道黏膜变薄，干燥。

　　2. 可伴有相关症状（如阴道干燥，烧灼感，刺激感，性交困难），且可能增加膀胱炎复发的风险。

F. 宫颈感染性疾病常伴有阴道分泌物异常。这些感染性疾病将在后面讨论。

循证医学诊断

A. 可选择的检测

　　1. 阴道炎的诊断检测首选阴道分泌物检查。表 16-3 中展示了各种检测的特点。

　　2. 阴道壁分泌物可行 pH 测试。

　　3. 在高倍及低倍显微镜下，通过生理盐水湿涂片查找线索细胞，念珠菌或滴虫。

　　4. 胺试验（阴道分泌物中加入 10% 氢氧化钾，观察有无烂鱼腥臭气味产生）。阳性结果提示细菌性阴道病。

　　5. 氢氧化钾湿片法用于检测有无念珠菌病。

　　6. 有条件时可对阴道，宫颈或尿液样本行阴道滴虫核酸扩增试验。

　　7. 湿片法不可用、湿片法不能诊断，以及无法行阴道滴虫核酸扩增试验时，可行即时检验（抗原试验或 DNA 杂交探针）。

B. 细菌性阴道病

　　1. 白带通常为白色或灰色，伴有恶臭（通常为鱼腥臭味），一般无疼痛或瘙痒。

　　2. 细菌性阴道病诊断采用 Amsel 标准（表 16-3）。

　　3. 如果无法行湿片法或者湿片法不能诊断时，可行即时检验。

C. 阴道滴虫病

　　1. 通常有黄色或绿色泡沫状分泌物，伴有刺激感，尿痛和性交痛等，但也可能没有症状。

　　2. 体格检查时，宫颈（"草莓样"宫颈）或阴侧壁可能有出血点。

　　3. 阴道分泌物生理盐水湿涂片，显微镜下见到移动的阴道毛滴虫通常即可做出诊断。

　　4. 阴道分泌物湿涂片中白细胞明显多于上皮细胞常提示滴虫阴道炎。

　　5. 阴道滴虫病时胺试验可能阳性。

　　6. 阴道滴虫核酸扩增试验敏感性和特异性均高于湿涂片法。可对阴道、宫颈或尿液样本行阴道滴虫核酸扩增试验。

　　7. 亦可采用阴道分泌物快速检测阴道毛滴虫，但其敏感性较低。

D. 外阴阴道念珠菌病

　　1. 通常伴有外阴及阴道瘙痒，刺激感，尿痛和性交痛，白带多为稠厚的凝乳状，没有气味。如果没有明显的外阴及阴道瘙痒症状，则不支持外阴阴道念珠菌病的诊断。

　　2. 患者的自我诊断通常是准确的。患者如果自觉念珠菌感染复发，临床医生通常可据此做出诊断，通常是准确的。

　　3. 体格检查若发现外阴炎症，阴道分泌物无异味，通常支持外阴阴道念珠菌病可能。稠厚的白色凝乳状分泌物支持外阴阴道念珠菌病的诊断，而清水样的阴道分泌物则不支持。

　　4. 阴道分泌物氢氧化钾涂片若发现芽孢或分枝菌丝，则高度支持外阴阴道念珠菌病的诊断。

E. 萎缩性阴道炎

　　1. 外阴及阴道干燥是最常见的症状。

表 16-3 阴道炎检测项目特点

诊断	检测项目	敏感度	特异度	阳性似然比	阴性似然比
细菌性阴道炎	pH>4.5	89%	74%	3.4	0.15
	胺试验阳性	67%	93%	22	0.35
	湿片法:线索细胞>20%	74%	86%	5.3	0.30
	稀薄、匀质的阴道分泌物	79%	54%	1.7	0.39
	DNA 杂交探针快速检测	95%~100%			
	Amsel 标准 4 项中有大于等于 3 项阳性(标准为上述 4 项表现)	69%	93%	9.9	0.33
滴虫性阴道炎	白细胞计数 > 上皮细胞	58%~85%	70%~98%	3.87~43.5	0.15~0.49
	滴虫	51%~65%	100%		
	尿液,阴道或宫颈标本滴虫核酸扩增试验	95%~100%	95%~100%		
	抗原快速检测	82%~95%	97%~100%		
	DNA 杂交探针快速检测	63%~100%	99.9%		
阴道念珠菌病	瘙痒			1.4~3.3	0.18~0.79
	自我诊断			3.3	
	外阴炎症	4%~91%	77%~99%	2.1~8.4	0.56~0.96
	无异味			2.9	
	患者自诉有凝乳状或豆腐渣样分泌物			2.4	
	检查有凝乳状或豆腐渣样分泌物	16%~72%	97%~100%	6.1~130	0.28~0.86
	患者自诉有清水样分泌物			0.12	
	芽孢或菌丝分枝	65%~85%	77%~99%	2.83~85	0.15~0.45
	DNA 杂交探针	90%~100%			

2. 其他症状包括外阴瘙痒,刺激感,白带增多,尿痛和性交痛。

3. 体格检查可见阴道黏膜变薄,干燥,有时伴有炎症。

4. 通常为临床诊断,检查结果可能提示无炎症。

F. 不确定情况评估手段

1. 约有 30% 女性虽然有外阴或阴道不适主诉,但在经过完整评估后仍无法明确诊断。

2. 选择项目包括:

   a. 根据最可能的诊断行经验性治疗

   b. 对分泌物行进一步培养或快速检测

   c. 检测有无宫颈感染

   d. 继续观察

治疗

A. 非妊娠妇女细菌性阴道炎可口服甲硝唑,或阴道内局部使用甲硝唑或克林霉素。

B. 非妊娠妇女滴虫阴道炎推荐使用替硝唑或甲硝唑。性伴侣也需同时接受治疗。建议双方均接受治疗且症状缓解后,再恢复性生活。

C. 非妊娠妇女单纯性外阴阴道念珠菌病推荐短程局部抗真菌治疗或单用氟康唑口服治疗。

D. 萎缩性阴道炎建议阴道内局部使用雌激素制剂。

鉴别诊断:肾盂肾炎

教科书内容回顾

肾盂肾炎典型表现为尿痛,腰痛或后背痛,发热,寒战,乏力,恶心和呕吐。

疾病要点

A. 肾盂肾炎是一种肾实质感染性疾病。

B. 致病菌群和膀胱炎致病菌群大致相同。

C. 单纯性肾盂肾炎通常发生于免疫功能正常,尿道结构正常且无肾功能减退的女性患者。

D. 复杂性肾盂肾炎一般发生于存在下列情况的患者:

1. 男性

2. 妊娠

3. 免疫抑制

4. 有泌尿系梗阻,泌尿系结石,异物 / 导尿管,肾功能异常病史

循证医学诊断

A. 病史里通常包括膀胱炎的症状,同时伴有腰痛或后背痛,发热,寒战,乏力,恶心和呕吐。

B. 体格检查肋脊角压痛阳性常提示肾盂肾炎,但不能用来明确诊断（LR+ 为 1.1~2.5,LR− 为 0.78~0.96）。

C. 尿液检查或尿液分析试纸有助于诊断,检测结果和膀胱炎相同。

D. 疑有肾盂肾炎的患者均应行尿培养。肾盂肾炎患者尿培养阳性率约为 90%。

E. 若疑伴有肾结石或梗阻或诊断不明确时,建议影像学检查（CT 或超声）。

治疗

A. 大部分肾盂肾炎患者可在门诊接受治疗。

B. 住院指征包括:
1. 生命体征不稳定
2. 无法耐受口服药物
3. 依从性差
4. 妊娠
5. 免疫功能不全
6. 疑有尿路梗阻或肾结石

C. 门诊患者管理:
1. 一线经验性治疗方案推荐氟喹诺酮（当地大肠杆菌耐药率不超过 20% 的情况下）。
2. 若氟喹诺酮耐药率超过 10%,建议门诊方案治疗前先给予单次静脉输注头孢曲松或长效氨基糖苷类抗生素治疗。
3. 治疗方案需根据药敏试验结果进行调整。
4. 抗生素疗程:

a. 单纯性肾盂肾炎建议 7~10 天方案。
b. 复杂性肾盂肾炎建议 14 天方案。

5. 随访:
a. 患者需在 24~72h 内随访以确保临床症状改善。
b. 如果在使用适合的抗生素治疗情况下发热超过 48~72h,或临床症状加重,应住院静脉抗生素治疗及进一步评估。

D. 住院患者管理:
1. 住院患者应给予静脉抗生素治疗（氟喹诺酮、头孢曲松、氨基糖苷类联用或不联用氨苄西林）。
2. 抗生素疗程应为 14 天。
3. 如果适宜方案治疗 48~72h 内患者发热、腰痛或呕吐等症状仍未缓解,要考虑以下两种情况:
a. 完善影像学检查（CT 扫描或超声检查）排查并发症,如肾周脓肿,肾结石或泌尿系梗阻。
b. 若药敏试验结果仍未回报,建议换用广谱抗生素以覆盖可能耐药菌。

病例解决方案

因 D 女士既往无尿路感染反复发作病史,且无其他易感因素,故无需进一步检测或行尿培养。考虑到当地大肠杆菌耐药情况,故经验性给予呋喃妥因 100mg,每天两次,口服,疗程 5 天。D 女士症状缓解。

因大肠杆菌对氟喹诺酮及复方新诺明耐药性逐渐增加,故膀胱炎给予经验性抗生素治疗时需了解当地大肠杆菌耐药情况。

主诉

病例 ②

C 先生,57 岁,主诉突发尿痛 5 天。患者自诉疼痛放射至下背部及会阴,自觉疼痛并伴有寒战,但未测体温。无阴茎分泌物,无皮疹,无恶心、呕吐或腰痛。近几天排尿困难,尿线变细,站立时感头晕不适。

此时,最有可能的诊断是什么? 鉴别诊断还有什么? 是否存在不可漏诊的情况? 基于以上鉴别诊断,后续应做哪些检查?

鉴别诊断排序

C 先生出现尿痛,疼痛向会阴部放射,并伴有排尿等待。他的性别和放射痛情况在病史采集中非常重要,提示急性前列腺炎。急性前列腺炎是可危及生命的尿痛原因之一。尿脓毒症是另一项不能误诊的可能疾病,通常伴有全身症状及直立性低血压。若无阴茎分泌物,则不支持急性前列腺炎的诊断。其他常见但相对而言风险较低的疾病包括性传播疾病所致的尿道炎和复杂性膀胱炎。肾盂肾炎也需要考虑。表 16-4 列出了鉴别诊断。

表 16-4　C 先生的诊断假设

诊断假设	人口统计学,风险因素,症状和体征	重要检查
主要假设		
急性前列腺炎	尿痛,尿频,疼痛放射至下背部、直肠和会阴部 乏力,发热,寒战,排尿等待	经直肠前列腺指检 尿液分析 尿培养 PCR 检测尿液标本中淋病奈瑟菌和衣原体 基础代谢功能检查试验组合
备选假设——最常见的		
复杂性膀胱炎	尿痛,不伴有放射痛或腰痛	尿液分析或尿液分析试纸 尿培养
STI 所致尿道炎	尿痛,阴茎分泌物,性交痛,睾丸痛	阴茎分泌物检查 PCR 检测尿液标本中淋病奈瑟菌和衣原体
备选假设——不可漏诊的		
尿脓毒症	膀胱炎症状伴有低血压,发热,嗜睡,意识模糊,直立性低血压和 SIRS	全血细胞计数 尿液分析 尿培养 SIRS 标准
肾盂肾炎	发热,寒战,恶心或呕吐,腰痛,CVA 压痛	尿液分析试纸或尿液分析 尿培养 CT 扫描或超声检查(疑为尿路梗阻或对治疗反应差)

CVA:肋脊角;SIRS:全身炎症反应综合征;STI:性传播疾病。

C 先生同时有多名女性性伴侣,且没有采取避孕套或其他保护措施。除近几月发现夜尿增多,无其他明显不适情况。体温 38.2 ℃,脉搏 80 次/min,呼吸 12 次/min,血压 142/78mmHg,无直立性低血压。腹部检查提示耻骨弓上压痛,无反跳痛,肋脊角无压痛。生殖器检查正常,前列腺检查有压痛,未扪及包块。

根据以上信息能否得出诊断? 如不能,还需要哪些额外信息?

主要假设:急性前列腺炎

教科书内容回顾

急性前列腺炎通常表现为尿痛,下背部痛,会阴痛,或者射精痛,伴有发热,寒战和乏力。患者通常有泌尿系统的相关症状,包括尿频、尿急或尿路梗阻。

疾病要点

A. 急性细菌性前列腺炎是一种前列腺腺体感染,通常由尿道感染上行感染或感染的尿液经由射精管或前列腺管反流至前列腺所致。

B. 常见的病原菌为 G⁻ 肠道菌属、大肠杆菌、克雷伯杆菌、奇异变形杆菌、肠球菌和假单胞菌。

C. 通过性接触传播的细菌,如淋病奈瑟菌和衣原体,也可能是其病因。

循证医学诊断

A. 通常前列腺炎有典型的症状,如下背痛、尿痛和会阴痛,但有时候也会出现非特异性症状,例如肌痛、乏力、恶心和呕吐等。患者也可表现为尿路梗阻的症状,例如排尿等待、尿不尽和尿线细。

B. 体格检查可发现前列腺压痛,局部温度增高,肿大,质地韧硬。

C. 理论上而言,直肠指检可诱发或加重感染,因此疑为急性细菌性前列腺炎时,不推荐直肠指检。

D. 前列腺按摩:
   1. 以往的传统是推荐前列腺按摩取前列腺分泌物检测其白细胞和细菌。
   2. 因其效果仍未被证实,同时由于其操作困难,引起疼痛不适,且可能加重感染,故不推荐。

E. 尿液分析或尿液分析试纸:
   1. 检查结果和膀胱炎一致(如,白细胞酯酶、亚硝酸盐或白细胞)。
   2. 也有可能是正常的。

F. 通常病原体可经尿培养确认,然而,急性前列腺炎也可出现尿培养阴性的情况。

G. 如疑有性传播疾病可能,应行聚合酶链反应(PCR)检测尿标本淋病奈瑟菌和衣原体。

H. 如疑有尿路梗阻,应评估排空后残余尿情况。

I. 根据病史,体格检查及尿液检查建立诊断。对急性前列腺炎而言,没有一个单一的确诊试验。

治疗

A. 一线治疗方案包括氟喹诺酮或复方新诺明。如果考虑为性传播疾病可能,应注意联用治疗淋病奈瑟菌和衣原体感染药物。

B. 虽呋喃妥因可用于治疗膀胱炎,但因其无法透过前列腺包膜,故在急性前列腺炎治疗时效果不明显。

C. 抗生素疗程应至少 4~6 周。

D. 止痛及通便治疗也有一定程度获益。

E. 严重感染或临床情况复杂的患者应住院静脉使用抗生

素治疗。

F. 对抗生素治疗反应较差的患者应评估有无并发前列腺脓肿。即使前列腺脓肿行前列腺指检时可触及波动感，但仍建议行 CT、MRI 检查，或经直肠前列腺超声检查明确诊断。必要时应行引流或脓肿切除。

G. 前列腺炎可引起前列腺特异性抗原（PSA）指标升高。

诊断

C 先生尿液分析结果：白细胞酯酶阳性，白细胞 10 个 / 高倍视野，红细胞 5 个 / 高倍视野。全血细胞计数：白细胞计数 8 000/μL（8.0×10^9/L），基础代谢检查：肌酐 1.0mg/dL（88.4μmol/L），和他之前基线水平相似。

是否符合最可能的诊断——急性前列腺炎？是否已排除其他可能诊断？是否需要做进一步的检查排除鉴别诊断？

尿液分析结果及体格检查发现前列腺压痛，符合急性前列腺炎诊断，不支持复杂性膀胱炎或尿道炎诊断。因生命体征平稳，且不符合全身炎症反应综合征（SIRS）标准（符合下列 2 项以上：白细胞计数 >12 000/μL（12×10^9/L），白细胞计数 <4 000/μL（0.4×10^9/L），体温 >38.0℃，心率 >90 次 /min，或呼吸次数 >20 次 /min)，故尿脓毒症可能性较小。前列腺液培养结果可进一步证实诊断，但严格的前列腺检查属于禁忌，因其可能加重感染。尿培养及 PCR 检测淋病奈瑟菌和衣原体有助于识别病原体。

鉴别诊断：性传播疾病所致尿道炎（女性宫颈炎）

教科书内容回顾

患者尿道炎的男性患者通常表现为尿痛，尿道瘙痒和阴茎分泌物增多。患者还可能出现性交痛，腹痛或睾丸痛。患有宫颈炎的女性患者通常有宫颈分泌物增多，尿痛和性交痛。也可能有自发性或性交后阴道出血。

疾病要点

A. 尿道炎及宫颈炎通常由性传播感染引起。

B. 最常见的性传播感染引起尿道炎及宫颈炎的病原体为淋病奈瑟菌和衣原体。

C. 其他不太常见的病原体包括：
1. 生殖支原体
2. 毛滴虫
3. 单纯疱疹病毒（也可引起宫颈炎）
4. 腺病毒

循证医学诊断

A. 在男性患者中，很难区分尿道炎和膀胱炎。对于有尿痛症状的男性患者，需进行性传播疾病检测。尿道炎诊断依据：
1. 曾有或现有阴茎分泌物增多，伴或不伴：
   a. 显微镜观察阴茎分泌物白细胞计数 >5 个 / 油镜视野（敏感度为 26%，特异度为 95%，LR+ 为 2.7）
   b. 晨尿白细胞酯酶阳性
   c. 晨尿显微镜下白细胞计数 >10 个 / 高倍视野
   d. 阴茎分泌物培养或尿培养革兰氏染色可用于鉴别病原菌
2. 没有阴茎分泌物增多，但存在下列任意一种情况：
   a. 性传播疾病检测阳性（见下面聚合酶链反应）
   b. 尿培养无法明确病原菌，经验性膀胱炎治疗方案临床症状无缓解

B. 盆腔检查发现黏脓性宫颈分泌物可诊断为宫颈炎。棉签轻轻地擦拭宫颈可能会引起宫颈持续出血。

C. 聚合酶链反应：
1. 为确认尿道炎或宫颈炎诊断，需对宫颈内膜、阴道、尿液或尿道标本行聚合酶链反应检测淋病奈瑟菌和衣原体。
2. 男性患者首选尿液行聚合酶链反应（敏感度和特异度分别为 90%~100% 和 97%~100%）。
3. 女性患者而言，阴道、宫颈及尿液行聚合酶链反应诊断价值相当，故疾病控制和预防中心（CDC）提倡选用任一种类型均可。

治疗

A. 需在病原学确诊前给予患者经验性治疗。

B. 衣原体治疗的一线方案为阿奇霉素 1g，一次顿服，或多西环素 100mg，每天 2 次，疗程 1 周。

C. 如临床疑有淋病奈瑟菌感染或患者人群淋病发病率较高，因同时治疗淋病。

D. 淋病治疗的一线方案为头孢曲松 250mg 单次给药，肌内注射，或阿奇霉素 1 克，一次顿服。

E. 因淋病奈瑟菌耐药性逐渐增加，故 CDC 建议头孢曲松联合阿奇霉素方案。

F. 单次剂量治疗 1 周后或 1 周方案完成后（假设临床症状缓解）后才可以开始性生活。

G. 性伴侣：
1. 所有性传播疾病患者的性伴侣均应接受评估及治疗。
2. 如果患者性伴侣无法就医，CDC 建议为其性伴侣治疗提供方便（临床医生为患者性伴侣开具处方）。有关这一做法的法律规定各地不同。

H. 除非临床症状持续不缓解，再发感染或依从性差，否则

无需重复检测。

I. 因再发感染风险较高,故建议患者初始治疗 3~12 个月后复查。

鉴别诊断:尿脓毒症

教科书内容回顾

尿脓毒症通常表现为发热,寒战,低血压,嗜睡,或精神状态异常。同时经常出现潜在感染的症状,例如尿痛、腰痛等(见 25 章,低血压)。

疾病要点

A. 疑有或确认有感染并符合炎症反应综合征标准定义为脓毒血症。

B. 严重脓毒血症可有靶器官功能障碍,例如低血压,低氧饱和度,少尿,代谢性酸中毒,血小板减少或意识障碍。

C. 尿路感染或男性生殖道感染所致脓毒血症时,即为尿脓毒症。

D. 约有 25% 的脓毒血症是由泌尿生殖道感染所致。

循证医学诊断

根据全身炎症反应综合征标准(见上)及泌尿生殖道感染依据等可做出诊断。

治疗

A. 所有疑似尿脓毒症患者均需住院治疗。通常需要进重症监护室接受治疗。

B. 应早期经验性静脉使用抗生素及积极的静脉液体复苏,避免脓毒血症病情进展。

病例解决方案

给予 C 先生经验性治疗急性细菌性前列腺炎方案:环丙沙星 500mg 每天 2 次,联合阿奇霉素 1g,一次顿服。尿培养提示大肠杆菌计数 150 000CFU,且对氟喹诺酮类药物敏感。尿液淋病奈瑟菌和衣原体聚合酶链反应阴性。环丙沙星疗程 21 天,临床症状缓解。患者仍有夜尿增多情况,故开始治疗良性前列腺增生。

参考文献

Anderson MR, Klink K, Cohrssen A. Evaluation of vaginal complaints. JAMA. 2004;291(11):1368–79.

Bent S, Nallamothu BK, Simel DL, Fihn SD, Saint S. Does this woman have an acute uncomplicated urinary tract infection? JAMA. 2002;287:2701–10.

Centers for Disease Control and Prevention. Sexually transmitted diseases treatment guidelines 2015: diseases characterized by urethritis and cervicitis. https://www.cdc.gov/std/tg2015/urethritis-and-cervicitis.htm. Accessed September 13, 2018.

Centers for Disease Control and Prevention. Sexually transmitted diseases treatment guidelines 2015: Trichomoniasis. https://www.cdc.gov/std/tg2015/trichomoniasis.htm. Accessed September 13, 2018.

Chernesky MA, Martin DH, Hook EW et al. Ability of new APTIMA CT and APTIMA GC assays to detect *Chlamydia trachomatis* and *Neisseria gonorrhoeae* in male urine and urethral swabs. J Clin Microbiol. 2005;43(1):127–31.

Coker TJ, Dierfeldt DM. Acute bacterial prostatitis: diagnosis and management. Am Fam Physician. 2016;93(2):114–20.

Deville WL, Yzermans JC, van Duijn NP, Bezemer PD, van der Windt DA, Bouter LM. The urine dipstick test useful to rule out infections. A meta-analysis of the accuracy. BMC Urol. 2004;4:4.

Grigoryan L, Trautner BW, Gupta K. Diagnosis and management of urinary tract infections in the outpatient setting: a review. JAMA. 2014 Oct 22–29; 312(16):1677–84.

Gupta K, Trautner B. In the clinic. Urinary tract infection. Ann Intern Med. 2012;156(5):ITC3-1.

Gutman RE, Peipert JF, Weitzen S, Blume J. Evaluation of clinical methods for diagnosing bacterial vaginosis. Obstet Gynecol. 2005;105(3):551–6.

Hainer BL, Gibson MV. Vaginitis: diagnosis and treatment. Am Fam Physician. 2011;83(7):807–15.

Hooton TM. Clinical practice. Uncomplicated urinary tract infection. N Engl J Med. 2012;366:1028–37.

Hooton TM, Roberts PL, Cox ME, Stapleton AE. Voided midstream urine culture and acute cystitis in premenopausal women. N Engl J Med. 2013;369:1883–91.

Liang SY, Mackowiak PA. Infections in the elderly. Clin Geriatr Med. 2007;23(2):441–56.

Orellana MA, Gómez-Lus ML, Lora D. Sensitivity of Gram stain in the diagnosis of urethritis in men. Sex Transm Infect. 2012 Jun;88(4):284–7.

Ramakrishnan K, Scheid DC. Diagnosis and management of pyelonephritis in adults. Am Fam Physician. 2005;71(5):933–42.

Sarma AV, Wei JT. Benign prostatic hypertrophy and lower urinary tract symptoms. N Engl J Med. 2012;367:248–57.

Scholes D, Hooton TM, Roberts PL, Stapleton AE, Gupta K, Stamm WE. Risk factors for recurrent urinary tract infection in young women. J Infect Dis. 2000;182:1177–82.

Sharp VJ, Takacs B, Powell CR. Prostatitis: diagnosis and treatment. Am Fam Physician. 2010 Aug 15;82(4):397–406.

Stamm WE, Counts GW, Running KR, Fihn S, Turck M, Holmes KK. Diagnosis of coliform infection in acutely dysuric women. N Engl J Med. 1982; 307:463–8.

(潘云菲 译 罗荧荃 校)

第17章 水　肿

碰到水肿的患者,该如何确定病因?

Jason Alexander

主诉

V 夫人,62 岁女性,主诉下肢水肿 2 周。

水肿的鉴别诊断有哪些? 作为医生你需要如何进行鉴别?

构建鉴别诊断

　　水肿被定义为组织液容积的增加,一般而言,当组织液容积增加到至少 2.5~3L 时才会有明显的临床表现。在讨论鉴别诊断之前,回顾相关的病理生理学背景是非常有用的:

A. 体液分布

　　1. 67% 细胞内;33% 细胞外。

　　2. 细胞外液:25% 在血管内;75% 在组织间。

B. 血管内和组织间体液分布的调节

　　1. 在毛细血管的动脉端,水和溶质不断地交换。

　　2. 在毛细血管的静脉端和通过淋巴管途径,体液可从组织间回到血管内。

　　3. 体液从血管内移向组织间包括以下几种机制:

　　　　a. 毛细血管的静水压将体液挤出血管。

　　　　b. 组织间隙的胶体渗透压将体液拉入组织间隙。

　　　　c. 毛细血管的渗透性允许体液进入组织间。

　　4. 当相反的压力占主导地位时,体液将从组织间向血管内移动。

　　　　a. 血管内(血浆)血浆蛋白产生的胶体渗透压将体液拉入血管内。

　　　　b. 组织间的静水压将体液挤出组织间隙。

　　5. 在骨骼肌中,毛细血管静水压和血浆胶体渗透压是最重要的因素。

　　6. 正常情况下,血管内外通常会存在一个小的压力梯度,使得体液易于从血管内滤过进入组织间隙;组织

间隙中多余的液体则通过淋巴系统排出。

C. 当出现以下情况时,会产生水肿

　　1. 毛细血管静水压增加(如,由于肾脏钠潴留导致血浆容量增加)。

　　2. 毛细血管通透性增加(如,烧伤、血管性水肿)。

　　3. 组织间胶体渗透压增加(如,黏液水肿)。

　　4. 血浆胶体渗透压降低(如,低白蛋白血症)。

　　5. 淋巴回流受阻。

　　尽管可以通过病理生理学基础为水肿的鉴别诊断构建框架(图 17-1),但以水肿的分布范围为分类依据在临床上更为实用:

A. 双下肢水肿

　　1. 全身性原因所致(伴或不伴骶前水肿、腹水、胸腔积液、肺水肿、眶周水肿)

　　　　a. 心血管源性

　　　　　　(1) 射血分数降低型心力衰竭

　　　　　　(2) 射血分数保留型心力衰竭

　　　　　　(3) 缩窄性心包炎

　　　　　　(4) 肺动脉高压

　　　　b. 肝源性(肝硬化)

　　　　c. 肾源性

　　　　　　(1) 任何原因引起的终末期肾脏疾病

　　　　　　(2) 肾病综合征

　　　　d. 血液病:贫血

導致全身性水肿的最常见原因是心脏、肝脏和肾脏疾病。

　　　　e. 胃肠道

　　　　　　(1) 营养缺乏或吸收不良导致的低白蛋白血症

　　　　　　(2) 再喂养综合征引起的水肿

　　　　f. 药物

　　　　　　(1) 抗抑郁药:单胺氧化酶抑制剂

　　　　　　(2) 降压药

　　　　　　　　(a) 钙通道阻滞剂,特别是二氢吡啶类药物

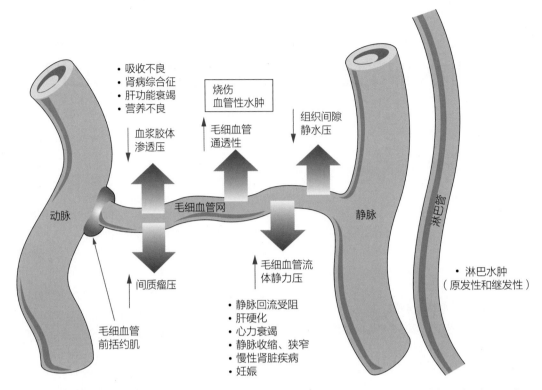

图17-1　水肿的病理生理(Adapted with permission from Cho S,Atwood JE:Peripheral edema,Am J Med. 2002 Nov;113(7):580-586.)

（b）直接血管扩张剂（肼屈嗪、米诺地尔）。

（c）β受体阻滞剂

(3) 激素类药物

（a）雌激素／孕激素

（b）睾酮

（c）皮质类固醇

(4) 非甾体抗炎药

(5) 噻唑烷二酮类

g. 内分泌：黏液水肿

2. 静脉或淋巴回流所致

a. 静脉回流受阻

(1) 双侧深静脉血栓（详见第15章,呼吸困难中关于下肢深静脉血栓的讨论）

(2) 双侧盆腔或腹膜后淋巴结肿大或肿块

(3) 妊娠

b. 静脉功能不全

c. 淋巴回流受阻（淋巴水肿）

(1) 原发性（特发性,多为双侧）

（a）先天性

（b）早发性淋巴水肿（青春期发病）或迟发性淋巴水肿（20岁以后发病）

(2) 继发性（更常见；多为单侧,详见下文）

B. 单侧肢体水肿

1. 静脉回流受阻

a. 单侧深静脉血栓

b. 单侧淋巴结肿大或肿块

c. May-Thurner综合征：左髂静脉被右髂动脉压迫

2. 静脉功能不全（多为双侧）

3. 淋巴水肿（继发性）

a. 肿瘤

b. 手术（尤其是乳房切除术后）

c. 放射治疗

d. 其他（结核、复发性淋巴管炎、丝虫病）

4. 蜂窝织炎／丹毒（可为局部水肿）

5. 贝克氏囊肿（仅见于大腿）

C. 局部水肿

1. 烧伤

2. 血管性水肿,荨麻疹

3. 外伤

4. 蜂窝织炎、丹毒

5. 复杂性区域疼痛综合征1型

图17-2列出了水肿的诊断流程。

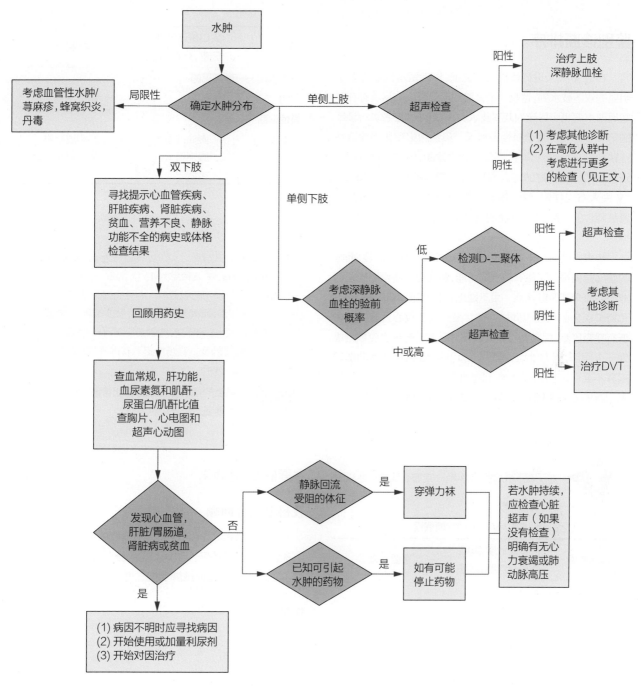

图 17-2　诊断流程：水肿

 V 夫人在几个月前开始感到劳累。她的睡眠情况可，无呼吸急促或胸痛。她留意到存在间歇性的腹部隐痛，与饮食、体位变动或排便均无关。她有些便秘，略感腹胀。在过去的两周里，她还留意到脚和小腿出现肿胀，不能穿进鞋子。当她将以上信息告知你时，你注意到她目前穿的是家用拖鞋，而且在她的脚踝上方穿袜子处，已产生了一个明显的压痕。

既往史有高血压和糖尿病，血压及血糖控制均可。25 年前曾行胆囊切除术并输过血。目前服用的药物包括氢氯噻嗪、利辛普利、吡格列酮、辛伐他汀和阿司匹林。无心脏或肾脏疾病的病史，无吸烟史及饮酒史。

 此时，主要假设是什么？可能的备选还有什么？后续应做哪些检查？

鉴别诊断排序

在对 V 夫人进行体格检查之前,你就留意到她出现了明显的双下肢水肿,这是一个关键的症状表现。尽管存在某些局部疾病也可导致为双下肢水肿,但对此类患者进行诊断的第一步总是寻找全身性的病因。虽然病史和体格检查往往缺少敏感性或特异性,不足以确定诊断,但它们是进行鉴别诊断的一个良好的切入点。因此,要问的第一个问题是:"V 夫人有无任何症状、体征或危险因素指向心脏、肝脏或肾脏源性的水肿?"此问题的答案将有助于对鉴别诊断进行排序。

V 夫人的输血史提示了慢性肝炎和肝硬化的风险,而她的腹部隐痛提示了患有腹水的可能,病因更可能是肝硬化而非心力衰竭或肾脏疾病。由于她患有高血压和糖尿病,心脏和肾脏疾病的风险也同样存在。虽然大多数心力衰竭患者诉有呼吸困难,但某些患者只表现为乏力。药物也应被考虑为一个原因,因为吡格列酮经常会引起水肿;甲状腺功能减退并不会引起凹陷性水肿,可能性较低。最后一点,虽然梗阻引起的双侧水肿并不常见,但如果没有找到其他原因,还应该考虑卵巢癌引起恶性腹水和静脉回流受阻。表 17-1 列出了鉴别诊断。

 对于双下肢水肿的患者,一定要寻找全身性原因

表 17-1　V 夫人的诊断假设

诊断假设	人口统计学,风险因素,症状和体征	重要检查
主要假设		
肝硬化	肝炎危险因素 腹水 蜘蛛痣 男性乳房发育 正常或降低的颈静脉压力 脾大	超声 胆红素 转氨酶 凝血酶原时间 白蛋白 乙型肝炎、丙型肝炎 血清学检查 肝脏活检
备选假设——不可漏诊的		
心力衰竭	心血管危险因素 呼吸困难 升高的颈静脉压力 湿啰音 第三心音	心电图 胸部 X 线片 超声心动图 B 型钠尿肽
肾脏疾病(慢性肾脏病或肾病综合征)	乏力 恶心 呼吸困难 水肿	血尿素氮、肌酐 尿液分析 白蛋白/肌酐比值

续表

诊断假设	人口统计学,风险因素,症状和体征	重要检查
备选假设——最常见的		
药物	病史	病史
其他诊断		
卵巢癌	腹痛或腹胀 腹围增大 家族史	经阴道超声 糖类抗原-125

 总的来说,V 夫人显得乏力。她的血压为 100/60mmHg,脉搏为 92 次/min,呼吸频率为 16 次/min。巩膜无黄染,颈静脉压力正常,肺部呼吸音清。心脏检查时,她的第一心音和第二心音正常,可闻及第四心音,强度柔和,未闻及第三心音或杂音。腹部稍膨隆,柔软无压痛;有液体震颤。肝脏无肿大,脾脏可触及。直肠检查示有痔疮,粪便隐血阴性。她的双侧有 2+ 水肿。

 以上的信息是否足够得出诊断? 如果不能,还需要哪些额外信息?

主要假设:肝硬化

教科书内容回顾

肝硬化患者可无症状或仅有轻微的症状,如疲劳。某些患者会出现典型的肝性脑病和门静脉高压的表现:腹水、水肿、静脉曲张破裂出血或脾功能亢进。

疾病要点

A. 病因

  1. 常见病因

    a. 酒精

    b. 慢性乙型或丙型肝炎

    c. 非酒精性脂肪肝(nonalcoholic fatty liver disease,NAFLD)

    d. 血色病

  2. 少见病因

    a. 药物和毒素(异烟肼、甲氨蝶呤、胺碘酮)。

    b. 自身免疫性肝炎

    c. 遗传代谢性疾病(肝豆状核变性、α_1-抗胰蛋白酶缺乏症、糖原贮积病、卟啉症)

    d. 感染(血吸虫病、棘球蚴病、布鲁氏菌病)

    e. 心源性

    f. 原发性或继发性胆汁性肝硬化

在美国,引起肝硬化最常见的两个原因是酒精性肝病和慢性丙型肝炎

B. 病理生理学

1. 进展期纤维化或肝硬化导致肝脏血管结构扭曲和内皮功能障碍,导致

   a. 通过门静脉进入肝脏的血液直接被分流至肝静脉流出系统

   b. 由于失去正常的肝窦结构,肝细胞功能受损

   c. 肝内血流阻力增加,或门静脉高压

   d. 肝细胞的再生和 DNA 损伤导致肝细胞癌的风险增加

2. 肝硬化和门静脉高压的后果包括

   a. 形成门体分流(即静脉曲张)

   b. 脾血管扩张

   c. 肾脏血管收缩和灌注不足,导致水钠潴留

   d. 心输出量增加

   e. 白蛋白和凝血因子产生减少

   f. 毛细血管静水压增加

   g. 水钠潴留(静水压增加)和低白蛋白血症(血浆渗透压下降)共同导致水肿

C. 预后

1. 代偿性肝硬化确诊后的中位生存时间为 10~13 年。

2. 高达 60% 的患者在确诊后 10 年可进展为失代偿性肝硬化,定义为门静脉高压恶化和肝脏储备功能下降。

3. 进展为失代偿肝硬化的概率各异,与肝硬化的病因,其他共存肝脏疾病,可用的治疗方法(如慢性乙型肝炎和丙型肝炎),和避免肝毒性物质(如酒精)相关。

4. 如果不进行肝移植,失代偿肝硬化的 5 年死亡率接近 85%。

   a. 在出现肝硬化但无静脉曲张或腹水的患者中,1 年死亡率为 1%。

   b. 在出现静脉曲张但无腹水的患者中,1 年死亡率是 3.4%。

   c. 在出现静脉曲张和腹水的患者中,1 年的死亡率是 20%;在出现静脉曲张破裂出血和腹水的患者中,1 年的死亡率为 57%。

5. 肝硬化严重程度的 Child-Pugh 分级可预测预后(见第 19 章,消化道出血)。

循证医学诊断

A. 肝硬化是一种病理诊断,只有在尸检或肝移植后检查整个肝脏才能明确。

B. 临床表现多变,给临床诊断带来困难。

1. 患者可能有慢性肝病的体征(见下文),全身症状,无症状性的转氨酶或影像学异常,门静脉高压的表现(见下文),或根本没有任何症状。肝硬化有时可在没有任何肝病表现的患者中通过尸检被诊断。

2. 体格检查结果可增加肝病患者患肝硬化的可能性,但很少排除肝硬化(表 17-2)。

表 17-2　肝病患者中提示肝硬化诊断的体格检查结果

体检结果	阳性 似然比	阴性 似然比
FP (假阳性可能)脐周静脉曲张	9.5	0.72
男性乳房发育	7	0.43
腹水	6.6	0.8
睾丸萎缩	5.8	0.18
蜘蛛痣	4.5	0.5
肝掌	4.3	0.6
黄疸	3.8	0.8
外周水肿	3	0.7
脾大	2.5~3.5	0.8
肝大	2.3	0.6

3. 出现门静脉高压表现的患者(见下文)被认为患有肝硬化。

C. 实验室检查:

1. 血小板计数偏低会增加肝硬化的可能性。

   a. 血小板计数 $<110\times10^3/\mu L$:LR+ 为 9.8

   b. 血小板计数 $<160\times10^3/\mu L$:LR+ 为 6.3,LR− 为 0.29

2. 白蛋白 $<35g/L$(LR+ 为 4.4)和国际正常化比值(international normalized ratio,INR)(LR+ 为 5.0)也增加了肝硬化的可能性

3. Bonacini 肝硬化判别评分结合了谷丙转移酶:谷草转移酶比值、血小板计数和 INR。评分为 0~11;评分 >7 会增加肝硬化的可能性(LR+ 为 9.4)。

D. 传统的"金标准"是经皮肝脏活检。然而,由于活检的敏感性低和风险大,无创检测方法被更为广泛地使用。

1. 采样错误很常见——在常规活检中,只有 1/50 000 的肝组织被采集,容易遗漏异常的结果。

2. 观察者之间和观察者内部对纤维化分级的一致性是不同的。

3. 并发症风险:

   a. 严重出血为 0.6%。

   b. 对其他器官的伤害为 0.08%。

E. 诊断肝硬化的无创检测技术:

1. 直接检测纤维生成的血清学检查,如 FibroSURE(包括生物标志物 α-2 巨球蛋白、结合珠蛋白、γ- 谷氨酰转肽酶、载脂蛋白 A_1、谷丙转氨酶和总胆红素)。

a. 有助于区分轻度纤维化和肝硬化,但对识别中度纤维化的准确性较低。

b. 在患有慢性炎症、慢性肾脏疾病或肝外纤维生成疾病的患者中可出现假阳性结果。

2. 肝脏弹性成像:

a. 测量肝脏硬度(与肝硬化相关)。

b. 该技术有多种方法;振动控制瞬时弹性成像(vibration-controlled transient elastography,VCTE)是应用最广泛的。

c. VCTE 对常见病因引起的肝硬化患者的阳性似然比和阴性似然比见表 17-3。

表 17-3　振动控制瞬时弹性成像用于诊断常见肝脏病引起的肝硬化

肝脏病	进展型纤维化的临界值 /kPa	阳性似然比	阴性似然比
丙型肝炎	>9.5	8.1	0.30
乙型肝炎	<8.1	5.7	0.16
	>10.5	14.4	0.29
NAFLD	>9.9	4.1	0.07

NAFLD,非酒精性脂肪肝。

F. 超声诊断肝硬化的测试特征可变度大(LR+ 为 2.5~11.6,LR− 为 0.13~0.73)。

G. MRI 的敏感度和特异度分别高达 93% 和 82%。

治疗

一旦患者很可能或明确患有肝硬化,确定肝硬化的具体病因是十分重要的(见第 26 章),还需确定患者有无肝性脑病或门静脉高压的表现:静脉曲张破裂出血,腹水和脾功能亢进。肝硬化的治疗取决于病因。对于部分病因引起的肝硬化的治疗将在第 26 章中讨论。

肝硬化和门静脉高压的表现

1. 静脉曲张破裂出血

见第 19 章,消化道出血。

2. 腹水

教科书内容回顾

患者由于腹围增加可能诉有不能穿进裤子的情况,有时伴有呼吸困难和水肿。

疾病要点

A. 流行病学

1. 10 年内,47% 的肝硬化患者可出现腹水。

2. 15% 被诊断为腹水的患者会在 1 年内死亡。

B. 病理生理学。见图 17-3

C. 腹水的并发症

1. 由于肺容量受压而导致肺功能受损。

2. 肝肾综合征(hepatorenal syndrome,HRS):与肝硬化相关的一种急性肾损伤综合征,由于分流引起肾脏血液灌注不足引起,预后不良。

a. 诊断标准:

(1) 肝硬化伴有腹水

(2) 血清肌酐 >1.5mg/dL(132.6μmol/L)

(3) 在停用利尿剂和使用白蛋白扩容至少 2 天后,血清肌酐仍高于 1.5mg/dL(132.6μmol/L)

(4) 无休克

(5) 目前或近期没有使用肾毒性药物

(6) 无肾脏实质性疾病(<500mg/d 的蛋白尿,红细胞 <50 个 / 高倍镜视野下,超声下的肾脏结构异常)

b. 急性肾损伤可能是急性的(1 型)或亚急性的(2 型)

(1) 1 型 HRS:血清肌酐在 2 周内翻倍至 >2.5mg/dL(221μmol/L);常继发于某一诱因

(2) 2 型 HRS:肌酐在数周至数月内稳定升高;主要表现为利尿剂抵抗型腹水

c. 肝硬化伴腹水患者中,HRS 的 1 年发病率为 18%,5 年发病率为 35%。

d. 预后差:2 型 HRS 患者 6 个月的死亡率约为 50%,1 型患者则为 100%。

e. 1 型 HRS 的诱因包括细菌感染[尤其是自发性细菌性腹膜炎(spontaneous bacterial peritonitis,SBP)]、消化道出血、急性肝炎、过度利尿和腹穿后排放大量的腹水。

f. HRS 的治疗:

(1) 肝移植是两种类型 HRS 的最终治疗方法。

(2) 关于使用经静脉肝内门体分流术(transvenous intrahepatic portosystemic shunts,TIPS)和升压素衍生物来治疗 1 型 HRS 的数据有限。

3. SBP:

a. 在住院肝硬化患者中患病率为 10%~30%,1 年内复发率为 70%,死亡率约为 20%;96% 的 SBP 患者 Child-Pugh 评分为 B 或 C 级。

b. 肠道细菌过度生长和肠道通透性增加导致细菌进入肠系膜淋巴结;随后细菌可进入体循环并在腹水中定植。

c. 4 种最常见的分离的病原体是大肠杆菌、链球菌、葡萄球菌和肺炎克雷伯菌。

d. 13% 的患者可无明显症状;典型的症状包括发热、腹痛、恶心、呕吐、乏力和意识改变。

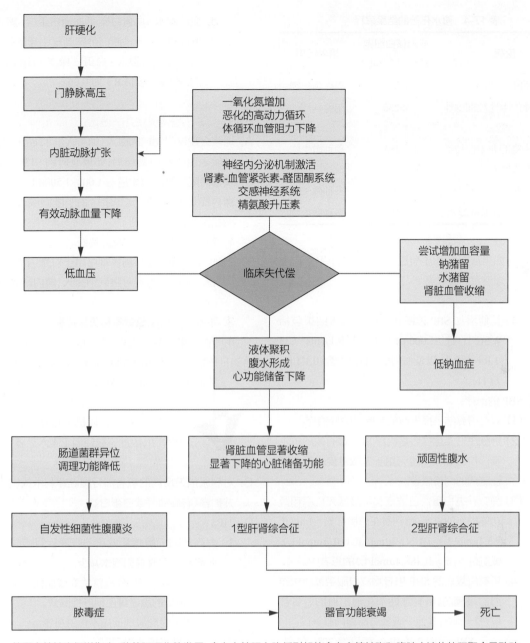

外周血管扩张假说指出,随着肝硬化的发展,全身血管阻力降低引起的全身血管扩张和腹腔内液体的积聚会导致动脉充盈不足,并激活"保盐"神经内分泌机制,如交感神经系统和肾素-血管紧张素-醛固酮系统,以对抗低动脉灌注压力。因此,尽管血浆和血容量增加,但有效的动脉血容量却减少了。这些循环系统的变化,以及水钠潴留的发展和腹水的形成,是一种适应性的代偿性反应,旨在维持足够的心输出量和器官灌注。

图 17-3　肝硬化的病理生理

　除腹痛之外,自发性细菌性腹膜炎可有其他多种表现。

e. SBP 的危险因素包括腹水总蛋白水平≤10g/L、上消化道出血、既往 SBP 以及使用质子泵抑制剂。

f. SBP 的诊断:

　(1) 对肝硬化和腹水患者进行诊断性腹腔穿刺的标准:

　　(a) 因任何原因入院

　　(b) 临床症状的改变(发热、腹痛、意识改变、肠梗阻、脓毒症休克)

　　(c) 出现白细胞升高、酸中毒或急性肾损伤

　　(d) 活动性消化道出血

　(2) 在床边使用血培养管收集腹水标本,以最大限度地提高腹水培养的阳性结果。

　(3) 腹水细胞数和培养的结果解释(表 17-4)。

表 17-4　腹水化验的结果解释

疾病	多形核白细胞数量 /(个 /μL)	培养结果
自发性细菌性腹膜炎	≥250	单种微生物
培养阴性的中性粒细胞性腹水	≥250	阴性
单种微生物的非中性粒细胞性细菌性腹水	<250	单种微生物
继发性腹膜炎	≥250	多种微生物
多种微生物的细菌性腹水	<250	多种微生物

 如果从腹水中培养出 1 种以上的病原体,应考虑继发性腹膜炎。

 (4) 其他增加 SBP 诊断可能性的腹水结果包括 WBC 计数 >1 000/μL(LR+ 为 9.1),pH<7.35(LR+ 为 9.0),以及血 - 腹水 pH 梯度≥0.1(LR+ 为 11)。

 g. SBP 的治疗:

  (1) 应在培养结果报告前就开始经验性治疗。

  (2) 静脉注射头孢噻肟是治疗 SBP 最有效的抗生素。口服氧氟沙星可用于无脓毒症表现或肝性脑病的门诊患者。

  (3) 静脉补充白蛋白已被证实可降低死亡率和肾功能损伤的进展,特别是在总胆红素 >4mg/dL(68.4μmol/L)、BUN >30mg/ dL(10.7mmol/L),或肌酐 >1mg/dL(88.4μmol/L)的患者中。

  (4) 所有康复后的 SBP 患者均应口服诺氟沙星作为二级预防,所有急性消化道出血的患者都应进行预防;其他一级预防措施尚有争议。

  (5) 由于 SBP 后的 2 年生存率只有 30% 左右。SBP 康复的患者应考虑肝移植。

循证医学诊断

A. 体格检查。见第 26 章。

B. 所有新发腹水的患者都应进行腹水化验。

 1. 初步的化验内容应包括细胞学、白蛋白、总蛋白和培养。

 2. 血清 - 腹水白蛋白梯度可用于鉴别门静脉高压引起的腹水和其他原因引起的腹水。

  a. 在门静脉高压中,腹水属于漏出液,不伴有腹膜通透性改变和白蛋白的渗出。

  b. 因此,腹水中的白蛋白含量低于血清。

  c. 这与渗出型的腹水不同,如感染或恶性肿瘤引起的腹水,存在白蛋白的渗出。

  d. 血清腹水 - 白蛋白梯度(血清白蛋白 - 腹水白蛋白)≥11g/L,对于诊断门静脉高压引起的腹水的 LR+ 为 4.6;血清腹水 - 白蛋白梯度 <11g/L,对于诊断门静脉高压的 LR- 为 0.06。

治疗

A. 通常会建议限制钠的摄入(钠摄入量 <2g/d),但没有临床试验表明它能改善结局;如果血清钠 <130mEq/L,则建议每天限制摄入液体量为 1 000~1 500mL。

B. 螺内酯是治疗肝硬化患者中由于醛固酮过多引起的水钠潴留的首选利尿剂。

 1. 75% 的患者对药物反应良好。

 2. 呋塞米或其他袢利尿剂可用于对螺内酯无反应的患者。90% 的患者对限制钠摄入、螺内酯、袢利尿剂反应良好。

 3. 不推荐使用氢氯噻嗪和美托拉宗。

 4. 为了避免低血容量和肾功能障碍,在没有周围水肿的情况下,体重下降的速度不应超过 0.5kg/d,在水肿的情况下不应超过 1kg/d。

 阿司匹林和非甾体抗炎药会削弱利尿剂的利尿作用,因此不应使用于腹水患者。

C. 对利尿剂无反应的患者需行腹腔穿刺术放出大量腹水,并扩容(右旋糖酐或白蛋白)。

D. TIPS:

 1. 在高压的门静脉和低压的肝静脉间形成分流,使得血流动力学改善和腹水减少。

 2. 并发症包括出血、分流管狭窄或血栓形成、右侧心力衰竭,30% 的患者可出现肝性脑病。

 3. 可使用于对利尿剂反应不佳的患者。

 4. 可作为肝移植的“桥梁”。

E. 肝移植。

3. 肝性脑病

教科书内容回顾

 肝性脑病的典型表现是肝硬化的患者出现意识改变或处于昏迷状态。

疾病要点

A. 是一连串的可逆的神经精神异常的表现。

B. 在诊断肝性脑病之前,必须排除其他神经系统或代谢方面的原因。如:

 1. 糖尿病酮症酸中毒或高血糖高渗综合征

 2. 酒精中毒、酒精戒断或 Wernicke 脑病

3. 药物(如苯二氮䓬类药物、阿片类药物、抗精神病药)

4. 感染

5. 电解质异常(如:氮质血症、低钠血症、高钙血症)

C. 30%~45% 的肝硬化患者会出现显性肝性脑病(表 17-5, 1~4 级)。

D. 60% 的肝硬化患者有轻微的肝性脑病(仅在神经心理学测试中表现出缺陷)。

E. 需要住院治疗的严重肝性脑病患者的 1 年生存率为 <50%。

F. 可由各种不同的刺激引起,包括:

1. 感染

2. 消化道出血

3. 便秘

4. 脱水

5. 电解质异常

6. 手术或肝内分流(如:TIPS)

循证医学诊断

A. 血氨的水平(动脉或静脉)与肝性脑病的严重程度有一定的相关性,但血氨水平不能用来诊断是否存在肝性脑病。

B. 在肝功能损害的患者中,依据病史和排除其他可能的病因来确诊肝性脑病。

治疗

A. 识别和治疗诱因。

B. 显性肝性脑病发作的患者应长期治疗;轻微型肝性脑病的治疗方法在不断发展中。

C. 治疗的重点是减少肠道内氨的蓄积。

D. 乳果糖通过其导泻作用清除饮食中和内源性氨;还可降低 pH,从而减少产尿素酶的细菌数量,将氨以铵离子的形式滞留在肠道内。

1. 是肝性脑病的一线治疗方法。

2. 每天剂量应滴定在每天排 3 次软便的水平。

3. 并发症包括低血容量和高钠血症。

E. 抗生素可以减少产尿素酶的细菌数量。

1. 利福昔明联合乳果糖已被证明可减少肝性脑病的复发。

2. 新霉素联合乳果糖也被证明有效,但潜在的耳毒性和肾毒性限制了其使用。

F. 肝性脑病患者应考虑进行肝移植。

4. 脾功能亢进症

教科书内容回顾

在肝硬化患者的血常规检查中多可发现血细胞减少症。

疾病要点

A. 36%~92% 的肝硬化患者有脾大;11%~55% 的患者有脾功能亢进的临床综合征,定义为存在脾大,且血常规中至少存在一系细胞的减少。

B. 脾脏的大小和血细胞的减少程度之间存在粗略的相关性。

C. 肝病中的血细胞异常。

1. 血小板减少症是由于:

a. 血小板在脾脏中被阻留

b. 骨髓造血功能障碍

c. 血小板寿命降低

2. 白细胞减少症:

a. 在脾脏中被阻留

b. 与血小板减少症相比很罕见(一项研究发现 64% 的肝硬化患者有血小板减少症,但只有 5% 的患者出现白细胞减少症)

3. 肝病患者贫血的病因:

a. 通常是多因素造成的

b. 有时不包括在脾功能亢进的讨论中

c. 常见的机制包括:

(1) 脾脏中的破坏增加

表 17-5 肝性脑病的 West Haven 标准

分级	意识水平	临床症状	神经系统体征	脑电图异常
0	正常	无	无	无
轻微型肝性脑病	正常	正常	神经精神测试异常	无
1	睡眠 - 觉醒颠倒,烦躁不安	健忘,激越,易激惹,轻度意识错乱	震颤,失用,不协调	有
2	嗜睡,反应迟缓	定向障碍,遗忘,行为异常	扑翼样震颤,构音障碍,共济失调,腱反射减弱	有
3	昏睡,意识错乱	定向障碍,攻击行为	扑翼样震颤,腱反射亢进,巴宾斯基征阳性,肌肉强直	有
4	昏迷	无反应	去大脑僵直	有

(2) 铁和叶酸缺乏

(3) 促红细胞生成素分泌减少

循证医学诊断

A. 脾功能亢进是一种临床综合征,但它没有一套具体的诊断标准。

B. 脾功能亢进的诊断基于体格检查或影像学检查和实验室检查中血细胞减少。

治疗

A. 通常不需要治疗。

B. 脾脏切除术或部分脾脏栓塞术有时会用于伴有出血并发症的严重血小板减少症患者。

C. 很少使用粒细胞 - 巨噬细胞集落刺激因子和促红细胞生成素。

D. TIPS 不能纠正血小板减少症。

诊断

初步的实验室检查结果如下:白细胞 9 700/μL;血红蛋白 105g/L;血细胞比容 31%;平均红细胞体积,86μm³;血小板 123 000/μL;电解质正常;血尿素氮 8mg/dL(2.86mmol/L);肌酐 0.4mg/dL(35.36μmol/L);葡萄糖 97mg/dL(5.34mmol/L);白蛋白 21g/L;碱性磷酸酶 95U/L;总胆红素 1.2mg/dL(20.52μmol/L);谷丙转氨酶 102U/L;谷草转氨酶 66U/L;凝血酶原时间 / 活化部分凝血酶时间正常;尿液分析,蛋白 2+,无细胞或管型。

鉴于以上信息是否足以达到肝硬化和门静脉高压这一主要假设的标准?你是否已经排除了可能的备选?是否需要其他检查以排除其他可能诊断?

　　体格检查提示的脾大和腹水,以及实验室检测中的血小板减少、转氨酶升高和低白蛋白血症等异常,均符合慢性肝病的特征。没有肺部湿啰音和颈静脉压力升高可排除心力衰竭。然而,蛋白尿和低白蛋白血症也符合肾病综合征的表现。

鉴别诊断:肾病综合征

教科书内容回顾

　　肾病综合征患者多有水肿(通常是眶周水肿)、高血压、低白蛋白血症、高脂血症以及超过 3.5g/24h 的大量蛋白尿。

疾病要点

A. 病因

1. 原发性肾小球疾病

　　a. 病因不明,可能认为是免疫介导的。

　　b. 在成人中最常见的病变是膜性肾病和局灶性肾小球硬化(各占 33%),膜性肾病在白种人患者中更常见,局灶性肾小球硬化在黑种人患者中更常见。

　　c. 较少见于成人的类型是微小病变性肾病(15%)和膜增生性肾小球肾炎(包括 IgA 肾病)(14%)。

　　d. 在 65 岁以上接受肾脏活检的患者中(需注意,许多诊断为糖尿病肾病的患者并没有进行肾活检),大约 15% 为微小病变型肾病,30%~40% 为膜性肾病,10%~12% 为淀粉样变。

2. 继发性肾小球疾病

　　a. 在美国,糖尿病是最常见的原因。

　　b. 系统性红斑狼疮一般会引起炎症性肾炎,但有时会引起非炎症性的膜性病变。

　　c. 40 岁以上的患者应考虑淀粉样变和浆细胞骨髓瘤(以前称为多发性骨髓瘤)。

　　d. 与肾病综合征相关的常见感染包括 HIV、乙型肝炎、丙型肝炎、梅毒和疟疾。

　　e. 恶性肿瘤,尤其是肺癌、乳腺癌、前列腺癌、结肠癌和霍奇金淋巴瘤与肾病综合征相关。

　　　(1) 5%~25% 的膜性肾病患者同时患有恶性肿瘤,相关性在 60 岁以上的患者中最为明显。

　　　(2) 恶性肿瘤可与肾脏疾病同时诊断,但通常是后期才确诊恶性肿瘤。

　　f. 许多药物,包括非甾体抗炎药、卡托普利、他莫昔芬、锂和海洛因,可引起肾病综合征。

B. 临床结局

1. 肾脏的原发性钠潴留,引起有效循环血量减少,出现水肿和高血压。

2. 白蛋白的丢失导致低白蛋白血症,也促进了水肿的形成。

3. 脂蛋白生成和分解的改变导致低密度脂蛋白和有时甘油三酯的升高。

4. 免疫球蛋白的丢失和 T 细胞功能的抑制导致感染风险增加。

5. 血栓栓塞性并发症:

　　a. 产生原因为促凝血因子和纤维蛋白原的增加,纤维蛋白溶解系统功能的改变,抗凝血酶Ⅲ的丢失,以及血小板活性的增加。

　　b. 深静脉血栓的相对风险为 1.7,年发病率为 1.5%;肾静脉血栓的年发病率为 0.5%。

　　c. 肺栓塞的相对风险为 1.4,但 18~39 岁患者的相对风险为 6.8。

    d. 静脉血栓栓塞的危险因素包括血清白蛋白 <20~25g/L,尿蛋白排泄量 >8g/24h,以及在诊断为肾病综合征后的 6 个月内。

    e. 预防性抗凝治疗的疗效尚不清楚,但高危患者应考虑抗凝。

    f. 动脉血栓形成少见。

循证医学诊断

A. 肾病综合征的定义为 24h 尿蛋白排泄量至少为 3.5g,或随机尿中白蛋白 / 肌酐比值 >3 000~3 500μg/mg。

B. 实验室检查应包括:

    1. 全血细胞计数

    2. 血生化(肝肾功能,包括血清白蛋白)

    3. PT/INR、aPTT

    4. 空腹血糖和 HbA_{1c}。

    5. 抗核抗体

    6. HIV

    7. 乙型肝炎血清学(表面抗原、核心抗体)

    8. 丙型肝炎抗体

    9. 血清和尿液蛋白电泳

C. 肾脏超声检查,尤其是当肾小球滤过率降低时。

D. 肾脏活检通常是必要的。

治疗

A. 所有的肾病综合征患者都应转诊至肾脏病专科。

B. 使用袢利尿剂治疗水肿;由于肾脏引起的显著水钠潴留,往往需要大剂量的利尿剂。

C. 血管紧张素转换酶抑制剂可减少高血压和正常血压患者的蛋白尿。

    1. 抗蛋白尿的效果在 28 天内达峰。

    2. 低盐饮食、利尿剂治疗或两者兼用均可增加抗蛋白尿效果。

D. 目前没有证据支持针对肾病综合征相关高脂血症的降血脂治疗。

E. 皮质类固醇和其他免疫抑制剂可用于某些特定的患者。

病例解决方案

V 夫人的丙型肝炎抗体结果为阳性,乙型肝炎血清学结果为阴性。她的总胆固醇为 145mg/dL (3.76mmol/L),24h 尿蛋白为 1.4g。腹部CT扫描显示肝脏体积偏小,呈小结节状,脾大,腹水。你安排了胃镜以检查是否存在静脉曲张,开始使用螺内酯以消除水肿,并将她转诊到肝病专科医生处。

主诉

病例 2

E 夫人,62 岁,女性,有长期的高血压病史,使用氢氯噻嗪、美托洛尔和氨氯地平控制良好。她今天来就诊的原因是因为腿、脚处出现新发水肿数周。水肿一般在晚上明显,晨起时消退。无肝病史或肾病史或饮酒史。无胸痛,无呼吸困难,但爬楼梯或行走几个街区后都会感到劳累。吸烟 20 年,每天数支,已戒 20 年。

她的体检结果显示,体重指数为 $38kg/m^2$,肺部呼吸音清,可闻及第四心音,无第三心音或心脏杂音,腹部查体正常。双侧膝关节周围有 1 级水肿。有长期存在的甲状腺肿,与既往的检查结果相比无明显变化。由于颈部形状的改变,难以测量颈静脉压力。

此时,主要假设是什么? 可能的备选还有什么,是否存在不可漏诊的情况? 基于以上鉴别诊断,后续应做哪些检查?

鉴别诊断

再次强调,鉴于双侧水肿这一关键发现,第一步应寻找系统性病因,并首先关注心脏、肝脏和肾脏的原因。E 夫人长期的高血压病史提示了心脏舒张功能障碍的可能,但相关阳性体征的缺乏并不能排除这种可能性。虽然她确实有长期的高血压,但没有临床证据表明进展期肝脏或肾脏疾病;然而,以上疾病检测简便,应予以排除。氨氯地平可引起水肿,但她已服多年且没有症状。"体位性水肿 / 坠积性水肿",即站立时水肿加重,抬高下肢后水肿可改善或消失,与静脉功能不全表现一致,但不具有特异性。最后要考虑的是肺动脉高压。肺动脉高压患者除了水肿外,通常还诉有呼吸困难,她在劳力后出现的乏力感可能是呼吸困难的表现。此外,她的体重超重,有阻塞性睡眠呼吸暂停及肺动脉高压的风险。表 17-6 列出了鉴别诊断。

表17-6 E夫人的诊断假设

诊断假设	人口统计学,风险因素,症状和体征	重要检查
主要假设		
舒张功能不全	高血压病史	超声心动图
	呼吸困难	BNP
	端坐呼吸,夜间阵发性呼吸困难	心电图
	水肿	
	颈静脉压力升高	
	第三心音或第四心音	
备选假设——最常见的		
静脉功能不全	体位性水肿(坠积性水肿)	体格检查
	静脉曲张	超声
	典型皮肤改变(见相关文字描述)	
备选假设——不可漏诊的		
肾脏及肝脏疾病	见表17-1	见表17-1
其他假设		
肺动脉高压	长期的呼吸困难	超声心动图
	肥胖	右心导管
	水肿	

初步的实验室检查结果包括:血尿素氮15mg/dL(5.36mmol/L);肌酐0.9mg/dL(79.6μmol/L);白蛋白/肌酐比率5μg/mg;转氨酶、白蛋白和凝血酶原时间正常。

心电图和胸部X线片均正常。超声心动图显示左心室大小和功能正常,肺动脉压升高符合中度肺动脉高压标准(估计平均肺动脉压力为30mmHg),三尖瓣轻度反流,右心室大小和功能正常。

 根据以上信息能否得出诊断? 如不能,还需要哪些额外信息?

无肾脏疾病、肝脏疾病或舒张功能障碍的证据。然而,超声心动图意外发现了肺动脉高压。据此修改原先的初步诊断为:肺动脉高压,但静脉功能不全仍为可能的备选。

主要假设:肺动脉高压

教科书内容回顾

患者通常诉有长期存在的呼吸困难,并在数月或数年内不断发展。在严重的肺动脉高压和右心功能不全时会出现晕厥、劳力性胸痛和水肿。

疾病要点

A. 定义

1. 正常的平均肺动脉压(pulmonary artery pressure,PAP)为14mmHg。

2. 表17-7罗列了肺动脉高压的临床分类。

表17-7 肺动脉高压的分类及病因

分类	病因
1型:肺动脉高压	特发性
	家族性/遗传性
	药物/毒物相关性
	结缔组织病相关性1,HIV,门静脉高压,先天性心脏病,血吸虫病
2型:左心疾病相关的肺动脉高压	射血分数降低型心力衰竭
	射血分数保留型心力衰竭
	瓣膜病
3型:呼吸系统、缺氧相关的肺动脉高压	慢性阻塞性肺疾病
	间质性肺病
	睡眠相关呼吸障碍
	肺泡低通气
	长期位于高海拔
4型:慢性血栓栓塞性肺动脉高压	慢性血栓栓塞性疾病
5型:不明病因、多因素的肺动脉高压	骨髓增殖性疾病
	慢性溶血性贫血
	结节病
	糖原贮积病
	纤维性纵隔炎

3. 肺动脉高压定义为右心导管测量下的平均PAP≥25mmHg。

B. 流行病学

1. 1型肺动脉高压的患病率为15例/1 000 000(约占所有肺动脉高压患者的3%);其中约有50%是特发性的,可遗传的,或与药物相关的。

2. 大约65%的病例为左心疾病相关的肺动脉高压;高达83%的射血分数保留的心力衰竭患者患有肺动脉高压。

3. 超过50%的进展期慢性阻塞性肺疾病患者患有肺动脉高压,32%~39%的间质性肺病患者患有肺动脉高压。

4. 慢性血栓栓塞性疾病导致0.5%~2%的肺动脉高压患者。

循证医学诊断

A. 病史

1. 早期症状为非特异性,通常与右心室功能不全有关,包括呼吸困难、乏力、虚弱、胸痛和晕厥。

2. 少见症状包括干咳和运动引起的恶心和呕吐。

B. 体格检查

　　1. 特征性的体征包括以下几点：

　　　　a. 第二心音中的肺动脉瓣成分增强

　　　　b. 持续的胸骨左缘下端跳动

　　　　c. 颈静脉 a 波和 v 波明显增强

　　　　d. 三尖瓣反流杂音

　　　　e. 腹水

　　　　f. 颈静脉压升高

　　　　g. 水肿

　　2. 总体而言，体格检查对诊断肺动脉高压的作用有限。

　　　　a. 吸气时 P2 增强。LR+ 为 1.9，LR- 为 0.8

　　　　b. 对于专家来说，吸气时听到第四心音。LR+ 为 4.7，LR- 为 0.9

C. 心电图

　　1. 预期的发现包括电轴右偏、右心室肥大和肺型 P 波（右心房扩大）

　　2. 诊断肺动脉高压的敏感度和特异度不够

　　3. 右心室肥大：敏感度为 55%，特异度为 70%，LR+ 为 1.83，LR- 为 0.64

D. 胸部 X 线片

　　1. 预期的发现包括肺动脉扩大和右心室扩大。

　　2. 诊断肺动脉高压的敏感度和特异度不够（敏感度为 46%，特异度为 63%，LR+ 为 1.24，LR- 为 0.85）。

E. 经胸超声心动图是最好的首选检查方法

　　1. 超声心动图的估计值通常与侵入性测定的肺动脉压力值有良好的相关性，但通常会高估 10mmHg。

　　2. 敏感度为 73%~90%。

　　3. 特异度为 53%~85%。

F. 右心导管检查是诊断肺动脉高压的"金标准"，大多数疑似肺动脉高压的患者需要进行右心导管检查来确诊

治疗

A. 取决于潜在病因。

B. 在尽可能的情况下纠正病因。

　　1. 对于阻塞性睡眠呼吸暂停，实施持续气道正压通气。

　　2. 对于慢性血栓栓塞，开始抗凝并考虑肺血栓动脉内膜切除术。

　　3. 对于瓣膜病，考虑瓣膜修复或置换。

　　4. 对于先天性心脏病，考虑进行手术修复。

　　5. 对于左心功能不全，优化药物方案。

C. 对静息时仍有低氧血症（$PO_2 < 60mmHg$）的患者进行氧疗。

D. 大多数患者需要使用袢利尿剂。

E. 某些药物如钙通道阻滞剂、内皮素受体拮抗剂（如安立生坦）、磷酸二酯酶抑制剂（如西地那非）和前列环素类似物（如依前列醇）可用于 1 型肺动脉高压的患者。

诊断

E 夫人的体格检查、心电图和胸部 X 线片结果均正常，超声心动图示右心室功能正常，但发现了肺动脉压中度升高。仅凭超声心动图对肺动脉压的测量并不足以诊断肺动脉高压，而且 E 夫人也没有其他证据支持该诊断。此外，E 夫人仅有轻微呼吸困难，表明她没有显著的肺动脉高压或肺部疾病。

当你向她解释完检查结果后，她不愿接受右心导管检查以进一步测量肺动脉压。她每天早上能行走 1 英里（1.61km）路且没有任何呼吸困难，她的水肿在长时间站立后最明显。

是否已达到主要假设，即肺动脉高压的诊断标准？是否排除了备选诊断？是否还需要额外的检查以排除备选诊断？

鉴别诊断：静脉功能不全

教科书内容回顾

　　静脉功能不全可无症状，或仅表现为小的可见但不可触及的静脉。在更严重的情况下，可有大的曲张静脉和皮肤改变，表现为从水肿，纤维性脂膜炎，甚至溃疡。症状包括腿胀或沉重感，腿部疼痛，夜间腿部抽筋。症状往往在一天结束时和受热时加重，抬高腿部时可以缓解。

疾病要点

A. 解剖（图 17-4）

　　1. 浅表的隐静脉在膝关节（腘窝静脉）和腹股沟（股静脉）处与回流入深静脉系统。

　　2. 穿静脉在隐静脉和深静脉的平行分布位置上的各点连接。

　　3. 静脉内的瓣膜可防止血液回流至脚部。

B. 病理生理学和流行病学

　　1. 慢性静脉疾病是由瓣膜功能不全，静脉回流受阻，肥胖或少动引起的小腿肌肉泵功能缺乏引起的静脉压力过高。

　　2. 14%~46% 的女性和 11%~29% 的男性患有静脉曲张。

　　3. 4%~12% 有皮肤改变；1%~2% 有皮肤溃疡。

　　4. 静脉功能不全的危险因素包括女性、高龄、肥胖、静脉炎或静脉血栓病史、严重的腿部创伤、妊娠、长时间站立和身高更高。

　　5. 33% 的 DVT 患者可在 5 年内发生血栓后综合征（深静脉血栓形成后导致的静脉功能不全）；长期使用弹力袜可降低风险。

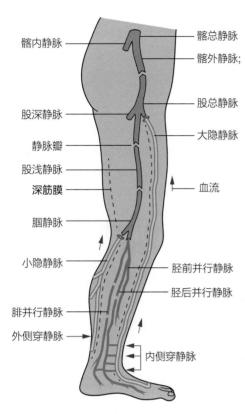

髂内静脉 —— 髂总静脉

—— 髂外静脉;

—— 股总静脉

股深静脉 —— —— 大隐静脉

静脉瓣 ——

股浅静脉 ——

深筋膜 —— —— 血流

腘静脉 ——

小隐静脉 —— —— 胫前并行静脉

—— 胫后并行静脉

腓并行静脉 ——

外侧穿静脉 —— —— 内侧穿静脉

图 17-4 浅静脉系统解剖

C. 皮肤改变的分类

1. 第 1 类：毛细血管扩张或网状静脉（不可触及的皮下静脉，直径不超过 4mm）

2. 第 2 类：静脉曲张（可触及的皮下静脉，直径大于 4mm）

3. 第 3 类：不伴有皮肤改变的水肿

   a. 起初只是在一天结束时出现，但可以发展为持续性的和严重的。

   b. 起初为单侧

   c. 通常从内踝围开始

4. 第 4 类：皮肤改变

   a. 由于渗出血管的红细胞分解而产生的色素沉着

   b. 淤滞性皮炎：瘙痒、渗液、脱屑、糜烂和结痂

   c. 脂肪性皮肤硬化症或纤维性脂膜炎

      (1) 起初在脚踝内侧出现，沿着整只小腿外周扩散分布，最高可累及小腿中部

      (2) 皮肤有明显的色素沉着，与皮下组织固定粘连，在纤维化上方和下方有明显的水肿

      (3) 是蜂窝织炎的高危因素

5. 第 5 类和第 6 类：已愈合或未愈合的溃疡

   a. 通常在脚踝内侧或沿着长隐静脉或短隐静脉的路径分布

   b. 不会出现在膝盖以上或脚掌范围

   c. 慢性和复发性，常常持续数月甚至数年

循证医学诊断

A. 通常可根据腿部外观进行诊断。

B. 静脉造影是"金标准"。

C. 双功能超声检查是最好的无创性检查。

   1. 如果对诊断有疑问（尤其是排除深静脉血栓时），对有不典型症状或表现的患者，或考虑进行手术时，应进行检查。

   2. 对于诊断瓣膜功能不全，敏感度为 84%，特异度为 88%，LR+ 为 7，LR− 为 0.18。

   3. 对于诊断严重的静脉功能不全，敏感度为 77%，特异度为 85%，LR+ 为 5.1，LR− 为 0.26。

D. 因为许多患者同时有动脉和静脉功能不全，应使用踝臂指数排除并发的动脉疾病。

治疗

A. 穿弹力袜是最重要的治疗方式。

   1. 已被证明可以减少血栓后综合征的风险，加速溃疡愈合，防止溃疡复发。

   2. 根据施加于脚踝处的压力水平，可分为以下等级：

      a. 20~30mmHg：适用于有静脉曲张、水肿、腿部疲劳的患者（2 级和 3 级）

      b. 30~40mmHg：适用于有严重静脉曲张或中度疾病的患者（4~6 级）

      c. 40~50mmHg：适用于有复发性溃疡的患者

   3. 膝部高筒弹力袜的耐受性比大腿高筒弹力袜更好。

   4. 皮肤刺激、不适感和穿袜困难，会导致依从性差。

 外周动脉疾病或溃疡部位有侵入性感染的患者不应使用压力袜。

   5. 其他加压的治疗方法包括弹性绷带包扎和间歇性充气加压泵。

   6. 在使用压力装置前，溃疡处应先用敷料覆盖。

B. 利尿剂对水肿是无效的，除非与加压疗法一起使用。

C. 静脉功能不全溃疡的治疗：

   1. 封闭性敷料。

   2. 抬高腿部并加压。

   3. 阿司匹林，每天 325mg，可能会加速愈合。

   4. 己酮可可碱可能加速愈合。

   5. 局部抗生素使用无效。

   6. 只有在出现蜂窝织炎或其他侵入性感染时，才有全身性抗生素的使用指征。

D. 介入治疗：

   1. 硬化剂治疗蜘蛛网状静脉、静脉湖、直径 1~4mm 的静脉曲张。

2. 静脉内射频消融和激光：可替代大隐静脉剥脱术。

3. 髂静脉支架植入术治疗静脉回流受阻。

4. 静脉剥脱和结扎：

   a. 通常包括切除隐静脉，并在隐股骨交界处进行高位结扎。

   b. 已证明可使 2~6 级患者的症状得到明显改善。

   c. 手术联合加压治疗比单独加压能更好地防止溃疡复发（联合疗法复发率 12% vs. 单独加压治疗复发率 28%）。

病例解决方案

你认为 E 夫人的症状更符合静脉功能不全而不是肺动脉高压。超声检查证实了瓣膜功能不全，你建议 E 夫人穿弹力袜。3 个月后复诊时，她说穿上弹力袜后没有再出现水肿，而且每天可以不带气喘地继续走 1 英里（1.61km）。

主诉

病例 3

K 夫人，女性，64 岁，2 年前因乳腺癌行右乳切除术，并接受了辅助放射治疗，后一直服用他莫昔芬。目前肿瘤没有复发，但患者右臂出现肿胀，已有 18 个月余。本次前来就诊是因为 2 天前她的右臂肿胀加重，并伴有疼痛和发红。今晨体温为 37.9℃。

此时，主要假设是什么？可能的备选还有什么么？是否存在不可漏诊的情况？基于以上鉴别诊断，后续应做哪些检查？

鉴别诊断

   K 夫人存在单侧肢体水肿，这是鉴别诊断的一个关键点。复习病史，患者由于既往手术和放疗破坏了淋巴回流，因而出现慢性淋巴水肿。这是重要的临床线索，因为淋巴回流受阻和淋巴水肿的患者存在皮肤和皮下感染的高风险。从病理生理学上来说，在蜂窝织炎伴发的水肿是由于炎症引起的局部毛细血管通透性增加。然而，存在潜在肢体异常的患者往往发生弥漫性水肿。单侧肢体肿胀的另一种诊断可能是深静脉血栓。K 夫人存在数个危险因素，包括肿瘤病史、放疗可能造成的静脉瘢痕，以及使用他莫昔芬（深静脉血栓的相对风险约为 3）。表 17-8 列出了鉴别诊断。

在单侧肢体肿胀的患者中，始终应考虑深静脉血栓的可能。

表 17-8　K 夫人的诊断假设

诊断假设	人口学信息，危险因素，症状和体征	重要的检查
主要假设		
蜂窝织炎或丹毒	水肿	临床检查
	皮肤发红	
	疼痛	
	发热	
	感染的进入点	
	潜在的静脉功能不全或淋巴水肿	
备选假设——不可漏诊的		
上肢深静脉血栓	单侧上肢 / 颈部水肿	超声
	发胀或沉重感	CT
	深静脉血栓危险因素（尤其是静脉留置导管）	MRA
		静脉造影

MRA：磁共振血管成像。

体格检查时，K 夫人明显感到不舒服。体温 38.3℃，脉搏 102 次 /min，呼吸频率 16 次 /min，血压 125/80mmHg。她的右上臂和胸部皮肤发红，发热，有触痛。皮肤红斑的边界分明，红斑区有压痛。她的所有手指都有湿疹，多处皮肤开裂。

以上的信息是否足够得出诊断？如果不能，还需要哪些额外信息？

主要假设：蜂窝织炎和丹毒

教科书内容回顾

   有潜在的静脉或淋巴疾病的患者急性出现肢体红、肿、热、痛。

疾病要点

A. 定义

　　1. 蜂窝织炎是一种深层真皮和皮下组织的感染。

　　2. 丹毒是一种浅表性的蜂窝织炎,伴有明显的淋巴系统受累。

B. 蜂窝织炎的要点

　　1. 危险因素:

　　　　a. 年龄

　　　　b. 水肿

　　　　c. 静脉功能不全

　　　　d. 肥胖

　　　　e. 既往蜂窝织炎

　　　　f. 静脉用药

　　　　g. 无家可归

　　　　h. 乳腺癌治疗

　　　　　　(1) 同侧上肢的蜂窝织炎见于乳腺切除术后出现上肢淋巴水肿的女性。

　　　　　　(2) 同侧乳腺的蜂窝织炎见于乳腺肿块切除术、腋窝淋巴结清扫术和放疗后出现的局部淋巴水肿的女性。

　　2. 77% 的病例可以确定存在感染的进入点。

　　　　a. 50% 的情况是由足癣引起的。

　　　　b. 其他进入点部位包括腿部溃疡、外伤、湿疹和皮下脓肿。

　　3. 临床表现:

　　　　a. 很少表现为全身症状(如发热、寒战、肌肉酸痛),若存在则表明可能同时存在菌血症或更严重的感染,如坏死性筋膜炎。

　　　　b. 体检结果:

　　　　　　(1) 边缘不清的不可触及的融合状红斑。

　　　　　　(2) 广泛水肿。

　　　　　　(3) 受累皮肤发热和压痛。

　　　　　　(4) 有时可出现局部淋巴结肿大伴疼痛。

　　　　　　(5) 有时可见淋巴结炎和脓肿形成。

　　　　　　(6) 在接受过乳腺癌治疗并有上肢淋巴水肿的女性患者中,同侧肢体的肱骨区域是最常受累的部位,并可延伸到肩部和前臂。

　　　　　　(7) 在乳腺蜂窝织炎中,感染从肿块切除部位开始,可扩展到乳腺的其余部分、前肩部、背部和同侧上肢。

　　4. 微生物学:

　　　　a. 乙型溶血性链球菌和金黄色葡萄球菌是最常见的病原体;如果存在脓肿或引流,金黄色葡萄球菌为可能病原体,如果没有脓肿或引流,链球菌为可能病原体。

　　　　　　(1) 社区获得性耐甲氧西林金黄色葡萄球菌(community-acquired methicillin-resistant *S aureus*, CA-MRSA),通常是 USA300 基因型,越来越常见。CA-MRSA 是目前在城市的急诊科从皮肤和软组织感染中培养出来的最常见病原体。

　　　　　　(2) MRSA 的危险因素:

　　　　　　　　(a) 近期使用抗生素

　　　　　　　　(b) 近期住院或长期居住在护理机构中

　　　　　　　　(c) 反复针刺(注射毒品,血液透析,使用胰岛素)。

　　　　　　　　(d) 无家可归,被监禁

　　　　　　　　(e) 接触性的运动

　　　　　　　　(f) 既往存在 CA-MRSA 感染或定植的患者

　　　　　　(3) 许多 CA-MRSA 患者并没有以上的危险因素。

　　　　　　(4) 皮肤脓肿,常常伴有中心性坏死,是 CA-MRSA 常见的表现;患者常常会认为是蜘蛛或其他昆虫叮咬造成的。

　　　　　　(5) 其他表现包括坏死性肺炎、脓性胸腔积液、坏死性筋膜炎、化脓性血栓性静脉炎、肌炎和严重脓毒症。

　　　　b. 存在特定的接触或感染部位时可见各种其他病原体(表 17-9)。

C. 丹毒的要点

　　1. 危险因素:

表 17-9　蜂窝组织炎微生物学

蜂窝组织炎综合征	部位 / 关键点	可能的生物
眶周	眶周	金黄色葡萄球菌、肺炎球菌、A 族链球菌
眼眶	可能影响眼球运动功能和视力	葡萄球菌、链球菌
肛周	评估潜在脓肿	A 族链球菌
乳腺癌治疗	见正文	非 A 族溶血性链球菌
隐静脉采集	同侧腿	A 族链球菌或非 A 族链球菌
注射药物使用	四肢,颈	葡萄球菌、链球菌(A、C、F、G 族)、革兰氏阴性菌、厌氧菌
裂缝性蜂窝组织炎	躯干、四肢;考虑坏死性筋膜炎	A 族链球菌,厌氧菌,梭状芽胞杆菌
盐水暴露	暴露的身体部位	创伤弧菌
淡水暴露	暴露的身体部位	嗜水气单孢菌
热浴盆暴露	泳衣分布处	铜绿假单胞菌

a. 与蜂窝织炎相似。

b. 在一项研究中，淋巴水肿和确定的感染进入点（主要是足癣）是最强的两种危险因素。

 对于患有蜂窝织炎、丹毒，或具有危险因素的患者，务必要治疗同时存在的足癣。

2. 临床表现：

a. 突然出现的发热（85% 的患者）、红斑、水肿和疼痛。

b. 体检结果：

(1) 可触及的红斑，以每天 2~10cm 扩大。

(2) 边界明显

(3) 腿部是最常见的部位（90%），然后是手臂（5%），最后是面部（2.5%）。

(4) 有时可见区域性淋巴结肿大和淋巴管炎

c. 1 年内的复发率为 8%~20%，通常是由于未经治疗的局部因素所致。

d. 抗生素通常在 24~72h 内起效。

3. 病原学：

a. 75% 病例中链球菌为致病菌；A 族链球菌约占这些病例的 46%。

b. 14% 的病例中发现了金黄色葡萄球菌。

 若出现感染区域面积迅速增大，出现深紫色大疱，紫红色皮肤，感染区有木质硬结，伴严重的疼痛和触痛，和 / 或有严重的全身中毒症状，应考虑坏死性筋膜炎。

循证医学诊断

A. 蜂窝织炎和丹毒均为临床诊断。

B. 美国传染病协会（Infectious Disease Society of America，IDSA）指南不推荐进行常规血培养、皮肤表面拭子培养或活检培养。

1. ≤5% 的患者血培养阳性。

2. ≤5%~40% 的患者皮肤活检培养阳性。

3. 皮肤表面拭子培养，尤其是慢性伤口的拭子培养，结果往往是多菌性的。它们不仅与蜂窝织炎的病因无关，还可能导致不必要的广泛抗生素滥用。

C. 如果有与蜂窝织炎相关的皮肤脓肿，应充分引流并培养。

1. 仅通过临床识别可引流的脓肿：敏感度为 75%~90%，特异度为 55%~83%，LR+ 为 2.7，LR- 为 0.25。

2. 在不明确的情况下，超声可提高诊断：敏感度为 89%~98%，特异度为 64%~88%，LR+ 为 3.5，LR-，0.09。

D. 如果怀疑坏死性筋膜炎，应做 CT 或 MRI 检查；MRI 敏感度更高，CT 特异度更高。

 若没有伴发脓肿，培养对于蜂窝织炎和丹毒的诊断价值有限。

治疗

A. 蜂窝织炎（美国传染病协会指南）。

1. 化脓性蜂窝织炎（伴有脓液引流或渗出，但无可引流的脓肿）的门诊患者：用甲氧苄啶 - 磺胺甲噁唑（trimethoprim-sulfamethoxazole，TMP-SMX）或多西环素经验性覆盖 CA-MRSA 治疗，为期 5 天。

a. 如果 5 天后感染没有改善，应延长治疗时间。

b. 如果不存在 MRSA 的危险因素，应使用双氯西林或头孢氨苄经验性覆盖甲氧西林敏感的金黄色葡萄球菌。

2. 非化脓性蜂窝织炎（无渗出物或脓液引流；无脓肿）的门诊患者：用 β- 内酰胺类药物（头孢氨苄、阿莫西林或类似药物）经验性覆盖乙型溶血性链球菌治疗 5 天。

a. 疗效不佳的患者应覆盖 CA-MRSA。

b. 若要同时治疗 CA-MRSA 和乙型溶血性链球菌，可使用克林霉素、TMP-SMX、多西环素联合一种 β- 内酰胺类药物、或利奈唑胺。

3. 10%~20% 的 MRSA 对克林霉素敏感，对红霉素耐药，由于存在 *erm* 基因，可产生诱导性克林霉素耐药。

4. 对克林霉素敏感 / 对红霉素耐药的分离菌株进行"D 试验"明确诱导性耐药可能（图 17-5）。

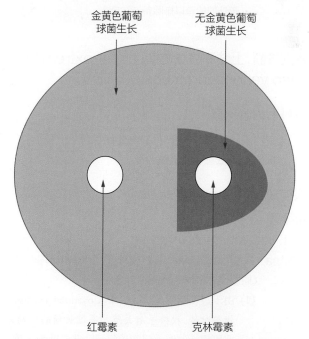

当有诱导性的克林霉素耐药时，在靠近红霉素点一侧的克林霉素抑菌区会缩小，形成一个围绕克林霉素点的"D"形无细菌生长区域。如果不存在诱导性耐药，则克林霉素点周围的无细菌生长区域将会使一个对称的圆形。

图 17-5　D 试验

B. 丹毒。

1. 青霉素 G 或阿莫西林对 80% 以上的丹毒患者有效。

2. 其他可考虑药物包括大环内酯类和氟喹诺酮类。

3. 疗程为 5 天;如果没有改善,应延长治疗时间。

C. 在下列情况中,若患者一般情况可、无并发症、感染缓慢进展,可口服抗生素治疗:

1. 无消化道不适

2. 肢体可以抬高

3. 可配合动态观察

D. 对于一般情况差、感染进展迅速、免疫力低下或无法配合治疗的患者,应入院接受静脉抗生素治疗,包括万古霉素、克林霉素、利奈唑胺或达托霉素。

E. 对于快速进展的感染患者,尤其是在接受合理的抗生素治疗后仍发生进展,甚至怀疑出现坏死性筋膜炎的患者,应请传染病和外科会诊。

诊断

初步实验室检查结果:白细胞 11 700/μL,83% PMN,10% 嗜碱性细胞,7% 淋巴细胞;Hb 135g/L;葡萄糖 88mg/dL (4.84mmol/L);肌酐 0.8mg/dL (71.04μmol/L)。

是否已达到主要诊断,即蜂窝织炎或丹毒的诊断标准? 是否排除了可能的备选? 是否还需要额外的检查以排除备选诊断?

鉴别诊断:上肢深静脉血栓(upper extremity deep venous thrombosis,UEDVT)

教科书内容回顾

患者可以无症状,一般来说,主要症状包括上肢、肩部或颈部的不适或胀感以及上肢肿胀。

疾病要点

A. 分类

1. 原发性 UEDVT(20% 的病例)。

   a. 劳力性血栓形成,也称为 Paget-Schroetter 综合征(原发性 UEDVT 病例的 2/3)。

   (1) 由于过顶运动(译者注:原文 overhead activity,指举杠铃、投掷等肩关节抬高过头顶的运动)或剧烈运动时上臂的重复运动造成锁骨下静脉的微创伤;通常发生于年轻男性。

   (2) 肋骨锁骨交界处可能存在结构异常。

   b. 静脉型胸廓出口综合征:因肋骨锁骨交界处的一个或多个结构异常导致锁骨下静脉受压。

c. 特发性的。

2. 继发性 UEDVT(80% 的病例);危险因素见表 17-10。

表 17-10　上肢深静脉血栓的危险因素

危险因素	校正后比值比 (95% CI)
肿瘤,伴有中央静脉导管置入	43.6(25.5~74.6)
遗传性凝血功能障碍,伴有中央静脉导管置入	~30
肿瘤	18.1(9.4~35.1)
口服避孕药,同时患有凝血因子 V Ledien 基因突变或凝血酶原 G20210A 突变	13.6(2.7~67.3)
上肢手术	13.1(2.1~80.6)
肿瘤转移后,对比肿瘤限于局部	11.5(1.6~80.2)
中央静脉导管置入	9.7(7.8~12.2)
上肢石膏固定	7.0(1.7~29.5)

   a. 留置中心静脉导管相关性 UEDVT(接近 70% 的病例)。

   (1) 大导管比小导管更容易发生 UEDVT。

   (2) 导管留置时间越长,风险越大,6 天内可忽略不计,2 周后显著增加。

   (3) 使用聚氯乙烯涂层的导管比使用硅胶的导管风险更高。

   (4) 一项研究发现,经外周植入式中央导管(PICC)的风险比其他类型中央静脉导管高 2.5 倍左右。

   b. 恶性肿瘤(>40% 的病例):留置导管的肿瘤患者的风险特别高。

   c. 高凝状态。

   d. 其他原因(手术、感染、制动并发的下肢深静脉血栓)。

B. 地点

1. 锁骨下(74%)和腋窝(38%)最常见。

2. 可有多条静脉受累,但双侧 UEDVT 罕见。

C. 临床特征

1. 40% 的患者有疼痛。

2. 约 80% 的患者有水肿,但导管相关性 UEDVT 患者往往无水肿。

3. 患者可能会有麻木、沉重、感觉异常、瘙痒和寒冷。

4. 有时可见扩张的皮肤静脉。

D. 并发症

1. 据报道,36% 的患者可发生肺栓塞,多见于继发性 UEDVT,尤其是导管相关性。

   a. 最近的研究发现,肺栓塞的发生率要低得多,有症状的肺栓塞约占 9%。

   b. UEDVT 引起的肺栓塞的风险低于下肢深静脉血栓引起的

UEDVT 可引起肺栓塞。

2. 2%~13% 的患者可出现复发性血栓。

3. 在不同的情境下，有 7%~46% 的患者可出现血栓后综合征。

循证医学诊断

A. 静脉造影是"金标准"。

B. 超声检查是最常用的无创检查。

1. 缺点包括锁骨造成的检测盲点，无法确定位于胸腔内静脉的弹性，以及如果存在侧支静脉，则结果会难以解释。

2. 敏感度为 97%，特异度为 96%，LR+ 为 24.3，LR- 为 0.03

C. 仅靠 D- 二聚体结果诊断 UEDVT，敏感度和特异度尚未知。

D. 有时也可用 MRI 和 CT 静脉造影，但敏感度和特异度不详。

E. 美国胸科医师学会指南建议采用以下诊断方法：

1. 使用超声进行初步评估。

2. 对超声检查正常但临床高度怀疑的患者，用高敏感度的 D- 二聚体或静脉造影（CT、MRI 或传统造影）进行后续检查。

3. 对检查阴性的患者不做进一步检测。

治疗

A. 用肝素或肝素类似物进行抗凝，然后再使用至少 3 个月的华法林；患有肿瘤或长期留置中心静脉导管的患者应长期地接受抗凝治疗。

B. 有时也会使用溶栓治疗，伴或不伴支架植入术，特别是对需要长期留置导管的患者。

C. UEDVT 患者中使用直接口服抗凝剂的证据有限。

病例解决方案

K 夫人出现的边界分明的红斑、发热和白细胞增多，可诊断为单独。病原体通过手上的湿疹性裂纹皮肤进入。虽然她有一些 UEDVT 的危险因素，但目前没有必要进行进一步检测。由于感染程度较重，K 夫人被送入医院并使用静脉头孢唑林治疗。2 管血培养中有 1 管培养出 A 族乙型溶血性链球菌。她的情况迅速好转，改用口服青霉素后出院。

参考文献

Al-Khafaji A, Nadim MK, Kellum JA. Hepatorenal disorders. Chest. 2015; 148:550–8.

Bates SM, Jaeschke R, Stevens SM et al. Diagnosis of DVT. Antithrombotic Therapy and Prevention of Thrombosis, 9th ed: American College of Chest Physicians Evidence-Based Clinical Practice Guidelines. Chest. 2012;141(2)(Suppl):e351S–e418S.

Boyer TD, Habib S. Big spleens and hypersplenism: Fix it or forget it? Liver Int. 2015;35:1492–8.

Colman R, Whittingham H, Tomlinson G, Granton J. Utility of the physical examination in detecting pulmonary hypertension. A mixed methods study. PLoS One. 2014;9:e108499.

Dever JB, Sheikh MY. Review article: Spontaneous bacterial peritonitis-bacteriology, diagnosis, treatment, risk factors and prevention. Aliment Pharmacol Ther. 2015;41:1116–31.

Dunlap B, Weyer G. Pulmonary hypertension: Diagnosis and treatment. Am Fam Physician. 2016;94:463–9.

Eberhardt RT, Raffetto JD. Chronic venous insufficiency. Circulation. 2014;130:333–46.

Galle N, Humbert M, Vachiery JL et al. 2015 ESC/ERS Guidelines for the diagnosis and treatment of pulmonary hypertension: The joint task force for the diagnosis and treatment of pulmonary hypertension of the European Society of Cardiology (ESC) and the European Respiratory Society (ERS). Eur Respir J. 2015;46:903–75.

Ge PS, Runyon BA. Treatment of patients with cirrhosis. N Engl J Med. 2016;375:767–77.

Gunderson CG, Martinello RA. A systematic review of bacteremias in cellulitis and erysipelas. J Infect. 2012;64:148–55.

Kodner C. Diagnosis and management of nephrotic syndrome in adults. Am Fam Physician. 2016;93:479–85.

Kucher N. Clinical practice: Deep-vein thrombosis of the upper extremities. N Engl J Med. 2011;364:861–9.

Marshall PS, Cain H. Upper extremity deep vein thrombosis. Clin Chest Med. 2010;31:783–97.

McGee S. *Evidence-based physical diagnosis*, 4th edition. Saunders. 2017.

Raff AB, Kroshinsky D. Cellulitis: A review. JAMA. 2016;316:325–37.

Simel DL, Wong CL, Holroyd-Leduc J et al. Update: paracentesis. In: Simel DL, Rennie D, eds. *The Rational Clinical Examination: Evidence-Based Clinical Diagnosis*. New York, NY: McGraw-Hill; 2013. http://www.jamaevidence.com/content/3502402. Accessed 2/1/2018.

Simonneau G, Gatzoulis MA, Adatia I et al. Updated clinical classification of pulmonary hypertension. J Am Coll Cardiol. 2013;62(25 Suppl):D34–41.

Stevens DL, Bisno AL, Chambers HF et al. Practice guidelines for the diagnosis and management of skin and soft tissue infections: 2014 update by the Infectious Diseases Society of America. Clin Infect Dis. 2014;59:e10–52.

Tapper EB, Lok AS. Use of liver imaging and biopsy in clinical practice. N Engl J Med. 2017;377:756–68.

Trayes KP, Studdiford JS, Pickle S, Tully AS. Edema: Diagnosis and management. Am Fam Physician. 2013;88:102–10.

Tsochatzis EA, Bosch J, Burroughs AK. Liver cirrhosis. Lancet. 2014;383:1749–61.

Udell JA, Wang CS, Tinmouth J et al. Original article: does this patient with liver disease have cirrhosis? In: Simel DL, Rennie D, eds. *The Rational Clinical Examination: Evidence-Based Clinical Diagnosis*. New York, NY: McGraw-Hill; 2013. http://www.jamaevidence.com/content/3502402. Accessed 2/1/2018

Vilstrup H, Amodio P, Bajaj J et al. Hepatic encephalopathy in chronic liver disease: 2014 practice guidelines by the European Association for the Study of the Liver and the American Association for the Study of the Liver Diseases. J Hepatol. 2014;61:642–59.

Wijdicks EF. Hepatic encephalopathy. N Engl J Med. 2016;375:1660–70.

Wittens C, Davies AH, Baekgaard N et al. Editor's choice – Management of chronic venous disease: Clinical practice guidelines of the European Society for Vascular Surgery (ESVS). Eur J Vasc Endovasc Surg. 2015;49:678–737.

（郑旸 译　王彩霞 校）

第18章 乏 力

碰到乏力患者,该如何确定病因?

Amy R. Weinstein

主诉

病例 1

M 女士,42 岁,主诉乏力 6 个月。

乏力的鉴别诊断有哪些? 作为医生你需要如何进行鉴别?

构建鉴别诊断

在考虑鉴别诊断之前,首先需要了解患者所述的"乏力"是何意。传统定义上的"乏力"是指日常活动后的疲惫感,或感觉因精力不足而无法进行日常活动。大多数人把"乏力""疲惫""无精打采"当作同义词。然而,患者有时会用以上词语描述实际中出现其他症状,尤其是嗜睡、虚弱或劳力性呼吸困难。

应询问患者所述"乏力"的具体含义。可直接询问是否出现虚弱、嗜睡和呼吸困难的情况。

急性出现的乏力常见于各种急性疾病,从常见的病毒感染到心力衰竭加重。乏力也可成为一些慢性疾病的突出症状,如多发性硬化和恶性肿瘤。对这些慢性疾病伴发的乏力,本章暂不讨论。本章将重点对持续数周至数月且未诊断为其他具体疾病的乏力进行介绍。

乏力的鉴别诊断范围极广,因此我们建议根据器官/系统的分类方法进行鉴别

A. 精神疾病

  1. 抑郁症

  2. 焦虑症

  3. 躯体性障碍

  4. 物质滥用

B. 睡眠疾病

  1. 失眠

  2. 阻塞性睡眠呼吸暂停(obstructive sleep apnea,OSA)

  3. 周期性肢体活动障碍/不安腿综合征

  4. 发作性睡病

C. 内分泌系统疾病

  1. 甲状腺疾病

  2. 糖尿病

  3. 肾上腺功能减退

D. 药物(表 18-1)

表 18-1　影响睡眠的药物

引起失眠的药物	抗抑郁药:安非他酮、文拉法辛、氟西汀、舍曲林
	抗胆碱药物:异丙托溴铵
	中枢激动剂:哌甲酯、莫达非尼
	激素:口服避孕药、甲状腺激素、皮质类固醇、黄体酮
	拟交感神经药:沙丁胺醇、茶碱、苯丙醇胺、伪麻黄碱
	抗肿瘤药:亮丙瑞林、戈舍瑞林、喷司他丁、α 干扰素
	其他:苯妥英、尼古丁、左旋多巴、奎尼丁、咖啡因、酒精
引起嗜睡的药物	三环类抗抑郁药:阿米替林、丙米嗪、去甲替林
	其他抗抑郁药:米氮平、曲唑酮、帕罗西汀
	阿片类药物
	苯二氮䓬类
	非甾体抗炎药
	神经性疼痛药物:加巴喷丁、普瑞巴林
	酒精
	抗组胺药:苯海拉明、羟嗪、美可洛嗪
	非典型抗精神病药物

E. 血液系统疾病或肿瘤

  1. 贫血

  2. 恶性肿瘤

F. 肾脏疾病:慢性肾病

G. 肝脏疾病

H. 心血管系统疾病:慢性心脏病

I. 肺部疾病:慢性肺病

J. 神经肌肉疾病:肌炎,多发性硬化

K. 感染性疾病:慢性感染

L. 风湿性疾病:自身免疫性疾病

M. 不明原因的乏力

　1. 慢性疲劳综合征

　2. 特发性慢性疲劳:药物、精神疾病、睡眠因素无法解释的乏力

　图 18-1 列出了乏力的诊断流程。

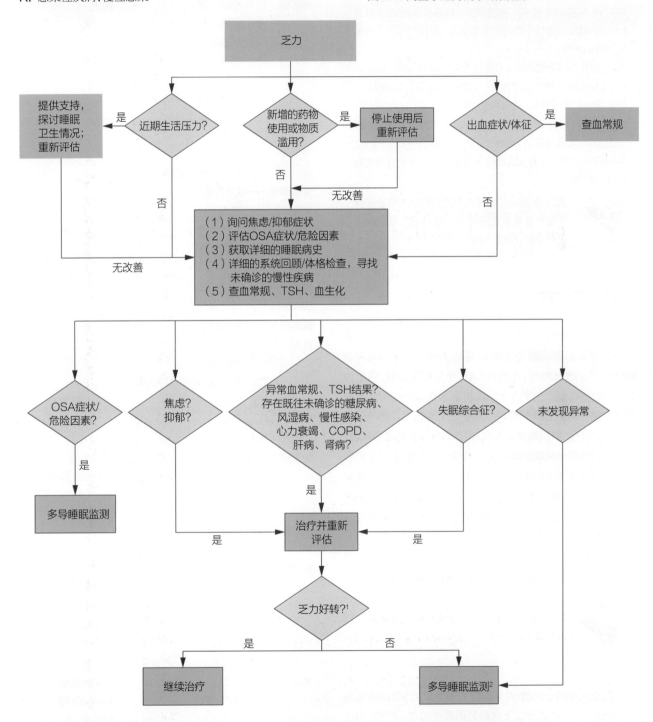

[1] 抑郁症和焦虑症的症状在OSA患者中较常见,因此对抗抑郁或抗焦虑治疗有效的患者也应进行多导睡眠监测。

[2] 并非所有的OSA患者都存在可识别的危险因素。此外,周期性肢体活动障碍常是通过多导睡眠监测发现的而非患者自述后发现的。因此,所有持续性乏力且治疗无效的患者均应进行多导睡眠监测。

COPD,慢性阻塞性肺疾病; OSA,阻塞性睡眠呼吸暂停; TSH,促甲状腺激素。

图 18-1　诊断流程:乏力

乏力最常见的病因为精神疾病、睡眠疾病以及药物的不良反应。

M 女士说,她的乏力症状一直持续存在,从早上的第一件事开始,可持续一整天。她还提到,每周总有数天早晨会出现前额痛,间歇性下腹部痛及腰背痛,腹痛在排便后可缓解。睡眠无殊。

既往史中,20 多岁时出现月经过多和缺铁性贫血,其余无殊。目前,患者月经周期为 30 天,经期 3~4 天。家族史中,母亲患有甲状腺疾病,祖母患乳腺癌。

否认长期用药史,否认烟酒史。否认违禁药物使用史。患者是教师,丈夫是保安。育有 2 个孩子,分别为 9 岁和 12 岁,生长发育无殊。患者在近期的日常家庭和工作中也没有发现任何异常。

此时,主要假设是什么? 可能的备选假设还有什么? 是否存在不可漏诊的情况? 基于以上鉴别诊断,后续应做哪些检查?

鉴别诊断排序

在首诊过程中,只有不到 10% 的患者可明确特定的病因(精神疾病和睡眠障碍除外)。高达 75% 的乏力患者伴有精神症状。睡眠障碍,尤其是 OSA 和失眠综合征,在乏力患者中也很常见。一项关于门诊转诊患者的研究发现,80% 的乏力患者均诉有睡眠障碍。由于乏力的鉴别诊断范围很广,在初步评估时很难确定方向,因此对于大多数患者来说,即使是以精神症状或睡眠障碍为主要表现来就医,医生仍应考虑到多种可能引起相应症状和体征的疾病。对诸如 M 女士这种具有多种躯体症状以及经常感到疲劳的患者,精神原因引起的可能性很大。由于睡眠障碍十分常见,因此无论是单独发生还是与精神疾病共同出现,它始终是乏力可能的备选病因之一。问诊过程中,患者通常不会主动描述睡眠障碍或精神症状,所以医生直接询问相关情况对诊断非常重要。

医生需仔细询问乏力患者的社会心理情况和睡眠情况。

虽然大部分乏力患者并不存在贫血、甲状腺功能减退症或糖尿病,但考虑到以上疾病的重要性和可治疗性,因此临床中被认为是"不可漏诊的"诊断。对 M 女士来说,她有贫血史及甲状腺疾病家族史,而贫血和甲状腺功能减退也可能引起乏力。最后一点,乏力有时还可能是未确诊的心脏病、呼吸系统疾病、肾脏病、肝病、风湿系统疾病、慢性感染病的

伴随症状。表 18-2 列出了鉴别诊断。

表 18-2 M 女士的诊断假设

诊断假设	人口统计学,风险因素,症状和体征	重要检查
主要假设		
抑郁症	情绪低落	病史
	既往抑郁	
	产后状态	
	家族史	
	>6 种躯体症状	
	抑郁症筛查阳性	
焦虑症	多种躯体症状	病史
	焦虑症	
	惊恐发作	
	焦虑症筛查阳性	
备选假设——最常见的		
失眠	乏力	病史
睡眠呼吸暂停	日间嗜睡	多导睡眠监测
	肥胖	
	高血压	
周期性肢体活动障碍	日间嗜睡	病史
	不安腿综合征	多导睡眠监测
备选假设——不可漏诊的		
贫血	乏力	血常规
	呼吸困难	
	失血、结膜苍白等症状	
甲状腺功能减退	乏力	促甲状腺激素
	便秘	
	不耐寒	
糖尿病	家族史	空腹血糖
	肥胖	糖化血红蛋白
	高血压	
	特定种族	
	多尿	
	多饮	
其他假设		
进展性肾脏病	乏力	血尿素氮
	食欲减退	肌酐
	恶心	
	水肿	
	高血压	
进展性肝病	乏力	谷草转氨酶
	食欲减退	谷丙转氨酶
	恶心	胆红素
	水肿	碱性磷酸酶
	黄疸	
	腹水	
	大量饮酒时和慢性肝炎史	

续表

诊断假设	人口统计学,风险因素,症状和体征	重要检查
进展性心脏病	呼吸困难	心电图
	端坐呼吸	超声心动图
	夜间阵发性呼吸困难	平板试验
	水肿	
	颈静脉充盈,第三心音奔马律	
进展性肺病	呼吸困难	肺部体检
	恶病质	肺功能
		胸片
风湿性疾病	关节痛 / 关节炎	抗核抗体
	肌肉酸痛	类风湿因子
	皮疹	抗环瓜氨酸肽抗体
		血沉 /C 反应蛋白
		血常规
慢性感染	发热,咳嗽,体重下降,淋巴结肿大,心脏杂音	人类免疫缺陷病毒
		血常规
		血培养
		胸片
		超声心动图

尽管乏力患者的阳性结果很少见,但对大多数乏力患者来说,均需要进行基本的实验室检查,包括血常规、血生化(包括血糖、电解质、尿素氮、肌酐、钙、肝功能)以及促甲状腺激素(thyroid stimulating hormone,TSH)。

M 女士并没有丧失对日常活动的兴趣,也没有感到情绪低落。她的体重没有减轻或增加。她常常为经济状况和家庭感到担忧。

体格检查:意识清楚,精神可。身体质量指数(body mass index,BMI)为 35kg/m²。头部、眼、耳鼻喉检查无殊。甲状腺及淋巴结未及肿大。双肺呼吸音清。乳房未及肿块。心脏及腹部检查正常。双下肢无水肿。

辅助检查:血常规、血糖、电解质、血尿素氮、肌酐、肝功能、TSH 均正常。

根据以上信息能否得出诊断? 如不能,还需要哪些额外信息?

主要假设:抑郁症和焦虑症

抑郁症的介绍,请详见第 32 章,非自愿体重下降。

焦虑症

教科书内容回顾

70%~90% 的焦虑症或抑郁症患者可诉有躯体症状。部分患者可出现乏力或失眠,部分还会出现一些看似无关的症状,其中 40%~50% 有焦虑症状,其他常见症状有肌肉紧张、头痛、胃肠道不适、胸痛或胸闷。

疾病要点

A. 广泛性焦虑

　1. 终身患病率:5%~9%;年患病率:2%~3%

　2. 表现为 6 个月或更长时间,大部分出现过度或持续的焦虑

　　a. 与下列至少 3 项有关:

　　　(1) 容易疲劳

　　　(2) 感到不安或紧张

　　　(3) 难以集中注意力

　　　(4) 烦躁

　　　(5) 肌肉紧张

　　　(6) 睡眠障碍

　　b. 日常生活功能受到影响

　　c. 以上症状不能用其他精神疾病或躯体疾病解释

　3. 90% 以上的患者可合并另一种精神疾病,其中 48% 的患者可合并抑郁症

B. 社交焦虑症

　1. 对社交场合的强烈恐惧

　2. 终身患病率:13%;年患病率:7.4%

C. 惊恐发作

　1. 由非特定诱因引起的间歇性发作

　2. 特点是突然发生的恐惧或不适感,在几分钟内达到高峰,并伴有至少 4 种以下症状:

　　a. 出汗

　　b. 震颤或发抖

　　c. 呼吸困难或窒息感

　　d. 胸部疼痛或不适

　　e. 哽咽感

　　f. 恶心或腹部不适

　　g. 感到头晕、头昏或晕倒

　　h. 发冷或发热感

　　i. 感觉异常

　　j. 现实解体(感觉不真实)或人格解体(感觉脱离了自己)

　　k. 害怕失去控制

　　l. 害怕死亡

　3. 终身患病率:6.8%,年患病率:2.4%

循证医学诊断

A. GAD-2 问卷(GAD-7 问卷的前两个问题)和 GAD-7 问卷常用于筛查焦虑症和评估其严重程度(两份问卷均可从各网站上获得)。

  1. GAD-2 问卷的得分为 0~6

    a. ≥3 分为阳性

    b. 广泛性焦虑的诊断

      (1) 敏感度为 86%,特异度为 83%

      (2) LR+ 为 5.0,LR- 为 0.17

    c. GAD-2 问卷筛查阳性的患者应继续完成 GAD-7 问卷

  2. GAD-7 问卷的得分为 0~21

    a. 5~9 分为轻度焦虑;10~14 分为中度焦虑;15~21 分为重度焦虑

    b. 对于广泛性焦虑的诊断,若以≥5 分为临界分值

      (1) 敏感度为 97%,特异度为 57%

      (2) 阳性似然比为 2.2,LR- 为 0.05

    c. 若以≥10 分为临界分值

      (1) 敏感度为 89%,特异度为 0.82%

      (2) LR+ 为 5.1,LR- 为 0.13

    d. GAD-7 问卷评分 <5 分,患有以下疾病的可能性也会降低

      (1) 社交焦虑症(敏感度为 88%,LR- 为 0.21)

      (2) 惊恐发作(敏感度为 94%,LR- 为 0.11)

治疗

    有效的一线治疗包括认知行为疗法(cognitive behavioral therapy,CBT)和选择性 5 羟色胺再摄取抑制剂(selective serotonin reuptake inhibitors,SSRI)、5- 羟色胺和去甲肾上腺素再摄取抑制剂(serotonin-norepinephrine reuptake inhibitors,SNRI)、三环类抗抑郁药、丁螺环酮或苯二氮䓬类的药物治疗。

    M 女士从来没有惊恐发作,也不认为自己存在过度紧张或焦虑。她的 GAD-2 评分为 0,不符合焦虑症或抑郁症的诊断标准。因此,有必要考虑其他诊断可能。

    M 女士是一名教师,早上 6 点起床,7 点离家,下午 5 点左右回家。回家后为家人准备晚餐,给两个孩子辅导功课,批改作业至晚上 9:30。再看一段时间电视后,于晚上 10 点左右睡觉。她的丈夫从下午 3 点工作到晚上 11 点,所以她经常在丈夫午夜回家时醒来。丈夫在睡觉前通常要和她一起聊天、看电视,一聊就是一个多小时。然而当丈夫入睡后,她常常无法再次入睡,而会坐在床上"刷"一两小时的手机。她还说,即使在周末,夜间睡眠得到保证时,仍会感到疲惫。此外,她的丈夫抱怨她常常打鼾。

以上的信息是否足够得出诊断? 如果不能,还需要哪些额外信息?

    M 女士病史中提示了几个睡眠卫生的问题。同时,她还存在肥胖,这是 OSA 的危险因素之一。在重新回顾她的症状后,可发现其他几个 OSA 的危险因素,包括晨起时的头痛、整晚睡觉后仍出现的乏力感以及打鼾。

诊断

修正后的主要假设:失眠

教科书内容回顾

    失眠可表现为入睡困难,或无入睡困难但夜间易醒,或两者都有。美国睡眠障碍协会将失眠定义为"在足够的睡眠时间和机会下,仍反复出现的入睡困难、睡眠时间短、睡眠状态维持困难或睡眠质量不佳,并对白天的生活造成某些方面的影响,且症状持续一个月以上"。

疾病要点

A. 原发性失眠

  1. 发病机制不明,可能归因于过度兴奋状态

  2. 成年人患病率为 2%~4%

B. 继发性失眠(失眠伴共病)

  1. 内源性睡眠障碍

    a. OSA 或中枢性睡眠呼吸暂停症

    b. 不安腿综合征 / 周期性肢体活动障碍

  2. 外源性睡眠障碍

    a. 心理生理性失眠:在卧室中出现条件性唤醒

    b. 睡眠习惯差或有环境相关睡眠障碍(因特定环境因素导致)

    c. 酒精或其他相关药物的使用(如兴奋剂、催眠药物戒断后)

  3. 昼夜节律性睡眠障碍

    a. 夜班工作者(倒班工作导致的睡眠障碍)

    b. 睡眠时相滞后或提前综合征(主要睡眠时间与期望的时钟时间相比偏向于延后或提早几个小时)

    c. 时区变化综合征(时差)

  4. 与疾病相关(慢性疼痛、夜尿症、未控制的心力衰竭、慢性阻塞性肺疾病 / 哮喘、胃食管反流)

C. 35%~50% 的成年人有失眠症状;12%~20% 的成年人患有失眠症

D. 失眠的危险因素包括以下几点:

  1. 抑郁症

2. 女性

3. 老年人

4. 低社会经济地位

5. 同时患有身体和精神疾病

6. 婚姻状况（离婚 / 分居）

7. 种族（黑种人比白种人更常见）

循证医学诊断

A. 为明确失眠的诊断,我们需仔细询问病史,包括诱发、加重和持续因素。初步筛查问题包括应以下几点:

1. 入睡困难、睡眠维持困难,或两者均有?

2. 早醒?

3. 非恢复性睡眠?

4. 日间功能受损?（若白天没有乏力或困倦感,说明失眠的临床意义不大）

5. 频率和持续时间?

B. 随访问题

1. 诱发事件、病情进展、加重缓解因素?

2. 睡眠 - 觉醒节律?

3. 对睡眠的认知态度?

a. 对睡眠能力抱有消极期望,以不端正的心态看待失眠带来的影响,都会导致失眠持续。

b. 对既往治疗的态度也很重要。

4. 是否存在精神疾病?

5. 物质滥用或药物使用?

6. 有夜间症状的身体疾病?

7. 睡眠呼吸暂停、不安腿的症状?（见下文）

治疗

A. CBT 着重于解决关于睡眠的错误认知和行为,它是所有失眠患者的一线治疗。与药物治疗相比,CBT 的疗效相同,但更容易坚持进行。CBT 包括以下内容:

1. 控制刺激

a. 又称睡眠卫生

b. 基于"失眠是对时间和环境的条件性反应"这一前提

c. 已被证明对睡眠起始和睡眠维持有效

d. 睡眠卫生原则

(1) 感到困意后再去睡觉

(2) 卧室只用于睡眠和性生活,不用于阅读、看电视、吃饭、工作或使用电脑

(3) 如果在床上躺了 20min 还不能入睡,就下床,到另一个房间看书或听安静的音乐,待困意来临时再上床睡觉

(4) 保持固定的睡眠 - 觉醒节律,每天在同一时间睡觉和起床

(5) 白天避免午睡;如果必须午睡,将午睡时间限制在 30min 以内,且不晚于午后

(6) 避免咖啡因、酒精和其他刺激性药物（如减充血剂）

(7) 定期运动,但不要在深夜进行

2. 放松疗法

a. 方法包括渐进式肌肉放松、生物反馈以减少躯体兴奋、意象训练和冥想

b. 对睡眠起始和维持都有帮助

c. 需要由受过训练的专业人员进行练习

3. 睡眠限制

a. 减少在床上的非睡眠时间,以增加在床上的睡眠时间比例

b. 保持起床时间不变,并将就寝时间定得晚一些;随着睡眠的改善,将就寝时间逐渐提前

c. 对睡眠起始和维持有效

4. 认知疗法包括识别对睡眠的错误观念,用正确的态度代替,以减少焦虑

B. 药物治疗

1. 大多数药物试验的研究时间较短(12 天至 6 个月),因此缺乏药物长期效果的数据。

2. 慢性失眠的药物治疗基本原则:

a. 使用半衰期较短的药剂,以减少白天的镇静作用。

b. 使用最低有效剂量。

c. 尽量间歇性用药,如每周 2~4 次,而非每天用药。

d. 尽可能地缩短持续使用时间,持续每天用药不超过 3~4 周。

e. 停药需缓慢。

f. 停药后监测失眠是否反弹。

g. 老年患者容易出现不良反应,如谵妄。

h. 常用的催眠药物见表 18-3。

C. 药物治疗与 CBT 对比

1. 药物治疗与 CBT 效果对比的数据有限。

a. 总体而言,CBT、药物治疗和联合治疗的治疗效果相似。

b. CBT 的长期改善效果更为持久。

c. 药物治疗的不良反应较多。

d. 缺乏支持联合治疗的证据。

e. 许多患者在不使用药物治疗的情况下,通过 CBT 症状会有所改善。

鉴别诊断:阻塞性睡眠呼吸暂停

教科书内容回顾

OSA 患者常诉有日间嗜睡或乏力。同床伴侣常提到打鼾或呼吸暂停发作。大多数患者均肥胖。

表 18-3　用于治疗失眠的药物

药物	剂量范围 /mg	药物及活性代谢产物的半衰期 /h	优势	不良反应
苯二氮䓬类				
三唑仑	0.125~0.25	2~5	更快入睡；更好的睡眠维持	日间镇静,遗忘,跌倒,反弹性失眠
替马西泮	7.5~30	8~15		
艾司唑仑	0.5~2	10~24		
劳拉西泮	0.5~4	8~24		
氯硝西泮	0.5~2	19~60		
苯二氮䓬受体激动剂（benzodiazepine receptor agonists,BZRA）				
扎来普隆	5~20	1	更快入睡；更好的睡眠维持	日间镇静,遗忘,跌倒,反弹性失眠;所有不良反应弱于苯二氮䓬类
唑吡坦	5~10	3		
艾司佐匹克隆	1~3	5~7		
抗抑郁药				
三环类	25~50	8~24	更快入睡；更好的睡眠维持	日间镇静,遗忘,跌倒,反弹性失眠,抗胆碱作用,跌倒
曲唑酮	25~100	5~9	更快入睡；更好的睡眠维持	异常勃起,晕厥
食欲素受体拮抗剂				
苏沃雷生	10~20	9~13	更好的睡眠维持	日间镇静
褪黑素激动剂				
雷美替胺	8	1	更快入睡	日间镇静
抗组胺药				
苯海拉明	25~50	2.4~9.3	更快入睡；更好的睡眠维持	抗胆碱作用,头晕,镇静
其他替代治疗				
褪黑素	最适剂量未知	1	治疗睡眠节律紊乱	非处方药,药物质量不明

疾病要点

A. 疾病特点表现为睡眠时反复发作的完全或部分上气道阻塞,导致氧合血红蛋白脱氧和睡眠碎片化

1. 阻塞性呼吸暂停是指存在至少 10s 的通气停止并伴有呼吸费力

2. 低通气是指气流减少 30% 以上,持续 10s 或更长时间,伴有氧饱和度下降 >4%

3. 呼吸努力相关微觉醒是指存在未达到呼吸暂停或低通气的标准,但导致患者夜间醒来的不正常呼吸

4. 呼吸暂停低通气指数（apnea hypopnea index,AHI）是指每小时呼吸暂停和低通气的总次数;呼吸紊乱指数（respiratory disturbance index,RDI）包括呼吸暂停、低通气和呼吸努力相关微觉醒

  a. OSA 的定义是:AHI 或 RDI≥5,并伴有日间嗜睡,或 AHI 或 RDI≥15,无论是否存在症状

  b. 轻度 OSA 为 AHI 或 RDI 为 5~14;中度为 AHI 或

RDI 为 15~29,重度为 AHI 或 RDI≥30

B. OSA 的患病率

1. 当定义 OSA 为 AHI≥5 合并症状或 AHI≥15 时,男性患病率为 15%,女性患病率为 5%

2. 在转诊人群中,患病率为 50%

C. 病理生理学

1. 睡眠时存在咽喉部肌张力升高和代偿性舒张反射下降

2. OSA 患者由于咽旁脂肪增加、巨舌、上腭拉长或咽侧壁增厚,会导致上气道变小而无法维持气道稳定

3. 吸气时,上气道负压使狭窄的气道关闭,导致呼吸暂停或低通气

D. 危险因素

1. 肥胖

  a. OSA 的最大危险因素

  b. 体重每增加 10%,OSA 的风险就会增加 6 倍

  c. 颈围（上半身肥胖的一种测量方法）增大是 OSA 的

预测因素(女性颈围 >40.64cm,男性颈围 >43.18cm)

2. 性别:OSA 在男性中的患病率是女性的 2~3 倍

3. 围绝经期:与绝经前女性相比,绝经后的风险增加 4 倍

4. 颅面形态,尤其是短小颌骨,可能是其他低风险患者 出现 OSA 的原因

E. OSA 的后果

1. 机动车事故率增加(相对风险为 2.5~5)

2. 高血压(相对风险为 2.89)

3. 心力衰竭(相对风险为 2.38)

4. 在冠心病和未经治疗的 OSA 患者中死亡率和心脏不 良事件发生率增高

5. 糖耐量受损

6. 长期、严重的 OSA 可导致肺源性心脏病

循证医学诊断

A. 病史和体格检查

1. 35%~40% 的 OSA 患者和约 18% 的无睡眠障碍患者 可诉有日间嗜睡。嗜睡可以用 Epworth 嗜睡评分进 行评估,分数大于 10 分的患者应进行 OSA 的检测。

2. 约 60% 的 OSA 患者诉有精力不足、疲倦或乏力。

3. 最高有 50% 的 OSA 患者可出现抑郁症状。

4. 可出现认知障碍,尤其是执行力和某些记忆功能。

5. 个别临床症状对 OSA 的鉴别作用不大。

　a. 夜间窒息 / 喘息的阳性似然比最好(3.3),晨起头 痛的阳性似然比为 2.6。

　b. 呼吸暂停、白日嗜睡、打鼾的阳性似然比均小于 1.5。

　c. 无打鼾的阴性似然比在 0.12~0.45;其他个别症状 的阴性似然比均接近 1。

6. 目前已有几种临床决策规则来识别 OSA 的高危患 者,但由于测试特性不理想或不一致,没有一种规则 被推荐广泛使用。

　a. 柏林问卷和 STOP-Bang 筛查测试是最常用的,对 排除患有 OSA 的可能性有一定的帮助,但它们都 不能有效地诊断 OSA。

　b. 柏林问卷(包含打鼾、观察到的呼吸暂停、睡眠、血 压、BMI 的 10 个问题)。

　　(1) 对于 AHI>5:敏感度为 37.2%,特异度为 84%,LR+ 为 2.3,LR- 为 0.8。

　　(2) 对于 AHI>15:敏感度为 43%,特异度为 79.7%,LR+ 为 2.1,LR- 为 0.7。

　c. STOP-Bang [打鼾、乏力、观察到呼吸暂停、高血 压(高血压治疗),BMI≥35kg/m², 年龄 >50 岁,颈 围 >40cm,性别(男)];研究对象为术前患者;每 1 个阳性得 1 分;<3 分为正常。

　　(1) 对于 AHI>5:敏感度为 84%,特异度为 40.3%,LR+ 为 1.4,LR- 为 0.4。

　　(2) 对于 AHI>15:敏感度为 68.4%,特异度为 10.8%,LR+ 为 1.4,LR- 为 0.4。

　　(3) 得分≥6 分,特异度 >90%,得分 >5 分,患 OSA 的概率增加。

7. 体格检查:

　a. 血压升高:约有 50% 的患者有高血压,大多数顽 固性高血压患者患有 OSA。

　b. 存在肥胖症。

　c. 上气道狭窄的体征:

　　(1) 颈围增大

　　(2) 巨舌

　　(3) 扁桃体肥大

　　(4) 腭垂增大或拉长

　　(5) 鼻塞

　　(6) 改良 Mallampati 评级为 3 级或 4 级 [坐位张 口伸舌时:只有软腭和腭垂根部可见(3 级)或 仅可见硬腭(4 级)]

B. 多导睡眠检测

1. 记录睡眠期间的脑电图、肌电图、心电图、心率、呼 吸、气流和氧饱和度。

2. 多导睡眠检测是诊断 OSA 的"金标准"。

3. 一项研究发现,在连续两晚检测的患者中,第一晚敏 感度为 66%;第二晚的敏感度增加 25%。

4. OSA 越严重,夜间多导睡眠检测结果的变异越小。

治疗

A. 危险因素纠正

1. 应鼓励所有患者减轻体重、戒烟,睡前避免饮酒或服 用催眠药。

2. 体重减轻 10%,可使 AHI 降低 25%~30%。

B. 推荐持续气道正压(continuous positive airway pressure, CPAP)作为一线治疗

1. 在整个呼吸周期内对保持上气道开放。

2. 具体压力必须在多导睡眠检测检查时确定(所谓的 "CPAP 滴定"),并同时消除或减少呼吸暂停和低通气。

3. CPAP 已被证明可以减轻嗜睡 / 乏力的症状,并轻度 降低血压;观察性研究表明,与未治疗的患者相比, CPAP 可以改善患者心血管系统的功能。

4. 暂无证据表明无日间嗜睡的患者可从中直接受益。

C. 口腔用具

1. 使得下颌骨前推,舌前移,打开咽喉部气道。

2. 效果差于 CPAP。

3. 适用于偏好使用口腔用于或对 CPAP 治疗无反应的 轻度至中度 OSA 患者。

D. 鼻腔治疗（外用扩张器、鼻腔内扩张器、润滑剂）
　　1. 研究数据有限。
　　2. 疗效有限。
E. 外科治疗
　　1. 二线治疗，除非有特殊的、可纠正的解剖异常。
　　2. 关于治疗结局的研究数据有限；上颌骨和下颌骨前移手术效果与 CPAP 相似。
　　3. 气管切开术仅适用于对其他治疗方法无效的严重 OSA 和严重合并症（如肺动脉高压或心力衰竭）的患者。

病例解决方案

你告诉 M 女士，她的实验室检查结果是正常的。多导睡眠检测显示，当她侧睡时，AHI 为 2，当她仰卧时，AHI 为 15。在听完你讲解睡眠卫生的原则后，她决定和丈夫商量一下他们可以在不经常打断她的睡眠的情况下，用其他方式来度过夜间睡眠时间。考虑到仰卧时会出现 AHI 升高的情况，你建议她使用背垫或特殊的枕头来帮助她在睡眠时保持侧卧。

6 个月后复诊时，M 女士仍说自己有些累，因为她很珍惜晚上和丈夫在一起的时间。但与之前不同的是，当她感到特别疲劳时会要求丈夫睡到客厅，以保证自己有不间断的睡眠时间。此外，她还使用了枕头保持侧卧姿势，感觉到这些干预措施能够减少自己的乏力。

其他重要疾病

周期性肢体活动障碍（periodic limb movement disorder，PLMD）

教科书内容回顾

　　患者感日间嗜睡或乏力，同床伴侣常常描述患者"不安腿"，甚至踢打同床伴侣。

疾病要点

A. 非快速动眼睡眠相周期性发作的重复性和固定模式的肢体运动，例如拇趾伸展，同时踝、膝、髋关节部分屈曲。
B. 此类每隔 20~40s 有规律地反复出现的动作可引起觉醒，但患者通常不知晓。
C. 30 岁以下者少见；30~50 岁中 5% 可患病；50~65 岁中 33% 可患病；65 岁以上者患病率为 44%。
D. 在 17% 的患者中可出现失眠。

E. OSA 可掩盖原发病的症状，治疗 OSA 后可此类症状或可显现。
F. 25% 的患者伴有不安腿综合征（restless legs syndrome，RLS）。
　　1. RLS 的诊断标准：
　　　　a. 有移动腿部的冲动，同时伴随着不舒服或不愉快的感觉，常描述为"爬行感"。
　　　　b. 安静状态下症状加重。
　　　　c. 运动后症状可部分缓解。
　　　　d. 仅在晚上或夜间出现，或夜间加重。
　　2. 普通人群患病率为 2%~15%，65 岁以上人群患病率为 10%~35%。
　　3. 85% 患者同时患有 PLMD。
　　4. 可原发或继发于缺铁性贫血、慢性肾病或周围神经病变；可能与乳糜泻有关；所有 PLMD 患者都应检查血清铁蛋白水平。

循证医学诊断

A. PLMD 可通过多导睡眠监测确诊。
B. RLS 为临床诊断。

PLMD 的治疗

　　有效的药物包括多巴胺受体激动剂（普拉克索或罗匹尼罗）和抗癫痫药（如：加巴喷丁、普瑞巴林或卡马西平）。

甲状腺功能减退

教科书内容回顾

　　甲状腺功能减退症患者通常诉有乏力、便秘或不耐寒。

疾病要点

　　本篇讨论的重点是非妊娠期成年人的原发性甲状腺功能减退症。
A. 流行病学
　　1. 甲状腺功能减退症（TSH 升高，游离 T_4 降低）在男性中的患病率为 0.1%，在女性中的患病率为 1%~2%（亚临床甲状腺功能减退症的讨论见下文）。
　　2. 患病率随年龄增长而增加。
　　3. 女性患病率是男性的 10 倍。
　　4. 在患有其他自身免疫性疾病的患者中更为常见。
B. 病因
　　1. 原发性甲状腺功能减退症：甲状腺不能产生足够的甲状腺激素。
　　　　a. 碘充足地区最常见的原因是慢性自身免疫性（桥本）甲状腺炎。
　　　　（1）细胞介导和抗体介导的免疫途径破坏甲

状腺。

    （2）产生抗甲状腺过氧化物酶、甲状腺球蛋白和 TSH 受体的自身抗体。

    （3）患者在就诊时有或没有甲状腺肿。

b. 缺碘是世界范围内常见的原因；患者有甲状腺肿大。

c. 甲状腺切除术或放射性碘治疗均可引起甲状腺功能减退。

    （1）甲状腺部分切除术的患者可能不需要替代治疗，但应每年复查一次；其中 20% 的患者会出现甲状腺功能减退。

    （2）约 80% 的患者在放射性碘治疗后数周后出现甲状腺功能减退症。

d. 接受颈部外放射治疗的患者可在多年后发病。

e. 胺碘酮（14%）和锂（6%）常引起甲状腺功能减退。

f. 其他少见的病因，如浸润性疾病，如结节病、甲状腺发育不全等。

2. 中枢性甲状腺功能减退症：垂体或下丘脑功能紊乱引起 TSH 降低。

a. 占甲状腺功能减退症的 <1%。

b. 垂体腺瘤是最常见的原因，也可在神经外科手术后或头部放疗后发生，或作为产后大出血的并发症出现。

c. 肉芽肿性疾病，尤其是结节病，可浸润下丘脑。

C. 临床表现

1. 代谢：低代谢，可导致体重增加，不耐寒，总胆固醇和低密度脂蛋白增加。

2. 心脏：心肌收缩力和心率下降。

3. 皮肤：由于糖胺多糖的积累而出现非凹陷性水肿；皮肤干燥；头发粗糙、脆弱。

4. 中枢神经系统：乏力，腱反射迟缓，时间延长。

5. 肺部：严重甲状腺功能减退症者可出现低通气。

6. 胃肠道：肠道蠕动减弱导致便秘。

7. 生殖系统：月经异常、生育能力下降、流产风险增加。

循证医学诊断

A. 甲状腺功能减退症的症状和体征都缺乏敏感性和特异性。

B. TSH 是原发性甲状腺功能减退症和甲状腺功能亢进症的最佳筛查方法，除怀疑是中枢性甲状腺功能减退症外，一般不需要测甲状腺激素水平。

1. TSH 水平有昼夜波动，夜晚较高。

2. TSH 水平在冬季和春季高于夏季和秋季。

C. 如果 TSH 正常，则无需进一步检查（甲状腺功能减退症的阴性似然比小于 0.01）。

D. 如果 TSH 升高（甲状腺功能减退症的阳性似然比大于

99），下一步应测游离 T_4。

1. 大部分 T_4 与甲状腺素结合球蛋白和白蛋白结合。

2. 此类结合蛋白的水平受各种疾病的影响，从而改变总 T_4 的水平。

3. 游离 T_4 比总 T_4 更能反映患者的甲状腺功能。

 要评估甲状腺功能，请先测 TSH，后测游离 T_4；不要测总 T_4。在评估甲状腺功能减退症患者时不需要测 T_3。

E. 如果 TSH 升高，游离 T_4 降低，则患者有甲状腺功能减退，应进行治疗。

F. 如果 TSH 升高，而游离 T_4 正常，则患者有亚临床甲状腺功能减退症。

1. 应复查 TSH 和游离 T_4 以确诊。

2. 最常见的原因是慢性自身免疫性（桥本）甲状腺炎。

3. 总体患病率为 4%~8%，但在 60 岁以上的女性中患病率高达 20%。

4. 每年 4%~18% 的患者进展为甲状腺功能减退症；TSH 水平较高且甲状腺自身抗体阳性的患者更易进展。

5. 一项对 55 000 多名参与者的荟萃分析发现，亚临床甲状腺功能减退且 TSH≥10μU/mL 的患者发生冠心病事件（相对风险 1.89）及冠心病死亡的风险增加（相对风险 1.58）；治疗是否能降低这种风险仍未知。

6. 其他可导致 TSH 升高而 T_4 正常的原因包括：非甲状腺疾病，恢复期的亚急性甲状腺炎。

治疗

A. 甲状腺功能减退

1. 所有患者均应使用左甲状腺素（T_4）治疗。

2. 替代治疗剂量为 1.6μg/（kg·d），但对于年龄较大或有潜在冠心病风险的患者，最好先从 25~50μg/d 的小剂量开始。

3. 左甲状腺素空腹时吸收好（早餐前 30~60min，或晚餐后 2~3h，睡前），如与食物同服，左甲状腺素的吸收会减少 40%；钙、铁、抗酸剂、质子泵抑制剂、抗惊厥药也会影响其吸收。

4. 左甲状腺素的半衰期为 7 天，所以约 6 周后达到稳态浓度。

5. 每次调整剂量后 6 周应检查 TSH 水平，增加剂量直至 TSH 降低至正常范围。

6. 用药剂量稳定后，每年检查 TSH 即可。

B. 亚临床甲状腺功能减退症

1. 专家认为，TSH>10μU/mL 的患者应该进行治疗；许多专家也会对 TSH 水平为 5~10μU/mL，且合并低密度脂蛋白升高、有临床症状或甲状腺自身抗体阳性的患者进行治疗。

2. 患者治疗后症状可改善；对低密度脂蛋白和心血管事件的影响尚无定论。

参考文献

Balachandran JS, Patel SR. In the clinic. Obstructive sleep apnea. Ann Intern Med. 2014;161(9):ITC1–15.

Buysse DJ. Insomnia. JAMA. 2013;309:706–16.

Chaker L, Bianco AC, Jonklass J, Peeters RP. Hypothyroidism. Lancet. 2017;390:1550–62.

Cunnington D, Junge M. Chronic insomnia: diagnosis and non-pharmacological management. BMJ. 2016; 355:i5819.

Greenstone M, Hack M. Obstructive sleep apnoea. BMJ. 2014;348:g3745.

Herr NR, Williams JW Jr, Benjamin S, McDuffie J. Does this patient have generalized anxiety or panic disorder?: The Rational Clinical Examination systematic review. JAMA. 2014;312(1):78–84.

Kroenke K, Spitzer RL, Williams JBW et al. Anxiety disorders in primary care: prevalence, impairment, comorbidity, and detection. Ann Intern Med. 2007;146:317–25.

Jonas DE, Amick HR, Feltner C et al. Screening for obstructive sleep apnea in adults: Evidence Report and Systematic Review for the US Preventive Services Task Force. JAMA. 2017;317(4):415–33.

McDermott MT. In the clinic. Hypothyroidism. Ann Intern Med. 2009;151:ITC61.

Masters PA. In the clinic. Insomnia. Ann Intern Med. 2014;161(7):ITC1–15.

Metzler DH, Mahoney D, Freedy JR. Anxiety disorders in primary care. Prim Care. 2016;43(2):245–61.

Myers KA, Mrkobrada M, Simel DL. Does this patient have obstructive sleep apnea? JAMA. 2013;310:731–41.

Patel G, Fancher TL. In the clinic. Generalized anxiety disorder. Ann Intern Med. 2013;159(11):ITC6-1-11.

Peeters RP. Subclinical hypothyroidism. N Engl J Med. 2017;376(26):2556–65.

Stein MB, Sareen J. Clinical practice. Generalized anxiety disorder. N Engl J Med. 2015;373(21):2059–68.

Winkelman JW. Clinical practice. Insomnia disorder. N Engl J Med. 2015;373(15):1437–44.

（郑旸 译　任菁菁 校）

碰到消化道出血患者,该如何确定病因?

Deepa Rani Nandiwada

主诉

病例 1

T先生,66岁,主诉便血伴头晕2h。

消化道出血的鉴别诊断有哪些? 作为医生你需要如何进行鉴别?

构建鉴别诊断

消化道出血的处理和其他可能危及生命的疾病的处理相似。

第一步是维持患者生命体征稳定,尤其是血流动力学稳定。对于严重消化道出血的患者,在诊断前常通过结肠镜或食管胃十二指肠镜(EGD)先进行止血处理。在患者生命体征稳定后,鉴别诊断的关键点是判断出血是来源于上消化道还是下消化道。然后评估出血的严重程度、人口统计学信息及评估出血来源的危险因素,进一步鉴别。

初步诊疗遵循严格的流程。首先评估出血的严重程度,如果有进一步出血风险,必须做复苏准备。在维持血流动力学稳定的基础上完成初步诊断性和治疗性检查。

A. 风险评估

1. 上消化道出血最好的风险评估工具是Glasgow-Blatchfbrd评分。

a. 评分内容包括尿素氮(BUN)、血红蛋白、血压、心率等。

b. Glasgow-Blatchfbrd评分低的低风险患者只需在门诊处理。

c. Glasgow-Blatchfbrd评分0分属于极低风险患者,几乎不需要急诊内镜干预(LR−为0.02)。

2. 对于下消化道出血,以下因素提示不良结局(死亡、不良结局或再出血风险增加):

a. 初始血细胞比容<35%;*OR* 6.3

b. 年龄>60岁;*OR* 4.2

c. 直肠指诊见血;*OR* 3.9

d. 心率>100次/min;*OR* 3.7

e. 收缩压<100mmHg;*OR* 3.0

B. 为维持血流动力学稳定、复苏和进一步出血做准备工作

1. 所有患者都应该进行血型鉴定和交叉配型,并交叉配血至少2U浓缩红细胞。

2. 开通两条大静脉通路:

a. 静脉口径应小于1.65mm。

b. 流量 = $\Delta P(\pi r^4/8\mu L)$(其中ΔP是压差,r是静脉的半径,μ是流体的黏度,L是静脉的长度),流量可以通过以下方式最大化:

(1)增加静脉输注液体的压力(挤压输液袋)。

(2)减少用于输液的静脉长度。

(3)增加静脉口径(当流量增加四次方时最有效)。

c. 大容量静脉(1.65mm或更大)对容量复苏比中心静脉更有效。

一定确保有2个可用的大口径静脉通路,这样即便出现危及生命的大出血时,也不必担心静脉通路的问题。

d. 在严重出血的情况下,用导尿管定期监测尿量,有助于监测容量复苏是否充分。

C. 血流动力学稳定

1. 临床评估血容量。

a. 失血量达30%~40%,可出现休克。

b. 失血量达20%~25%,可出现直立性低血压。

c. 失血量达15%,可出现心动过速。

2. 计算补液量 =[体重(kg)×0.6(体液净重)× 失血量%]。

3. 补液首选生理盐水或林格溶液。

4. 考虑输血的必要性:

a. 对于活动性出血患者的输液建议。

(1) 当患者失血量达到 30%(表现为心动过速、低血压、呼吸急促、尿量减少、中枢神经系统症状如烦躁 / 意识模糊)时,应接受输血。

(2) 当给予 2L 晶体液,复苏仍不成功时,应输血。

(3) 活动性出血患者在血红蛋白(Hb)水平低于 90g/L 时输血,因为 Hb 需要一段时间才能准确反映活动性失血。

(4) 当需要大量输血时(＞ 4U 的浓缩红细胞),同时应给予新鲜冷冻血浆和血小板。

b. 对于无活动性出血的患者,一般不予输血,除非 Hb ＜70g/L。

(1) 该建议主要基于一项研究,该研究证实限制性输血策略可降低死亡率。

(2) 该研究的排除标准包括大量出血、急性冠脉综合征、有症状的周围血管病变、短暂性脑缺血发作。

(3) 所有患者就诊 6h 内均行内镜检查。

(4) 该研究中的患者在出现贫血或大出血症状或需要手术时接受了输血。

c. 对于有心血管疾病的患者,Hb ＜80g/L 时输血。

d. 需要注意的是,在出现急性出血时,Hb 水平在刚开始是正常的,只有在液体复苏后才会下降。

 即使在大出血之后,患者的初始血红蛋白水平也可能正常,液体复苏后水平才会下降。

5. 核对患者的用药史,确认有无抗血小板和抗凝药物的使用。是否需要拮抗抗凝药,需综合评估出血严重程度及抗凝的需求后再决定。

6. 如果考虑上消化道出血,基于消化性溃疡和静脉曲张破裂出血的风险,经验性地给予质子泵抑制剂或奥曲肽或两者联合静脉使用。

a. 静脉注射质子泵抑制剂有助于减少内镜干预的次数和消化性溃疡再出血的风险,但并不降低死亡率。

b. 质子泵抑制剂静脉或口服间断给药与持续给药效果相当。

D. 初步诊断性检查

1. 全血细胞计数和血小板计数。

2. 基础代谢功能检查实验套餐(一套七种化学测试)。

3. 肝功能检查(异常结果使潜在严重肝病的可能性增加,及凝血功能障碍和静脉曲张)。

4. 凝血酶原时间和部分凝血酶时间。

5. 正位胸片:

a. 如有腹部压痛,最重要的是评估腹腔内是否存在因内脏穿孔而产生的游离气体。

b. 服用免疫抑制剂(包括糖皮质激素)的患者可能腹腔内有游离气体,但只有轻微的腹部症状。

c. 正位胸片还可以提供其他诊断线索,但不常见。

6. 留置胃管(NG),曾经被认为是标准治疗,现存争议。

a. 胃管是一种微创侵入性的方法,帮助评估出血的严重程度和判断出血部位。

b. 引流出血液或咖啡渣样液体表明上消化道出血(LR+ 为 9.6)。

c. 另外,引流液阴性并不能排除上消化道来源的出血。

d. 研究表明,留置胃管不会改变患者的预后(死亡率、住院时间、输血量、手术)。

消化道出血的鉴别诊断基于消化道解剖。上消化道出血来自 Treitz 韧带近端,而下消化道出血来自韧带远端,主要是结肠。因此,评估关键是根据临床特征区分出血是来源于上消化道或下消化道。既往有上消化道、下消化道出血病史、上腹痛、黑便和胃管引流出血性液体,提示上消化道出血。上消化道出血和下消化道出血的原因按发病频率排列如下。小肠出血并不常见,最后一类是肛肠出血,通常出血量较少,很少造成血流动力学不稳定。

A. 上消化道出血

1. 常见的

a. 消化性溃疡

b. 食管 - 胃底静脉曲张

c. Mallory-Weiss 综合征

2. 不太常见

a. 血管发育不良

b. 胃炎

c. 恶性肿瘤

d. 食管炎

e. Dieulafoy 病变

B. 下消化道出血

1. 常见的

a. 憩室病

b. 恶性肿瘤或息肉

c. 结肠炎

(1) 炎症性

(2) 感染性

(3) 局部缺血性

d. 结肠血管畸形

2. 不常见的小肠来源

a. 血管发育不良

b. 溃疡

c. 恶性肿瘤

d. 克罗恩病

e. Meckel 憩室

C. 肛门直肠的出血

   1. 痔

   2. 肛裂

T 先生说,他在吃早餐时突发腹部绞痛,无恶心,到卫生间解了较多量的血便。便后症状好转并平卧位休息。大约 30min 后,上述症状再发,伴大量鲜血便。当他从马桶上起来的时候,感到头晕乏力,不得不在厕所的地板上坐了 15min,然后才爬到电话前拨了急救电话。

此时,主要假设是什么? 有什么是可能的备选? 是否存在不可漏诊的情况? 基于以上鉴别诊断,后续应做哪些检查?

鉴别诊断排序

出现鲜血便但缺乏恶心、呕吐或腹痛的症状,很可能是下消化道来源的出血。绞痛常与消化道出血有关,由血液通过肠道引起的。患者的年龄、起病剧烈和出血量使憩室出血、结肠炎、恶性肿瘤或血管发育不良成为最有可能的诊断。近期有无排便习惯改变、体重减轻或血便史尚不清楚,所有这些因素都会增加结肠炎或恶性肿瘤的可能性。大量的失血和头晕排除痔和肛裂的可能。还必须考虑上消化道来源的出血。 上消化道的快速出血可表现为鲜血便。假设该患者没有肝病病史,消化性溃疡将是最可能的上消化道出血病因。鉴别诊断如表 19-1。

表 19-1　T 先生的诊断假设

诊断假设	人口统计学,风险因素,症状和体征	重要检查
主要假设		
憩室出血	严重的自限性出血憩室病史	结肠镜检查
备选假设		
血管发育不良	不同的临床表现,但严重的下消化道出血最常见的多见于终末期肾脏疾病	结肠镜或小肠内镜
其他假设		
消化性溃疡疾病	常无症状可表现为上腹痛或体重减轻非甾体抗炎药(包括阿司匹林)使用史	食管、胃、十二指肠镜检查
备选假设 - 不可漏诊的		
结肠癌	贫血史或排便习惯改变	结肠镜检查

血液具有促泻作用,上消化道来源的快速出血可表现为鲜血便。

T 先生否认近期生病和排便习惯的改变,否认结肠癌家族史,从未做过结肠镜检查。有 50 年的吸烟史,6 年前已戒,每天晚上喝 2~4 瓶啤酒。

体格检查时,T 先生看起来很焦虑,但其他方面情况良好。坐位血压 120/92mmHg,脉搏 100 次 /min,立位血压 100/80mmHg,脉搏 122 次 /min,体温 37.0℃,呼吸频率 16 次 /min。结膜无苍白,心肺检查无殊,腹部柔软,无压痛,肠鸣音亢进,无肝脾大。直肠指检指套染血。

根据以上信息能否得出诊断? 如不能,还需要哪些额外信息?

主要假设:憩室出血

教科书内容回顾

典型表现是老年患者间歇发作鲜血便,可能会有腹部绞痛,但并不真疼,可以耐受。可能有憩室史(如结肠镜筛查发现)和既往自限性出血史。

疾病要点

A. 憩室出血是下消化道出血最常见的原因。

   1. 消化道出血各种病因的患病率因不同的研究而存在差异。

   2. 一篇综述显示:

      a. 憩室病:35%

      b. 炎症性肠病(IBD)或其他结肠炎:14%

      c. 结肠恶性肿瘤或息肉:7%

      d. 血管发育不良:3%

      e. 肛管直肠病变:12%

B. 憩室炎患者发生憩室出血的风险尚不清楚,估计为 3%~15%。

C. 病例对照研究的数据表明,非甾体抗炎药(NSAID)的使用和高血压是憩室出血的危险因素。

D. 虽然憩室最常出现在左半结肠,但右半结肠憩室是出血的主要原因。

E. 出血是由于一条血管延伸至憩室顶部,管腔创伤可能导致该血管出血。

F. 一般出血会自发性停止,而且仅仅是中度失血,但再出血常见。

   1. 约 75% 的患者自发性出血停止。

   2. 几乎所有患者需要的浓缩红细胞 <4U。

3. 大约 40% 患者再出血。

G. 憩室出血短期预后差。

1. 总的来说,下消化道出血总体预后比上消化道出血好,前者死亡率约为后者的 50%。

2. 憩室出血的死亡率较高(1 年 11%,4 年 20%),尽管死亡原因很少与消化道出血相关。

 虽然憩室出血很少导致死亡,但它是一个短期预后相对较差的标志。

循证医学诊断

A. 病史和体格检查

1. 诊断消化道出血的第一步是确定出血的来源是上消化道还是下消化道。除明显的呕血外,只有少数临床表现特征对定位上、下消化道出血有很强的预测作用。表 19-2 列出了上消化道出血与下消化道出血临床表现特征。

表 19-2　上消化道出血与下消化道出血临床表现特征

临床表现	敏感度	特异度	阳性似然比	阴性似然比
上消化道出血				
黑便的粪便检查	49%	98%	25	0.52
胃管引流出血性或咖啡色样液体	44%	95%	9.6	0.58
上消化道出血史	22%	96%	6.2	0.81
黑便史	77%~95%	81%~87%	5.1~5.9	0.06~0.27
年龄 <50 岁	27%	92%	3.5	0.80
肝硬化	5%	99%	3.1	0.93
下消化道出血				
便血	14%	99%	14	0.87
下消化道出血史	36%	94%	6	0.68
肉眼见鲜红色血液	46%	90%	4.6	0.6

a. 出现容量衰竭、直立性低血压或低血压患者患上消化道出血的可能性是下消化道出血的两倍。

b. 因为尿素是血液经过消化道时产生的,尿素氮 / 肌酐比率 >30 表明是上消化道来源(敏感度为 39%,特异度为 94%,LR+ 为 7.5,LR− 为 0.64)

c. 虽然便血通常提示下消化道出血,10%~15% 的便血患者有上消化道出血的可能。这些患者通常是老年人,有十二指肠溃疡。

 10%~15% 的便血患者可能是上消化道出血。

2. 除了鉴别上消化道出血和下消化道出血外,某些病史特征可能提示一种特定的诊断(表 19-3)。

表 19-3　消化道出血诊断的特征

特征	建议诊断
NSAID 药物的使用	消化性溃疡
严重的血管疾病	缺血性结肠炎
盆腔放疗	放射性结肠炎
发热性疾病	感染性结肠炎
主动脉移植物	主动脉肠瘘(十二指肠最常见)
有肝病或饮酒史	食管静脉曲张
干呕前吐血	Mallory-Weiss 撕裂
近期行结肠息肉切除术	息肉切除后出血
严重便秘	消化性溃疡

a. 这些特征应该在每一个消化道出血的患者中寻找。

b. 但它们只是提示性的,而非诊断性的。

B. 内镜检查

1. 对于消化道出血的患者,除非高度怀疑下消化道出血(基于病史和胃管引流阴性),否则通常建议首先进行上消化道内镜检查。这一建议部分基于上消化道出血导致危及生命的失血可能性更大。

2. 结肠镜

a. 憩室出血的诊断常是通过结肠镜发现的。

b. 重要的是要认识到,在结肠的同一区域看到憩室和血液而做出的诊断通常只是推测(在某些研究中 87% 的概率)

c. 当看到憩室中有活动性出血或近期出血的红斑时,可做出明确诊断,尽管这种情况并不常见。

C. 放射性核素显像

1. 使用放射性标记的硫胶体或红细胞。

2. 可检测慢至 0.05mL/min 的出血。

3. 最常用于持续性出血但上、下消化道内镜检查阴性的患者出血来源。

4. 也用于术前或血管造影前定位。

5. 在消化道出血中,放射性核素显像的检测特征并不明确,在不同研究中有所不同。

a. 在一项具有代表性的研究中,仅 39% 的患者扫描结果为阳性(敏感度为 39%)。

b. 这项研究中,对其出血进行进一步评估的患者中,48% 在阳性扫描处发现出血,10% 在其他部位发现出血。

    c. 需要输血的患者的扫描最有可能是阳性的,快速呈阳性的扫描在出血定位方面效果最好(准确率约为95%)。

D. 血管造影

  1. 检测活动性出血需要出血速度达0.5mL/min。

  2. 敏感度50%(尽管这个数字很大程度上取决于患者的选择)。

  3. 与放射性核素显像一样,血管造影用于术前出血部位的定位,并且被认为是可靠的。

  4. 血管造影也提供了导管介入的选择。

治疗

A. 失血的管理

  1. 如上所述,所有失血量大或有大量失血潜在风险的消化道出血患者,治疗方案都类似。

  2. 需要密切监测患者是否有活动性出血迹象(心动过速、直立性低血压、少尿、血红蛋白下降)。

  3. 通常情况下,患者每6h进行一次血常规检查,直到状态稳定,监测程度随再出血风险进行调整。

B. 憩室出血的管理

  1. 因为大多数憩室出血会自行停止,所以通常不需要特殊治疗。

  2. 内镜治疗主要是夹闭,偶尔使用热凝和硬化治疗。

  3. 也可使用血管收缩剂或栓塞行血管造影介入术。有时,局部输注加压素可作为权宜之计。

C. 结肠切除术

  1. 憩室出血的根治方法是切除憩室肠段。

  2. 对持续性大出血(24h内超过4U或单次出血超过10U出血)或经常复发者,推荐手术。

憩室出血的诊断通常是推测性的。手术前出血部位必须尽可能明确。

诊断

T先生输注了1L生理盐水。在急诊留观期间,他又排出了大量鲜红色的血液。

初始实验室检查正常。重要结果有:尿素氮12mmol/L,肌酐1.1mg/dL(97.2μmol/L),血红蛋白139g/L。患者被收住ICU。

现在可以诊断憩室出血了吗? 你排除了常见疾病吗? 是否还需要其他检查来排除可能的鉴别诊断?

    T先生体重75kg,出现直立性低血压表明失血量达20%。他的补液量约9L(75kg×20%失血量×60%)。假设失血是消化道出血导致的,补液后很有可能出现Hb下降。

    便血和正常的尿素氮/肌酐比值提示下消化道出血。虽然T先生相对年轻,没有合并症,但收住ICU是因为他有血流动力学不稳定的迹象,包括直立性低血压和心动过速,并有活动性出血的证据。

    血流动力学不稳定和活动性出血是导致不良结局风险增加三倍的独立危险因素,这些不良结局包括再出血和死亡率等。血流动力学稳定后,需再进行结肠镜检查或EGD检查。

鉴别诊断:血管发育不良

教科书内容回顾

    血管发育不良引起的出血与其他引起下消化道出血的疾病表现一样。它几乎只见于老年人,临床表现多样从便血到隐匿性失血。一般来说,血管发育不良引起的出血往往比憩室出血来得慢。

疾病要点

A. 血管发育不良,又称动静脉畸形,是一种黏膜下静脉扩张,常见于60岁以上成年人的右半结肠。

B. 60岁以上患者中发病率小于5%。

C. 大多数血管发育不良的患者不会出现出血,而那些有出血的患者往往表现为隐匿性出血,而不是活动性出血。

D. 血管发育不良与多种疾病相关(如主动脉瓣狭窄、肝硬化),但与终末期肾病的关系似乎是确定的。

循证医学诊断

A. 与憩室出血一样,结肠镜、标记红细胞扫描和血管造影均用于诊断评估。

B. 结肠镜是最常见的工具,可以仔细检查盲肠,盲肠是血管发育不良最常见的部位。

C. 如果在结肠镜检查中发现可疑血管,即使没有活动性出血,血管造影也能提供诊断证据。

D. 与憩室出血一样,基于肠镜下肉眼观察到消化道出血患者存在没有活动性出血的血管畸形,做出推测性诊断。

治疗

A. 急性和慢性出血通常内镜下热凝或激光消融治疗。该方法可重复应用于复发性出血。

B. 血管造影介入,包括血管收缩剂或栓塞很少使用。

C. 频繁复发性出血需要手术治疗（右半结肠切除术）。

D. 雌激素治疗曾被用于预防血管发育不良患者的复发性出血，但最近研究提示这个方法不是很有效。

E. 尽可能停止长期抗血小板治疗。

鉴别诊断：结肠癌

结肠癌在第2章，筛查与健康维护中讨论。

病例解决方案

第一次检查 Hb 139g/L，6h 内输注生理盐水 3L，复查 Hb 为 103g/L。考虑下消化道出血，入院后 6h 左右进行了结肠镜检查，发现左侧结肠憩室多发，右侧结肠单发憩室，可见一非活动性出血血管。诊断为憩室出血。

维持 T 先生的血容量正常，Hb 稳定在 100g/L 左右。住院 43h 期间没有再出血，Hb 保持稳定。不需要进一步治疗（如手术）。

主诉

病例 2

M 先生，39 岁。在呕血后来到急诊室。他说入院那天早上醒来时感到胃不适，最初以为是宿醉引起。约 1h 后，他突发大量呕血，无胃内容物呕出。随后，他又一次呕血，于是拨打了急救电话。

此时，主要假设是什么？有什么可能的备选？是否存在不可漏诊的情况？基于以上鉴别诊断，后续应做哪些检查？

鉴别诊断排序

M 先生为上消化道出血。呕血是这个病例的关键点，可将出血来源定位在 Treitz 韧带以上。上消化道出血最常见的原因是消化性溃疡和胃炎，都常有腹部不适的前兆症状。当患者合并特定的高危因素时，如本例患者具有饮酒史，鉴别诊断应考虑食管静脉曲张。患者饮酒的细节尚不清楚，因此无法预测门静脉高压症的风险。也可能有 Mallory-Weiss 撕裂，但 Mallory-Weiss 撕裂患者呕血前常有呕吐。鉴别诊断如表 19-4。

表 19-4　M 先生的诊断假设

诊断假设	人口统计学，风险因素，症状和体征	重要检查
主要假设		
消化性溃疡疾病	腹痛 非甾体抗炎药的使用 腹痛和进食的关系	食管胃十二指肠镜（EGD）检查 幽门螺杆菌检查
备选假设		
胃炎	出血前常无症状	EGD

续表

诊断假设	人口统计学，风险因素，症状和体征	重要检查
备选假设——不可漏诊的		
食管静脉曲张	由肝硬化引起的门静脉高压症史， 慢性肝病 饮酒史	EGD 肝功能检查
其他假设		
Mallory-Weiss 撕裂	呕血前有呕吐，尤其干呕	EGD

患者既往无消化道出血病史。大量饮酒后偶尔会出现胃部不适。否认 NSAID 药物使用史。饮酒史：十八九岁开始酗酒，饮酒二十年，每天至少 1/5 瓶烈性酒和 6 瓶啤酒。成年后未曾就医。

体格检查，M 先生看起来很焦虑、很疲惫，身上有酒味。坐位血压 140/80mmHg，脉搏 100 次/min，站立位血压为 100/80mmHg，脉搏 130 次/min，体温 37.0℃，呼吸 16 次/min。巩膜轻度黄染，肺部听诊无殊，心脏听诊心动过速，律齐。腹部柔软，无肝大，无腹水，肋缘下约 2cm 可触及脾。

考虑到该患者的饮酒史、巩膜黄染和脾大，考虑诊断为食管静脉曲张出血的可能性应高于消化性溃疡。

以上的信息是否足够得出诊断？如果不能，还需要哪些额外信息？

主要假设：食管静脉曲张破裂出血

教科书内容回顾

好发于慢性肝病、肝硬化患者，表现为严重的上消化道出血(呕血或黑便)。实验室生化检查显示肝硬化和血小板减少。

疾病要点

A. 当门静脉压力超过 12mmHg 时,就会发生食管 - 胃底静脉曲张。

B. 静脉曲张破裂是上消化道出血的第二大常见原因,占到肝硬化患者消化道出血的 80%~90%。

C. 约 50% 的肝硬化患者存在食管 - 胃底静脉曲张。

D. 食管 - 胃底静脉曲张的发生率取决于肝硬化的严重程度。

E. Child-Pugh 系统根据肝硬化的严重程度对患者进行分类。

1. 该系统考虑了肝性脑病、腹水、高胆红素血症、低蛋白血症和凝血功能不足(表 19-5)。

表 19-5　Child-Pugh 系统

参数	1 分	2 分	3 分
腹水	无	少量	中等
胆红素 /(μmol·L^{-1})	≤176.8	176.8~265.2	>265.2
白蛋白 /(g·L^{-1})	>35	28~35	<28
国际标准化比值	<1.7	1.8~23	>2.3
肝性脑病	无	1~2 期	3~4 期

A 级(肝功能良好,2 年生存率 85%):5~6 分。
B 级(明显肝功能受损,2 年生存率 60%):7~9 分。
C 级(失代偿,2 年生存率 35%):10~15 分。

2. 40% 的 Child-Pugh A 级患者存在食管 - 胃底静脉曲张,而 85% 的 C 级患者存在静脉曲张。

F. 大约 33% 的食管 - 胃底静脉曲张患者会出血。

G. 任何原因的肝硬化都可能导致食管 - 胃底静脉曲张。

H. 在所有消化道出血中,食管 - 胃底静脉曲张破裂引起的出血预后最差。

1. 近 33% 的患者在第一次食管 - 胃底静脉曲张破裂出血时死亡。

2. 高达 60% 的幸存者第一年内会再次出血。

3. 食管 - 胃底静脉曲张破裂出血 1 年死亡率为 32%~80%,6 周死亡率为 15%~20%。

4. 肝静脉压 >20mmHg 提示预后不良。

 食管 - 胃底静脉曲张是目前为止最致命的消化道出血。

循证医学诊断

A. 食管 - 胃底静脉曲张通过内镜诊断。

B. 筛查食管 - 胃底静脉曲张:

1. 因为食管 - 胃底静脉曲张破裂出血死亡率很高,所以我们的目标是在食管 - 胃底静脉曲张破裂出血前进行检查,以便进行预防性治疗。

2. 所有肝硬化患者应每隔一年接受内镜检查。

3. 肝硬化但无脾大或血小板减少的患者发生静脉曲张的风险最低(约 4%)。内镜检查在这些患者中可考虑延迟进行。

C. 在所有消化道出血的原因中,食管 - 胃底静脉曲张的预测是最简单的。一项研究显示,内科医生对于食管 - 胃底静脉曲张破裂出血预测的敏感度和特异度分别为 82% 和 96%。

治疗

A. 一级预防(食管 - 胃底静脉曲张但无出血病史的患者)

1. 非选择性 β 受体阻滞剂(通常是普萘洛尔或纳多洛尔),可有效降低门静脉压力。

2. 出血风险较高的患者也应进行曲张静脉套扎治疗。

B. 二级预防(有食管 - 胃底静脉曲张出血病史的患者)

1. 门静脉分流术,无论是开腹手术还是经颈静脉,都可考虑。

2. 肝移植是最终的治疗方法。

C. 急性出血的治疗

1. 与其他消化道出血相比,食管 - 胃底静脉曲张破裂出血的血流动力学稳定性更重要,因为出血量大。

2. 食管 - 胃底静脉曲张破裂出血患者是细菌感染的高危人群,尤其是自发性细菌性腹膜炎。内镜检查前给予抗生素(头孢曲松或诺氟沙星)已被证明可以降低细菌感染率和死亡率。

3. 应注意患者凝血功能。

a. 鉴于这些患者普遍存在肝病,常有与凝血因子缺乏或血小板减少有关的凝血功能障碍。

b. 活动性出血时,如血小板低于 50×10^9/L,建议输注血小板。

4. 一旦怀疑有食管 - 胃底静脉曲张破裂出血,应立即给予生长抑素或奥曲肽,降低门静脉压,减少出血。

5. 如果出血复发,首先进行内镜下套扎或硬化剂治疗。

6. 三腔二囊管可作为内镜治疗前的一种临时措施。

7. 内镜下治疗后仍持续出血者,应考虑经颈静脉肝内门体分流术(TIPS)。在高危患者,如 Child-Pugh C 级,尽早行 TIPS 对生存率有益。

8. 由于死亡率极高,很少需要手术干预。

诊断

在急诊室的胃管引流液中出现鲜红色血液,且冲洗后未变清。患者被送入 ICU,输入 1L 生理盐水和 2U 的 O 型浓缩红细胞,并留置导尿管,以监测其容量状态。在又一次大量呕血后,M 先生被插管以保护呼吸道通畅,并开始静脉注射奥曲肽,准备进行急诊胃镜检查。

根据以上信息已经可以诊断食管 - 胃底静脉曲张破裂出血了吗?是否排除了其他常见的诊断?是否需要做其他检查来鉴别诊断?

该患者上消化道大出血,而且明显是活动性出血。初期管理的目标是维持血流动力学稳定。基于他的血流动力学不稳定、活动性出血且需要密切监测,因此将患者送入 ICU。考虑到他的饮酒史、出血量和既往无腹部不适表现,食管 - 胃底静脉曲张破裂出血是最有可能的诊断,故开始给予经验性治疗奥曲肽和抗生素。因为我们还不知道该患者有无肝硬化,因此还要考虑上消化道出血最常见的原因消化性溃疡。

鉴别诊断:消化性溃疡

消化性溃疡在第 32 章中讨论。本节只讨论消化性溃疡出血。

教科书内容回顾

典型表现是有慢性消化不良的中年人,长期使用 NSAID,包括长期口服阿司匹林;或有幽门螺杆菌感染和呕血、黑便,或两者兼有。

疾病要点

A. 是消化道出血最常见的原因。
  1. 上消化道出血是下消化道出血的 4~8 倍。
  2. 胃溃疡至少占上消化道出血的 50%。
B. 当溃疡侵蚀到胃或十二指肠壁的血管时,就会发生出血。
C. 大约 50% 的出血或穿孔患者既往无症状。
D. 病因是幽门螺杆菌感染,长期使用 NSAID,或严重疾病状态时引起应激性溃疡。
E. 与憩室出血相似,多数病例具有自限性(约 80%)。

循证医学诊断

A. 除极少数病例外,所有怀疑溃疡的消化道出血患者都应接受内镜检查,内镜检查对疾病诊断、预后和治疗十分重要。
B. 内镜检查对溃疡的敏感度为 92%。内镜活检可排除恶性肿瘤和幽门螺杆菌感染。
C. 内镜可帮助判断再出血风险,指导制订出院计划。
D. 内镜下可明确的其他高危因素包括溃疡 >2cm 和动脉出血。

表 19-6 给出了经内镜检查发现的复发性出血的大致发生率。

表 19-6 经内镜检查发现的复发性出血的大致比例

参数	比例
活动性出血的血管	55%
无活动性出血的裸露血管	45%
溃疡部位见黑色基底	15%~35%
溃疡部位清洁无明显出血	5%

治疗

A. 维持血流动力学稳定
B. 内镜检查
  1. 早期内镜检查可帮助超过 94% 的患者止血并缩短住院时间。
  2. 对于有高危病变的患者,可进行内镜下干预治疗,包括夹闭、热凝或硬化。
  3. 重复内镜检查对 15%~20% 再出血的患者有效。
C. 药物治疗
  1. 溃疡伴急性出血不再推荐静脉注射 H_2 受体阻滞剂。
  2. 质子泵抑制剂:
    a. 对怀疑溃疡出血的入院患者,应给予静脉注射质子泵抑制剂。荟萃分析支持使用间歇静脉注射或口服质子泵抑制剂,然而,指南尚未更新。
    b. 内镜检查提示再出血高危患者(表 19-6)应继续静脉注射质子泵抑制剂 72h。
    c. 低风险患者可改用口服质子泵抑制剂。
    d. 所有出院患者应服用质子泵抑制剂(如果有必要进行幽门螺杆菌治疗)以确保溃疡愈合。
    e. 使用阿司匹林进行二级预防的患者可在出血停止后 1~7 天内重新开始服药。
    f. 荟萃分析支持内镜检查前给予红霉素,因为它可提高内镜诊断率,减少重复内镜检查的需要。
D. 不能用内镜控制的再出血可给予介入栓塞或手术治疗

鉴别诊断：Mallory-Weiss 撕裂

教科书内容回顾

Mallory-Weiss 撕裂常出现在任何原因诱发呕吐导致急性呕血的患者。

疾病要点

A. Mallory-Weiss 撕裂是胃食管交界处的黏膜撕裂。

B. 人们常误解为 Mallory-Weiss 撕裂总是伴随干呕。事实上，只有大约 1/3 的病例呕血前有干呕。

循证医学诊断

常规上消化道内镜检查确诊。

治疗

Mallory-Weiss 撕裂很少需要特殊治疗。再出血非常罕见。

病例解决方案

在 ICU 进行急诊内镜检查，发现 M 先生有严重的食管 - 胃底静脉曲张，并可见一处活动性出血，当时进行了套扎治疗。后续未再出现活动性再出血，但出现了其他并发症，他被诊断为吸入性肺炎，保留胃管 5 天，并经历酒精戒断，还出现了轻度肝性脑病。

住院期间，他被发现为 Child- Pugh B 级肝硬化。出院时，继续口服普萘洛尔和乳果糖。并建议他在门诊进行酒精戒断和肝病治疗管理。但他没有进行后续随访。

M 先生的急诊内镜显示出血严重。在药物和内镜联合治疗下，他的出血得到了控制。M 先生有晚期肝硬化和酒精依赖，考虑到静脉曲张患者经常伴随其他疾病或并发症，因此复杂的住院诊治过程并不令人惊讶。

主诉

S 女士，35 岁。初次门诊就诊，目前无不适主诉，系统回顾时她描述间断出现鲜红色血便，在过去的 5 年期间发生 4 次，无腹痛，有时为便纸上带血，有时马桶里有血。

 此时，主要假设是什么？什么是可能的备选？是否存在不可漏诊的情况？基于以上鉴别诊断，后续应做哪些检查？

鉴别诊断排序

S 女士有持续数年的间断性下消化道出血，无其他不适。这种发生于年轻患者的下消化道出血，没有贫血、排便习惯改变、体重减轻或腹泻等报警信号，一般考虑良性的肛门直肠出血。10%~20% 的人群会有这种类型的出血。我们的目标是筛选出这些患者，不要遗漏偶尔发生的严重病变，但也不给过多患者不愉快的检查评估。该患者的关键点是年轻，出血量小，以及没有报警症状。

鉴别诊断包括痔出血和肛裂出血。肛裂常伴疼痛，所以本病例痔出血可能性更大。炎症性肠病（IBD），特别是溃疡性结肠炎，可有类似表现，但症状的间歇性和出血的特征（罕见和少量）不符合，因此 IBD 可能小。我们需要知道更多信息包括患者的排便习惯以便鉴别。憩室出血和结肠血管发育不良也可以解释患者的症状，但在这个年龄的患者中十分少见。结肠癌或直肠癌在这一年龄组也很罕见，但也应予以考虑。

鉴别诊断如表 19-7 所示。

表 19-7 S 女士的诊断假设

诊断假设	人口统计学，风险因素，症状和体征	重要检查
主要假设		
痔	痛或无痛鲜血便	肛镜
		全血细胞计数
备选假设——最常见的		
肛裂	鲜血便，常伴随剧痛	肛门视诊
		肛镜
备选假设——不可漏诊的		
溃疡性结肠炎	通常与腹泻相关	结肠镜
结肠癌	贫血或排便习惯改变史	结肠镜
	结肠癌家族史	

进一步追问病史，S 女士说最近排便习惯没有改变，体重无减轻，无不适主诉。出血与疼痛无关，有时与便秘有关。她从未接受过任何治疗。

 以上的信息是否足够得出诊断？如果不能，还需要哪些额外信息？

主要假设：痔出血

教科书内容回顾

痔出血通常表现为直肠疼痛和出血。这种疼痛在排便、用力或坐位时最为严重。偶尔也会表现为无痛性出血。

疾病要点

A. 痔一般分为外痔或内痔。

　1. 外痔

　　a. 发生在齿状线以下。

　　b. 出现无痛性出血或肛周组织充血、疼痛、肿胀，或血栓形成。血栓形成的痔呈紫色，伴剧痛，并有出血可能。

　2. 内痔

　　a. 发生在齿状线以上。

　　b. 常伴坠胀感、无痛出血或直肠脱垂。脱垂时伴疼痛，有时伴有出血。

　3. 内外痔在坐位、用力排便和便秘时症状最严重。

　4. 出血发生于排便时和便纸擦拭时。

临床医生需要确认患者自我诊断的痔。很多患者将所有肛周症状归为痔。

循证医学诊断

A. 痔出血可通过直接观察诊断。

　1. 外痔可通过视诊诊断。

　2. 内痔需要肛门镜确诊。

B. 一个重要的问题是"什么时候肛门直肠良性疾病导致的出血需要更进一步的评估（肛门检查及可能的肛门镜检查）?"

　1. 一项研究观察了 201 名直肠出血患者。

　　a. 24% 的患者患有严重疾病，分别是息肉（13%）、结肠癌（6.5%）和 IBD（4%）。

　　b. 与严重疾病相关的危险因素是年龄、出血病程短和便血。

　　c. 50 岁以下的患者中没有发现癌症。

　　d. 37 名有明显肛门直肠出血（肛裂或痔）的患者中 6 名合并息肉或癌症。

　2. 另一项研究发现，在 314 例 40 岁以下的直肠出血患者中，只有 10 例息肉，而在 256 例 40~50 岁的患者中，有 27 例息肉和 1 例癌症。

C. 一般来说，如果年轻患者（40 岁以下）的直肠出血没有明确的肛门直肠疾病，或者在肛门直肠病变治疗后出血仍继续，应该做更完整的评估（结肠镜检查）。40 岁以上的

患者都应接受评估。

虽然严重疾病引起的直肠出血在年轻人中罕见，但它确实可发生。

治疗

A. 大多数痔和肛裂可以保守治疗，建议保持肛周清洁。

　1. 坐浴，放松肛门括约肌。

　2. 使用对乙酰氨基酚、局部软膏或短期局部使用皮质类固醇镇痛。当需要久坐时，环型坐垫有助于减轻症状。

　3. 通过增加液体摄入量、高纤维饮食、琥珀辛酯磺酸钠或矿物油来软化大便。

　4. 避免任何可能导致便秘的食物。

　5. 避免久坐，尤其是上厕所时久坐。

B. 内痔脱垂或持续出血通常需要手术切除。

C. 血栓形成，不能回纳的内痔和血栓性外痔需要急诊手术治疗。

诊断

S 女士体格检查无殊，肛门视诊和直肠指诊无殊。肛门镜检查发现一个大的、无活动性出血的内痔。全血细胞计数正常。

根据以上信息可以诊断痔出血了吗？是否排除了最常见的诊断？是否还需要做其他检查来进行鉴别诊断？

患者检查发现有内痔，诊断几乎已明确，但不能确定这是她出血的原因。考虑到目前患者没有症状，可暂不行进一步检查。

鉴别诊断：肛裂

教科书内容回顾

患者通常会有严重的肛门部疼痛，排便时和便后出血，为鲜红色。体格检查中可在肛门后正中线处发现一处肛裂。

疾病要点

A. 肛裂继发于肛管黏膜损伤，最常见的原因是大便干硬。

B. 肛裂通常表现为急性起病，排便时疼痛，通常伴有出血。

C. 肛裂可发展成慢性疾病。

1. 疼痛会引起肛门括约肌痉挛,进而导致反复损伤。
2. 慢性肛裂可能与前哨痔(主要是肛裂末端皮肤增厚)有关。

D. 肛裂常出现在中线。

1. 男性肛裂通常位于后正中线,女性则可能位于后正中线或前正中线。
2. 当肛裂位于肛管外侧时,应考虑其他诊断,如克罗恩病或性传播疾病。

循证医学诊断

A. 肛裂可通过直接观察来诊断。
B. 因为患者经常感到疼痛,直肠指检很难进行。

治疗

A. 大多数情况下,上述针对痔的一般支持治疗会带来数天至数周的症状缓解。
B. 大多数慢性肛裂需要通过治疗来放松肛门括约肌。

1. 局部硝酸盐和注射肉毒毒素是有效的。
2. 外科括约肌切开术总是有效的,但有永久性大便失禁的风险。

病例解决方案

一年后,S 女士因再发出血而就诊。肛镜检查显示内痔出血。在支持治疗下症状缓解,但 1 个月后出血复发,完成结肠镜检查,也只发现内痔。
患者拒绝手术治疗,并继续经历反复痔出血发作。

　　患者有反复出血的病史是很常见的。许多痔患者偶尔会有皮疹。结肠镜检查是一个艰难的决定。虽然她年轻,且肛门镜检查提示不太可能是严重疾病,但对任何复发性直肠出血的患者进一步检查都是合适的。

其他重要疾病

隐匿性消化道出血

教科书内容回顾

　　隐匿性消化道出血有两种表现方式:新发现的缺铁性贫血或粪便隐血试验阳性。

疾病要点

A. 常见于 60 岁以上的老年患者。

B. 上消化道病变引起的隐匿性消化道出血略多于下消化道病变。
C. 上、下消化道出血的常见原因亦是隐匿性消化道出血的主要原因。
D. 约 40% 的上消化道病变患者长期服用阿司匹林、NSAID或饮酒。
E. 约 5% 的患者同时患有上、下消化道病变。

循证医学诊断

A. 所有隐匿性消化道出血的患者需要评估消化道。
B. 所有缺铁性贫血的患者都需要确定缺铁性贫血的原因(见第 6 章)。

1. 铁缺乏通常是由于慢性失血,很少是由于铁摄入不足或铁吸收不良。
2. 月经和消化道失血是最常见的原因。
3. 所有男性和所有没有月经过多的女性,以及所有超过 50 岁的女性(甚至那些有月经过多的女性)都需要对全消化道进行评估。
4. 40 岁以下月经过多的女性一般不需要行进一步消化道评估,除非她们有消化道症状或早发结肠癌家族史。
5. 40~50 岁月经过多的女性应谨慎处理。应追问有无轻微消化道症状(乳糜泻通过吸收不良而导致铁缺乏,这些症状很容易归因于肠易激综合征)。对于这部分患者,应更积极地行结肠镜检查。

在隐匿性消化道出血和缺铁性贫血时,一定要确定失血的病因。

C. 隐匿性消化道出血患者的消化道评估方法如下:

1. 对仅粪便隐血阳性、没有缺铁的患者,结肠镜检查足够。
2. 对有缺铁性贫血,或缺铁性贫血同时粪便潜血阳性的患者,大多数专家推荐进行全消化道评估。
3. 对 EGD 和结肠镜检查仍不能确定病因的患者,推荐小肠胶囊内镜检查。

小肠出血

教科书内容回顾

　　小肠出血患者可表现为隐性出血或显性出血。小肠出血的诊断是基于小肠影像学或内镜检查(结肠和上消化道)均阴性的患者。

疾病要点

A. 5%~10% 的消化道出血患者上、下消化道评估阴性。

1. 根据目前的内镜和放射技术，这些患者中 75% 的会发现小肠出血。

2. 其余病例在首次 EGD 和结肠镜检查中漏诊了上、下消化道病变。

B. 出血来源。

　1. 血管发育不良是小肠出血最常见的原因。

　2. 克罗恩病、Dieulafoy 病变、恶性肿瘤（约占小肠出血的 10%）和梅克尔憩室是其他常见的原因。

C. 隐匿性消化道出血，过去指的是上、下内镜检查阴性的消化道出血，现在仅指上、下内镜检查正常，并经过小肠镜或影像学进一步评估小肠也正常的消化道出血。

循证医学诊断

A. 有针对性的病史可为小肠或隐匿性消化道出血提供线索。询问可能导致黏膜损伤的药物使用情况（如 NSAID、双膦酸盐）以及使患者易患消化道出血的疾病（HIV、神经纤维瘤病）。

B. 重复内镜检查，寻找在最初评估中可能被遗漏的病变，往往是诊断的第一步。

C. 如果再次上、下消化道内镜检查仍为阴性，或临床高度怀疑为小肠出血，则选择小肠镜和胶囊内镜检查对小肠进行检查。

D. 小肠镜有多种类型，包括：

　1. 推进式小肠镜：是一种经口的长内镜（通常是结肠镜）。

　　a. 通常可观察 40~60cm 空肠。

　　b. 据报道诊断率为 40%~75%。

　2. 深度小肠镜（双气囊小肠镜、单气囊小肠镜、螺旋小肠镜）可观察整个小肠。

　3. 术中内镜。

E. 使用与壁细胞结合的核示踪剂扫描术检测梅克尔憩室。

　1. 梅克尔憩室的检测敏感度为 75%~100%。

　2. 只有 30 岁以下患者发生隐匿性出血时才考虑该诊断。

治疗

隐匿性出血的治疗基于病因而不同。

参考文献

Barkun AN, Bardou M, Kuipers EJ; International Consensus Upper Gastrointestinal Bleeding Conference Group. International consensus recommendations on the management of patients with nonvariceal upper gastrointestinal bleeding. Ann Intern Med. 2010;152(2):101–13.

Barkun AN, Bardou M, Martel M et al. Prokinetics in acute upper GI bleeding: a meta-analysis. Gastrointest Endosc. 2010;72:1138–45.

Bull-henry K, Al-kawas F. Evaluation of occult gastrointestinal bleeding. Am Fam Physician. 2013;87(6):430–6.

Cuellar RE, Gavaler JS, Alexander JA et al. Gastrointestinal tract hemorrhage. The value of a nasogastric aspirate. Arch Intern Med. 1990;150(7):1381–4.

Garcia-Tsao G, Bosch J. Review article: Management of varices and variceal hemorrhage in cirrhosis. N Engl J Med. 2010;362:823–32.

Gerson LB, Fidler JF, Cave DR, Leighton JA. ACG clinical guideline: Diagnosis and management of small bowel bleeding. Am J Gastroenterol 2015;110:1265–87.

Gralnek IM, Dumonceau JM, Kuiper EJ et al. Diagnosis and management of non-variceal upper gastrointestinal hemorrhage: European Society of Gastrointestinal Endoscopy Guideline. Endoscopy. 2015;47(10):a1–46.

Helfand M, Marton KI, Zimmer-Gembeck MJ, Sox HC Jr. History of visible rectal bleeding in a primary care population. Initial assessment and 10-year follow-up. JAMA. 1997;277(1):44–8.

Huang ES, Karsan S, Kanwal F, Singh I, Makhani M, Spiegel BM. Impact of nasogastric lavage on outcomes in acute GI bleeding. Gastrointest Endosc. 2011;74(5):971–80.

Jacobs D. Clinical practice: Hemorrhoids. N Engl J Med. 2014;371:944–51.

Laine L. Clinical practice: upper gastrointestinal bleeding due to a peptic ulcer. N Engl J Med. 2016;374:2367–76.

Lewis JD, Shih CE, Blecker D. Endoscopy for hematochezia in patients under 50 years of age. Dig Dis Sci. 2001;46(12):2660–5.

Madhotra R, Mulcahy HE, Willner I, Reuben A. Prediction of esophageal varices in patients with cirrhosis. J Clin Gastroenterol. 2002;34(1):81–5.

McGuire HH Jr. Bleeding colonic diverticula. A reappraisal of natural history and management. Ann Surg. 1994;220(5):653–6.

Ohmann C, Thon K, Stoltzing H, Yang Q, Lorenz W. Upper gastrointestinal tract bleeding: assessing the diagnostic contributions of the history and clinical findings. Med Decis Making. 1986;6(4):208–15.

Olds GD, Cooper GS, Chak A, Sivak MV Jr, Chitale AA, Wong RC. The yield of bleeding scans in acute lower gastrointestinal hemorrhage. J Clin Gastroenterol. 2005;39(4):273–7.

Pickhardt PJ, Choi JR, Hwang I et al. Computed tomographic virtual colonoscopy to screen for colorectal neoplasia in asymptomatic adults. N Engl J Med. 2003;349(23):2191–200.

Raju GS, Gerson L, Das A, Lewis B; American Gastroenterological Association. American Gastroenterological Association (AGA) Institute technical review on obscure gastrointestinal bleeding. Gastroenterology. 2007;133(5):1697–717.

Sachar H, Vaidya K, Laine L. Intermittent vs continuous proton pump inhibitor therapy for high risk bleeding ulcers. JAMA Intern Med. 2014;174(11):1755–62.

Sharara AI, Rockey DC. Gastroesophageal variceal hemorrhage. N Engl J Med. 2001;345(9):669–81.

Srygley FD, Gerardo CJ, Tran T, Fisher DA. Does this patient have a severe upper gastrointestinal bleed? JAMA. 2012;307(10):1072–9.

Stanley AJ, Laine L, Dalton HR et al. Comparison of risk scoring systems for patients presenting with upper gastrointestinal bleeding: international multicentre prospective study. BMJ. 2017;356:i6432.

Strate LL. Lower GI bleeding: epidemiology and diagnosis. Gastroenterol Clin North Am. 2005;34(4):643–64.

Strate LL, Gralnek I. ACG clinical guideline: management of patients with acute lower gastrointestinal bleeding. Am J Gastroenterol. 2016;111:459–74.

Villanueva C, Colomo A, Bosch A et al. Transfusion strategies for acute upper gastrointestinal bleeding. N Engl J Med. 2013;368(1):11–21.

Witting MD, Magder L, Heins AE et al. ED predictors of upper gastrointestinal tract bleeding in patients without hematemesis. Am J Emerg Med. 2006;24(3):280–5.

（蒋黎 译　叶梅 校）

第20章 头 痛

碰到头痛患者,该如何确定病因?

Jennifer Rusiecki

主诉

病例 1
M 女士,34 岁,主诉间歇性头痛门诊就诊。

头痛的鉴别诊断有哪些? 作为医生你需要如何进行鉴别?

构建鉴别诊断

头痛是最常见的主诉之一,在所有能引起头痛的疾病中,只有不到 1% 会危及生命,因此治疗头痛相关疾病面临的挑战,是排除罕见的、危及生命的头痛疾病后,针对良性头痛患者给予恰当的治疗。

头痛可以分为原发性头痛和继发性头痛两大类。原发性头痛的患者,头痛本身是主要的问题,尽管有潜在的功能障碍,但通常不会危及患者生命。继发性头痛与原发性头痛不同,来源于疾病并且具有潜在的危险性。

原发性和继发性头痛之间的症状区别在诊断上很有用。原发性头痛,例如紧张性头痛,常通过临床诊断,有时也使用诊断标准[最常用的是由国际头痛协会(International Headache Society,IHS)发布的诊断标准],传统的诊断方法(实验室检查、放射学检查、病理学检查)无法验证诊断。继发性头痛通常可以通过识别导致头痛这一症状的某种基础疾病来明确诊断,例如由中枢神经系统肿瘤引起的头痛。

临床上,原发性和继发性头痛往往难以区分。在进行头痛的鉴别诊断时,最重要的问题是:"头痛是新发还是既往曾发作过?" 通常慢性头痛多是原发性的,新发头痛以继发性多见,这是诊断头痛重要的关键点。但是这种鉴别方式也存在缺陷,因为有些慢性头痛也属于继发性头痛(如由颈椎退行性关节病引起的头痛),有些经典的原发性头痛(如偏头痛)可以表现为新发头痛。新发和曾经发作过的头痛之间的区别还取决于患者因自己的症状引起医疗关注的速度。即使

如此,将头痛分为原发性、继发性和新发、曾经发作过的 4 种类型,不仅为鉴别诊断提供了方便记忆的框架,还提供了临床上有用的结构,该结构可以通过关键点来进行鉴别诊断。鉴别诊断如下。图 20-1 以更直观的形式显示了可能的诊断,在临床上经常按此诊疗流程考虑和分析。IHS 的分类网站(https://www.ichd-3.org/)也是带注释的鉴别诊断的绝佳参考。

A. 曾经发作过的头痛
  1. 原发性
     a. 紧张型头痛
     b. 偏头痛
     c. 丛集性头痛
  2. 继发性
     a. 颈椎退行性关节病
     b. 颞下颌关节综合征
     c. 脑神经痛(可能是原发性或继发性)
     d. 与药物或其戒断相关的头痛
        (1) 咖啡因
        (2) 硝酸酯
        (3) 镇痛药(通常表现为每天慢性头痛)
        (4) 麦角胺

B. 新发头痛
  1. 原发性
     a. 良性咳嗽头痛
     b. 良性劳累性头痛
     c. 与性活动有关的头痛
     d. 良性雷击样头痛
     e. 特发性颅内高压(伪肿瘤脑病)
  2. 继发性
     a. 感染相关性头痛
        (1) 上呼吸道感染
        (2) 鼻窦炎
        (3) 脑膜炎
     b. 血管源性头痛
        (1) 颞动脉炎
        (2) 蛛网膜下腔出血(subarachnoid hemorrhage,SAH)

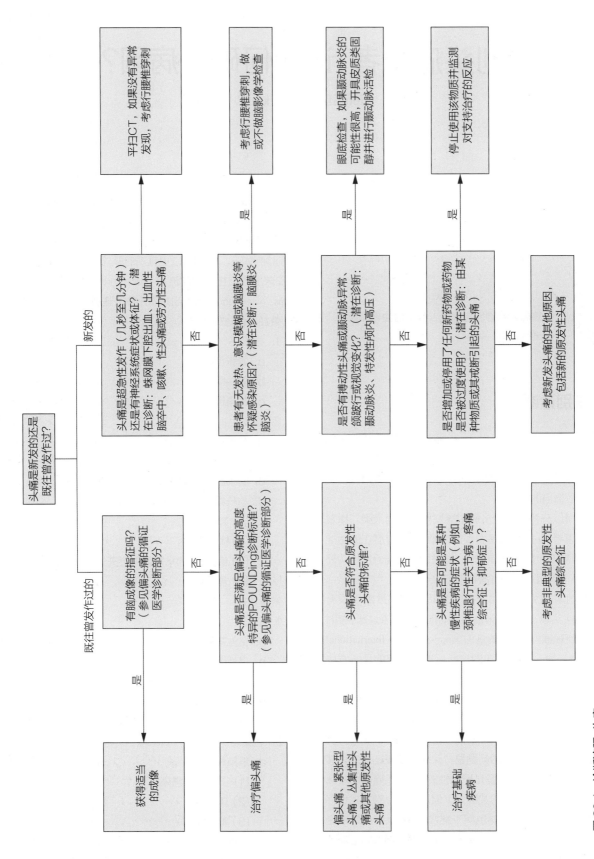

图 20-1　诊断流程：头痛

(3) 实质性出血

(4) 恶性高血压

(5) 海绵窦血栓形成

c. 占位性病变

(1) 脑肿瘤

(2) 硬膜下血肿

d. 继发性晨起头痛

(1) 睡眠障碍

(2) 夜间低血糖

e. 脑震荡后综合征

M 女士叙述了 10 年来类似的头痛情况。她来就诊是因为以前每年头痛发作 2~3 次,而现在却越来越频繁,每月发生 3~4 次。头痛发作时严重到影响工作。她将疼痛表述为右眼后面剧烈的疼痛(在描述头痛时,她将手放在额头和眼睛上方)。头痛通常伴随恶心,并且在最近几个月中,她偶尔会伴有呕吐。

此时,最有可能的诊断是什么? 鉴别诊断还有什么? 是否存在不可漏诊的情况? 基于以上鉴别诊断,后续应做哪些检查?

鉴别诊断排序

此病例中,严重程度和长期性是头痛的关键点,这使我们能够对鉴别诊断有所限制。 M 女士的头痛既是严重的,又是曾经发作过的头痛。这个事实令人放心,这意味着她的头痛很可能是原发性头痛综合征。在患有慢性头痛的年轻健康人中,偏头痛、紧张型头痛和丛集性头痛最有可能。考虑到这些头痛的严重性,偏头痛比紧张性头痛更有可能。考虑到头痛的严重程度和搏动性,至少应考虑血管原因。颅内动脉瘤可能会引起类似的症状,但慢性病程使这种可能性降低。表 20-1 根据目前的人口统计学信息,危险因素,症状和体征对鉴别诊断进行了排序。

头痛的严重程度远不及区分是新发头痛还是曾经发作过的头痛重要。慢性头痛与重度头痛同等重要,但是当轻度头痛发生变化时显得更加重要。

M 女士既往使用布洛芬效果良好,但现在无效了。她有意义的既往史只有小时候晕车。

根据以上信息能否得出诊断? 如不能,还需要哪些额外信息?

表 20-1　M 女士的诊断假设

诊断假设	人口统计学、风险因素、症状和体征	重要检查
主要假设		
偏头痛	中度至重度的单侧搏动性头痛,有时伴有先兆	诊断标准和排除继发性头痛
主要假设——最常见的		
紧张性头痛	轻度至中度慢性压力性头痛	诊断标准和排除继发性头痛
丛集性头痛	单侧头痛,最严重的是眼眶周围或颞区,伴有结膜充血、流泪或鼻塞	诊断标准和排除继发性头痛
主要假设——不可漏诊的		
颅内动脉瘤	急性或亚急性头痛 头痛特征是非特异性的	CT 血管造影、MR 血管造影或传统血管造影

主要假设:偏头痛

教科书内容回顾

偏头痛最常见于十余岁或二十多岁的女性。头痛是单侧的、搏动性头痛,严重到发作时无法工作。发作前约 20min,在视野中心偶尔有闪光点出现(先兆)。患者经常需要躺在黑暗且安静的房间里。

疾病要点

A. IHS 所采用的对偏头痛的描述为"发作持续 4~72h 的复发性头痛,头痛的典型特征是单侧、搏动性、程度中到重度和日常体力活动可以加剧;并伴有恶心和 / 或畏光、畏声"。

B. 偏头痛是由神经血管疾病引起的慢性头痛综合征。神经事件导致颅内血管舒张。

C. 它们可以在任何年龄开始,但最常见的是在青春期开始。

D. 与男性相比,女性更常见(为男性的 2~3 倍),并且症状更严重。

E. 偏头痛可伴随先兆症状。

1. 约有 1/3 的偏头痛患者有先兆。

2. 通常先兆是视觉的,先于头痛,持续约 20min。

3. 关于先兆的描述:

　　a. 通常患者最初会描述一个盲点,随后会出现"闪烁的刻痕"(闪光灯,光斑,锯齿形或花形)。

　　b. 先兆通常涉及视野中的一个部分。

　　c. 表 20-2 列出了先兆的常见性质及其发生频率。

偏头痛的先兆症状是定型的。仔细聆听偏头痛患者关于先兆症状的描述,就可以更容易地识别出其他患者的先兆症状。

表 20-2　偏头痛先兆的特征

先兆类型	发生率
锯齿样	56%
星状或闪烁	83%
暗点	40%
偏盲	7%
感觉先兆	20%
失语症	11%
运动先兆	4%
先兆的持续时间	**发生率**
< 30min	70%
30~60min	18%
> 60min	7%

Data from Smetana GW：The diagnostic value of historical features in primary headache syndromes：a comprehensive review, Arch Intern Med. 2000 Oct 9；160（18）：2729-2737.

循证医学诊断

A. 偏头痛是目前所有复发性头痛综合征中最严重的一种。（丛集性头痛是引起严重疼痛的另一种原发性头痛。）

　　1. 任何严重头痛患者都应考虑它们,这应该是医生看病时的主要关注点。

　　2. 在基层医疗机构中,最初因头痛而就诊的患者中有90% 符合偏头痛的标准。

　　对于患有反复性头痛而失能的任何患者,都应考虑偏头痛的诊断。

B. 与其他原发性头痛一样,诊断以 IHS 的诊断标准为指导,而不是诊断测试。

C. 偏头痛分为有先兆和无先兆偏头痛。

　　1. 没有先兆的偏头痛：

　　　　a. 患者必须至少 5 次发作,头痛持续 4~72h。

　　　　b. 头痛必须具有以下两项特性：

　　　　　（1）单侧疼痛

　　　　　（2）搏动性疼痛

　　　　　（3）中度至重度疼痛强度

　　　　　（4）日常体力活动使头痛加重（或缓解）

　　　　c. 头痛期间至少具有下列一项相关症状：

　　　　　（1）恶心和 / 或呕吐

　　　　　（2）畏光或噪声恐惧

　　2. 有先兆偏头痛必须至少发作两次,并伴有以下症状：

　　　　a. 一种或多种完全可逆的视觉、感觉、言语、运动、视网膜或脑干先兆症状。

　　　　b. 至少有以下两个特征：

　　　　　（1）至少一个先兆症状逐渐发展超过 5min,或两种及两种以上的先兆症状先后出现。

　　　　　（2）每个先兆症状持续 5~60min。

　　　　　（3）至少一个单侧先兆症状。

　　　　　（4）头痛伴随的先兆于 60min 内发生。

D. 需要着重记住,尽管诊断标准非常有用,但在将其应用于单个患者时仍需谨慎使用。某些患有该病的患者可能无法完全符合标准。需考虑以下有关一些典型偏头痛症状的数据：

　　1. 50% 的偏头痛患者患有非搏动性头痛。

　　2. 40% 患有双侧头痛。

　　诊断标准对研究比对患者照顾更有帮助,应谨慎用于个别患者。

E. 还有其他较不常见的偏头痛类型：

　　1. 包括先兆症状持续时间超过 60min 的头痛和仅有先兆而无头痛的偏头痛。

　　2. 这些综合征很难诊断,需要排除可能引起类似症状的其他疾病（例如脑血管意外,短暂性脑缺血发作或视网膜脱离）。

F. 除诊断标准之外,还有许多其他方面的病史提示偏头痛。

　　1. 有系统综述建议使用助记词 POUNDing 作为偏头痛的诊断测试。

　　　　a. 头痛是否为搏动性（pulsatile）？

　　　　b. 如果没有药物治疗,痛能持续 4~72h 吗？

　　　　c. 是单侧的吗（unilateral）？

　　　　d. 有恶心吗（nausea）？

　　　　e. 是否影响日常活动（disabling）？

　2. 如果 4 个或 5 个问题回答“是”,则 LR + 为 24,这在诊断偏头痛方面具有重要的意义。

　　3. 另一篇综述提供了各种头痛性质的测试特征,以区分偏头痛和紧张型头痛。表 20-3 列出了至少对验后概率有中等影响的特征。

　4. 区分偏头痛和紧张型头痛时,恶心是偏头痛的重要线索。

　　5. 有趣的是,一些普遍认为的特征,如头痛持续时间和头痛受压力、天气、月经、疲劳和气味的影响,对区分偏头痛和紧张型头痛没有帮助。

　　6. 有偏头痛家族史有助于诊断,LR+ 为 5.0。

　　7. 偏头痛患者在儿童时期也更容易发生呕吐发作,并患有晕车病。

G. 鉴于偏头痛的严重性,随之而来的一个普遍问题是可能患有偏头痛的患者是否需要神经影像学检查。以下是头痛患者神经影像异常的预示因素,通常被认为是适应证。

　　1. 神经系统检查异常。

表 20-3　偏头痛症状的测试特征

标准	敏感度	特异度	阳性似然比	阴性似然比
恶心	82%	96%	23.2	0.19
畏光	79%	87%	6.0	0.24
畏声	67%	87%	5.2	0.38
体力活动加剧	81%	78%	3.7	0.24
单侧	66%	78%	3.1	0.43
搏动性	76%	77%	3.3	0.32
巧克力诱发	22%	95%	4.6	0.82
奶酪诱发	38%	92%	4.9	0.68

Data from Smetana GW: The diagnostic value of historical features in primary headache syndromes: a comprehensive review, Arch Intern Med. 2000 Oct 9; 160 (18): 2729-2737.

2. 不典型的先兆症状,尤其是头晕、协调感异常、麻木或刺痛感,或因做 Valsalva 动作而使头痛加重。
3. 头痛发生频率增加或头痛性质或模式改变。
4. 因头痛使患者从睡眠中惊醒。
5. 50 岁以上的患者新出现的头痛。
6. 第一次发作的头痛,头痛加重或突然发作的头痛。
7. 癌症、免疫抑制或妊娠的患者新出现的头痛。
8. 与意识丧失相关的头痛。
9. 劳累引起的头痛。
10. 接受抗凝剂治疗的患者应特别关注。

治疗

A. 偏头痛的治疗要么是急性期对症治疗,要么是预防性治疗。
B. 对症治疗。
　　1. 刚出现偏头痛的迹象时,就应使用对症治疗,建议患者不要等到"确定这是偏头痛"。
　　2. 表 20-4 概述了有效药物,其中的个别考虑主要来自美国头痛协会的共识性评论。
C. 预防性治疗。
　　1. 尽管尚无何时开始预防性治疗的明确指南,但应考虑对每月有 4 次以上的偏头痛或使人衰弱或长时间头痛(>48h)的患者进行治疗。
　　2. 应与所有考虑需要进行预防性治疗的患者围绕触发因素进行讨论识别,并且针对性的改变生活方式。
　　3. 预防性治疗不需要每天使用。它只能在可预知的偏头痛发生的时间使用(例如月经前)。
　　4. 预防治疗有效的药物可以分为多个类别,其中常用的是:
　　　　a. β 受体阻滞剂
　　　　　　(1) 普萘洛尔
　　　　　　(2) 美托泊尔
　　　　　　(3) 噻吗洛尔

表 20-4　推荐的偏头痛对症治疗药物

药物	注意事项
NSAID	一线治疗;可以和止吐药联用
对乙酰氨基酚加阿司匹林加咖啡因	另一种一线治疗;可以和止吐药联用
曲普坦类药物(SQ、PO、IN)	对于中度至重度偏头痛,与 NSAID 联合使用可能比单药治疗更有效
二氢麦角胺类(SQ、IV、IM、IN)	适用于中度至重度偏头痛;可与止吐药一起使用
镇吐药(马来酸丙氯拉嗪或甲氧氯普胺)	在随机对照试验中,丙氯拉嗪比氢吗啡酮更有效
阿片类	适用于中度至重度偏头痛。由于反跳和过度使用药物的风险,应限制使用
皮质类固醇	顽固性偏头痛的解救方法
布他比妥加阿司匹林加咖啡因	偶用于中度和重度偏头痛
对乙酰氨基酚,氯醛比林和异丁烯	偶用于轻中度偏头痛

IM,肌内注射,IN,鼻内给药,IV,静脉注射,NSAID,非甾体抗炎药,PO,口服,SQ,皮下注射。

　　　　b. 抗抑郁药
　　　　　　(1) 阿米替林
　　　　　　(2) 文拉法辛
　　　　c. 抗惊厥药
　　　　　　(1) 丙戊酸
　　　　　　(2) 托吡酯
　　　　　　(3) 加巴喷丁

诊断

 M 女士的体格检查,包括详细的神经系统检查,是完全正常的。

　　M 女士的头痛满足了偏头痛的诊断标准。它们具有搏动性、单侧性、失能性,并伴有恶心,因此满足了 POUNDing 标准中的 4 个标准。儿时晕车史提供了另一条线索。头痛发生频率和严重程度的增加令人担忧,并且鉴于 POUNDing 标准的高阳性可能性,神经影像学检查是合理的,但并非完全必要。

 你有没有为主要假设偏头痛设定过一个诊断阈值? 你排除过积极的替代方案吗? 是否需要进行其他检查以排除替代诊断?

鉴别诊断：紧张型头痛

教科书内容回顾

　　紧张型头痛是临床上最常见的头痛。慢性发病，通常每月发生几次，为双侧和挤压型头痛，可以通过非处方镇痛药来缓解，并且很少严重到影响日常活动。

疾病要点

A. IHS 对发作性紧张型头痛的定义是"持续数分钟至数天的 H/A 复发性头痛。典型疼痛呈压迫性 / 紧缩性，程度为轻度或中度，位于双侧，且不会因日常活动而加重。不伴有恶心，但可能会出现畏光或畏声"。

B. 是最常见的头痛类型；紧张型头痛 1 年患病率男性为 63%，女性为 86%。

C. IHS 标准将紧张型头痛分为多种亚型：频发性、偶发性、慢性、伴或不伴有颅骨肌肉压痛的紧张型头痛。

D. 紧张型头痛的病理生理学仍然是一个存在争论的话题。发作性紧张型头痛可能与颅骨肌肉的压痛和痉挛有关，而慢性紧张性头痛则与慢性疼痛引起的中枢神经系统改变和疼痛通路有关。

E. 紧张性头痛可能很麻烦，但很少会引起失能。

循证医学诊断

A. 由于紧张性头痛是最常见的头痛形式，因此几乎是所有轻度至中度头痛综合征患者的首先考虑到的诊断。

B. 需要详细的病史和体格检查以排除需要特殊治疗的其他头痛综合征。

C. 应特别注意排除偏头痛。

D. IHS 对偶发性或频发性紧张性头痛的诊断标准为：

　1. 之前至少有 10 次头痛发作（每月头痛发作少于 2 次为偶发，每月发作 2~14 次为频发）。

　2. 持续时间 30min 至 7 天。

　3. 必须具备以下特征中的 2 条：

　　a. 压迫性或紧缩性（非搏动性）。

　　b. 程度轻度至中度（它可抑制但不会阻止日常活动）。

　　c. 双侧。

　　d. 不因日常活动而加剧。

　4. 无恶心或呕吐。

　5. 可能存在畏光或畏声，但一般不会同时出现。

E. 慢性紧张型头痛通常是由更常见的发作性头痛引起的。它们的性质相似，但至少在每月有 15 天发生。

　1. 慢性紧张型头痛通常被称为慢性每日头痛。

　2. 长期紧张型头痛可能通常是由于过度使用治疗头痛的止痛药引起的。

治疗

A. 发作性紧张性头痛

　1. 通常是患者自己进行治疗，而不需要医生干预。

　2. 一般止痛药［对乙酰氨基酚或非甾体抗炎药（NSAID）］是大多数治疗的基础。

　3. 对于更严重的头痛，可以联合使用包括咖啡因的药物。

　4. 对于频发但仍为发作性紧张型头痛的患者，包括生物反馈在内的减少压力的努力会有所帮助。

B. 慢性紧张型头痛

　1. 此类型的头痛通常很难治疗，尤其是由药物过度使用引起的慢性紧张型头痛。

　2. 在治疗慢性紧张性头痛时，一项重要的干预措施是"解除药物依赖"，使患者远离长期的止痛药物治疗方法。

　　a. 长期使用多种头痛药物有可能导致或加剧慢性紧张型头痛。

　　b. 最常见的长期使用可能加重头痛的镇痛药物是麦角胺、曲普坦、NSAID、咖啡因和阿片类药物。

　　c. 解除药物依赖可能很困难，有时需要住院治疗。

　3. 在停用以前使用的所有镇痛药物时，单用或组合使用抗抑郁药和缓解压力的方法都是有效的。

　　a. 阿米替林是公认的治疗慢性紧张型头痛的一线预防药物，第二种选择是米氮平。

　　b. 即使将三环类抗抑郁药和压力调节结合使用，也只能将头痛的发生频率和严重程度降低约 50%。

　　c. 物理疗法和针灸可能会带来一些好处，但数据有限。

鉴别诊断：丛集性头痛

教科书内容回顾

　　丛集性头痛是严重的头痛，多发于年轻男性，通常有一个短暂的丛集发作期（20s）。头痛是单侧性，通常发生在眶上或颞部周围，并且在患侧伴有结膜充血、流泪、鼻塞或流涕等自主神经症状，疼痛发作时患者通常会感到不安。

疾病要点

A. 丛集性头痛的患病率约为 0.1%，男性患病较女性更常见（4 : 1）。

B. 头痛是单侧的、严重的，并与副交感神经过度兴奋和交感神经反射活动减弱有关。

C. 丛集性头痛发作通常是短暂性的，持续时间 15min~3h。

D. 头痛通常发作于无头痛期之前 6~12 周内的丛集发作期。

循证医学诊断

A. 经典的丛集性头痛以一种令人难忘的、刻板的方式出现。

B. 丛集性头痛的 IHS 诊断标准为：

1. 患者必须至少发作 5 次。

2. 重度的单侧眼眶、眶上或颞部疼痛，如不治疗持续 15~180min。

3. 头痛伴有以下几项中至少一项：

a. 同侧结膜充血和 / 或流泪

b. 鼻充血和 / 或鼻漏

c. 同侧眼睑水肿

d. 同侧前额和面部出汗

e. 同侧瞳孔缩小和 / 或上睑下垂

f. 躁动或不安

4. 在丛集性发作期，发作频率从隔日 1 次到每日 8 次。

治疗

A. 一般来讲，丛集性头痛的治疗与偏头痛类似——急性期治疗或预防性治疗均可使用。

B. 急性期治疗：

1. 高流量吸氧是不良反应最少、证据基础最好的治疗方法。

2. 与用于治疗偏头痛类似的曲普坦也有效。

C. 预防性治疗：

1. 维拉帕米通常被认为是预防丛集性头痛的一线疗法。

2. 皮质类固醇和托吡酯也已成功运用。

鉴别诊断：未破裂的中枢神经系统动脉瘤导致的头痛

教科书内容回顾

中枢神经系统动脉瘤引起的头痛的经典表现是中年患者的新发、单侧、搏动性头痛。

疾病要点

A. 中枢神经系统动脉瘤可能以 3 种方式出现。

1. 无症状发现：这通常在患者已有动脉瘤破裂，而在评估过程中发现了另一个未破裂的动脉瘤

2. 急性破裂或膨胀（在本章后面讨论）

3. 慢性头痛

B. 由动脉瘤破裂引起的慢性头痛的研究很少。

循证医学诊断

A. 未破裂的动脉瘤的头痛是非特异性的。

1. 一项研究回顾性观察了 111 例接受治疗的未破裂动脉瘤患者的症状。

a. 诊断时有 54 例患者的症状与动脉瘤有关。

b. 在 54 位有症状的患者中，有 35 位(65%)有慢性症状。

c. 35 例患者中，18 例的慢性症状为头痛，无其他神经系统症状。

d. 单侧头痛和双侧头痛的患者数基本相当。

2. 一项更新的研究回顾性观察了 5 720 例接受神经外科治疗的未破裂动脉瘤患者的症状。

a. 这些患者中有 47% 头痛或头晕，需要做影像学检查。

b. 女性和较大的动脉瘤与高破裂风险相关。

B. 神经影像学：

1. CT 血管造影和磁共振血管造影是检测 CNS 动脉瘤的非常灵敏的方法。

a. CT 和 MRI 对直径 >1cm 的动脉瘤都非常敏感 (99%~100%)。

b. 考虑动脉瘤时，CT 的敏感度比 MRI 稍高(90% vs. 87%)；MRI 更具特异性(95% vs. 86%)。

c. CT 和 MRI 对检测直径 <3mm 的动脉瘤均不敏感 (CT 为 61%，MRI 为 38%)。

2. 传统血管造影术。

a. 是诊断的"金标准"。

b. 通常需要在修复手术之前进行。

治疗

A. CNS 动脉瘤的治疗可以通过神经外科或血管内手术来完成。

B. 通常不建议修复直径 <1cm 的无动脉瘤破裂病史的患者的动脉瘤，因为发生破裂的概率非常低。

C. 对于合并有小动脉瘤和头痛的患者，管理决策很困难，因为没有确定的方法可以在手术前了解动脉瘤是否引起头痛。

由于 M 女士头痛的性质没有发生变化，所以决定不进行颅脑影像学检查。给予她长效普萘洛尔 80mg/d 作为预防性药物，并处方口服舒马曲普坦作为急性期治疗。在 1 个月的随访中，患者仅报告了轻度头痛，对此她自行使用布洛芬治疗。

病例解决方案

放弃颅脑影像学检查的决定很难。尽管发现其他引起头痛的原因的可能性很小，但患者头痛的频率已经改变。她对偏头痛预防治疗的完全反应是有诊断性意义的。

主诉

病例 2
L 夫人是一位 65 岁的老年女性,她因头痛而到门诊就诊。她说过去的 2 个月中几乎每天早上都会因为中度至重度的双侧颞部疼痛醒来,过去从未有过任何头痛的经历。

此病例主要假设诊断是什么? 有哪些有效的替代方法? 是否存在不能忽视的重要诊断? 应考虑的鉴别诊断有哪些? 进一步需要做哪些检查?

鉴别诊断排序

L 夫人的头痛是令人担忧的,因为她是老年人并且头痛又是新发的。她的年龄和头痛的敏锐度是限制鉴别诊断的关键特征,这两个特征都提高了头痛为继发性的可能,因此存在潜在的危险性。晨起头痛通常与脑部肿瘤有关。当患者在晚上仰卧时,中枢神经系统病灶周围会出现水肿,使得早晨颅内压升高从而导致头痛。由于脑部肿瘤多继发于其他类型的癌症患者,因此需要进一步地询问病史。

早晨头痛也是与许多习惯、疾病和暴露有关的相当普遍的症状。由物质使用或戒断引起的头痛也是早晨头痛的常见原因,其中酒精、咖啡因和一氧化碳可能是最常见的。早晨头痛通常是夜间疾病频发或扰乱睡眠的疾病症状,夜间低血糖和阻塞性睡眠呼吸暂停(obstructive sleep apnea, OSA)是此类头痛的常见原因。紧张型头痛始终是头痛鉴别诊断中的一项,它有时可能会引起早晨头痛。

老年患者出现新的双侧颞部头痛增加了颞动脉炎诊断

的可能。尽管这些患者头痛不是经典的早晨头痛,但仍应考虑。颞动脉炎将在本章稍后讨论。表 20-5 列出了鉴别诊断。

晨起头痛甚至比大多数头痛患者需要更仔细地询问病史。

L 夫人其他方面感觉很好。她说头痛几乎是每天早上都会发生的,而不论是一周内的哪一天,也不管是在家中还是在周末度假屋中。她否认诸如局部麻木、乏力或视觉障碍等神经系统症状,无打鼾或白天过度嗜睡的情况。她在一个互联网站上查到新发的晨起头痛是脑肿瘤的经典症状,所以她非常紧张。
她的重要病史只有 2 型糖尿病,该病一直得到很好的控制。她的饮食、体重和药物最近没有变化。

处方阿司匹林 325mg/d,口服阿托伐他汀 10mg/d,口服格列本脲 5mg,每日两次。

以上的信息是否足够得出诊断? 如果不能,还需要什么其他信息?

许多头痛患者认为自己患有脑肿瘤。认识到一点明确的保证有很大的帮助很重要。

主要假设:颅内肿瘤

教科书内容回顾

脑肿瘤通常表现为与局灶性神经功能缺损有关的进行性晨起头痛。

表 20-5 L 夫人的诊断假设

诊断假设	人口统计学、风险因素、症状和体征	重要检查
主要假设		
颅脑肿瘤	恶性肿瘤病史	中枢神经系统影像
	局灶性神经功能缺损	
其他假设		
物质暴露或戒断	咖啡因:晚睡时最严重,通常在假期或周末时更重	对咖啡因的反应
	酒精:中毒后发生	与饮酒的关系
	一氧化碳中毒:头痛发生在暴露人群中,并在离开暴露位置后缓解	碳氧血红蛋白水平
导致早晨头痛的其他疾病	夜间低血糖:最常见于近期服用药物或饮食发生变化的糖尿病患者	凌晨 2:00 测指尖血糖
	阻塞性睡眠呼吸暂停:肥胖和白天嗜睡	多导睡眠图
紧张型头痛	轻度至中度的慢性压力型头痛	诊断标准和排除继发性头痛
颞动脉炎	跳痛	红细胞沉降率
	风湿性多肌痛的症状	颞动脉活检
	颞动脉异常(如突出、压痛、串珠状)	

疾病要点

A. 脑肿瘤可以分为转移性、原发脑外和原发脑内。

B. 下面列出了每种类型的肿瘤的相对频率：

1. 转移性

   a. 肺 37%

   b. 乳腺 19%

   c. 黑色素瘤 16%

2. 原发性脑外

   a. 脑膜瘤 80%

   b. 听神经瘤 10%

   c. 垂体腺瘤 7%

3. 原发性脑内

   a. 胶质母细胞瘤 47%

   b. 星状细胞瘤 39%

C. 转移性肿瘤的发病率是原发性肿瘤的 7 倍左右（因此，应非常重视恶性肿瘤患者新出现的头痛）。

D. 颅内肿瘤通常伴有癫痫发作，局部神经系统体征，或颅内压升高的迹象，例如头痛。

E. 尽管出现症状因肿瘤的类型而异，但最常见的症状是：

1. 头痛（大约 50% 的时间）

2. 癫痫发作

3. 偏瘫

4. 精神状态改变

循证医学诊断

A. 病史

1. 患者头痛的病史对颅内肿瘤的诊断没有特殊的帮助。

2. 一份非常好的报道回顾性研究了 85 例症状非特异性的脑肿瘤患者。

   a. 60% 的患者伴有头痛。

   b. 仅 2% 的患者以头痛为唯一临床表现。

   c. 40 例患者既往就患有头痛，但其中 82.5% 的头痛有所变化。

   d. 仅有 6% 的人与仰卧位相关（经典的脑肿瘤症状）。

   e. 40% 的患者符合紧张型头痛的标准。

   f. 头痛常为中等强度的钝痛，并且非阿片类止痛药可控制疼痛。

在没有癌症病史的患者中，脑肿瘤几乎从来不会表现为孤立的头痛。

脑肿瘤头痛是非特异性的，对于出现新的头痛、既往有癌症病史可能转移到中枢神经系统的患者应进行影像学检查。

B. 神经影像学

1. 增强 CT：

   a. 筛查怀疑度较低的患者的合理选择。

   b. 增强 CT 对颅内肿瘤的敏感度约为 90%。

2. 增强 MRI 是对检查脑部肿瘤的首选方法，MRI 的敏感度接近 100%，并且所提供的详细信息通常可提示可能的病理诊断。

治疗

A. 脑肿瘤的治疗取决于病理。

B. 需要注意，有颅内压增高或癫痫发作迹象的患者应立即住院治疗，以便迅速进行诊断和治疗。

诊断

L 夫人的体格检查，包括详细的神经系统检查是正常的。在就诊当天进行的实验室检查显示：全血细胞计数正常，生化七项结果正常，糖化血红蛋白为 5.9%（低于 3 个月前的 7%）。在她就诊当天进行的头颅平扫 CT 结果是正常的。

您是否已针对病历有了初步诊断，颅脑肿瘤？您是否排除了最可能的鉴别？是否需要进行其他检查才能排除其他诊断？

鉴于颅内肿瘤在无癌症病史的患者中很少见，而且晨起头痛的出现是一个非特异性的症状，因此该患者不太可能患有脑瘤。平扫 CT 尽管不像增强 CT 那样灵敏，但是由于其较低的验前概率，它可以有效地排除肿瘤，可能是一个合理的检查。并且考虑到患者的担忧，这是一种使她放心的有效方法。

CT 正常且实验室检查结果无异常后，必须引起注意转向可能的推断"继发性晨起头痛"。患者的糖化血红蛋白明显下降和清晨低血糖提示相应诊断。

鉴别诊断：其他疾病导致的晨起头痛

教科书内容回顾

多种疾病都会导致晨起头痛，通常表现为初醒时疼痛最重，然后随着时间的推移而减轻。经典的晨起头痛是其潜在疾病的更常见症状（白天低血糖伴过度控制的糖尿病或白天嗜睡伴阻塞性睡眠呼吸暂停）。

疾病要点

A. 早晨头痛最严格的定义是由睡眠障碍引起的。睡眠障碍几乎可以是任何疾病的病因。

1. 原发性睡眠障碍

   a. OSA

   b. 睡眠中的周期性肢体运动障碍（periodic leg movement of sleep，PLMS）

2. 睡眠时间异常

   a. 睡眠过多

   b. 睡眠中断

   c. 睡眠不足

3. 继发于另一种疾病

   a. 慢性疼痛

   b. 抑郁症

B. 睡眠或清醒时发生的低血糖会导致头痛。

循证医学诊断

A. 晨起头痛与另一种疾病的关系取决于对潜在疾病的认识、治疗以及对出现头痛的反应。

B. 由于临床线索不具特异性，因此难以识别 OSA 和夜间低血糖症。

1. OSA 的临床预测指标较差（参见第 18 章）。多导睡眠图是诊断性的，不仅可以提供有关 PLMS 的信息，有时还会提供与慢性疼痛相关的失眠的信息。

 睡眠检查是对晨起头痛且没有明显原因的患者进行的合理诊断试验。

2. 任何接受治疗的糖尿病患者的早晨头痛都应考虑夜间低血糖。异常的夜间葡萄糖检测值和通过调节至正常血糖来解决头痛是具有诊断价值的。

治疗

晨起头痛的治疗有赖于不同病因。

A. 夜间低血糖：改善糖尿病的管理

B. OSA：持续气道正压通气

C. PLMS：卡比多巴和左旋多巴

D. 疼痛综合征：改善疼痛控制方法

鉴别诊断：与物质使用或其戒断有关的头痛

教科书内容回顾

这些患者的头痛与物质暴露或物质戒断在时间上密切相关。当脱敏之后彻底不再使用该物质时，头痛症状可缓解。

疾病要点

A. 许多物质长期使用或停药后可引起急性头痛。

1. 急性暴露

   a. 亚硝酸盐（"热狗头痛"）

   b. 一氧化碳

2. 长期使用（镇痛药）

3. 急性暴露戒断（酒精）

4. 慢性暴露戒断

   a. 咖啡因

   b. 阿片类药物

   c. 多种其他药物，包括雌激素、皮质类固醇、三环类抗抑郁药、选择性 5- 羟色胺再摄取抑制剂和 NSAID

B. 在这些头痛诱发因素中，咖啡因戒断、宿醉和一氧化碳中毒可能是早晨头痛最常见或最重要的原因。

循证医学诊断

A. 药物过度使用导致的头痛

1. 由于过度使用头痛药物超过 3 个月，而出现每月头痛超过 15 天。

2. 当停止过度使用的药物时，头痛通常会消退。

B. 咖啡因戒断头痛

1. IHS 标准：

   a. 患者每天饮用 ≥200mg 咖啡因，持续时间 >2 周。

   b. 头痛发生在最后一次咖啡因摄入后 24h 内，并可在摄入 100mg 咖啡因之后的 1h 内缓解。

   c. 完全停止摄入咖啡因后 7 天内头痛消失。

2. 平均一杯咖啡含有大约 100mg 的咖啡因。

3. 优质咖啡可能含有更多。350mL（大杯）星巴克的咖啡含有 260mg 咖啡因。

4. 美国成年人平均每天摄入大约 280mg 咖啡因。

5. 如果在咖啡摄入量发生变化时（例如周末和假期）出现头痛，则应怀疑咖啡因戒断。

 当患者比平时睡得晚或主要在周末休假时出现头痛时，应考虑咖啡因戒断导致的头痛。

C. 一氧化碳中毒

1. 临床表现从轻度头痛到头痛伴恶心、呕吐和焦虑，再到昏迷和心力衰竭。

2. 以下病史特征会增加对该诊断的怀疑程度。

   a. 患者的头痛仅发生在一个地点，并在患者离开此地后缓解。

   b. 同一环境中的多人（家庭成员、室友）有相似的症状。

   c. 一氧化碳中毒在冬天最常见。

3. 碳氧血红蛋白水平升高有助于诊断。常规动脉血气分析和脉搏血氧饱和度不能检测到一氧化碳中毒。

由于一氧化碳中毒可能危及生命,因此只要患者有可能潜在的病史,就应考虑有无此诊断的可能。

治疗

A. 与物质有关或与物质戒断有关的头痛的治疗,取决于这种物质。

B. 一氧化碳中毒引起头痛的患者应在源头修理好之前离开他们的住所。

C. 咖啡因戒断性头痛的患者应该戒掉咖啡因,或者告知患者继续定期使用(医学生通常更喜欢这种选择)。

病例解决方案

 要求患者在凌晨 2:00 点设置闹钟并检查她的指尖血糖,她的血糖值为 42mg/dL(2.31mmol/L)。

初步诊断为夜间低血糖引起的晨起头痛。建议患者不要服用晚间剂量的格列本脲,第二天她的头痛就痊愈了。在她的下一次复诊中,你检查了患者的药物。瓶子上的标签是正确的,但检查药片后发现错误地分配了 10mg 药片,使药量加了 1 倍。

药物的不良反应较为常见。虽然由药物本身引起的最常见,但也可能与不适当的处方或不正确的配药有关。

主诉

病例 3

J 先生是一名 27 岁的男性,因头痛主诉到全科医生诊室就诊。既往有长期服用对乙酰氨基酚治疗轻度紧张性头痛的病史。3 天前,他在举重时突然头痛,他将这种头痛描述为"他一生中最严重的头痛",头痛在大约 2h 内慢慢缓解。他现在感觉完全好了,但自从此次头痛以来,他一直不敢运动。

此病例主要假设诊断是什么? 应考虑的鉴别诊断有哪些? 是否存在不能忽视的重要诊断? 针对不同的诊断,进一步需要做哪些检查?

鉴别诊断排序

此患者头痛的剧烈程度和严重程度都令人担忧且至关重要,而且运动期间的发作也令人担忧。这种类型的头痛始于其峰值强度,被称为霹雳性头痛。

根据头痛是新出现的以及超急性发作这些关键点,可对鉴别诊断有所限制,蛛网膜下腔出血是主要推断的诊断且一定不能漏诊。他将头痛称为"他一生中最严重的头痛",这是蛛网膜下腔出血的经典临床表现,尽管疼痛的缓解并不典型。其他头痛也可以类似方式出现。良性霹雳性头痛是一种罕见的头痛综合征,在临床上与蛛网膜下腔出血无法区分。由于咳嗽、劳累和性活动引起的原发性头痛综合征与蛛网膜下腔出血的头痛相似。脑实质出血虽有可能,但考虑到此患者的年龄和没有高血压病史,脑实质出血的可能性不大。

有一些罕见的疾病偶尔会出现霹雳性头痛,包括脑静脉窦血栓形成、垂体卒中、颈动脉夹层和脑脊液漏引起的自发性低颅内压。表 20-6 列出了鉴别诊断。

表 20-6　J 先生的诊断假设

诊断假设	人口统计学、风险因素、症状和体征	重要检查
主要假设		
蛛网膜下腔出血	突然出现的"生命中剧烈的头痛"	头颅平扫 CT 和腰椎穿刺
其他假设		
咳嗽,劳累和性生活头痛	与咳嗽、劳累或性活动相关的急性头痛	病史 中枢神经系统影像学
良性霹雳性头痛	与蛛网膜下腔出血无法区分	头颅平扫 CT 和腰椎穿刺
脑出血	头痛伴局灶性神经症状	头颅平扫 CT

 突然开始并在几秒内达到最严重程度的头痛(霹雳性头痛)应该考虑是由蛛网膜下腔出血引起的,除非另有证明。

J 先生的既往病史,除轻度哮喘根据需要使用沙丁胺醇治疗之外,没有特殊。

体格检查时,他看起来很好,没有任何不适,他的生命体征:体温 36.9℃;脉搏 82 次 /min;血压 112/82mmHg;呼吸 14 次 /min,颈软无抵抗,详细的神经系统检查也正常。

 现有的临床信息是否足以做出诊断? 如果不能,您还需要哪些其他信息?

主要假设：蛛网膜下腔出血

教科书内容回顾

一位中年患者经历了"一生中最严重的头痛"。头痛开始后不久，患者呕吐并出现颈部疼痛和僵硬。患者也可能出现意识丧失。如果患者在医学评估时保持清醒，则体检时可能会出现局灶性神经系统症状和脑膜刺激征。

疾病要点

A. 蛛网膜下腔出血主要由 Willis 环内或附近的囊状动脉瘤破裂引起（约 85%）。

B. 大约 7% 的人存在动脉瘤。

C. 每年大约有 0.5% 的大动脉瘤（>1cm）患者发生动脉瘤破裂。

D. 绝大多数破裂发生在年龄 40~65 岁的人身上。

E. SAH 的死亡率约为 50%。

F. 前哨头痛为蛛网膜下腔出血发生前数周时出现的非典型头痛。

　　1. 它们被认为是由于动脉瘤在更严重的出血之前，出现的扩张或小渗漏引起的。

　　2. 关于这些是否真实存在仍有争议。

循证医学诊断

A. 验前概率

　　1. 蛛网膜下腔出血占急诊科头痛的 1%~4%。

　　2. 以下症状在最终确诊为蛛网膜下腔出血的患者中很常见（患病率数据来自两项大型研究）。

　　　a. 头痛占 90%。

　　　b. 在出现头痛的患者中，82.4% 报告了霹雳性头痛，99.2% 报告了他们一生中最严重的头痛。

　　　c. 颈部僵硬占 75%。

　　　d. 精神状态变化占 60%。

　　　e. 昏睡或昏迷占 27%

B. 诊断检查

　　1. Ottawa 蛛网膜下腔出血诊断标准有助于排除急性非外伤性头痛中的蛛网膜下腔出血（敏感度为 100%，特异度为 13.6%）。

　　2. 如果患者没有以下所有情况，则可以认为没有蛛网膜下腔出血：

　　　a. 颈部疼痛或僵硬的症状

　　　b. 年龄 >40 岁

　　　c. 劳累时发作

　　　d. 霹雳性头痛

　　　e. 体格检查时颈部屈曲受限

　　3. 最初的辅助检查是头颅平扫 CT，该检查的敏感度随时间的推移而变化。

　　　a. 前 12h 为 97%

　　　b. 12~24h 为 93%

　　　c. 2 周后降至 80%

　　4. 仅次于血管造影，脑脊液检查发现红细胞和黄变（红细胞破坏导致氧合血红蛋白和胆红素升高的结果）是最准确的诊断指标。

　　　a. 100% 的蛛网膜下腔出血患者在脑脊液中立即可见红细胞。然而，其特异性可能会受到创伤性腰椎穿刺的干扰。

　　　b. 大约 24h 后脑脊液中检出红细胞的敏感度开始下降。

　　　c. 黄变的分光光度检测对蛛网膜下腔出血具有 100% 的特异度。

　　　d. 大多数专家建议在怀疑头痛且 CT 扫描正常的患者出现头痛后延迟 6~12h 进行腰椎穿刺（如果临床安全），因为敏感度需要 12~24h 才能达到接近 100%。

　　　e. 黄变的敏感度在 1 周后仍可保持在 100%。

　　5. 在有证据支持蛛网膜下腔出血的患者中，都会进行血管造影术以协助制订手术计划。对于即使在腰椎穿刺后诊断仍不明确的患者，也可以进行血管造影。

C. 正确诊断的重要性

　　1. 大约 25% 的蛛网膜下腔出血患者初诊时被误诊。

　　2. 临床表现较轻的患者最常被误诊。

　　3. 最初被误诊的患者中，只有大约 50% 的患者拥有良好或极好的预后。

所有怀疑蛛网膜下腔出血的患者都应查头部平扫 CT。如果 CT 结果正常，即使是预测概率小的患者也应该进行腰椎穿刺。

治疗

A. 预防再出血

　　1. 蛛网膜下腔出血的主要治疗方法是闭塞罪犯动脉瘤以防止再出血。

　　2. 这通常是通过在动脉瘤内经动脉导管放置铂线圈引起闭塞来实现的。

　　3. 动脉瘤的神经外科夹闭现在是二线疗法。

B. 预防脑血管痉挛和由此引起的缺血

　　1. 脑血管痉挛的原因尚不清楚，但可以通过出血量和出血时的意识丧失来预测。

　　2. 钙通道阻滞药，主要是尼莫地平，可降低血管痉挛的风险。

C. 脑积水的处理

诊断

患者有霹雳性头痛,他形容这是他一生中最严重的头痛,需要紧急评估。

J 先生被转诊到诊所进行头部平扫 CT 检查,结果正常。

你认为此患者是否超过了主要假设蛛网膜下腔出血的诊断阈值? 你是否排除了鉴别诊断? 是否需要进行其他检查以排除鉴别诊断?

鉴别诊断:原发性咳嗽性头痛、原发性劳累性头痛和与性活动有关的头痛

教科书内容回顾

这些头痛是由咳嗽、劳累(通常涉及做 Valsalva 动作)和性活动引起的头痛,头痛性质可能与蛛网膜下腔出血导致的头痛相似。

疾病要点

A. 咳嗽性头痛

1. 在男性中更常见(男女之比约 3∶1)

2. 更常见于老年患者(平均年龄 67 岁)

3. 持续时间 < 1min

B. 劳累性头痛

1. 多见于男性(约 90%)

2. 发生在年轻人中(平均年龄 24 岁)

3. 常为双侧搏动性头痛

4. 有时与偏头痛有关(部分患者可能因体力活动诱发偏头痛)

5. 持续时间 5min 至 24h

C. 与性活动有关的头痛

1. 在男性中更常见(约 85%)

2. 平均年龄 41 岁

3. 持续时间 <3h

4. 可以以 3 种类型出现

　a. 迟钝型:性兴奋引起的钝性头痛加重

　b. 爆发型:性高潮时发生的蛛网膜下腔出血样的剧烈头痛

　c. 体位型:发生性交后的体位性头痛

循证医学诊断

A. 尽管这些头痛可能与更令人担忧的头痛难以区分,但临床表现有时可以帮助明确诊断。

B. 当头痛由咳嗽、性活动或运动时引起,应考虑使用相应诊断。

C. 一项综述总结了其他显著特征。

1. 咳嗽性头痛

　a. 提示原发性头痛综合征,或提示由小脑扁桃体从颅底突出,即 Arnold-Chiari Ⅰ 型畸形导致的症状。

　b. 持续时间 > 30min 的头痛通常继发于 Chiari Ⅰ 型畸形并且发生在年轻患者中。

2. 与性生活有关的头痛

　a. 几乎大部分(93%)是良性疼痛。

　b. 良性与性生活有关的头痛患者往往有多次头痛发作的倾向。

3. 劳累性头痛

　a. 代表原发性头痛综合征或继发性头痛(原因包括蛛网膜下腔出血和脑肿瘤)。

　b. 原发性劳累性头痛通常与继发性劳累性头痛难以区分。

由于劳累性头痛在临床上与蛛网膜下腔出血导致的头痛难以区分,因此必须仔细评估出现此类头痛的患者以排除后者。

治疗

A. 镇咳药和非甾体抗炎药可有效地治疗咳嗽性头痛。

B. 劳累性头痛可通过避免剧烈活动(尤其是在炎热天气或高海拔地区)或劳累前使用麦角胺、β 受体阻滞剂或非甾体抗炎药来治疗。

C. 预防性使用 β 受体阻滞剂可有效地治疗与性生活有关的头痛。

鉴别诊断:良性霹雳性头痛

教科书内容回顾

良性霹雳性头痛的表现与蛛网膜下腔出血导致的剧烈头痛无法区分。CT 扫描及腰椎穿刺均无异常即可确诊。这些头痛偶尔会以不可预测的方式复发。

疾病要点

A. 原发性头痛综合征。

B. 临床上与蛛网膜下腔出血导致的头痛无法区分,但没有任何相关的神经系统症状或体征。

C. 头痛经常在 1~2 周内复发,然后在数年内间歇性复发。

D. 在对这些头痛的最佳研究中:

1. 所研究的 71 名患者均未出现蛛网膜下腔出血。

2. 头痛一般持续 8~72h。

3. 51(72%)名患者的头痛与咳嗽、性活动或劳累无关。

4. 17% 的患者反复出现类似的头痛。

E. 2018 年发表了一份病例报告,将霹雳性头痛与摄入"世界上最辣的辣椒"联系起来。

循证医学诊断

A. 当临床表现可疑且排除蛛网膜下腔出血导致的头痛时,可诊断为良性霹雳性头痛。

B. 鉴于蛛网膜下腔出血导致的头痛的预后较差,所有患者在做出此诊断前均应进行 CT 扫描和腰椎穿刺检查。

 由于良性霹雳性头痛与蛛网膜下腔出血导致的头痛在临床上无法区分,只有在排除蛛网膜下腔出血导致的头痛后才能确诊。

治疗

A. 因为这些头痛是短暂和间歇性的,所以治疗具有挑战性。

B. 按需使用镇痛药可能是唯一合理的治疗方法。

鉴别诊断:脑内出血导致的头痛

教科书内容回顾

颅内出血(出血性卒中)通常出现在老年高血压患者中,患者血压突然升高且伴有急性发作性头痛和局灶性神经系统症状和体征。

疾病要点

A. 脑出血约占卒中的 10%,比栓塞性和血栓性卒中少见。

B. 高血压是最常见的原因,其次是血管淀粉样变性、囊状动脉瘤破裂和动静脉畸形破裂。

C. 在高血压患者中,亚洲人和黑人发生出血性脑血管意外的风险最高。

D. 对于无高血压的年轻患者(年龄 <40 岁),应考虑动静脉畸形、动脉瘤破裂、药物滥用等疾病。

循证医学诊断

A. 脑出血患者通常有头痛和局灶性神经系统体征。

B. 近 60% 的患者出现霹雳样头痛。

C. 约 50% 的患者出现呕吐,约 10% 的患者出现癫痫发作。

D. 头颅平扫 CT 和 MRI 在做出此诊断方面同样准确,敏感度接近 100%。MRI 在发现出血性卒中向缺血性卒中转化方面可能更好。

治疗

参见第 14 章中小脑出血的治疗部分。

病例解决方案

考虑到运动时急性发作,神经系统查体正常,并且在干预的 3 天内没有症状,患者被认为是原发性劳累性头痛。然而蛛网膜下腔出血的先兆头痛,是一个不容忽视的假设诊断。鉴于以上,为患者进行了腰椎穿刺,未发现红细胞和黄变。之后患者在 2 周后再次因运动出现类似的头痛,遂予以运动前口服普萘洛尔治疗,效果良好。

该患者接受了恰当的评估。尽管他在就诊时感觉良好,但鉴于疾病的严重程度,蛛网膜下腔出血的检测阈值必须非常低。蛛网膜下腔出血往往在症状最轻的患者中容易被误诊,这是因为医生对这些患者的怀疑程度最低,而且 CT 扫描对有少量出血的患者可能不太敏感。对这些患者进行准确诊断可直接改善患者的预后,所以是非常必要的。

CT 扫描和腰椎穿刺正常,此时诊断考虑良性霹雳性头痛或良性劳累性头痛。差异可能是用词上的,但运动时出现头痛发作和复发,使良性劳累性头痛诊断成立。由动静脉畸形引起的脑内出血也是可能的,但CT 扫描正常排除了这一可能性。

主诉

病例 4

T 夫人是一位 80 岁的老太太,她到你的诊室诉说最近 3 个月头痛,为轻微的头痛,疼痛没有严重到让她去看医生的程度。头痛是持续性的、双侧的、带状分布的和搏动性的。

在她此次就诊时,没有视力变化,没有头部外伤,也没有神经功能障碍。她诉说了乏力,并说上个月体重下降了大约 6.8kg。她否认有下颌症状。

值得注意的既往病史:因高血压服用氯沙坦,病态肥胖和 2 年前发现的乳房肿块,当时怀疑肿块恶性的可能较低,所以患者拒绝进一步检查。

 此病例主要假设诊断是什么? 应考虑的鉴别诊断有哪些? 是否存在不能忽视的重要诊断? 针对不同的诊断,进一步需要做哪些检查?

鉴别诊断排序

由于患者高龄、新出现头痛并且体重减轻，因此该临床表现值得关注。鉴别诊断必须考虑到这些关键点(年龄、亚急性发作和全身症状)。头痛持续存在可大致排除脑出血或感染等诊断。我们探讨该患者有限的鉴别诊断时，患者的性别和肥胖很重要。

考虑到患者的年龄和亚急性表现，颞动脉炎和恶性肿瘤都有可能，搏动性疼痛的性质和体重减轻可能与这些类型的头痛中的任何一种一致。乳房肿块的病史不得不考虑恶性转移性疾病是患者真正的病因。硬膜下血肿也是可能的，但因缺乏头部外伤史或使用抗凝药物，使这种可能性较小。尽管对新出现头痛的老年人进行紧张性头痛的诊断时应格外谨慎，但持续的带状描述增加了这种可能性。肥胖女性的新发头痛也增加了特发性颅内高压的可能性，但本病多见于年轻女性。表 20-7 列出了鉴别诊断。

表 20-7　T 夫人的诊断假设

诊断假设	人口统计学、风险因素、症状和体征	重要检查
主要假设		
颞动脉炎	搏动性头痛、风湿性多肌痛的症状、颞动脉异常(如突出、压痛、串珠状)	红细胞沉降率颞动脉活检
备选假设——最常见的		
紧张型头痛	轻度至中度慢性压力型头痛	继发性头痛的诊断和排除标准
备选假设		
脑肿瘤	恶性肿瘤病史局灶性神经功能缺损	中枢神经系统影像检查
特发性颅内高压	严重的头痛女性肥胖	视神经乳头水肿排除继发性颅内高压的原因
其他假设		
硬膜下血肿	有跌倒史或抗凝史的老年患者	头颅平扫 CT

患者头痛开始后不久(在就诊前 3 个月)，曾就诊于急诊科，诊断为颈椎骨关节炎。她服用了布洛芬、肌肉松弛剂，并转诊给风湿病专科。大约 2 周后，她去看了风湿病专科，当时检测的红细胞沉降率为 56mm/h。

依据现有的临床信息可以做出诊断吗？如果不能，进一步还需要做哪些检查？

主要假设:颞动脉炎

教科书内容回顾

颞动脉炎在年龄大于 50 岁的女性中常见，表现为双侧搏动性头痛。可能会出现咀嚼时下颌疼痛和疲劳(又称颌跛行)，可能有风湿性多肌痛病史或持续症状(肩痛和腰痛)，体格检查可发现颞动脉呈串珠状和压痛，红细胞沉降率加快。

疾病要点

A. 颞(或巨细胞)动脉炎是大动脉的皮质类固醇反应性血管炎。

B. 主要累及主动脉弓分支的血管，特别是颈外动脉。

C. 它影响年龄大于 50 岁的人，女性比男性更常见。

D. 虽然最常见的表现是新发的头痛，但颞动脉炎也可以出现慢性炎症性疾病的非特异性表现。

1. 发热

2. 贫血和血小板减少症

3. 乏力

4. 体重下降

5. 红细胞沉降率加快或 C 反应蛋白升高

颞动脉炎是出现非特异性炎症的老年人需要鉴别诊断的疾病。

E. 也可表现为疾病的特定并发症。

1. 颌跛行

2. 失明(继发于眼动脉血管炎)

F. 与风湿性多肌痛有关。

1. 15% 的风湿性多肌痛患者有颞动脉炎。

2. 多达 50% 的颞动脉炎患者患有风湿性多肌痛。

G. 快速诊断和治疗对于预防受影响血管的血管炎相关性血栓的形成至关重要。

循证医学诊断

A. 临床发现

1. 颞动脉炎的临床症状和体征不具有高预测性。

2. 两篇系统综述介绍了常见报道中的临床发现的测试特征。以上在表 20-8 中进行了概述。

3. 已发现一些体征和症状的组合具有非常高的阳性 LR。

a. 头痛和颌关节间歇性运动停顿 LR+ 为 8.0

b. 头皮压痛和颌关节间歇性运动停顿:LR+ 为 17.0

4. 由于临床预测指标不典型，接受颞动脉活检的患者中仅 30%~40% 被证实有此病。

表 20-8　颞动脉炎体征和症状的阳性似然比

症状或体征	阳性似然比
颌关节间歇性运动停顿	6.7
复视	3.5
串珠样颞动脉	4.6
颞动脉扩张	4.3
头皮压痛	3.0
颞动脉压痛	2.6
任何颞动脉异常	2.0

Data from Smetana GN, Shmerling RH: Does this patient have temporal arteritis? JAMA. 2002 Jan 2;287(1):92-101.

 由于颞动脉炎的临床症状和体征的预测性不高,任何临床怀疑甚至中度可疑的患者都应进行颞动脉活检。

B. 红细胞沉降率已被用于"排除"颞动脉炎
1. 异常红细胞沉降率的敏感度为 95%。
2. 红细胞沉降率在不同节点的检测特性如下所示[正常的红细胞沉降率通常被认为男性小于年龄/2,女性小于(年龄 + 10)/2]。
a. 异常:LR+ 为 1.1,LR− 为 0.2
b. 红细胞沉降率 > 50mm/h:LR+ 为 1.2,LR− 为 0.35
c. 红细胞沉降率 > 100mm/h:LR+ 为 1.9,LR− 为 0.8

C. 颞动脉超声
1. 超声波已被用作诊断工具。
2. 发炎的动脉管腔周围有低回声晕圈。
3. 大多数研究发现,这一表现不敏感,而且特异性也不足以取代活检。

D. 颞动脉活检
1. 被认为是诊断颞动脉炎的"金标准"。
2. 鉴于临床上颞动脉炎的诊断难度和治疗的常见不良反应,颞动脉活检常被推荐用于颞动脉炎的诊断。
3. 一旦怀疑该疾病应尽快进行活检,但开始治疗后的短暂延迟活检(<7 天)可能不会影响结果。

 对于怀疑有颞动脉炎的患者,不应为了进行活检而推迟对颞动脉炎的治疗。

4. 存在活检阴性的颞动脉炎病例。一项多中心的研究给出了以下关于颞动脉活检的特征:
a. 敏感度为 85%,特异度为 100%
b. LR+ 度为 ∞,LR− 度为 0.15

 即使在颞动脉活检阴性的情况下,高度怀疑颞动脉炎的患者也应密切监测,在不同部位重新活检或治疗。

治疗

A. 颞动脉炎的治疗有赖皮质类固醇。
1. 怀疑有颞动脉炎的患者应立即开始治疗。
2. 一旦出现临床缓解,只要炎症标志物(红细胞沉降率、C 反应蛋白)保持抑制状态,可以缓慢减量。
B. 对于停用皮质类固醇后疾病复发的患者,甲氨蝶呤可能是一种选择。

诊断

 体格检查示生命体征:体温 37.1℃,血压 130/82mmHg,脉搏 72 次 /min,呼吸 10 次 /min。头颈部体格检查示颞动脉突出,因白内障未进行眼底镜检查,心、肺和腹部查体正常,乳房查体提示左侧乳房有 1 个大小为 2cm×3cm 的肿块,柔软且活动度佳,这与 2 年前患者病历中的描述似乎没有变化。肢体检查可见跌倒造成的左肘和肩部瘀伤,神经系统检查未见异常。

 你认为此患者是否超过了主要假设诊断颞动脉炎的诊断阈值? 你是否排除了鉴别诊断? 是否需要进行其他检查以排除鉴别诊断?

颞动脉炎在鉴别诊断中的概率仍然很高,此患者的头痛和体格检查都可疑。假设颞动脉炎的验前概率大约 40%(通常怀疑颞动脉炎的人中活检得到的阳性百分比),颞动脉突出(LR+ 为 2)将可能性增加到 57%。

鉴别诊断:硬膜下血肿

教科书内容回顾

硬膜下血肿通常见于有跌倒和神经功能退化病史的老年患者。慢性硬膜下血肿的典型三联征是头痛、嗜睡和精神状态改变。

疾病要点

A. 硬膜下血肿可能是急性(受伤后 24h 内)、亚急性(受伤后 1~14 天)或慢性。
B. 急性和亚急性硬膜下血肿通常会继发不断变化的、非常严重的神经功能障碍,一般没有什么诊断难度。
C. 慢性硬膜下血肿可在创伤后数周至数月出现细微症状,并可能构成真正的诊断挑战。
D. 慢性硬膜下血肿是老年人和其他脑萎缩患者常见的疾

病。脑萎缩使硬膜下间隙可以容纳缓慢扩展形成的血肿。

E. 硬膜下血肿的危险因素是频繁跌倒、酒精依赖和使用抗凝药物,如华法林、直接作用的抗凝剂或阿司匹林。

循证医学诊断

A. 病史和体格检查

1. 大多数研究中诊断时的平均年龄约为 70 岁。

2. 最常见的症状是跌倒和进行性神经功能缺损。

3. 头部外伤、一过性神经功能缺损、癫痫发作和头痛并不少见。

4. 即使没有创伤史也不应该忽视本病的可能,因为这种病史通常很难确定。

 慢性硬膜下血肿最常见的征兆是跌倒史。对于任何有跌倒史和亚急性神经功能缺损的老年患者,都应高度怀疑硬膜下血肿。

B. 神经影像学

1. CT 扫描和 MRI 都是诊断急性硬膜下血肿的有效手段。

治疗

除非很小并且无症状,其余慢性硬膜下血肿患者需要手术引流治疗。

鉴别诊断:特发性颅内高压(idiopathic intracranial hypertension,IIH)

教科书内容回顾

患者往往是肥胖的年轻女性,由特发性颅内高压引起的头痛很严重,每天都会发生,并且患者可能因疼痛从睡眠中醒来。这些类型的头痛与短暂的视觉障碍有关。

疾病要点

A. 特发性颅内高压通常被称为假性脑瘤。

B. 关于特发性颅内的特点的描述。

1. 该病倾向于影响年轻(平均年龄在 30 岁左右)女性(> 90%)。

2. 患者绝大多数是肥胖的(94%)。

3. 头痛是最常见的症状,其次是短暂性视力丧失和搏动性耳鸣。

C. 绝大多数病例都存在视神经乳头水肿。

D. 特发性颅内高压存在永久性视力丧失的风险,必须进行诊断和治疗。

循证医学诊断

A. 特发性颅内高压的诊断基于对头痛综合征的认识、颅内

压升高并排除其他压力升高的原因。

B. 为了诊断特发性颅内高压,必须排除颅内高压的其他原因,通常通过 MRI(在腰椎穿刺之前完成);腰椎穿刺压力必须(> 250mm H_2O)证明颅内高压,并且必须满足以下任一条件:

1. 已有头痛或其症状显著加重与特发性颅内高压的发展有时间关系,或导致其被发现。

2. 头痛伴有搏动性耳鸣和 / 或视神经乳头水肿。

3. 腰椎穿刺后头痛必然改善(术后压力为 120~170mmHg)并在特发性颅内高压治疗后消退。

治疗

A. 减重和碳酸酐酶抑制剂(可降低脑脊液生成率)是治疗的主要手段。

B. 袢利尿剂可用作辅助疗法。

C. 外科手术(脑脊液分流手术和视神经鞘开窗术)很少用于难治性患者。

 实验室检查完成后,患者进行头颅平扫 CT 以明确是否存在出血,做增强 CT 检查以增加对实质病变的敏感度。患者的检查结果如下:Hb 90g/L(1 个月前 117g/L);HGT 28.1%(前 1 个月为 36.6%);红细胞沉降率 125mm/h。患者除了因年龄而出现的脑萎缩外,头部 CT 正常。

嘱 T 夫人每天服用 60mg 泼尼松,并转诊进行颞动脉活检。3 天后活检完成,并诊断为颞动脉炎。治疗 1 周后,她的头痛有所改善。在接下来的 2 年里,多次尝试停用皮质类固醇均以失败告终,患者继续服用 15mg 泼尼松。服用泼尼松时,可能会出现脊柱压缩性骨折、痤疮、糖尿病和难以控制的高血压等不良反应。

病例解决方案

升高的红细胞沉降率使颞动脉炎的诊断成为可能,但绝不是确定的。以 57% 的验前概率为例,在体检后,红细胞沉降率 >100mm/h 将概率提高到 72%。在没有更明确诊断依据的情况下,这可能不足以让患者长期使用泼尼松治疗,从而承受激素相关的不良反应。

其他重要疾病

脑膜炎

教科书内容回顾

传统上,脑膜炎表现为头痛、发热和颈部僵硬三联征的

急性发作。脑膜炎可能出现群发病例。

疾病要点

A. 发热和头痛的表现很常见并令人担忧,可能由从流感到脑膜炎等任何疾病引起。鉴别诊断包括:

1. 病毒感染和几乎任何其他发热性疾病
2. 脑膜炎(细菌性、真菌性、病毒性或寄生虫性)
3. 脑炎
4. 鼻窦炎
5. 中枢神经系统脓肿
6. 化脓性海绵窦血栓形成

B. 虽然可能不是发热和头痛的最常见原因,但脑膜炎是一种相对常见的、可能危及生命的疾病。

C. 病毒性病因比细菌性病因常见 3~4 倍,预后一般良好。

D. 细菌性脑膜炎必须作为医疗紧急情况进行治疗。

E. 社区获得性细菌性脑膜炎的死亡率约为 25%。死亡率因病原体不同而有差异。

F. 医院获得性感染的死亡率更高。

G. 最常见的病原体列于表 20-9 中。

表 20-9 成人脑膜炎的常见原因

病原体	特性
病毒	肠道病毒(埃可病毒和柯萨奇病毒)最常见 在儿童中比成人更常见 夏季和秋季占优势
肺炎链球菌	在所有年龄段的成年人中最常见的细菌性脑膜炎 可能从头部发生或通过邻近传播(鼻窦、耳朵) 死亡率约为 30%
脑膜炎奈瑟菌	第二常见原因 可能发生流行 最常见于年轻人 死亡率约为 10%
单核细胞增生李斯特菌	老年(年龄 >60 岁)和免疫抑制性疾病(包括糖尿病和酗酒患者)
流感嗜血杆菌	曾经常见的儿童脑膜炎病因 因为接种疫苗,现在比较少见

循证医学诊断

A. 一项综述研究了 3 年半内在荷兰(尼德兰)被诊断出患有社区获得性细菌性脑膜炎的患者;各种检测特点的流行情况如下:

1. 95% 的患者至少有头痛、发热、颈部僵硬或精神状态改变中的 2 项。

   a. 87% 的患者有头痛

   b. 83% 的患者有颈部僵硬

c. 77% 的患者体温 > 38.0℃

d. 69% 的患者有精神状态的变化

2. 33% 的患者有局灶性神经系统异常发现

3. 做过影像检查的患者约有 34% CT 扫描异常

B. 免疫系统受抑制的患者和老年患者颈部僵硬比较少见。

1. 两个最常用的脑膜刺激征象为凯尔尼格征(髋关节屈曲时膝关节不能伸直)和布鲁津斯基征(颈部屈曲时膝关节和髋关节同时屈曲)。

2. 这些体征仅在大约 60% 的脑膜炎患者中出现。

C. 腰椎穿刺。

1. 腰椎穿刺是明确诊断的唯一方法。

2. 急性细菌性脑膜炎的脑脊液显示白细胞以中性粒细胞为主、低糖、高蛋白。

D. 有腰椎穿刺禁忌证的患者。

1. 经常有人提出腰椎穿刺的禁忌证。

2. 对有中枢神经系统肿物、颅内压增高或出血倾向的患者进行腰椎穿刺,可能有诸如脑疝、椎旁出血和死亡等并发症的风险。

3. 任何怀疑颅内压增高的患者在腰椎穿刺前均应进行中枢神经系统影像学检查。

4. 与 CT 扫描占位效应相关的发现:

   a. 年龄 > 60 岁

   b. 免疫功能低下

   c. 已有中枢神经系统疾病

   d. 前一周内癫痫发作

   e. 意识水平异常

   f. 无法正确回答两个连续性的问题或正确执行两个连续的指令

   g. 凝视麻痹、视野异常、面神经麻痹、手臂或腿不自主活动、失语

神经系统查体异常的患者,应在腰椎穿刺前进行中枢神经系统影像检查。

5. 如果需要中枢神经系统影像学检查,疑似脑膜炎患者应立即进行血培养,然后经验性抗生素治疗、进行 CT 扫描,之后进行腰椎穿刺。

治疗

A. 与所有感染性疾病一样,具体治疗取决于病原体。

B. 由于脑膜感染的严重性,建议在等待革兰氏染色和培养结果期间进行经验性治疗。

C. 怀疑脑膜炎的诊断并在开始收集脑脊液后立即给予抗生素治疗。

D. 对于疑似社区获得性脑膜炎的成年患者,目前的建议是经验性地使用第三代头孢菌素和万古霉素进行治疗。

表 20-10 格拉斯哥昏迷量表

	1分	2分	3分	4分	5分	6分
睁眼反应	任何刺激不睁眼	疼痛刺激时睁眼	呼叫时睁眼	自动睁眼		
言语反应	不发声	能发出声音,但不能被理解	说话能被理解,但无意义	言语错乱,定向障碍	能正常会话	
运动反应	对疼痛无任何反应	对疼痛刺激有反应(呈去大脑强直姿势)	对疼痛刺激有反应(呈去皮质强直姿势)	对疼痛刺激有反应,肢体会回缩	对疼痛刺激能够定位	能执行简单的命令

E. 如果怀疑单核细胞增生李斯特菌,还应加用氨苄西林。

F. 对于格拉斯哥昏迷评分≥8 分的患者需要加用类固醇皮质激素(表 20-10)。

与头部外伤相关的头痛

教科书内容回顾

创伤后头痛以近期曾受过外伤的中年患者多见,通常没有可检测到的颅骨或神经损伤,头痛的性质与紧张型头痛相似。头痛通常与易怒或焦虑等症状有关。

疾病要点

A. 头部外伤可导致严重的颅骨或神经损伤,包括硬膜下、硬膜外或实质血肿、蛛网膜下腔出血、脑挫伤或颅骨凹陷骨折。

B. 更常见的是,头部外伤会导致新的头痛或加重先前存在的头痛综合征。

C. 轻微或重大创伤后可能会出现与创伤相关的头痛。IHS 对严重创伤和轻微创伤有不同的标准。

D. 与头部外伤相关的头痛在头部受伤后 3 天内出现(或在头部外伤后能够报告头痛)并在 3 个月后消退。

循证医学诊断

A. 头部外伤的急性评估

1. 对于头部外伤或头痛可能与头部外伤有关的患者,首要目标是确定是否存在重要且可能需治疗的损伤。

2. 初始检查通常是头部 CT 扫描。一个难题是哪些患者可以在没有 CT 扫描的情况下临床诊断。

   a. 两个临床决策规则(加拿大头部 CT 规则和 Nexus Ⅱ 规则)。

   b. Nexus Ⅱ 规则提到,如果不存在以下任何体征,则患者不需要检查:颅骨明显骨折、头皮血肿、神经系统缺陷、警觉水平改变、行为异常、凝血功能障碍的证据、持续呕吐,年龄 >65 岁。

   c. 加拿大头部 CT 规则在本章末尾参考。

   d. 这两个规则对临床上重要的脑损伤和需神经外

科干预的损伤都有近 100% 的敏感度。

B. 作为轻度创伤性脑损伤(脑震荡)一部分的头痛的诊断

1. 头痛是脑震荡后遗症的常见症状。

2. 大约 25% 的患者在轻微创伤后会出现头痛。

   a. 这些头痛很可能是慢性的。

   b. 他们也最有可能符合紧张型头痛的标准。

治疗

A. 任何担心脑震荡的患者都应在受伤后立即进行认知休息。这包括离开工作 / 学校的时间,并建议避免使用电脑、电视和手机屏幕。

B. 创伤后初期 NSAID 和对乙酰氨基酚有助于治疗外伤后头痛;对于出现慢性头痛的患者,阿米替林或托吡酯可能会有所帮助。

参考文献

Bendtsen L, Evers S, Linde M et al. EFNS Guideline on the treatment of tension-type headache – Report of an EFNS task force. Eur J Neurol. 2010;17:1318–25.

Boddhula SK, Boddhula S, Gunasekaran K et al. An unusual cause of thunderclap headache after eating the hottest pepper in the world – "The Carolina Reaper." BMJ Case Reports. 2018;doi:10.1136/bcr-2017-224085

Detsky ME, McDonald DR, Baerlocher MO, Tomlinson GA, McCrory DC, Booth CM. Does this patient with headache have a migraine or need neuroimaging? JAMA. 2006;296(10):1274–83.

Edlow JA, Caplan LR. Avoiding pitfalls in the diagnosis of subarachnoid hemorrhage. N Engl J Med. 2000;342(1):29–36.

Li MH, Chen SW, Li YD et al. Prevalence of unruptured cerebral aneurysms in Chinese adults aged 35 to 75 years: a cross-sectional study. Ann Intern Med. 2013;159:514–21.

Loder E, Biondi D. General principles of migraine management: the changing role of prevention. Headache. 2005;45(suppl 1);S33–S47.

Marmura M, Silberstein S, Schwedt T. The acute treatment of migraine in adults: The American Headache Society evidence assessment of migraine pharmacotherapies. Headache. 2015;55:3–20.

Master S, Balcer L, Michael C. In the clinic: Concussion. Ann Intern Med. 2014. ITC2-1-16.

Mower WR, Hoffman JR, Herbert M et al. Developing a decision instrument to guide computed tomographic imaging of blunt head injury patients. J Trauma. 2005;59(4):954–9.

Pascual J, Iglesias F, Oterino A, Vazquez-Barquero A, Berciano J. Cough, exertional, and sexual headaches: an analysis of 72 benign and symptomatic cases. Neurology. 1996;46(6):1520–4.

Perry J, Sivilotti M, Sutherland J et al. Validation of the Ottawa Subarachnoid Hemorrhage Rule in patients with acute headache. CMAJ. 2017;189: E1379–85.

Raps EC, Rogers JD, Galetta SL et al. The clinical spectrum of unruptured intracranial aneurysms. Arch Neurol. 1993;50(3):265–8.

Schankin C, Reinisch V, Birnbaum T et al. Characteristics of brain tumour-associated headaches. Cephalalgia. 2007;27:904–11.

Smetana GW. The diagnostic value of historical features in primary headache syndromes: a comprehensive review. Arch Intern Med. 2000;160(18):2729–37.

Smetana GW, Shmerling RH. Does this patient have temporal arteritis? JAMA. 2002;287(1):92–101.

Stiell IG, Clement CM, Rowe BH et al. Comparison of the Canadian CT Head Rule and the New Orleans Criteria in patients with minor head injury. JAMA. 2005;294(12):1511–8.

The International Classification of Headache Disorders: 3rd edition. Cephalalgia. 2013;33(9):629–808.

The UCAS Japan Investigators. The natural course of unruptured cerebral aneurysms in a Japanese cohort. N Engl J Med. 2012;366:2474–82.

van de Beek D, de Gans J, Spanjaard L, Weisfelt M, Reitsma JB, Vermeulen M. Clinical features and prognostic factors in adults with bacterial meningitis. N Engl J Med. 2004;351(18):1849–59.

van Gijn J, Kerr RS, Rinkel GJ. Subarachnoid haemorrhage. Lancet. 2007;369(9558):306–18.

Wall M, Kupersmith M, Kieburtz K et al. The Idiopathic Intracranial Hypertension Treatment Trial Clinical Profile at Baseline. JAMA Neurol. 2014;71(6):693–701.

Weyand C, Goronzy J. Giant-cell arteritis and polymyalgia rheumatica. N Engl J Med. 2014;357:150–7.

White P, Wardlaw J, Easton V. Can noninvasive imaging accurately depict intracranial aneurysms? A systematic review. Radiology. 2000;217:361–70.

Wijdicks EF, Kerkhoff H, van Gijn J. Long-term follow-up of 71 patients with thunderclap headache mimicking subarachnoid haemorrhage. Lancet. 1988;2(8602):68–70.

Younge BR, Cook BE Jr, Bartley GB, Hodge DO, Hunder GG. Initiation of glucocorticoid therapy: before or after temporal artery biopsy? Mayo Clin Proc. 2004;79(4):483–91.

（国丽茹 译　顾杰 校）

第 21 章 血 尿

碰到血尿患者,该如何确定病因?

Sachin Shah

主诉

病例 1

A 先生,56 岁,主诉:近几天反复血尿。

血尿的鉴别诊断有哪些? 作为医生你需要如何进行鉴别?

构建鉴别诊断

尿色变红并不总是由血尿引起。很多药物、食用染料及其代谢物可引起血红素阴性的红尿或色素尿(表 21-1)。此

表 21-1 血色素阴性红尿(色素尿)的原因

原因	举例
药物	硫唑嘌呤
	氯喹
	去铁胺
	多柔比星
	布洛芬
	山梨醇铁
	泻药
	呋喃妥因
	非那吡啶
	苯妥英
	核黄素
	利福平
食用染料	甜菜
	黑莓
	食用色素
代谢产物	胆红素
	黑色素
	高铁血红蛋白
	卟啉
	高酪氨酸血症
	尿酸盐

外,并非所有试纸检测潜血阳性都是由血尿引起的。除了检测完整红细胞中的血红素外,尿液试纸还可检测游离血红蛋白(通常与溶血性贫血相关)和肌红蛋白(通常与横纹肌溶解症相关),因此会导致尿潜血试验假阳性。

当尿液试纸检测尿潜血呈阳性,而尿液镜检未显示红细胞,应考虑肌红蛋白尿和血红蛋白尿。

真正的肉眼可见的血尿通常是病理性的。镜下血尿可能是暂时的、假性的或持续性的。暂时性镜下血尿的原因包括尿路感染(尿路感染有时也会引起肉眼血尿)和剧烈运动。由这些原因引起的血尿通常在治疗后 48h 以后或停止运动后 72h 复查尿检时转为阴性。引起假性血尿的原因包括女性经期所致尿液污染和性交。这个章节将重点介绍持续性的真性血尿。

无论是否存在感染的可能,所有血尿患者都应进行尿培养。

血尿的鉴别诊断通常分为镜下血尿和肉眼血尿。对 2 个及以上正确收集的尿液样本进行显微镜检查,每个高倍视野下红细胞计数大于 3 个时,即为镜下血尿。肉眼血尿是指红色或棕色尿液,有时伴有血凝块。然而,镜下血尿和肉眼血尿的病因有部分重叠,建议首先考虑血尿是否来源于肾小球。区分肾小球源性血尿和非肾小球源性血尿的关键点包括异形红细胞(棘红细胞)、红细胞管型、新发或急性恶化的高血压或蛋白尿,以及肌酐升高。虽然这些异常也可见于一些间质性和血管性因素引起的血尿,但是出现这些异常时可除外由肾脏结构异常或肾脏远端异常造成的血尿。肉眼可见的血凝块,非肾小球源性引起,通常是下尿路源性血尿的关键点之一。

A. 肾脏

1. 肾小球

a. IgA 肾病

　　b. Alport 病和薄基底膜肾病(thin basement membrane nephropathy,TBMN)

　　c. 其他原发性和继发性肾小球肾炎

　　　　(1) 感染后或感染相关

　　　　(2) 系统性红斑狼疮

　　　　(3) Goodpasture 综合征

　　　　(4) 过敏性紫癜(henoch-schonlein purpura,HSP)和其他小血管炎或中血管炎

　　　　(5) 溶血性尿毒综合征(hemolytic uremic syndrome,HUS)

　2. 非肾小球

　　a. 肿瘤

　　　　(1) 肾细胞癌或移行细胞癌

　　　　(2) 良性肾脏肿块

　　b. 肾小管间质

　　　　(1) 肾结石

　　　　(2) 多囊肾或髓质海绵肾

　　　　(3) 肾盂肾炎

　　　　(4) 急性间质性肾炎

　　　　(5) 肾乳头坏死

　　c. 血管

　　　　(1) 动脉栓塞或血栓

　　　　(2) 动静脉畸形或动静脉瘘

　　　　(3) 肾静脉血栓

　　　　(4) 胡桃夹综合征(左肾静脉受压)

　　　　(5) 恶性高血压

　　d. 代谢性(高钙尿症、高尿酸尿症)

B. 肾外

　1. 输尿管

　　a. 肿块:良性息肉或恶性肿瘤

　　b. 结石

　　c. 狭窄

　2. 膀胱

　　a. 移行细胞癌或鳞状细胞癌

　　b. 非感染性膀胱炎[放射或药物(环磷酰胺)]

　　c. 感染性膀胱炎

　　d. 结石

　3. 尿道

　　a. 尿道炎

　　b. 尿道憩室

　　c. 留置导尿管创伤

　　d. 尿道狭窄

　4. 前列腺

　　a. 良性前列腺增生(BPH)

　　b. 前列腺癌

　　c. 前列腺术后

　　d. 前列腺炎

图 21-1 和图 21-2 通过关键点罗列整理了血尿的鉴别诊断,概述血尿的诊断方法。

A 先生自诉近几日反复出现无痛性肉眼血尿,偶尔伴有轻微的下腹部不适,无其他不适情况。既往有慢性肾脏病(CKD)3 期、高血压病史,很久以前曾行阑尾切除术,现予氢氯噻嗪和依那普利降压治疗。无肾结石家族史,他父亲 77 岁时被诊断为前列腺癌。吸烟史:吸烟 35 年,每天 1 包。A 先生是一位哲学教授,无其他已知的毒物接触史。初次尿液镜检显示有大量非异形红细胞,无白细胞、细菌、管型或蛋白尿。

此时,最有可能的诊断是什么? 鉴别诊断还有什么? 是否存在不可漏诊的情况? 基于以上鉴别诊断,后续应做哪些检查?

鉴别诊断排序

　　A 先生缺乏诊断为肾小球源性血尿的关键依据,因此,首先考虑非肾小球源性血尿。患者性别(男性),年龄(大于 40 岁),吸烟 35 年,每天 1 包,均为恶性肿瘤危险因素,因此首先需要鉴别膀胱尿路上皮细胞癌所致血尿。尽管患者没有腹痛或胁痛提示肾绞痛,但因结石病很常见,故应鉴别。前列腺癌、良性前列腺增生和前列腺炎也很常见,患有前列腺炎的男性可能会出现轻微的腹部不适,就像 A 先生一样。肾细胞癌发病率低,但是患者出现血尿时亦需考虑。尿液常规分析无法鉴别间质性还是尿路感染相关。A 先生没有放疗或化疗史,故排除了放化疗相关的膀胱炎。表 21-2 列出了可能的诊断。

A 先生体格检查正常,腹部无包块,无压痛。外生殖器正常,直肠指检显示前列腺对称,无压痛,无结节。血清肌酐为 1.8mg/dL(肌酐 159.12μmol/L),与之前相同。

根据以上信息能否得出诊断? 如不能,还需要哪些额外信息?

主要假设:膀胱癌

教科书内容回顾

　　膀胱癌通常表现为老年吸烟男性出现无痛可见(肉眼)血尿。然而,肉眼血尿的发作可能是间歇性的,因此无症状的镜下血尿可能是某些患者的唯一表现。还可能有排尿困难或尿路梗阻的症状。

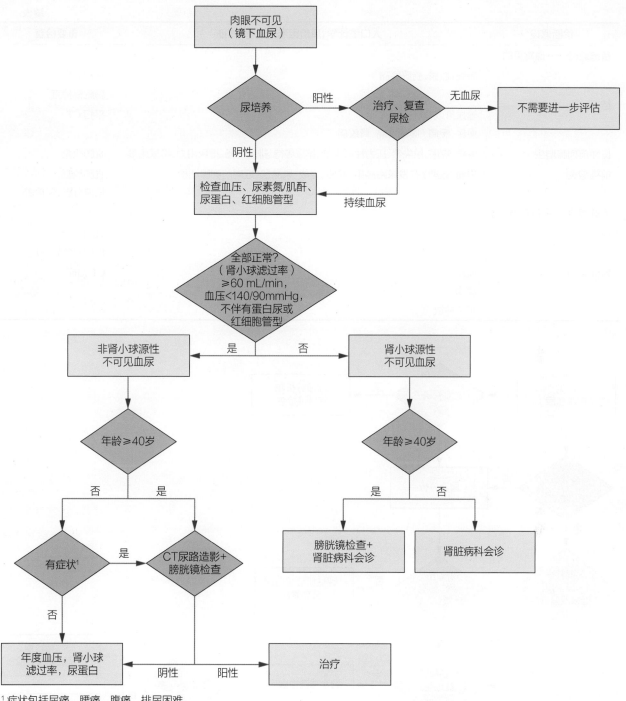

¹ 症状包括尿痛、腰痛、腹痛，排尿困难。

图 21-1 镜下血尿诊断方法

表 21-2 A 先生的诊断假设

诊断假设	人口统计学,风险因素,症状和体征	重要检查
主要假设		
膀胱癌	无痛性血尿	膀胱镜检查
	有时伴有血凝块	尿液细胞学
	吸烟史	CT 尿路造影
	男性	
	毒物暴露	
	40 岁以上	

续表

诊断假设	人口统计学,风险因素,症状和体征	重要检查
备选假设——最常见的		
结石	膀胱:血尿,膀胱疼痛	平扫 CT 膀胱镜检查
	输尿管或肾脏: 血尿,腰痛 / 腹部疼痛、肾绞痛	平扫 CT
良性前列腺增生	尿频、夜尿、尿失禁、压力性尿失禁、排尿等待、排尿不畅、排尿用力、排尿困难	直肠检查
前列腺炎	腹痛、近期 / 并发尿路感染、发热、寒战、尿潴留、近期前列腺活检	直肠检查, 尿液分析,尿培养
备选假设——不可漏诊的		
前列腺癌	血尿	直肠检查 前列腺特异性抗原
肾细胞癌	血尿 腰痛 腹部肿块	CT 扫描

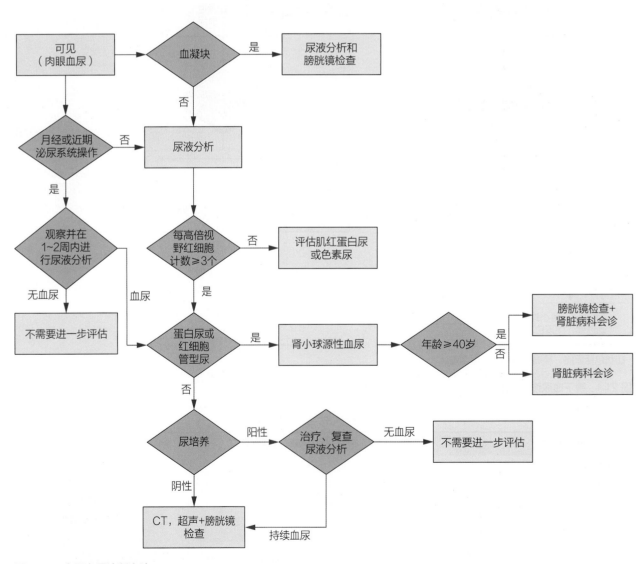

图 21-2　肉眼血尿诊断方法

疾病要点

A. 占尿路上皮性肿瘤的 90%。

B. 85% 的患者可有无痛性肉眼血尿,通常是间歇性的。

C. 膀胱癌的危险因素:

1. 男性和白种人:白种人男性患膀胱癌的概率是黑种人男性或白种人女性的 3~4 倍

2. 吸烟:60% 的男性膀胱癌患者与吸烟有关,30% 的女性膀胱癌患者与吸烟有关

3. 年龄 >40 岁:明确诊断中位年龄为 70 岁

4. 既往尿路上皮性肿瘤(肾细胞癌、输尿管癌、前列腺癌)

5. 盆腔放疗史

6. 慢性尿路感染

7. 血吸虫病(非洲和中东)

8. 工业化学 / 毒物暴露

   a. 肾脏将毒物的代谢产物滤过、浓缩到尿液中,积聚在膀胱,促进肿瘤发生。

   b. 约占膀胱癌的 20%。

   c. 暴露至发病潜伏期为 10~20 年。

   d. 与膀胱癌相关的化合物包括芳香胺、苯胺染料、硝酸盐、亚硝酸盐、煤和砷。

   e. 与膀胱癌相关的高风险职业包括矿工、公共汽车司机、橡胶工人、汽车机械师、皮革工人、铁匠、机器安装工、美发师和机械师。

D. 预后:局限于肌层浸润的膀胱癌 10 年生存率为 65%~72%。

循证医学诊断

A. 基于预估疾病的验前概率的诊断方法。

B. 血尿患者的癌症患病率。

1. 镜下血尿

   a. 一项研究发现最多 8.9% 的镜下血尿患者患有恶性肿瘤。

   b. 另一项队列研究发现镜下血尿患者中膀胱癌占 3.7%,肾细胞癌占 1%,输尿管癌占 0.2%。

   c. 40 岁以下的镜下血尿患者中,恶性肿瘤极为罕见。

2. 肉眼血尿:研究通常包括因血尿就诊的老年患者

   a. 通常超过 10% 的肉眼血尿患者患有恶性肿瘤,在一些研究中,肉眼血尿患者恶性肿瘤患病率 >25%

   b. 20%~25% 患有膀胱癌

   c. 1.3%~10% 患有前列腺癌

   d. 0.6%~2% 患有肾细胞癌

   e. 21% 患有结石

   f. 12%~13% 患有良性前列腺增生

 非感染因素引起的肉眼血尿患者,不能漏诊尿路上皮性肿瘤。

C. 白光膀胱镜检查及活检是诊断膀胱癌的"金标准";膀胱组织随机取样活检以检测肉眼不可见的原位癌。

D. 6- 氨基乙酰丙酸盐荧光染色膀胱镜检查也可用于检测原位癌。

E. 多时相 CT 尿路造影在有或没有造影剂对比的情况下完成,包括排泄期的成像。

1. 已很大程度上取代了其他影像学检查方法(如静脉肾盂造影、超声、常规 CT、逆行肾盂造影等)用于评估不明原因血尿。

2. 用于检测肾肿瘤、尿路结石、泌尿生殖系移行细胞癌时敏感度(92%~100%)和特异度(94%~97%)较高。

3. 先于膀胱镜检查可能提高其敏感度。

4. 由于辐射量较高,因此部分指南建议低风险人群中避免使用。

F. 超声波:

1. 超声检测膀胱癌的敏感度为 63%,特异度为 99%。

2. 对于小于 3cm 的肾肿瘤,超声检测的敏感度低于 CT。

G. 尿液细胞学检查和生物标志物检测:

1. 尿液生物标志物检查无充分的检测特点。

2. 低级别恶性肿瘤尿细胞学检测的敏感度为 7%~17%,高级别恶性肿瘤尿细胞学检测的敏感度为 53%~90%;特异度均为 90%~98%。

 40 岁及以上的患者若出现肉眼可见尿血凝块,即使考虑肾小球源性血尿,也应行膀胱镜检查。

治疗

A. 表浅膀胱肿瘤或微小浸润膀胱肿瘤可行经尿道肿瘤切除术,既可用于明确诊断,同时也可作为治疗手段。

B. 手术后立即给予膀胱内化疗(通常和卡介苗 [BCG] 联用)。

C. 肌层浸润性膀胱肿瘤采用根治性膀胱切除术和含顺铂的化疗方案进行治疗。

诊断

 虽然你考虑恶性肿瘤可能,但因患者慢性肾脏病病史,故选择了超声检查而不是 CT。超声检查结果提示右侧肾盂有一颗 1mm 的结石,左肾有一个 2cm 囊肿。您安排了 PSA 检查并将他转诊到泌尿科完善膀胱镜检查。

是否符合最可能的诊断——膀胱癌？是否已排除了其他可能诊断？是否需要做进一步的检查排除鉴别诊断？

鉴别诊断：肾结石

参见第 3 章。

鉴别诊断：前列腺癌

参见第 2 章。

鉴别诊断：良性前列腺增生

参见第 28 章。

鉴别诊断：前列腺炎

参见第 16 章。

鉴别诊断：肾细胞癌

教科书内容回顾

肾细胞癌的临床表现为血尿、腰痛和腹部肿块典型三联征，但现在多由因其他原因进行的放射学检查偶然发现肾脏肿块而发现。

疾病要点

A. 流行病学
  1. 从肾小管上皮细胞发生，占肾癌的 80% 以上，男∶女为 1.6∶1，高发年龄为 60~80 岁
  2. 大约 2% 的病例与遗传综合征有关，如希佩尔·林道综合征（von Hippel-Lindau disease）
  3. 危险因素
    a. 抽烟
    b. 肥胖
    c. 高血压
    d. 毒物接触
    e. 与终末期肾病相关的获得性囊性肾病
B. 病因
  1. 最常见的组织学形态是透明细胞，占 75%~85%。
  2. 其他细胞类型有乳头细胞（占 10%~15%）和嫌色细胞（占 5%~10%）。
  3. 确切病因及发病机制尚不清楚，但大多数散发性肾细胞癌患者位于 3 号染色体短臂（3P25-26）（译者注）的 VHL 抑癌基因发生突变。
C. 临床表现

  1. 许多肾细胞癌患者在疾病进展之前无任何症状，大约 25% 的患者就诊时即存在远处转移或局部进展表现。
  2. 肿瘤侵犯肾集合系统时出现血尿，轻者仅为镜下血尿，重症肉眼可见尿中含血凝块。
  3. 腹部或侧腹部肿块，通常偏瘦的患者可以触及，通常是中等硬度、表面光滑、无压痛，可随呼吸有一定的活动度。
  4. 常见的非特异性症状，如乏力、体重减轻、贫血等。
D. 预后
  1. Ⅰ 期：5 年生存率 >90%
  2. Ⅱ 期：5 年生存率为 75%~95%
  3. Ⅲ 期（肾切除术后）：5 年生存率为 59%~70%
  4. Ⅳ 期：中位生存期 16~20 个月；远处转移患者的 5 年生存率 <10%

循证医学诊断

A. 肾细胞癌在腹部影像学上表现为实性病灶。
  1. 超声检查时肿块不符合单纯囊肿的标准。
  2. CT 检查时肾细胞癌的特征包括病灶不规则厚壁或隔膜增厚、静脉注射造影剂后出现强化。
B. 肾细胞癌病灶可局限，或侵犯肾周筋膜和邻近器官，和 / 或远处转移。
  1. CT 扫描有助于分期。
    a. 检测肾静脉侵犯的敏感度为 78%，特异度为 96%
    b. 检测转移性淋巴结肿大的敏感度为 83%，特异度为 88%
    c. 检测肾周侵犯的敏感度为 46%，特异度为 98%
    d. 检测邻近器官侵犯的特异度为 100%
  2. 骨扫描、胸部 CT、MRI 或 PET 扫描可用于检测远处转移。

治疗

A. 对于孤立的、实性肾肿块的患者，肾部分切除术或肾切除术优于肾活检，因为它既可明确诊断，同时又可治疗。建议泌尿科会诊评估决定是否手术治疗或随访监测。
B. 行肾部分切除术或肾切除术（肾癌根治术）取决于
  1. 肿瘤的分期和位置
  2. 基础肾功能
  3. 功能状态
  4. 是否存在其他合并症
C. 对于手术并发症高风险个体来说，热消融（例如，冷冻疗法或射频消融）是一种合理的替代方法。
D. 晚期或转移性 RCC 患者需要请肿瘤科会诊。

病例解决方案

A 先生膀胱镜检查发现位于膀胱尿路上皮的小乳头状肿

瘤。6- 氨基乙酰丙酸盐荧光染色膀胱镜检查未检测到原位癌。CT 尿路造影未显示上尿路或肾脏其他部位的肿块。考虑表浅膀胱癌，行经尿道切除术治疗，辅以卡介苗治疗。1 年后随访，A 先生没有肿瘤复发迹象并且无明显不适情况。

主诉

病例 2

S 先生，白种人，24 岁。2 周前部队入伍检查时被告知"尿中检测到血"，平素他自己没有看到尿液中有出血情况，他急于参加基础训练，不明白为什么要如此大惊小怪。他没有尿痛、腹痛、发热和尿道分泌物等情况。检查提示 S 先生健康、发育良好，没有急性问题。生命体征：体温 37.2℃；脉搏 68 次 /min；血压 126/78mmHg；呼吸频率 16 次 /min。体格检查完全正常，无腹痛、肋脊角压痛、尿道分泌物或睾丸疼痛以及下肢水肿等体征。

他的尿液分析显示尿蛋白 2+，潜血 2+，镜下红细胞 5~10 个 / 高倍视野。尿试纸检测阴性，没有白细胞或细菌。尿液镜检显示偶有异形的红细胞，但没有红细胞管型。

此时，最有可能的诊断是什么？鉴别诊断还有什么？是否存在不可漏诊的情况？基于以上鉴别诊断，后续应做哪些检查？

鉴别诊断排序

S 先生没有不适症状，伴肉眼不可见（或镜下）血尿。根据先后 2 次独立尿液分析，镜下血尿是持续存在的。在没有危险因素的 40 岁以下患者中，癌症是导致无症状、不可见血尿的少见原因；在无下泌尿系统症状时，泌尿系统原因导致的血尿很罕见。值得注意的是，伴随的蛋白尿和异形红细胞是提示肾小球源性的关键线索。最常见的肾小球源性病因是 IgA 肾病和薄基底膜肾病。表 21-3 列出了 S 先生可能的诊断。

患者之前没有病史或手术史；18 岁时就诊儿科医生以后再也没有就诊过。家族里没有已知的血尿史或肾脏病史。一

年多来，他与女友保持单一稳定的性关系，没有服用任何药物或补品。进一步详细病史询问发现他曾有三次或四次短暂的尿液颜色改变，持续约数天。他当时以为与感冒或轻微呼吸道感染有关。基础代谢正常。肌酐 0.9mg/dL（79.56μmol/L），尿素氮 12mg/dL（0.66mmol/L）。

根据以上信息能否得出诊断？如不能，还需要哪些额外信息？

表 21-3　S 先生的诊断假设

诊断假设	人口统计学，风险因素，症状和体征	重要检查
主要假设		
IgA 肾病	与呼吸道感染同时发生的肉眼血尿（茶色尿液）	尿液镜检 血清肌酐水平测定 肾活检
备选假设		
薄基底膜肾病	无慢性肾脏病史的血尿家族史	尿液镜检 血清肌酐水平测定 肾活检
备选假设		
感染相关的肾小球肾炎	肉眼血尿发作前 1~3 周有 A 组链球菌性咽炎病史，通常伴有高血压和水肿	尿液镜检 血清肌酐水平测定 抗链球菌抗体检测 血清补体水平检测
其他假设		
Alport 综合征	血尿伴进展性肾功能减退和感觉神经性耳聋家族史	尿液镜检 血清肌酐水平测定 家族史 肾活检

主要假设：IgA 肾病

教科书内容回顾

IgA 肾病通常见于黏膜感染（多数为上呼吸道）后

12~72h 出现的肉眼血尿。部分患者也可在常规医学筛查期间发现无症状的镜下血尿,伴或不伴蛋白尿。

疾病要点

A. 全世界原发性肾小球肾炎的最常见原因。

 1. IgA 肾病任何年龄均可发病,发病高峰年龄为 20~40 岁。

 2. 亚洲人和白种人中发病率最高。

B. 进行性慢性肾脏病的重要原因,明确诊断 25 年内,多达 50% 的患者会出现终末期肾脏病。

C. IgA 肾病的病因:

 1. 异常的 IgA1 沉积在肾小球系膜。

 2. 尽管黏膜感染和肉眼血尿发作存在关系,但缺乏特定的抗原证据。

 3. 大多数 IgA 肾病病例是散发性的,部分家族性病例具有常染色体不完全显性遗传特征。

D. IgA 肾病的临床表现:

 1. 一次或多次发作性肉眼血尿,通常与上呼吸道感染有关,有时伴有腰痛和低热(40%~50% 患者合并出现)。

 2. 在常规筛查中偶然发现(30%~40% 的患者)肉眼不可见的血尿和轻度蛋白尿。

 3. 小部分患者除了血尿外,还会合并进展性慢性肾脏病、高血压和大量蛋白尿;约 5% 的患者会出现肾病范围的蛋白尿。

 4. IgA 肾病很少继发于其他容易出现 IgA 沉积的疾病,比如肝硬化、乳糜泻和 HIV 感染等。

循证医学诊断

A. 对尿液试纸镜检和培养用以排除感染,确认血尿,评估蛋白尿。

B. 免疫荧光或免疫过氧化物酶技术检测肾活检组织 IgA 沉积才可以确诊。

 1. 在没有蛋白尿、高血压或肾小球滤过率(GFR)降低的情况下,IgA 肾病患者的临床病程(至少短期内而言)一般是良性的,通常不推荐肾活检,建议定期监测。

 2. 蛋白尿(>500~1 000mg/d)、血清肌酐升高或高血压表明疾病严重或进展,是肾活检明确诊断的指征。

C. 免疫荧光显微镜下发现活检组织肾小球系膜区 IgA 沉积是 IgA 肾病的特征性表现。

治疗

A. 对于孤立性血尿、肾小球滤过率正常且无明显蛋白尿的患者,应每 6~12 个月监测有无疾病进展迹象(包括蛋白尿增多、血压升高和肾小球滤过率降低)。

B. 若出现临床用于预测 IgA 肾病进展的因素,包括蛋白尿 >500~1 000mg/d、肾小球滤过率降低和高血压,通常表明需要治疗。

C. 治疗的主要目的是减少蛋白尿和控制血压,尽量减少病情进展的风险。

D. 进行性 IgA 肾病的治疗:

 1. 血管紧张素转换酶抑制剂或血管紧张素受体阻滞剂通过控制血压和减少蛋白尿来减缓进展。

 2. 对于接受了 3~6 个月血管紧张素转换酶抑制剂或血管紧张素受体阻滞剂治疗,但蛋白尿仍大于 1 000mg/d 的 IgA 肾病患者同时给予鱼油,但尚未明确是否获益。

 3. 部分 IgA 肾病患者活检提示有更严重炎症疾病的可能需要免疫抑制治疗。

 4. 对于进展为终末期肾脏病的 IgA 患者可考虑选择肾移植,但通常容易复发。

诊断

S 先生尿蛋白与肌酐的比值,用来定量尿中蛋白质的量,为 1 100mg/d。他回忆说留取第一个尿液样本之前他有喉咙痛的情况。

是否符合最可能的诊断——IgA 肾病? 是否已排除了其他可能诊断? 是否需要做进一步的检查排除鉴别诊断?

鉴别诊断:薄基底膜肾病

教科书内容回顾

  大多数薄基底膜肾病患者有孤立性血尿,肾功能正常,无蛋白尿或轻微蛋白尿,肾活检标本电镜下肾小球基底膜弥漫性变薄。

疾病要点

A. 儿童和成人持续性血尿的最常见原因。

 1. 至少占总人口的 1%,通常具有家族性。

 2. 30%~50% 的薄基底膜肾病患者有血尿家族史。

B. 常规尿液分析发现持续性或间歇性血尿。

 1. 大多数患者有孤立性血尿,几乎可以在任何年龄出现,不伴有蛋白尿或肾损害。

 2. 常见异形红细胞,可伴有红细胞管型。

 3. 发作性肉眼血尿见于少数薄基底膜肾病患者(约 12%),更多见于 Alport 综合征(33%)和 IgA 肾病(88%)患者。

 4. 薄基底膜肾病患儿很少出现蛋白尿,但少数薄基底膜肾病成年患者可伴有轻度蛋白尿 (至多 1g/d)。

C. 薄基底膜肾病是由编码 IV 型胶原基因缺陷引起,导致电镜下显示肾小球基底膜弥漫性变薄。

D. 大多数真性薄基底膜肾病患者的长期预后良好。

循证医学诊断

A. 唯一能明确薄基底膜肾病诊断的方法是肾活检及电镜检查。

1. 孤立性血尿、肾功能正常、不伴或伴有轻度蛋白尿的患者通常不需要进行肾活检。若这部分患者有血尿阳性家族史,不伴有慢性肾脏病家族史,通常可以推断出诊断。

2. 肾活检更常用于疑似薄基底膜肾病且伴有蛋白尿 (>200~300mg/d) 的患者。

B. 活检标本电镜下可见肾小球基底膜弥漫性、均匀变薄,而无其他明显肾小球病变。

C. 因 IV 型胶原蛋白 α_3 至 α_5 链在 Alport 综合征中通常不存在或分布异常,故免疫组化分析 IV 型胶原蛋白 α_3 至 α_5 链有助于鉴别薄基底膜肾病和早期 Alport 综合征 (伴镜下血尿和薄基底膜)。

治疗

A. 薄基底膜肾病进展为慢性肾脏病的患者很少见,但定期随访和监测必不可少。

B. 目前尚没有研究证实的有效的薄基底膜肾病治疗方案,但对于薄基底膜肾病患者若蛋白尿 >1g/d,推荐目标血压 <130/80mmHg 及使用血管紧张素转换酶抑制剂。

鉴别诊断:感染相关性肾小球肾炎

教科书内容回顾

感染相关性肾小球肾炎 (IRGN) 的典型表现是感染同时或感染后出现的新发血尿、蛋白尿和水肿,通常伴有高血压和轻度急性肾损伤。

疾病要点

A. 流行病学

1. 发展中国家,感染相关性肾小球肾炎 (尤其是链球菌感染后肾小球肾炎) 主要发生于儿童 (6~10 岁) 和年轻人,男性比女性多见 [男:女为 (2~3):1]。

2. 发达国家,感染相关性肾小球肾炎主要发生于成年人,尤其是那些伴免疫功能低下合并症,如糖尿病和酗酒者。

B. 病因

1. 上呼吸道和皮肤感染是导致感染相关性肾小球肾炎的 2 个最常见的感染部位,但也可涉及其他部位。

2. 既往大多数病例都由 A 族链球菌感染引起,特别是化脓链球菌。

3. 最近,越来越多证据表明其他链球菌菌株 (C 族和 G 族)、葡萄球菌、革兰氏阴性杆菌、分枝杆菌、寄生虫、真菌和病毒亦可引起感染相关性肾小球肾炎。

4. 发达国家 1/3~1/2 的感染相关性肾小球肾炎与革兰氏阴性杆菌感染有关。

C. 临床表现

1. 急性肾炎综合征 (链球菌感染后肾小球肾炎为典型表现)。

a. 表现为血尿、蛋白尿、水肿,多伴有高血压和轻度急性肾损伤。

b. 尿量通常在 5~7 天后改善,随之水肿消退、血压正常。

2. 急进性肾炎综合征。

a. 极少数情况下,急性感染后肾小球肾炎 (通常是链球菌感染后) 并发肾小球滤过率迅速恶化。

b. 活检可见新月体的形成,但较局限。

3. 亚临床或无症状肾小球肾炎。

a. 多存在于轻度、自限性链球菌感染患者中。

b. 以轻度蛋白尿 (<1g/d)、脓尿和镜下血尿为特征;通常不易被发现。

循证医学诊断

A. 在儿童中,肾炎通常发病于在咽炎后 1~2 周,皮肤感染后 2~4 周。

1. 在此期间,常出现无症状的镜下血尿和蛋白尿。

2. 在出现症状 (眼睑和弥漫性水肿、烟色尿液) 时,尿液分析显示蛋白尿 (轻度至肾病范围)、脓尿 (97%),血尿 (30%~37%) 并伴有红细胞管型。

3. 急性肾损伤和高血压也很常见 (60%~80%)。

4. 90% 的链球菌感染后肾小球肾炎儿童和 35%~80% 的感染相关性肾小球肾炎成人存在低补体血症。

a. 通常补体 C3 降低,补体 C4 正常。

b. 1/3 的感染相关性肾小球肾炎患者同时具有 C3 和 C4 降低。

5. 即使患者自诉没有近期呼吸道或皮肤感染,近期链球菌感染的血清学检测 (抗链球菌溶血素 O 抗体、DNase B、链激酶、透明质酸酶、抗 -NAD) 通常呈阳性。(译者注:DNase B 是 A 族溶血性链球菌的一种分泌蛋白)

a. 链酶测试可检测所有 5 种链球菌抗体,并且比单测任意一个抗体检测效果好。

b. 对近期 A 族链球菌性咽炎患者的敏感度为 95%,对链球菌皮肤感染患者的敏感度为 80%。

6. 通常不推荐对儿童患者行肾活检。

B. 在相当大比例 (45%) 的成年人中,存在感染诱发因素,仅在诊断感染相关性肾小球肾炎时才被发现。

1. 成人表现为肉眼血尿、弥漫性水肿;伴蛋白尿者可出现泡沫尿,高血压可引起头痛。

2. 检查可能提示存在感染,例如咽炎、肺炎、蜂窝织炎 / 脓肿、感染性心内膜炎或尿道 / 阴道分泌物。

3. 老年人(25%)可能存在容量负荷过多的表现(如颈静脉压力增加、第三心音奔马律、肺部湿啰音、下肢水肿),均由急性肾损伤所致的容量负荷过多引起。

4. 尿液分析至少有镜下血尿,大部分已有肉眼血尿。

5. 通常伴有蛋白尿(轻度至肾病范围),镜下可见红细胞管型。

6. 通常建议成人患者行肾活检以明确诊断,排除需要立即接受免疫抑制治疗的肾小球肾炎。

治疗

A. 儿童患者通常采用支持疗法。

B. 成人患者:

1. 治疗诊断时仍可能持续存在的潜在感染。

2. 处理肾炎并发症。

　　a. 抗高血压药,如果伴中度至重度蛋白尿,推荐使用血管紧张素转换酶抑制剂。

　　b. 利尿和限钠。

3. 不推荐免疫抑制治疗。

C. 预后:

1. 几乎所有儿童患者都会完全康复,尽管可能会增加其今后罹患慢性肾脏病和高血压的风险。

2. 成人感染相关性肾小球肾炎预后较差。

　　a. 高达 50% 的患者存在持续肾功能异常,高达 33% 的患者进展为终末期肾脏病。

　　b. 老年人和糖尿病患者发生持续性慢性肾脏病和终末期肾脏病的风险最高。

病例解决方案

因 S 先生没有血尿或慢性肾脏病家族史,故 IgA 肾病首先考虑。S 先生的血压和肾功能正常,但因其伴发蛋白尿,故建议行肾穿刺活检。肾穿刺活检结果显示符合典型的 IgA 肾病。鉴于 S 先生伴大量蛋白尿,此为肾功能迅速减退的危险因素,故予血管紧张素转换酶抑制剂治疗,血压监测控制目标 <125/75mmHg。治疗 1 个月后,复查尿检提示持续性镜下血尿,肾功能稳定,蛋白尿下降至 250mg/d。尽管他被取消了入伍资格,但他定期随访(每 6~12 个月进行一次),病情控制,没有显著进展。

参考文献

Chou R, Dana T. Screening adults for bladder cancer: a review of the evidence for the US Preventive Services Task Force. Ann Intern Med. 2010;153(7):461–8.

Cohen HT, McGovern FJ. Renal-cell carcinoma. N Engl J Med. 2005 Dec 8; 353(23):2477–90.

Cohen RA, Brown RS. Clinical practice. Microscopic hematuria. N Engl J Med. 2003 Jun 5;348(23):2330–8.

Davis R, Jones JS, Barocas DA et al. Diagnosis, evaluation and follow-up of asymptomatic microhematuria (AMH) in adults: AUA guideline. J Urol. 2012 Dec;188(6 Suppl):2473–81.

Hudson BG, Tryggvason K, Sundaramoorthy M, Neilson EG. Alport's syndrome, Goodpasture's syndrome, and type IV collagen. N Engl J Med. 2003 Jun 19; 348(25):2543–56.

Kanjanabuch T, Kittikowit W, Eiam-Ong S. An update on acute postinfectious glomerulonephritis worldwide. Nat Rev Nephrol. 2009 May;5(5):259–69.

Kaufman DS, Shipley WU, Feldman AS. Bladder cancer. Lancet. 2009 Jul 18; 374(9685):239–49.

Nielsen M, Qaseem A. Hematuria as a marker of occult urinary tract cancer: advice for the high-value care from the American College of Physicians. Ann Intern Med. 2016;164(7):488–98.

O'Connor OJ, McSweeney SE, Maher MM. Imaging of hematuria. Radiol Clin North Am. 2008;46:113.

Wyatt RJ, Julian BA. IgA Nephropathy. N Engl J Med. 2013;368(25):2402–14.

(潘云菲 译　罗荧荃 校)

碰到高钙血症患者,该如何确定病因?

Adam S. Cifu

主诉

病例

D 女士,60 岁,主诉长期便秘,初步实验室检查示促甲状腺激素(thyroid-stimulating hormone,TSH)、电解质均正常,钙离子水平为 2.69mmol/L(正常范围:2.09~2.54mmol/L)。

高钙血症的鉴别诊断有哪些? 作为医生需要如何进行鉴别?

构建鉴别诊断

高钙血症通常在以下 3 种临床情况中检测到:无高钙血症危险因素的无症状患者;在评估可能与高钙血症有关的症状时,如便秘、虚弱、乏力、抑郁、肾结石或骨量减少;以及出现严重高钙血症并导致精神状态改变的患者。

虽然导致高钙血症的病因较少(原发性甲状旁腺功能亢进,恶性肿瘤导致的高钙血症,慢性肾脏病(chronic kidney disease,CKD),乳碱综合征),但其鉴别诊断却很宽泛。最常用的鉴别诊断框架是根据病理生理学构建的,以下根据病因构建了一个简短的鉴别诊断列表。

A. 甲状旁腺激素(parathyroid hormone ,PTH)相关

  1. 原发性甲状旁腺功能亢进

  2. 继发性甲状旁腺功能亢进(伴补钙)

  3. 三发性甲状旁腺功能亢进

  4. 锂盐治疗(约 10% 的患者会出现高钙血症)

  5. 家族性低尿钙高钙血症(familial hypocalciuric hypercalcemia,FHH)

B. 恶性肿瘤相关的高钙血症

  1. 甲状旁腺激素相关蛋白(secretion of parathyroid hormone-related protein,PTHrP)的分泌

    a. 鳞状细胞癌

    b. 肺、胰腺、肾脏和其他脏器的腺癌

  2. 溶骨性转移

    a. 乳腺癌

    b. 浆细胞骨髓瘤(原多发性骨髓瘤)

  3. 生成骨化三醇(霍奇金淋巴瘤)

C. 维生素 D 相关

  1. 维生素 D 过多症

  2. 肉芽肿性疾病

D. 其他相对常见的高钙血症的原因

  1. 乳碱综合征

  2. 甲状腺功能亢进

  3. 噻嗪类利尿剂

  4. 假性血清钙升高(继发于血清结合蛋白升高)

    a. 高白蛋白血症

    b. 高丙种球蛋白血症

临床上,鉴别诊断最常见的依据为甲状旁腺素是否升高和患者有无已知恶性肿瘤。临床常用鉴别诊断流程如图 22-1 所示。

在回到这个病例之前,有必要简要回顾一下钙代谢的基础知识。钙离子水平由甲状旁腺激素、降钙素和骨化三醇(1,25- 二羟维生素 D)的作用决定。甲状旁腺激素水平随血清钙水平的变化而变化。甲状旁腺激素通过增加肾小管对钙重吸收和骨吸收使得血清钙上升。甲状旁腺激素还刺激肾内骨化二醇(25- 羟维生素 D)转化为骨化三醇。骨化三醇通过增加小肠对钙的吸收来进一步增加血清钙。磷酸盐代谢也受甲状旁腺激素和骨化三醇调控;甲状旁腺激素通过对肾脏的影响来降低磷酸盐水平,而骨化三醇通过对肠道的影响和对甲状旁腺激素的抑制作用来提高磷酸盐水平。降钙素通过抑制破骨细胞活性,阻止钙由骨释出,从而降低血钙。

D 女士首次就诊,在过去 5 年里,她便秘已持续了很长时间,而且严重到不得不就诊看医生。结肠镜检查正常。过去几年里内科医生对其进行的实验室检查显示肾功能和 TSH 均正常,但钙离子水平在 2.74mmol/L。尽管使用了大便软化剂和补充高纤维膳食,但她仍然经常需要泻药来辅助排便,每周至少一次。

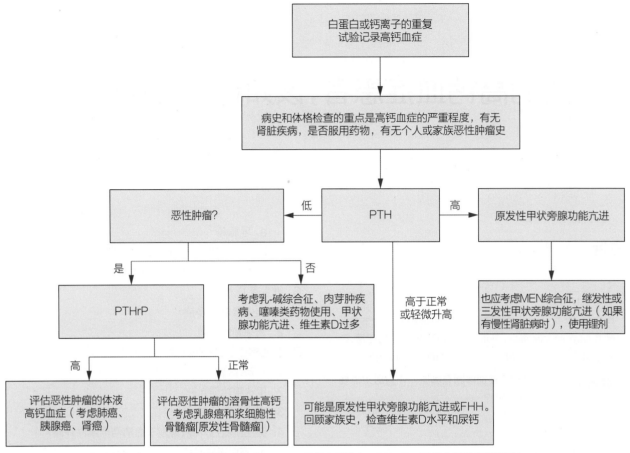

FHH，家族性低尿钙高钙血症；MEN，多发性内分泌瘤；PTH，甲状旁腺激素；PTHrP，甲状旁腺激素相关蛋白。

图 22-1　高钙血症诊断流程

除了便秘，该患者还有高血压史和吸烟史。她没有感觉其他不适。

长期使用的药物有美托洛尔和氢氯噻嗪。双亲均有高血压家族史。患者进行了最新的日常体检(乳房钼靶检查、结肠镜检查、宫颈刮片)，也没有任何突出的问题。

根据化验结果，她被告知停止服用利尿剂，1周后重新检查钙水平和血压。

　此时，主要的诊断假设是什么？可能的备选诊断还有什么？是否存在不可漏诊的情况？基于以上鉴别诊断，后续应完善哪些检查？

鉴别诊断排序

在健康的高钙血症患者中，原发性甲状旁腺功能亢进是迄今为止最常见的诊断。这种疾病通常无症状或症状很轻。该患者高钙血症呈慢性，健康状况相对良好，是诊断该病具有较大可能性的关键点。高钙血症也可能与噻嗪类药物的使用有关。虽然噻嗪类利尿剂相关的高钙血症通常由原发性甲状旁腺功能亢进引起，但噻嗪类药物在无其他病因

的患者中只引起轻度的高钙血症。FHH是另一个慢性的、通常无症状的高钙血症的原因。该病通常在早期即可被诊断，临床表现类似于原发性甲状旁腺功能亢进。大多数因恶性肿瘤引起的高钙血症患者在表现为高钙血症时，已明确患有恶性肿瘤。结节病不是高钙血症的常见原因，但如果没有做出其他诊断，应该考虑该病。表22-1列出了该患者的鉴别诊断。

停用噻嗪类利尿剂后，钙水平保持不变。PTH水平下降。

　这些临床信息是否足以做出诊断？如果不能，你还需要什么信息？

主要假设：原发性甲状旁腺功能亢进

教科书内容回顾

原发性甲状旁腺功能亢进通常在实验室检查中发现高钙血症。偶尔在评估非特异性症状时被发现，如乏力或便秘。

表 22-1　D 女士的诊断假设

诊断假设	人口统计学,风险因素,症状和体征	重要检查
主要假设		
原发性甲状旁腺功能亢进	没有其他基础疾病的钙升高	甲状旁腺素水平
备选假设		
家族性低尿钙高钙血症	慢性无症状的高钙血症	甲状旁腺素水平 家族病史 尿钙排泄
使用噻嗪类利尿剂	轻度高钙通常和未确诊的原发性甲状旁腺功能亢进有关	试停用噻嗪类药物
备选假设——不可漏诊的		
恶性肿瘤相关的高钙血症	通常表现在已知的恶性肿瘤患者	恶性肿瘤的诊断 甲状旁腺增生或骨转移
其他假设		
结节病	肺结节病或肺间质病	非干酪样肉芽肿并排除其他肉芽肿性疾病

疾病要点

A. 原发性甲状旁腺功能亢进最常见的表现是轻度钙化和少许症状(如果有的话),而不是典型的"结石、骨骼病变、呻吟和精神症状"。

 在其他方面健康的门诊患者中,原发性甲状旁腺功能亢进占高钙血症病例的 90% 以上。

B. 原发性甲状旁腺功能亢进的病因学:

1. 85% 的原发性甲状旁腺功能亢进是由单发甲状旁腺腺瘤引起。

2. 甲状旁腺增生、多发性腺瘤和罕见癌占 15%。

   a. 甲状旁腺增生可以是散发的,也可以是遗传性的。

   b. 甲状旁腺增生的遗传综合征包括多发性内分泌肿瘤(multiple endocrine neoplasia,MEN)Ⅰ 型和 Ⅱ A 综合征。其他疾病如垂体瘤、胰岛细胞瘤、甲状腺髓样癌和嗜铬细胞瘤的患者应评估这些综合征。

C. 原发性甲状旁腺功能亢进的临床表现:

1. 非特异性症状,如乏力、易怒和虚弱在原发性甲状旁腺功能亢进患者中更为常见。

2. 原发性甲状旁腺功能亢进患者的骨密度降低很常见,而如今典型的囊性纤维性骨炎非常罕见。

3. 15%~20% 原发性甲状旁腺功能亢进患者有肾结石。

4. 原发性甲状旁腺功能亢进的其他症状可能包括高血压、痛风和焦磷酸钙沉积病的发生率增加。

循证医学诊断

A. 在评估患者是否患有原发性甲状旁腺功能亢进之前,应确认患者有高钙血症。

1. 考虑到钙与血浆蛋白结合,应计算校正钙。校正钙 = 总钙(mg/dL)+ 0.8［4- 白蛋白(g/dL)］。

2. 检测钙离子水平。

B. 甲状旁腺激素水平升高的其他影响(高尿钙、低血磷、高尿磷),很少用于鉴别原发性甲状旁腺功能亢进与恶性肿瘤相关高钙血症(高钙血症的第二大常见原因)。

C. 原发性甲状旁腺功能亢进的诊断通常很简单。

1. 该病极有可能发生在其他方面健康但患有慢性高钙血症的患者中。

2. 甲状旁腺素水平升高,可区分原发性甲状旁腺功能亢进与恶性肿瘤高钙血症(低血清甲状旁腺素水平)。

3. 10%~20% 的原发性甲状旁腺功能亢进症患者甲状旁腺激素水平正常(事实上,这并不适合高钙血症)。在这些患者中,必须排除 FHH。(参见下面关于 FHH 的讨论。)

4. 原发性甲状旁腺功能亢进可表现为正常的钙水平。这对本文讨论不那么重要。

   a. 当甲状旁腺显像异常或骨质疏松患者甲状旁腺激素水平升高时,通常可以做出诊断。

   b. 这可能是原发性甲状旁腺功能亢进的早期表现。

   c. 在诊断钙水平正常的原发性甲状旁腺功能亢进前,应排除其他原因导致甲状旁腺激素升高且钙水平正常。

   (1) 维生素 D 缺乏

   (2) 慢性肾病

   (3) 某些特定的药物(噻嗪类、双膦酸盐类、地诺单抗、锂剂)

治疗

A. 原发性甲状旁腺功能亢进的最终治疗是甲状旁腺切除术。

B. 手术适应证:

1. 由于原发性甲状旁腺功能亢进通常是良性的,不是每个人都需要手术。

2. 专家共识的建议是依据谁最有可能发展为有症状的疾病和谁将从手术中获益最多。

3. 手术适应证:

a. 有症状的高钙血症

b. 血钙高于正常范围 1mg/dL(1mg/dL =0.25mmol/L)

c. 肌酐清除率 < 60mL/min

d. 肾结石、肾钙沉着或高尿钙

e. 骨质疏松症(任何部位骨密度 T 评分 < 2.5)或脆性骨折

f. 年龄 < 50 岁

g. 不能长期复诊监测患者

C. 这种决定哪些患者接受手术的方法似乎是有效的。一项对 52 例无症状患者长达 10 年的观察研究表明,这种疾病通常不会进展。

1. 38 例(73%)无疾病进展

2. 需要手术的患者是出于以下原因:

a. 2 例患者高钙血症加重

b. 8 例患者发生高尿钙

c. 6 例出现低骨密度

D. 甲状旁腺切除术:

1. 甲状旁腺切除术对纠正血钙(95%~98%)、改善骨密度(100%)和改善症状(82%)显著有效。

2. 建议术前做影像学检查。

3. 行微创甲状旁腺切除术的患者术中应进行甲状旁腺素监测。

E. 监测(非手术患者):

1. 每年对患者症状、血钙水平和肾功能进行评估。

2. 针对髋部、脊柱和腕部每两年筛查一次骨密度。

3. 如果临床怀疑肾结石,做影像学检查。

4. 维生素 D 缺乏症应及时治疗,鼓励患者摄入指南推荐的钙摄入量(1 000~1 200mg/d)。

F. 不能手术或拒绝手术者给予药物治疗。

1. 为了保持骨骼健康和减少肾结石的风险,应该鼓励患者多活动,多饮水,保持适度的钙和维生素 D 摄入。

2. 避免使用噻嗪类利尿剂和碳酸锂,两者都可以加剧高钙血症。

3. 二膦酸盐常被用于维持骨密度。

4. 西那卡塞,一种拟钙剂,最常用于治疗继发性甲状旁腺功能亢进,也适用于这类患者。

诊断

D 女士的最终化验结果如下:

钙:2.72mmol/L

离子钙:1.55mmol/L(正常范围 1.14~1.35mmol/L)

无机磷酸盐:1.07mmol/L(正常范围 0.81~1.42mmol/L)

25- 羟维生素 D:56ng/mL(正常范围 20~50ng/mL)

PTH 166pg/mL(正常范围 < 60pg/mL)

诊断为原发性甲状旁腺功能亢进。

 根据以上信息能否得出诊断? 如不能,还需要哪些额外信息?

除原发性甲状旁腺功能亢进症外,伴 PTH 升高的高钙血症的鉴别诊断包括噻嗪类药物和锂剂的使用、继发性或三发性甲状旁腺功能亢进症和 FHH。根据患者服用的药物、肾功能正常、发病时的年龄以及缺乏高钙血症家族史,原发性甲状旁腺功能亢进显然是最有可能的诊断。噻嗪类利尿剂的使用可能与高钙血症相关,但可能只是一个促进因素。如果甲状旁腺激素水平没有明显升高,FHH 仍有可能。

鉴别诊断:FHH

教科书内容回顾

FHH 的通常是在儿童时期评估无症状高钙血症或因家族史进行筛查期间被诊断。该病也可能在成年期起病,表现为高钙血症,伴有正常或轻微的甲状旁腺激素升高。

疾病要点

A. FHH 的突变使得体内各组织中的钙敏感受体对钙的敏感性降低。对于甲状旁腺,这意味着需要更高的血清钙水平来抑制甲状旁腺激素的释放。这种缺陷会导致:

1. 甲状旁腺激素的分泌与钙水平不相称。

2. 肾脏对钙重吸收与钙水平不相称。

B. 大多数 FHH 患者发现时并无明显临床症状。

循证医学诊断

A. FHH 通常很容易与原发性甲状旁腺功能亢进混淆,前者通常有轻度的钙水平升高,甲状旁腺激素水平正常,而后者甲状旁腺激素水平升高。

B. 鉴别困难的可能原因是,FHH 患者有时也有轻度甲状旁腺激素升高,而原发性甲状旁腺功能亢进症患者也可表现为轻度高钙血症,10%~20% 的甲状旁腺激素也可正常。

C. 两者的鉴别要点：
　　1. FHH 通常有家族史。这种遗传缺陷以常染色体显性方式遗传。
　　2. FHH 患者尿钙排泄量减少（>99% 重吸收 vs. 原发性甲状旁腺功能亢进 < 99%）。
D. 相关检查：
　　1. FHH 患者会出现高钙血症和正常或轻度甲状旁腺激素升高。
　　2. 在正常维生素 D 水平和正常钙摄入量的条件下，尿钙 < 100mg/d，钙的排泄分数 <0.01 提示 FHH［钙的排泄率 =（尿钙 × 血清肌酐）/（血清钙 × 尿肌酐）］。
　　3. FHH 患者血镁浓度常升高。
　　4. 当诊断困难时，可以进行基因检测。

治疗

　　由于高钙血症是轻微的，很少会导致并发症，所以 FHH 不需要进行治疗。

鉴别诊断：噻嗪类药物相关高钙血症

教科书内容回顾

　　噻嗪类利尿剂可引起轻度高钙血症，在 98% 的情况下，PTH 正常或轻度升高。

疾病要点

A. 噻嗪类利尿剂导致低尿钙。
　　1. 钠排泄增多导致近端小管内钠钙潴留增加。
　　2. 噻嗪类药物也可能增强甲状旁腺激素对肾脏的影响。
B. 噻嗪类药物引起的高钙血症一般是比较轻微的、短暂的，因为低尿钙引起的高钙血症会抑制甲状旁腺激素分泌，使得钙水平正常。
C. 然而，最近的一项研究表明，高钙血症平均在开始治疗后 5 年左右被发现。

循证医学诊断

A. 噻嗪类药物引起的高钙血症的诊断取决于服用噻嗪类利尿剂史。
B. 停用噻嗪类药物后，大约 1/3 的患者高钙血症会缓解。
C. 其余 2/3 患者，约 80% 为原发性甲状旁腺功能亢进。

治疗

　　噻嗪药物治疗后出现短暂性高钙血症的患者不需要治疗。用药后持续高钙血症的患者应评估是否为原发性甲状旁腺功能亢进。

病例解决方案

高钙血症和甲状旁腺激素的联合升高可确诊为原发性甲状旁腺功能亢进。基于患者没有其他原因引起的严重便秘，决定治疗她的甲状旁腺功能亢进。超声检查发现 3cm × 3cm 的甲状旁腺腺瘤。行微创甲状旁腺腺切除术。成功切除 4g 腺瘤。术后密切监测她的钙水平（可发生低钙血症时）。患者的钙水平很快恢复正常。然而，她的便秘还持续存在。此时可诊断为功能性便秘，与高钙血症无关。

　　如上所述，患者的症状是手术的指征。然而，在本例中，由于患者的症状是非特异性的，不能确定它们与甲状旁腺功能亢进有关。

主诉

病例 2

W 女士，80 岁，因嗜睡、腹痛和高钙血症入院。自诉 1 年前出现腹痛，起初较轻微，但过去 6 周加重且持续，她的女儿发现她在每周的午餐聚餐时有点嗜睡，遂带她就诊。
体格检查发现她呈嗜睡状态，但意识清楚，没有定向障碍，生命体征：体温 36.9℃，脉搏 94 次 /min，血压 110/90mmHg，呼吸频率 14 次 /min，她处于直立的体位，检查结果提示有恶病质和肝大。
初步实验室检测结果如下：

钠：134mEq/L
钾：3.9mEq/L
氯：99mEq/L
CO_2：26mEq/L
尿素氮：8.57mmol/L
肌酐：70.7μmol/L
血糖：6.44mmol/L
钙：3.74mmol/L
白蛋白：39g/L
总胆红素：52.6μmol/L
结合胆红素：35.1μmol/L
碱性磷酸酶：800U/L
AST：124U/L

ALT：86U/L

磷酸：0.45mmol/L

 此时，主要的诊断假设是什么？可能的备选诊断还有什么？是否存在不可漏诊的情况？基于以上鉴别诊断，后续应完善哪些检查？

鉴别诊断排序

老年女性，腹痛、高钙血症，除了最常见的高钙血症、原发性甲状旁腺功能亢进的诊断外，在这个病例中有多个关键点都有助于诊断，包括高钙血症的程度，体格检查和实验室检查的异常。患者的年龄和肝大提示恶性肿瘤相关性高钙血症。大多数恶性肿瘤相关性高钙血症患者之前都已明确恶性肿瘤的诊断，但也有可能是恶性肿瘤的症状和高钙血症同时出现，或者以高钙血症为恶性肿瘤的首发症状。恶性肿瘤通常通过促进甲状旁腺激素相关蛋白分泌或骨转移导致高钙血症。

乳碱综合征也应该被考虑。现如今，乳碱综合征的原因通常为，为了治疗或预防消化不良或骨质疏松症，或治疗继发性甲状旁腺功能亢进而摄入过多碳酸钙。该综合征典型表现为高钙血症、代谢性碱中毒和急性肾损伤。此患者只具备该综合征的 3 个特征中的 1 个（高钙血症），这使得诊断为乳碱综合征的可能性很小。其他疾病或药物使用可能提示高钙血症是由于较不常见的病因引起的，如肉芽肿疾病。表 22-2 列出了该患者的鉴别诊断。

 患者无明显既往病史。患者已经 5 年多没就诊看过医生了。她一直在使用碳酸钙（Tums）治疗腹痛，但自诉间歇性使用，在过去几天并没有使用，也没有服用其他药物。除了先前注意到的乏力和腹痛外，系统性体格检查并无异常。

腹部超声显示多个肝脏肿块。

 根据以上信息能否得出诊断？如不能，还需要哪些额外信息？

主要假设：恶性肿瘤体液性高钙血症

教科书内容回顾

恶性肿瘤高钙血症在已明确恶性肿瘤诊断的患者中最常见。症状性高钙血症作为恶性肿瘤的表现症状并不常见。恶性肿瘤高钙血症预后差，30 天死亡率为 50%。

疾病要点

A. 恶性肿瘤高钙血症是一个异质性过程。

1. 恶性肿瘤高钙血症最常见的病理生理学是肿瘤细胞分泌 PTHrP。这被称为恶性体液高钙血症（humoral hypercalcemia of malignancy，HHM）。

2. 肿瘤骨转移也可能通过局部骨溶解引起高钙血症，有时通过局部分泌 PTHrP。下面将讨论这种综合征。

3. 前两个原因很可能有很多重叠之处。

4. 少数情况下，肿瘤可通过分泌维生素 D 引起高钙血症（最常见的是淋巴瘤）。

B. 通常引起高钙血症的恶性肿瘤包括（按频率排序）：

1. 肺
2. 乳房
3. 浆细胞骨髓瘤
4. 淋巴瘤
5. 头部和颈部
6. 肾
7. 前列腺癌

表 22-2 W 女士的诊断假设

诊断假设	人口统计学,风险因素,症状和体征	重要检查
主要假设		
恶性肿瘤体液性高钙血症	已明确诊断的恶性肿瘤,以肺、胰腺和肾脏的鳞状细胞癌和腺癌最常见	甲状旁腺激素相关蛋白（PTHrP）
备选假设		
恶性肿瘤局部溶骨性高钙血症	已明确诊断的恶性肿瘤,以浆细胞骨髓瘤（多发性骨髓瘤）和乳腺癌最常见	骨转移的表现
乳碱综合征	高钙血症,代谢性碱中毒,急性肾损伤	甲状旁腺激素水平低,有钙和可吸收碱摄入史
其他假设		
原发性甲状旁腺功能亢进	钙升高而无明显的基础疾病	甲状旁腺素水平

C. 甲状旁腺激素相关蛋白(PTHrP)是一种正常的、生理性的蛋白质,由许多非肿瘤组织产生。

1. 该蛋白与甲状旁腺激素具有同源性,并与之相同的受体结合。

2. 甲状旁腺素和 PTHrP 对骨骼和肾脏的影响方式相同。

3. 某些恶性肿瘤可分泌相对大量的这种蛋白质。

a. 在 80% 的高钙血症和恶性肿瘤患者中可检测到 PTHrP

b. 产生 PTHrP 最常见的肿瘤是肺、胰腺和肾的鳞状细胞癌和腺癌

4. 恶性肿瘤高钙血症继发于 PTHrP,高钙血症通常先于骨转移。

循证医学诊断

A. 与原发性甲状腺功能亢进相似,恶性肿瘤高钙血症很少有易混淆的诊断。

B. 对于已经明确恶性肿瘤的患者,检测出高水平 PTHrP 和低水平 PTH 可做出诊断。

治疗

A. 恶性肿瘤高钙血症的最终治疗是基础疾病的治疗。

B. 除了恶性肿瘤的治疗,对于高钙血症的治疗取决于其严重程度。

C. 治疗中重度高钙血症的主要药物是双膦酸盐。

1. 双膦酸盐通过抑制破骨细胞的活性来发挥作用。

2. 在美国,帕米膦酸和唑来膦酸都被批准用于治疗恶性肿瘤高钙血症。

D. 对于有严重症状的高钙血症患者,治疗必须比基础疾病或双膦酸盐治疗(大约需要 48h 才能达到完全疗效)更迅速有效。

1. 生理盐水水化治疗常用于伴有低血容量的高钙血症患者,减少低血容量高钙血症患者近端小管钙的重吸收。

2. 一旦达到水化,髓袢利尿剂可以进一步协助实现钙化。

3. 降钙素:

a. 降钙素通过增加肾钙排泄和减少骨吸收迅速降低钙水平。

b. 降钙素的作用是短效的,大约 48h 后会出现快速反应。

E. 所有恶性肿瘤高钙血症接受治疗的患者,应注意采取其他已知的降低血清钙的措施。应停止补钙,停用所有导致高钙血症的药物(锂剂、噻嗪类),应治疗低磷血症,鼓励负重锻炼。

根据该患者的超声检查结果,很有可能是恶性肿瘤导致

高钙血症。下一步是对恶性肿瘤做出初步诊断,以便制订具体的治疗方案。确定恶性肿瘤如何引起高钙血症将是评估病情的一部分,高钙血症是骨转移还是 PTHrP 的结果?

一旦确认患者体液容量充足,可予生理盐水水化联合呋塞米利尿。她的血钙入院后下降到 2.79mmol/L,并且保持稳定。

根据超声结果,要求进行胸部 / 腹部 / 骨盆 CT 检查。结果显示一个大的肺肿块和多个肝脏肿块。肝脏 CT 引导下活检结果与转移性鳞状细胞癌一致,很可能是肺源性的。

以上信息达到了拟诊恶性肿瘤高钙血症(PTHrP)的最低标准吗? 是否排除了鉴别诊断? 如不能,还需要哪些额外信息?

诊断

鉴别诊断:恶性肿瘤局部溶骨性高钙血症

教科书内容回顾

与 PTHrP 引起的恶性肿瘤高钙血症类似,恶性肿瘤转移到骨引起的高钙血症通常出现在既往诊断为恶性肿瘤的患者中。乳腺癌和浆细胞骨髓瘤(在这里详细讨论)是最常见的原因。

浆细胞骨髓瘤在 60 多岁的患者中通常表现为骨痛(通常是背痛)、贫血、高钙血症或急性肾损伤。X 线平片通常显示溶骨性病变,诊断是通过副蛋白血症和骨髓检查时浆细胞增多。

疾病要点

A. 浆细胞骨髓瘤(和乳腺癌)只有在转移到骨后才会引起高钙血症。

B. 高钙血症是由于局部骨质溶解作用引起的。

C. 浆细胞骨髓瘤是由浆细胞恶性增生引起的。浆细胞通常分泌一种单一的免疫球蛋白或免疫球蛋白片段,称为 M 片段(单克隆组分)。

D. 浆细胞骨髓瘤最常影响 70 岁的患者。黑人受到的影响是白人的两倍。

E. 症状多样,浆细胞增殖可影响多个系统。

1. 贫血:继发于骨髓浆细胞浸润。

2. 感染:如果排除 M 成分,骨髓瘤患者通常有低丙球蛋白血症。

3. 骨痛、高钙血症:骨组织中浆细胞增生引起溶骨性

病变。

4. 肾脏疾病:浆细胞骨髓瘤可通过多种方式引起肾脏病变:

    a. 轻链可通过对肾小管的毒性或滤过蛋白的沉重负担引起继发性阻塞而损伤肾脏。

    b. 高钙血症。

    c. 肾内淀粉样蛋白沉积。

    d. 高尿酸性肾病。

5. 高丙种球蛋白血症可导致血黏滞度增高,最常见的症状是头痛和视觉障碍。

F. 在一项纳入 1 000 多名患者的研究中报告了以下症状:

1. 73% 的患者有贫血,贫血通常是轻度的,正细胞正色素性的。

2. 58% 的患者在就诊时有骨痛,67% 的患者在 X 线片上有明显的骨损伤。

3. 19% 患有肾病。

4. 13% 有高钙血症(> 2.74mmol/L)。

5. M 蛋白:

    a. 82% 的患者血清蛋白电泳异常。18% 的血清电泳正常,97% 的尿液蛋白电泳异常。

    b. M 蛋白通常出现在 γ 范围内(丙球蛋白),最常见的是 IgG。

    c. 16% 只有轻链。

6. 少数人(36%)有另一种浆细胞异常存在或病史,易导致浆细胞骨髓瘤(意义不明的单克隆丙球蛋白病、浆细胞瘤、淀粉样变)。

G. 意义未明的单克隆丙球蛋白病(monoclonal gammopathy of unknown significance, MGUS):

1. 常见于老年患者(约 3% 的患者年龄在 50 岁以上)。

2. 当血清蛋白电泳中存在 M 蛋白,但患者不符合骨髓瘤标准时,即可诊断为 MGUS。

3. M 蛋白通常 < 3g/dL。

4. MGUS 患者发生浆细胞骨髓瘤的风险升高(每年 1%)。

循证医学诊断

A. 浆细胞骨髓瘤的诊断是基于骨髓浆细胞增多(> 10%)合并以下之一:

1. 终末器官疾病的证据(贫血、高钙血症、肾脏疾病或骨骼病变)。

2. 恶性肿瘤的生物标志物,如浆细胞克隆扩增或溶骨性病变。

B. 诊断的线索包括正细胞性贫血、骨痛和免疫球蛋白升高。

C. 以下几个重要的点可能会混淆诊断:

1. 传统的尿液检验试纸无法检测到过滤后的轻链,只

有轻链骨髓瘤患者的血清蛋白量、血清蛋白电泳可能是正常的,且没有蛋白尿。是否存在单克隆丙球蛋白病只能通过尿蛋白电泳检测。

2. 浆细胞骨髓瘤的骨病变几乎都是溶骨。通常在骨扫描检查中被遗漏,但在 X 线片上可以观察到。

治疗

在所有的情况下,治疗高钙血症的关键是治疗潜在的恶性肿瘤。局部溶骨性转移引起的高钙血症的治疗方法与上文讨论的 HHM 相同。

鉴别诊断:乳碱综合征

教科书内容回顾

乳碱综合征可以有多种表现。急性病例通常出现在使用碳酸钙治疗消化不良或骨质疏松症的女性患者中。

疾病要点

A. 乳碱综合征是一种因摄入钙和可吸收碱而引起的高钙血症、代谢性碱中毒和急性肾损伤综合征。

B. 该综合征最初被认为是溃疡治疗的并发症,包括大剂量的碳酸镁,碳酸氢钠,碱式碳酸铋,每天约 1L 的牛奶 / 奶油混合物。

C. 其发病机制可能涉及摄入高钙,引起高钙血症,随后导致肾小球滤过率下降。急性肾损伤、高钙血症、低血容量和碱摄入的联合作用导致代谢性碱中毒。

D. 乳碱综合征的表现包括高钙,低或正常的磷酸盐水平,中度急性肾损伤(回顾以往或现在的病例,平均肌酐 371.2mmol/L),以及有碳酸钙作为钙和可吸收碱的来源。

E. 乳碱综合征是导致高钙血症患者住院的第三大主要原因,排在恶性肿瘤和原发性甲状旁腺功能亢进之后。

循证医学诊断

乳碱综合征的诊断基于病史和实验室检测结果(高钙血症,代谢性碱中毒,正常至低水平的甲状旁腺激素)。

治疗

A. 停止碳酸钙的摄入和水化通常足以治疗乳碱综合征。

B. 对于重度乳碱综合征进行补液和髓袢利尿剂治疗时应谨慎。这些患者似乎特别容易出现继发性的、短暂的低钙血症。

C. 一部分患者,特别是病程较长或病情较严重并伴有低血容量的,肾功能可能永远无法恢复正常。

病例解决方案

患者的实验室结果：

PTHrP：3.3pmol/L（正常范围 0~1.9pmol/L）

PTH：13pg/mL（正常范围 <60pg/mL）

W 女士的高钙血症被诊断为 HHM，给予唑来膦酸和水化治疗，患者选择了姑息性化疗。在接下来的 12 周内，她的病情明显恶化。治疗最终被终止，4 周后她在家中去世。

由于患者患有转移性肺鳞状细胞癌，她的病情迅速恶化是意料之中的事。鳞状细胞癌和广泛性病变患者的平均预期寿命低于 1 年，如上所述，高钙血症会恶化恶性肿瘤的预后。

其他重要疾病

继发性和三发性甲状旁腺功能亢进

疾病要点

A. 慢性肾病患者常患有继发性和三发性甲状旁腺功能亢进。

B. 继发性甲状旁腺功能亢进常伴有低钙血症。最常见的病因是肾病，肾病会导致 1,25- 二羟基维生素 D 的生成不足，进而导致低钙血症和甲状旁腺激素代偿性增加。然而，治疗与继发性甲状旁腺功能亢进相关的高磷血症可导致高钙血症。

  1. CKD 患者的高磷血症随着肾脏中磷酸盐清除率的下降而加重。

  2. 在 CKD 病程的早期，低钙、维生素 D 不足和高磷血症导致（继发性）甲状旁腺功能亢进。升高的甲状旁腺激素是代偿性的，增加骨钙释放和肾磷酸盐排泄。

  3. 随着 CKD 的恶化，甲状旁腺功能亢进症起反作用，因为肾脏不再通过排出磷酸盐来调节甲状旁腺激素，而磷酸盐和钙继续从骨骼中释放。

  4. CKD 高磷血症的治疗：

    a. 碳酸钙和醋酸钙一直是 CKD 高磷血症的传统一线治疗方法。

      (1) 碳酸钙和醋酸钙是有效的磷酸盐结合剂，减少胃肠道对磷酸盐的吸收。

      (2) 钙基磷酸盐黏合剂很少使磷酸盐进入正常范围，可能会导致高钙血症。

      (3) 这种高钙血症（和高磷血症）可能因外源性骨化三醇而加重，骨化三醇也用于治疗继发性甲状旁腺功能亢进。

      (4) 高钙结合高磷会对心血管产生有害影响。

    b. 新的疗法提供了降低磷酸盐而不导致高钙血症的替代治疗方案。

      (1) 司维拉姆是一种合成的磷酸盐结合剂。

      (2) 钙拟剂西那卡塞和盐酸依特卡肽靶向甲状旁腺中的钙敏感受体，降低甲状旁腺激素水平。

      (3) 较新的维生素 D 类似物可能能够降低甲状旁腺激素水平，减少引起高钙血症和高磷血症的趋势。

C. 当继发性甲状旁腺功能亢进的甲状旁腺增生变得非常严重，以致自主产生甲状旁腺激素，导致高钙血症超出钙和骨化三醇治疗的预期时，发生三发性甲状旁腺功能亢进。

循证医学诊断

A. 在 CKD 患者中，钙水平升高（通常为钙基磷酸盐结合物）和甲状旁腺激素升高是继发性甲状旁腺功能亢进的诊断指标。

B. 当甲状旁腺激素增高且补钙和维生素 D 无效时，可诊断为三发性甲状旁腺功能亢进。

治疗

A. 继发性甲状旁腺功能亢进的治疗较复杂，以治疗 CKD 中刺激 PTH 分泌的因素为基础：低钙血症、维生素缺乏症和高磷血症。

B. 治疗包括磷酸盐结合剂、钙和 / 或钙拟剂以及维生素 D 类似物，以控制甲状旁腺激素、钙和磷酸盐的水平。

C. 如果发生三发性甲状旁腺功能亢进并有症状（基于高钙血症、骨病、转移性钙化），通常需要行甲状旁腺切除术。

参考文献

Beall DP, Scofield RH. Milk-alkali syndrome associated with calcium carbonate consumption. Report of 7 patients with parathyroid hormone levels and an estimate of prevalence among patients hospitalized with hypercalcemia. Medicine. 1995;74:89–96.

Bilezikian JP, Brandi ML, Eastell R et al. Guidelines for the management of asymptomatic primary hyperparathyroidism: summary statement from the fourth international workshop. J Clin Endocrinol Metab. 2014;99(10):3561–9.

Block GA, Bushinsky DA, Cheng S et al. Effect of etelcalcetide vs cinacalcet on serum parathyroid hormone in patients receiving hemodialysis with secondary hyperparathyroidism: a randomized clinical trial. JAMA. 2017;317(2):156–64.

Cusano NE, Bilezikian JP. Parathyroid hormone in the evaluation of hypercalcemia. JAMA. 2014;312(24):2680–1.

Griebeler ML, Kearns AE, Ryu E et al. Thiazide-associated hypercalcemia: incidence and association with primary hyperparathyroidism over two decades. J Clin Endocrinol Metab. 2016;101:1166–73.

Jamal SA, Vandermeer B, Raggi P et al. Effect of calcium-based versus non-calcium-based phosphate binders on mortality in patients with chronic kidney disease: an updated systematic review and meta-analysis. Lancet. 2013;382:1268–77.

Kyle RA, Gertz MA, Witzig TE et al. Review of 1027 patients with newly diagnosed multiple myeloma. Mayo Clin Proc. 2003;78:21–33.

Lundgren E, Ljunghall S, Akerstrom G, Hetta J, Mallmin H, Rastad J. Case-control study on symptoms and signs of "asymptomatic" primary hyperparathyroidism. Surgery. 1998;124:980–5.

Marcocci C, Cetani F. Primary hyperparathyroidism. N Engl J Med. 2011;365: 2389–97.

Rajkumar SV, Dimopoulos MA, Palumbo A et al. International Myeloma Working Group updated criteria for the diagnosis of multiple myeloma. Lancet Oncol 2014;15:e538.

Silverberg SJ, Shane E, Jacobs TP, Siris E, Bilezikian JP. A 10-year prospective study of primary hyperparathyroidism with or without parathyroid surgery. N Engl J Med. 1999;341:1249–55.

Sippy BW. Landmark article May 15, 1915: Gastric and duodenal ulcer. Medical cure by an efficient removal of gastric juice corrosion. By Bertram W. Sippy. JAMA. 1983 Oct 28;250(16):2192–7.

Stewart AF. Clinical practice. Hypercalcemia associated with cancer. N Engl J Med. 2005;352:373–9.

（罗荧荃 译　潘云菲 校）

第 23 章　高血压

遇到高血压患者,该如何确定病因?

Jason Alexander

主诉

病例 1

U 先生,48 岁,血压 155/90mmHg。

高血压的鉴别诊断有哪些? 作为医生你需要如何进行鉴别?

构建鉴别诊断

　　首先,什么是正常血压,患者何时血压升高? 第一步是精确测量血压。表 23-1 总结了指南关于血压测量的有效方法。除了诊室中测量血压仪器,也常用家庭血压设备进行测量。患者使用这些设备可以确保在就诊时出具精确测量的血压数据。

　　2017 年美国心脏病学院 - 美国心脏病协会(ACC/AHA)高血压指南将血压分为:

A. 血压正常:收缩压 <120mmHg 以及舒张压 <80mmHg

B. 血压升高:收缩压 120~129mmHg 以及舒张压 <80mmHg

C. 高血压 1 级:收缩压 130~139mmHg 或舒张压 80~89mmHg

D. 高血压 2 级:收缩压≥140mmHg 或舒张压≥90mmHg

使用此标准,美国成人高血压患病率约为45%。

　　高血压分为原发性(基本的)或继发性(由特异性疾病导致)。继发性高血压原因可根据器官 / 系统进行区分:

A. 原发性高血压

B. 继发性高血压

　　1. 内分泌性

　　　　a. 原发性醛固酮增多症

　　　　b. 嗜铬细胞瘤

　　　　c. 甲状腺疾病

表 23-1　血压测量指南

- 检查前于安静室内双脚落地坐位或平躺 >5min,患者排空膀胱并于检查前至少 30min 避免咖啡因摄入、运动及吸烟。

- 间隔 1~2min 至少测量 2 次,如前 2 次血压相差较大应再加测。

- 使用过窄的气囊会导致错误的高估。对于臂围较宽患者因使用更大的袖带替代标准尺寸袖带(长 12~13cm,宽35cm)。

- 起始柯氏音出现及全程柯氏音消失间分别鉴别收缩压 / 舒张压。

- 袖带放气不可过快,否则可能会漏听柯氏音导致测量值过低。起始放气速率为 2mm/s。

- 触诊心率测量观测心律失常,需复测血压。

- 初诊血压测量,需测双上肢血压并按高值参考;患者如频发直立性低血压需直立 1~5min 后再测量血压。

Data from Whelton PK, Carey RM, Aronow WS, et al: ACC/AHA/AAPA/ABC/ACPM/AGS/ APhA/ASH/ASPC/NMA/PCNA Guideline for the Prevention, Detection, Evaluation, and Management of High Blood Pressure in Adults: A Report of the American College of Cardiology/American Heart Association Task Force on Clinical Practice Guidelines, Hypertension. 2018 Jun; 71(6): e13-e115.

　　　　d. 甲状旁腺功能亢进

　　　　e. 库欣综合征

　　2. 肾脏性

　　　　a. 慢性肾病(chronic kidney disease, CKD)

　　　　b. 急性肾损伤

　　3. 血管性

　　　　a. 肾血管疾病

　　　　b. 主动脉缩窄

　　4. 呼吸性:睡眠呼吸暂停

　　5. 胃肠性:肥胖

　　6. 泌尿生殖系统:输尿管或膀胱出口梗阻

　　7. 药物诱导或药物依赖

　　　　a. 长期类固醇治疗

b. 非甾体抗炎药（nonselective nonsteroidal anti-inflammatory drugs，NSAID）

c. 环氧化酶（cyclooxygenase，COX）-2 抑制剂

d. 可卡因

e. 酒精

f. 拟交感神经药物（减充血剂、厌食症药物）

g. 口服避孕药

h. 环孢霉素和他克莫司

i. 促红细胞生成素

j. 兴奋剂（莫达非尼、苯丙胺）

U 先生血压较高，但是不想药物治疗，故尝试饮食控制及减重。其父母及兄弟均患高血压。患者个人史只有吸烟史明确，吸烟 30 年，每天 1 包；无酗酒及药物使用史。

此时，最有可能的诊断是什么？鉴别诊断还有什么？是否存在不可漏诊的情况？基于以上鉴别诊断，后续应做哪些检查？

鉴别诊断排序

90%~95% 的患者罹患原发性高血压。病史中，高血压家族史增加了 U 先生原发性高血压患病的可能性。如果 20~50 岁患者的直系亲属患病，其可增加 2 倍患病率。常见可引起或导致高血压的疾病包括肥胖、甲状腺功能亢进或甲状腺功能减退、急性肾损伤或慢性肾病、过量饮酒、睡眠呼吸暂停、原发性醛固酮增多症（非选择性人群患病率 5%~10%，顽固性高血压 20%），药物相关见前述。其他继发性因素在非选择性人群中较少见，其中肾血管性高血压的预测患病率为 0.18%~4.4%，嗜铬细胞瘤为 0.04%~0.2%，库欣综合征约为 0.3%。在顽固性高血压中，比例更高。表 23-2 列出了鉴别诊断。

U 先生无胸痛、气短、跛行、头痛、眩晕、心悸、体重变化、便秘、困倦和打鼾表现。体格检查，双上肢血压 165/90mmHg，脉搏 84 次 /min，呼吸频率 16 次 /min。体重 220 磅（99.8kg），体重指数（BMI）30kg/m²。眼底镜检查示部分小动脉狭窄不伴出血和渗出。颈静脉压正常。听诊双肺清音，心脏可闻及第四心音（S_4）但无第三心音（S_3）。腹部未闻及杂音；颈动脉、桡动脉、股动脉、胫骨后肌和足背动脉搏动正常。无外周水肿，神经检查无异常。

以上的信息是否足够得出诊断？如果不能，还需要哪些额外信息？

表 23-2　U 先生的诊断假设

诊断假设	人口统计学，风险因素，症状和体征	重要检查
主要假设		
原发性高血压	家族史 肥胖 糖尿病共存	糖化血红蛋白（HbA_{1c}） BMP 尿检 血脂
备选假设——最常见的		
慢性肾病	常无症状 偶有水肿，萎靡 糖尿病史	血肌酐 GFR 估值 尿检
睡眠呼吸暂停	肥胖 颈围 >17 英寸（43.18cm） 频发打鼾 日间困倦 目击呼吸暂停	多导睡眠图
甲状腺疾病	甲状腺功能亢进 体重减轻 腹泻 心悸 大汗	TSH
	甲状腺功能减退 体重增加 便秘 疲劳	TSH
饮酒	饮酒史	饮酒史 CAGE 量表
毒品 / 药物使用	毒品 / 药物使用史	毒品 / 药物使用史
其他假设		
肾动脉狭窄	突发或急进性血压升高 ACE 抑制剂使用后氮质血症 难治性高血压使用药物超过 3 种 腹部或季肋部杂音 其他血管疾病（冠状动脉、颈动脉或外周） 吸烟 严重的视网膜病变	双源心脏超声、钆 MRA、CTA
醛固酮增多症	顽固性高血压 低钾血症	醛固酮 / 肾素比值
嗜铬细胞瘤	血压不稳定 / 阵发性高血压 头痛 大汗 直立位高血压 心动过速	血浆变肾上腺素检查

ACE，血管紧张素转换酶；BMP，基础代谢指标；GFR，肾小球滤过率；MRA，磁共振血管造影；TSH，甲状腺刺激素。

主要假设:原发性高血压

教科书内容回顾

原发性高血压常因血压缓慢升高起病,多见于具有高血压家族史且无明显症状的中年人群,常并存糖尿病及肥胖。

疾病要点

A. 55 岁血压正常患者终身罹患高血压比例 >90%。

B. 患者血压介于 115/75mmHg 至 185/115mmHg 时,收缩压每上升 20mmHg 或舒张压每上升 10mmHg,心血管疾病(cardiovascular disease,CVD)风险上升一倍。

循证医学诊断

高血压患者评估主要聚焦于心血管危险因素评价及靶器官损害(target organ damage,TOD)评价。对于继发性因素的额外检查并非必要,除非患者有特异性症状强烈提示继发性可能或无法有效地控制血压。因此,3 项目标检查可诊断高血压:

A. 目的 1:评估是否存在 TOD(表 23-3)

表 23-3 高血压患者靶器官损害评估

靶器官	临床表现	重要检查
心脏	左心室肥大	体格检查
		心电图
		如必要可行二维超声心动图
	冠状动脉疾病(心绞痛、心肌梗死)	病史
		心电图
		如必要可行负荷试验
	心力衰竭	病史
		体格检查
		二维超声心电图
脑	卒中、短暂缺血	病史
		体格检查
肾	蛋白尿	微量白蛋白 / 肌酐比值
	慢性肾病	血肌酐
		尿检
眼	视网膜病变	检眼镜或眼科检查
外周血管	外周血管疾病	病史及体检
		如必要可行踝 / 肱比测量

B. 目的 2:评估是否存在其他心血管危险因素

1. 吸烟
2. 肥胖(BMI>30kg/m²)
3. 乏力
4. 血脂异常
5. 糖尿病

6. 微量蛋白尿或估算肾小球滤过率(glomerular filtration rate,GFR)<60mL/min

7. 年龄(男性 >55 岁,女性 >65 岁)

8. 家族性心血管疾病早发史(男性 55 岁前,女性 65 岁前)

9. 使用 ACC/AHA 发布的汇集队列方程计算全风险评分(www.cvriskcalculator.com)

C. 目的 3:鉴别继发性高血压(图 23-1)

1. 如果缺乏之前列出的临床线索,患者诊断不考虑肾动脉狭窄、醛固酮增多症及嗜铬细胞瘤。

2. 检查聚焦于筛选导致高血压的常见因素及病因,如肾脏及甲状腺疾病,这些病因可通过简单地血液检查诊断。

 无临床线索的高血压患者初诊检查包括心电图、电解质检查、血尿素氮(BUN)、肌酐、血钙、甲状腺刺激素(TSH)、尿蛋白 - 肌酐比值、快速血糖检测以及血脂检测[总胆固醇、高密度脂蛋白(high-density Lipoprotein,HDL)、甘油三酯和低密度脂蛋白(low-density Lipoprotein,LDL)]。

治疗

A. 目标 1:血压降至推荐水平(2017 ACC/AHA 高血压指南)。

1. 在多数患者中,收缩压 <130mmHg。

   a. 社区 65 岁及以上成人中,收缩压目标控制 <130mmHg 可提高生存时间且无明显不良反应。

   b. 对于 65 岁或以上高血压患者且合并多种疾病及预期寿命有限者更高的血压值(如,145~150mmHg)是提高生存质量、减少不良事件的合理让步。

2. 所有患者收缩压目标 <80mmHg。

3. 在所有初始高血压患者或任何高血压等级中,应积极改善生活方式(表 23-4 及表 23-5)。

表 23-4 生活方式改变对血压影响

干预	收缩压降低估值
体重减轻	1mmHg/kg 减重
DASH 饮食	8~14mmHg
低盐饮食(钠盐 <2.4g/d)	2~8mmHg
优先饮食增加钾盐摄入(3 500~5 000mg 钾盐每天)	2~5mmHg
有氧运动,每天 30min,每周数天	4~9mmHg
限制饮酒,男性≤2 杯 /d;女性≤1 杯 /d	2~4mmHg

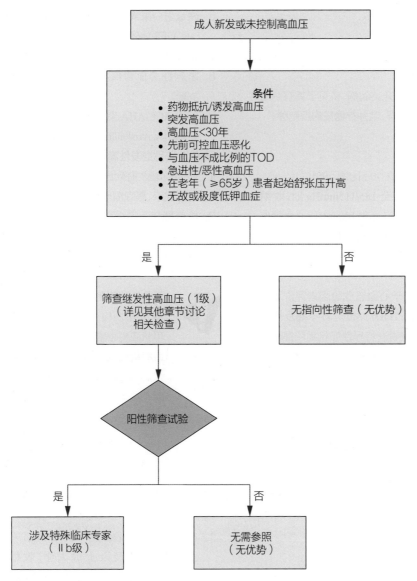

TOD指靶器官损害（如，脑血管病、高血压视网膜病变、左室肥大、左室失代偿、心力衰竭、冠脉疾病、慢性肾病、蛋白尿和外周血管病）。

图 23-1　筛查继发性高血压病方法（Reproduced with permission from Whelton PK, Carey RM, Aronow WS, et al: ACC/AHA/AAPA/ABC/ACPM/AGS/APhA/ASH/ASPC/NMA/PCNA Guideline for the Prevention, Detection, Evaluation, and Management of High Blood Pressure in Adults: A Report of the American College of Cardiology/ American Heart Association Task Force on Clinical Practice Guidelines, Hypertension. 2018 Jun; 71(6): e13-e115.）

表 23-5　DASH 饮食

食物	每天摄入次数
谷物 / 谷物产品	7~8
蔬菜	4~5
水果	4~5
低脂日常饮食	2~3
肉、禽、鱼	2~3
脂肪、油类	2~3
糖	5
坚果、种子、干豆类	4~5

4. 评估心血管危险因素有助于制定后续治疗决策。患者存在心血管（CVD）史、糖尿病或慢性肾病（CKD）应被设为中等心血管危险度。在所有其他患者中，或在既往史存疑患者中，应完成 10 年心血管危险评估。

a. 低危患者 [血压升高或高血压 1 级，10 年冠状动脉粥样硬化型心脏病（atherosclerotic cardiovascular disease, ASCVD）危险 <10%，无 TOD] 可尝试改善生活方式控制血压 3~6 个月。

b. 在中危及高危患者（存在 CVD、糖尿病或 CKD；

高血压 1 级；以及 10 年 ASCVD 危险≥10%；高血压 2 级），生活方式改善及药物治疗应同时开展。

5. 高血压治疗药物选择：

a. 部分患者单药治疗有效。

b. 联合 2 种不同种类药物降压较单药增加剂量更多见。

(1) 低危患者初始治疗可给予 1 种药物。

(2) 中高危患者初始治疗可给予 2 种药物。

c 当代临床随机研究证据并没有提示不同的降压药物使用对临床心血管终点事件有显著差异。

d. 部分患者因特殊原因指导药物选择。

e. 利尿剂（噻嗪利尿剂、氯噻酮和吲达帕胺）、二氢吡啶类钙通道阻滞药、血管紧张素转换酶（angiotensin-converting enzyme，ACE）抑制剂和血管紧张素受体拮抗剂（angiotensin receptor blockers，ARB）可适用于所有无特殊禁忌患者初始单药治疗。

f. 两种药物联合治疗优选：

(1) 利尿剂 + 二氢吡啶类钙通道阻滞药

(2) 利尿剂 +ACEI/ARB

(3) 二氢吡啶类钙通道阻滞药 +ACEI/ARB

g. ACE 抑制剂与 ARB 不可联用，因为联用可导致 CKD 加重。

h. 如果单药无法控制血压至正常值可选用 2 种药物联合治疗，但是应选用已选种类以外制剂（利尿剂、ACE 抑制剂 /ARB 或二氢吡啶类钙通道阻滞药）。

i. 如果血压仍未达标可选用 3 种药物联合治疗，另一种常选用螺内酯以及 β 受体阻滞剂、直接血管舒张药（如肼屈嗪）或 α 肾上腺素能阻滞剂。

j. 特殊疾病患者降压药物治疗包括：

(1) 左室肥厚：ACE 抑制剂或 ARB、二氢吡啶类钙通道阻滞药。

(2) 心力衰竭：袢利尿剂、ACE 抑制剂或 ARB、β 受体阻滞剂、螺内酯（见第 15 章，呼吸困难，对心力衰竭治疗有更详尽描述）。

(3) 缺血性心脏病：

(a) 稳定型心绞痛：β 受体阻滞剂。

(b) 心肌梗死后：β 受体阻滞剂、ACE 抑制剂或 ARB。

(4) 糖尿病：ACE 抑制剂或 ARB。

(5) CKD 或微量白蛋白尿：ACE 抑制剂或 ARB。

B. 目标 2：优化降低其他心血管疾病危险。

1. 调脂：2018 年 ACC/AHA 更新胆固醇治疗指南，内容包括：

a. 在一级和二级预防治疗人群当中，他汀可降低 ASCVD 事件发生率。

(1) 在全人群中相关危险因素均可降低。

(2) 尽管如此，在低危人群中每 1 000 人事件发生率更低（图 23-2）。

b. 高强度他汀治疗降低 LDL≥50%（表 23-6）。

c. 中等强度他汀治疗降低 LDL 30%~50%。

d. 低强度他汀治疗降低 LDL<30%。

e. ACC/AHA 指南见表 23-7（见第 2 章，2016 USPSTF 筛查与保健指南）。

表 23-6　他汀治疗

高强度	中等强度	低强度
阿托伐他汀 40~80mg	阿托伐他汀 10~20mg	辛伐他汀 10mg
瑞舒伐他汀 20mg	瑞舒伐他汀 5~10mg	普伐他汀 10~20mg
	辛伐他汀 20~40mg	洛伐他汀 20mg
	普伐他汀 40~80mg	
	洛伐他汀 40mg	

2. 所有患者应建议运动饮食调整。

3. 戒烟。

4. 在无消化道出血，70 岁以下 ASCVD 风险评估 >10% 患者中抗血小板治疗（阿司匹林，81mg，或在阿司匹林过敏人群中使用氯吡格雷）应纳入考虑。

诊断

U 先生初步检查结果如下：

心电图：左室高电压，其他无异常

TSH：1.0mU/mL

尿微量白蛋白肌酐比值：正常

Na 145mEq/L；K 4.2mEq/L；Cl 100mEq/L；BUN 11mg/dL（3.93mmol/L）；肌酐 0.5mg/dL（44.20μmol/L）

快速血糖：90mg/dL（4.95mmol/L）

快速血脂：总胆固醇 240mg/dL（6.22mmol/L）；HDL 40mg/dL（1.04mmol/L）；甘油三酯 100mg/dL（1.13mmol/L）；LDL 180mg/dL（4.66mmol/L）。10 年汇集队列方程心脏疾病或脑卒中风险评估：16.9%

以上的信息是否足够得出诊断？如果不能，还需要做哪些额外检查？

基于 U 先生病史、体格检查和初步实验室检查结果，目前无需做进一步检查排除继发性因素。患者无其他修正心血管危险因素（吸烟、肥胖、高脂血症）以及靶器官损害证据（早期视网膜病变和心室肥大）。

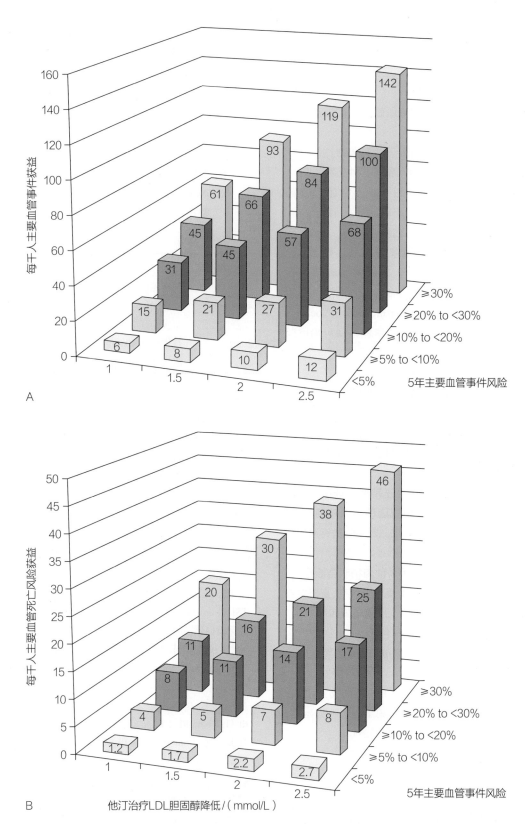

图 23-2　不同风险水平他汀降 LDL 胆固醇治疗 5 年获益预测。在各自风险种类及整体水平采用他汀降胆固醇治疗,使用主要血管事件风险预估生存(A)或血管性死亡风险(B)评估每降低 1.0mmol/L (1mmol/L=38mg/dL) LDL 胆 固 醇 患 者 获 益(Reproduced with permission from Cholesterol Treatment Triallsts'(CTT) Collaborators,Mihaylova B,Emberson J,et al:The effects of lowering LDL cholesterol with statin therapy in people at low risk of vascular disease:meta-analysis of individual data from 27 randomised trials,Lancet. 2012 Aug 11;380(9841):581-590.)

表 23-7 2018 ACC/AHA 他汀起始治疗指南

临床分组	治疗推荐
ASCVD 患者	年龄≤75 岁:高强度他汀(LDL≥70mg/dL 且最大剂量使用他汀基础上建议增加依折麦布)
	年龄 >75 岁:中等或高强度他汀
ASCVD[1] 极高危患者	高强度他汀增加依折麦布或 PCSD9- I 控制 LDL<70mg/dL
患者无临床 ASCVD	
LDL≥190mg/dL(年龄 20~75 岁)	高强度他汀
LDL 70~189mg/dL(年龄 40~75 岁)	
伴糖尿病	中等强度他汀(多危险因素患者考虑高强度他汀)
不伴糖尿病	10 年 ASCVD 风险[2]<5%:讨论生活方式调整
	10 年 ASCVD 风险[2] 5%~7.5%:如果风险提升考虑中等强度他汀(早发 ASCVD 家族史、CKD、LDL>160mg/dL、代谢综合征、炎性疾病)
	10 年 ASCVD 风险[2] 7.5%~20%:中等强度他汀;检测冠状动脉钙化(如无钙化,无需使用他汀;如 CAC 1-99,建议使用他汀;如 CAC=100,他汀治疗)
	10 年 ASCVD 风险[2]≥20%:高强度他汀

[1] 极高危定义为病史包含多个主要 ASCVD 事件(如,心绞痛、卒中、TIA、PAD、任何部位的动脉再血管化治疗)或 1 个主要 ASCVD 事件和多个危险因素[(年龄≥65 岁,家族高胆固醇血症,糖尿病,高血压,CKD,吸烟,心力衰竭史,他汀和依折麦布治疗后 LDL≥100mg/dL(1mg/dL=0.026mmol/L)]。

[2] 10 年 ASCVD 风险基于汇集队列方程评估(见第二章,筛查及健康维护)。

ASCVD,粥样硬化性心血管病。

Data from Grundy SM, Stone NJ, Bailey AL. et al:2018 AHA/ACC/MCVPR/AAPNABC/ ACPM/ADA/AGS/APhA/ASPC/NLA/PCNA Guideline on the Management of Blood Cholesterol:Executive Summary:A Report of the American College of Cardiology/ American Heart Association Task Force on Clinical Practice Guidelines,Circulation. 2019 Jun 1B;139(25):e104&-e1081.

病例解决方案

U 先生被建议戒烟并按照营养师推荐饮食锻炼指南行生活方式调整。患者目前开始服用氢氯噻嗪 25mg/d 治疗,并服用阿托伐他汀 40mg/d 治疗高脂血症(表 23-6)。1 个月后,患者血压 145/85mmHg。其并未加强锻炼,仍未戒烟。你再次告知其改善生活方式重要性以及加强锻炼并减重可避免其加用第二种药物治疗可能。6 个月后,饮食改变及严格每周 3 次锻炼使其减重 10 磅(4.54kg),血压为 130/82mmHg。但是仍未戒烟。

主诉

病例

X 女士,58 岁,你的初诊患者。根据之前接诊记录,患者罹患高血压多年服用氢氯噻嗪(25mg/d)、赖诺普利(40mg/d)和氨溴索(10mg/d)治疗。控制血压以外其他药物仅使用阿托伐他汀(80mg/d)。患者末次血压测量为 1 年前,138/88mmHg,BMI 为 30kg/m²。患者末次取药为 1 个月前。目前感觉良好,无头痛、胸痛、气短或水肿。个人史:吸烟每天 1 包,持续 40 年,每次步行 6 街区均可出现跛行症状证明患者存在外周血管疾患,血肌酐 1.7mg/dL(150.28μmol/L),CKD。此次诊室血压 170/98mmHg,BMI 为 35kg/m²。体格检查:双肺清,可闻及第四心音,未闻及第三心音,胫后及足背动脉搏动减弱。腹部检查无明显异常。无外周水肿及股动脉及腹主动脉杂音。

恢复其用药,完成血液检查,嘱其 6 周后复诊。

当她复诊时,血压 150/92mmHg,患者报告目前每天规律用药,家庭自测血压与诊室血压相似。宽袖带复测血压值结果一致。

 此病例如何诊断,鉴别诊断有哪些,哪些诊断不可漏诊? 作为医生你需要如何进行鉴别? 并做哪些检查?

鉴别诊断排序

X女士血压控制不佳,可能罹患顽固性高血压,其定义为使用包含利尿剂在内的3种不同类型降压药仍旧无法达到目标血压。或许患者"假性耐药",意即患者因血压测量不佳,用药依从,白大衣效应或治疗不充分导致的血压不达标。评估患者高血压失代偿首先强调使用合适尺寸的袖带复测血压(如果袖带大小,收缩压可能上升15mmHg),检查用药依从性,获得家庭血压数据以及检视医疗方案。X女士用药依从性较好,使用包含利尿剂在内的3种优化剂量降压药,并持续家庭、诊所血压监测。所以其符合顽固性高血压诊断标准。

当确诊患者顽固性高血压后,下一步需确定病因(表23-8)。生活方式改善常有助于顽固性高血压康复。老年人、黑种人及合并CKD患者对此尤其敏感。在美国约10%的高血压患者由酗酒导致发病。体重每增加10%,收缩压上升6.5mmHg。高血压继发因素多见于顽固性高血压患者,所以在详细病史询问及体格检查之外仍需额外的检查明确诊断。

表23-8 顽固性高血压病因

生活方式因素	食盐
	酒精摄入
	肥胖
毒品/药物	NSAID
	交感神经药物(去充血药物、可卡因)
	兴奋剂(哌甲酯,莫达非尼)
	口服避孕药
	类固醇
	促红细胞生成素
	三环类抗抑郁药物
常见继发因素	原发性醛固酮增多症
	肾动脉狭窄
	慢性肾病
	阻塞性睡眠呼吸暂停
罕见继发因素	嗜铬细胞瘤
	库欣综合征
	主动脉缩窄
	颅内肿瘤
	类癌综合征
	甲状腺功能减退或亢进

NSAID,非甾体抗炎药。

该患者临床线索包含血管危险因素和血管病,所以可能具有肾动脉狭窄风险。此外,患者罹患CKD也是常见的顽固性高血压病因。肥胖也是阻塞性睡眠暂停危险因素,其存在于60%~70%的顽固性高血压患者中。醛固酮增多症也应纳入考虑,因其发生于7%~20%的顽固性高血压患者中。患者症状无罕见继发性高血压发病表现,嗜铬细胞瘤

(0.1%~0.6%的患者)只需列入鉴别诊断(表23-9)。

表23-9 X女士的诊断假设

诊断假设	人口统计学,风险因素,症状和体征	重要检查
主要假设		
肾动脉狭窄	突发或急进性高血压	双源心脏超声、钆MRA、CTA
	ACE抑制剂使用后氮质血症	
	难治性高血压用药超过3种	
	腹腔或季肋部杂音	
	其他血管病(冠脉、颈动脉或外周)	
	吸烟	
	严重视网膜病变	
备选假设——最常见的		
慢性肾病恶化	常无症状	血肌酐
	偶有水肿,萎靡	GFR估值
生活方式因素	病史	病史
药物/毒品导致血压升高	病史	病史
阻塞性睡眠呼吸暂停	肥胖	多导睡眠图
	颈围>17英寸(43.18cm)	
	频发打鼾	
	日间困倦	
其他假设		
醛固酮增多症	顽固性高血压	醛固酮/肾素比值
	低钾血症	

ACE,血管紧张素转换酶;GFR,肾小球滤过率;MRA,磁共振血管造影。

患者饮食从不加盐并且认真阅读食品标签。既往从不饮酒并且谨慎服药未超量用药。她将体重上升归因于膝关节炎导致的活动受限。近期多导睡眠监测正常。实验室检查:Na 140mmol/L,K 3.4mmol/L,Cl 100mmol/L,HCO$_3$ 26mmol/L,BUN 35mg/dL(12.50mmol/L),肌酐 1.8mg/dL(159.12μmol/L),TSH 3.2mU/mL。

现有临床信息是否足够诊断?如果不够还需要哪些信息?

主要假设:粥样硬化性肾动脉狭窄(atherosclerotic renal artery stenosis,ARAS)

教科书内容回顾

患者高血压常急性起病,降压治疗6个月后高血压仍加重,或为3种药物联合治疗仍难控制的难治性高血压。

ARAS 患者常患有其他血管疾病(脑血管疾病、冠心病、外周动脉疾病)或有吸烟、糖尿病等危险因素。

疾病要点

A. 必须区分肾血管性高血压与肾血管疾病。
  1. 肾血管疾病常导致单侧或双侧肾动脉明显狭窄。
     a. 可由肌纤维发育不良导致(常见于年轻女性)或粥样硬化(见于 85% 病例)。
        (1) ARAS 存在于 1%~6% 非选择性高血压患者当中,与年龄增长正相关。
        (2) 30% 以上行心血管介入治疗患者发现 ARAS。
     b. 并非一定导致高血压并且可存在于原发性高血压患者中。
  2. 肾血管性高血压是由于肾动脉狭窄导致的肾脏灌注不足引起血压升高。

B. 约 50% 肾动脉狭窄患者罹患肾血管性高血压。
  1. 狭窄导致肾脏缺血,激活肾素血管紧张素系统导致肾素和血管紧张素 Ⅱ 释放。
  2. 尽管血浆肾素初始升高,但是随后降低。
  3. 醛固酮分泌以及血管收缩导致高血压。
  4. 醛固酮分泌增加导致水钠潴留及钾离子丢失。
  5. 肾灌注不足导致缺血性肾病,引起 GFR 下降,肾功能受损。
  6. 部分患者因双侧肾动脉狭窄导致发生暂时性无法解释的肺水肿("一过性肺水肿");二维超声心动图检查显示这类患者中无收缩功能异常。

循证医学诊断

A. 临床线索鉴别高危 ARAS 患者。
  1. 高血压起始年龄小于 30 岁,或者 55 岁后出现严重高血压。
  2. 急进性、顽固性或恶性高血压。
  3. 使用 ACE 阻滞剂或 ARB 后新发氮质血症或肾功能恶化。
     a. 当启动 ACE 阻滞剂治疗时,部分双侧肾动脉狭窄者的血肌酐出现可逆性增长(或见于单侧肾动脉狭窄的孤立肾患者)。
        (1) 肌酐峰值发生于第 4 天至 2 个月。
        (2) 停止使用 ACE 阻滞剂后 1 周,肌酐返回基线水平。
     b. 一项研究称,在高风险人群中,肌酐升高 20% 对于诊断肾动脉狭窄(>50% 双侧狭窄)的敏感度为 100%,特异度为 70%。
  4. 不明原因肾萎缩或双肾肾极相差 >1.5cm。
  5. 突发不明原因肺水肿;不明原因心力衰竭;难治性心绞痛。

  6. 冠状动脉多支病变或外周血管病。
  7. 不明原因肾功能不全。
B. 可能存在腹部杂音。
  1. 可于全部腹部四分区闻及,也可于脾区和 T_{12}、L_2 两侧闻及。
  2. 必须区分收缩期杂音与连续性(收缩期与舒张期)杂音。
     a. 收缩期杂音见于 4%~20% 健康人,多见于 40 岁以下人群。
        (1) 可能起源于腹腔动脉。
        (2) 肾动脉狭窄诊断似然比:LR+ 为 4.3,LR- 为 0.5。
     b. 连续性收缩-舒张期杂音常向边缘放射且可显著提升肾动脉狭窄诊断似然比:LR+ 为 38.9,LR- 为 0.6。
C. 常无高血压家族史。
D. 低钾血症作为醛固酮分泌增加后果较常见;代谢性碱中毒也较常见。
E. 影像学研究:
  1. 动脉内数字减影血管造影是"金标准"。
     a. 在少数病例中,通过血管成形或支架置入术可起到治疗作用。
     b. 可合并出血、夹层、栓塞和造影剂肾病。
  2. 双功能彩色多普勒超声(二维超声影响结合多普勒血流测定)。
     a. 结果变异取决于技术员经验水平及患者体质。
     b. 精确度为 60%~90%。
     c. 理想情况下,敏感度为 85%,特异度为 92%(LR+ 为 10,LR- 为 0.16)。
  3. 钆磁共振血管成像:
     a. 最新个体研究发现 ARAS 诊断敏感度为 78%,特异度为 88%(LR+ 为 6.5,LR- 为 0.25);对于肌纤维发育不良的诊断敏感度仅为 22%,但特异度为 96%。
     b. 小样本研究显示敏感度、特异度超过 90%。
     c. 在 GFR <30mL/$(min \cdot 1.73m^2)$ 患者中肾系统性纤维化危险增加。
  4. CT 血管造影:
     a. 由于必须静脉注射造影剂,所以 CKD 患者应避免行该检查(见第 28 章)。
     b. 以上大样本研究显示,对于 ARAS,敏感度为 77%,特异度为 94%(LR+ 为 12.8,LR- 为 0.24);对于肌纤维发育不良诊断敏感度为 28%,但特异度为 99%。
     c. 小样本研究显示敏感度、特异度超过 90%。

治疗

A. 所有 ARAS 患者均应接受优化药物治疗包括 ACE 抑制剂或 ARB,他汀和阿司匹林。
B. 多数患者需要使用多种药物联合降压治疗方可血压达标。
C. 患者应戒烟并且糖尿病患者应优化血糖控制。

D. 肾动脉再血管化效果有限。

1. 随机对照试验显示,支架置入相对于药物治疗在预防肾病进展及心血管事件方面并无优势。

2. ACC/AHA 指南推荐在双侧 ARAS 患者(或孤立肾单支血管)存在血流动力学障碍,反复发生、不明原因心力衰竭或肺水肿的情况下可考虑再血管化。其他潜在指标包括进展性 CKD,顽固性或急进性高血压以及不稳定型心绞痛。

诊断

在你解释大多数 ARAS 患者治疗采用阿司匹林、他汀以及血压控制后,X 女士拒绝了影像学检查。

以上的信息是否足够得出肾血管性高血压诊断? 是否需要排除其他鉴别诊断? 排除诊断还需要做哪些检查?

CKD 恶化、生活方式以及药物 / 毒品因素可由病史采集及血肌酐值排除。顽固性高血压患者尤其是伴低钾血症患者因考虑原发性醛固酮增多症可能。

鉴别诊断:原发性醛固酮增多症

教科书内容回顾

在高血压合并不明原因的低钾血症或顽固性高血压患者中原发性醛固酮增多症常被诊断。

疾病要点

A. 病因学:

1. 多数患者由先天性双侧肾上腺畸形导致(60%~65%)。

2. 30%~40% 的病例由单侧醛固酮腺瘤导致(原发性醛固酮增多症)。

3. 罕见病例包括微腺瘤、单侧肾上腺畸形以及肾上腺瘤。

B. 基于社区队列总体流行率为 5%~10%。

1. 发现于 17%~23% 的顽固性高血压患者。

2. 在三级医疗机构诊断新发高血压和睡眠呼吸暂停患者中患病率为 34%。

C. 病理学:

1. 高醛固酮水平导致水钠潴留和钾离子流失。

2. 因为醛固酮是自主产生的,所以不会像通常那样被体积膨胀抑制。

3. 体积增大抑制血浆肾素水平。

D. 多数患者血钾正常;其中 48% 的患者罹患醛固酮腺瘤,

17% 的患者双侧肾上腺畸形伴低钾血症。

血钾正常不可排除醛固酮增多症。

循证医学诊断

A. 内分泌学会推荐以下人群需筛查原发性醛固酮增多症:

1. 持续血压 >150/100mmHg

2. 顽固性高血压

3. 高血压和自发性或利尿剂引起的低钾血症

4. 高血压和睡眠呼吸暂停

5. 肾上腺偶发瘤

6. 早发高血压家族史

7. 40 岁以下脑血管意外

B. 3 步诊断原发性醛固酮增多症:筛查、验证试验和亚型确定。

1. 血浆醛固酮浓度 / 血浆肾素激活比(ARR)常用于筛查;因醛固酮增多症患者常有醛固酮水平升高及肾素水平降低,故比值常升高。

   a. ARR 受血钾、钠盐、药物和年龄影响。

   b. 理论上,患者检测前应保证正常血钾水平和正常钠盐摄入。

   c. 可轻度影响醛固酮水平的药物包括:维拉帕米、肼屈嗪和 α 肾上腺素阻滞剂;如有可能,其他降压药物和 NSAID 可停用 2~4 周。

   d. 最佳切点不确切;比值 >20~30 通常被认为是阳性测试值。

   e. 敏感度为 73%~87%,特异度约为 75%。

2. 如果 ARR 异常,患者应寻求内分泌专科验证测试(口服钠盐负荷,盐水灌注,氟氢可的松或卡托普利激发)。

3. 患者验证试验异常需行肾上腺 CT 检查,可能还需完善肾上腺静脉取样。

治疗

A. 当肾上腺静脉取样证实单侧肾上腺分泌异常是可行腹腔镜肾上腺切除术。

B. 此外,可采用螺内酯(一种醛固酮拮抗剂)治疗。

病例解决方案

患者 ARR 升高,然而,内分泌专科验证试验阴性。停用氢氯噻嗪,改为氯噻酮和长效利尿剂。患者在加用螺内酯后血压明显改善并达标。

主诉

病例 3

J 先生,45 岁,10 年高血压病史。1 年前该患者初次就诊,血压 160/95mmHg。因经济问题,患者 6 个月前断药。今天,该患者预约护士寻求再次治疗。患者主诉头痛,测血压 220/112mmHg,遂就诊。

乏力的鉴别诊断有哪些,哪些不可漏诊? 作为医生你需要如何进行鉴别?

鉴别诊断排序

患者显然需要降压治疗,并且首要问题是如何快速安全达标。换言之,现在是高血压危症还是高血压急症? 诊断取决于血压升高水平和是否伴有急性器官损伤。

高血压危象存在血压急剧升高伴靶器官急性损伤,包括急性神经系统损伤(脑病、脑血管意外、脑内或蛛网膜下腔出血)、急性主动脉夹层、急性冠脉综合征、急性肺水肿、急性肾损伤、重度子痫、微血管性溶血性贫血或急性术后高血压。

高血压急症,血压急剧升高不伴 TOD。精确定义为"血压急剧升高"无法成立,但是大部分专家将截断值划为 >180/(110~120)mmHg。常见高血压急、危症原因有药物依从性差、可乐定突然停药、CKD、肾血管病、药源性(可卡因、PCP)、系统性红斑狼疮、子痫和术后状态;库欣综合征和嗜铬细胞瘤少见。

高血压危症定义取决于是否存在 TOD,而非血压水平。

在某种程度上,血压升高患者急性 TOD 程度取决于血压升高水平及患病时间。例如,在血压正常女性,因子痫导致血压升高至 160/100mmHg 即可导致明显的 TOD,而慢性高血压患者血压升至更高可能也无明显症状。所以,尽管该患者血压升高明显,但是其表现更像高血压急症而非高血压危症。尽管如此,对于患者而言,高血压危症属于不可漏诊疾病(表 23-10)。

表 23-10　J 先生诊断假设

诊断假设	人口统计资料,危险因素,症状和体征	重要检查
最可能的诊断		
高血压急症	缺乏高血压危症表现	
鉴别诊断——不可漏诊		
高血压危症 急性冠脉综合征	胸痛	心电图 心肌酶谱

续表

诊断假设	人口统计资料,危险因素,症状和体征	重要检查
主动脉夹层	胸、背痛 收缩期杂音 无脉	胸片 经食管二维超声 胸部 CT
肺水肿	呼吸困难 湿啰音 第三心音	胸片
高血压脑病	头痛 恶心、呕吐 谵妄 抽搐 昏迷 视神经乳头水肿	CT MRI
急性肾损伤	恶心 疲倦	血肌酐 尿检

诊断

请 J 先生进入诊室。深入了解病史发现患者无气短、胸痛、水肿、腹痛、眩晕、呕吐或局灶性乏力 / 麻木。患者一般状况良好并且因再就业情绪高涨。体格检查血压 220/112mmHg,脉搏 84 次 /min,呼吸频率 16 次 /min。无视神经乳头水肿。肺清音,颈静脉压未上升,可闻及第四心音和 2/6 级收缩期喷射样杂音,未闻及第三心音,腹部无触痛,无外周水肿,神经检查无异常。

以上的信息是否足够得出诊断? 如果不能,还需要做哪些检查?

主要假设:高血压急症

教科书内容回顾

慢性高血压患者血压极度升高;按照定义,无明显症状或急性 TOD 体征。

疾病要点

A. 其患病率,院外或急诊室为 3%~5%。

B. 最常见的症状为头痛(22%),鼻出血(17%),视物模糊(10%),意识混乱(10%),胸痛(9%)和呼吸困难(9%)。

C. 一项大型回顾性队列研究发现,6 个月内心血管事件发生率约为 1%。

循证医学诊断

A. 通过病史、体格检查和实验室检查必须排除急性 TOD。

B. 须测量双上肢血压，并触诊四肢脉搏；所有患者应完善心血管和神经系统检查，包括眼底检查。

C. 所有患者须行血肌酐和尿常规检查。

D. 患者症状如怀疑心肌缺血或肺水肿可行心电图、胸片和心肌酶谱检查。

E. 患者如伴神经症状或体征，需行中枢神经系统影像学检查（CT 或 MRI）。

治疗

A. 在病情稳定的门诊患者中，血压呈慢性升高。此类患者并不需要紧急降压，在一定时间内使血压达标是更佳的选择。

B. 以下方法可达治疗效果，取决于患者的整体情况，之前是否接受治疗，以及患者是否接受随访。

  1. 在断药患者中，常常恢复用药即可达标。

  2. 在之前未经治疗患者中，选择包括：

    a. 起始 2 种长效药物治疗，如利尿剂和钙通道阻滞剂或 ACE 抑制剂中的一种。

    b. 使用快速降压制剂起始治疗，如口服拉贝洛尔或可乐定然后转至长效药物治疗；患者可以用数小时时间评估短效降压药物疗效。

C. 快速降压可导致低血压和卒中患者脑血流灌注不足。

D. 静脉注射类及舌下药物可能导致血压不可预知变化，所以因避免无症状患者使用。

  1. 静脉注射肼屈嗪导致血压在用药 10~30min 内急性并且有时断崖式下降。

  2. 舌下含服硝苯地平可导致血压不可预知下降，已不再应用。

在无 TOD 患者中，不可过快降压至达标。

诊断

患者血肌酐 1.4mg/dL（123.76μmol/L），近一年未变化，尿常规正常。患者想咨询头痛服用 2 片对乙酰氨基酚是否有效，获得药物后离开诊所接子女放学。

以上的信息是否足够得出高血压急症诊断？还需要排除哪些鉴别诊断？还需要做哪些检查？

鉴别诊断：高血压危症

高血压危症患者常存在胸痛（27%）、呼吸困难（22%）和神经系统症状（21%）。24% 患者存在脑梗死，约 22% 的患者存在肺水肿，16% 的患者存在高血压脑病，12% 患者存在心力衰竭。

急性冠脉综合征、主动脉夹层、蛛网膜下腔出血和肺水肿在其他章节讨论。本章聚焦高血压脑病。

教科书内容回顾

患者急性或亚急性困倦、眩晕、头痛和视觉障碍表现，有时伴有痉挛（中枢性或周围性）及昏迷。症状发生伴或不伴蛋白尿及视网膜病变。

疾病要点

A. 脑血流自主调节特定灌注。

  1. 血压正常人群中，脑血流灌注等于平均动脉压（MAP），50~150mmHg，（MAP=[（2× 舒张压）+ 收缩压]/3）。

    a. 脑血管收缩抑制过度灌注上限至 150mmHg。

    b. 当 MAP 超过 150mmHg，自主调节受限。

  2. 高血压患者中，脑血流可保持在更高的 MAP 水平。

    a. 猜测可能与小动脉增厚相关。

    b. 部分患者需要更高的 MAP 保持充足的脑血流（如，血压突然下降导致 MAP<100~110mmHg 可能潜在导致脑缺血可能）。

B. 自主调节失代偿导致脑血管舒张、内皮功能紊乱和脑水肿。

C. 后顶叶和 / 或枕叶血管源性水肿。

  1. 虽然存在较广泛的表现，但 MRI 结果是高血压脑病的典型结果。

  2. 也称为可逆性后叶脑病综合征。

  3. 由于相关椎 - 基底动脉区域交感神经分布稀疏导致自主调节机制不足、灌注增加以及水肿，故常见于脑后叶区域。

  4. 也见于子痫患者和部分免疫抑制剂和细胞毒性药物应用者中。在队列中，68% 可逆性后叶脑病综合征伴高血压，11% 伴子痫，11% 使用免疫抑制剂，11% 由其他原因导致。

  5. 高血压治疗可逆转或去除诱因，MRI 结果在数天至数周可逆，且无需长效抗癫痫治疗。

循证医学诊断

A. 高血压脑病可作为临床诊断；须影像学检查排除中枢神经系统异常。

B. 脑部 CT 可用于排除颅内出血（脑出血或蛛网膜下腔出血）。

C. MRI 用于排除急性缺血卒中以及观测可逆性后叶脑病综合征。

 诊断急性缺血卒中，MRI 较 CT 更加敏感（敏感度为 83% vs.16%；特异度均 >95%）。

治疗

A. 高血压脑病和其他高血压急症需在 ICU 接受静脉降压药物治疗。

B. 药物治疗选择缺乏足够证据支持。常用药物包括拉贝洛尔、艾司洛尔、菲诺多泮、氯维地平、硝普钠和尼卡地平。

C. 总而言之，在降压首小时血压下降不超过 25%，在随后 2~6h 血压控制于 160/100mmHg；在 12~24h 内患者可转换为口服降压制剂治疗。

　　1. 如高血压急症伴急性主动脉夹层首小时可快速降压至 120/80mmHg。

　　2. 在急性卒中患者中需咨询神经科医生指导降压事宜。

病例解决方案

 患者无卒中症状及体征，排除颅内出血、肺水肿、心肌梗死和主动脉夹层。患者轻微头痛，但是无嗜睡或眩晕，怀疑高血压脑病。肾功能及尿检未见明显异常。此时无需其他进一步检查。

　　患者之前使用氢氯噻嗪 25mg，赖诺普利 40mg，氨氯地平 10mg 治疗。你建议患者在接回小孩后继续获得以上处方药物，并于晚间服用氨氯地平后，明早开始服用其他 2 种药物。2 天后复诊，血压 160/100mmHg，3 周后血压 145/90mmHg。

其他重要疾病

嗜铬细胞瘤

教科书内容回顾

　　患者典型表现为阵发 / 突发血压升高、头痛、心悸及大汗，可每天数次，每周甚至间隔数月发作。体检可发现直立性高血压。

疾病要点

A. 85%~90% 的患者有头痛、大汗和心悸症状。

B. 10% 嗜铬细胞瘤呈恶性且趋向不典型表现。

C. 10%~15% 呈家族遗传（2 型多发性内分泌瘤、von Hippel-Lindau 病、神经纤维瘤）；相较散发病例更多见于无症状（和血压正常）人群。

D. 表 23-11 列出的症状来自一系列嗜铬细胞瘤患者，大约 50% 的人存在阵发性高血压，另 50% 存在持续性高血压。

循证医学诊断

A. 在有症状高血压人群中先验率约为 0.5%，在非选择性高血压人群中为 0.2%。

表 23-11　嗜铬细胞瘤症状

症状	阵发性高血压及嗜铬细胞瘤患者	持续性高血压及嗜铬细胞瘤患者
严重头痛	92%	72%
大汗	65%	69%
心悸、心动过速	73%	51%
焦虑、恐惧	60%	28%
颤抖	51%	26%
胸、腹痛	48%	28%
恶心伴 / 不伴呕吐	43%	26%

 嗜铬细胞瘤即使在有潜在症状患者中仍少见。

B. 在偶然发现肾上腺占位患者中先验率为 5%。

C. 无血浆变肾上腺素检测是唯一最佳排除嗜铬细胞瘤的检查（表 23-12）。

　　1. 患者夜间禁食并且抽血前仰卧 30min。

　　2. 因咖啡因和对乙酰氨基酚可影响检查结果，故检查前禁用咖啡因 12h，禁用对乙酰氨基酚 5 天。

　　3. 正常标准上限值为 61ng/L。

　　　　a. 整体（包括散发和遗传病例）敏感度在此截断值为 99%，特异度为 89%（LR+ 为 9，LR− 为 0.01）。

　　　　b. 血浆变肾上腺素 >236ng/L 对嗜铬细胞瘤的诊断特异度为 100%。

D. 生化检测阳性患者需完善影像学检查。

　　1. CT：检测肾上腺嗜铬细胞瘤的敏感度为 88%~100%，肾上腺外肿瘤为 90%；特异度为 70%~80%（LR+ 为 3.76，LR− 为 0.08）。

　　2. MRI：敏感度为 90%，特异度为 70%~80%；在血管侵袭判定方面优于 CT（LR 为 3.6，LR− 为 0.13）。

　　3. 在生化检查阳性但 CT 和 MRI 检查正常患者中正电

子发射断层扫描或 ^{123}I-MIBG 常用于诊断；敏感度为 82%~88%，特异性度为 82%~84%（LR+ 为 5，LR− 为 0.18）。

表 23-12 散发嗜铬细胞瘤诊断测试[1]

检查	敏感度	特异度	阳性似然比	阴性似然比
无血浆变肾上腺素	99%	89%	9	0.01
血儿茶酚胺	84%	87%	6.46	0.18
24h 尿变肾上腺素分级	97%	69%	3.13	0.04
24h 尿儿茶酚胺	86%	88%	7.17	0.16
24h 尿总变肾上腺素	88%	89%	8	0.13
24h 尿扁桃酸水平	68%	95%	13.6	0.34

[1] 遗传性患者诊断嗜铬细胞瘤标准并不同，可参考 Lenders J.NM，Pacak K. Walther MM et al. Biochemical diagnosis of pheochromocytoma. Which test is best? JAMA 2002；287：1427-1434.

治疗

A. 外科手术为最佳治疗方式。

B. 术前必须予 α 及 β 受体阻滞剂。

　1. α 受体阻滞剂可对抗儿茶酚胺诱导的血管收缩。

　2. β 受体阻滞剂对抗 α 受体阻滞剂引起的反射性快速心律失常。

　3. 非对抗性 β 受体阻滞剂抑制肾上腺素诱导的血管舒张，致血压上升，左心应变并可能导致心力衰竭。

　4. 在确认 α 受体阻滞剂用量方面考虑其复杂性，可咨询内分泌专科。

 嗜铬细胞瘤患者中，在未首先给予 α 受体阻滞剂情况下不可使用 β 受体阻滞剂。

C. 25% 患者仍存在高血压。

D. 家族性患者常存在多发、双侧瘤体；尚无最优治疗方法。可考虑基因检测。

参考文献

AbuRahma AF, Yacoub M. Renal imaging: duplex ultrasound, computed tomography angiography, magnetic resonance angiography, and angiography. Semin Vasc Surg. 2013;26:134–43.

Anderson JL, Halperin JL, Albert NM et al. Management of patients with PAD (compilation of 2005 and 2011 ACCF/AHA guideline recommendations): a report of the American College of Cardiology Foundation/American Heart Association Task Force on practice guidelines. Circulation. 2013;127:1425–43.

Bavishi C, de Leeuw PW, Messerli FH. Atherosclerotic renal artery stenosis and hypertension: pragmatism, pitfalls, and perspectives. Am J Med. 2016;129:635.e5–635.e14.

Charles L, Triscott J, Dobbs B. Secondary hypertension: discovering the underlying cause. Am Fam Physician. 2017;96:453–61.

Fugate JE, Rabinstein AA. Posterior reversible encephalopathy syndrome: clinical and radiologic manifestations, pathophysiology, and outstanding questions. Lancet Neurol. 2015;14:914–25.

Funder JW, Carey RM, Mantero F et al. The management of primary aldosteronism: case detection, diagnosis, and treatment: an endocrine society clinical practice guideline. J Clin Endocrinol Metab. 2016;101:1889–916.

Grundy SM, Stone NJ, Bailey AL, et al. 2018 AHA/ACC/AACVPR/AAPA/ABC/ACPM/ADA/AGS/APhA/ASPC/NLA/PCNA guideline on the management of blood cholesterol: executive summary: a report of the American College of Cardiology/American Heart Association Task Force on Clinical Practice Guidelines. *Circulation*. November 10, 2018.

Kline GA, Prebtani APH, Leung AA, Schiffrin EL. Primary aldosteronism: a common cause of resistant hypertension. CMAJ. 2017;189:E773–8.

Lenders JW, Duh QY, Eisenhofer G et al. Pheochromocytoma and paraganglioma: an endocrine society clinical practice guideline. J Clin Endocrinol Metab. 2014;99:1915–42.

Manger WM, Gifford RW. Pheochromocytoma. J Clin Hypertension. 2002;4:62–72.

Pappachan JM, Raskauskiene D, Sriraman R et al. Diagnosis and management of pheochromocytoma: a practical guide to clinicians. Curr Hypertens Rep. 2014;16:442.

Patel KK, Young L, Howell EH et al. Characteristics and outcomes of patients presenting with hypertensive urgency in the office setting. JAMA Intern Med. 2016;176:981–8.

Rimoldi SF, Scherrer U, Messerli FH. Secondary arterial hypertension: when, who, and how to screen? Eur Heart J. 2014;35:1245–54.

Simel DL, Wong CL, Holroyd-Leduc J et al. Update: paracentesis. In: Simel DL, Rennie D, eds. *The Rational Clinical Examination: Evidence-Based Clinical Diagnosis.* New York, NY: McGraw-Hill; 2013. https://jamaevidence.mhmedical.com/content.aspx?bookid=845&sectionid=61357445. Accessed 5/1/2018.

Suneja M, Sanders ML. Hypertensive emergency. Med Clin North Am. 2017;101:465–78.

Taler SJ. Initial treatment of hypertension. N Engl J Med. 2018;378:636–44.

Textor SC. Renal arterial disease and hypertension. Med Clin North Am. 2017;101:65–79.

van Berkel A, Lenders JW, Timmers HJ. Diagnosis of endocrine disease: biochemical diagnosis of phaeochromocytoma and paraganglionoma. Eur J Endocrinol. 2014;170:R109–19.

Van de Ven PJG, Beutler JJ, Kaatee R et al. Angiotensin converting enzyme inhibitor induced renal dysfunction in atherosclerotic renovascular disease. Kidney Int. 1998;53:986–93.

Vasbinder G, Nelemans PJ, Kessels A et al. Accuracy of computed tomographic angiography and magnetic resonance angiography for diagnosing renal artery stenosis. Ann Intern Med. 2004;141:674–82.

Vongpatanasin W. Resistant hypertension: a review of diagnosis and management. JAMA. 2014;311:2216–24.

Whelton PK, Carey RM, Aronow WS et al. 2017 ACC/AHA/AAPA/ABC/ACPM/AGS/APhA/ASH/ASPC/NMA/PCNA guideline for the prevention, detection, evaluation, and management of high blood pressure in adults: a report of the American College of Cardiology/American Heart Association Task Force on clinical practice guidelines. Hypertension. 2018 Jun;71(6):e13–e115.

（周宁天 译　戴晓敏 校）

第24章　低钠血症与高钠血症

碰到低钠血症和高钠血症患者,该如何确定病因?

Scott D. C. Stern

低钠血症

主诉

病例 1

P 先生,66 岁,因主诉不能排尿到急诊室就诊。到达急诊室后不久发生全身癫痫发作。实验室检查血清钠浓度为 122mmol/L。

低钠血症的症状是什么? 低钠血症的鉴别诊断有哪些? 作为医生你需要如何进行鉴别?

构建鉴别诊断

　　如第 1 章所述,评估患者的首要任务是识别其主要问题。P 先生的问题包括癫痫发作、显著低钠血症和不能排尿。虽然癫痫发作的其他原因不可忽视,但是由于低钠血症严重、可能威胁生命并可能引起癫痫发作,因而低钠血症显然应是着重评估的问题。

　　低钠血症是住院患者最常见的电解质异常,其导致死亡率增加的程度因造成低钠血症的根本原因不同而不同。如果血清钠浓度 <135mmol/L,便定义为低钠血症,130~135mmol/L 为轻度,125~129mmol/L 为中度,<125mmol/L 为重度。

低钠血症的症状

　　低钠血症的不良反应和表现取决于其发展的严重性和快速性。急性低钠血症(定义为在前 48h 内发生)导致大脑相对于低渗性的血清呈高渗性。这种渗透梯度使水进入大脑的星形胶质细胞,导致脑水肿和中枢神经系统症状。急性低钠血症可引起癫痫发作,大脑损伤,脑干疝,呼吸停止,横纹肌溶解和死亡。同慢性低钠血症患者相比,急性低钠血症患者即使较轻微的低钠血症就可引起症状。即使血清钠浓度高于 120mmol/L,也可出现癫痫发作。在慢性低钠血症患者(大多数病例),中枢神经系统发生适应性改变,星

形胶质细胞的细胞内渗透压降低,通过渗透通量进入大脑的水减少,因而使脑水肿减轻。因此,同急性低钠血症患者相比,慢性低钠血症患者当出现较严重的低钠血症时才会出现症状。癫痫发作和脑疝形成并不常见。慢性低钠血症患者如果其血清钠浓度 >130mmol/L 时通常不发生症状。重度低钠血症(<125mmol/L)的症状包括恶心(44%~49%),呕吐(27%~30%),步态障碍(31%),头痛(27%),意识模糊(14%~30%),癫痫发作(5%)和昏迷。

　　在复习低钠血症的鉴别诊断之前,有必要先简要回顾一下正常水调节、抗利尿激素(ADH)和低钠血症的病理生理学机制。ADH 在水的调节中发挥关键作用。

　　在健康状态下,脱水引起血清钠浓度和渗透压增加,触发 ADH 释放。这将导致水通道(水通道蛋白)插入收集管的腔面膜中,促进水的重吸收,从而恢复正常渗透压和钠浓度。反之,过多的水摄入降低血清钠浓度和渗透压,抑制 ADH 分泌,导致水通道(水通道蛋白)从收集管的腔面膜中移除,阻止水的重吸收,促进其排出,从而恢复正常渗透压和钠浓度。

　　当摄取的水不能排泄出去,致水积聚量超过钠的积聚量时,就会发生低钠血症,在大多数患者,低钠血症发生于 ADH 过量时。过度的 ADH 释放会引起持续、持久的、不适当的水重吸收,导致血清钠浓度稀释(同时导致尿液浓缩)。为加深对 ADH 增加状态的理解,先领会 ADH 的释放是如何触发的是关键。当渗透压增加时,ADH 就会明显释放,当发生临界性血容量不足时(为重吸收水和增加血容量),ADH 也会分泌。血容量不足可以是真性血容量不足(如出血性休克),也可能是感知性的血容量不足,例如当存在无效循环血容量时(如严重心力衰竭时)。除了引起 ADH 释放的合理的原因外,ADH 的分泌也可能是不合理的,导致抗利尿激素分泌失调综合征(syndrome of inappropriate ADH,SIADH)。对于 SIADH 患者,例如肿瘤和其他疾病,ADH 的分泌不是由于渗透压的增加,也不是由于有效循环血容量的减少。最后,在某些患者,尽管由于过量水的快速摄入导致 ADH 分泌合理的抑制,但却不能将水排出,结果导致低钠血症。这种状况称为水中毒。

低钠血症的鉴别诊断是漫长的过程,但诊断方法可以通过几个简单的步骤轻松构建。这些关键步骤包括:①快速搜索高诊断性线索;②对患者的血容量状态进行临床评估,以缩小鉴别诊断的范围;③对临床血容量正常的患者,检测评估其尿液中的钠含量,以确定轻微的血容量不足;④对血容量真性正常的患者进行评估,在诊断 SIADH 前,考虑是否患甲状腺功能减退症和肾上腺功能不全。下面将对每一个步骤进行讨论。

第一个关键步骤是识别能够直接提示很特异的诊断的一些关键的临床和实验室特征(图 24-1)。例如,明显的高血糖症提示高血糖诱发的低钠血症,使用噻嗪提示利尿剂诱发的低钠血症,近期参加马拉松比赛提示运动相关的低钠血症(exercise-associated hyponatremia,EAH),高钾血症提示肾衰竭和原发性肾上腺功能不全,极低尿渗透压提示由精神性多饮、使用摇头丸或啤酒性震颤性谵妄引起的水中毒,正常血清渗透压提示假性低钠血症,最近参加过聚会、狂欢等提示使用摇头丸。

对很多患者来讲,缺乏前述线索,为了确定患者是否高容量性低钠血症、低容量性低钠血症或正常容量性低钠血症,第二个关键步骤是评估患者的临床血容量状态。这可使鉴别诊断的范围缩小到适当的诊断分组(图 24-2)。对患者血容量状态的正确分类需要回顾患者的病史、体检和实验室检查结果。临床上高容量性低钠血症患者通常容易识别,因为典型的低钠血症发生在晚期心力衰竭、肝硬化、肾病综合征和肾衰竭患者,而此时这些疾病本身容易识别。反之,低血压或直立性低血压提示低容量性低钠血症。既

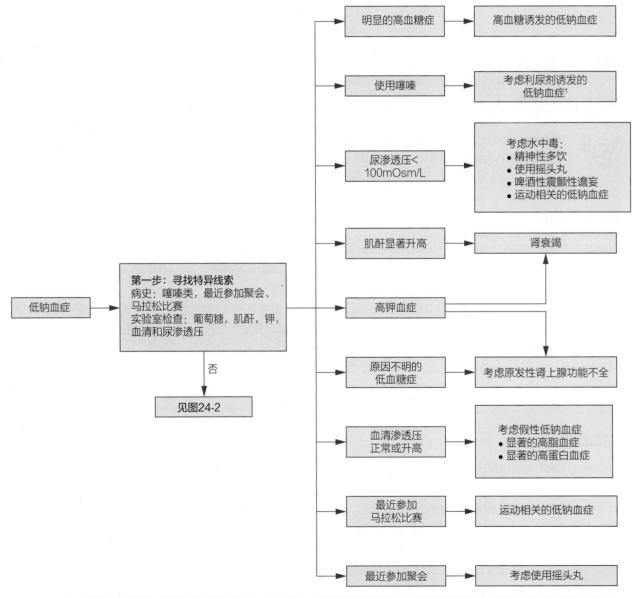

¹服用噻嗪类的患者也偶尔可能有其他引起低钠血症的原因,如果停用利尿剂后其血清钠浓度未改善应对这类患者进行重新评估。

图 24-1 第一步:寻找高提示性的诊断线索

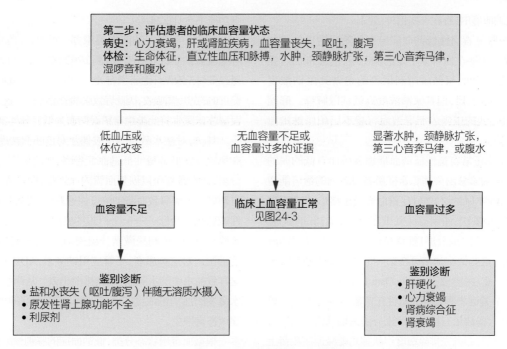

图24-2 第二步：确定患者的临床血容量状态

不属于高容量性低钠血症又不属于低容量性低钠血症者归类为正常容量性低钠血症。

第三个关键步骤是对正常容量性低钠血症的患者进行评估。很显然，有些临床上表现为正常容量性低钠血症的患者实际上是低容量性低钠血症患者。此种情况，尿钠浓度测定有助于诊断。由于血容量不足促进钠在肾脏的过度重吸收，血容量不足常常伴有尿钠浓度降低（<20~30mmol/L）。正常容量性低钠血症的患者不刺激尿钠的重吸收，其尿钠浓度常较高（>20~30mmol/L）。因此，尿钠浓度较低的此类患者可确诊为低容量性低钠血症，尿钠浓度较高者可确诊为正常容量性低钠血症（图 24-3）。

需要记住的是，在解读临床表现为正常容量性低钠血

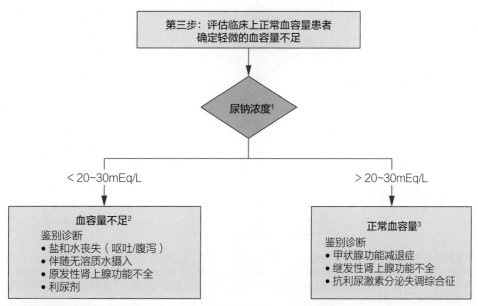

1 在服用利尿剂的患者不可靠。
2 伴随低尿钠浓度的正常容量性低钠血症患者，偶尔包括抗利尿激素分泌失调综合征患者，这些患者由于低盐摄入致尿钠丧失减少，患者伴有水中毒。
3 伴随高尿钠浓度的低容量性低钠血症患者包括代谢性碱中毒患者，这些患者由于碳酸氢盐尿致肾脏钠丧失，患者患有原发性肾上腺功能不全，由于醛固酮减少症致尿钠排出增多。

图24-3 第三步：评估临床上正常血容量患者以鉴别真性正常血容量与轻微的血容量不足

症患者的尿钠浓度时,存在一些例外情况。

首先,一些低容量性低钠血症患者伴随尿钠丧失增加而引起误解。即使在血容量不足的情况下,利尿剂仍可强制尿钠排出。因此,虽然服用利尿剂的患者其尿钠浓度低仍提示血容量不足,但其尿钠浓度高就难以解释。醛固酮减少症阻碍钠的重吸收而导致血容量不足和尿钠排出增多。

其次,一些正常容量性低钠血症患者可伴有低的尿钠浓度。抗利尿激素分泌失调综合征患者摄取钠的量可能微乎其微,并且偶尔尿钠浓度低(尽管血容量正常)。水中毒患者(由于精神性多饮、使用摇头丸或运动相关的低钠血症)由于大量的水摄入(或分泌)稀释排出的钠,因而其尿钠浓度也可降低。这些情况通常可在第一个关键步骤通过找到最大稀释的尿液(尿渗透压 <100mOsm/L)识别出来。

最后一个关键步骤是评估真性正常容量性低钠血症患者。这类患者大多数患有抗利尿激素分泌失调综合征。然而,在做出诊断之前,必须先排除重度甲状腺功能减退症和肾上腺功能不全(图 24-4)。

指出一些潜在的陷阱很重要。首先,在临床诊断为高容量性低钠血症的患者不应测定尿钠浓度。在此类患者,血容量过多与无效循环血容量有关,后者不仅触发 ADH 释放,而且促进钠的过度重吸收,因此导致尿钠浓度降低。这一发现可能误导临床医生将此类患者错误归类为低容量性低钠血症。

其次,对盐水激惹的反应偶尔对诊断有帮助,但存在潜在风险。在低容量性低钠血症患者,血容量不足诱发 ADH 分泌,盐水激惹可以恢复血管内血容量,抑制 ADH 分泌,促进利尿。这可导致血清钠浓度快速升高,患者将有发生渗透性脱髓鞘综合征——一个严重的威胁生命的治疗并发症的风险(下述)。抗利尿激素分泌失调综合征患者可出现相反的情况。对这类患者,尽管应用钠激惹,ADH 仍继续分泌。这导致盐水中的水潴留,而钠排泄出去。从而引起在正常盐水激发时血清钠浓度的异常下降,加重中枢神经系统症状。建议咨询医生。

根据血容量状态分类,低钠血症的鉴别诊断如下。

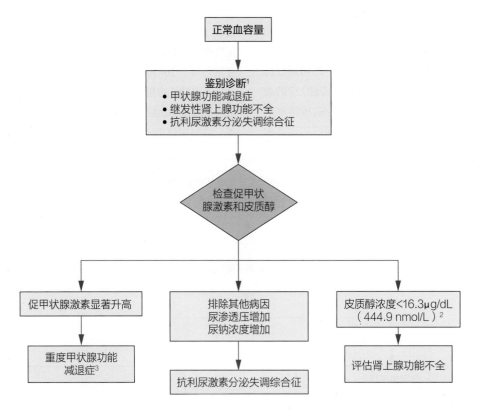

¹ 正常容量性低钠血症的其他原因包括水中毒状态(精神性多饮、运动相关的低钠血症和使用摇头丸),但这些情况通常可在第一个关键步骤,通过找到最大稀释的尿液(尿渗透压<100mOsm/L)识别出来。噻嗪类利尿剂也可引起正常容量性低钠血症或低容量性低钠血症,但也可在第一个关键步骤,通过询问是否使用噻嗪类诊断出来。

² 皮质醇浓度高于16.3μg/dL(444.9 nmol/L)排除肾上腺功能不全。但浓度低于16.3μg/dL(444.9nmol/L)不能确诊肾上腺功能不全,此类患者需要进行促肾上腺皮质激素兴奋试验。

³ 见正文。

图 24-4　第 4 步:评估正常容量性低钠血症患者以鉴别 SIADH 和其他诊断

低钠血症的鉴别诊断

A. 低容量性

  1. 心力衰竭

  2. 肝硬化

  3. 肾病综合征

  4. 肾衰竭(肾小球滤过率 <5mL/min)

B. 正常容量性

  1. 使用噻嗪利尿剂

  2. 抗利尿激素分泌失调综合征

    a. 肿瘤(例如,胰腺,肺)

    b. 中枢神经系统疾病(如,脑血管意外,创伤,感染,出血,肿块)

    c. 肺部疾病(如,感染,呼吸衰竭)

    d. 药物

      (1) ADH 类似物[血管升压素,醋酸去氨加压素(DDAVP),催产素]

      (2) 氯磺丙脲(6%~7% 的治疗患者)

      (3) 卡马西平

      (4) 抗抑郁药(三环类和选择性 5- 羟色胺再摄取抑制药)与抗精神病药

      (5) 非甾体抗炎药(NSAID)

      (6) 摇头丸(MDMA,3,4 - methylene dioxymetham-phetamine,3,4 - 亚甲二氧基甲基苯丙胺)

      (7) 其他(环磷酰胺,长春新碱,尼古丁,阿片类药物,氯苯丁酯)

  3. 重度甲状腺功能减退症

  4. 精神性多饮

  5. 继发性肾上腺功能不全

  6. 运动相关的低钠血症

  7. 啤酒性震颤性谵妄

C. 低容量性

  1. 噻嗪利尿剂

  2. 盐和水丧失代之以无溶质水摄入(呕吐 / 腹泻)

  3. 原发性肾上腺功能不全

由于 P 先生癫痫发作及之后处于癫痫发作后状态,不能讲述病史。需要查阅其病史记录。体检:患者着慢跑服装,面容与所称年龄相仿。生命体征:血压 140/95mmHg,脉搏 90 次 /min,体温 36.0℃,呼吸 18 次 /min。颈静脉平坦。肺部听诊清晰。心脏检查心率和心律正常。无颈静脉扩张、第三心音奔马律或杂音。腹部肥胖,无明显肿块。无腹水。四肢无水肿。

此时,主要的诊断假设是什么? 可能的备选诊断是什么? 是否存在不可漏诊的情况?

鉴别诊断排序

P 先生的鉴别诊断范围广泛,但如前所述,评估低钠血症患者的第一步是复习患者的病史和实验室检查,以寻找提示某一特异诊断的高度特异性的检查结果。这包括血清肌酐,葡萄糖,钾,尿和血清渗透压(图 24-1)。

P 先生的实验室结果:葡萄糖 6.6mmol/L,K^+,3.9mmol/L,血尿素氮(BUN)14mg/dL(5.0mmol/L),肌酐 0.8mg/dL(70.72μmol/L),血清渗透压 254mOsm/L,尿渗透压 80mOsm/L。

基于上述实验室检查结果,主要的诊断假设是什么? 可能的备选诊断是什么? 是否存在不可漏诊的情况? 基于以上鉴别诊断,后续应做哪些检查?

P 先生的血清葡萄糖和肌酐正常,分别排除了因高血糖症和肾衰竭引起的低钠血症。血钾正常,提示没有肾上腺功能不全;血清渗透压低,可确定为低渗性低钠血症,排除假性低钠血症。然而,其尿渗透压异常低,是一个关键线索。由于 ADH(无论分泌正常或失调)促进尿液中水的重吸收,因而也导致尿渗透压升高。其最大稀释的尿液(尿渗透压 <100mOsm/L)提示 ADH 分泌被抑制,引起其低钠血症的原因另有其他机制,特别是某些类型的水中毒。水中毒的原因包括精神性多饮,最近参加马拉松比赛,啤酒性震颤性谵妄,或使用摇头丸。根据患者所穿慢跑服装,怀疑是运动相关的低钠血症(EAH)。表 24-1 列出了 P 先生的鉴别诊断。

表 24-1　P 先生的诊断假设

诊断假设	人口统计学,风险因素,症状和体征	重要检查
主要假设		
运动相关的低钠血症	最近完成高强度的耐力项目(如马拉松),并频繁停下来饮水	尿渗透压
备选假设——最常见的和不可漏诊的		
原发性多饮	精神性疾病史	尿渗透压
备选假设		
使用摇头丸	常见于年轻患者 最近参加聚会或"狂欢晚会" 体温过高、高血压、心动过速、激越	尿毒理学

主要假设:运动相关的低钠血症

教科书内容回顾

运动相关的低钠血症(EAH)常发生于高耐力项目(马

拉松)的进行过程中或完成后数小时之内,在此期间,患者饮用了过量的无溶质水。轻度症状包括乏力、恶心,重度症状包括昏迷、癫痫发作及死亡。

疾病要点

A. 在体力活动 24h 内发生明确的低钠血症。

B. 通常发生在任何类型的长时间锻炼之后,包括半程马拉松、马拉松、超级马拉松、冲刺和全程铁人三项,足球运动员,耐力自行车,及游泳项目。

C. 发生率差别很大。据报告,运动相关的低钠血症的总发生率为运动参与者的 6%,有症状者发生率为 1%。

D. 继发于既有过量液体摄入及在某些患者又有 ADH 分泌失调的复合情况。

　1. 主要危险因素是在运动过程中摄入低渗液体的量超过液体的排出量,表现为体重增加。在运动过程中体重增加 >2kg 的跑步者其低钠血症发生率为 17%,而体重增加 <2kg 的跑步者其低钠血症发生率 <2%。

　　a. 其他的危险因素包括长时间的锻炼和跑步速度缓慢。

　　b. 摄入过多的水或碳水化合物运动饮料都能引起运动相关的低钠血症(与血浆相比,碳水化合物运动饮料仍是明显低渗的)。

　2. 低钠血症本应抑制 ADH 分泌。44% 的发生运动相关的低钠血症的跑步者没有最大稀释的尿液,这一现象提示在某些患者抗利尿激素分泌失调综合征导致低钠血症的发生。

E. 理解运动相关的低钠血症的关键是同其他引起低钠血症的原因相比,其发展速度快。

　1. 发展速度快,导致即使较轻度的低钠血症,也会引起较严重的症状。即使在血清钠浓度为 125~130mmol/L 的患者,血清钠浓度降低 7%~10% 即可出现症状而表现为有症状的低钠血症。

　2. 低钠血症的快速发作,使血浆相对于大脑呈低渗性(大脑渗透压仍正常),导致水渗透性流入大脑,引起脑水肿。

F. 低钠血症和脑水肿引起神经性症状,包括意识模糊、头痛、呕吐、癫痫、昏迷、脑疝,甚至死亡。症状可能不立即发生,但在最初 24h 内出现。

G. 在运动相关的低钠血症患者可能发生非心源性肺水肿。

治疗

A. 预防

　1. 应建议运动员在运动前和运动后测量体重,并劝告其避免超重(>2kg)。

　2. 口渴应该作为马拉松比赛过程饮水的指导,而不是固定的、定期的液体摄入。

　3. 在耐力项目中偶尔进行体重检查也可以检测有明显体重增加的运动员发生运动相关的低钠血症的风险。

B. 治疗

　1. 在耐力项目过程中或之后倒下或有神经系统症状的人,应立即进行运动相关的低钠血症(以及高钠血症、体温过高、低血糖症和心肌梗死)的评估。

　2. 认识到急性低钠血症的治疗不同于慢性低钠血症是至关重要的(表 24-2)。运动相关的低钠血症发展迅速,采取积极的措施进行纠正和治疗是安全的,应该推荐使用。这同大多数慢性低钠血症患者不同,此类患者快速纠正低钠可能引起危及生命的并发症——渗透性脱髓鞘综合征(osmotic demyelination syndrome,ODS)见表 24-3。

　3. 治疗方法的选择取决于症状的严重程度,不仅仅是钠的浓度。

　　a. 无论症状的严重程度,低渗或等渗盐水(生理盐水,乳酸林格液)或口服低渗液体是禁忌的,因为对 ADH 水平升高的患者可能会使低钠血症病情恶化。

　　b. 对重度症状患者:

　　　(1) 对低钠血症(≤125mmol/L)和症状严重(意识模糊、癫痫、昏迷)患者,推荐使用 3% 生理盐水(高渗盐水)。

　　　(2) 推荐首先静脉注射 100mL(3% 生理盐水)。如有必要,可以重复两次(每隔 10min)。如果有即将发生脑干疝的征象(昏迷、癫痫),可以使用单次较大的剂量。

　　　(3) 2015 年共识指南也建议对昏迷、癫痫(继发于耐力项目)患者注射第一剂 3% 生理盐水,而且不应迟于低钠血症确诊之时。

　　c. 对轻度症状患者:

　　　(1) 对恶心、头晕、头昏目眩(但没有严重症状)的患者可以静脉注射或口服高渗盐水,或进行观察,直至有尿液排出。

　　　(2) 由于有病情快速恶化的可能性,对患者进行持续观察很重要。

诊断

医生询问了陪同 P 先生就诊的兄弟,他声称 P 先生从不慢跑,只是喜欢穿慢跑服装。P 先生既不饮酒也不滥用药物。但他不清楚 P 先生的其他病史。

以上信息达到了拟诊运动相关的低钠血症的最低标准吗? 排除了鉴别诊断吗? 如要排除鉴别诊断,还需要做其他检查吗?

表 24-2　低钠血症的诊断方法

	严重症状[1] 或 急性低钠血症[2]	慢性低钠血症:(病程 >48h)[3]	
		目标值	最大值
目标值	紧急增加 4~6mmol/L≤6h 每小时测量血清钠浓度直到达到目标值	4~6mmol/(L·d)[4]	≤6~8mmol/(L·d)[4]
干预措施	100mL[5] 3% NaCl 超过 10min 如果病情需要[6],可以每隔 10min 重复 2 次 轻中度症状:0.5~2mL/(kg·h)	根据病因而定。见正文	根据病因而定。见正文:
反向治疗预防渗透性脱髓鞘综合征的指征	通常没有必要	超过最大纠正率。可供的选择包括[7]: ● 每 8h 注射 2~4μg 去氨加压素 ● 注射 3mL/(kg·h) 静脉注射 5% 葡萄糖水溶液[dextrose(5%) in water,D5W]超过 1h ● 重复 5% 葡萄糖水溶液直到血清钠浓度在限定范围内 ● 停用伐普坦类药物(vaptan) ● 每小时跟踪血清钠含量	

[1] 严重症状患者包括昏迷或癫痫发作患者。

[2] 急性低钠血症可能出现在因服用摇头丸、最近参加马拉松比赛(数小时之内)、急性水中毒或者那些被证明是 48h 内新出现低钠血症的患者。当威胁生命的症状减轻或血清钠浓度高于 120mmol/L 时,应当停止治疗。

[3] 慢性低钠血症患者血钠浓度 <120mmol/L 时有发生渗透性脱髓鞘综合征的风险。目标是为了将这种并发症的风险降到最低。见表 24-3。

[4] 一旦达到 24h 的目标,应停止静脉治疗(如果使用伐普坦类药物也应停止),持续的尿液水分丧失应用 5% 葡萄糖水溶液或口服水替代。另外,醋酸去氨加压素(DDAVP)可用于防止进一步的无溶质水尿液丧失(但在使用伐普坦类药物治疗的患者中可能无效)。

[5] 较小的患者 2mL/kg。

[6] 如果危及生命的症状减轻,停止 3% 生理盐水。

[7] 如果初始血清(钠)浓度≥120mmol/L,那么发生渗透性脱髓鞘综合征的风险就很小,没有必要采取干预措施来减缓快速纠正的速度。

ODS,渗透性脱髓鞘综合征。

表 24-3　渗透性脱髓鞘综合征(ODS)

1. 渗透性脱髓鞘综合征是慢性重度低钠血症(血清钠浓度 <120mmol/L 达 2 天或 2 天以上)患者过度快速纠正的威胁生命的并发症

2. 急性低钠血症使血清相对于脑星形胶质细胞而呈钠低渗性,引起水流入,星形胶质细胞肿胀和脑水肿

3. 在慢性低钠血症(>48h),脑星形胶质细胞将摩尔渗透压挤出,降低其细胞内渗透压,使之与低渗的血清相匹配。这个适应过程使水流出细胞外,减轻脑水肿

4. 快速纠正慢性低钠血症使血清相对于低渗性脑星形胶质细胞呈高渗性,引起水流出细胞外,损害细胞骨架和 DNA,可引起细胞死亡和脱髓鞘

5. 渗透性脱髓鞘综合征的主要危险因素是对显著慢性低钠血症的快速纠正(≤120mmol/L 时几乎总是发生,≤105mmol/L 时经常发生)

6. 在低容量性低钠血症、利尿剂相关的低钠血症、皮质醇缺乏症治疗、Na+<105mmol/L、低钾血症、酒精滥用、营养不良、晚期肝病和伐普坦类药物治疗患者,其发生渗透性脱髓鞘综合征的风险增加

7. 最常发生于脑桥,也可累及白质的其他部位

8. 发生于纠正后 2~6 天

9. 可以发生痉挛性四肢麻痹、假性延髓麻痹、构音障碍、吞咽困难、复视、昏迷、运动障碍、癫痫、共济失调、行为障碍和死亡

10. 直到症状出现 4 周,MRI 显示的病变并不明显

11. 当血清钠的纠正速度太快时,去氨加压素和 5% 葡萄糖水溶液曾被使用以减慢或逆转血清钠浓度的升高

12. 对于有高度风险发生渗透性脱髓鞘综合征的患者,可预先联合使用去氨加压素与 3% 生理盐水,预防血清中钠含量的快速上升

很显然,P先生的兄弟提供的病史资料排除了运动相关的低钠血症、啤酒性震颤性谵妄和使用摇头丸的可能。因此,应当考虑水中毒的其他原因,如精神性多饮。

鉴别诊断:精神性多饮

教科书内容回顾

精神性多饮常发生于有精神疾病史和原因不明的低钠血症患者。患者不清楚(或不承认)过量水分摄入。过量水分摄入和低钠血症也偶见于由于医疗过程中摄入过多的水分。

疾病要点

A. 在低钠血症大多数其他原因中,ADH升高(无论ADH分泌失调与否),使远端肾小管对水分重吸收,导致尿液浓缩。与之相反,精神性多饮患者摄入水分的增加抑制了ADH分泌,增加无溶质水的排出而使尿液稀释。

B. 只有当大量摄入的水分足以超过尿液无溶质水的最大排出量而致血清钠浓度稀释时,低钠血症才会发生。这通常需要每天摄入>8~10L液体。(在肾功能减退的患者,由于不能排出大量的无溶质水,较少的水摄入也可引起低钠血症。)

C. 因此,尿渗透压通常呈最大稀释状态(约40~100mOsm/L),这是诊断的关键。

D. 据报道,6%~20%的慢性、住院精神疾病患者存在精神性多饮(抗利尿激素分泌失调综合征也见于精神疾病患者)。

E. 其他自愿的水中毒原因包括大学生(和其他人员)饮用过量的水作为挑战。也偶见于患者远远超出医疗推荐的饮水量。

F. 并发症继发于低钠血症和显著的多尿[尿失禁,低钙血症,肾积水(由于大量尿液排出)],以及心力衰竭。

循证医学诊断

A. 禁水试验限制患者水分的摄入。由于其水排出功能正常,患者迅速排出过多的水,低钠血症很快消退。然而,在重度低钠血症患者(Na≤120mmol/L),进行禁水试验应慎重,以避免低钠血症纠正过快和渗透性脱髓鞘综合征的出现。

B. 尿渗透压:

1. 平均尿渗透压(144±23)mOsm/L。而抗利尿激素分泌失调综合征患者尿渗透压500mOsm/L,低容量性低钠血症患者539mOsm/L。

2. 令人惊奇的是,并非所有精神性多饮患者都有最大稀释的尿液。有些问题可以加剧精神性多饮的低钠血症,而使诊断复杂化。

a. 间歇性精神病发作可引起短暂的ADH释放或者肾脏对ADH反应性增强。

b. 此外,恶心或精神病药物可诱导抗利尿激素分泌失调综合征(包括选择性5-羟色胺再摄取抑制剂和吩噻嗪类)伴随发生。这加重低钠血症,并可产生高于预期的尿液渗透压。

C. 由于大量水分排出致尿钠浓度稀释,因而尿钠浓度常在低水平(尽管血容量正常,平均18mmol/L)。这可能错误提示为血容量不足。然而,钠排泄分数(fractional excretion,FE)是血容量和钠调节的更准确的测量指标,在66%的患者>0.5%。

D. 中枢神经系统肿瘤可以触发多饮并引起低钠血症。在做出精神性多饮的诊断前,建议进行中枢神经系统影像学检查。

治疗

A. 针对严重神经性症状(如癫痫、昏迷),可以使用高渗性盐水。

B. 在其他患者,谨慎限制无溶质水的摄入可使血清钠浓度逐渐恢复正常。值得强调的是,限制水的摄入对水中毒患者比其他原因引起低钠血症的患者更为有效。低钠血症纠正过快使患者有发生渗透性脱髓鞘综合征的风险,必须避免。

C. 表24-2总结了低钠血症的治疗方法。

病例解决方案

当P先生恢复了正常意识后,他叙述说2天前发现尿中有血,于是他开始在过去的36h成加仑地尽可能多饮水,以防止在膀胱中形成血凝块阻塞排尿(由于出现下腹痛,他担心已经发生)。他否认饮用啤酒和娱乐性药物滥用,以及最近参加耐力性活动。

根据以上临床信息是否足以得出水中毒的诊断?如不能,还需要哪些额外信息?

P先生的病史和低尿渗透压确诊为水中毒,本病例是由于主动饮用大量水所致。放置留置尿导管,使膀胱通畅,在接下来的24h其自发性水利尿使血清钠浓度升至137mmol/L。然而,由于其低钠血症的发生是急性的(<48h),因而不存在发生渗透性脱髓鞘综合征的风险。教育患者限制饮水量。

主诉

D 先生,62 岁,由警察局送到急诊室。患者定向障碍,意识模糊。实验室检查血清钠浓度为 118mmol/L。

此时,主要的诊断假设是什么? 可能的备选诊断是什么? 是否存在不可漏诊的情况? 基于以上鉴别诊断,后续应做哪些检查?

显然,D 先生的问题包括谵妄和明显的低钠血症。虽然引起谵妄的其他原因应当考虑(见第 11 章),但由于患者低钠血症严重而且可能导致谵妄,因此对低钠血症进行评估显得很有必要。

鉴别诊断排序

由于处于意识模糊状态,D 先生不能讲述病史。需要查阅其病历。实验室检查结果:葡萄糖 5.6mmol/L,K⁺ 3.8mmol/L,血尿素氮(BUN)28mg/ dL (10mmol/L),肌酐 1.0mg/dL (88.4μmol/L),血清渗透压 252mOsm/L。尿渗透压 480mOsm/L。

基于上述实验室检查结果,足以得出诊断吗? 如不能,还需要哪些额外信息?

D 先生的血清葡萄糖和钾浓度正常,排除了明显高血糖症性低钠血症,降低了原发性肾上腺功能不全引起的低钠血症的可能性。尿渗透压高足以有效地排除水中毒(由精神性多饮、啤酒性震颤性谵妄或使用摇头丸引起)。血清渗透压低确定是真性低渗透性低钠血症,排除假性低钠血症。血清肌酐正常,排除肾衰竭。

通常,最初的实验室结果不是诊断性的。这种情况下,为了使鉴别诊断更加聚焦,第二个关键步骤是确定 D 先生在临床上属于高容量性,正常容量性,或者低容量性低钠血症(图 24-2)。

体检:男性,衣衫不整,头发凌乱,面容看似大于 42 岁。身体散发出酒精气味。生命体征:血压 90/50mmHg,脉搏 90 次 /min,体温 36.0℃,呼吸 18 次 /min。没有体位性改变。颈静脉平坦。肺部听诊清晰。心脏检查心率和心律正常。无颈静脉扩张、第三心音奔马律或杂音。腹部肿胀,两侧隆起。四肢检查显示 3+ 压陷性水肿。

此时,主要的诊断假设是什么? 可能的备选诊断还是什么? 是否存在不可漏诊的情况? 基于以上鉴别诊断,后续应做哪些检查?

D 先生外周性明显水肿提示其为高容量性。临床上诊断高容量性患者的最后一步是对可能的诊断通过寻找危险因素、相关症状和体征进行研究和鉴别,这些可能的诊断包括:心力衰竭、肾病综合征、肝硬化和肾衰竭。在这些可能的诊断中,肝硬化可能性最大。患者散发出酒精气味提示患者有酒精滥用和肝脏疾病的嫌疑,腹部向两侧隆起提示由肝硬化引起的腹水。尽管 D 先生没有第三心音奔马律和颈静脉扩张,心力衰竭仍有可能。由于没有足够敏感的检查结果能排除心力衰竭(心力衰竭也可引起腹水),因此心力衰竭仍应纳入考虑范围。由于肌酐正常,可以有效地排除肾衰竭。由于缺乏患者蛋白尿或血清白蛋白水平的信息,肾病综合征仍有可能。表 24-4 列出了鉴别诊断。

表 24-4 D 先生的诊断假设

诊断假设	人口统计学,风险因素,症状和体征	重要检查
主要假设		
肝硬化	病史:重度酒精滥用,丙型肝炎或慢性乙型肝炎,食管静脉曲张 体检:巩膜黄疸,蜘蛛痣,男性乳腺发育,腹水(腹部向两侧隆起,移动性浊音),脾肿大	血清白蛋白,ALT,AST,胆红素,GGT,碱性磷酸酶,PT,PPT,乙型肝炎表面抗原,丙型肝炎抗体,肝脏超声和多普勒检查
备选假设——最常见的和不可漏诊的		
心力衰竭	心肌梗死或控制不良的高血压病史,第三心音奔马律,颈静脉扩张,肺部检查湿啰音,外周性水肿	超声心动图,心电图
备选假设		
肾病综合征	泡沫尿,糖尿病,系统性红斑狼疮病史	血清白蛋白,尿液分析,晨尿尿蛋白 / 尿肌酐比值,血尿素氮,肌酐,24h 总蛋白

ALT,丙氨酸转氨酶(谷丙转氨酶);AST,天冬氨酸转氨酶(谷草转氨酶);GGT,γ - 谷氨酰转肽酶;PT,凝血酶原时间;PTT,部分促凝血酶原激酶时间。

D 先生的病历记录显示他有长期的酒精相关并发症。6 个月前,曾因食管静脉破裂曲张出血住院。

根据以上临床信息是否足以得出肝硬化的诊断? 如不能,还需要哪些额外信息?

主要假设:肝硬化

教科书内容回顾

见第 17 章,关于水肿的完整讨论。肝硬化患者可有腹水,静脉曲张破裂出血,脑病,黄疸,低白蛋白血症,凝血功能障碍,转氨酶升高。

疾病要点

A. 低钠血症是晚期肝硬化的一个指标,在蔡尔德 - 皮尤改良评分(Child-Pugh)A 级患者中发生率为 3%,B 级患者发生率为 16%,C 级 31%。

B. 低钠血症,尤其是没有明确起因的低钠血症,同发生频率较高的不良结局有关(包括肝肾综合征、肝性脑病、自发性细菌性腹膜炎和死亡)。

  1. 一项住院患者的研究报道无低钠血症的肝硬化患者死亡率为 25%,而伴有低钠血症的患者死亡率为 93%。一项门诊患者的研究报道无低钠血症的肝硬化患者 3 年死亡率为 23%,而伴有低钠血症的患者的 3 年死亡率为 53%。

  2. 低钠血症的程度越严重,患肝肾综合征和肝性脑病的风险越高(表 24-5)。

C. 在肝硬化和腹水的患者中,其中 22% 的患者血清钠浓度 ≤130mmol/L。

D. 肝硬化患者低钠血症的致病机制:

  1. 有效循环血容量降低(由低白蛋白血症,内脏和全身动脉扩张引起)使血压降低,触发 ADH 释放,进而引起尿潴留和低钠血症。其他肾脏内的改变也有助于低钠血症的发生。

  2. 非甾体抗炎药(NSAID)可以降低肾小球滤过率(GFR),加重水肿和低钠血症。非甾体抗炎药还可以降低肾脏前列腺素 E_2(PGE$_2$),PGE$_2$ 的作用是拮抗 ADH。

E. 低钠血症可与高氨血症协同作用加重脑水肿和脑病。

循证医学诊断

A. 虽然一些体检结果对诊断肝硬化是特异性的,但都没有足够的敏感性来排除患者的肝硬化。

B. 然而,因为低钠血症发生于肝硬化晚期,某些体检结果在伴低钠血症的肝硬化患者中是常见的。

表 24-5　肝硬化患者伴有与不伴有低钠血症的临床表现比较

	不伴有低钠血症患者	伴有低钠血症患者
肝脏体积缩小	25%	85%
蔡尔德 - 皮尤改良评分 C 级	31%	60%
血压	112/59mmHg	99/54mmHg
肝肾综合征	5%	17%~85%[1]
肝性脑病	15%	38%

[1] 肝肾综合征的发病率在伴有低钠血症和肝硬化的患者中差异很大,反映出不同患者群体的肝肾综合征发病率。据报道,因急性并发症住院的患者,其肝肾综合征发病率为 85%。

  1. 100% 出现腹水。

  2. 59% 的患者可出现外周性水肿。

在低钠血症患者,腹水是肝硬化一个很敏感的体征。如果无腹水可有效地排除这些患者有肝硬化。

C. 实验室检查

  1. 平均尿钠浓度 4mmol/L(在停用利尿剂 5 天后测定)。(有效循环血容量减少导致肾脏钠的重吸收增加。)

  2. N 末端脑钠肽前体(NT-proBNP)。心力衰竭患者也偶可引起腹水,而错误地提示为肝硬化。一项对腹水患者的研究发现,血清 NT-proBNP 可区分心力衰竭和肝硬化。98% 的肝硬化患者血清 NT-proBNP<1 000pg/mL,而心力衰竭患者 NT-proBNP>1 000pg/mL。(血清 NT-proBN>1 000pg/mL 的患者可能同时患有心力衰竭和肝硬化。)

治疗

A. 由于低钠血症发展缓慢,由低钠血症引起的重度症状不常见。出现重度神经系统症状(昏迷或癫痫发作)和重度低钠血症的患者应紧急应用高渗(3%)生理盐水治疗。

B. 与所有慢性低钠血症患者类似,必须注意确保不能因为治疗导致血钠浓度上升过快。快速纠正血钠浓度可能引起渗透性脱髓鞘综合征而出现灾难性的神经损害(表 24-3)。表 24-2 列出了当前推荐使用的血清钠最大升高速度的指南。

C. 没有证据表明治疗能提高生存率,因此对血清钠浓度 ≥120mmol/L 的无症状患者,不推荐进行治疗。

D. 对重度低钠血症患者(<120mmol/L)尤其是有临床症状者,推荐限制液体摄入。

E. 伐普坦类药物(ADH 受体拮抗剂):对于肝硬化患者,美国 FDA 不推荐使用伐普坦类药物。

诊断

实验室检查结果：白蛋白含量为 21g/L，胆红素 6.2mg/dL，AST 85U/L，ALT 45U/L，国际标准化比值（international normalized ratio，INR）1.8。腹部超声显示中度腹水和肝脏体积变小、结构粗糙，提示肝硬化。

以上信息达到了拟诊肝硬化的最低标准吗？排除了鉴别诊断吗？如要排除鉴别诊断，还需要做其他检查吗？

D 先生的检查结果相当明确地表明所患疾病为继发于肝硬化的高血容量性低钠血症。以前有静脉曲张和腹水说明患有门静脉高压，而黄疸、低白蛋白血症、INR 升高提示肝脏的合成衰竭。继发于酒精性心肌病的心力衰竭仍有可能。其他引起高血容量性低钠血症的原因，如肾病综合征，也有可能，但可能性不是太大。

鉴别诊断：心力衰竭和低钠血症

教科书内容回顾

典型的心力衰竭患者主诉有呼吸急促、劳力性呼吸困难、疲乏、端坐呼吸（见第 15 章，关于心力衰竭的完整讨论）。

疾病要点

A. 低钠血症可见于严重心力衰竭患者，并与死亡风险增加有关。

B. 伴有心力衰竭和低钠血症的患者体内钠的总量增加，导致血容量超负荷和水肿。

C. 此外，无溶质水的清除也受到损害。水潴留超过钠潴留，导致低钠血症。

   1. 无溶质水的清除受损在很大程度上是继发于抗利尿激素水平升高。当心输出量低时，触发颈动脉压力感受器，刺激抗利尿激素释放，增加水在肾集合管中的重吸收，从而导致低钠血症。

   2. 导致低钠血症的其他因素包括肾小球滤过率降低（由于肾灌注减少）和近端钠重吸收增加。为了排出无溶质水，钠必须输送到更远的地方，在那里，钠可以从肾小管不通透的部分被泵出，留下无溶质水可被排出。

3. 如果使用噻嗪类利尿剂（但通常不是髓袢利尿剂），可加重低钠血症。

循证医学诊断

见第 15 章。

治疗

A. 潜在心力衰竭的治疗

   1. 同其他心力衰竭患者的治疗类似（见第 15 章）。

   2. 血管紧张素转换酶（angiotensin-converting enzyme，ACE）抑制剂：

      a. 可帮助将钠恢复至正常水平。ACE 抑制剂（和血管紧张素受体阻滞药）改善心输出量，降低抗利尿激素分泌，促进无溶质水的排出。ACE 抑制剂还直接在肾集合管拮抗抗利尿激素的作用。

      b. 低钠血症的心力衰竭患者通常激活了肾素血管紧张素系统，易患 ACE 抑制剂诱发的低血压。因此，应用 ACE 抑制剂治疗应从低剂量开始。

   3. 髓袢利尿剂既可以治疗血容量过多，也可以治疗低钠血症。

   4. 避免使用非甾体抗炎药，它可以降低前列腺素依赖的肾脏血流量，并使肾功能恶化。

B. 低钠血症的治疗

   1. 症状严重的低钠血症（昏迷、癫痫发作）患者应当接受 3% 生理盐水治疗（表 24-2）。为了预防血容量超负荷，应同时使用呋塞米（furosemide）。

   2. 髓袢利尿剂，见上述。

   3. 无症状或轻微症状患者：

      a. 每天饮水量限制在 1 000mL 以下，对血容量超负荷的患者加用呋塞米以促进尿钠排泄和增强无溶质水的排出。

      b. 如果限制无溶质水和呋塞米治疗达不到治疗效果，可以选用抗利尿激素受体拮抗剂（伐普坦类药物）（表 24-6）。然而，为了确保血清钠的纠正速度不要太快，患者需要住院治疗并小心监护。疗程应限制在 30 天之内，并禁用于肝脏疾病患者。

      c. 应小心地监控血清钠升高的速度。血清钠升高的目标值和最大速度应遵循最近的推荐指南（表 24-2）。如果血清钠的纠正超出限定的范围，应该用对抗疗法使血清钠减少（表 24-3）。

      d. 停用噻嗪类利尿剂。

表24-6 低钠血症的血管升压素受体拮抗剂（VRA）治疗

可选用药品	托伐普坦（口服选择性） 考尼伐坦（静脉注射非选择性）
副作用	口渴 转氨酶升高 肾功能减退（考尼伐坦） 可能发生低钠血症纠正速度过快和渗透性脱髓鞘综合征
对接受伐普坦类药物治疗的患者，最大限度地降低ODS风险的建议	治疗开始时将患者收入院 在治疗开始的24~48h内，每6~8h测量一次血清钠浓度 不要在其他升高血清钠浓度的治疗（如限制液体摄入或应用3%生理盐水）的同时或者之后立即使用 如果患者不能吞饮液体（意识模糊，禁食），停用
美国FDA指南[1]	美国FDA建议使用不超过30天

[1] 批准应用于正常容量性和高容量性低钠血症。未注明可用于低容量性低钠血症。未批准可用于肝硬化或肝脏病病患者。不推荐用于症状严重的低钠血症患者（<120mmol/L）。

鉴别诊断：肾病综合征

教科书内容回顾

见第17章。患者的典型主诉为水肿。

疾病要点

A. 病变可以是原发性和特发性的（如微小病变性肾病）或继发于全身性疾病（如糖尿病，恶性肿瘤）。

B. 肾小球病变导致白蛋白尿和低白蛋白血症。

1. 低白蛋白血症降低胶体渗透压，使有效循环血容量减少。

2. 有效循环血容量减少导致钠潴留（可因肾衰竭加重）。

3. 钠潴留和低白蛋白血症这两个因素结合在一起导致水肿和血容量过多。

4. 无效循环血容量也可触发抗利尿激素释放，减少无溶质水的清除，促进低钠血症。

5. 假性低钠血症也可继发于显著的高甘油三酯血症。

循证医学诊断

A. 肾病综合征的特征是每天尿蛋白排出≥3.5g，水肿，低白蛋白血症和高脂血症。

B. 肾活检可以识别某些基础疾病情形。

治疗

A. 限制无溶质水的摄入。

B. 伐普坦类药物对治疗那些对限制水的摄入无明显反应的，肾小球滤过率>50mL/min的患者有效。

病例解决方案

 超声心动图显示左心室功能正常，而尿液分析显示只有1+的蛋白尿，不提示肾病综合征。行腹腔穿刺术以排除自发性细菌性腹膜炎，结果正常。

D先生的病史、体检和实验室检查结果都清楚表明其患有严重肝硬化。通过超声心动图和尿液分析有效地排除了心力衰竭和肾病综合征。治疗决策的关键是确定提升其血清钠的速度。患者的几个特征提示，为了避免血清钠纠正过快，治疗应该格外小心。首先，他没有严重的神经症状（昏迷或癫痫发作），因此没有立即迅速纠正的强制需求。其次，低钠血症的发生可能是慢性的。慢性低钠血症和肝脏疾病这两个因素增加了患者渗透性脱髓鞘综合征的风险，该综合征可发生于慢性低钠血症纠正过快时，是一种潜在致命性的神经系统并发症（表24-3）。对其治疗的一个重要方面是确保安全、逐渐的将其血钠浓度恢复到正常水平。

 D先生的轻度低钠血症被缓慢地纠正。其治疗开始采用限制无溶质水摄入，其血清钠浓度逐步提升到128mmol/L。其精神状态恢复正常。

主诉

 病例 3
L女士，60岁，因主诉乏力和疲劳来就诊。既往史中，值得注意的只有高血压，用氨氯地平治疗。常规化验血清钠浓

度为123mmol/L。钾和其他电解质及肌酐正常。葡萄糖6mmol/L，血尿素氮（BUN）28mg/dL（10mmol/L）。后续实验室检查：血清渗透压265mOsm/L，尿渗透压470mOsm/L。

 此时，主要的诊断假设是什么？可能的备选诊断是什么？是否存在不可漏诊的情况？基于以上鉴别诊断，后续应做哪些检查？

鉴别诊断排序

再强调一次，评估低钠血症患者的第一步是复习其病史、体检和初始的实验室检查结果，以寻找指向特定诊断的高度特异性的线索（如使用噻嗪类药物、最近参加马拉松比赛、明显的高血糖症、原因不明的高钾血症、最大稀释度的尿液或正常血清渗透压）（图 24-1）。L 女士没有使用噻嗪类利尿剂，血糖和血钾正常，排除明显的高血糖症性低钠血症，原发性肾上腺功能不全的可能性也较小。尿渗透压正常排除某种形式的水中毒。血清肌酐正常（排除肾衰竭）而血清渗透压低，可以肯定是真性低渗透性低钠血症，并排除假性低钠血症。第二个关键步骤是对 L 女士的血容量状态进行分类，属于高容量性、正常容量性还是低容量性（图 24-2）。应仔细检查以寻找血容量过多的体征（水肿、颈静脉扩张、第三心音奔马律、湿啰音或腹水），或血容量不足的体征（低血压、心动过缓或直立性低血压）。

L 女士否认任何提示血容量丧失的病史（呕吐、腹泻或过量排汗）。否认提示高血容量的症状如水肿、劳力性呼吸困难或端坐呼吸。她没有任何与高血容量状态相关的疾病史（心力衰竭、肝硬化、肾脏疾病或肾病综合征）。体检：血压正常，从坐位到直立位血压无明显改变。无胫前或足部水肿。心血管系统检查无颈静脉扩张或第三心音奔马律。肺部检查无湿啰音，无腹水体征（腹部向两侧隆起，移动性浊音）。

L 女士的病史和体检结果提示其血容量状态既不是高容量性也不是低容量性。因此，应归类为临床上正常容量性。

第三个关键步骤是复习她的尿钠浓度以区分真性正常

血容量和轻微的血容量不足（图 24-3）。

L 女士的尿钠浓度为 60mmol/L。

尿钠浓度升高不支持血容量不足，而同 L 女士血容量正常的临床印象一致。最后一步是探讨正常容量性低钠血症的鉴别诊断（图 24-4）。其原因包括抗利尿激素分泌失调综合征（SIADH）（最常见），继发性肾上腺功能不全和重度甲状腺功能减退症［促甲状腺激素（thyroid-stimulating hormone，TSH）> 50U/L］。虽然其他疾病情形也可引起正常容量性低钠血症（例如，水中毒和使用噻嗪类利尿剂），这些疾病通常可以在开始时根据病史和尿渗透压低而得以诊断。此时，最可能的诊断是抗利尿激素分泌失调综合征。表 24-7 列出了鉴别诊断。进一步了解病史和实验室检查可以帮助进行鉴别诊断的排序。

既往病史：如前所述，L 女士患有高血压，用氨氯地平治疗。尿钠浓度为 60mmol/L。有 40pack-year［译者注：pack-year 是某人在一段时间内抽烟的数量记录，1 个 pack-year 等同于一年内每天抽一包（20 支）烟。］的吸烟史。极少饮酒。否认滥用药物。各系统评估无特殊。TSH 为 2.3mU/L（正常值 <4.0mU/L）。

L 女士的病史不具备特别的诊断价值。她的 TSH 正常，基本上排除了原发性甲状腺功能减退症。其最近的咳嗽症状及吸烟史提示由肺癌引起的抗利尿激素分泌失调综合征的可能。肾上腺功能不全是引起低钠血症的潜在的威胁生

表 24-7　L 女士的诊断假设

诊断假设	人口统计学，风险因素，症状和体征	重要检查
主要假设		
抗利尿激素分泌失调综合征（SIADH）	癌症（或癌症危险因素）病史 不寻常的咳嗽 咳血或淋巴结病 神经系统或肺部疾病 HIV	尿 Na+ >20~30mmol/L 尿渗透压常常 >300mOsm/L 排除甲状腺功能减退症和肾上腺功能不全
备选假设——最常见的		
甲状腺功能减退症	乏力，不耐寒	TSH
备选假设——不可漏诊的		
肾上腺功能不全	长期类固醇皮质激素治疗，垂体疾病，HIV，结节病	血清皮质醇， 促肾上腺皮质激素兴奋试验

SIADH，抗利尿激素分泌失调综合征；TSH，促甲状腺激素。

命的病因,应被视为"不可漏诊的"诊断。

根据以上临床信息是否足以得出诊断? 如不能,还需要哪些额外信息?

主要假设:抗利尿激素分泌失调综合征(SIADH)

教科书内容回顾

患者多为老年人,主诉为摔倒、虚弱或意识模糊。或者,轻度低钠血症可能在血清化验时偶然被发现。

疾病要点

A. 是低钠血症最常见的原因。

B. 尽管低渗和血容量正常,继发于抗利尿激素分泌失调。

C. 尽管水潴留,患者临床上表现为血容量正常。轻微的血容量增加导致尿钠丧失。

D. 病因学:很多疾病可引起抗利尿激素分泌失调综合征,包括:

1. 神经系统疾病,占9%~26%:例如,蛛网膜下腔出血、脑卒中、脑膜炎、肿瘤或创伤。

2. 胸腔内疾病,占11%~19%:例如,肺炎、结核、急性呼吸衰竭。

3. 癌症,占18%~25%:肺小细胞癌的抗利尿激素异位分泌是导致抗利尿激素分泌失调综合征的最常见恶性肿瘤,但是很多其他原因也可导致抗利尿激素分泌失调综合征。

4. 手术后,占7%~11%。

5. 药物,占8%~18%:卡马西平(20%~30% 的患者),奥卡西平,摇头丸,抗利尿激素类似物[血管升压素、醋酸去氨加压素(DDAVP)、催产素(5% 的患者)],氯磺丙脲,非甾体抗炎药(NSAID),抗抑郁药(三环类和选择性 5- 羟色胺重摄取抑制剂),抗精神病药,环磷酰胺,长春新碱,尼古丁,阿片类药物,安妥明,以及其他多种药物。

6. 艾滋病:

   a. 抗利尿激素分泌失调综合征可继发于获得性免疫缺陷综合征(艾滋病)的多种并发症,包括肺孢子菌肺炎、中枢神经系统感染或癌症。

   b. 低钠血症也可继发于 HIV 相关的肾上腺功能不全或腹泻(伴有无溶质水摄入)。

对患有 HIV 和低钠血症的患者评估其有无肾上腺功能不全。

7. 颞动脉炎。

8. 特发性。

E. 重设渗透压稳态(osmostat):

1. 是抗利尿激素分泌失调综合征的一种变异形式,抗利尿激素的分泌被调节以维持血清钠的水平,但处于比正常水平较低的范围。患者在此新的平衡点保持其排泄水的能力。

2. 因此低钠血症不是进展性的。

3. 患者的血清钠浓度常常在 125~135mmol/L。

4. 很稀释的尿液渗透压可见于水负荷试验后(<100mOsm/L)。

5. 病因学与抗利尿激素分泌失调综合征类似。

6. 治疗应针对潜在的疾病。

循证医学诊断

A. 标准

1. 有效血清渗透压低(<275mOsm/L)。可用下面的公式进行计算:
$$有效渗透压 = (2 \times Na^+) + 葡萄糖$$

2. 在正常饮食摄入钠的患者,尿钠浓度 >30mmol/L(因为患者常常血容量正常,没有刺激使钠过度重吸收,因而被排出)。然而,对饮食摄入钠量低的患者(13%~42% 的患者),其尿钠浓度和钠排泄分数(FE_{Na^+})可能都低。

3. 尿渗透压不合常理的没有达到最大限度的稀释。尿渗透压 >100mOsm/L,常常 >300mOsm/L。(抗利尿激素引起水在肾小管重吸收,使尿液浓缩。)

4. 患者没有正在使用利尿剂。

5. 患者临床上属于正常容量性。

6. 必须排除引起正常容量性低钠血症的其他原因(甲状腺功能减退症、精神性多饮、继发性肾上腺功能不全)。

   a. 继发性肾上腺功能不全可引起正常容量性低钠血症,而且类似于抗利尿激素分泌失调综合征。

   b. 尽管建议对怀疑抗利尿激素分泌失调综合征的患者要排除肾上腺功能不全,但只有 33%~41% 的患者恰当地进行了肾上腺功能不全的评估。

   c. 在开始被怀疑为抗利尿激素分泌失调综合征的患者中,3%~4% 被诊断为继发性肾上腺功能不全。(在 59% 的患者,继发性肾上腺功能不全是由于外源性类固醇使用引起的。)

治疗

A. 确定和治疗潜在的疾病。

1. 审查所用药物。停用任何可能引起抗利尿激素分泌失调综合征的药物。

2. 考虑做胸部和头部 CT 扫描。

3. 抗利尿激素分泌失调综合征经常通过潜在疾病(如癌症、感染)的治疗而消退。如果是癌症引起的,抗利尿激素分泌失调综合征的复发意味着癌症的复发。

B. 值得注意的是,仅使用等渗盐水而不使用呋塞米进行治疗可加重低钠血症,因为抗利尿激素促进水潴留而钠被排出。

对抗利尿激素分泌失调综合征的患者,生理盐水加重低钠血症。

C. 可选择的治疗方法包括限制液体摄入 <800mL/d,盐片,呋塞米与盐片合用,3% 高渗盐水,及抗利尿激素受体拮抗剂。

1. 限制液体摄入 <800mL/d 是常用的治疗方法(蛛网膜下腔出血患者除外)。值得注意的是,如果尿渗透压 >500mOsm/L,限制液体摄入作为唯一的治疗措施是不太可能成功的。

2. 盐片可增加尿渗透压并促进水的排出增加。

3. 由于呋塞米降低肾髓质溶质的浓度(肾髓质溶质的浓度产生水潴留的渗透驱动力),促进水的排泄,因此可作为补盐的有效辅助治疗手段。

4. 3% 高渗盐水有效增强水的排出。

   a. 推荐应用于有严重神经系统症状(昏迷,癫痫发作)的患者(表 24-2)。

   b. 对神经系统症状没有那么严重的重度低钠血症患者(意识模糊,昏睡)也有效,但要注意不要超过推荐的纠正速度(表 24-2),以避免后续发生渗透性脱髓鞘综合征(表 24-3)。

      (1) 常规钠监测对指导治疗至关重要。虽然运用大量的计算预测对治疗的反应(生理盐水或 3% 生理盐水),肾脏对治疗的反应致使这些预测常常不准确,而且偶尔严重不准确。

      (2) 高渗盐水可以单独或者同呋塞米一起使用。

5. 可以使用抗利尿激素受体拮抗剂(伐普坦类药物),但是在基线钠浓度 <120mmol/L 的患者中的 27% 可引起快速危险的血清钠浓度升高。因此,使用时应小心监测。

6. 去甲基金霉素(demeclocycline)可降低肾对抗利尿激素的敏感性,但可能引起肾毒性和光敏性,很少使用。

诊断

如前所述,L 女士临床上血容量正常,血清渗透压 265mOsm/L,尿渗透压 470mOsm/L,尿钠浓度为 60mmol/L。

以上信息达到了拟诊抗利尿激素分泌失调综合征的最低标准吗? 排除了其他引起正常容量性低钠血症的诊断吗? 如要排除鉴别诊断,还需要进行其他检查吗

事实上,L 女士满足所有抗利尿激素分泌失调综合征的诊断标准。她渗透压低,临床上血容量正常,这一点可由其尿钠浓度升高及尿液渗透压升高所证实,她的促甲状腺激素正常(排除了重度甲状腺功能减退症所导致)。剩下的唯一标准就是排除肾上腺功能不全,前已述及,这是类似于抗利尿激素分泌失调综合征的,可能危及生命的疾病。如果确诊为抗利尿激素分泌失调综合征,就需要查找其潜在的原因。

鉴别诊断:肾上腺功能不全

教科书内容回顾

患者可有乏力、体重减轻、恶心、呕吐、直立性低血压(orthostasis)、腹痛,或者急性症状,如提示感染性休克(如低血压和发热)的临床特征。肾上腺功能不全也可引起低血糖症。原发性和继发性肾上腺功能不全都可引起低钠血症。

疾病要点

A. 病理生理学

1. 肾上腺功能不全可能是原发性或者继发性的。

   a. 当肾上腺损伤导致皮质醇产生不足时,就会发生原发性肾上腺功能不全。由于皮质醇缺乏,刺激下丘脑 - 垂体轴代偿分泌促肾上腺皮质激素(ACTH)。

   b. 当下丘脑 - 垂体系统损伤,引起促肾上腺皮质激素分泌不足,进而导致对肾上腺刺激不足和皮质醇缺乏,就会发生继发性肾上腺功能不全。

2. 无论何种情况(原发性和继发性肾上腺功能不全),皮质醇水平都是低的。正常情况下,皮质醇抑制抗利尿激素分泌。皮质醇降低导致抗利尿激素水平升高而促进低钠血症的发生。

3. 原发性肾上腺功能不全。

   a. 肾上腺破坏常常引起皮质醇及其他肾上腺激素的合成减少。醛固酮,脱氢表雄酮(dehydroepiandrosterone,DHEA)和儿茶酚胺的合成受损。

      (1) 醛固酮缺乏导致盐流失和临床血容量不足。血容量不足进而刺激抗利尿激素分泌。最后,醛固酮缺乏也可引起高钾血症。

对伴有高钾血症的低钠血症患者,要高度怀疑原发性肾上腺功能不全。

(2) 脱氢表雄酮缺乏影响女性而不是男性(由于男性有强效的睾丸雄激素)。临床表现可能包括性欲下降,腋毛和阴毛减少,闭经。

(3) 儿茶酚胺的合成也常常受损(自身免疫性肾上腺疾病除外)。

b. 当继发于自身免疫性破坏时,常常同其他自身免疫性疾病有关:甲状腺功能减退症(47%),1 型糖尿病(12%),维生素 B$_{12}$ 缺乏(10%),卵巢功能早衰(6.6% 的女性)。

4. 继发性肾上腺功能不全(下丘脑 - 垂体机能不全)。

a. 促肾上腺皮质激素减少引起皮质醇水平降低,导致抗利尿激素水平升高而引起低钠血症。

b. 低钠血症可由间发的疾病引起,导致皮质醇反应不足;43% 的继发性肾上腺功能不全的患者,当出现低钠血症时有叠加感染。

c. 可能与其他垂体激素的缺乏有关[例如,黄体生成素(luteinizing hormone, LH),促甲状腺激素],引起伴随而来的性腺功能减退症或甲状腺功能减退症。

d. 与原发性肾上腺功能不全不同,继发性肾上腺功能不全患者的肾上腺未被破坏。由于醛固酮分泌主要由肾素 - 血管紧张素系统控制,因而不受影响。所以,继发性肾上腺功能不全患者血容量正常,而且不发生高钾血症。

B. 病因学

1. 原发性肾上腺功能不全的病因

a. 自身免疫性肾上腺炎(发达国家 80%~90% 的病例)。

b. HIV 感染:高达 20% 的 HIV 患者有肾上腺功能不全。

c. 结核病(发展中国家最常见的原因)。

d. 较不常见的原因:真菌或巨细胞病毒感染,双侧肾上腺出血(见于感染性休克,服用抗凝血药的患者,脑膜炎球菌脓毒症,术后患者,抗心磷脂抗体综合征),浸润(癌症),遗传性疾病和某些药物(酮康唑、利福平、苯妥英、卡马西平,圣约翰草及其他)。

2. 继发性肾上腺功能不全的病因(下丘脑 - 垂体机能不全)

a. 因皮质类固醇治疗引起的医源性

(1) 高达 50% 的长期用低剂量皮质类固醇治疗的患者(每天口服 >5mg 泼尼松 3 个月以上,吸入、局部或关节内用药)可发生肾上腺功能不全。

(2) 下丘脑 - 垂体 - 肾上腺轴的康复可能需要9~12 个月。

b. 脓毒症

c. 垂体肿瘤(30% 的垂体大腺瘤患者呈现肾上腺功能不全)

d. 较不常见的原因:垂体梗死,创伤性脑损伤,辐照,自身免疫性垂体炎,HIV,结节病,出血,血色素沉着病,空蝶鞍综合征

对有垂体疾病史的患者(垂体大腺瘤、垂体梗死、空蝶鞍综合征),要高度怀疑垂体功能减退症为低钠血症的病因。

循证医学诊断

A. 病史和体格检查

1. 急性肾上腺功能不全(肾上腺危象)

a. 临床表现常类似感染性休克,低血压(90%),不明原因发热(66%),腹痛(22% 的患者有腹部强直和反跳痛),呕吐(47%)和意识模糊(42%)。患者也可能有不明原因的低血糖症、低钠血症和高钾血症。

b. 每年 8% 的肾上腺功能不全患者发生肾上腺危象,6% 的发作是致命的。

c. 常常被间发的应激所引发(感染、情绪紧张、手术、疼痛及其他多种情况)。

d. 可以是肾上腺功能不全的初始表现。

e. 尽管应激状态下糖皮质激素增加,肾上腺危象仍可发生。

f. 无论原发性或者继发性肾上腺功能不全患者,均可发生肾上腺危象。

2. 慢性肾上腺功能不全

a. 可表现出多种非特异症状(例如,乏力、虚弱、体重减轻、腹部不适、肌肉骨骼疼痛)。

b. 由于皮质醇缺乏引起血管失去张力,无论原发性或者继发性肾上腺功能不全患者,均可出现低血压。由于伴随发生的醛固酮缺乏,更常见于原发性肾上腺功能不全患者(90%)。

c. 色素沉着仅见于原发性肾上腺功能不全患者。

(1) 肾上腺皮质醇分泌不足导致包括促肾上腺皮质素(ACTH)和黑色素细胞刺激素(melanocyte-stimulating hormone)的前体阿黑皮素原(proopiomelanocortin, POMC)的释放代偿性增加。

(2) 常发生于暴露部位,如面部、手背、指关节,以及指间关节的掌侧皱褶和乳房乳晕。颊黏膜也可出现蓝黑色的色素沉着。患者经常呈"棕褐色"。

(3) 较早期的报告显示原发性肾上腺功能不全患

者恒定地出现色素沉着。最近的研究报告显示,色素沉着仅出现于 18% 的原发性肾上腺功能不全患者。

d. 慢性肾上腺功能不全的其他表现:

(1) 虚弱,疲倦,乏力:100%。

(2) 体重减轻和厌食:100%。

(3) 肌肉骨骼症状:94%。

(4) 胃肠道症状:恶心与呕吐 86%~75%,腹泻 16%。

(5) 闭经:25% 女性。

(6) 体位性头晕:12%。

(7) 精神性表现(记忆障碍、谵妄、抑郁、精神病):5%~50%。

(8) 白癜风:10%~20%(另一种自身免疫现象)。

(9) 盐渴望:16%。

(10) 继发性肾上腺功能不全患者,当垂体肿瘤压迫视神经束时,可发生视野缺损。

(11) 女性原发性肾上腺功能不全患者,由于肾上腺分泌的雄激素缺乏,可致阴毛和腋毛脱落。

B. 实验室检查(图 24-5)

1. 指南建议对所有怀疑肾上腺功能不全的患者进行促肾上腺皮质激素兴奋试验(corticotropin stimulation testing,CST)。然而,对很多患者,仅仅通过一次早晨皮质醇测定就可以确定或者排除肾上腺功能不全,而不需要做复杂的促肾上腺皮质激素兴奋试验。

2. 早晨皮质醇水平:

a. 皮质醇分泌呈现明显的昼夜变化。

b. 早晨皮质醇水平有助于确定或否定肾上腺功能不全。

(1) 早晨皮质醇水平 ≥16.3μg/dL(444.9nmol/L) 排除肾上腺功能不全(敏感度为 99.2%)。

(2) 早晨皮质醇水平 ≤3.6μg/dL(99.4nmol/L) 确定为肾上腺功能不全(特异度为 98.4%)。

(a) 对此类患者,早晨 8 时促肾上腺皮质激素测定可鉴别原发性和继发性肾上腺功能不全。

(b) 原发性肾上腺功能不全患者,促肾上腺皮质激素水平升高。

(c) 继发于下丘脑 - 垂体功能障碍的肾上腺功能不全患者,促肾上腺皮质激素水平降低。

(3) 如果早晨促肾上腺皮质激素水平为 3.6μg/dL(99.4nmol/L)~16.3μg/dL(99.4nmol/L),则不具有诊断意义,必须做促肾上腺皮质激素兴奋试验。

3. 促肾上腺皮质激素兴奋试验(CST):

a. 用于早晨促肾上腺皮质激素水平在 3.6μg/dL(99.4nmol/L)~16.3μg/dL(99.4nmol/L)的患者。

b. 检查早晨 8 时促肾上腺皮质激素水平。

(1) 促肾上腺皮质激素水平升高(怀疑原发性肾上腺功能不全)

(a) 肌内注射或者静脉注射 250μg 的 cosyntropin(为一种合成的促肾上腺皮质激素)。

(b) 测定血清皮质醇,60min 后测定。

(c) 血清皮质醇水平 <18μg/dL(500nmol/L) 确定为肾上腺功能不全。

(d) 敏感度为 92%。

(2) 促肾上腺皮质激素水平降低:怀疑继发性肾上腺功能不全

(a) 慢性(>1 个月)继发性或者第三级的肾上腺功能不全引起肾上腺萎缩。肾上腺萎缩导致对外源性促肾上腺皮质激素无反应,而促肾上腺皮质激素兴奋试验阳性 [血清皮质醇水平 <18μg/dL(500nmol/L)]。

(b) 急性继发性肾上腺功能不全患者(例如,最近的垂体梗死或垂体手术)还不能导致肾上腺萎缩。

i. 在此类患者,外源性促肾上腺皮质激素仍可刺激肾上腺而引起适当的皮质醇分泌(译者注:原文为"bump",应为"pump",泵出,此处译为"分泌")。因此,此类患者虽然处于疾病状态,仍有正常的皮质醇反应(假阴性)。

ii. 此类患者需要进行完整的下丘脑 - 垂体轴激惹试验,如胰岛素耐量试验。

iii. 这是需要经验的复杂试验,以避免出现低血糖症并发症。建议咨询内分泌专家。

4. 对 ICU 内急性发病的患者进行肾上腺功能不全的评估是复杂的。

a. 严重的压力因素经常导致皮质醇水平的升高,因此常常不需要做促肾上腺皮质激素兴奋试验(CST)。

b. 然而,对于皮质醇水平低的情况,必须谨慎解释。生病的 ICU 患者其皮质醇结合蛋白(cortisol binding globulin,CBG)水平经常降低。皮质醇结合蛋白低的患者可能其总皮质醇水平低,但事实上其游离皮质醇水平可能正常,因而不会发生肾上腺功能不全。建议咨询内分泌专家。

5. 对确定为原发性肾上腺功能不全的评估。

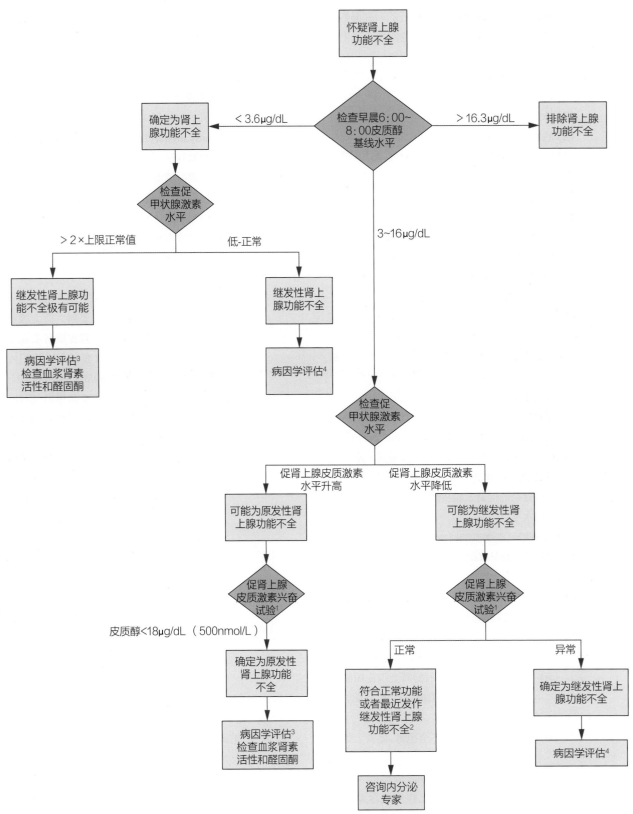

¹ 促肾上腺皮质激素兴奋试验（CST）：静脉推注250μg的cosyntropin（为一种合成的促肾上腺皮质激素），60min后测定血清皮质醇
（正常反应：皮质醇浓度>18μg/dL）。
² 对最近进行垂体手术或发生垂体梗死的患者，应怀疑近期继发性肾上腺功能不全。
³ 对确定为原发性肾上腺功能不全的患者，应审查其用药，进行肾上腺CT检查，HIV，quantiferon gold和21-羟化酶抗体测定。
⁴ 确定为继发性肾上腺功能不全的患者，应进行垂体MRI检查。

图24-5 怀疑肾上腺功能不全的诊断方法

a. 对潜在病因的寻找应包括仔细审查其用药,肾上腺 CT 检查,quantiferon gold,HIV 和 21- 羟化酶抗体测定(寻找自身免疫性肾上腺炎)。

b. 对自身免疫性肾上腺功能不全患者,应评估其有无其他常见相关的自身免疫性疾病(甲状腺功能减退症,1 型糖尿病,维生素 B_{12} 缺乏和卵巢功能早衰)。

c. 应测定血浆醛固酮和血浆肾素活性,以确定患者是否还是盐皮质激素缺乏症(血浆肾素活性升高,伴有正常至低水平的醛固酮,提示盐皮质激素缺乏症)。

6. 对确定为继发性肾上腺功能不全的评估。

a. 应进行垂体 MRI 检查,以寻找肿瘤或梗死。

b. 应对患者其他垂体激素的减少进行评估。

7. 多数但并非全部肾上腺功能不全患者的血清电解质异常。

a. 88% 的原发性或继发性肾上腺功能不全患者发生低钠血症(仅次于引起抗利尿激素释放增加的皮质醇缺乏症)。

b. 50% 的原发性肾上腺功能不全患者由于醛固酮缺乏而发生高钾血症。但继发性肾上腺功能不全患者不发生高钾血症(因为醛固酮分泌正常)。

c. 可发生高钙血症,但不常见。

8. 伴有肾上腺功能不全的低钠血症患者的尿电解质:皮质醇分泌减少引起抗利尿激素水平升高,因此导致出现类似于抗利尿激素分泌失调综合征(SIADH)的实验室检查结果(平均尿钠浓度为 110mmol/L;平均尿渗透压为 399mOsm/L)。

9. 嗜酸性粒细胞增多症见于 17% 的患者。

10. 低血糖症罕见于成人。

治疗

A. 长期治疗

1. 无论原发性和继发性肾上腺功能不全患者,治疗必须能代替正常的皮质类固醇的输出量,而且在应激情况下能够自动增加剂量以预防危及生命的肾上腺危象。

2. 糖皮质激素。

a. 每天剂量:每天 15~25mg 氢化可的松,每天分 2~3 次用药,早晨用最大剂量。

b. 预防肾上腺危象:在很多压力因素下,包括剧烈体力活动、发热性疾病、手术、妊娠等,应当增加用药剂量。此外,如果患者不能口服,应有可用于注射的氢化可的松和医疗提醒手镯。建议咨询有关专家。

3. 盐类皮质激素(用于原发性肾上腺功能不全患者)。

a. 通过检查血浆肾素活性和醛固酮水平,确定患者是否盐皮质激素缺乏症。

b. 如果醛固酮缺乏,每天用 50~100ug 的氟氢可的松治疗。

c. 监测钾浓度和血压。

4. 对女性原发性肾上腺功能不全患者,尽管应用糖皮质激素和盐皮质激素替代治疗,如果幸福感受损或性欲减退,可考虑应用脱氢表雄酮(每天 50mg)。

B. 肾上腺危象的治疗

1. 对于已确诊或者可疑的肾上腺危象患者,静脉注射氢化可的松 100mg,然后,每 6h 静脉注射 50mg。治疗不能因为等待诊断试验结果而推迟。

2. 生理盐水(常常达到 1L/h)。

 当怀疑肾上腺危象时,应当测定血液皮质醇和促肾上腺皮质激素浓度。治疗应当立即开始,而不应等待实验室检查结果。

3. 采用类固醇治疗时,应当密切监测患者,确保不发生低钠血症的过快纠正(表 24-2)。糖皮质激素和液体复苏都抑制抗利尿激素分泌,促进利尿,而可能导致过度纠正。

4. 对于发热患者,应当评估其感染的病因,并给予合适的治疗。不应认为发热是继发于肾上腺功能不全。

5. 建议进行内分泌科会诊。

C. 在伴发甲状腺功能减退症的患者,应在甲状腺素替代治疗(可导致症状加重)开始前,纠正肾上腺功能不全。

病例解决方案

 患者早晨皮质醇浓度 1.2µg/dL(33.1nmol/L)。其促肾上腺素皮质激素浓度为 6µg/dL(10~50µg/dL)[272.47nmol/L (454.11~2 270.55nmol/L)]。

　　该患者的皮质醇水平很低,可以据此诊断肾上腺功能不全,其促肾上腺素皮质激素水平低,可做出继发性肾上腺功能不全的诊断。

 随访 MRI 检查显示患者有大的垂体腺瘤(图 24-6)。给予氢化可的松替代治疗,并转诊到内分泌科和神经外科进一步评估。

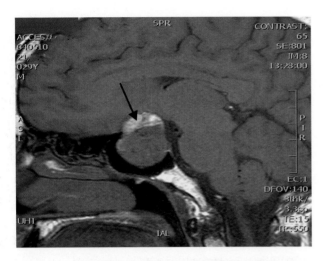

图 24-6　MRI 检查显示患者有大的垂体腺瘤,伴有出血征象(箭头所示)(Reproduced with permission from Fountas A, Andrikoula M, Tsatsoulis A: A 45 year old patient with headache, fever, and hyponatraemia, BMJ. 2015 Feb 24;350:h962.)

 在做出抗利尿激素分泌失调综合征(SIADH)的诊断之前,要始终排除肾上腺功能不全。

其他重要疾病

鉴别诊断:利尿剂诱发的低钠血症(diuretic-induced hyponatremia)

教科书内容回顾

最常见的临床情况是矮小的老年女性,因高血压而服用噻嗪类利尿剂。患者可能无症状,或主诉虚弱、昏睡,或偶尔因低钠血症引起的意识模糊。

疾病要点

A. 低钠血症的最常见原因之一。

B. 常较其他病因引起的低钠血症更为严重(平均血钠浓度,116mmol/L)。

C. 最常见于使用噻嗪类利尿剂的患者,罕见于使用髓袢利尿剂。

D. 更多见于 70 岁以上的患者[比值比(odd ratio, OR)为 3.9]和体重指数(BMI)低的患者。

E. 56%~70% 的患者为女性。

F. 低钠血症可能是多因素的,不同患者的致病机制可能不同。

G. 常常在开始使用利尿剂的 2 周内出现,但如果出现其他引起低钠血症的危险因素,可能稍后发生。

H. 病理生理学:

1. 噻嗪类利尿剂干扰 NaCl 在肾皮质稀释段的转运,引起尿钠排出增多而妨碍肾小管内无溶质水的产生。这限制了无溶质水的排泄。

2. 尿钠排出增多引起血容量不足。

3. 血容量不足可使抗利尿激素的水平升高,而妨碍无溶质水的清除。

4. 血容量不足也降低肾小球滤过率,增加近端钠的重吸收,减少远端钠的转运,而减少无溶质水的清除。

5. 在有些患者,低钠血症的发生是由于摄入水的增多和不依赖于抗利尿激素的水潴留的联合作用。此类患者临床上表现为正常血容量。

I. 非甾体抗炎药(NSAID)可增加噻嗪类利尿剂诱发的低钠血症的风险。

J. 停用噻嗪类利尿剂后,低钠血症可持续存在 1 个月。

循证医学诊断

A. 基于噻嗪类利尿剂使用史做出诊断。

B. 仅 24% 的患者脱水的临床表现明显。

C. 症状包括昏睡 49%,头晕 47%,呕吐 35%,意识模糊 17% 和癫痫发作 0.9%。

D. 尽管血容量减少,如果利尿剂的作用仍存在,尿钠浓度可升高。

治疗

A. 在开始使用噻嗪类利尿剂之后不久,就应该进行电解质检查。

B. 有症状的低钠血症:见表 24-2。

C. 无症状的低钠血症:常常停用利尿剂即可。不应重新使用噻嗪类利尿剂。快速且危险的低钠血症经常复发。

D. 低容量性患者:

1. 考虑用生理盐水谨慎地恢复血容量。

2. 与正常容量性或高容量性患者不同,对低容量性患者进行液体复苏可使血容量恢复并因此抑制抗利尿激素的分泌。抗利尿激素的降低导致水分快速排出及血清钠浓度过度快速而危险的纠正,因而引起渗透性脱髓鞘综合征(ODS)(表 24-3)。如果血清钠浓度或尿排出量急剧上升,应该密切监测血清钠浓度并终止电解质替代治疗(而改用无溶质水)(表 24-2)。

甲状腺功能减退症

甲状腺功能减退症在第 18 章中详细介绍。这里侧重介绍甲状腺功能减退症的低钠血症。

A. 10% 的甲状腺功能减退症患者可发生低钠血症,但有症状者罕见。

B. 部分低钠血症继发于因心输出量减少而诱发的抗利尿激素释放。

C. 只有重度甲状腺功能减退症（TSH>50U/L）才发生典型的低钠血症。轻度的甲状腺功能减退症和低钠血症应考虑其他原因。

低容量性低钠血症综合征

教科书内容回顾

在血容量减少的患者，如果钠的损失（由呕吐、腹泻或过度出汗引起）足以触发抗利尿激素释放并且被无溶质水取代，就可发生低钠血症。患者可有直立性低血压或黏膜干燥。

疾病要点

A. 抗利尿激素释放的主调节器是血清渗透压。正常情况下，低渗透压抑制抗利尿激素释放而导致无溶质水通过尿液排出。

B. 显著的血容量不足可刺激抗利尿激素释放，而不依赖于血清渗透压。

C. 面对抗利尿激素的升高，摄入无溶质水导致低钠血症。

D. 典型的尿液检查结果包括：

1. 尿钠浓度降低（< 30mmol/L）

2. 尿钠排泄分数（FE_{Na^+}）（<0.5%）

3. 尿渗透压升高（>450mOsm/L）

4. 肾前氮质血症（BUN/Cr>20）

5. 尿酸升高

循证医学诊断

A. 对低钠血症患者，临床检查诊断血容量不足的敏感性有限。

B. 随机尿钠（spot urine sodium）

1. 由于血容量不足促进钠的过度重吸收，因此血容量不足常常同尿钠浓度降低（< 20~30mmol/L）和尿钠排泄分数降低（FE_{Na^+}<0.5%）相关。血容量正常的患者不刺激尿钠的重吸收，其尿钠浓度（>20~30mmol/L）和尿钠排泄分数常常较高。

2. 低容量性患者的平均尿钠浓度为 18.4mmol/L，而血容量正常的患者平均尿钠浓度为 72mmol/L。

3. 尿钠浓度 <30mmol/L：诊断血容量不足的敏感度为 63%~80%，特异度为 72%~100%，LR+ 为 2.2~ ∞，LR− 为 0.2~0.5。

4. 尿钠排泄分数（FE_{Na^+}）的敏感度可能更高。

   a. $FE_{Na^+} = (U_{Na^+} \times P_{Cr})/(P_{Na^+} \times U_{Cr})$

   b. 钠排泄分数同钠滤过分数的比较。在血容量不足的状态下，钠排泄分数应该是低的（<0.5%）。

   c. 一项研究报告，FE_{Na^+}<0.5% 诊断血容量不足的敏感度为 100%，特异度为 72%，LR+ 为 3.5，LR− 为 0。

5. 假阴性结果（低容量性患者尿钠浓度和尿钠排泄分数升高）可见于继发于下列情况的血容量不足：

   a. 使用利尿剂。

   b. 在原发性肾上腺功能不全患者，因醛固酮减少症削弱尿钠重吸收而导致钠的浪费。

   c. 呕吐伴代谢性碱中毒。代谢性碱中毒引起尿 HCO_3^- 的强制性损失，并伴随钠的损失。在这些病例，尿氯可能降低而具有诊断意义。

6. 假阳性结果（血容量正常的患者尿钠浓度降低）可见于某些血容量正常的患者：

   a. 精神性多饮。这些患者血容量正常，但由于尿中排出的钠被大量的水所稀释而常常致尿钠浓度降低。

   b. 某些抗利尿激素分泌失调综合征（SIADH）患者，摄取钠的量微小，导致尿钠排出量减少。

治疗

A. 对轻症患者，可以使用生理盐水。

B. 对伴有昏迷或癫痫发作的重症患者，使用 3% 高渗盐水。

C. 由于液体复苏抑制抗利尿激素分泌，促进水的排泄，导致血清钠浓度的升高要比按照公式预测的快，因此，这些患者发生渗透性脱髓鞘综合征（ODS）的风险特别高。

D. 必须强制性经常监测血清钠浓度，如果纠正速度超过推荐的极限值，就有必要降低血清钠的浓度（表 24-2）。

正常或高渗透性低钠血症 & 假性低钠血症

教科书内容回顾

根据潜在的病因，假性低钠血症患者常常以三种方式之一出现。因高脂血症或高蛋白血症引起的假性低钠血症患者，常常无症状，偶尔通过实验室检查发现。显著的高血糖症也可引起低钠血症，这些患者常常表现为重度高血糖症（多尿、烦渴、多食和脱水）及其潜在的促发因素的症状。肾衰竭患者常常呈水肿表现，也可有因尿毒症引起的神经系统症状或低钠血症，或两者兼有。

疾病要点

A. 由于钠是主要的细胞外渗量，因此低钠血症几乎总是与低渗透压相关。

B. 偶尔，低钠血症也发生于血清渗透压正常或升高的患者。同低钠血症和血清渗透压正常或升高相关的情况包括假性低钠血症，高血糖症和尿毒症。

1. 假性低钠血症

   a. 显著的高脂血症或高蛋白血症可干扰钠的准确测定，导致钠的浓度呈现不合逻辑的降低，因此称之为假性低钠血症。

   b. 血清钠的实际浓度正常。

   c. 测定血清渗透压正常。

　　d. 对低钠血症但血清渗透压正常的患者,应怀疑这些情况。

2. 显著的高血糖症

　　a. 在控制不良的糖尿病患者,显著的高血糖症作为渗透剂将水吸引到细胞外间隙而使钠稀释引起真性低钠血症。这种情况下,高血糖症使血清呈高渗性。

　　b. 血清渗透压升高刺激抗利尿激素释放(减少无溶质水的清除),使低钠血症更加严重(如果限制水的摄入,也可发生高钠血症。见下文)。

3. 尿毒症

　　a. 肾衰竭常常干扰无溶质水的清除,引起水潴留和真性低钠血症。

　　b. 然而,肾衰竭也干扰尿素的清除,导致尿素的显著升高,使得测量的和计算出的血清渗透压均升高,导致真性低钠血症和升高或正常的血清渗透压。

　　c. 和高血糖症不同,尿素穿过细胞膜,不将水吸引到血管内间隙。因此,肾衰竭患者低钠血症的原因不是尿素本身,而是由于水潴留。

循证医学诊断

A. 真性低钠血症往往使血清渗透压降低。如果低钠血症患者的血清渗透压正常或升高,属于假性低钠血症。

B. 应测定血清葡萄糖、脂类、总蛋白、血尿素氮和肌酐。

C. 可以采用床边检测设备和血气分析仪准确测定血清钠浓度。

D. 显著的高血糖症和血清渗透压升高提示是由于高血糖症引起的假性低钠血症。

1. 纠正因素有助于确定低钠血症是否单纯由高血糖症或其他原因引起。理想的纠正因素尚有争议。

2. 实验表明,高血糖症使血清钠的实际浓度降低,血葡萄糖浓度每升高 5.6mmol/L,血清钠浓度降低 2.4mmol/L。临床医生据此可以估计高血糖症治疗后血清钠的浓度以及水重新迁移到细胞内腔。

3. 纠正的血清钠=测定的血清钠+$[2.4 \times ($葡萄糖$-5.6)/5.6]$。

4. 例如,某患者测定的血清钠浓度为 122mmol/L,葡萄糖浓度为 56mmol/L,高血糖症经治疗后,估算纠正的血清钠浓度 $=122+[2.4 \times (56-5.6)/5.6]=122+21.6 \approx 144$。

治疗

　　治疗要针对潜在的病因。

MDMA(摇头丸或 Molly)中毒

教科书内容回顾

　　患者往往是大学生,参加俱乐部活动(狂欢聚会),常在周末出现焦虑、躁动、谵妄或癫痫发作。

疾病要点

A. MDMA 是一种合成的非法的拟交感神经的苯丙胺,刺激去甲肾上腺素、多巴胺、5-羟色胺的释放,并阻断它们的在摄取。

B. 引起警觉性增强,欣快感,性唤起和去抑制。

C. 频繁的药物滥用(高达 4.4%~10% 的中学高年级学生和 39% 的美国大学生曾报告使用过)。据报告,60%~76% 的狂欢聚会参加者使用过。在电子舞蹈节,需要医疗支持的患者占 44%。

D. 因滥用 MDMA 而到急诊室就诊的症状和体征包括激越(38%)、焦虑(29%)、定向障碍(25%)、颤动(23%)、高血压(21%)、头痛(19%)、情绪改变(19%)、精神障碍(17%)、意识丧失(13%)、心动过速(10%)、瞳孔散大(10%)、体温过高(6%)。

E. 严重的并发症包括低血糖症、低钠血症、体温过高、恶性高血压、脑卒中、中枢神经系统出血、昏迷、癫痫发作、心肌梗死、心律失常、主动脉夹层、非创伤性横纹肌溶解、急性肾损伤、肝炎、肝衰竭、弥散性血管性凝血和死亡(甚至发生于初次使用者)。

F. 常常与其他毒品共同使用。

G. 低钠血症:

1. 见于 6% 与 MDMA 相关的急诊患者。

2. 低钠血症可能严重并引起脑水肿、癫痫发作、昏迷和死亡。MDMA 诱发的低钠血症患者的死亡率是 50%。

3. 继发于抗利尿激素分泌(抗利尿激素分泌失调综合征)和水中毒。体温过高、出汗、口渴感增加促使水中毒的发生。饮用大量水的"建议"进一步加剧水中毒。

4. 与 MDMA 的其他并发症不同,女性比男性更容易发生 MDMA 诱发的低钠血症(据报告,85%MDMA 诱发的低钠血症患者是女性)。

5. 即使仅使用一次剂量,也可发生低钠血症。

循证医学诊断

A. MDMA 通过尿液排泄,可用特定的试验确定。

B. 存在大量的 MDMA 同源物。

C. 尿液分析不可确定各种各样的同源物,常常通过临床做出诊断。

治疗

A. MDMS 中毒的治疗超出了本书的范围。治疗将针对低钠血症进行。

B. 常常需要 ICU 监护。

C. 对无症状的轻度低钠血症患者,限制液体摄入就足够了。

D. 对症状严重的患者(昏迷、癫痫发作),应使用高渗盐水(表 24-2)。由于低钠血症是急性的,MDMA 诱发的低钠血症患者发生渗透性脱髓鞘综合征(ODS)的风险最小。

高钠血症

主诉

病例 4

R 先生,80 岁,护理院住院患者,有重度痴呆病史。因昏睡和意识模糊被送到急诊室。实验室检查血清钠浓度为 168mmol/L。

如第 1 章所述,评估患者的首要任务是识别他们的问题。像低钠血症患者一样,高钠血症患者也常患有感觉异常;高钠血症通过血清化验发现。由于高钠血症可能导致谵妄,在评估意识模糊的可能原因时,应该确定高钠血症的原因,并开始治疗。

高钠血症的鉴别诊断有哪些? 作为医生你需要如何进行鉴别?

构建鉴别诊断

高钠血症(定义为血清钠浓度 >145mmol/L)几乎总是继发于无溶质水的缺乏。相比于低钠血症,高钠血症的鉴别诊断要简单得多,它常常发生于下列 3 种情况之一:水摄入障碍、高血糖高渗状态,或罕见于尿崩症。

高钠血症和高渗透压不仅是抗利尿激素的强力刺激器,而且增强口渴感,促进饮水而防止出现高钠血症。因此,高钠血症几乎只发生于要么没有意识到口渴要么躯体上无法得到水的患者。最常见的临床状况包括婴儿或身体虚弱的老年重度痴呆患者。此类患者,正常的不显性失水和水分丧失的增加(如,由腹泻引起)没有通过口渴饮水得到补充,因而发生高钠血症。正常的肾脏反应是使水的重吸收最大化而导致尿渗透压升高(>600mOsm/L)。在 50% 以上的患者,出现病程的叠加(如,肺炎、尿路感染或脑血管意外)。据报告,老年高钠血症患者的 30 天死亡率为 41.5%。

对发现有高钠血症的患者,临床医生应查找潜在的病因。

高钠血症也可发生于显著高血糖症患者。渗透性利尿导致无溶质水的丧失,如果患者由于感觉异常妨碍无溶质水摄入,就可发生高钠血症。在高钠血症的早期,实验室检查结果显示高钠血症可能不明显,这是因为高血糖将水从细胞内吸引到细胞外,钠浓度得到稀释。高糖血症治疗后,水回流到细胞内,高钠血症加重(见第 12 章)。

引起高钠血症的其他原因罕见,这里只简要提及。高钠血症可发生于肾脏水保持功能受损的患者(如尿崩症)。即使在这些患者,正常情况下,口渴感增加可以促进摄入水增加,患者得以代偿而维持正常的血清钠浓度(这类患者主诉烦渴和多尿)。当叠加的病程限制了水的摄入,可发生高钠血症。这类患者尿渗透压不合常理的降低(<600mOsm/L)。尿崩症可发生于垂体环节致抗利尿激素分泌减少,或肾脏环节对抗利尿激素产生耐受性。最后,高钠血症非常罕见的原因包括下丘脑病变,患者尽管感觉正常,但却感觉不到口渴,或摄入盐增多(例如,输注高渗盐水或摄入盐水)。

总之,诊断高钠血症的方法要聚焦于完整的病史和体格检查,尤其要强调对生命体征、直立性低血压和脱水的评估。尿渗透压、血清电解质、血尿素氮、肌酐和葡萄糖等指标常常足以确定高钠血症的病因。图 24-7 简要概括了高钠血症的诊断方法。

高钠血症的鉴别诊断

A. 水摄入障碍:尿渗透压 >600mOsm/L
  1. 神经系统疾病(例如,痴呆、谵妄、昏迷、脑卒中)
  2. 难以获得水(例如,沙漠环境)
B. 伴有水摄取障碍的渗透性利尿
  1. 高渗性高血糖症
  2. 去梗阻后利尿
C. 罕见的病因
  1. 尿崩症(是否与水的摄入减少有关)
    a. 神经性尿崩症(抗利尿激素分泌减少)
    b. 肾性尿崩症(对抗利尿激素产生耐受性)
      (1) 长期服用锂剂
      (2) 高钙血症
  2. 下丘脑病变致口渴感减弱
  3. 盐摄入增加
    a. 盐水摄入
    b. 高渗盐水
    c. 低渗盐水丧失而用等渗盐水替代

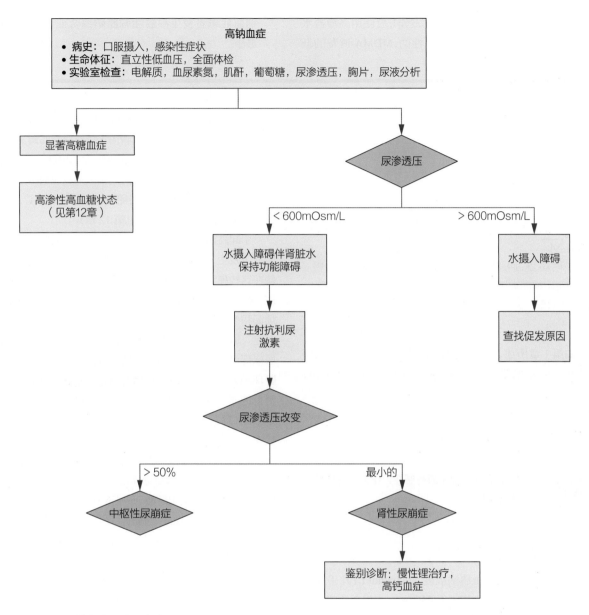

图 24-7　高钠血症的诊断方法

 病史和体格检查诊断高钠血症的可靠性如何？

　　体征和症状可由脱水引起（心动过速、直立性低血压、黏膜和腋窝干燥），也可由高钠血症引起（感觉受压抑、昏迷、局灶性神经功能缺失和癫痫发作）。高钠血症诱发的脑萎缩也可引起脑静脉破裂和蛛网膜下腔出血。当高钠血症发展快速时，其症状也更严重。高钠血症患者的临床表现概括见表 24-8。这些表现对诊断高钠血症都不是高度敏感性的。

表 24-8　高钠血症患者的临床表现

临床表现	敏感度	特异度	阳性似然比	阴性似然比
心动过速	17.8%	94%	2.97	0.87
直立性低血压	61.5%	50.6%	1.24	0.76
锁骨下皮肤紧张度异常[1]	73.3%	79%	3.49	0.34
口腔黏膜干燥[2]	49%	87.8%	4.02	0.58

[1] 定义为掐捏皮肤 3s 后，维持时间≥3s。
[2] 定义为将手指放入面颊内侧评估是干的还是湿的。

鉴别诊断排序

患者潜在的痴呆使得他罹患高钠血症的风险加大，原因是水摄入不足，尤其当叠加的疾病已经引起谵妄的情况下。这是最可能的诊断。应该考虑显著的高血糖症是"不可漏诊"的鉴别诊断。由尿崩症引起的水保持不足也有可能，但非常不多见。表 24-9 列出了其鉴别诊断。

护理院报告 R 先生咳嗽 3 天伴低度发热。过去 48h，他的反应越来越迟钝，经口摄入的水量和尿量也急剧下降。R 先生对刺激的反应非常微弱。生命体征：血压 110/70mmHg，脉搏 110 次 /min，体温 38.1 ℃，呼吸 20 次 /min。口腔黏膜干裂，腋窝干燥。由于缺乏配合，肺部检查很难评估。心脏检查显示心动过速；颈静脉平坦。无第三心音或第四心音奔马律。实验室检查：血清钠浓度为 163mmol/L，血清钾浓度为 4.2mmol/L，HCO_3^- 浓度为 24mmol/L，血清氯浓度为 134mmol/L，血尿素氮（BUN）45mg/dL（15.71mmol/L），肌酐为 1mg/dL（88.4μmol/L）。血清葡萄糖 6mmol/L。

根据以上临床信息是否足以得出诊断？如不能，还需要哪些额外信息？

主要假设：继发于水摄取不足的高钠血症

教科书内容回顾

因水摄入不足引起的高钠血症患者常常有神经状态改变或躯体障碍。叠加的疾病可能使认知功能恶化，减少口服液体量，而促进高钠血症。精神状态几乎总是受到损害，从意识模糊到昏迷不等。

循证医学诊断

根据出现高钠血症，尿渗透压升高和无高糖血症，容易做出诊断。

治疗

A. 大脑通过增加细胞内渗透压使细胞脱水最小化来适应高钠血症。

B. 快速纠正高钠血症可使血清渗透压相对低于大脑。这促进水通过渗透作用进入大脑而引起脑水肿。如果纠正过快，可引起癫痫发作和死亡，虽然这几乎只发生于儿童。

C. 高钠血症应当缓慢纠正至 0.4mmol/（L·h）[≤10mmol/（L·h）]。

D. 推荐的方法包括以下几种：

　1. 用生理盐水纠正患者伴发的血容量不足。

　　a. 高钠血症患者常常血容量显著不足。如果血压低，可能脱水 10%（70kg 男性脱水 7L）。

　　b. 患者经常需要几次注射 1L 的生理盐水以改善血压，解决直立性低血压，提高尿排出量。

　　c. 常常注射生理盐水 500~1 000mL，超过 1h。

　　d. 每次注射后应对患者进行重新评估。应重复检查生命体征和直立性低血压，仔细进行心脏和肺部检查以确保不要补液过多。也要监测尿排出量。

　　e. 一旦血压和尿排出量恢复，可停止注射，其余不足的液体分配在接下来的 48h 进行补充。

　2. 按照 1.35mL/（h·kg）注射 5% 葡萄糖水溶液以恢复

表 24-9　R 先生的诊断假设

诊断假设	人口统计学，风险因素，症状和体征	重要检查
主要假设		
水的摄取不足	老年患者，神经或躯体障碍病史 伴随的疾病 低血压，心动过速	尿渗透压 >600mOsm/L 胸部 X 线检查 尿液分析和培养 电解质，血尿素氮，肌酐，葡萄糖
备选假设——最常见的和不可漏诊的		
高血糖症	糖尿病，并发疾病，低血压，心动过速	血清葡萄糖显著升高
备选假设		
尿崩症	主诉烦渴，多尿	尿渗透压 <600mOsm/L
中枢性尿崩症	中枢神经系统创伤，手术，脑血管意外，结节病史	抗利尿激素水平降低 注射外源性抗利尿激素显著增加尿渗透压
肾性尿崩症	服用锂剂	抗利尿激素水平升高 注射外源性抗利尿激素最低限度地增加尿渗透压

无溶质水的不足,并按照 <10mmol/(L·d)纠正高钠血症。

3. 如果有,补充持续发生的无溶质水的流失。

4. 经常重复测定血清钠浓度(每隔 4~6h),确保纠正速度既不过快也不太慢。

诊断

R 先生的尿渗透压为 850mOsm/L。

尿渗透压升高证实尿的浓缩能力,并确定液体的摄入不足为其病因。评估其潜在的促发因素也很重要。

胸片显示右下叶肺炎。血培养有肺炎链球菌生长。

对绝大多数高钠血症患者,诊断是简单明确的。病史、体格检查、尿渗透压升高都可确定由水摄入减少引起的高钠血症。尿浓缩能力完好。血清葡萄糖正常。他身体恶化的原因是明显的(肺炎和菌血症)。不需要进一步的诊断检查。

病例解决方案

R 先生被给予 5% 的葡萄糖水溶液治疗。他的体重 140 磅(63kg)。必须确定无溶质水的补充速度。应用哌拉西林 - 他唑巴坦(piperacillin-tazobactam)治疗吸入性肺炎。
5% 的葡萄糖水溶液治疗 3 天后,他的电解质正常。逐渐恢复到他的基线神经功能,治疗 6 天后出院,继续在护理院口服抗生素。

高渗性高糖血症状态

见第 12 章。

参考文献

Almond CS, Shin AY, Fortescue EB et al. Hyponatremia among runners in the Boston Marathon. N Engl J Med. 2005;352(15):1550–6.

Angeli P, Wong F, Watson H, Gines P, Investigators C. Hyponatremia in cirrhosis: Results of a patient population survey. Hepatology. 2006;44(6):1535–42.

Bornstein SR, Allolio B, Arlt W et al. Diagnosis and treatment of primary adrenal insufficiency: An Endocrine Society Clinical Practice Guideline. J Clin Endocrinol Metab. 2016;101:364–89.

Bunnag S, Pattanasombatsakul K. N-terminal-pro-brain natriuretic peptide for the differential diagnosis of hypovolemia vs. euvolemia in hyponatremic patients. J Med Assoc Thai. 2012;95(Suppl 3):S69–74.

Chassagne P, Druesne L, Capet C, Menard JF, Bercoff E. Clinical presentation of hypernatremia in elderly patients: a case-control study. J Am Geriatr Soc. 2006;54(8):1225–30.

Chow KM, Kwan BC, Szeto CC. Clinical studies of thiazide-induced hyponatremia. J Ntl Med Assoc. 2004;96(10):1305–8.

Chung HM, Kluge R, Schrier RW, Anderson RJ. Clinical assessment of extracellular fluid volume in hyponatremia. Am J Med. 1987;83(5):905–8.

Dunlop D. Eighty-six cases of Addison's disease. BMJ. 1963;2(5362):887–91.

Hew-Butler T, Rosner MH, Fowkes-Godek S et al. Statement of the Third International Exercise-Associated Hyponatremia Consensus Development Conference, Carlsbad, California, 2015. Clin J Sport Med. 2015;25:303–20.

Mohmand HK, Issa D, Ahmad Z, Cappuccio JD, Kouides RW, Sterns RH. Hypertonic saline for hyponatremia: risk of inadvertent overcorrection. Clin J Am Soc Nephrol. 2007;2:1110–7.

Musch W, Decaux G. Utility and limitations of biochemical parameters in the evaluation of hyponatremia in the elderly. Int Urol Nephrol. 2001;32(3):475–93.

Musch W, Thimpont J, Vandervelde D, Verhaeverbeke I, Berghmans T, Decaux G. Combined fractional excretion of sodium and urea better predicts response to saline in hyponatremia than do usual clinical and biochemical parameters. Am J Med. 1995;99(4):348–55.

Musch W, Verfaillie L, Decaux G. Age-related increase in plasma urea level and decrease in fractional urea excretion: clinical application in the syndrome of inappropriate secretion of antidiuretic hormone. Clin J Am Soc Nephrol. 2006;1:909–14.

Nerup J. Addison's disease–clinical studies. A report of 108 cases. Acta Endocrinologica. 1974;76(1):127–41.

Nigro N, Winzeler B, Suter-Widmer I et al. Symptoms and characteristics of individuals with profound hyponatremia: a prospective multicenter observational study. J Am Geriatr Soc. 2015;63:470–5.

Porcel A, Diaz F, Rendon P, Macias M, Martin-Herrera L, Giron-Gonzalez JA. Dilutional hyponatremia in patients with cirrhosis and ascites. Arch Intern Med. 2002;162(3):323–8.

Ruf AE, Kremers WK, Chavez LL, Descalzi VI, Podesta LG, Villamil FG. Addition of serum sodium into the MELD score predicts waiting list mortality better than MELD alone. Liver Transplant. 2005;11(3):336–43.

Sanghvi SR, Kellerman PS, Nanovic L. Beer potomania: an unusual cause of hyponatremia at high risk of complications from rapid correction. Am J Kidney Dis. 2007;50(4):673–80.

Sheer TA, Joo E, Runyon BA et al. Usefulness of serum N-terminal-ProBNP in distinguishing ascites due to cirrhosis from ascites due to heart failure. J Clin Gastroenterol. 2010;44:e23–e26.

Siegel AJ, Verbalis JG, Clement S et al. Hyponatremia in marathon runners due to inappropriate arginine vasopressin secretion. Am J Med. 2007;120(5):461 e11–7.

Sterns RH, Emmett M et al. Treatment of hypernatremia. UpToDate. Nov 14, 2017.

Sterns RH. Formulas for fixing serum sodium: curb your enthusiasm. Clin Kidney J. 2016;9:527–9.

Struja T, Briner L, Meier A et al. Diagnostic accuracy of basal cortisol level to predict adrenal insufficiency in cosyntropin testing: results from an observational cohort study with 804 patients. Endocr Pract. 2017;23:949–51.

Udell JA, Want CS, Tinmouth J et al. Does this patient with liver disease have cirrhosis? JAMA. 2012;307(8):832–42.

Verbalis JG, Goldsmith SR, Greenberg A et al. Diagnosis, evaluation, and treatment of hyponatremia: expert panel recommendations. Am J Med. 2013;126:S1–S42.

(胡丙杰 译 郑晓文 校)

第 25 章 低血压

遇到低血压患者,该如何确定病因?

Matthew M. Kalscheur

主诉

P 女士,75 岁,主诉乏力和低血压。

低血压的鉴别诊断有哪些? 作为医生你该如何进行鉴别?

构建鉴别诊断

当患者出现低血压时,判断是否是休克极为重要。如果伴有多系统器官灌注不足,就表明存在休克,可表现为心动过速、呼吸增快、出汗、皮肤和四肢灌注不足、意识改变、少尿等。另外,休克不一定表现有低血压,若血压显著下降,即使在正常值范围内(既往高血压患者处于正常低值血压)也能引起休克。由于休克可危及生命,必须迅速处理以恢复血流动力学稳定,不必等待完善一系列检查。

因此,有一套合理、快速的低血压诊治方法是必要的。休克主要分为三类:**分布性休克**(总体外周血管阻力降低,通常为脓毒性)、**心源性休克**(心输出量低,尽管血容量正常)、**低血容量性休克**(由于血容量低导致心输出量降低)。流行病学资料显示,脓毒症休克最为常见。一项包含 1 600 名休克患者的研究显示,62% 为脓毒症休克,16% 为低血容量性休克,16% 为心源性休克。

休克的鉴别诊断

A. 分布性休克
1. 脓毒症休克
2. 肝衰竭
3. 胰腺炎
4. 过敏性休克
5. 肾上腺皮质功能不全
6. 神经源性休克
7. 动静脉分流
B. 低血容量性休克
1. 出血
a. 外伤出血
b. 消化道出血
c. 外科手术后出血
d. 腹腔内出血(如腹主动脉瘤破裂、异位妊娠破裂)
2. 容量不足
a. 呕吐
b. 腹泻
c. 过度利尿(如使用利尿剂或未控制的糖尿病)
C. 心源性休克
1. 心脏收缩力降低
a. 左侧心力衰竭
(1) 心肌梗死
(2) 心肌炎
(3) 代谢紊乱(如严重酸中毒、低磷血症、低钙血症)
(4) 抑制心肌药物(β 受体阻滞剂、钙通道阻滞剂)
(5) 其他导致心力衰竭的原因(如酒精性心肌病、多柔比星相关心肌病、扩张型心肌病)
b. 右侧心力衰竭
(1) 心肌梗死
(2) 肺血管疾病
(3) 缺氧性肺血管收缩
2. 心脏流出道梗阻
a. 主动脉狭窄
b. 肥厚型心肌病
c. 恶性高血压
d. 肺栓塞
3. 心律失常
a. 严重的心动过缓
b. 严重的心动过速
4. 反流
a. 急性二尖瓣反流——乳头肌破裂或功能障碍

b. 室间隔穿孔或游离壁破裂

c. 急性主动脉瓣反流

5. 心脏充盈受限

a. 缩窄性心包炎

b. 心脏压塞

c. 张力性气胸

d. 二尖瓣狭窄

患者 P 女士既往有冠心病、高血压和糖尿病病史。主诉乏力、厌食、恶心和呕吐。就诊时生命体征:脉搏 110 次 /min,血压 85/55mmHg。就诊过程中不能一直保持清醒。

此时,主要假设是什么? 可能的备选还有什么? 还应该安排其他哪些检查?

鉴别诊断排序

低血压和休克诊疗的第一步是识别是否存在低灌注?可表现为以下一种或多种情况:

A. 血压显著降低

1. 典型表现是收缩压 <90mmHg。

2. 休克患者可能表现为血压"正常",应与患者基线血压比较。

3. 使用手动袖带测量血压。低血压状态下,自动血压计测量血压可能不准确,尤其是脉搏压。

4. 计算脉压:脉压 = 收缩压 − 舒张压。脉压高提示心输出量增高,脉压低提示心输出量降低(即脓毒症休克与心源性休克)。

B. 心动过速

C. 呼吸急促

D. 意识改变

E. 少尿

F. 高乳酸血症

诊断的第一个关键点是区分脓毒性、心源性或低血容量性休克。首先,出血或脱水导致的低血容量性休克通常很明显,患者常常有黑便、血便、呕吐、腹泻或摄入不足病史。其次,低血容量性休克通常具有典型的心输出量降低体征,包括低脉压、肢端冰凉、毛细血管灌注不足。实验室检查可能存在贫血或急性肾损伤。分布性休克最常见于脓毒症,常表现为典型的发热、寒战、其他感染症状(咳嗽、皮疹、腹痛、尿急或排尿困难)和高心输出量体征(肢端温暖、脉搏加快、脉压增宽和毛细血管迅速充盈)。但是,也有一些严重脓毒症患者后期表现为低心输出量体征。脓毒症患者的实验室检查结果常常提示可能存在感染,包括白细胞增多、胸片上

的渗出病灶、尿常规提示脓尿或者腹部 CT 异常表现。最后,心源性休克患者通常有冠心病、心力衰竭病史,或急性心肌梗死症状。体格检查提示心输出量降低(毛细血管充盈不良、低脉压、肢端冰凉),也可能表现出充盈压增高[颈静脉怒张(jugular venous distention,JVD)或第三心音增强]。体格检查、心电图、超声心动图可以用于区分心源性休克是否继发于心脏收缩功能异常、流出道梗阻、心律失常、回心血量减少或瓣膜功能障碍。

诊断的最后一个关键步骤是评估未能明确休克病因的患者。高心输出量而无脓毒症患者(脉压增宽、毛细血管快速充盈、肢端温暖),应考虑能引起全身炎症反应综合征(systemic inflammatory response syndrome,SIRS)(比如胰腺炎)、隐匿性感染和分布性休克(肝衰竭、过敏反应、肾上腺皮质功能不全)等少见病因。病因不明的低心输出量患者(脉压缩小、毛细血管充盈缓慢、肢端冰凉)应考虑隐匿大出血(比如腹腔内出血)和不常见的心源性休克病因,比如肺栓塞和心脏压塞。这类患者也应评估是否存在脓毒症休克。超声心动图有助于明确一些意想不到的心脏病因(比如心脏压塞、由夹层引起的急性主动脉瓣反流或者提示肺栓塞的右心力衰竭)。

最后,要充分认识到休克病因重叠很常见,特别是脓毒症休克和心源性休克。图 25-1 显示休克的诊断流程。

P 女士低血压很明显(特别是考虑到她的高血压病史),低血压、心动过速和意识难以保持清醒的症状提示组织灌注不足和休克。诊断的第一个关键点是考虑最常见的 3 种休克类型:低血容量性、脓毒性和心源性。

P 女士今晨呕吐过一次,前一天饮食正常。否认腹泻、黑便、便血,否认有任何胸痛或胸闷。她谈到过去几天尿频,前天晚上开始出现寒战和发热。体格检查时,体温 38.4℃,双手冰凉,脉搏有力且毛细血管充盈充分。颈静脉无充盈,肺部听诊清晰。无颈静脉怒张或第三心音。肋脊角压痛。实验室检查显示白细胞计数为 15×10^9/L,乳酸为 3mmol/L。

此时,主要假设是什么? 可能的备选还有什么? 是否存在不可漏诊的诊断? 基于以上鉴别诊断,后续应做哪些检查?

P 女士的多个疾病特征提示她发生了脓毒症休克。她的泌尿系统症状、发热、肋脊角压痛指向泌尿道感染的可能。白细胞增多也有所提示。因此,脓毒症休克是主要的、不能遗漏的诊断。呕吐提示可能出现容量不足,但她的低血压与一次呕吐症状不相吻合。另一种可能的诊断是糖尿病高渗性利尿所致低血容量症。最后,结合她的糖尿病和冠心病病史,需要考虑急性心肌梗死导致的心源性休克。表 25-1 列出了鉴别诊断。

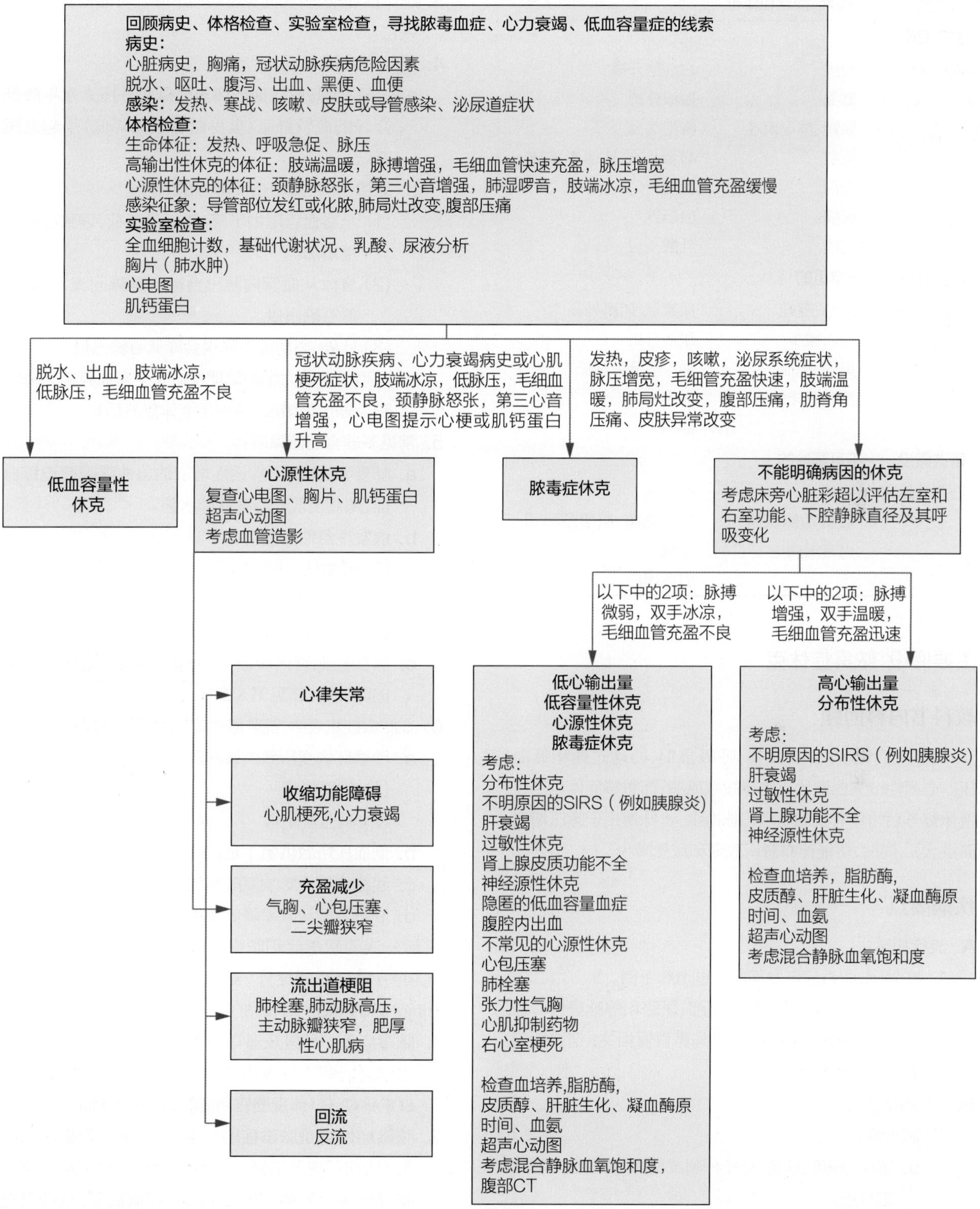

回顾病史、体格检查、实验室检查，寻找脓毒血症、心力衰竭、低血容量症的线索
病史：
心脏病史，胸痛，冠状动脉疾病危险因素
脱水、呕吐、腹泻、出血、黑便、血便
感染： 发热、寒战、咳嗽、皮肤或导管感染、泌尿道症状
体格检查：
生命体征：发热、呼吸急促、脉压
高输出性休克的体征：肢端温暖，脉搏增强，毛细血管快速充盈，脉压增宽
心源性休克的体征：颈静脉怒张，第三心音增强，肺湿啰音，肢端冰凉，毛细血管充盈缓慢
感染征象：导管部位发红或化脓,肺局灶改变,腹部压痛
实验室检查：
全血细胞计数，基础代谢状况、乳酸、尿液分析
胸片（肺水肿)
心电图
肌钙蛋白

脱水、出血、肢端冰凉，低脉压，毛细血管充盈不良

冠状动脉疾病、心力衰竭病史或心肌梗死症状，肢端冰凉，低脉压，毛细血管充盈不良，颈静脉怒张，第三心音增强，心电图提示心梗或肌钙蛋白升高

发热，皮疹，咳嗽，泌尿系统症状，脉压增宽，毛细管充盈快速，肢端温暖，肺局灶改变，腹部压痛，肋脊角压痛、皮肤异常改变

低血容量性休克

心源性休克
复查心电图、胸片、肌钙蛋白超声心动图
考虑血管造影

脓毒症休克

不能明确病因的休克
考虑床旁心脏彩超以评估左室和右室功能、下腔静脉直径及其呼吸变化

以下中的2项：脉搏微弱，双手冰凉，毛细血管充盈不良

以下中的2项：脉搏增强，双手温暖，毛细血管充盈迅速

心律失常

收缩功能障碍
心肌梗死,心力衰竭

充盈减少
气胸、心包压塞、二尖瓣狭窄

流出道梗阻
肺栓塞,肺动脉高压,主动脉瓣狭窄，肥厚性心肌病

回流
反流

低心输出量 低容量性休克 心源性休克 脓毒症休克
考虑：
分布性休克
不明原因的SIRS（例如胰腺炎)
肝衰竭
过敏性休克
肾上腺皮质功能不全
神经源性休克
隐匿的低血容量血症
腹腔内出血
不常见的心源性休克
心包压塞
肺栓塞
张力性气胸
心肌抑制药物
右心室梗死

检查血培养,脂肪酶,皮质醇、肝脏生化、凝血酶原时间、血氨
超声心动图
考虑混合静脉血氧饱和度，腹部CT

高心输出量 分布性休克
考虑：
不明原因的SIRS（例如胰腺炎)
肝衰竭
过敏性休克
肾上腺功能不全
神经源性休克

检查血培养,脂肪酶,皮质醇、肝脏生化、凝血酶原时间、血氨
超声心动图
考虑混合静脉血氧饱和度

图 25-1　诊断流程:休克

表 25-1　P 女士的诊断假设

诊断假设	人口统计学,风险因素,症状和体征	重要检查
主要假设		
脓毒症休克	发热	白细胞升高
	寒战	尿液分析
	尿频、排尿困难	胸部 X 线
	咳嗽	必要时做其他影像学
	腹泻	检查
	腹痛	血培养
	皮疹	乳酸
备选假设——最常见的		
低血容量性休克	恶心、呕吐	尿素氮、肌酐升高
	摄入减少	尿液分析
	黑便,便血	钠排泄分数降低
	控制不佳的糖尿病	血常规
		血糖
备选假设——不可漏诊的		
心源性休克	胸痛	心电图
	冠状动脉疾病、心力衰竭病史	肌酸激酶、肌酸激酶同工酶
		肌钙蛋白

主要假设:脓毒症休克

教科书内容回顾

脓毒症休克常伴有发热、呼吸急促、心动过速和低血压。心源性或失血性休克常伴肢端冰凉,而脓毒症休克经过液体复苏后常伴有肢端温暖和脉搏洪大(脉搏由于脉压增宽而洪大)。同时,可能伴有意识改变和尿量减少。

疾病要点

A. 流行病学:

1. 在美国,脓毒症年发病率超过 100 万例。

2. 最常见的感染来源是肺、腹部、尿路和静脉导管。通常被忽视的来源是鼻窦炎(与鼻胃管相关)、结石性胆囊炎和艰难梭菌性结肠炎。

B. 病理生理学:

1. 脓毒症:

a. 感染(细菌、真菌、分枝杆菌或病毒)所致宿主非稳态反应。

b. 不同病原体和宿主(如年龄、共病、药物、遗传),生物学和临床表现存在显著异质性。

c. 非感染性病变(如急性胰腺炎)也可能引发类似免疫失调反应。

2. 脓毒症早期,过度免疫反应是引起器官功能障碍的

重要因素,并可导致多器官功能障碍综合征、低血压、弥散性血管内凝血和死亡。

3. 脓毒症后期,表现为免疫功能下降。可能促发感染和死亡。

4. 低血压机制:

a. 一氧化氮升高、前列环素降低和升压素水平降低介导的血管舒张(全身血管阻力降低)引起血压降低。

b. 脓毒症时心输出量可增加或减少。

(1) 全身血管阻力下降,降低后负荷,导致心输出量增加。

(2) 液体从血管内漏出会减少静脉回流,从而降低心输出量。

(3) 此外,心功能下降也会降低心输出量。

c. 典型血流动力学的早期反应是全身血管阻力降低和心输出量增加(特别是液体复苏后)。

5. 常见多器官功能障碍:

a. 肺受累:继发于渗透性增加的急性呼吸窘迫综合征,随后出现非心源性肺水肿。

b. 继发性急性肾损伤:

(1) 低血压

(2) 肾血管收缩

(3) 肿瘤坏死因子增加

c. 弥散性血管内凝血:涉及多种介质,包括 C 蛋白的降低等(详见第 8 章)。

6. 在脓毒症患者中,高乳酸血症较为常见,有多种原因。

a. 微循环病变所致供氧不足。

(1) 供需失调

(2) 微血管闭塞

b. 低血压所致供氧不足。

c. 线粒体损伤影响氧的利用。

d. 肝脏乳酸清除率降低加重高乳酸血症。

C. 目前公认的脓毒症和脓毒症休克定义依据序贯(脓毒症相关)器官衰竭评分 [sequential (sepsis-related) organ failure assessment score, SOFA](表 25-2)。

1. 脓毒症是一种累及器官功能障碍,威胁生命的疾病,由感染时宿主反应失调引发,当疑似或确诊感染且 SOFA≥2 分(体现器官功能障碍)时可诊断。

2. 脓毒症休克是脓毒症的一个亚型,表现为循环和细胞 / 代谢系统严重异常以致死亡率显著增加,当存在脓毒血症且乳酸 >2mmol/L、持续低血压,虽经过充分液体复苏,仍需要使用血管活性药物维持平均动脉压≥65mmHg 时,即可诊断脓毒症休克。

D. 菌血症(21%)、老年(≥65 岁)、免疫系统受损、社区获得性肺炎、腹部感染和白细胞显著升高的患者发生感染性休克风险增加。

表 25-2 序贯(脓毒症相关)器官衰竭评分(SOFA)

系统	分数				
	0	1	2	3	4
呼吸					
PaO$_2$ 或 FIO$_2$/mmHg	≥400	<400	<300	<200 且呼吸支持	<100 且呼吸支持
血液					
血小板计数(×10^9/L)	≥150	<150	<100	<50	<20
肝脏					
胆红素/(mg·dL^{-1})	<1.2	1.2~1.9	2.0~5.9	6.0~11.9	>12.0
心血管疾病	MAP ≥70mmHg	MAP <70mmHg	多巴胺 <5 或多巴酚丁胺(任何剂量)[1]	多巴胺 5.1~15 或肾上腺素≤0.1 或去甲肾上腺素≤0.1[1]	多巴胺 >15 或肾上腺素 >0.1 或去甲肾上腺素 >0.1[1]
中枢神经系统					
格拉斯哥昏迷评分[2]	15	13~14	10~12	6~9	<6
肾脏					
肌酐/(mg·dL^{-1})	<1.2	1.2~1.9	2.0~3.4	3.5~4.9	>5.0
尿量/(mL·d^{-1})				<500	<200

[1] 儿茶酚胺剂量为 μg/(kg·min),给予至少 1h。

[2] 格拉斯哥昏迷量表评分在 3~15 分;评分越高表明神经功能越好。

FIO$_2$,吸入氧气分数;MAP,平均动脉压;PaO$_2$,动脉氧分压。

胆红素 1mg/dL=17.1μmol/L,肌酐 1mg/dL=88.4mmol/L。

Reproduced with permission from Vincent JL, Moreno R, Takala J et al: The SOFA (Sepsis-related Organ Failure Assessment) score to describe organ dysfunction/failure. On behalf of the Working Group on Sepsis-Related Problems of the European Society of Intensive Care Medicine, Intensive Care Med. 1996 Jul;22(7):707-710.

E. 脓毒症相关死亡率在 20%~50%。死亡预测因素包括:

1. 年龄 >40 岁
2. 共病:艾滋病、肝衰竭、心力衰竭、糖尿病、癌症或免疫抑制
3. 体温 <35.5℃
4. 白细胞计数 <4×10^9/mL
5. 医院获得性感染
6. 念珠菌、假单胞菌或金黄色葡萄球菌感染
7. 不合理使用抗生素:抗生素合理使用可使死亡率降低 50%
8. 多器官功能衰竭
9. 急诊脓毒症病死率(mortality in emergency department sepsis, MEDS)评分是一个有效的评分指标,用于预测疑似感染的急诊患者死亡率(图 25-2)

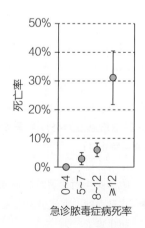

急诊脓毒症病死率(MEDS)评分	分数
年龄>65岁	3
养老院患者	2
合并快速进展的终末期疾病	6
下呼吸道感染	2
中性粒细胞杆状核>5%	3
呼吸急促或低氧血症	3
休克	3
血小板计数<1.5×10^9/L	3
意识状态改变	2

图 25-2 急诊脓毒症病死率(MEDS)评分与死亡率(误差线是 95% *CI*)(Reproduced with permission from Howell MD, Donnino MW, Talmor D, et al: Performance of severity of illness scoring systems in emergency department patients with infection, Acad Emerg Med. 2007 Aug;14(8):709-714.)

10. 血清乳酸水平
    a. 乳酸水平可用于对疑似感染患者进行危险分层，尤其是在没有明显休克，不能检测到的低灌注情况下。血压正常(收缩压≥90mmHg)且乳酸水平≥4.0mmol/L 的疑似感染者死亡率为 15%，而乳酸水平 <4.0mmol/L 的患者死亡率为 2.5%。
    b. 乳酸水平也可以预测休克患者的死亡率。休克合并高乳酸血症死亡率为 70%，而休克不伴高乳酸血症的死亡率为 25%~35%。

循证医学诊断

A. 菌血症的预测因素(表 25-3)。

表 25-3　菌血症的预测因素

内容	敏感度	特异度	阳性似然比	阴性似然比
寒战	45%	90%	4.7	0.61
注射吸毒	7%	98%	2.9	0.95
中心静脉导管	23%	90%	2.4	0.85
急腹症	20%	91%	2.2	0.9
白细胞计数 >15 × 10^9/L	28%	87%	2.2	0.8
白细胞计数 <1 × 10^9/L	14%	94%	2.3	0.9
中性粒细胞计数≥1.5 × 10^9/L	44%	69%	1.4	0.8
畏寒(任何类型)	88%	52%	1.7	0.23
合并症	86%	37%	1.4	0.14

1. 发热：
    a. 急诊菌血症患者的发热(38.8℃)高于非菌血症患者(38.1℃)。然而，5% 的菌血症患者体温正常(体温 <37.6℃)，13% 为低体温。
    b. 菌血症患者体温正常与死亡率增加相关。
2. 寒战：
    a. 寒战程度差异较大，可以从轻度、中度到抖动(如牙齿打颤、全身颤抖)。
    b. 菌血症患者中各种寒战(轻度、中度或重度)均很常见(敏感度为 88%)。
    c. 寒战抖动(僵直)诊断菌血症敏感度不高，但特异度更高(敏感度为45%，特异度为90%，LR+ 为 4.7，LR− 为 0.61)。

临床医生对显著发热或寒战的老年患者应考虑菌血症。寒战患者应采血做血培养，并使用抗生素。

3. 皮疹：一些危及生命的感染可能出现特征性皮疹(如脑膜炎球菌血症、落基山斑疹热或葡萄球菌毒性休克综合征)。

发热和皮疹的患者应立即评估是否存在危及生命的疾病，包括中毒性休克综合征、脑膜炎球菌血症或落基山斑疹热。

4. 严重脓毒症或脓毒症休克患者菌血症发生率高(分别为 38% 和 69%)。
5. 白细胞 >15 × 10^9/L 诊断菌血症的敏感度只有 28%。

白细胞正常并不能排除菌血症。

6. 导管感染：
    a. 中心静脉导管感染患者的穿刺部位炎症体征并不常见(敏感度为 27%)。只有 3% 导管相关性感染患者穿刺部位发红。

即使脓毒症患者的中心导管穿刺点没有发红或脓液，也要考虑中心导管感染。

    b. 某些表现对判断导管感染具有特异性，例如导管部位脓液。
7. 注射吸毒或急腹症(或两者)也会增加菌血症风险。
8. 在没有以下任何危险因素的患者中，菌血症发生率较低(2%)。
    a. 体温 >38.3℃
    b. 寒战
    c. 注射吸毒
    d. 急腹症阳性体征
    e. 主要共存疾病(包括昏迷、脑死亡、肠穿孔、多处创伤或烧伤、过去 24h 内心搏骤停、移植、重症胰腺炎、急性呼吸窘迫综合征或肝功能衰竭)
9. 降钙素原是一种新的细菌感染标志物。
    a. 细菌感染期间多肽合成增加。
    b. 病毒感染时释放的细胞因子抑制降钙素原释放，尤其是 γ 干扰素。
    c. 脓毒症患者降钙素原水平升高提示细菌感染，正常水平提示无细菌感染的全身炎症反应。
    d. 准确度有限(敏感度为 77%，特异度为 79%，LR+ 为 3.7，LR− 0.29)，结果必须结合临床考虑。
10. 高乳酸血症提示脓毒症。对于任何原因引起的高乳酸血症，血清乳酸水平与阴离子间隙增高相比，诊断更敏感。阴离子间隙增高的敏感度仅有 44%~67%。

B. 评估脓毒症，应尽快对可疑感染源(血液、尿液、唾液、体液收集)进行培养。如果留置有中心导管，应在外周和中心导管采血。

治疗

A. 脓毒症休克的治疗方法复杂。

B. 治疗原则：

1. 病因治疗。

2. 快速容量复苏。

3. 其他治疗也很关键，包括血管升压药、气管插管和机械通气、血液制品等。

4. 关于治疗建议的进展迅速。读者可参阅专门的章节了解详情。

诊断

P 女士有多个特点提示脓毒症，包括发热、泌尿系统症状和白细胞增多。心电图无急性变化，血清肌钙蛋白检测阴性。血糖 18.8mmol/L。

以上信息达到了主要假设脓血症的诊断标准吗？你排除了可能的备选吗？是否需要做其他检查来排除其他诊断？

主要假设：低血容量性休克

典型低血容量性休克都会有明显的出血部位、血细胞比容下降或明显的胃肠液或肾脏丢失。

疾病要点

A. 低血容量患者具有以下两种临床情况之一：

1. 呕吐、腹泻、摄入不足或过度利尿（来自利尿剂或控制不佳的糖尿病）造成的容量丢失。

2. 出血（由于外伤、胃肠道或腹腔内出血）。

B. 消化道出血相关的住院常见，每年 150/100 000 人，病死率为 3%~10%。

C. 评估出血程度通常较难。

1. 大出血或失血 100mL 可出现黑便。

2. 入院时血细胞比容与失血程度和死亡率相关性较差。

D. 继发于脱水的低血容量可引起老年人不成比例的严重低血容量性休克，常见危险因素包括：

1. 女性

2. 年龄 >85 岁

3. 超过 4 种慢性疾病

4. 服用 ≥4 种药物

5. 长期卧床患者

循证医学诊断

A. 根据低血容量患者体格检查的文献复习显示，生命体征

异常具有相对的特异性，但不敏感（表 25-4）。

表 25-4 生命体征在低血容量诊断中的价值

体格检查	敏感度	特异度	阳性似然比	阴性似然比（95%CI）
大量失血(1~2U)				
体位性脉搏增快 >30 次 /min	97%	98%	48.5	0.03
仰卧位低血压 [1]	33%	97%	11.0	0.7
中度失血				
体位性脉搏增快 >30 次 /min	22%	98%	11.0	0.8
仰卧位低血压	13%	97%	4.3	0.9
脱水				
体位性脉搏增快 >30 次 /min	43%	75%	1.7（0.7~4.0）	0.8（0.5~1.3）
黏膜干燥	85%	58%	2.0（1.0~4.0）	0.3（0.1~0.6）
眼窝凹陷	62%	82%	3.4（1.0~12.2）	0.5（0.3~0.7）

[1] 仰卧位低血压 = 收缩压 <95mmHg。

Data from Sinert R, Spektor M. Clinical assessment of hypovolemia. Ann Emerg Med. 2005;45:327-329; McGee S, Abernethy WB, Simel DL. Is this patient hypovolemic？ JAMA. 1999;281:1022-1029.

1. 直立位生命体征，特别是脉搏增加比仰卧位时更敏感。直立性低血压可立即或延迟发生。

a. 测量直立位生命体征时，需等待 3min 测量仰卧位生命体征，站立等待 1min 后测量直立位生命体征。

b. 有助诊断的体征：

(1) 严重的体位性头晕（由于头晕而无法测量直立位生命体征）。

(2) 体位性脉搏增快 30 次 /min 或以上。

2. 老年人腋窝干燥支持低血容量（敏感度为 50%，特异度为 82%，LR+ 为 2.8，LR− 为 0.61）。

3. 成人中，皮肤干燥未被证实有诊断价值。

B. 实验室检查往往更有意义。

1. 血细胞比容：

a. 如果出血持续存在，血细胞比容降低。

b. 然而，急性出血时，发生在血液稀释（静脉或口服补液）前的失血可出现正常血细胞比容。

尽管大出血，患者血细胞比容可能正常。

c. 非出血性低血容量患者血细胞比容通常升高。

2. 低血容量患者常见其他实验室检查结果：

a. 血尿素氮 / 肌酐比值升高，比值 >20（见第 28 章）。

    b. 尿钠浓度低 <30mEq/L,Fe_{Na}<1%。

    c. 服用利尿剂患者,Fe_{urea}(尿素排泄分数)<35% 可能更准确(见第 28 章)。

C. 10min 快速输入 500mL 液体,血压迅速升高支持低血容量(但也可见于脓毒症)。

治疗

A. 低血容量治疗是通过液体复苏,恢复足够平均动脉压。

B. 出血性低血容量患者,必须确定出血部位并止血。推荐输血(见第 19 章)。

C. 不推荐使用血管加压药物。虽然它们能升高血压,但是对心输出量和血管床灌注产生不良影响。

病例解决方案

经过 2L 的液体复苏后,P 女士血压上升到 100/50mmHg,皮肤变得温暖,脉搏有力。开始给予经验性抗生素治疗泌尿系统感染所致脓毒症。病情初步稳定后,再次出现低血压和尿量减少。她被转入重症监护室。4h 后氧饱和度恶化,胸片显示弥漫性浸润病灶,提示急性呼吸窘迫综合征。行气管插管,送培养,补液,去甲肾上腺素,抗生素和机械通气治疗。血液和尿液培养结果均提示大肠杆菌感染。24h 后,她的血压稳定。72h 后,拔除气管插管。最终完全康复。

主诉

病例 2

A 先生,71 岁,因乏力急诊就诊,他有二尖瓣和主动脉狭窄病史。一周前,接受了机械性主动脉瓣置换术。近期无恶心、呕吐、黑便或鲜血便。无咳嗽、尿频、腹痛或发热。体格检查:脉搏 115 次 /min,血压 85/65mmHg。颈部静脉可见,直至下颌角,皮肤冰凉。

此时,主要假设是什么?可能的备选还有什么?是否存在不可漏诊的诊断?基于以上鉴别诊断,后续应进行哪些检查?

鉴别诊断排序

    评估的第一步是识别休克。对于一位 71 岁老年男性,A 先生的血压非常低。结合血压水平、乏力和肢端冰凉,提示休克可能。下一步诊断的关键是评估病史、体格检查和实验室数据,以确定是低血容量性、脓毒性还是心源性休克。目前没有脓毒症的迹象或症状,病史也没有提示低血容量。他的肢端冰凉与心输出量减低一致(肢端冰凉通常见于低血容量性或心源性休克),颈静脉怒张提示低心输出量为心源性休克所致,而非低血容量性休克。他的既往史提示心源性休克可能性更大。心源性休克的可能病因包括心脏收缩力减弱(隐匿的左、右心室心肌梗死或既往存在的心力衰竭)、流出道梗阻(例如主动脉瓣狭窄或肺栓塞)、反流(急性主动脉瓣反流或反流性主动脉瓣)或心脏充盈量减少(心脏压塞或二尖瓣狭窄)。结合患者病史,认为最可能的诊断是心肌梗死。需要鉴别的诊断包括主动脉瓣功能障碍或心脏压塞(结合最近的心脏手术)。表 25-5 列出了鉴别诊断。

表 25-5 A 先生的诊断假设

诊断假设	人口统计学,风险因素,症状和体征	重要检查
主要假设		
心源性休克:心肌梗死	冠状动脉疾病 胸痛	心电图 肌钙蛋白 肌酸激酶、肌酸激酶同工酶
备选假设——不可漏诊的		
心源性休克:主动脉功能障碍	中断的抗凝治疗 新的心脏杂音 肺湿啰音	超声心动图
心源性休克:心脏压塞	近期心脏手术 呼吸困难 奇脉 颈静脉怒张	胸片 心电图 超声心动图
心源性休克:肺栓塞	肺栓塞的危险因素(制动、手术、肿瘤、深静脉血栓史) 呼吸困难,胸痛,下肢水肿	血管造影

主要假设:心源性休克

教科书内容回顾

    通常,心源性休克出现在急性心肌梗死期间或之后,患者表现为胸痛、肢端冰凉、低血压和 ST 段抬高型心肌梗死

（ST elevation myocardial infarction，STEMI）。

疾病要点

A. 心源性休克定义为持续性低血压（收缩压 <90mmHg）或平均动脉压较基线血压低 30mmHg，伴有心脏指数严重降低（<1.8L/min·m²），以及充盈压正常或升高（左室舒张末压 >18mmHg 或右室舒张末压 >10~15mmHg）。

B. 大多数心源性休克与心肌梗死有关。

1. 随着急性心肌梗死经皮介入治疗的应用增多，心源性休克发生率呈下降趋势。

2. 然而，5%~8% ST 段抬高型心肌梗死和 2.5% 非 ST 段抬高型心肌梗死患者仍并发心源性休克。

   a. 这意味着美国每年有 40 000~50 000 个病例。

   b. 55% 前壁心肌梗死和 50% 多个部位病变心肌梗死会引发心源性休克。

   c. 在 SHOCK 注册登记试验中，53.4% 的患者有三支血管病变，15.5% 的患者有明显左主干病变。

3. 心源性休克的危险因素包括：

   a. 年龄较大

   b. 前壁心肌梗死

   c. 高血压

   d. 糖尿病

   e. 多支冠状动脉病变

   f. 既往心肌梗死或心绞痛

   g. 既往心力衰竭病史

   h. ST 段抬高型心肌梗死

   i. 左束支传导阻滞

4. 休克患者左室射血分数降低幅度不一定很大。一个大型心源性休克注册研究中，休克患者的平均射血分数为 30%。

5. 心肌梗死机械并发症（室间隔、游离壁或乳头肌破裂）导致的心源性休克占 12%。

   a. 其中室间隔破裂导致的心源性休克为 87%。

   b. 妇女和老年人出现并发症的风险增加，尤其是接受溶栓治疗的老年人。

C. 任何导致严重左室或右室功能障碍的病因都可能导致心源性休克。其他典型病因包括：

1. 急性心肌炎

   a. 10%~15% 的患者并发心源性休克。

   b. 比心肌梗死患者年轻，且常表现为呼吸困难而不是胸痛。

2. Takotsubo 心肌病

   a. 情绪压力或呼吸窘迫后出现的应激性疾病，导致心尖部球囊样改变。

   b. 4.2% 的患者发生心源性休克。

3. 急性瓣膜性反流

4. 主动脉夹层导致急性、严重的主动脉瓣关闭不全或夹层延伸至冠状动脉导致梗死

5. 二尖瓣或主动脉狭窄时急性血流动力学应激反应（即前负荷降低或后负荷显著增加）

6. 心脏压塞

7. 肺栓塞

8. 心律失常

D. 病理生理学：

1. 左室心肌梗死时，冠脉灌注减少导致心输出量降低，从而进一步降低冠脉灌注。

2. 灌注不足导致儿茶酚胺释放，激活肾素 - 血管紧张素系统，增加收缩力和外周血容量，同时增加心肌耗氧量，诱发心律失常。

3. 进一步导致缺血和心输出量降低。

4. 神经激素级联反应的激活也会导致水钠潴留，加重肺水肿。

5. 治疗需要打破恶性循环。

循证医学诊断

心源性休克各种病因（如心肌梗死、肺栓塞等）的诊断参见其他相关章节。本节重点是心源性休克本身的诊断。

A. 诊断心源性休克依赖于识别出充盈压正常或升高时的低心输出量体征。但是，体征和症状在判断充盈压升高的准确性有限。

1. 颈静脉压 ≥12cmH₂O，敏感度为 65%，特异度为 64%，LR+ 为 1.8，LR- 为 0.55。

2. 在一项单中心研究中，外周颈静脉压升高（>10cmH₂O）与中心导管静脉压升高相关。

   a. 高年级医学生和实习生：敏感度为 61%，特异度为 75%，LR+ 为 2.4，LR- 为 0.5。

   b. 初级和高级住院医师：敏感度为 78%，特异度为 93%，LR+ 为 11.1，LR- 为 0.2。

3. 端坐呼吸（敏感度为 86%，特异度为 25%，LR+ 为 1.1，LR- 为 0.56）。

4. 肢端冰凉（敏感度为 20%，特异度为 88%，LR+ 为 1.7，LR- 为 0.9）。

5. 脉压比率提示心源性休克。

   a. 通常，脉压随着收缩压增加而升高。

   b. 与收缩压相比，脉压相对较小，提示每搏量较低。

   c. 脉压比率［PPP=（收缩压 - 舒张压）/ 收缩压］。

   d. PPP<25% 对于心脏指数 <2.3L/（min·m²）的敏感度为 10%，特异度为 96%（LR+ 为 2.5，阴性预测值为 0.94）。须使用手动袖带血压计测量。

B. 一旦考虑心源性休克，需要立即评估是否行导管介入术治疗急性心肌梗死（最常见的原因），应完善超声心动图检查。

C. 床旁便携式超声正变得越来越普及,并被证实有助于评估心源性休克的原因和不明原因的休克。

  1. 特别适用于:

    a. 评估心包积液。

    b. 测定整体心脏收缩功能。

    c. 识别明显扩大的左室或右室。

    d. 通过评估下腔静脉直径及其呼吸时的差异来测量血管内容量状态。

  2. 研究显示经过一定训练(3h 理论培训和 5h 操作训练)的住院医师操作手持设备检查结果是准确的。

    a. 左心室功能障碍:敏感度为 88%,特异度为 89%,LR+ 为 8,LR− 为 0.13。

    b. 心包积液:敏感度为 83%,特异度为 96%,LR+ 为 20.8,LR− 为 0.18。

治疗

    心源性休克的治疗超出了本章范围。但是,当心源性休克是由于心肌缺血引起,早期血运重建(经皮冠状动脉介入治疗或冠状动脉旁路移植术)能带来明显的生存获益,指征明确。

诊断

    心电图未提示心肌梗死,肌钙蛋白正常,胸片显示心脏增大。测量奇脉压力为 12mmHg。

    患者临床表现提示心源性休克,病因仍不清楚。心电图和肌钙蛋白均未提示急性心肌梗死。考虑心源性休克为不常见的病因所致(心脏压塞,瓣膜功能障碍)。

主要假设:心脏压塞

教科书内容回顾

    疲乏、低血压和心动过速是常见症状。典型体征包括颈静脉压升高和心音低沉。然而,与心脏压塞相关的体征和症状相对来说是非特异性的。

疾病要点

A. 心脏压塞:

  1. 心包腔积液压迫心脏,导致心脏充盈减少和心输出量减少。

  2. 心脏压塞可继发于心包积液或心包出血。

B. 由于心脏压塞没有特异性症状和体征,心脏压塞诊断主要依靠探究引起心包积液的原因和仔细评估来判断。

C. 心脏压塞和心包积液的发生率尚无可参考的数据,心包积液进展为心脏压塞的数据也极少。然而,心包积液并不少见,因此识别出有临床意义的心包积液非常重要。

  1. 心包积液发展为心脏压塞的常见病因包括:

    a. 特发性心包炎(20%~30%)

    b. 恶性肿瘤(13%~36%)

    c. 心脏手术(16%)

    d. 感染(5%~21%)

    e. 急性心肌梗死(8%)

    f. 胶原血管病(5%)

  2. 感染(细菌、真菌、HIV 相关感染)和肿瘤所致积液进展为心脏压塞的发生率最高。

  3. 心脏外科和介入手术后心脏压塞发生率高达 1%~2%,最迟发生在术后 7 天。

  4. 几乎 19% 的 A 型主动脉夹层患者出现心脏压塞。这些患者死亡率明显升高。

D. 心脏压塞的表现多种多样,取决于心包积液量、积聚速度和压迫程度。通常分为两种主要类型:

  1. 急性心脏压塞

    a. 发生在外伤、心脏或主动脉破裂或侵入性诊断或治疗操作后。

    b. 表现为心源性休克(肢端冰凉、意识改变、外周性发绀和颈静脉怒张)

  2. 亚急性心脏压塞

    a. 发生在炎症或恶性肿瘤。

    b. 症状通常与心力衰竭相似(疲劳、呼吸困难、胸闷)。

    c. 发生填塞前,心包积液可高达 2L。

E. 生理学:不断升高的心包内压压迫心腔发生心脏压塞。出现心脏压塞的关键决定因素是心包伸展与液体积聚的相对速度。

  1. 心脏真实充盈压即跨壁压,计算方法如下:心内压 − 心包压。

  2. 心包压力上升到心脏腔内压力时,引起各心室充盈的竞争。

    a. 收缩期,心室容积减少导致心包压降低,心房充盈得以保留。

    b. 舒张期,心室容积增加导致心包压力升高,心房跨壁压降低,随着心脏压塞的发展,舒张末期心房塌陷。

    c. 随着心包积液持续增加,心包压力升高,各心室竞争有限的空间。这种压力对右心室影响更大,并导致右心室舒张早期塌陷。

  3. 吸气时,胸腔内压力降低传导到心包,导致跨壁压升高,静脉回流和右心充盈增加。心脏压塞时,右心室扩张压迫左心室,导致室间隔移位,肺静脉回流减少，每搏量减少。

4. 当心输出量下降时，心率增快、心肌收缩力和外周动脉血管收缩增加以维持循环，直至循环衰竭发生。

循证医学诊断

A. 体征和症状

1. 心脏压塞几乎均会出现呼吸急促和呼吸困难（87%~88%）。

2. 心脏压塞的其他常见表现是心动过速、颈静脉压升高和奇脉，多个联合敏感度为 76%~82%。

3. ≤25% 的患者出现胸痛、咳嗽、发热、嗜睡和心悸。

4. 低血压和心音减弱的诊断敏感度低（分别为 28% 和 26%）。

5. 奇脉：

   a. 定义为正常吸气时血压大幅度下降。

   b. 奇脉源于收缩压下降，尽管吸气时静脉回流增加。

   c. 心脏压塞时，吸气过程中右心室充盈增加，扩张的右心室在有限的心包腔内将室间隔推向左侧，左心室充盈减少，导致心输出量和血压下降。

   d. 此外，吸气时的肺扩张导致肺静脉血液回流增加，进一步减少左心室充盈。

   e. 当左室舒张压升高时，如终末期肾病，心脏压塞不会导致奇脉。

 要准确测量奇脉，需要手动血压计测量、安静的环境和放松。

B. 心脏压塞的心电图表现缺乏敏感度。QRS 低电压和电交替的敏感度分别为 43% 和 16%~21%。

C. 胸片：胸片上的心脏轮廓增大很常见，总的敏感度为 89%。

D. 怀疑心脏压塞时，确诊的主要方法是经胸超声心动图。

E. 经胸超声心动图可见心包积液，并伴有如下改变：

   1. 右心房舒张末期塌陷。

   2. 右心室舒张早期至中期塌陷。

   3. 吸气时室间隔向左移位，呼气时室间隔向右移位。

   4. 深吸气时下腔静脉塌陷消失。

治疗

A. 心脏压塞一旦诊断，就需要心包引流，除非填塞是由于主动脉夹层或游离壁破裂所致。

B. 如果血流动力学稳定或处于"填塞前"状态，可对症治疗。选择等渗液进行容量复苏和吸氧，直至心包引流。

C. 如情况紧急，可在 ICU 床旁超声引导下完成心包穿刺。或者在导管室超声或透视引导下进行。

D. 如果是渗出性、包裹性积液，需要行心包开窗术，或如果渗出是急性外伤所致的心包出血，则需要外科心包切除术。

病例解决方案

超声心动图显示大量的心包积液，右心房舒张末期塌陷。患者被紧急送往导管室并接受了心包穿刺。抽出 500mL 血液。患者立刻感觉好转。他的血压恢复到 110/70mmHg，脉搏下降到 75 次 /min。

主诉

病例 ③

70 岁的 M 女士来到急诊室，主诉呼吸急促和头晕。体格检查：脉搏 105 次 /min，血压 75/45mmHg，皮肤可见明显的荨麻疹。患者肢体温暖，脉搏有力。她最近接受了二尖瓣机械瓣置换术，即将进行牙科手术，初次服用阿莫西林预防感染。

如上所述，评估低血压的第一步是识别休克。特别是这个年龄阶段，患者出现严重低血压和头晕，提示症状性低血压和脑灌注不足的休克表现。诊断的第一个关键步骤是根据病史和体格检查确定属于如下 3 种休克病因中的哪一种：

脓毒症休克、低血容量性休克或心源性休克。脉搏有力和四肢温暖提示分布性休克，即一种高输出性休克。如上所述，分布性休克最常见的形式是脓毒症休克，这是一个不能遗漏的诊断。然而，她的荨麻疹和最近使用阿莫西林是一个关键的线索，提示另一种原因的分布性休克，过敏性休克：这既是主要的，也是不能遗漏的诊断。表 25-6 列出了鉴别诊断。

主要假设：过敏性休克

教科书内容回顾

过敏反应是一种在食物、昆虫毒液或药物等致敏物质刺激下，由肥大细胞和嗜碱性粒细胞释放炎性介质 IgE，免疫介导引发的急性全身反应。通常，这种反应会累及皮肤、心血管系统或呼吸系统。过敏样反应会产生相似的临床表现，然而，它们不是免疫介导的。

表 25-6　M 女士的诊断假设

诊断假设	人口统计学,风险因素,症状和体征	重要检查
主要假设		
过敏性休克	最近使用新药物, 食用坚果或贝壳类食物, 蜂蜇 荨麻疹,瘙痒,喘息, 血管性水肿	
脓毒症休克	发热 寒战 尿频/排尿困难 咳嗽 腹泻 腹痛	白细胞升高 尿液分析 胸片 必要时其他影像 检查 血培养

疾病要点

A. 诱因和机制:

1. 食物是婴儿、儿童和青少年最常见的诱因。

   a. 多达 2% 的美国人可能对食物过敏。

      (1) 儿童中花生过敏最常见。

      (2) 成人中贝类过敏最常见。

   b. 在美国,每年多达 100 人死于食物过敏。

2. 已知过敏病因的成人过敏反应中,抗生素或非甾体抗炎药最为常见,其中 75% 的死亡病例由青霉素引起。

B. 病史是确定过敏反应和发病原因的重要工具。

1. 呼吸道症状包括鼻塞或瘙痒,呼吸困难,胸骨后压迫感,或口腔、咽部、会厌或声门水肿。

2. 心血管症状包括头晕、胸闷或低血压。

3. 皮肤症状包括瘙痒、皮温升高、轻微肿胀或特征性荨麻疹。

4. 过敏的严重程度、起病情况和症状差异较大,导致诊断上不一致。

C. 过敏反应的估算终身患病率为 0.05%~2%。然而,即使是按最高的数字估计,患病率也可能还是太低,大量证据表明过敏反应报告不足。

1. 在澳大利亚,从 1995 年到 2005 年,过敏反应的入院人数翻了一番,超过 10:100 000。年轻患者发病率的增加可能更为明显,食物是最常见的诱因。

2. 与药物过敏相关的死亡人数增加了 300%。药物占过敏性死亡的 57%。

D. 生理学:

1. 抗原与肥大细胞 IgE 或直接与药物(通过组胺、白三烯、激肽、前列腺素或血小板活化因子)相互作用,导致肥大细胞释放过敏介质。

2. 这些介质引起血管扩张,毛细血管和毛细血管后静脉渗出,导致低血压。

3. 其中一些物质,特别是白三烯,引起与支气管收缩和黏液分泌增加有关的呼吸道症状。

4. 如果不治疗,患者可能死于由上呼吸道血管性水肿、支气管痉挛、黏液堵塞导致的低氧血症和/或引发多器官系统功能衰竭的休克。

循证医学诊断

A. 突然发作出现的皮肤、心血管和呼吸症状提示过敏反应。

1. 即使只有其中两个器官系统受累,或仅低血压,也应考虑过敏反应。

2. 这些反应通常是自限性的;然而,如果未能及时诊断,患者在未来可能面临暴露于过敏原,进而出现威胁生命的风险。

B. 根据美国国家过敏和传染病研究所报告,符合以下任何标准,极有可能诊断为过敏:

1. 急性发病(几分钟到几小时内),皮肤、黏膜组织受累,或两者兼有(如全身性荨麻疹、瘙痒或潮红、唇舌肿胀)和至少以下 1 种。

   a. 呼吸功能受损(呼吸困难、喘息、支气管痉挛、喘鸣、呼气峰流速下降、低氧血症)。

   b. 血压降低或靶器官功能障碍相关症状(张力减退、晕厥或尿失禁)。

2. 暴露于过敏原或其他诱因后,在几分钟到几个小时内出现 2 个及以上的下列症状。

   a. 皮肤或黏膜症状。

   b. 呼吸功能受损。

   c. 血压降低或相关症状。

   d. 持续胃肠道症状。

3. 暴露于已知过敏原后(几分钟到几小时)血压下降(收缩压 <90mmHg 或比基线下降 >30%)。

4. (过敏反应)标准的诊断学特性,敏感度为 95%;特异度为 71%;LR+ 为 3.3;LR− 为 0.07。

C. 各种症状的诊断敏感度:

1. 泛发性荨麻疹 39%

2. 瘙痒 61%

3. 唇部血管神经性水肿 49%

4. 舌部血管神经性水肿 39%

5. 喘息 49%

D. 成熟的胰蛋白酶被激活后从肥大细胞释放。因此,胰蛋白酶测定有助于过敏性疾病的诊断。

1. 在入院时、1h 后和出院前,成熟胰蛋白酶增加 >2.0μg/L 对严重过敏反应的敏感度为 75%。

2. 在发病时进行检测没有益处。然而,确保在适当的时候做出过敏反应的诊断，并将复发的风险降到最低可能获益。

治疗

A. 过敏反应的初步处理有赖于快速识别和适当支持治疗。

  1. 评估患者的循环、气道、呼吸、意识、皮肤和体重。

  2. 在大腿中前外侧肌内注射 1∶1 000（1mg/mL）肾上腺素，0.01mL/kg，最大剂量 0.5mg（成人），或 0.3mg（儿童）。如果需要，在 5~15min 内重复。

  3. H_1 受体阻滞剂和 H_2 受体阻滞剂以及皮质类固醇被认为是二线药物，不是治疗过敏反应的必需药物。如果给予抗组胺药，可以减少瘙痒、潮红、荨麻疹和鼻腔症状，但对气道阻塞或低血压没有作用。

  4. 皮质类固醇不会改善过敏反应的初始症状，但可以减少出现后续症状的可能性和严重程度。对于皮质类固醇类型、途径或可能有效的剂量没有共识。

  5. 患者仰卧，抬高下肢。

  6. 如有指征，提供呼吸支持，包括从鼻导管吸氧到机械通气。

  7. 用大口径静脉导管（如有可能，16 号）建立静脉通道，并静脉注射 1~2L 0.9% 生理盐水。

B. 一旦患者从急性发作中恢复，就必须采取措施预防复发。

  1. 提供可自我注射肾上腺素的自动注射器。

  2. 建立过敏反应应急预案和患者过敏的医学标识（手链、钱包卡）。

  3. 转诊到过敏/免疫学专家那里，以确认对特定过敏原的敏感程度，并讨论包括免疫调节在内的治疗，以制定长期策略降低过敏风险。

病例解决方案

 很快识别出过敏性休克，立即给 M 女士注射肾上腺素和补液。她的血压和呼吸急促迅速改善。

参考文献

Agarwal R, Schwartz DH. Procalcitonin to guide duration of antimicrobial therapy in intensive care units: a systematic review. Clin Infect Dis. 2011;53:379–87.

Angus DC, van der Poll T. Severe sepsis and septic shock. N Engl J Med. 2013;369(9):840–51.

Biais M, Carrie C, Delauney F, Morel N, Revel P, Janvier G. Evaluation of a new pocket echoscopic device for focused cardiac ultrasonography in an emergency setting. Crit Care. 2012;16:R82.

Bodson L, Bouferrache K, Vieillard-Baron A. Cardiac tamponade. Curr Opin Crit Care. 2011;17:416–24.

Bonow RO, Mann DL, Zipes DP, Libby P. *Braunwald's Heart Disease: A Textbook of Cardiovascular Medicine,* 9th ed. 2012; Philadelphia, PA: Saunders.

Butman SM, Ewy GA, Standen JR, Kern KB, Hahn E. Bedside cardiovascular examination in patients with severe chronic heart failure: importance of rest or inducible jugular venous distension. J Am Coll Cardiol. 1993;22:968–74.

Coburn B, Morris AM, Tomlinson GT, Detsky AS. Does this adult patient with suspected bacteremia require blood cultures? JAMA. 2012;308(5):502–11.

Drazner MH, Hellkamp AS, Leier CV et al. Value of clinician assessment of hemodynamics in advanced heart failure: the ESCAPE trial. Circ Heart Fail. 2008;1:170–7.

Freund Y, Lemachatti N, Krastinova E et al. Prognostic accuracy of Sepsis-3 criteria for in-hospital mortality among patient with suspected infection presenting to the emergency department. JAMA. 2017;317(3):301–8.

Gelincik A, Demirturk M, Yilmaz E et al. Anaphylaxis in a tertiary adult allergy clinic: a retrospective review of 516 patients. Ann Allergy Asthma Immunol. 2013;110:96–100.

Hall JB, Schmidt GA, Wood LDH. *Principles of Critical Care,* 3rd ed. New York, NY: McGraw-Hill Professional, 2005.

Jacob S, Sebastian JC, Cherian PK, Abraham A, John SK. Pericardial effusion impending tamponade: a look beyond Beck's triad. Am J Emerg Med. 2009;27:216–9.

Khunnawat C, Mukerji S, Havlichek D, Touma R, Abela GS. Cardiovascular manifestations in human immunodeficiency virus-infected patients. Am J Cardiol. 2008;102:635–42.

Kirkbright SJ, Brown SGA. Anaphylaxis: recognition and management. Aust Fam Phys. 2012;41:366–70.

Kobal SL, Trento L, Baharami S et al. Comparison of effectiveness of hand-carried ultrasound to bedside cardiovascular physical examination. Am J Cardiol. 2005;96:1002–6.

Koplin JJ, Martin PE, Allen KJ. An update on epidemiology of anaphylaxis in children and adults. Curr Opin Allergy Clin Immunol. 2011;11:492–6.

Labovitz AJ, Noble VE, Bierig M et al. Focused cardiac ultrasound in the emergent setting: a consensus statement of the American Society of Echocardiography and American College of Emergency Physicians. J Am Soc Echocardiogr. 2010;23:1225–30.

Lieberman P, Camargo CA, Bohlke K et al. Epidemiology of anaphylaxis: findings of the American College of Allergy, Asthma and Immunology epidemiology of anaphylaxis working group. Ann Allergy Asthma Immunol. 2006;97:596–602.

Lieberman P, Kemp SF, Oppenheimer J et al. The diagnosis and management of anaphylaxis: an updated practice parameter. J Allergy Clin Immunol. 2005;115:S483–523.

Lighthall G. Use of physiologic reasoning to diagnose and manage shock states. Crit Care Res Practice. 2011; Article ID 105348.

Loprinzi Brauer CE, Motosue MS, Li JT et al. Prospective validation of the NIAID/FAAN criteria for emergency department diagnosis of anaphylaxis. J Allergy Clin Immunol Pract. 2016;4(6):1220–6.

Manasia AR, Nagaraj HM, Kodali RB et al. Feasibility and potential clinical utility of goal-directed transthoracic echocardiography performed by noncardiologist intensivists using a small hand-carried device in critically ill patients. J Cardiothor Vasc An. 2005;19:155–9.

McGee S, Abernethy WB, Simel DL. Is this patient hypovolemic? JAMA. 1999;281:1022–9.

Meurin P, Tabet JY, Thabut G et al. Nonsteroidal anti-inflammatory drug treatment for postoperative pericardial effusion. Ann Intern Med. 2010;152:137–43.

Mjolstad OC, Andersen GN, Dalen H et al. Feasibility and reliability of point-of-care pocket-size echocardiography performed by medical residents. Eur Heart J Cardiovasc Imaging. 2013 Dec;14(12):1195–202.

Patel AK, Hollenberg SM. Cardiovascular failure and cardiogenic shock. Semin Respir Crit Care Med. 2011;32:598–606.

Rame JE, Dries DL, Drazner MH. The prognostic value of the physical examination in patients with chronic heart failure. Congest Heart Fail. 2003;9:170–5.

Reddy PS, Curtiss EI, O'Toole JD, Shaver JA. Cardiac tamponade: hemodynamic observations in man. Circulation. 1978;58:265–72.

Reynolds HR, Hochman JS. Cardiogenic shock, current concepts and improving outcomes. Circulation. 2008;117:686–97.

Roy CL, Minor MA, Brookhart MA, Choudhry NK. Does this patient with a pericardial effusion have cardiac tamponade? JAMA. 2007;297:1810–8.

Sagrista-Sauleda J, Merce J, Permanyer-Miralda G, Soler-Soler J. Clinical clues to the causes of large pericardial effusions. Am J Med. 2009;109:95–101.

Seymour CW, Liu VX, Iwashyna TJ et al. Assessment of clinical criteria for sepsis for the third international consensus definitions for sepsis and septic shock (Sepsis-3). JAMA. 2016;315(8):762–74.

Shankar-Hari M, Phillips GS, Levy ML et al. Developing a new definition and assessing new clinical criteria for septic shock for the third international consensus definitions for sepsis and septic shock (Sepsis-3). JAMA. 2016;315(8):775–87.

Singer M, Deutschman CS, Seymour CW et al. The third international consensus definitions for sepsis and septic shock (Sepsis 3). JAMA. 2016;315(8):801–10.

Simons FER, Ardusso LRF, Bilo MB et al. 2012 update: World Allergy Organization guidelines for the assessment and management of anaphylaxis. Curr Opin Allergy Clin Immunol. 2012;12:389–99.

Sinert R, Spektor M. Clinical assessment of hypovolemia. Ann Emerg Med. 2005;45:327–9.

Soni NJ, Samson DJ, Galaydick JL, Vats V, Pitrak DL, Aronson N. Procalcitonin-guided antibiotic therapy: comparative effectiveness review no. 78 AHRQ Publication No. 12(13)-EHC124-EF. Rockville, MD: Agency for Healthcare Research and Quality. October 2012.

Spodick DH. Acute cardiac tamponade. N Engl J Med. 2003;349:684–90.

Topalian S, Ginsberg F, Parrillo JE. Cardiogenic shock. Crit Care Med. 2008;36(Suppl):S66–S74.

Vazquez R, Gheorghe C, Kaufman D, Manthous CA. Accuracy of bedside physical examination in distinguishing categories of shock. J Hosp Med. 2010;5:471–4.

Vignon P, Dugard A, Abraham J et al. Focused training for goal-oriented hand-held echocardiography performed by noncardiologist residents in the intensive care unit. Intensive Care Med. 2007;33:1795–9.

Vinayak AG, Levitt J, Gehlbach B, Pohlman AS, Hall JB, Kress JP. Usefulness of the external jugular vein examination in detecting abnormal central venous pressure in critically ill patients. Arch Intern Med. 2006;166:2132–7.

Vincent JL, De Backer D. Circulatory shock. N Engl J Med. 2013;369:1726–34.

Wacker C, Prkno A, Brunkhorst FM, Schlattmann P. Procalcitonin as a diagnostic marker for sepsis: a systematic review and meta-analysis. Lancet ID. 2013;13:426–35.

（廖晓阳 译　厉蓓 校）

第 26 章　黄疸与转氨酶异常

碰到黄疸或者转氨酶异常的患者,该如何确定病因?

Jason Alexander

主诉

病例 1

B 女士,56 岁,主诉皮肤和巩膜黄染 2 周。

 黄疸的鉴别诊断有哪些? 你将如何进行鉴别?

构建鉴别诊断

　　黄疸或高胆红素血症的鉴别诊断通常是基于病理生理学,因此先复习一些基础生理学是有帮助的。

A. 血红蛋白中的血红素氧化成胆绿素,后者再代谢为非结合胆红素,然后结合到白蛋白上。

B. 胆红素在肝脏的代谢有三个步骤(图 26-1)。

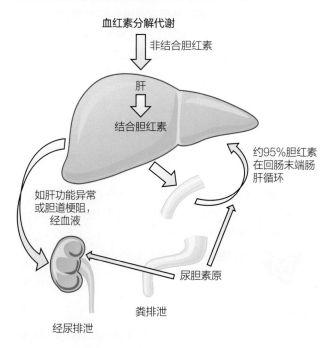

图 26-1　胆红素代谢和排泄

1. 摄取:未结合的胆红素 - 白蛋白复合物到达肝细胞;胆红素从白蛋白中解离出来,然后进入肝细胞。

2. 结合:未结合的胆红素和葡糖醛酸结合形成结合胆红素。

3. 排泄:肝细胞将结合胆红素排泄到胆汁中。

   a. 胆红素在肝脏中限速代谢。

   b. 如果排泄受损,结合胆红素进入肝窦,然后进入血流。

C. 胆道中的结合胆红素通过胆管输送到十二指肠,它不会被肠道再吸收。

1. 可直接随粪便排出体外。

2. 可被结肠内的细菌转化为尿胆原:

   a. 尿胆原可以被重新吸收,进入门静脉循环。

   b. 有些被肝脏吸收并重新排泄到胆汁中。

   c. 有些绕过肝脏,由肾脏排出,因此在尿液中有少量。

   d. 可在肠道内转化为粪胆素,使粪便呈褐色。

D. 尿液中没有非结合胆红素,因为它与白蛋白结合,不能被肾小球过滤。

E. 当存在高结合胆红素血症时,结合型胆红素被过滤并随尿液排出体外。

 高胆红素血症鉴别诊断的第一个关键点是确定哪种胆红素升高。

 浓茶色尿液表明患者属于结合型高胆红素血症。

 当肝外梗阻阻止胆红素进入肠道时,就会出现"陶土色"大便。

　　如果患者有未结合的高胆红素血症(> 50% 的胆红素未结合),其病理生理学分析如下:

A. 胆红素生成增加

1. 溶血

2. 异常红系造血

3. 血液外渗到组织中

B. 肝脏胆红素摄取受损

  1. 心力衰竭

  2. 脓毒症

  3. 药物（利福平、丙磺舒、吉非罗齐、阿扎那韦）

  4. 禁食

  5. 门体分流

C. 胆红素结合受损（肝脏葡糖醛酸基转移酶活性降低）

  1. 遗传性：

    a. Gilbert 综合征

    b. Crigler-Najjar 综合征

  2. 获得性：

    a. 新生儿

    b. 甲状腺功能亢进

    c. 炔雌醇

    d. 肝脏疾病（引起混合高胆红素血症，通常主要是结合型的）

    e. 脓毒症

 大多数未结合的高胆红素血症患者有溶血、Gilbert 综合征、心力衰竭、脓毒症或非常晚期的肝硬化。

尽管通过病理生理学鉴别诊断结合型高胆红素血症（当大于 50% 为结合型时）很方便，但首先运用其他肝脏生化检查的结果来判断在临床更实用：

A. 正常转氨酶（ALT，AST）

  1. 脓毒症或全身感染

  2. Rotor 综合征

  3. Dubin-Johnson 综合征

B. 转氨酶升高

  1. 肝细胞型：转氨酶高于碱性磷酸酶，提示原发性肝细胞损伤

    a. 转氨酶显著升高（> 1 000U/L）

     （1）急性病毒性肝炎

     （2）缺血性肝炎

     （3）药物或毒素引起的肝炎

     （4）自身免疫性肝炎

     （5）急性胆管梗阻

     （6）急性 Budd-Chiari 综合征

    b. 轻度至中度升高［轻度升高：定义为小于正常上限的 5 倍（约小于 175~200U/L）］

     （1）酒精性肝病

     （2）药物或毒性引起的肝炎

     （3）慢性乙型或丙型肝炎

     （4）非酒精性脂肪性肝病（NAFLD）

     （5）自身免疫性肝炎

     （6）血色沉着病

     （7）Wilson 病（40 岁以下患者）

     （8）α_1- 抗胰蛋白酶缺乏

  2. 胆汁淤积型：碱性磷酸酶高于转氨酶，提示肝内或肝外胆道梗阻

    a. 肝外胆汁淤积（胆管梗阻）

     （1）胆总管结石

     （2）良性狭窄

     （3）良性息肉

     （4）恶性肿瘤（胰腺癌、胆管癌、壶腹癌）

     （5）门静脉周围腺病

     （6）原发性硬化性胆管炎（影响肝内和肝外胆管）

    b. 肝内胆汁淤积（主要是由于排泄受损）

     （1）肝炎（病毒性、酒精性）

     （2）妊娠期肝内胆汁淤积症

     （3）肝硬化

     （4）药物和毒素

     （5）脓毒症

     （6）全胃肠外营养

     （7）术后黄疸

     （8）浸润性疾病（淀粉样变性病、淋巴瘤、结节病、结核病）

     （9）原发性硬化性胆管炎

     （10）原发性胆汁性肝硬化

不管你如何进行这种鉴别，第一步应确定高胆红素血症主要是未结合型的还是结合型的。未结合型高胆红素血症需鉴别诊断的相对有限。如果高胆红素血症是结合型的，第二步应确定是否存在肝外梗阻或由多种病因导致的肝细胞本身功能障碍。尽管其他肝脏生化检测可作为指导，但如上所示，鉴别诊断存在较多重叠，因此这些生化指标特异性并不高。表 26-1 总结了常用的肝脏检查。图 26-2 概述了高胆红素血症的诊断方法。

B 女士说她有褐色尿、厌食、疲劳。她没有恶心、呕吐、腹痛或发热。

体格检查：巩膜和皮肤黄染，肝大，肝边缘可触及肋缘以下 7cm。肝脏延伸过中线，脾尖可触及。腹部无压痛，无腹胀。双下肢无凹陷性水肿，其余检查正常。

 体检发现的肝病体征有多可靠？

A. 黄疸

  1. 当总胆红素 >2.5~3.0mg/dL（42.8~51.3μmol/L）时，体格检查即可发现。在皮肤黄染出现之前可先出现巩

膜黄染。

2. 胆红素 > 3.0mg/dL(51.3μmol/L),体检敏感度为78.4%,特异度为68.8%(LR 为 2.5,LR- 为 0.31)。

3. 胆红素 > 15.0mg/ dL(256.5μmol/L),体检敏感度为96.4%。

B. 肝大

1. 超声检查中,肝脏上下径的正常上限为13cm。

2. 虽然检查者在报告触诊肝脏边缘时总是正确的(LR+为 233),但可触及的肝脏边缘并不是肝大的可靠标志,因为肝脏可能被增大的肺推向尾部。

C. 脾大

1. 脾脏叩诊的特征性很差,不能确定诊断。

 2. 仰卧位脾脏触诊更可靠,高度提示脾大(LR+ 为 8.2,LR- 为 0.41)。

D. 腹水

1. 最好的 3 个观测指标:

  a. 腹围增大(LR+ 为 4.1,LR- 为 0.17)。

  b. 最近体重增加(LR+ 为 3.2,LR- 为 0.42)。

  c. 脚踝肿胀(LR+ 为 2.80,LR- 为 0.10)。

2. 最具特征性的体征是:

  a. 液波震颤(LR+ 为 5.3,LR- 为 0.57)。

  b. 移动性浊音(LR+ 为 2.1,LR- 为 0.4)。

  c. 必须使用适当的体检技术来获得这些 LR。

3. 超声检查可以发现体格检查难以发现的少量腹水。

表 26-1　用于评估肝脏的生化指标

生化指标	评估的肝脏方面	来源
谷草转氨酶	肝细胞完整性	肝脏 心脏 骨骼肌 肾脏 大脑 红细胞
谷丙转氨酶	肝细胞完整性	肝脏
碱性磷酸酶(AP)	胆汁阻塞	肝脏 骨骼肌 肠道 胎盘
γ- 谷氨酰转肽酶(GGTP)	当肾上腺素能受体升高时,表明急性胰腺炎起源于肝脏	肝脏
胆红素(结合型)	胆汁淤积,肝细胞损伤	肝脏
凝血酶原时间	反映肝脏的合成能力	肝脏合成的维生素 K 依赖性凝血因子

考虑到 B 女士有深色尿液和黄疸、肝大和脾大,诊断首先考虑为胆红素血症,并怀疑主要是结合型的,初步检查结果如下:总胆红素 13mg/dL(222.3μmol/L),直接胆红素 9.6mg/dL(164.2μmol/L),AST 25U/L,ALT 113U/L,碱性磷酸酶 503U/L,白蛋白 28g/L,凝血酶原时间(FT)15.4s(对照组 11.1s),WBC 22×10⁹/L,中性粒细胞 80%,淋巴细胞 16%:单核细胞 4%。血小板计数正常。

鉴于以上检查,该患者的主要假设是什么? 有什么可能的备选? 还有不可漏诊的? 鉴于此鉴别诊断,我们还应该做哪些检查?

鉴别诊断排序

生化异常是下一个要考虑的关键点。碱性磷酸酶显著升高和转氨酶中度升高的组合与由引起肝内胆汁淤积或肝外梗阻的疾病引起的胆汁淤积模式一致。病毒性或酒精性肝炎,无论有无肝硬化,都是最常见的引起肝细胞和胆汁淤积异常的疾病;AST 大于 ALT 是指向酒精性肝病的关键发现。肝大和脾大的体检结果都适度增加了慢性肝病的可能性(肝大 LR+ 为 2.3,脾大 LR+ 为 2.9)。除了考虑慢性肝病外,肝外梗阻也必须考虑。癌症和狭窄比普通胆管结石更有可能导致无痛性黄疸。胰腺癌是最常见的引起肝外梗阻的恶性肿瘤,另两种可能的疾病是胆管癌和壶腹癌。良性息肉偶尔也可导致胆管系统梗阻。表 26-2 列出了鉴别诊断。

既往史:B 女士于 1996 年在拉脱维亚有输血史。否认注射毒品、文身或吸烟史,有饮酒史,2 杯至 1 瓶葡萄酒每天。既往有幽门螺杆菌感染和胃十二指肠溃疡病史 6 年,曾根除幽门螺杆菌治疗。否认长期服药史。

根据以上信息是否足以做出诊断? 如果没有,你还需要哪些信息?

主要假设:酒精性肝病(ALD)

教科书内容回顾

患者可能无症状,偶然发现肝大或转氨酶升高,有急性酒精性肝炎的症状或有肝硬化的表现。在疾病过程中,个别患者可能会出现部分或全部这些症状。

疾病要点

A. 酒精摄入是酒精性肝病最重要的风险因素。

1. 与葡萄酒相比,啤酒和烈酒与酒精性肝病更有联系。

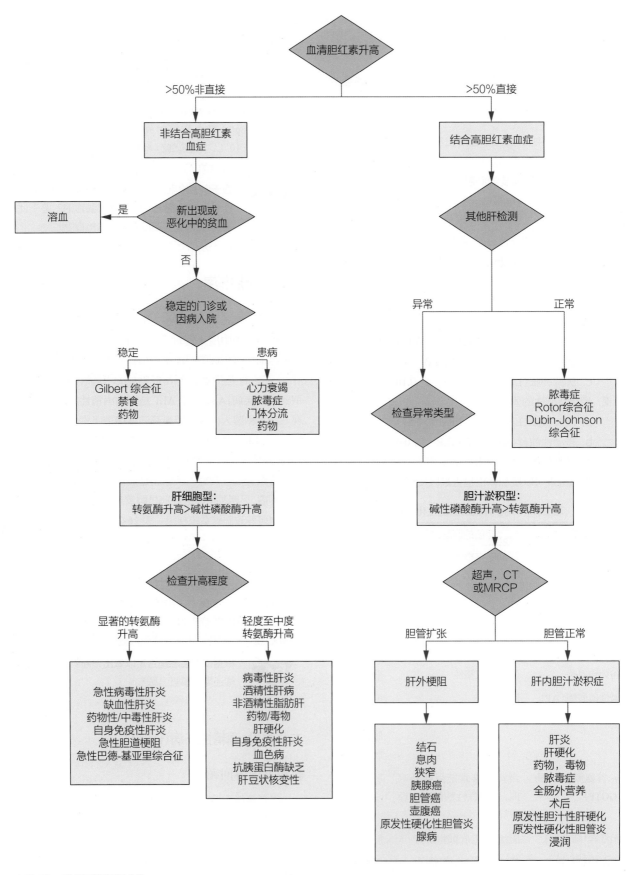

MRCP，磁共振胰胆管成像。

图 26-2 高胆红素血症的诊断方法

表 26-2 对 B 女士的诊断假设

诊断假设	人口统计学,风险因素,症状和体征	重要检查
主要假设		
酒精性肝炎	肝硬化的体征(肝掌、蜘蛛痣、脾大)	CT 扫描 肝活检 AST > ALT
备选假设——最常见的		
病毒性肝炎	接触体液、针头或受污染的食物 去发展中国家旅行 如果是慢性肝炎,有肝硬化的迹象	甲型肝炎抗体 乙型肝炎抗原、抗体 丙型肝炎抗体
备选假设——不可漏诊的		
胰腺癌	黄疸(有或无疼痛) 体重减轻 碱性磷酸酶升高大于转氨酶升高	CT 扫描 ERCP 或 MRCP 内镜超声
其他假设		
胆总管结石	尽管胆总管结石可以没有疼痛,但临床表现无腹痛提示胆结石可能性不大	CT 扫描 ERCP 或 MRCP 内镜超声
胆总管结构异常或息肉	无痛性黄疸	CT 扫描 ERCP 或 MRCP 内镜超声
壶腹癌或胆管癌	无痛性黄疸	CT 扫描 ERCP 或 MRCP 内镜超声

2. 饭后饮酒和过度饮酒会增加风险。

B. 其他风险因素包括女性、非裔美国人和西班牙裔、肥胖以及遗传因素。

C. 酒精性肝病在其他慢性肝病患者中更为常见和严重,尤其是丙型肝炎。

D. 有 3 个组织学阶段:脂肪变性、酒精性脂肪性肝炎和伴有纤维化或肝硬化的慢性肝炎:

1. 肝脏脂肪变性通常无症状。

  a. 70% 的患者患有肝大。

  b. 高达 90% 的患者坚持每天饮用超过 60g 酒精。

  c. 增强其他损伤引起的肝损伤,如病毒性肝炎或对乙酰氨基酚毒性,并促进继发性肝病。

  d. 戒酒 4~6 周后通常可完全逆转。

    (1) 尽管戒酒,仍有 5%~15% 的脂肪变性患者会发展为肝硬化。

    (2) 继续饮酒者 30% 会发展为肝硬化。

2. 15%~30% 的酒精性肝病患者会发生酒精性脂肪性肝炎。

  a. 经常在慢性肝病的情况下出现急性症状。

  b. 症状通常包括:发热、肝大、腹水、脑病、AST/ALT 比率 >1.5 和白细胞增多,所有这些都与大量饮酒有关。

  c. 90% 的患者都营养不良。

  d. 50% 以上的酒精性肝炎患者伴有肝硬化。

  e. 3 个月死亡率为 15%(轻度酒精性肝炎)至 55%(重度酒精性肝炎)。

  f. 运用一些工具对酒精性肝炎患者进行风险分层。

    (1) 修正判别函数(mDF)= 4.6 ×(患者 PT − 对照 PT)+ 血清胆红素水平:评分 > 32 分的患者预后不良。

    (2) 梅奥终末期肝病(MELD)评分包括总胆红素、国际标准化比值(INR)和血清肌酐。

      (a) 在预测死亡率方面,MELD 评分 >11 分类似于 mDF> 32 分。

      (b) 入院后 1 周 MELD 评分 >20 分对识别将在 30 天内死亡的患者的敏感度为 91%,特异度为 85%。

    (3) 格拉斯哥酒精性肝炎评分(GAHS)包括年龄、白细胞计数、尿素氮、PT/INR 和总胆红素(http://www.mdcalc.com/glasgowalcoholic-

hepatitis-score/)：评分 >9 分与预后不良有关，预测 28 天死亡的准确率为 81%。

3. 肝硬化（参见第 17 章）。

  a. 高风险：饮酒时间超过 10 年，且男性每天饮酒量超过 60~80g、女性每天饮酒量超过 20g（一份标准饮料含 14g 酒精）。

    (1) 只有 6%~41% 的人发展成肝硬化。

    (2) 25 年来，40%~60% 每天摄入超过 40~80g 的人会发生纤维化。

  b. 在没有任何其他慢性肝病的患者中，男性每周 21 次饮酒和女性每周 7~14 次饮酒可能不会导致酒精性肝病。

  c. 酒精性肝硬化的预后因患者是否停止饮酒而异。

    (1) 如果患者戒酒，5 年生存率为 75%。

    (2) 如果患者继续饮酒，5 年生存率为 50%。

    (3) 一旦出现肝硬化并发症，5 年生存率为 35%。

循证医学诊断

A. 酒精性肝病是通过记录肝病患者饮酒过量而确诊的。

B. GGT、AST、ALT 等生物标志物对酒精性肝病诊断不够敏感或特异；大细胞性贫血也可见到这些指标的变化，但也不敏感。

C. 酒精脂肪变性是通过在影像学上看到过量饮酒患者的脂肪浸润来诊断的。

D. 酒精性肝炎是一种临床诊断：

1. 随机试验中采用的诊断标准包括过量饮酒史、血清胆红素 > 4.5mg/dL（76.95μmol/L）、AST < 500U/L、ALT < 300U/L，排除急性病毒性、自身免疫性、阻塞性或恶性肝病。

2. 转氨酶升高，但通常低于正常上限的 6~7 倍。

  a. 70%~80% 的患者 AST：ALT 比值 > 2，比值 > 3 更具有特异性。

  b. 另一项研究显示：酒精性肝病患者的平均比率为 2.6，而非酒精性脂肪性肝炎患者的平均比率为 0.9；然而，有一些病例是重叠的。

3. GGTP（γ- 谷氨酰转肽酶）常升高，GGTP/ 碱性磷酸酶比值常 > 2.5。

4. 影像学（超声或 CT）是排除其他诊断的最有效方法；可以看到不同程度的脂肪浸润、肝大、腹水或肝硬化。

5. 肝活检是诊断"金标准"，但并非总是必要的。

E. 肝硬化是在门静脉高压出现或活检诊断的（另见第 17 章）。

治疗

A. 戒酒是所有形式的酒精性肝病的主要治疗方法。

B. 尽管数据并不一致，但目前的指南仍建议，mDF 评分 >32 分的重度酒精性肝炎患者应使用皮质类固醇治疗；己酮可可碱可用于皮质类固醇不耐受者。

C. 患有晚期疾病或酒精性肝炎的患者应进行营养不良风险评估，并在必要时进行补充。

诊断

B 女士的转氨酶与酒精性肝病的生化指标变化一致，但这种改变并不具有诊断价值。

有必要完善影像学检查，不是为了诊断酒精性肝病，而是为了排除其他诊断。如第 3 章，虽然对胆总管结石的敏感性较低，但腹部超声仍是胆囊结石的首选检查。然而，在这个患者中，胰腺癌或其他恶性肿瘤比结石更有可能导致胆道梗阻。尽管排除这些疾病更好的方法是腹部 CT 扫描，但在临床实践中，因为超声成本更低、安全，没有副作用，而通常成为首选。检测病毒性肝炎对所有肝病患者都是必要的，对 B 女士尤其重要，因为她有输血史。超声显示胆囊没有结石，也没有胆总管结石。接下来进行腹部 CT 扫描，显示肝脏增大、结节状，中度腹水，胰腺正常。她的 ANA、甲型肝炎 IgM 抗体、HBsAg、乙型肝炎 IgM 核心抗体、丙型肝炎抗体均为阴性。

 现在可以诊断酒精性肝炎了吗？你排除了其他可能的备选了吗？是否还需要其他检查来排除可能的鉴别诊断？

鉴别诊断：胰腺癌

教科书内容回顾

胰腺癌患者通常会有数周或数月的腹部隐痛，继之体重减轻，可能突然出现无痛性黄疸。

疾病要点

A. >90% 的病例是导管癌；60%~70% 在胰头，20%~25% 在胰体或尾部，10%~20% 累及整个胰腺。

B. 危险因素：

1. 吸烟（高达 20% 的病例与吸烟有关）和胰腺癌家族史（7%~10% 的患者有胰腺癌家族史）是最重要的危险因素。

2. 其他风险因素包括：

  a. 慢性胰腺炎家族史、年龄较大、男性、非裔美国人

  b. 糖尿病、肥胖

  c. 非 O 型血

  d. 职业暴露（氯化烃溶剂和镍）

e. 高脂饮食;多肉 / 少蔬菜饮食

C. 临床表现:

1. 症状隐匿,通常持续 2 个月以上,38%~45% 的患者首要表现为抑郁。

2. 腹痛和体重减轻是常见的主诉,分别发生在 80% 和 85% 的患者身上。

3. 当侵犯至内脏神经或腹腔神经丛时,背痛是突出症状。

4. 黄疸:

   a. 80% 的胰头癌患者会出现黄疸;如果肿瘤直径大于 2cm,则更多见。

   b. 胰体癌转移至肝脏时可出现。

   c. 可以是无痛的或伴有腹痛。

5. 不太常见的表现包括急性胰腺炎、吸收不良、游走性血栓性静脉炎和胃肠道出血。

6. 导管内乳头状黏液性肿瘤(IPMN)是胰腺导管癌的潜在癌前病变,越来越多的病例在腹部 CT 中被偶然发现。

   a. 除 CT 外,对于识别高危病变,通常通过超声内镜和细针抽吸活检进行的组织病理学评估,可为治疗决策提供信息。

      (1) 小于 10mm 的 IPMN 病变可以通过 MRI 进行监测。

      (2) 大于 30mm 或具有高风险磁共振成像特征的患者应该进行活检。

      (3) 大小在 10~30mm 的肿瘤如何处理,暂时没有一致意见。

   b. 如果胰腺癌进展,5 年生存率约 50%,远高于导管腺癌。

循证医学诊断

A. 大多数黄疸患者的首选影像学检查是超声。

1. 敏感度为 75%~89%,特异度为 90%~99%。

2. 肥胖患者或经验不足的超声医生测出的敏感性可能较低。

B. 如果超声显示胰腺肿块,下一步应行三维胰腺螺旋 CT 检查。

1. 敏感度为 86%,特异度为 90%,LR+ 为 8.6,LR− 为 0.16。

2. 对小于 2cm 的癌症(77%)的敏感度低于大于 2cm 的癌症(89%)。

3. 为判定肿瘤是否可切除的最佳检查手段。

C. 如果初始超声未显示肿块,应进行胰腺 CT、磁共振胰胆管成像(MRCP)、内镜超声(EUS)或内镜逆行胰胆管造影术(ERCP)。

1. MRCP 是一种无创性检查,其敏感度和特异度与胰腺常规检查 CT 相似。

2. EUS 需要内镜检查,但不会导致像 ERCP 那样多的并发症,敏感度为 94%,特异度为 89%,LR+ 为 8.5,LR− 为 0.06。

3. ERCP 是一项有创性检查,对胰腺癌的敏感度仅为 50%~60%,特异度为 94%;并发症包括胰腺炎和出血。

D. CA 19-9:

1. 高于 37U/ mL 的患者:敏感度为 77%,特异度为 87%。

2. 高于 1 000U/mL 的患者:特异度为 94%~100%。

治疗

A. 约 15% 的患者肿瘤可完全切除,但是 5 年生存率仍然只有 20%~25%。

B. 不可切除癌症患者可行姑息性治疗。

1. 经皮或外科手术进行胆道分流。

2. 放射治疗以缓解疼痛。

3. 吉西他滨可改善生活质量,但不能提高生存率。

4. 中位生存期为 6 个月。

病例解决方案

正常的 CT 扫描并不能排除胰腺癌(LR− 为 0.6)。然而,鉴于本例患者 CT 扫描显示出进展期肝病的证据(对她来说更有可能的诊断),因此没有必要做进一步的影像学检查。另一种可能的诊断是慢性肝炎,但是 B 女士的血生化指标不符,可以排除。根据以上检查结果,以及她的酒精摄入史,使酒精性肝病成为最有可能的诊断。此时,一些临床医生将开始酒精性肝炎的治疗,而另一些医生出于确定诊断和预后的目的,做肝活检以确定肝硬化的存在与否。

她的肝活检显示急性酒精性肝炎伴肝硬化。因为 mDF > 32 分,她接受了泼尼松治疗,同时建议她戒酒。她完成了泼尼松的疗程且一直戒酒。几周后,胆红素恢复正常,感觉良好。

主诉

病例 ②

R 先生是一位 24 岁的研究生,既往没有任何病史。因"发现巩膜黄染 1 天"就诊。自诉过去几周感到疲倦和恶心,自认为是过度劳累和焦虑所致。病程中右上腹偶有疼痛,与进食或排便无关。伴尿液浓茶色 1~2 天,自认为饮水不足。患者无发热、畏寒或出汗。

体格检查:精神差。巩膜黄染。肝脏在肋缘下 2cm 处可触及,轻度触痛。脾脏未触及。余腹部无压痛,无膨隆。双下肢无水肿。其余检查正常。

此时,主要假设是什么?还有什么可能的备选?是否存在不可漏诊的情况?基于以上鉴别诊断,后续应做哪些检查?

鉴别诊断排序

疲劳、恶心和腹部隐痛的鉴别诊断范围很广,但巩膜黄疸和触痛性肝大可将疾病诊断确定在肝脏来源。

R 先生的临床表现与大多数病毒性肝炎患者一致:厌食、不适和恶心,体检显示肝大、肝触痛或两者兼有。甲型肝炎是急性病毒性肝炎最常见的病因;第二是丙型肝炎,通常急性期无症状。乙型肝炎也可表现为急性起病;通常酒精性肝炎是需要鉴别诊断的疾病,其表现与病毒性肝炎类似。黄疸患者胆道梗阻一直是需要考虑的问题,但腹痛的前驱症状和类型并不典型。表 26-3 列出了鉴别诊断。

②

该病例既往身体健康,否认药物使用史;否认吸烟史及违禁药物使用史,有少量饮酒史,1~2 瓶啤酒每周,偶尔和朋友一起喝葡萄酒。否认输血史或文身史,只有一个性伴侣。他喜欢尝试不同的餐馆,经常吃寿司和酸橘汁腌鱼。

初步的实验室检查结果包括:总胆红素 6.5mg/dL(111.15μmol/L),结合胆红素 4mg/dL(68.4μmol/L),ALT 1 835U/L,AST 1 522U/L,碱性磷酸酶 175U/L,WBC 9.8 × 10⁹/L,Hb 145g/L,HCT 44%。

根据以上信息能否得出诊断?如不能,还需要哪些额外信息?

R 先生实验室检查的关键点包括以下几点:他患有结合型高胆红素血症,转氨酶显著升高,ALT 大于 AST。这种模式与病毒性肝炎一致。根据他的既往史,他没有明确的乙型肝炎或丙型肝炎的感染风险因素,但确实有潜在的接触受污

表 26-3　R 先生的诊断假设

诊断假设	人口统计学,风险因素,症状和体征	重要检查
主要假设		
急性甲型肝炎	接触可能被污染的食物	IgM 抗 -HAV
	前往发展中国家	
	右上腹疼痛	
	恶心、呕吐	
	心神不安	
备选假设——最常见的		
急性酒精性脂肪性肝炎	饮酒或大量酗酒史	CT 扫描
	肝大	肝脏活检
	肝硬化的迹象(手掌红斑、血管瘤)	超声检查
		AST > ALT
备选假设——不可漏诊的		
乙型肝炎或丙型肝炎	针头或体液接触史	乙型肝炎:
	右上腹疼痛	HBsAg
	恶心伴或不伴呕吐	IgM 抗 -HBc
	心神不安	丙型肝炎:
		抗 -HCV
		HCV RNA
其他假设		
巨细胞病毒或EB 病毒感染	淋巴结肿大	EBV CMV IgM 抗体
	咽喉炎	
胆道梗阻	胆绞痛	超声检查

染的食物的病史,这表明可能是甲型肝炎。

主要假设:甲型肝炎

教科书内容回顾

典型表现是逐渐出现乏力不适、恶心、厌食和右上腹疼痛,随后出现黄疸。

疾病要点

A. 患病率:在美国,约占病毒性肝炎的 50%。

B. 临床表现:

1. 70%~80% 的成人会出现症状,相比之下,不到 30% 的 6 岁以下儿童有症状。

2. 平均潜伏期为 28 天(范围为 15~50 天),随后出现疲劳、不适、恶心、呕吐、厌食、发热和右上疼痛的前驱症状;大约一周后,黄疸出现。

3. 70% 的患者有黄疸,80% 有肝大。

4. 其他体征包括脾大、颈部淋巴结肿大、皮疹、关节炎和白细胞破碎性血管炎。

5. 罕见的肝外表现包括视神经炎、横贯性脊髓炎、血小板减少症和再生障碍性贫血。

C. 传播方式:

  1. 零星地或以流行病的形式以粪—口的方式传播。

    a. 受污染的水、贝类、冷冻草莓等。

    b. 被感染的餐馆工作人员造成的污染。

    c. 55% 的患者没有特定暴露史。

  2. 不会通过垂直传播。

D. 病程:

  1. 一般自愈,罕见病例可出现暴发性肝衰竭(0.015%~0.5% 的甲型肝炎患者)。

    a. 暴发性病程在有丙型肝炎或其他慢性肝病病史患者中更常见。

    b. 40 岁以上成人死亡率为 1.1%。

  2. 85% 的患者在 3 个月内完全康复,近 100% 的患者在 6 个月内完全康复。

  3. 转氨酶比血清胆红素更快恢复正常。

E. 预防:

  1. 接种疫苗进行暴露前预防。

    a. 90% 的患者在 4 周内产生免疫力,100% 的患者在 26 周内产生免疫力。

    b. 6~12 个月后接种第二针疫苗,提供持久的免疫力。

  2. 可使用免疫血清球蛋白配合疫苗进行暴露后预防。

    a. 对于年龄在 12 个月至 40 岁的健康患者,只建议接种疫苗;免疫血清球蛋白仍可考虑。

    b. 对于年龄 < 12 个月、年龄 > 40 岁或任何年龄的免疫功能低下如慢性肝病患者,应给予免疫血清蛋白。

    c. 当在暴露的 2 周之内使用时,免疫球蛋白预防症状性疾病方面的有效性为 69%~89%。

    d. 一项随机试验比较了接种疫苗和暴露后 14 天内给予免疫球蛋白的有效性,结果发现 4.4% 的疫苗接受者和 3.3% 的免疫球蛋白输注者发生甲型肝炎[相对风险为 1.35(95%CI 为 0.70~2.67)]。

循证医学诊断

A. 肝脏的血生化指标

  1. ALT 和 AST 一般在 1 000U/L 以上,可能高达 10 000U/L,一般 ALT > AST。

  2. 一般胆红素 > 10mg/dL(171μmol/L)。

  3. 碱性磷酸酶通常轻度升高。

B. 抗体测试(图 26-3)

  1. 血清 IgM 抗 HAV 检测到急性疾病,甚至在症状出现前就呈阳性,并在 4~6 个月内保持阳性。

  2. LR+ 为 99,LR- 为 0.01。

  3. 血清抗 HAV 抗体出现在疾病的恢复期,并在几十年内保持阳性。

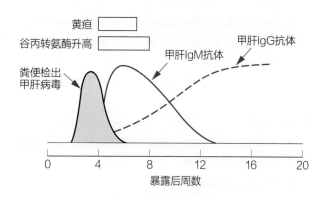

图 26-3　甲型肝炎症状和抗体的自然史(Reproduced with permission from Frauci AS,Kasper DL,Braunwald E,et al:Harrison's Principles of Internal Medicine,18th ed. New York,NY:McGraw-Hill Education;2011.)

治疗

A. 支持疗法:休息,口服补液,必要时使用止吐药。

B. 如果 INR 持续升高或无法口服补液,需要住院治疗。

C. 如果发生急性重型肝炎和出现肝衰竭,行肝移植。

诊断

  鉴于 R 先生肝脏检查异常、急性起病、有症状以及缺乏慢性肝病的征象,某种类型的病毒性肝炎的预测可能性如此之高,故此时没有必要考虑其他诊断。虽然 R 先生的食物暴露史提示甲型肝炎,但通常有必要对所有 3 种原发性肝炎病毒进行检测,因为乙型和丙型肝炎的暴露史往往并不清楚。

 他的甲型肝炎 IgM 抗体阳性,IgM 抗 -HBc 和抗 -HCV 阴性。

 现在达到甲型肝炎的诊断了吗? 已经排除了可能的备选了吗? 是否还需要进行其他检查鉴别?

鉴别诊断:急性乙型肝炎

教科书内容回顾

  典型表现是逐渐出现乏力不适、恶心、厌食和右上腹疼痛,继之出现黄疸。大多数乙型肝炎患者是亚临床状态。

疾病要点

A. 乙型肝炎病毒(HBV)携带者的流行率

  1. 全球约 5%,地域差异很大。

a. 美国、加拿大、日本和西欧为 0.1%~2%(低患病率)。

b. 地中海国家、中亚、中东、拉丁美洲和南美洲为 2%~8%(中患病率)。

c. 东南亚、中国和撒哈拉以南非洲为 10%~20%(高患病率)。

B. 临床表现

1. 70% 的成年患者有亚临床感染或无感染,30% 的患者患有黄疸性肝炎。

2. 潜伏期为 1~4 个月。

3. 症状与甲型肝炎相似,但血清病样综合征可能是前驱症状的一部分(发热、荨麻疹、关节炎)。

4. 暴发性肝衰竭发生在 0.1%~0.5% 的患者中,不进行肝移植的死亡率为 80%。

C. 传播途径

1. 在高流行地区,传播主要发生在围产期,90% 的 HBeAg 阳性母亲所生的婴儿和 10%~20% 的 HBeAg 阴性母亲所生的婴儿会被传染。

2. 在中度流行地区,大多数感染发生在儿童时期,通过轻微破损的皮肤或黏膜暴露于受污染的家庭物品而被传染。

3. 在低流行地区,最常见的传播方式是性传播,通过经皮接种(如注射毒品、意外针刺、文身、身体穿刺、针灸),或通过受污染的输血或医疗设备(如透析设备)传播。

D. 乙型肝炎的预防

1. 暴露前预防。

2. 围产期暴露 12h 内注射免疫球蛋白,暴露后预防(经皮、黏膜或性)1 周内注射免疫球蛋白。

3. 受感染的个体将进行阳性乙型肝炎表面抗体(抗乙型肝炎病毒)测试。

循证医学诊断

A. 肝脏生化检查:类似甲型肝炎。

1. 如果急性感染消退,转氨酶在 1~4 个月内恢复正常。

2. 谷丙转氨酶升高超过 6 个月表明进展为慢性肝炎。

B. 急性感染是通过 HBsAg 和 IgM 抗 HBc 阳性来诊断的。

1. HBsAg 在转氨酶出现症状或升高前 1~6 周出现(图 26-4)。

a. 出现急性症状的患者。

b. 应在 4~6 个月内清除,尽管血清清除后数年仍可在血清和单核细胞中检测到少量病毒 DNA。

2. HBsAg 阳性后 1~2 周出现抗 HBc IgM 抗体。

a. 在 HBsAg 消失和抗 HBs 出现之间的数周至数月的"窗口期"内,唯一可检测到的急性感染标志物。

b. HBsAg 清除后仍可持续 6 个月。

c. LR+ 为 27,LR− 为 0.2。

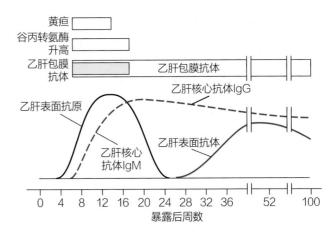

图 26-4 急性乙型肝炎感染的自然史(Reproduced with permission from Frauci AS,Kasper DL,Braunwald E, et al:Harrison's Principles of Internal Medicine,18th ed. New York,NY:McGraw-Hill Education;2011.)

C. 既往感染是通过抗 HBs 和抗 HBc IgG 阳性来诊断的

1. HBsAg 消失后数周至数月出现抗 HBsAg。

2. 抗 HBs 检验特征:LR+ 为 45,LR− 为 0.1。

D. 历史上 HBeAg 和抗 HBe 曾被用于提示病毒复制和传染性,但现在很大程度上被 HBV DNA 检测所取代。

治疗

A. 支持疗法:休息,口服补液,必要时使用止吐药。

B. 如果 INR 持续升高或无法口服补液,需要住院治疗。

C. 抗病毒治疗通常用于慢性感染,而急性重型乙型肝炎可考虑抗病毒及肝移植治疗。

鉴别诊断:慢性乙型肝炎

教科书内容回顾

临床表现从无症状,或仅仅感到疲乏,到肝硬化伴门静脉高压症。患者通常没有急性乙型肝炎病史。

疾病要点

A. 至少间隔 6 个月检测 2 次 HBsAg。

B. 当乙型肝炎特异性 CD4 和 CD8 反应不足时发生。

C. 急性乙型肝炎发展为慢性乙型肝炎的风险因人而异。

1. 不到 1% 的患者由免疫功能正常的成年人急性感染后转变而来。

2. 90% 的患者是在围产期感染的。

3. 20% 的患者是在儿童时期感染的。

D. 2/3 的患者无症状。

E. 10%~20% 的患者有肝外表现(如结节性多动脉炎、肾小球疾病)。

F. 慢性 HBV 病有 4 个阶段(图 26-5),根据病毒 DNA 和转氨酶水平以及 HBe 抗原和抗体存在与否对感染活动性进行分类。(HBe 抗原是一种分泌蛋白,被认为是 HBV 复制和传染性的标志。HBeAg 阳性通常表明病毒 DNA 水平高,传播风险高。)

1. 免疫耐受期发生于围产期感染。
2. 免疫清除期发生于出生后感染,其特征是高达 25% 的患者每年间歇性复发;每年 10%~20% 的患者血清从 HBeAg 阳性转化为 HBeAg 阴性及 HBeAb 阳性。
3. 对大多数患者,病毒会进入终身不活跃状态。然而,20%~30% 的患者又会恢复至 HBeAg 阳性或发展为 HBeAg 阴性的慢性肝炎。

G. 慢性肝炎进展为肝硬化的风险因素包括高病毒 DNA 水平、免疫清除期持续时间较长、男性、年龄增长、HBe 抗原阳性、基因型 C、并发丙型肝炎或 HIV 感染、组织学炎症严重。

H. 乙型肝炎肝硬化导致 15%~20% 的患者在 5 年内出现肝功能失代偿。

1. 代偿性肝硬化患者的 5 年生存率为 80%~85%,失代偿性肝硬化患者的 5 年生存率为 30%~50%。
2. 每年 2%%~3% 的乙型肝炎表面抗原阳性患者会发展为肝细胞癌。

I. 筛选指南。

1. 美国预防服务工作小组建议对乙型肝炎高危患者进行筛查。
2. 乙型肝炎高危患者包括:
   a. 同时感染 HIV 和 / 或丙型肝炎者
   b. 注射毒品者
   c. 慢性乙型肝炎患者的家庭成员和性伴侣
   d. 男同性恋
   e. 医护人员
   f. 接受血液透析的患者
   g. 监禁中的患者

J. 乙型肝炎高危和筛查阴性的患者应接种疫苗。

循证医学诊断

A. HBsAg 阳性。
B. 不同阶段的血红蛋白电泳、HBV 基因和谷丙转氨酶的模式见图 26-5。
C. 乙型肝炎血清学解释见表 26-4。

治疗

A. 治疗目标包括抑制病毒 DNA 水平、HBe 抗原血清转化、停止或减轻肝脏炎症和坏死,以及防止进展为肝硬化。
B. 目前的治疗选择包括核苷(酸)类似物,如恩替卡韦和替诺福韦,聚乙二醇干扰素 α 疗法。大多数情况下,核苷(酸)类似物是一线治疗。

C. 应每 6 个月超声检查对患者进行肝细胞癌筛查。

鉴别诊断:丙型肝炎

教科书内容回顾

大多数患者无症状,黄疸发生率 < 25%。当出现症状时,症状与其他病毒性肝炎类似,持续 2~12 周。

疾病要点

A. 占急性肝炎病例的 15% 左右,是美国慢性肝炎的最常见原因
B. 患病率和传染率
   1. 美国的总体患病率为 1%
      a. 1945 年至 1965 年出生的普通人群中患病率为 2.6%。
      b. 最大的危险因素是注射用药史,丙型肝炎患者中,51% 有注射用药史。
      c. 被感染者的针刺暴露和一夫一妻制伴侣占 1%~5%。
      d. 1992 年以前接受输血的患者中 10% 被感染。
   2. 传播
      a. 自 1992 年以来,发达国家很少通过输血被感染,但污染的血液在不发达国家仍然很常见。
      b. 现在丙型肝炎主要通过注射毒品传播,偶尔会因穿耳洞或身体穿环以及与注射毒品使用者发生性关系或意外针刺而传播。
      c. 家庭接触者很少被感染。
      d. 一夫一妻制伴侣间传播 < 1% 每年;如果携带者是男同性恋,同时有 HIV 或有多个性伴侣,则性传播风险更高。
      e. 4%~7% 的患者是围产期感染的,如果母亲同时存在丙型肝炎和 HIV 感染,则传播风险增加 4~5 倍。
      f. 15%~30% 的患者没有发现危险因素。
C. 病程发展
   1. 仅仅 10%~20% 有症状的患者会出现黄疸。
   2. 急性重型肝炎很少见。
   3. 肝外表现常见,约 75% 的患者有肝外表现。
      a. 超过 10% 的患者出现疲劳、关节痛、感觉异常、肌痛、瘙痒和干燥综合征。
      b. 1% 的患者发生冷球蛋白血症继发的血管炎,约 40% 的患者出现冷球蛋白血症。
      c. 抑郁症和焦虑症比未感染者更常见。
   4. 74%~86% 的患者在 6 个月时可检测到丙型肝炎病毒核酸,因此可以诊断慢性丙型肝炎。
   5. 自发清除更可能发生在女性、基因型 3、白人和病毒载量较低的患者。

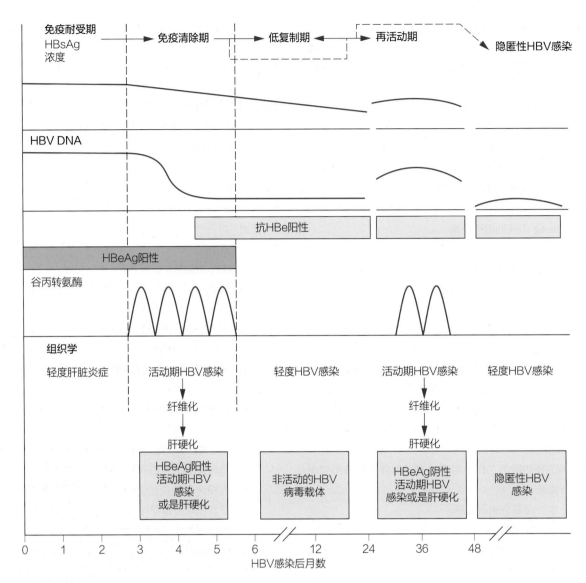

图 26-5 慢性乙型肝炎感染的自然阶段。抗 HBe,乙型肝炎包膜抗体;HBV,乙型肝炎病毒;HBeAg,乙型肝炎包膜抗原;HBsAg,乙型肝炎表面抗原(Reproduced with permission from Frauci AS,Kasper DL,Braunwald E, et al:Harrison's Principles of Internal Medicine,18th ed. New York,NY:McGraw-Hill Education;2011.)

表 26-4 乙型肝炎检测解读

乙型肝炎表面抗原	乙型肝炎核心抗体	抗乙型肝炎表面抗原抗体	乙型肝炎病毒的脱氧核糖核酸	解释
阴性	阴性	阴性	阴性	易感染
阴性	阳性 Ig G	阳性	阴性	自然感染免疫
阴性	阴性	阳性	阴性	因接种疫苗而免疫
阳性	阳性 Ig M	阴性	阳性	急性传染期
阳性	阳性 Ig G	阴性	阳性	慢性感染期
阴性	阳性	阴性	阴性或阳性	恢复急性假阳性核心抗体 假阴性抗原 假阴性表面抗体

D. 慢性丙型肝炎

1. 肝脏组织学改变从无纤维化到不同程度纤维化,再到肝硬化,可使用几种评分系统进行评估。

2. 谷丙转氨酶水平与肝脏组织学无相关性。

3. 许多患者需要无创检测或肝活检来指导治疗决策(参见第 17 章中讨论预测纤维化和肝硬化的无创方法);肝活检并发症的发生率为 1%~5%。

4. 7%~18% 的患者在感染 20 年后会出现肝硬化。

　　a. 肝脏组织学检查是肝硬化进展的最佳预测指标。

　　b. 进展为肝硬化的其他预测因素包括:

　　　(1) 感染年龄(> 40 岁)

　　　(2) 感染时间更长

　　　(3) 饮酒量 > 50g/d

　　　(4) HIV 或 HBV 混合感染

　　　(5) 男性同性性行为

　　　(6) 更高的 ALT

　　　(7) 基线的纤维化

　　c. 每年 1%~3% 的肝硬化患者发展为肝细胞癌。

E. 预防

1. 没有疫苗。

2. 免疫球蛋白没有效果。

F. 筛选指南

1. 疾病控制和预防中心和美国预防服务特别工作组建议:对 1945 年至 1965 年出生的所有人进行一次筛查,以及基于风险因素的筛查。

2. 基于风险因素的筛查包括:

　　a. 注射毒品史。

　　b. 1992 年以前输血史。

　　c. 长期血液透析患者。

　　d. 暴露于已知的丙型肝炎病毒阳性血液的患者(医护人员的针刺或黏膜暴露)。

　　e. HIV 感染者。

　　f. 丙型肝炎病毒阳性妇女的孩子。

　　g. 有多个性伴侣或性传播感染史。

循证医学诊断

A. 抗丙型肝炎病毒抗体试验(酶免疫测定)

1. 丙型肝炎病毒抗体通常在感染后 8~12 周内可检测到。

2. 敏感度为 94%~100%,特异度为 97%~98%,LR+ 为 31~49,LR− 为 0.01~0.06。

3. 假阳性确实可发生于低患病率地区的筛查人群中,阳性预测值低至 39%。

4. 免疫功能低下的患者可出现假阴性,如接受器官移植、HIV 感染、血液透析或低丙种球蛋白血症患者。

5. 与甲型肝炎和乙型肝炎不同,抗体的存在并不意味着感染清除,必须对抗 HCV 抗体阳性的患者进行持续感染评估。

B. 丙型肝炎病毒核糖核酸定量检测(聚合酶链反应和转录介导的扩增)

1. 使用当前方法的检测最低值为 10~50U/mL。

2. 敏感度为 96%,特异度为 99%,LR+ 为 96,LR− 为 0.04。

3. 该测试结果与肝损伤、感染持续时间或疾病严重程度无关。

C. 基因型检测

1. 用于预测对治疗的反应、治疗疗程和治疗方案的选择。

2. 基因型不会发生变化,因此只需要做一次。

3. 在美国,71.5% 的病例来自基因型 1,13.5% 来自基因型 2,5.5% 来自基因型 3,1.1% 来自基因型 4。

D. 丙型肝炎检测方法选择和结果解读

1. 美国肝病研究协会测试指南:

　　a. 首先,在怀疑患有急性或慢性丙型肝炎的患者中检测抗丙型肝炎病毒抗体。

　　b. 患者丙型肝炎病毒核酸检测:

　　　(1) 抗体检测阳性。

　　　(2) 免疫功能低下或疑似急性丙型肝炎病毒感染的不明原因肝病的患者,抗体试验阴性。

2. 表 26-5 总结了丙型肝炎检测结果的解读。

表 26-5　丙型肝炎检测的解读

抗丙型肝炎病毒抗体	丙型肝炎病毒核酸	解释
阳性	阳性	急性或慢性感染,取决于临床环境
阳性	阴性	低水平病毒血症或假阳性抗体期间丙型肝炎病毒急性感染
阴性	阳性	早期急性感染,或免疫缺陷患者的慢性感染,或假阳性试验
阴性	阴性	没有丙型肝炎病毒感染

治疗

A. 治疗目标:

1. 预防肝硬化及其并发症

2. 减少肝外表现

3. 减少传播

B. 持续病毒学应答被定义为治疗完成后 6 个月丙型肝炎病毒 RNA 不能检测到。

C. 直接作用的抗病毒药物,如雷迪帕韦 / 索夫布韦,带来了革命性的治疗方法,已取代以前的聚乙二醇干扰素和利巴韦林方案。

病例解决方案

R先生显然是急性甲型肝炎,甲型肝炎病毒可能来自污染的食物。虽然他感到恶心,但能够喝足够的液体。他的INR为1.1,正常。推荐R先生休息和口服补液,建议女友注射疫苗。1个月后他复诊时感觉好多了。

反映肝脏合成功能的最好指标是PT。在所有肝炎患者中检测INR非常重要,以寻找肝衰竭的迹象。

任何诊断为甲型、乙型或丙型肝炎的患者,除了排除其他病毒性肝炎,还应该排除HIV感染。乙型肝炎患者应排除丁型病毒的混合感染。

主诉

病例 ③

H女士,40岁,转氨酶异常。

轻度无症状转氨酶升高的鉴别诊断有哪些?你如何进行鉴别?

构建鉴别诊断

无症状转氨酶升高的患者大多数都是轻度或中度升高;对于明显升高的患者来说,无症状是非常罕见的。因此,在诊断时,我们首先考虑慢性疾病。基本框架是根据肝源性或非肝源性进行鉴别。

A. 肝脏原因

  1. 生化指标明显升高(>1 000U/L)

    a. 急性病毒性肝炎

    b. 缺血性肝炎

    c. 药物或毒素引起的肝炎

    d. 自身免疫性肝炎

    e. 急性胆管梗阻

    f. 急性Budd-Chiari综合征

  2. 生化指标轻度至中度升高

    a. 酒精性肝炎

    b. 药物或毒素引起的肝炎

    c. 慢性乙型或丙型肝炎

    d. 非酒精性脂肪性肝病

    e. 自身免疫性肝炎

    f. 血色沉着病

    g. Wilson病(40岁以下患者)

    h. α_1抗胰蛋白酶缺乏

B. 非肝脏原因

  1. 乳糜泻

  2. 甲状腺功能亢进

  3. 遗传性肌肉代谢障碍或获得性肌肉疾病(仅AST升高)

  4. 剧烈运动(仅AST升高)

对H女士进行常规新患者访视,她感觉良好,没有任何不舒服。

既往有2型糖尿病病史,口服二甲双胍控制血糖,既往有高血压病史,口服阿托伐他汀、氢氯噻嗪和赖诺普利控制血压。否认吸烟史,少量饮酒。否认输血或注射毒品史。

入院体格检查:血压为125/80mmHg,脉搏80次/min,呼吸频率为16次/min,体重23磅(50.7kg),身高5英尺9英寸(1.75m),BMI为34kg/m²。肺部、心脏和腹部检查都正常。

最近的健康检查显示:血肌酐0.9mg/dL(79.56μmol/L),HbA₁c 6.8%,低密度脂蛋白95mg/dL(2.46mmol/L),血小板计数272×10⁹/L,胆红素0.8mg/dL(13.68μmol/L),AST 35U/L,ALT 92U/L,白蛋白40g/L,碱性磷酸酶正常。

她说几个月前被告知有一项肝功能轻度异常。没有肝病家族史,她妈妈有甲状腺疾病。她清楚记得抽血前几天服用了几片对乙酰氨基酚。

此时,主要假设是什么?还有什么可能的备选?是否存在不可漏诊的情况?基于以上鉴别诊断,后续应做哪些检查?

鉴别诊断排序

在诊断不考虑非肝脏疾病导致的转氨酶升高的情况下,我们还是首先考虑肝脏疾病。肝病在鉴别诊断中的患病率因所研究的人群而异。例如,在一项对19 000多名年轻健康新兵的研究中,发现99人转氨酶升高,但只有11人诊断为肝脏疾病(4 人乙型肝炎,4 人丙型肝炎,2 人自身免疫性肝炎,1 人胆石症)。一项对 100 名转氨酶升高的献血者的研究发现,48% 是酒精性肝病,22% 是非酒精性脂肪性肝病,17% 是丙型肝炎。另一项研究中,无法通过病史或血液检查做出诊断的转氨酶升高的患者接受肝活检,发现超过 50% 患有非酒精性脂肪肝。

　　H 女士临床表现关键点是轻度转氨酶异常,可能是慢性。病史和体检的主要发现是患者糖尿病和体重指数升高。非酒精性脂肪肝在肥胖、糖尿病患者中极其常见,因此 H 女士患这种疾病的风险很高。她没有病毒性肝炎的特定危险因素,但通常暴露史不清楚,如果不做进一步检测,不能排除这些诊断。她的酒精摄入量很少,但有时即使少量的酒精也会导致转氨酶升高。此外,也应考虑其他药物和毒品接触史。即使是剂量很低的对乙酰氨基酚也能引起转氨酶升高。一项研究显示,每天服用 4g 对乙酰氨基酚的患者中 50% 转氨酶高于正常上限的 2 倍。服用他汀类药物的患者中 0.5%~3% 转氨酶轻度升高(这种情况下没有必要停用他汀类药物,FDA 不再推荐在治疗开始时获得一个基线值后常规检测)。最后,她有甲状腺疾病家族史,可能提示自身免疫性疾病,增加了自身免疫性肝炎或甲状腺功能亢进的可能性。血色沉着病也可能出现转氨酶异常和糖尿病。表 26-6 列出了鉴别诊断。

H 女士已经戒酒,并停用对乙酰氨基酚和阿托伐他汀 2 周。复查血生化显示:AST 90U/L,ALT 95U/L,TSH 正常。她的祖父母从北欧移民过来。

　根据以上信息能否得出诊断？ 如不能,还需要哪些额外信息？

主要假设:非酒精性脂肪性肝病(NAFLD)

教科书内容回顾

　　患者一般没有症状,但有时会有右上腹不适。通常因体检发现肝大或无症状转氨酶升高来医院就诊而确定。

疾病要点

A. 非酒精性脂肪性肝病的定义是指除外酒精和其他明确的损肝因素所致的肝细胞内脂肪过度沉积为主要特征的临床病理综合征。

B. 肝脏脂肪过多的继发原因包括:

　1. 大量饮酒(女性每周饮酒 14 杯以上,男性每周饮酒 21 杯以上)

　2. Wilson 病

　3. 空回肠旁路术

表 26-6　H 女士的诊断假设

诊断假设	人口统计学,风险因素,症状和体征	重要检查
主要假设		
非酒精性脂肪性肝病	肥胖(体重指数 > 30kg/m²) 糖尿病	超声 肝脏活检
备选假设——最常见的		
血色沉着病	糖尿病 家族史	血清铁 总铁结合力 铁蛋白
酒精性肝病	酒精摄入史	戒酒 肝活检 AST > ALT
药物性肝损伤	用药史(处方和非处方药)	停止用药
备选假设——不可漏诊的		
乙型肝炎或丙型肝炎	体液、针头接触史	HBsAg Anti-HBc Anti-HCV
其他假设		
自身免疫性肝炎	其他自身免疫性疾病	血清蛋白电泳 抗核抗体 抗平滑肌抗体 肝活检
Wilson 病	年龄 < 40 岁 神经精神症状	血浆铜蓝蛋白
α₁- 抗胰蛋白酶缺乏	肺气肿	α₁- 抗胰蛋白酶水平和表型
乳糜泻	腹泻	IgA 抗组织转谷氨酰胺酶抗体
甲状腺功能亢进	体重减轻 心率加快 腹泻	TSH

ALT,丙氨酸转氨酶(谷丙转氨酶);Anti-HBc,乙型肝炎核心抗体;AST,天冬氨酸转氨酶(谷草转氨酶);HBsAg,乙型肝炎表面抗原;Anti-HCV,丙型肝炎病毒抗体;TSH,促甲状腺激素。

　4. 长期全胃肠外营养

　5. 蛋白质热量营养不良

　6. 药物

　　a. 甲氨蝶呤

　　b. 胺碘酮

　　c. 雌激素

　　d. 皮质类固醇

　　e. 阿司匹林

　　f. 可卡因

g. 抗反转录病毒药物

C. NAFLD 患者有脂肪变性,伴或不伴炎症。

1. 在单纯性肝脂肪变性(NAFL)中,没有肝损伤,进展为肝硬化的风险 < 4%。

2. 肝脂肪变性加炎症浸润,伴或不伴肝纤维化,即非酒精性脂肪性肝炎(NASH),是一种组织学诊断。

   a. 高达 21% 的 NASH 和纤维化患者肝纤维化可消退。

   b. 高达 40% 进展为更严重的纤维化或肝硬化

   c. 进展情况的最好预测因素是第一次肝活检的炎症程度

   d. 肝细胞癌的年风险为 1%~2%。

3. 45% 的患者在 10 年后出现失代偿性肝硬化。

4. 非酒精性脂肪性肝炎肝硬化患者发生肝细胞癌的风险低于丙型肝炎肝硬化患者。

D. 非酒精性脂肪肝可以与其他慢性肝病共存。

E. 流行病学:

1. 风险因素包括:

   a. 代谢综合征

   b. 肥胖

   c. 2 型糖尿病

   d. 胰岛素抵抗

   e. 高脂血症

   f. NAFLD 家族史

2. 患病率因研究人群而异。

   a. 全球患病率约 25%,在中东和南亚更高,NASH 患病率为 3%~5%。

   b. 在北美非酒精性脂肪肝患者中,有 80% 的患者肥胖,约 25% 患者患有糖尿病,约 83% 患者有高脂血症。

   c. 95% 以上接受减肥手术的患者和 50% 因"高血脂"就诊的患者可有非酒精性脂肪肝。

   d. 肝移植的第二大常见原因,在不久的将来可能会取代丙型肝炎。

3. 美国肝功能检查结果异常最常见的原因。

循证医学诊断

A. 实验室检查:

1. 一般 ALT > AST,且转氨酶升高一般小于 400U/L,在晚期肝纤维化或肝硬化中,可能 AST > ALT。

2. 60% 的患者血清铁蛋白升高,但很少高于 1 000μg/L

3. 30% 的患者碱性磷酸酶升高。

B. 当脂肪变性超过肝脏体积的 30% 以上时,影像学可有阳性发现,但它不能区分 NAFLD 和 NASH。

1. 超声检查

   a. 敏感度为 82%~100%;特异度约为 95%

   b. LR+ 为 18.2,LR- 为 0.09

2. CT 检查

   a. 敏感度和特异度与超声检查类似

   b. 对比超声检查,CT 费用更高且有辐射

3. 磁共振成像

   a. 敏感度约为 95%,特异性度约为 95%

   b. LR+ 为 19,LR- 为 0.05

   c. 与超声和 CT 相比,磁共振成像检测肝脂肪变性的敏感度和特异度要高 5%

C. 肝活检是诊断和分期的"金标准"。

1. NASH 单次活检漏诊率为 27%。

2. 诊断 NASH 的单次活检特征。

   a. 敏感度为 73%,特异度为 92%

   b. LR+ 为 8.6,LR- 为 0.3

3. 晚期纤维化较少漏诊,LR+ 为 7.7,LR- 为 0.16。

D. 肝活检的指征:需要排除其他的慢性肝病以及患有非酒精性脂肪性肝炎和晚期纤维化的高风险患者。

1. 非酒精性脂肪肝纤维化评分用于识别高危患者。

   a. 需要知道年龄、体重指数、糖尿病状况、ALT、AST、血清白蛋白和血小板计数

   b. 在线计算:http://nafldscore.com/

   c. 高分(> 0.676)显著增加进展为纤维化的可能性(LR+ 为 16.5),低分和中等分数没有显著意义

2. 代谢综合征的患者也是高危人群。

E. 其他非侵入性量化肝纤维化的方法包括瞬时弹性成像和磁共振弹性成像。

 在诊断非酒精性脂肪性肝病之前,有必要排除上述鉴别中列出的其他肝病。

治疗

A. 减肥可以改善脂肪变性和炎症。

B. 运动可以改善脂肪变性,与体重减轻无关。

C. 糖尿病和高脂血症应该得到最佳治疗。

D. 经过研究表明二甲双胍在治疗上无明显疗效。

E. 经活检证实,维生素 E 可改善没有糖尿病的非酒精性脂肪性肝炎的患者。

F. 吡格列酮可有效地减轻炎症,但其对纤维化的作用尚不确定,长期安全性和有效性尚未确定。

诊断

对无症状转氨酶异常者,应该一步步地判断,就像对 H 女士做的那样,第一步是停止饮酒,停服可能的肝毒性药物,然后复查转氨酶。虽然病史可以增加某些特定诊断的可能性,但病史的敏感或特异性均不足以做出诊断,因此有必要进行较广泛的检查来帮助明确诊断。如果停止饮酒和

可能的肝毒性药物后转氨酶异常持续存在,美国胃肠病学协会建议首先进行 PT、血清白蛋白、CBC 以及甲型、乙型丙型肝炎血清学和铁相关检查(血清铁、总铁结合能力、铁蛋白)。

H 女士抗体结果如下:甲型肝炎 IgM、IgG 抗体阴性,乙型肝炎 HBs Ag 和抗 -HBc IgM 抗体阴性,抗 -HBc IgG 抗体和抗 -HBs 阳性,丙型肝炎抗体阴性。转铁蛋白饱和度为 35%,血清铁蛋白为 190ng/mL。

现在达到非酒精性脂肪性肝病的诊断了吗?已排除了可能的备选了吗? 是否还需要进行其他检查来鉴别?

鉴别诊断:遗传性血色素沉着病

教科书内容回顾

大多数患者无症状,但少数有铁过载的肝外表现。一些患者因家庭成员受累进行筛查而发现。

疾病要点

A. 一种常染色体隐性疾病,铁调节激素——铁调素缺乏,导致肠道铁吸收和组织聚集增加。

B. 铁沉积发生在整个网状内皮系统,导致广泛的临床表现。

1. 肝脏表现从肝大到纤维化到肝硬化;肝细胞癌风险仅在肝硬化患者中增加。

2. 任何关节都可能会受到影响,其中以第二和第三掌指关节最典型。

3. 心脏浸润导致心肌病。

4. 其他表现包括继发性性腺功能减退(垂体浸润)、糖尿病(胰腺浸润)和甲状腺功能减退(甲状腺浸润)。

C. 有几种可能的基因突变;最常见的是 *HFE C282Y* 突变,被认为最初发生在维京人或凯尔特人的祖先身上。

1. 一项对欧洲血统铁过载患者的荟萃分析显示,81% 的人为 *HFE C282Y* 突变纯合子。

2. 5% 的人为 *C282Y/H63D* 突变杂合。

3. 另一项研究显示,近 10 万名社区初级保健人群接受铁过载和 *HFE* 突变筛查,发现纯合突变 299 例。

   a. 纯合突变比率分别为白种人 0.44%,美洲土著 0.11%,西班牙裔 0.027%,黑种人 0.014%,太平洋岛民 0.012%,亚洲人 0.000 039%。

   b. 杂合突变比率分别为白种人 10%,美洲土著 5.7%,西班牙裔 2.9%,黑种人 2.3%,太平洋岛民 2%,亚洲人 0.12%。

D. 基因表达差异很大,纯合突变中铁过载的外显率(转铁

蛋白饱和度或铁蛋白异常)38%~76%;只有 2%~38% 的男性和 1%~10% 的女性患者有临床表现。

E. 血清铁蛋白水平 > 1 000μg/L 的患者中 72% 有肝硬化,而血清铁蛋白水平 < 1 000μg/L 的患者中 7.4% 有肝硬化。

F. 美国预防服务特别工作组或美国医师学会不建议对社区初级保健人群进行血色病筛查。

循证医学诊断

A. 肝活检测量肝铁指数是"金标准"。

B. 初始检测应使用转铁蛋白饱和度(血清铁 /TIBC)和血清铁蛋白(检测特征用于识别纯合突变患者)。

1. 男性转铁蛋白饱和度 ≥ 50%

   a. 敏感度为 82.4%,特异度为 92.5%

   b. LR+ 为 10.9,LR− 为 0.19

2. 女性转铁蛋白饱和度 ≥ 45%

   a. 敏感度为 73.8%,特异度为 93.1%

   b. LR+ 为 0.8,LR− 为 0.28

3. 男性铁蛋白 > 200ng/mL

   a. 敏感度为 78%,特异度为 76%

   b. LR+ 为 3.25,LR− 为 0.23

4. 女性铁蛋白 ≥200ng/mL

   a. 敏感度为 54%,特异度为 95%

   b. LR+ 为 11,LR− 为 0.48

C. 转铁蛋白饱和度≥45% 且铁蛋白升高的患者应接受 *HFE* 基因检测,寻找遗传性血色病突变基因。

不管血检铁结果如何,遗传性血色素沉着病患者的所有一级亲属都应接受基因检测。

1. 如果发现 *C282Y/C282Y* 纯合突变:

   a. 如果年龄 <40 岁,铁蛋白 <1 000ng/mL,转氨酶正常,继续治疗。

   b. 否则,应进行肝活检以确定严重程度。

2. 如果发现其他突变或没有突变,需要寻找铁过载的其他原因或进行肝活检以明确诊断。

治疗

定期放血从而防止铁过量已被证实可降低进展为肝硬化的风险。

鉴别诊断:自身免疫性肝炎

教科书内容回顾

临床表现多种多样,从无症状转氨酶升高到非特异性全身症状,再到晚期肝病。

疾病要点

A. 一种肝脏慢性炎症性疾病,尽管 25% 的病例表现为急性肝炎。

B. 年发病率为 1.4 例 /10 万;女性比男性多 3~4 倍。

C. 发病的年龄段广,从婴儿到 80 岁以上的老人均可发生。

D. 未经治疗的患者 10 年生存率为 27%。

E. 米诺环素、呋喃妥因、阿托伐他汀和英夫利昔单抗引起的药物性自身免疫性肝炎比特发性自身免疫性肝炎预后更好。

循证医学诊断

A. 自身抗体

1. 抗核抗体(ANA):敏感度为 32%,特异度为 76%,LR+ 为 1.3,LR− 为 0.89。

2. 抗平滑肌抗体(SMA):敏感度为 16%,特异度为 96%,LR+ 为 4,LR− 为 0.87。

3. ANA 和 SMA:敏感度为 43%,特异度为 99%,LR+ 为 43,LR− 为 0.57。

4. 诊断标准(表 26-7)。

   a. 对于可能的自身免疫性肝炎的诊断(6 分):敏感度为 88%,特异度为 97%,LR+ 为 29,LR− 为 0.12。

   b. 对于确诊的自身免疫性肝炎(≥7 分):敏感度为 81%,特异度为 99%,LR+ 为 81,LR− 为 0.19。

图 26-7　自身免疫性肝炎的诊断标准

变量	分数
ANA 或 SMA≥1∶40	1
ANA 或 SMA≥1∶80 或	2
Anti-LKM ≥1∶40 或	
Anti-SLA(+)	
Ig G>ULN	1
Ig G>1.1×ULN	2
组织学符合自身免疫性肝炎	1
自身免疫性肝炎的典型组织学类型	2
没有病毒性肝炎	2

解读:6 分疑似自身免疫性肝炎;≥7 分确诊自身免疫性肝炎

所有自身抗体的最大分值 =2。ANA,抗核抗体;LKM,肝肾微粒体;SLA,可溶性肝抗原;SMA,抗平滑肌抗体;ULN,正常上限。

治疗

A. 所有有活动性炎症迹象的患者,无论是转氨酶升高还是组织学检查,都需要治疗。

B. 85% 的患者可通过单纯使用泼尼松,或泼尼松加硫唑嘌呤进行诱导缓解。

C. 许多患者需要维持治疗,最常用的是硫唑嘌呤。

D. 其他免疫抑制剂用于对一线治疗无反应或无法耐受的患者。

E. 尽管肝移植后自身免疫性肝炎可能会复发,但对于肝硬化和失代偿终末期肝病患者来说,肝移植通常是较好的治疗方法。

病例解决方案

H 女士戒酒和停药后转氨酶水平仍然较高,因此可基本排除酒精性肝炎和药物或毒素引起的肝功能损害。甲型肝炎与丙型肝炎血清学检查均为阴性;乙型肝炎血清学检测结果显示既往感染,而非慢性肝炎状态。转铁蛋白饱和度正常,铁蛋白轻度增高,这对诊断任何疾病都不具有特异性。此外,ANA、SMA、铜蓝蛋白和 α_1- 抗胰蛋白酶水平和表型都正常。

基于上述结果,目前最有可能的诊断是非酒精性脂肪性肝病。虽然 B 超检查并不能诊断该疾病,但可以确定脂肪变性的存在。

H 女士接受了 B 超检查,显示其肝大,并伴有弥漫性脂肪浸润。H 女士开始锻炼,每周进行 4 次竞走,每次约 20min,同时还减少进食量。她的转氨酶在接下来的几个月里保持稳定。一年后,她的体重减轻了 20 磅(9.07kg),转氨酶也降到了 40U/L 左右。

其他重要疾病

对乙酰氨基酚引起的肝毒性

教科书内容回顾

大多数患者会感到恶心、呕吐、不适和腹痛。虽然单次过量摄入对乙酰氨基酚的原因通常是患者企图自杀,但多达 50% 的病例是因意外发生的。

疾病要点

A. 对乙酰氨基酚的最大使用剂量是 4g/d。一些专家建议失代偿性肝硬化或持续摄入酒精的患者服用量需低于 2g/d。

B. 在美国,对乙酰氨基酚过量是致电中毒控制中心的主要原因,占急性肝功能衰竭病例的 42%。

C. 其中意外用药过量的患者占 48%,故意用药过量的患者占 44%,其余病例未知

   1. 约 38% 的患者同时摄入 2 种以上对乙酰氨基酚制剂。

   2. 约 63% 的患者使用含阿片类化合物。

D. 肝毒性效应是由于产生了 N- 乙酰基 - 对苯醌亚胺（NAPQI）。

　1. NAPQI 通过与肝脏谷胱甘肽快速结合转化为无毒代谢产物。

　2. 一旦肝脏谷胱甘肽储备减少 70%~80%，NAPQI 就会与肝细胞结合，导致细胞损伤。

　　a. 慢性肝病和慢性酒精摄入导致肝脏谷胱甘肽耗竭，使这些患者更有可能出现对乙酰氨基酚中毒。

E. 对乙酰氨基酚毒性为急性发作，转氨酶通常在摄入后 24~36h 升高，72h 达到峰值。

F. 摄入后 3~5 天肝损伤达到高峰，可出现黄疸、凝血障碍和肝性脑病。

G. 并发乳酸酸中毒时，通常表示预后不良。

　1. NAPQI 抑制线粒体功能导致的早期乳酸酸中毒。

　2. 由于组织缺氧和急性肝衰竭致使乳酸清除率降低，从而导致的晚期乳酸酸中毒。

H. 通常应考虑是否可能共同摄入其他物质和其他导致肝炎的原因，尤其是当病史不能确定时。

循证医学诊断

A. 通常 AST > ALT，可超过 10 000IU/L。

B. 对乙酰氨基酚摄入的准确时间和剂量对于诊断和治疗至关重要；应在 4h 或之后尽快获得对乙酰氨基酚血浓度。

C. 摄入后的时间和对乙酰氨基酚血浓度水平应绘制在鲁马克 - 马修诺谟（Rumack-Matthew）图上，该图用于指导是否应考虑给予 N- 乙酰半胱氨酸（NAC）（图 26-6）。

治疗

A. 活性炭：

　1. 在摄入后 4h 内给药，可有效地限制对乙酰氨基酚的吸收。

　2. 不适用于气道损伤或胃肠道损伤的患者。

B. NAC 是既定解毒剂，在谷丙转氨酶升高前给药是有效治疗的关键。

　1. 用药过量的 8h 内给予 NAC，肝毒性 < 5%~10%；超过 10h 风险将增加到 20%~30%。

　2. 对于进展为急性重度肝病的患者，肝移植可挽救生命。

孤立性碱性磷酸酶增高

图 26-7 概述了对碱性磷酸酶增高患者的诊断方法。

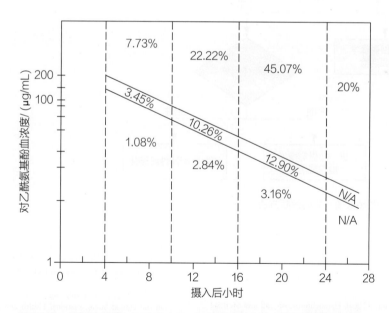

图 26-6　结果列线图。原始的"200 线"和较低的"150 线"。对乙酰氨基酚水平高于较低"150 线"的患者应使用 NAC 治疗。百分比代表在病程中任何时候 AST > 1 000U/L 的患者的百分比（Reproduced with permission from Rumack BH：Acetaminophen misconceptions，Hepatology. 2004 Jul；40（1）：10-15.）

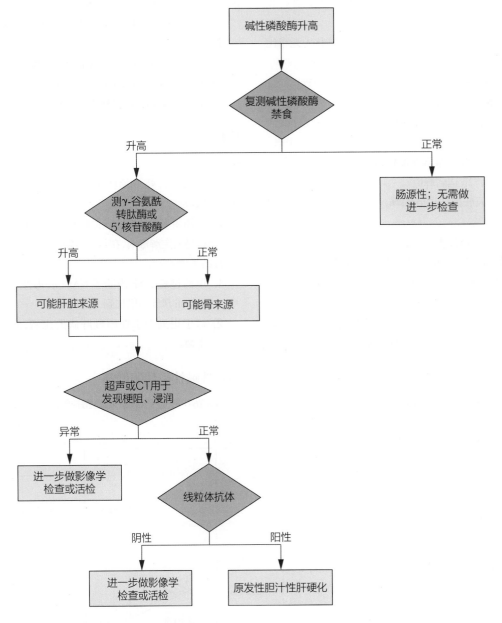

图 26-7　碱性磷酸酶升高的诊断方法

参考文献

Adams PC, Reboussin DM, Barton JC et al. Hemochromatosis and iron overload screening in a racially diverse population (HEIRS study). N Engl J Med. 2005;352:1769–78.

Barkun AN, Grover SA, Muir A. Update: splenomegaly. In: Simel DL, Rennie D, eds. *The Rational Clinical Examination: Evidence-Based Clinical Diagnosis.* New York, NY: McGraw-Hill; 2009.

Bunchorntavakul C, Reddy KR. Acetaminophen-related hepatotoxicity. Clin Liver Dis. 2013;17:587–607.

Chacko KR, Reinus J. Spectrum of alcoholic liver disease. Clin Liver Dis. 2016;20:419–27.

Chalasani N, Younossi Z, Lavine JE et al. The diagnosis and management of non-alcoholic fatty liver disease: Practice guideline by the American Association for the Study of Liver Diseases, American College of Gastroenterology, and the American Gastroenterological Association. Hepatology. 2012;55:2005–23.

Chung RT, Davis GL, Jensen DM et al. Hepatitis C guidance: AASLD-IDSA recommendations for testing, managing, and treating adults infected with hepatitis C virus. Hepatology. 2015;62:932–54.

Czaja AJ. Diagnosis and management of autoimmune hepatitis. Clin Liver Dis. 2015;19:57–79.

Denniston MM, Jiles RB, Drobeniuc J et al. Chronic hepatitis C virus infection in the United States, National Health and Nutrition Examination Survey 2003–2010. Ann Intern Med. 2014;160:293–300.

Diehl AM, Day C. Cause, pathogenesis, and treatment of nonalcoholic steatohepatitis. N Engl J Med. 2017;377:2063–72.

Fargo MV, Grogan SP, Saquil A. Evaluation of jaundice in adults. Am Fam Physician. 2017;95:164–8.

Fong ZV, Ferrone CR, Lillemoe KD, Fernandez-Del Castillo C. Intraductal papillary mucinous neoplasm of the pancreas: current state of the art and ongoing controversies. Ann Surg. 2016;263:908–17.

Giannini EG, Testa R, Savarino V. Liver enzyme alteration: a guide for clinicians. CMAJ. 2005;172:367–79.

Heneghan MA, Yeoman AD, Verma S et al. Autoimmune hepatitis. Lancet. 2013;382:1433–44.

Hennes EM, Zeniya M, Czaja AJ et al. Simplified criteria for the diagnosis of autoimmune hepatitis. Hepatology. 2008;48:169–76.

Hung OL, Kwon NS, Cole AE et al. Evaluation of the physician's ability to recognize the presence or absence of anemia, fever, and jaundice. Acad Emerg Med. 2000;7:146–56.

Kamisawa T, Wood LD, Itol T, Takaori K. Pancreatic cancer. Lancet. 2016;388:73–85.

Lok AS, McMahon BJ, Brown RS Jr et al. Antiviral therapy for chronic hepatitis B viral infection in adults: a systematic review and meta-analysis. Hepatology. 2016;63:284–306.

Matheny SC, Kingery JE. Hepatitis A. Am Fam Physician. 2012;86:1027–34.

McGee S. *Evidence-Based Physical Diagnosis,* 4th edition. Saunders. 2017.

Newsome PN, Cramb R, Davison SM et al. Guidelines on the management of abnormal liver blood tests. Gut. 2018 Jan;67(1):6–19.

O'Shea RS, Dasarathy S, McCullough AJ. Alcoholic liver disease: ACG Practice Guidelines. Am J Gastroenterol. 2010;105:14–32.

Powell LW, Seckington RC, Deugnier Y. Haemochromatosis. Lancet. 2016;388:706–16.

Rinella ME. Nonalcoholic fatty liver disease: a systematic review. JAMA. 2015;313:2263–73.

Sass DA, Shaikh OS. Alcoholic hepatitis. Clin Liver Dis. 2006;10:219–37.

Simel DL, Hatala R, Edelman D. Update: ascites. In: Simel DL, Rennie D, eds. *The Rational Clinical Examination: Evidence-Based Clinical Diagnosis*. New York, NY: McGraw-Hill; 2009.

Simel DL, D'Silva M. Update: hepatomegaly. In: Simel DL, Rennie D, eds. *The Rational Clinical Examination: Evidence-Based Clinical Diagnosis*. New York, NY: McGraw-Hill; 2009.

Trepo C, Chen HL, Lok A. Hepatitis B virus infection. Lancet. 2014;384:2053–63.

Webster DP, Klenerman P, Dusheiko GM. Hepatitis C. Lancet. 2015;385:1124–35.

（蒋 黎 译　叶 梅 校）

第 27 章　关节痛

我有一位关节痛的患者，该如何确定病因呢？

Adam S. Cifu

主诉

病例 1

K 女士，75 岁，主诉左膝疼痛。

 关节痛的鉴别诊断有哪些疾病？该如何构建鉴别诊断？

构建鉴别诊断

关节痛的病因多样，从常见病到罕见病，从局部不适到

危及生命，严重程度不一。即使关节痛是良性的疾病，也可导致严重的身体残疾。对关节痛患者进行评估需要详细的病史询问、体格检查（通常关注于关节外表现），以及关节液、血清学和放射学等检查分析。

关节痛的鉴别诊断，可以根据 3 个关键问题进行构建。首先，是累及单个关节还是多个关节，即单关节痛还是多关节痛？其次，如果疼痛只涉及一个关节，那么下一个问题，是关节内还是关节外痛？虽然两者之间区别显而易见，但是关节周围结构异常可与关节疾病极为相似。最后，受累关节是否存在炎症？进一步进行鉴别时，疼痛的敏锐度也可能是重要的线索。

图 27-1 展示了根据这些关键点而建立的实用算法。因为关节周围疼痛几乎总是见于单关节痛，因此第一个关键点

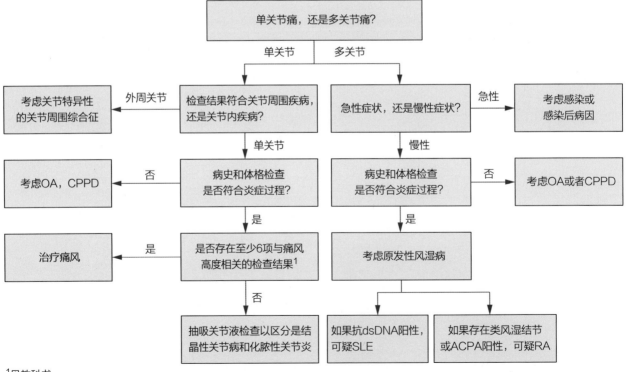

[1]见教科书。

ACPA，抗环瓜氨酸蛋白抗体；CPPD，焦磷酸钙双水化合物沉积病；OA，骨关节炎；RA，类风湿关节炎；SLE，系统性红斑狼疮。

图 27-1　诊断流程：关节痛

在于区分单关节痛还是多关节痛。本章节末尾,就关节周围综合征进行了简要讨论。

下面的鉴别诊断,也是根据这 3 个关键点进行构建。当同时考虑可能性和鉴别诊断时,需要意识到所有的单关节性关节炎均可表现为多关节分布,并且经典的多关节疾病有时可能只影响单个关节。因此,这种构建有助于组织诊断思维,但不应用于排除诊断。

A. 单关节炎
1. 炎症性
　a. 感染性
　　(1) 非淋球菌性化脓性关节炎
　　(2) 淋球菌性关节炎
　　(3) 莱姆病
　b. 晶体性
　　(1) 单钠尿酸盐(痛风)
　　(2) 焦磷酸钙双水化合物沉积病(calcium pyrophosphate dihydrate deposition disease,CPPD 或假性痛风)
2. 非炎症性
　a. 骨关节炎(OA)
　b. 创伤性
　c. 缺血性坏死

B. 多关节炎
1. 炎症性
　a. 风湿性
　　(1) 类风湿关节炎(RA)
　　(2) 系统性红斑狼疮(SLE)
　　(3) 银屑病性关节炎
　　(4) 其他风湿性疾病
　b. 感染性
　　(1) 细菌感染
　　　(a) 细菌性心内膜炎
　　　(b) 莱姆病
　　　(c) 淋球菌性关节炎
　　(2) 病毒感染
　　　(a) 风疹病毒
　　　(b) 乙型肝炎病毒
　　　(c) HIV 病毒
　　　(d) 细小病毒
　　(3) 感染后
　　　(a) 肠源相关
　　　(b) 泌尿生殖相关
　　　(c) 风湿热
2. 非炎症性:OA

K 女士的关节痛症状,始于她下公交车时用力不当。在大约 6h 内,疼痛变得难以忍受,持续至今已有 3 天。此外,她感觉良好。否认发热、寒战、食欲缺乏、特殊接触史。

体格检查中,患者疼痛明显,一瘸一拐地拄拐进入诊室。生命体征:体温 37.0℃,呼吸频率 12 次/min,血压 110/70mmHg,脉搏 80 次/min。唯一异常体征是左膝发红,皮温高,触诊柔软,活动度 20°。

此刻,主要诊断假设是什么?其他诊断假设是什么?是否存在"不能遗漏"的诊断?鉴于目前的鉴别诊断,需要完善哪些检查?

鉴别诊断排序

根据患者的症状和体征,若体格检查提示关节炎症伴活动受限,则可以将临床问题清楚地定位于关节而非关节周围。在这种情况下考虑诊断关键点,我们可以将鉴别诊断限定于可引起急性、单关节受累、炎性关节痛的疾病,包括化脓性关节炎、痛风和假性痛风。尽管根据病史患者可能存在膝关节外伤,如半月板损伤或关节内骨折,但考虑到患者损伤较轻以及存在关节炎症,外伤的可能性不大。

患者的临床表现以关节痛起病急、有轻微外伤史及无发热、疲劳或体重减轻等系统性症状较为突出。

痛风是主要诊断假设,因为其发病率高、患者处于高发年龄以及表现为单关节炎。CPPD(又称为假性痛风)在老年人膝关节受累疾病中常见,是高发的鉴别诊断。感染性关节炎若不治疗可能造成灾难性后果,因此是"不能遗漏"的诊断,但鉴于突然起病并缺乏系统性症状,其诊断的可能性不大。淋球菌和非淋球菌性化脓性关节炎,也需要鉴别排除。莱姆病可以影响多个关节,但最常见的表现是膝关节受累的单关节炎。表 27-1 列出了可能的鉴别诊断。

K 女士既往从未有过类似经历。她的既往病史包括糖尿病及糖尿病肾病、高血压和高胆固醇血症。治疗药物包括胰岛素、依那普利、阿托伐他汀和氢氯噻嗪。无酗酒、吸毒史。

目前的临床信息是否足以做出诊断?如果不能,你还需要哪些信息?

表 27-1　K 女士的诊断假设

诊断假设	人口统计学,风险因素,症状和体征	重要检查
主要假设		
痛风	男性多于女性 既往有发作史 快速起病 第一 MTP 受累	具有典型临床表现,或关节滑液中证实存在尿酸盐结晶
备选假设		
CPPD(假性痛风)	可表现为慢性或急性关节炎	关节滑液中证实存在焦磷酸钙晶体,或具有经典的放射学影像
备选假设——不可遗漏的		
细菌性关节炎(淋球菌或非淋球菌)	发热伴单关节或多关节炎	滑膜液(或其他体液)培养阳性
莱姆病	流行地区接触史 蜱虫叮咬史 皮疹	临床病史 血清学
其他假设		
外伤	通常有严重的创伤史	选择合适的影像学检查(骨折做 X 线检查,软组织损伤做 MRI 检查)

CPPD,焦磷酸钙双水化合物沉积病;MTP,跖趾关节。

主要假设:痛风

教科书内容回顾

　　痛风最常见于中青年患者,表现为严重的、急性发作的第一跖趾关节(MTP)痛。疼痛一般呈急性发作,并在发病数小时内变得难以忍受。患者的经典表现是床单盖在脚趾上都疼痛难忍。体检时,第一 MTP 关节通常红、肿、皮温升高。

疾病要点

A. 痛风是最常见的炎症性关节炎,也是最常见的晶体相关性关节病变。

B. 当尿酸钠在滑膜液中结晶时引起炎症反应,引起痛风发作。

C. 痛风的主要危险因素是高尿酸血症。

D. 痛风的患病率随着年龄的增长而增加,男性比女性更常见。

E. 发作部位:

　　1. 痛风的经典发作部位,是第一 MTP 关节。

　　2. 下肢关节和肘关节也是常见发作部位(通常在第一 MTP 关节发作后)。

F. 尿酸水平突然变化后,常可痛风发作。常见原因有:

　　1. 富含大量蛋白质饮食

　　2. 酗酒

　　3. 开始使用噻嗪类利尿剂或袢利尿剂

　　4. 开始降尿酸治疗

　　5. 肾病恶化

G. 痛风发作也可由创伤、疾病或手术引发。

H. 最初几乎总是单关节发作,但随后可能呈多关节发作(有时见于相邻关节)。

I. 痛风的表现形式:

　　1. 急性痛风性关节炎是最常见的痛风类型。

　　2. 慢性关节炎可在未经治疗的高尿酸血症患者中发展形成。

　　3. 尿酸钠晶体在关节内和关节周围沉积,形成肉眼可见的痛风石。

　　4. 肾脏也会受到痛风的影响。痛风患者可形成尿酸钠结石或发生尿酸盐肾病。

J. 痛风患者的评估:

　　1. 新诊断的痛风患者,应评估是否存在酗酒、慢性肾病、骨髓增殖性疾病和高血压。

　　2. 30 岁前罹患痛风的患者,应评估是否存在嘌呤代谢疾病。

循证医学诊断

A. 急性发作、炎症性、单关节炎,是关节穿刺术的绝对指征。

B. 取滑液送检将排除潜在的具有关节破坏性的化脓性关节炎,通常可做出诊断。

　每次急性、炎症性的关节积液,都应进行抽吸。

C. 关节穿刺术:

　　1. 应送关节液进行细胞计数、革兰氏染色、培养和晶体分析。

　　2. 正常关节液,呈少量、清澈、细胞计数低。

　　3. 异常关节液,特征如表 27-2。这些数字应作估计值。

　　4. 晶体性关节炎急性发作期间的关节液应当是高炎症性的。

　　5. 对于单关节积液,唯独当诊断明确、且绝不可能是化脓性关节炎时可以不进行抽液化验。可能存在以下情况:

　　　　a. 当患者有继发于既往痛风的反复炎症发作。

　　　　b. 当诊断明确时(第一 MTP 发作提示痛风,或者出血倾向患者发生关节外伤提示关节积血)。

D. 临床诊断:

　　1. 尽管关节穿刺术在急性单关节炎诊断中起着关键作用,但痛风的诊断偶尔可基于其他临床把握而不进

表 27-2 关节滑液的特征

特征	正常	OA	RA 或类似关节炎	急性晶体性或化脓性关节炎
颜色和清澈度	黄色澄清	黄色澄清	黄绿色混浊	黄绿色不透明
液体量	0~4mL	1~10mL	5~50mL	15~50mL
WBC/μL	<500	<2 000	1 000~50 000	10 000~100 000
%PMN	<25	<50	>50	>75

OA,骨关节炎;PMN,多形核;RA,类风湿关节炎。

行关节穿刺。

2. 以下临床要点提示诊断痛风:
   a. 急性关节炎发作超过一次
   b. 小于 1 天内炎症可至最大化
   c. 单关节炎
   d. 关节红斑
   e. 第一 MTP 关节受累
   f. 单侧 MTP 关节炎
   g. 单侧跗骨急性关节炎
   h. 痛风石
   i. 不对称关节肿胀
   j. 高尿酸血症
   k. X 线片上无侵蚀的骨囊肿
   l. 关节液培养阴性

3. 以下内容对诊断的预测价值:
   a. 具备 6 个或 6 个以上临床要点:敏感度为 87%,特异度为 96%,LR+ 为 22,LR− 为 0.13。
   b. 具备 5 个或 5 个以上临床要点:敏感度为 95%,特异度为 89%,LR+ 为 8.6,LR− 为 0.05。
   c. 即使在急性炎症性关节炎的情况下,血尿酸升高(>420μmol/L)仅中等提示诊断:敏感度为 90%,特异度为 54%,LR+ 为 2.0,LR− 为 0.19。

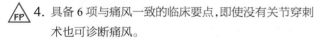 4. 具备 6 项与痛风一致的临床要点,即使没有关节穿刺术也可诊断痛风。

5. 发热可能伴发于痛风急性发作。
   a. 见于 44% 患者
   b. 10% 患者发热 >39.0℃

6. 其他更能提示痛风诊断的内容是:
   a. 高血压
   b. 使用噻嗪类利尿剂或袢利尿剂
   c. 肥胖
   d. 饮酒

治疗

A. 痛风治疗可分为急性期治疗(治疗痛风急性发作)和预防治疗(预防痛风发作以及对关节和肾脏破坏)。

B. 表 27-3 概述了急性期治疗:

表 27-3 痛风急性期治疗及其潜在副作用

治疗	潜在副作用
非甾体抗炎药	肾毒性
	GI 毒性
秋水仙碱	GI 毒性(腹泻)
口服糖皮质激素	GI 毒性
	高血糖
关节内注射糖皮质激素	关节注射并发症
	高血糖

GI,胃肠道。

1. 所有疗法均有疗效,在最新指南中被同等推荐,通常根据潜在的药物不良反应而进行选择。
2. 若在短期内使用糖皮质激素,其副作用较少。

C. 预防性治疗:
1. 预防性治疗有 5 个基本适应证:
   a. 频繁发作
   b. 致行动受限性发作
   c. 尿酸盐肾结石
   d. 尿酸盐肾病
   e. 痛风石

2. 尽管尚无相关数据支持,预防性治疗通常从非药物干预开始以降低血尿酸水平。
   a. 减少摄入高嘌呤食物(红肉、贝类、富含酵母食物)
   b. 减重
   c. 停用影响尿酸盐排泄的药物(例如阿司匹林、噻嗪类利尿剂)

3. 预防性治疗包括:
   a. 非甾体抗炎药(NSAID)
   b. 秋水仙碱
   c. 别嘌醇
   d. 非布司他
   e. 丙磺舒
   f. 磺胺吡酮
   g. 尿酸酶制剂(如聚乙二醇尿酸酶)

4. 黄嘌呤氧化酶抑制剂:
   a. 别嘌醇通常是首选的降尿酸药物,但在慢性肾脏疾病或肝脏疾病患者中相对禁忌。

b. 非布司他至少与别嘌醇同样有效,但其成本效益较低。

c. 降尿酸治疗并不能降低 6 个月甚至更长时间内痛风发作的风险,尚无明确证据表明接受治疗患者的发作频率低于未经治疗患者。

d. 如果黄嘌呤氧化酶抑制剂治疗无效,应测定尿酸排泄量。尿酸低排泄患者(见于 80% 的痛风患者)应给予促尿酸排泄药物。

5. 降尿酸治疗初始阶段应使用秋水仙碱,以预防痛风反复发作。

a. 必要时可添加非甾体抗炎药。

b. 秋水仙碱治疗通常至少维持降尿酸治疗前 6 个月(痛风石患者需要更长时间)。

诊断

对该患者的评估,需要关节穿刺检查。化脓性关节炎是任何急性、炎性关节病变需要鉴别的。K 女士具备 4 项痛风的常见表现(炎症在 1 天内达到最高峰,单关节炎,关节红斑,不对称性关节肿胀),故诊断考虑痛风可能,但由于患者因高血压而长期使用噻嗪类药物,因此痛风诊断不确定。

膝关节影像证实了患者存在轻度 OA 但无骨折迹象。从患者膝关节中抽取关节液进行化验。

目前是否能够达到痛风这一主要诊断假设的诊断阈值? 是否可以排除其他诊断假设? 还需要进行哪些检查以除外其他诊断假设?

鉴别诊断:焦磷酸钙沉积病(CPPD)

教科书内容回顾

CPPD 通常见于老年患者,可能表现为急性发作(假性痛风),或者表现为更常见的退行性关节炎,其可疑的放射影像学异常可区别于 OA。患者常患有其他的与 CPPD 相关疾病,如甲状旁腺功能亢进症。

疾病要点

A. CPPD 是一种晶体诱发的关节病,可表现为以下情况:

1. 常无症状:因放射影像学偶然发现软骨钙质沉着症而诊断,即关节软骨处线状钙化。

2. 假性痛风:

   a. 一种急性、炎性、单关节常见的关节炎

   b. 临床上与痛风无法区分

3. CPPD 关节病:

a. 临床上与 OA 相似的慢性关节炎(有时称为假性 OA)

b. 可能会影响 OA 非常见受累关节,如手腕、MCP 和肩膀

4. 类似于 RA 的慢性、炎症性、多关节炎。

a. 有时称为假性 RA

b. 见于一小部分 CPPD 患者(5%)

5. 假性神经病性关节病(罕见)。

a. 类似沙尔科关节病(Charcot 关节病)

b. 本病例中可见破坏性单关节病

B. 假性痛风和痛风之间还有很多其他相似之处:

1. 两者都由滑膜腔内晶体诱发炎症反应而致病。

2. 两者都会引起急性、单关节疼痛发作。

3. 两者都会引起多关节发作。

4. 外伤或疾病均可诱发发作。

5. 两者都可能导致破坏性关节病。

6. 发病率随着年龄的增长而增加。

C. 疾病有些方面与痛风截然不同:

1. "类似痛风"的周期性发作,仅见于很小比例患者。

2. 如上所述,CPPD 通常表现为退行性关节炎(约 50% 患者)。

3. 具有高度特异性的放射学特征。

4. 最常影响膝关节。

尽管 CPPD 常被称为是"假性痛风",它更多地表现为慢性、退行性关节炎。

D. 假性痛风与许多疾病有关,其中最常见的是:

1. 甲状旁腺功能亢进症

2. 血色病

3. 低镁血症

4. 低磷酸酯酶症

循证医学诊断

A. 明确诊断 CPPD 关节炎,需要证明在关节滑液中存在焦磷酸钙晶体。

B. 某些放射学结果对诊断具有提示意义。典型为点状和线性钙化密度,最常见于膝、臀部、骨盆和手腕。

C. 当出现以下特征时,临床医生应考虑 CPPD 的诊断:

1. 在无高尿酸血症情况下,出现大关节的急性关节炎,尤其是膝关节受累。

2. 慢性关节炎伴有急性发作。

3. 慢性关节炎累及 OA 非典型关节,如手腕、掌指(MCP)关节和肩膀。

D. 对假性痛风患者的评估应包括相关疾病的检测。评估一般包括:

1. 钙
2. 镁
3. 磷
4. 铁、铁蛋白和总铁结合力（TIBC）
5. 其他风湿疾病的标志物［尿酸、类风湿因子（RF）、抗环瓜氨酸肽抗体（抗 CCP）］

治疗

A. 治疗现存的任何相关疾病。
B. 可通过以下方式治疗急性发作：
1. 非甾体抗炎药
2. 关节液抽吸并关节腔内注射糖皮质激素
3. 秋水仙碱
C. 慢性退行性关节炎难以治疗。常用非甾体抗炎药。

鉴别诊断：化脓性关节炎

教科书内容回顾

化脓性关节炎通常表现为亚急性关节痛，伴有低热和进行性疼痛、行动受限。因为感染通常是由血行传播所致，因此常具有菌血症的危险因素（如注射吸毒）。播散性淋病将在下文单独讨论。

疾病要点

A. 化脓性关节炎通常是由于细菌通过血行播散而发病。
B. 关节分布：
1. 膝关节是最常受累关节。
2. 常见单关节性关节炎，小于 15% 的患者多关节受累。
3. 感染最常见于已有病变关节处，例如 OA 或 RA 受累关节。
C. 金黄色葡萄球菌是最常见的致病微生物，其次是链球菌属。

循证医学诊断

A. 临床发现
1. 大多数患者存在发热。
   a. 一项荟萃分析发现，57% 的化脓性关节炎患者有发热。
   b. 这也意味着超过 40% 的化脓性关节炎患者不发热。
   c. 少数发热 >39.0℃。
2. 化脓性关节炎导致关节疼痛，其预测因素是近期关节手术（LR+ 为 6.9）以及假肢膝关节或髋关节患者伴有皮肤感染（LR+ 为 15.0）。

发热不能区分化脓性关节炎及其他形式单关节炎。痛风患者可能发热，而化脓性关节炎患者则可能不发热。

B. 实验室发现
1. WBC 计数 >10 000/μL 仅见于 50% 的患者。
2. 革兰氏染色和培养可明确诊断：
   a. 约 75% 的化脓性关节炎患者，滑液革兰氏染色呈阳性。
   b. 当感染病原体是金黄色葡萄球菌时，革兰氏染色最可能呈阳性；但当其他病原体感染时，则很可能染色阴性。
3. 滑液 WBC 计数升高对诊断具有预测性：
   a. 滑液 WBC 计数 >10 000/μL：LR+ 为 28，LR− 为 0.71。
   b. 较低的 WBC 阈值，不具有诊断性。
4. 关节液培养的阳性结果约为 90%。
5. 血液（必要时痰液）也应该培养：
   a. 如果滑液不能分离出病原体，则血液或痰液培养可能有助于识别病原微生物。
   b. 大约 50% 的患者血培养呈阳性。

化脓性关节炎可能导致关节破坏，因此急性、炎性、单关节炎应当始终考虑化脓性关节炎直至被排除。

治疗

A. 抗生素治疗应以革兰氏染色结果为指导。
B. 经验性治疗应涵盖金黄色葡萄球菌。
C. 受累关节可经针穿刺、关节镜或关节切开术进行引流（在手术室中打开关节）。
1. 小关节通常可以使用连续关节穿刺术进行引流及灌洗。
2. 大关节通常需要手术引流。
3. 膝关节是例外，在多数情况下可以通过连续关节穿刺术进行治疗。
D. 在出现症状 5 天内接受治疗的患者预后最好。

鉴别诊断：播散性淋病

教科书内容回顾

播散性淋病通常见于性活跃的年轻女性，可表现为发热和关节疼痛。最常见表现是腕、手、膝关节处剧烈疼痛、皮温升高及手背弥漫红斑。有时可见皮疹。

疾病要点

A. 播散性淋病是一种具有风湿表现的疾病，见于年轻、性活跃的人群。

B. 女性患此病的可能性是男性的 3 倍。

 播散性淋病通常发生在无近期性传播疾病史的患者。

C. 播散性淋病可表现为以下 2 种方式中的 1 种(可重叠):典型的化脓性关节炎或者腱鞘炎、皮炎和关节痛三联征。

1. 三联征反映了具有反应性表现的高度菌血症。

2. 腱鞘炎主要表现为手和腕部的多关节痛。

3. 皮疹为散在丘疹或水疱状皮疹。

4. 约 40% 患者表现为更经典的单关节、化脓性关节表现。

5. 表 27-4 给出了这 2 种表型中各种表现的频率。

表 27-4　播散性淋病患者的体征和培养结果

特征	化脓性关节炎	三联征
女性	63%	77%
腱鞘炎	21%	87%
发热	32%	50%
皮肤病变	42%	90%
血培养阳性	0%	43%
可触及关节积液 [1]	100%	0%

[1] 请注意组间如何区分。

Data from O'Brien JP, Goldenberg DL, Rice PA. Disseminated gonococcal Infection: a prospective analysis of 49 patients and a review of pathophysiology and immune mechanisms, Medicine (Baltimore).1983, 11; 62 (6): 395-406.

循证医学诊断

A. 基于分离出的病原微生物可做出诊断。

B. 除关节液培养以外,滑液培养、血培养、咽培养,以及尿液或生殖器拭子聚合酶链反应(PCR)检测,也应送检。

C. 当所有培养均为阴性,如果临床高度怀疑以及对抗生素快速起效,仍可诊断疾病。

 培养阴性不一定排除播散性淋病诊断。

治疗

A. 头孢曲松每 24h 给药 1g,静脉注射或肌内注射;或者头孢噻肟每 8h 给药 1g,静脉注射。

B. 一般在症状改善后建议继续静脉治疗 24~48h。

鉴别诊断:莱姆病

教科书内容回顾

莱姆病在不同的阶段出现不同的表现。典型的关节症状是急性、炎性膝关节痛,并且患者有疾病流行区域逗留史。可能有既往虫咬伤、皮疹或非特异性发热等病史。

疾病要点

A. 莱姆病是由伯氏疏螺旋体致病,经由多种硬蜱传播。

B. 蜱虫在其若虫阶段最常传播疾病。

C. 在美国,硬蜱所处范围已扩展到整个东海岸,向南至中西部的大部分地区,其中最西至德克萨斯州中部(密歇根州、伊利诺伊州北部、威斯康星州、明尼苏达州),以及西海岸。

D. 美国的临床情况与欧洲和亚洲有所不同。下文将讨论美国的疾病状况。

E. 疾病发生于 3 月到 10 月,发病高峰是 6 月和 7 月。

F. 蜱虫被发现和清除后传播的概率非常低:

1. 通常在接触 36~48h 后(成年蜱虫更长),即可由被感染的蜱虫若虫传播疾病。

2. 在一项研究中,在小于 72h 内去除蜱虫咬伤,则不会发生游走性红斑。

G. 莱姆病一般分为 3 个阶段:

1. 早期局部病变。

a. 皮肤表现最为常见,通常是大面积的局限性红斑。

(1) 80% 的患者有急性皮疹。

(2) 50% 的皮疹发生在腰部以下。

(3) 皮疹的平均直径为 10cm。

(4) 约 60% 的皮疹面积为均质性红斑。

(5) 约 30% 的皮疹是典型表现。

(6) 约 10% 的患者有多种病变。

 只有大约 30% 的莱姆病患者在就诊时会出现典型皮疹。

b. 其他症状包括:

(1) 肌痛和关节痛(59%)

(2) 发热(31%)

(3) 头痛(28%)

2. 早期播散性疾病(咬伤后数周至数月)通常累及中枢神经系统(CNS)和心脏。

a. 中枢神经系统疾病比心脏疾病更常见,包括头痛、面神经麻痹、淋巴细胞性脑膜炎和神经根病。

b. 心脏疾病通常累及传导系统异常(心脏传导阻滞)。

3. 关节症状是疾病晚期的主要表现。

a. 发生于 60% 的感染后 6 个月且未治疗患者。

b. 单侧膝关节炎是最常见累表现。

c. 间歇性发作或少关节炎也可能发生。

d. 极少数患者可持续发展至慢性综合征,以主观感受为主。

循证医学诊断

A. 明确诊断莱姆病,基于临床特征、接触史和抗体滴度。

B. 抗体在疾病早期不敏感,因此不能用于急性期感染的诊断。

C. 抗体对关节炎的敏感度接近 100%。

治疗

A. 对于局限性和播散性莱姆病,多种抗生素治疗方案均有效。

B. 被蜱虫叮咬后给予单剂量多西环素的预防性治疗可有效预防莱姆病,但通常并不推荐,因为即使是在高发流行地区,被蜱虫叮咬后感染莱姆病的可能性也很小。

C. 治疗莱姆病所引起的关节炎,包括口服抗生素 4 周。

D. 适当治疗后出现的慢性症状,对强化抗生素治疗无效。

病例解决方案

K 女士抽取了 25mL 关节滑液,为半透明、黄色液体。WBC 计数为 55 000/μL,PMN 为 56%。革兰氏染色呈阴性,晶体偏光显微镜检查见双折射晶体提示单钠尿酸盐结晶,从而诊断为痛风。

炎性关节液与检查结果一致。急性痛风通常表现为显著的关节炎症,伴白细胞计数升高。晶体检查阳性可诊断痛风。

非甾体抗炎药和秋水仙碱治疗对该患者有效。因为这是 K 女士的首次发作,因此未予以预防性治疗。

主诉

病例

C 女士是一位 50 岁女性,就诊时主诉关节疼痛。疼痛已有 2 年,影响手和腕关节。她描述疼痛为"隐隐作痛"和"僵硬",晨起最重,2~3h 后可改善。在特别糟糕时,使用非甾体抗炎药可适度缓解疼痛。

此刻,主要假设诊断是什么?其他假设诊断是什么?是否存在"不能遗漏"诊断?基于目前鉴别诊断,需要完善哪些检查?

鉴别诊断排序

尽管晨僵可见于多种类型关节炎,但 C 女士长时间晨僵则提示炎症性关节炎。她几乎没有其他全身症状,没有近期感染史。此时,关节疼痛的关键点在于多关节性、炎症性以及慢性病等特征。

考虑到这些关键特征,以及患者是一位中年女性,需要鉴别 RA。慢性病程、发病年龄以及关节分布都支持这一诊断。银屑病关节炎与 RA 难以区分,尤其是在疾病早期阶段需要考虑。SLE 也可以表现为一种慢性、炎症性关节炎。患者年龄大于 SLE 的平均发病年龄,并且无其他器官系统受累依据。

退行性关节病应该考虑,如 OA 和 CPPD,但关节分布和炎症性质与患者不符而可能性低。表 27-5 列出了相关的鉴别诊断。

表 27-5 C 女士的诊断假设

诊断假设	人口统计学,风险因素,症状和体征	重要检查
主要假设		
类风湿关节炎	晨僵 对称性多关节炎 常累及 MCP 关节	临床诊断 类风湿因子 抗 CCP 抗体
备选假设		
银屑病关节炎	银屑病 指 / 趾炎 脊柱关节炎 常非对称性 常累及 DIP 关节	临床诊断
系统性红斑狼疮	多系统受累疾病 女性比男性更常见 更常见于亚洲裔、非洲裔、西班牙裔美国人,非洲加勒比人	血清学辅助及符合诊断标准,从而做出临床诊断
其他假设		
骨关节炎	负重关节的慢性关节炎 手 DIP 及 PIP 受累比 MCP 更常见	受累关节影像学检查

DIP,远端指间关节;MCP,跖趾关节;PIP,近端指间关节。

C 女士有轻度高血压、服用血管紧张素受体阻滞剂病史，其他情况良好。她否认其他关节疼痛，无银屑病病史。

生命体征：体温 37.1℃，血压 128/84mmHg，脉搏 84 次 /min，呼吸频率 14 次 /min。体格检查基本正常，心瓣膜区可及 2/6 级收缩期喷射样杂音，关节检查提示双侧 MCP 和腕关节活动范围受限，右侧第 3、第 4 指及左侧第 3 指 MCP 有肿胀，运动极限时关节疼痛显著。皮肤检查正常。体检当天患者涂指甲油。

 目前临床信息是否足够做出诊断？如果不能，你还需要哪些信息？

主要假设：类风湿关节炎（RA）

教科书内容回顾

　　RA 最常见于中年患者，为对称性、多关节炎，可表现为手关节疼痛、僵硬和肿胀。晨僵是主要症状，体检常见腕、MCP 及近端指间（PIP）关节肿胀和压痛。实验室检查可见炎症相关贫血，RF 和抗环瓜氨酸肽蛋白抗体（ACPA，也称为抗 CCP 抗体）阳性。

疾病要点

A. RA 是经典的特发性、炎症性关节炎。

B. RA 诊断的必要条件是滑膜炎，最常见于手关节。该滑膜炎最终可形成具有破坏性的血管翳，可损害关节及关节周围组织。

C. RA 是常见病，具有致残性。

　1. RA 患病率约为 1%。

　2. 多达 28% 的患者在诊断一年内因疾病而停止工作。

 任何患有慢性、对称性、多关节炎的患者，都应考虑 RA 可能。

D. RA 常见表现包括：

　1. 对称性的手关节炎。

　2. 血清 RF 和 ACPA 阳性。

　3. RA 手、腕关节有典型的影像学改变。

　4. 长时间晨僵（>30~60min）是炎症性关节炎的典型表现。

 长时间晨僵提示炎症性关节炎。

E. 最常受累关节：

　1. 手关节

　　a. 手腕、MCP 和 PIP 关节，是最常受累部位。

　　b. 远端指间（DIP）关节通常不受影响。

　　c. MCP 尺偏、天鹅颈和纽扣花等畸形，是 RA 典型的表现。

　　d. 图 27-2 显示了 RA 的经典临床表现。

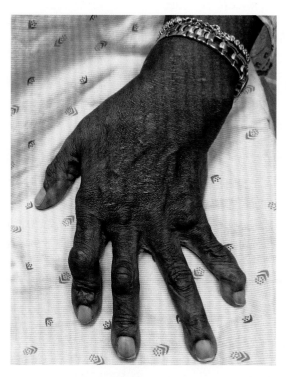

图 27-2　RA 患者的手关节

　2. 肘关节

　3. 膝关节

　4. 踝关节

　5. 颈椎

　　a. 通常表现为颈部疼痛和僵硬。

　　b. $C_1 \sim C_2$ 不稳定，可继发于关节炎相关的腱鞘炎。

　　　（1）可导致脊髓型颈椎病。

　　　（2）建议对 RA 患者择期气管插管治疗前进行颈椎放射学检查。

F. 一旦诊断 RA，关节破坏即可发生，在影像学检查中可见。慢性滑膜炎可导致骨和软骨侵蚀。

G. 长病程 RA 可因为关节破坏、关节周围结构损伤而导致严重的关节畸形。

H. RA 的关节外表现：

　1. 类风湿结节，通常出现在伸肌表面。

　2. 干眼症常见。

　3. 肺结节或间质性肺病。

　4. 心包疾病：

　　a. 无症状心包积液最为常见。

　　b. 可发生缩窄性心包炎。

　5. 炎症相关性贫血（见第 6 章）是 RA 的典型表现。

循证医学诊断

A. 由于发病时可能类似于其他炎症性关节炎,RA 的诊断可能存在困难。

B. 晨僵对 RA 来说不能作为有效的诊断检测。若早晨僵硬 >30min,则对于 RA 诊断的效率为:

  1. 敏感度为 74%~77%,特异度为 48%~52%。

  2. LR+ 为 1.4~1.6,LR− 为 0.54~0.44。

C. 血清学:

  1. RF 是非特异性指标。

    a. 偶尔在健康人以及感染、结节病和牙周病等炎症性状态时可呈阳性。

    b. RF 的检验特性在不同研究中有所不同,但一项荟萃分析发现,敏感度为 69%,特异度为 85%,LR+ 为 4.86,LR− 为 0.38。

  2. ACPA 是一种较新的检测指标,它比 RF 更能预测 RA。相同的荟萃分析发现,敏感度为 62%,特异度为 95%,LR+ 为 12.46,LR− 为 0.36。

    ACPA 阳性对诊断 RA 具有重要的预测价值。

  3. 在临床实践中,RF 和 ACPA 一起检测。当测试阳性时,患者罹患 RA 的风险很高。

D. 美国风湿病学会(ACR)已制定了 RA 的分类标准(表 27-6)。

表 27-6　2010 年美国风湿病学会 / 欧洲抗风湿病联盟的 RA 分类标准

分类	标准	分数
关节受累	1 个大关节	0
	2~10 个大关节	1
	1~3 个小关节	2
	4~10 个小关节	3
	>10 个关节(大或小)	5
血清学	RF 及 ACP 均为阴性	0
	RF 或 ACPA 低滴度阳性	2
	RF 或 ACPA 高滴度阳性	3
急性时相反应物	CRP 及 ESR 正常	0
	CRP 或 ESR 异常	1
病程	<6 周	0
	≥6 周	1

　RF,类风湿因子;ACPA,抗环瓜氨酸蛋白抗体;ESR,红细胞沉降率;CRP,C 反应蛋白。

  1. 这些标准旨在用于至少 1 个关节出现滑膜炎且不能由其他疾病解释的患者。

  2. 评分≥6 分 / 总分 10 分,则符合分类标准。

  3. 虽然意在规范研究而非用作诊断标准,该分类标准有助于突现 RA 的临床特征。

  4. ACR 标准的检测特性因人而异,取决于在疾病病程中何时对患者进行评估,以及何时作为诊断 RA 的终点。其敏感度和特异度分别为 62%~84% 和 60%~78%。

 E. 其他非常特异性的特征是类风湿结节(LR+>30),以及一致性的放射学改变(LR+ 为 11)。

治疗

A. RA 的治疗方案应由风湿病专科医师制订。

B. 早期、积极的治疗可以显著改善疾病远期结局。

C. 治疗通常分为对症治疗以及对因治疗。

D. 可用于治疗疾病的药物包括:

  1. 非甾体抗炎药

    a. 通常在诊断后用于疾病早期治疗,以缓解患者症状。

    b. 非常轻微的患者可维持单药治疗,但这种情况极少。

  2. 糖皮质激素

    a. 通常可有效地控制症状,但由于其长期使用存在显著的副作用,因此以最低剂量、在最短时间内使用。

    b. 它们对于减缓 RA 关节破坏的作用存在争议。

E. 缓解病情抗风湿药(DMARD):

  1. 传统的 DMARD 包括:

    a. 羟氯喹

    b. 甲氨蝶呤

    c. 来氟米特

    d. 柳氮磺胺吡啶

  2. 生物类 DMARD 包括:

    a. 依那西普

    b. 英夫利昔单抗

    c. 阿巴西普

    d. 利妥昔单抗

  3. 托法替尼,是一种通过干扰 Janus 激酶从而抑制细胞因子和生长因子信号转导的最新 DMARD。

  4. 常规治疗通常从甲氨蝶呤起始。患者病情若不能得到充分控制,则下一步将加用羟氯喹或者生物制剂,例如依那西普。

诊断

　C 女士的症状是 RA 的典型表现。她满足了 RA 的 ACR 分类标准,即可诊断为 RA。进一步评估应包括收集其他可能诊断 RA 的信息,以及降低其他诊断的信息。

完善血常规、RF、ACPA、抗核抗体(ANA)检测,预约手关节影像检查。

 目前是否已达到主要假设诊断 RA 的诊断阈值? 是否可以排除其他假设诊断? 还需要完善哪些检查以排除其他假设诊断?

鉴别诊断:银屑病关节炎

教科书内容回顾

银屑病关节炎最常表现为有银屑病病史中年患者的关节疼痛。伴有腕、MCP、PIP 和 DIP 等炎性关节炎的症状和体征。皮肤检查显示银屑病及其指甲变化。

疾病要点

A. 银屑病是一种非常常见的皮肤病,可因关节炎而表现复杂。

B. 银屑病关节炎是血清阴性脊柱关节病的一种。

1. 血清阴性脊柱关节病,是以炎性中轴脊柱受累为特征的疾病,呈非对称性外周关节炎、附着点炎、炎性眼病等。

2. 患有这类疾病的患者,通常 ANA 和 RF 阴性,因此称为"血清阴性"。

3. 其他血清阴性脊柱关节病,包括强直性脊柱炎、反应性关节炎和炎症性肠病相关性关节炎。

C. 银屑病关节炎中的关节炎分布多样,但遵循以下 3 个特征:

1. 寡关节炎,常累及大关节和手部。指/趾炎,因整个手指肿胀又称"香肠指/趾",继发于关节炎和腱鞘炎,是本病的典型表现。

2. 类似于 RA 的多关节炎

3. 脊柱关节炎

D. 银屑病关节炎与 RA 难以区分,尤其是在这两种疾病的早期。

1. 手部的放射影像片可以显示骨侵蚀。

2. 大约 10% 的银屑病关节炎患者出现 RF 阳性。

E. 银屑病关节炎可区别于 RA 的特征,包括:

1. DIP 受累常见。

2. 脊柱受累,在 RA 中不常见。

3. 破坏性关节炎,可表现为关节周围骨性破坏呈"伸缩式手指"。

循证医学诊断

A. 银屑病关节炎最具诊断意义的特征是伴有银屑病皮疹。

1. 70% 的患者,皮疹先于关节炎。

2. 15% 的患者,关节炎和皮疹大致同时发生。

3. 15% 的患者,尽管有银屑病皮肤病变家族史但并无皮疹(在诊断关节炎时)。

B. 应对所有疑诊患者非常仔细地进行皮肤检查。

C. 指甲检查:

1. 银屑病可导致指甲出现具有辨识性的变化(点状凹陷,"油渍"指甲)。

2. 只有约 20% 的银屑病皮疹患者会发生指甲变化,但在银屑病皮疹和关节炎患者中约 80% 可出现指甲变化。

3. 在伴有 DIP 关节炎的患者中,指甲变化尤为常见。

 当考虑到银屑病关节炎诊断可能时,详细地进行皮肤和指甲检查非常重要。

治疗

银屑病关节炎的治疗与 RA 治疗相似。

鉴别诊断:SLE

教科书内容回顾

SLE 典型表现是年轻女性出现乏力、关节炎,常见于手关节。当有胸膜炎发作或者贫血未明确病因时,常需要怀疑 SLE 诊断。

疾病要点

A. SLE 是一种系统性的自身免疫性疾病,主要好发于育龄期女性。

B. 多种群体更易患病。

1. 男女比例约为 1:9。

2. 约 5% 的患者报告有一级亲属患有此病。

3. 有色人种女性最常患病。

C. 几乎所有器官都可能受累,关节、皮肤、浆膜和肾脏最常受累。

D. 本病的发病机制与针对多种核抗原的自身抗体形成有关。ANA 最为常见。

E. 在就诊及随访中,SLE 最常见的特征列于表 27-7。

表 27-7　SLE 起病及病程中的临床表现

症状及体征	起病时患病率	任何时间患病率
关节痛	77%	85%
皮疹	53%	78%
全身症状	53%	77%
肾脏表现	38%	74%
关节炎	44%	63%
雷诺现象	33%	60%
中枢神经系统表现（最常见头痛）	24%	54%
胃肠道表现（最常见腹痛）	18%	45%
淋巴结肿大	16%	32%
胸膜炎	16%	30%
心包炎	13%	23%

循证医学诊断

A. SLE 的诊断较难,尤其是轻症患者。

B. ACR 制定了分类标准,以使诊断标准化并用于研究。

　　1. 分类标准:

　　　　a. 颧部皮疹

　　　　b. 盘状皮疹

　　　　c. 光敏

　　　　d. 口腔溃疡

　　　　e. 关节炎(非侵蚀性关节炎)

　　　　f. 浆膜炎(胸膜炎或心包炎)

　　　　g. 肾脏病变(蛋白尿或细胞管型)

　　　　h. 神经系统病变(没有其他原因的头痛、癫痫或精神病)

　　　　i. 血液系统病变(溶血性贫血或任何血细胞减少症)

　　　　j. 免疫异常(抗 ds-DNA、抗 Sm 或抗磷脂抗体)

　　　　k. ANA 阳性

　　2. SLE 的诊断需要满足这些标准中的 4 项或 4 项以上。

　　3. 本分类标准经常使用。

C. 系统性红斑狼疮国际合作诊所(SLICC)又制定了新的分类标准。

　　1. 该分类标准提供了更为重要的血清学和病理学证据,本章末尾处引用。

　　2. 患者肾穿刺证实狼疮性肾炎,以及 ANA 或抗 ds-DNA 抗体阳性,也符合分类标准。

D. 诊断标准的诊断特征,见于表 27-8。此表中还包括对于各种患者个体的诊断特性。

E. 满足 ACR 分类标准或抗 Sm 抗体阳性,均高度支持 SLE 诊断。未满足 SLICC 标准或者 ANA 阴性,则不支持

表 27-8　ACR 和 SLICC 标准以及具体各项对 SLE 的诊断效力

检查结果	敏感度	特异度	阳性似然比	阴性似然比
ACR 标准	83%	96%	21	0.18
SLICC 标准	97%	84%	6.1	0.04
口腔溃疡	44%	92%	6.0	0.61
非瘢痕脱发	32%	96%	7.4	0.71
浆膜炎	35%	97%	12.6	0.66
肾脏病变	33%	96%	9.1	0.70
白细胞减少	46%	95%	8.9	0.57
抗 dsDNA 抗体	57%	96%	13.9	0.044
ANA	96%	45%	1.7	0.077
抗 Sm 抗体	26%	99%	20.0	0.75
低补体血症	59%	93%	7.9	0.44

ACR,美国风湿病学会;ANA,抗核抗体;SLICC,系统性红斑狼疮国际合作诊所;SLE,系统性红斑狼疮。

Data from Petri M,Orbai AM,Alarcón GS et al:Derivation and validation of the Systemic Lupus International Collaborating Clinics classification criteria for systemic lupus erythematosus,Arthritis Rheum. 2012 Aug;64(8):2677-2686

SLE 诊断。

F. 自身抗体:

　　1. 在 SLE 患者中检测自身抗体,可提供重要的诊断信息。

　　2. ANA 和抗 ds-DNA 抗体。

　　　　a. ANA 对于 SLE 诊断最为敏感。但它非特异性。

　　　　b. 抗 ds-DNA 抗体和抗 Sm 抗体,具有高度特异性。它们还与狼疮性肾炎相关。

　　　　c. ANA 不随疾病活动而变化,而抗 ds-DNA 抗体与活动性相关。

ANA 阴性则基本上排除 SLE 可能。抗 ds-DNA 抗体或抗 Sm 抗体阳性则需考虑 SLE 诊断。

　　　　d. ANA 结果常报告其具体染色分型。

　　　　　(1) 在某种程度上,这些染色分型与后面将讨论的其他特异性抗体相关,很大程度上已被这些检测所取代。

　　　　　(2) 一般来说,染色分型的含义如下:

　　　　　　(a) 均质型:见于 SLE、RA 和药物性狼疮

　　　　　　(b) 外周型:SLE 最具特异性的分型

　　　　　　(c) 斑点型:特异性最低的分型。常见于无风湿病但具有低滴度 ANA 的患者

　　　　　　(d) 核仁型:常见于硬皮病和雷诺现象患者

　　3. 其他血清学自身抗体有助于诊断,因为它们倾向于与疾病各种亚群相关联。

a. 抗 RNP 抗体：与雷诺现象和肌炎相关，对混合型结缔组织病高度敏感

b. 抗 SSA/Ro 和抗 SSB/La 抗体：与 Sjögren 综合征和光敏相关

c. 抗核糖体 P 抗体：对 SLE 具有高度特异性

4. 表 27-9 概述了对于疑诊风湿病患者所需检测的各种血清学自身抗体。

表 27-9　风湿性疾病的常见血清学抗体

自身抗体	临床提示
抗 ds-DNA 抗体	狼疮性肾炎
抗 Sm 抗体	SLE
抗 RNP 抗体	SLE 伴雷诺现象及肌炎
抗核糖体 P 抗体	SLE 高特异性
抗 SSA/Ro 抗体，抗 SSB/La 抗体	SLE 伴干燥综合征及皮肤病变
抗组蛋白抗体	药物性狼疮
抗 Jo-1 抗体	多发性肌炎 / 皮肌炎
抗 DNA 拓扑异构酶 I（Scl-70）	系统性硬化症（硬皮病）
抗 RNA 聚合酶 I 和 III	
ANCA	许多血管疾病，包含肉芽肿性多血管炎，显微镜下多血管炎和嗜酸性肉芽肿性多血管炎
抗 U1 RNP 抗体	混合型结缔组织病
抗 GBM 抗体	抗肾小球基底膜病（Goodpasture 病）

ANCA，抗中性粒细胞胞浆抗体；抗 GBM，抗肾小球基底膜抗体；SLE，系统性红斑狼疮。

G. 补体：

1. 补体水平有助于追踪 SLE 活动性，但呈非特异性。

2. C3、C4 和 CH50 水平在 SLE 活动期呈下降趋势。

治疗

A. 与 RA 相似，SLE 的治疗也很复杂，需要风湿病学专科医生制订。

B. 一般而言，NSAID、糖皮质激素和免疫抑制剂是主要的治疗方法。

C. NSAID 通常用于炎性症状的缓解，因潜在肾毒性而需要密切监测。

D. 糖皮质激素和羟氯喹常用于 SLE 的长期治疗，疾病加重时需要应用大剂量激素。

E. 环磷酰胺、吗替麦考酚酯和硫唑嘌呤是 SLE 最常用的免疫抑制剂。它们最常用于治疗狼疮性肾炎。

病例解决方案

C 女士的实验室和影像学检测结果如下：Hb 105g/L；HCT 31.0%；血清铁蛋白 95ng/mL（正常范围 >45ng/mL）；血清铁 6.45μmol/L（正常范围 7.16~28.64μmol/L）；TIBC 3 420μmol/L（正常范围 3 933~7 353μmol/L）；RF 253IU/mL（正常范围 <10IU/mL）；抗 CCP 抗体 1 000IU/mL（正常范围 <1：100IU/mL）；ANA，滴度 1：2 560（正常范围 <1：80）；抗 ds-DNA 抗体，滴度 <1：10（正常范围 <1：10）；手部影像学，3 个 MCP 关节周围侵蚀。

目前 RA 的诊断相当明确。临床表现以及慢性炎症性贫血、RF 和抗 CCP 抗体升高、ANA 阳性等实验室检查结果均提示诊断（约 40% 的 RA 患者有 ANA 阳性）。治疗第一步是要控制 C 女士的症状（NSAID 和泼尼松有效），然后她应该立即转诊给风湿病专科医师，以便可以开始 DMARD 治疗。影像学上已经有关节破坏迹象。

主诉

病例 ③
T 女士 21 岁，因皮疹和关节疼痛 2 天就诊。既往身体健康，2 天前醒时双膝疼痛伴双腕轻度疼痛，其他关节无殊。她还注意到四肢远端出现了非瘙痒性皮疹。她将皮疹描述为"有斑点"。过去 2 天内，关节疼痛加重，双膝出现肿胀。

此时，主要假设诊断是什么？其他假设诊断有哪些？是否存在"不能遗漏"的诊断？基于目前鉴别诊断，需要完善哪些检查？

鉴别诊断排序

T 女士的多关节症状呈急性发作。从她膝关节肿胀病史来看，她不仅仅有关节痛，更可能患有关节炎。关键点是急性发作和多关节受累。考虑到这些并且基于患者的人口学特征及伴随症状，我们可以列出可能病因。

鉴于疾病严重性，需充分考虑感染性关节炎的可能性。许多病毒感染性疾病会导致关节炎。细小病毒可能最为常见。细菌感染性疾病可以通过多种途径引起多发性关节炎。之前讨论过的化脓性关节炎，可以是多关节炎，也可以是播散性淋病。细菌性心内膜炎可引起无菌性多关节炎，并可引

起关节痛。典型的急性风湿热可引起游走性多关节炎和皮疹。之前讨论过的莱姆病,是最常见的单关节炎,但也可以表现为多关节受累。反应性关节炎常见于肠道或泌尿生殖系统感染后,也是可能诊断。

虽然原发性风湿病的可能性较低,但鉴于其急性发作特点,还须考虑其可能性。一位年轻女性出现关节炎和皮疹,鉴别诊断需要考虑 SLE 可能性。正如前面所述,皮疹、关节痛和关节炎是 SLE 患者最常见的症状之一。除了起病急骤,无其他器官系统受累对于 SLE 患者来说也非寻常。见于患者年龄,RA 的可能性较小。然而,Still 病作为 RA 的分支疾病,可能会在年轻人中急性发病。

鉴于病毒性关节炎比细菌性关节炎更常见,并且据该患者既往身体健康,因此患者更可能患病毒性关节炎。表27-10 列出了鉴别诊断。

表 27-10　T 女士的假设诊断

诊断假设	人口统计学,风险因素,症状和体征	重要检查
主要假设		
病毒性关节炎,细小病毒最常见	常见细小病毒感染,包括病毒感染症状、关节痛和皮疹	抗体滴度和血清学检查
备选假设		
系统性红斑狼疮	多系统受累疾病女性比男性更常见	血清学检查及诊断标准来辅助临床诊断
备选假设——不可遗漏的		
风湿热	游走性多关节炎心包炎边缘性红斑	Jones 标准
细菌性关节炎(淋球菌性或非淋球菌性)	发热伴单关节炎或多关节炎	关节滑液(或其他体液)培养阳性
其他假设		
反应性关节炎	近期结肠或泌尿生殖系统感染病史存在关节炎、尿道炎、虹膜炎	临床诊断

进一步问诊,T 女士说近 2~3 天她出现乏力、肌痛,发热至39.4℃,无其他症状。

过去一年她在芝加哥上大学,没有芝加哥以外旅行史。她否认虫咬史,很少出城。她否认吸毒史,无性生活。

体检时,她看起来很健康。生命体征:体温 36.9℃;血压106/68mmHg;脉搏 84 次 /min;呼吸频率 14 次 /min。四肢检查中,手腕可正常范围活动,但手腕和 MCP 在极端屈曲

和伸展时有疼痛。膝关节活动范围轻度下降,局部皮温轻度下降,伴有少量积液。

皮肤检查可见弥漫性红斑皮疹,以及手、脚和四肢远端斑疹,手掌和足底无皮疹。其余体格检查正常,未及心脏杂音。

患者的病史支持我们最初的假设诊断。近期发热病史使得病毒或其他感染后关节炎最有可能。鉴于患者无可疑接触暴露史并且既往身体健康,莱姆病和细菌性心内膜炎不太可能。SLE 虽然仍作为鉴别诊断,但其可能性较小。

对于急性多关节炎患者,必须记录详细的疾病史。

目前临床信息是否足以做出诊断? 如果不能,还需要哪些信息?

主要假设:细小病毒

教科书内容回顾

细小病毒常见于接触过儿童的年轻人(母亲、教师、日托工作者和儿科医生)。有症状的细小病毒感染患者,可能会出现类似流感样表现,如斑疹、关节痛 / 关节炎,或者这些症状的任意组合。关节症状通常会在治疗过程中得到改善。

疾病要点

A. 人类细小病毒感染,有 5 种主要表现:
   1. 儿童传染性红斑(五号病)。
   2. 成人急性关节病。
   3. 慢性溶血性疾病患者一过性再生障碍危象。
   4. 免疫功能低下者慢性贫血。
   5. 孕 20 周前孕产妇感染伴胎儿死亡。

B. 成人感染,通常包括病毒症状、关节炎和皮疹等某些组合症状。
   1. 约 50% 感染患者可出现非特异性的病毒症状,包括发热、疲乏不适、头痛、肌痛、腹泻和瘙痒。
   2. 约 30% 的成人感染者伴有关节病。
      a. 关节炎呈对称性、多关节炎。
      b. 常见受累关节为肘、腕、膝、踝、足。
   3. 约 35% 的患者会出现皮疹并持续 2~3 天。
      a. 通常是外周性斑疹,偶尔蔓延至躯干。
      b. 已描述了许多不同的皮疹。

C. 细小病毒感染的发病高峰在 1~6 月份。

D. 急性发作率为 50%~60%。

E. 患者常是与儿童接触者。

F. 其他病毒引起关节炎则不太常见（表27-11）。

表 27-11　其他可致关节炎的病毒感染病因

病毒	疾病特点
风疹病毒	见于 50% 的感染 偶尔发生于疫苗接种 伴有皮疹
乙肝病毒	关节炎通常先于黄疸，但与转氨酶异常相关 可能会出现皮疹
HIV	可能出现血清转化症状

[1] 腮腺炎病毒、虫媒病毒、腺病毒、柯萨奇病毒和埃柯病毒都与关节炎有关。

循证医学诊断

A. 通过对具有可疑综合征的患者检测血清中特异性 IgM，从而可以诊断细小病毒感染。

B. 细小病毒的鉴别诊断包括 SLE，区分这些疾病具有一定的挑战性。

　　1. 两者都可能出现关节炎、关节痛和皮疹。

　　2. 两者女性都比男性更常见。

　　3. ANA 可在细小病毒患者中短暂升高。

治疗

A. 细小病毒的治疗是对症治疗。

B. NSAID 通常可以很好地缓解症状。

C. 症状通常会在几周内消退，但多达 10% 的患者症状可持续更长时间。

诊断

T 女士接受了非甾体抗炎药治疗，并在 1 周内回访。实验室检查提示：基本代谢功能，正常；肝生化指标，正常；白细胞计数 6.8×10^9/L；Hb 129g/L；HCT 37.9%；血小板计数 182×10^9/L；红细胞沉降率 68mm/h；快速链球菌测试阴性。HIV 检测、ANA、链球菌抗体滴度、血培养和细小病毒滴度，正在等待结果。

是否已达到主要假设诊断细小病毒的诊断阈值？是否可以排除其他假设诊断？还需要完善哪些检查以排除其他假设诊断？

　　细小病毒或其他病毒性关节炎，是最可能的鉴别诊断。需要实验室检查找出最可能的疾病，并排除其他疾病。肝脏生化检查正常可排除乙型肝炎病毒所致关节炎。血培养阴性则感染性心内膜炎可能性小。莱姆病不太可能，无需送检

血清学。粪培养有助于评估反应性关节炎的可能性。

鉴别诊断：反应性关节炎

教科书内容回顾

　　反应性关节炎通常表现为亚急性、少关节受累的关节炎，常累及膝、踝和背部。体格检查可见关节炎。可能存在前驱感染和尿道炎、结膜炎等症状。

疾病要点

A. 反应性关节炎是一种伴发肠道和泌尿生殖系统感染的急性关节炎。

B. 在感染 1~4 周后开始出现疾病临床表现，但通常情况下感染是无症状的。

反应性关节炎常没有明显的前驱感染。

C. 反应性关节炎是血清阴性脊柱关节病中的一种，因此与其他几种疾病有共同特征。

　　1. 典型关节炎是不对称的少关节炎，通常累及下肢的大关节。

　　　　a. 膝、踝和足趾关节是最常受累部位。

　　　　b. 指趾炎、足跟痛和背痛，也见于 50%~60% 的患者。

　　2. HLAB-27 抗原阳性，预示着关节炎更严重、病程更持久。

D. 反应性关节炎的表现通常包括关节外表现，如附着点炎、肌腱炎、滑囊炎、尿道炎或结膜炎。

　　1. 尿道炎通常是最先发现的，其次是眼部不适（虹膜炎）、关节炎。

　　2. 其他相关表现，包括皮疹、指甲病变和口腔溃疡。

　　3. 表 27-12 显示了一项早期研究中各种临床表现的患病情况。

表 27-12　反应性关节炎的临床特征

特征	患病率
腹泻病史	6%
尿道炎	46%
结膜炎	31%
发热 >38.3℃	32%
关节炎部位	
膝	68%
踝	49%
足	64%

Data from Arnett FC. Incomplete Reiter's syndrome: Clinical comparisons with classical triad, Ann Rheum Dis. 1979; 38 Suppl 1: suppl 73-78.

E. 与反应性关节炎相关的常见细菌是：
　1. 志贺菌
　2. 沙门菌
　3. 耶尔森菌
　4. 弯曲杆菌
　5. 衣原体
F. 反应性关节炎的发病率因病原体而异。
　1. 胃肠道感染暴发的研究中，反应性关节炎的发生率为 0~29%。
　2. 基于人群的研究中，对粪培养肠道病原体阳性的患者，反应性关节炎的发病率为 1~3 例 /100 000。
G. 前驱胃肠道感染在男性和女性患者中发生率相同。关节炎并发衣原体感染，在女性中少见。
H. 诊断年龄一般在三十多岁。

循证医学诊断

A. 疾病诊断为临床诊断。
B. 虽然没有统一的诊断标准，但仍建议诊断需包括主要标准（下肢不对称单关节或寡关节关节炎，前驱肠道或泌尿生殖系统感染）和次要标准（有前驱感染证据，或滑膜炎持续存在证据）。
C. 临床上需高度怀疑炎症性、不对称性寡关节炎的年轻患者。

治疗

A. 在大多数患者中，症状会在 1 年内消失。
B. NSAID 有助于缓解急性期症状。
C. 肠道或衣原体培养阳性的感染应积极治疗。
D. 一部分患者经历复发，可发展为慢性关节炎或者强直性脊柱炎。
E. 最近有一些专家提出，对于慢性关节炎、常规培养阴性，但有持续性衣原体感染证据（滑液或血液 PCR 阳性）患者，建议抗生素治疗。

鉴别诊断：风湿热

教科书内容回顾

风湿热通常会在儿童链球菌性咽炎后几周内出现。5 个主要表现是关节炎、心脏炎症、皮疹、皮下结节和舞蹈症。关节炎通常呈游走性，可累及膝、踝和手关节。

疾病要点

A. 风湿热是一种炎症性疾病，发生于链球菌性咽炎 2~4 周后。
B. 与儿童不同，前驱链球菌感染的临床记录在成人中少见，成人最明显的症状是关节疼痛和僵硬。

C. 典型的关节炎呈游走性。
　1. 单关节受累通常小于一周。
　2. 腿部关节通常首先受到影响。
　3. 主观感受往往比客观检查更明显。
D. 心脏炎症。
　1. 可累及心脏，包括心包炎、心肌炎、心内膜炎或全心炎。
　2. 心内膜炎常引起瓣膜病变，数年后可发展至有症状的瓣膜疾病，以二尖瓣狭窄尤为多见。

循证医学诊断

A. 诊断风湿热可根据 Jones 标准。
B. 诊断标准要求满足前驱 A 族链球菌感染的证据（培养、抗体滴度）以及两个主要标准，或者一个主要标准和两个次要标准（表 27-13）。

表 27-13　Jones 标准诊断风湿热

主要标准	次要标准
多关节炎	发热
心脏炎（心包炎、心肌炎、心内膜炎）	关节痛
舞蹈症	炎症指标（如 CRP，ESR）
皮疹 - 边缘性红斑，皮下结节	PR 间期延长

CRP，C 反应蛋白；ESR，红细胞沉降率。

治疗

A. 抗炎药
　1. 阿司匹林是治疗的基石。
　2. 严重心脏炎症患者给予糖皮质激素。
B. 抗生素
　1. 青霉素可根除链球菌感染。
　2. 通常建议在初始治疗后，终身预防性青霉素治疗。

病例解决方案

细小病毒显然符合该患者的临床表现。尽管患者没有胃肠道或泌尿生殖系统感染，反应性关节炎仍需考虑。风湿热似乎不太可能，尽管患者确实符合多项 Jones 标准（多关节炎、关节痛、红细胞沉降率升高），但她近期无喉咙痛，无游走性关节炎，无链球菌携带证据。

T 女士最终测试结果显示，链球菌抗体滴度、血培养阴性。ANA 阳性（滴度 1：80），细小病毒 IgM 阳性。予以 NSAID 治疗后症状明显缓解。皮疹 3~4 天后消退，2 周后复诊时关节痛已消失。

主诉

病例 ④

L 先生,55 岁男性,主诉右髋疼痛。疼痛已有 2 年,早上与晚上疼痛最为严重。早上伴有晨僵,持续约 5min 然后改善。晚上常感隐隐钝痛,若白天活动过多则晚上症状更重。他最近注意到他无法交叉双腿(右腿放置在左腿上),但没有疼痛不适。

此时,主要假设诊断是什么? 其他假设诊断是什么? 有无"不能遗漏"的诊断? 基于目前的鉴别诊断,需要完善哪些检查?

鉴别诊断排序

　　L 先生是一名患有慢性、单关节炎的中年男子。时间进程、单关节受累和非炎症性(未诉皮温升高、红斑、长时间晨僵),是这个病例的关键点。

　　回顾最初的鉴别诊断,关节发病过程最像 OA,一种慢性、非炎症性、单关节受累的关节炎。OA 在老年人中非常普遍,所有关节痛的老年患者均应考虑 OA 可能并进行鉴别。OA 最常影响手指、膝、髋和脊椎。如前所述,CPPD 是另一种慢性、退行性关节炎,可有类似症状,也应予以鉴别。

　　对于有非炎症性、单关节症状的患者,我们还必须考虑累及特定关节的特异性关节周围症状。

　　当考虑到关节周围综合征可引起髋部疼痛时,重要的是要确定患者疼痛的确切部位。伴有神经根症状的腰椎病,可导致臀部或臀部外侧疼痛。转子滑囊炎,是一种常见的髋关节外侧疼痛病因。腹股沟疝可能导致腹股沟疼痛。股骨应力性骨折,可能会导致腹股沟或髋关节外侧疼痛。虽然这种应力性骨折很少见,且最常见于年轻女性,但这是"不能遗漏"诊断。应用双膦酸盐或者糖皮质激素治疗,会增加髋关节异常、股骨干骨折和骨坏死等病因的可能性。表 27-14 列出了鉴别诊断。

"髋部疼痛"是一种非特异性的主诉。确定疼痛的确切位置非常重要。

④

当被要求确定疼痛位置时,L 先生说他主要是在腹股沟感觉到疼痛,休息、布洛芬和热疗似乎都有助于止痛。他今日就诊是因为他感到越来越痛苦,并且已经开始跛行。既往只有轻度哮喘,否认臀部受伤史。他从未住院或服用糖皮质激素治疗。药物仅用过沙丁胺醇。

表 27-14　L 先生的诊断假设

诊断假设	人口统计学,风险因素,症状和体征	重要检查
主要假设		
骨关节炎	负重关节慢性疼痛	受累关节 X 线片
备选假设		
CPPD	可见于慢性或急性关节炎	关节滑液证实晶体,或典型影像学表现
备选假设——非关节疾病		
腹股沟疝	紧张时疼痛加剧	体格检查
转子滑囊炎	外侧髋部疼痛	体格检查
	滑囊压痛	注射治疗有效
腰神经根压迫	直腿抬高试验阳性	体格检查
		MRI
备选假设——不可遗漏的		
股骨应力性骨折	最常见于年轻女性见于负重锻炼	MRI骨扫描

CPPD,焦磷酸钙沉积病。

生命体征:体温37.0℃,呼吸频率12次/min,血压132/70mmHg,脉搏 72 次 /min。体格检查:髋关节周围或转子滑囊上方,无皮温升高、红斑、压痛。睾丸和疝气检查阴性。右髋屈、伸正常。髋关节活动度下降,内旋约 10°,外旋约 20°。

目前有无足够信息可做出诊断? 如果不能,还需要哪些信息?

主要诊断:OA

教科书内容回顾

　　OA 最常见于老年患者,表现为慢性关节疼痛和僵硬。活动时疼痛通常会加重,休息时有所改善。膝、髋和手部最常受累。体检关节时,可见骨性膨大,无明显积液。沿关节轴线可有轻度压痛。活动范围受限。影像学检查可提示诊断。

疾病要点

A. OA 是一种衰老性疾病,发病高峰在 80 岁。然而,由于肥胖是 OA 的危险因素,因此年龄更轻的患者若伴有严重肥胖也可发生 OA。

B. 女性多于男性。

C. 虽然通常被称为"磨损性"关节炎,但实际上 OA 的病理生理学相当复杂。

D. 关节破坏表现为软骨丢失,伴软骨下骨骼发生骨硬化和骨赘形成等改变。

E. 受累关节分布:

1. OA 最常见于膝、髋、手关节和脊柱。
2. 几乎任何关节都可能受到影响。
3. 手关节以外的非承重关节不常受累，如肘、腕和肩关节。踝关节也非常见部位。

F. 典型症状包括：
1. 活动时疼痛。
2. 休息后缓解。
3. 关节周围压痛。
4. 偶有轻度炎症发作。
5. 胶着感：休息时有关节僵硬感，活动关节可快速缓解。
6. 疾病晚期，持续疼痛伴关节变形、严重致残均很常见。

G. 体检发现
1. 通常可见骨性膨大、捻发音和运动范围受限，而无炎症或滑膜增厚等体征。
2. 膝关节：
   a. 捻发音。
   b. 关节线上有压痛。
   c. 与关节软骨不对称丢失相关的小腿内翻或外翻移位。
3. 髋关节：
   a. 先内旋、后外旋，关节活动显著下降。
   b. 髋关节旋转时腹股沟疼痛。
4. 手关节：
   a. 第一腕掌关节压痛和骨性膨大。
   b. 关节受累依次见于 DIP、PIP、MCP。
   c. Heberden 结节（DIP 显著的骨赘形成）。
   d. Bouchard 结节（PIP 显著的骨赘形成）。
   e. 图 27-3 显示了 OA 典型的手关节表现。

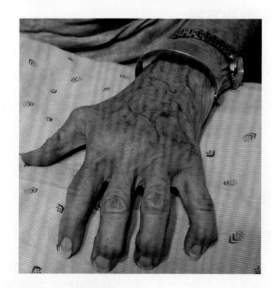

图 27-3 手部 OA

5. 脊柱：
   a. 脊柱 OA 的体征因位置而异。
   b. 疼痛和活动范围受限很常见。
   c. 骨赘对神经根撞击引起神经根症状。
   d. 骨性肥大可引起椎管狭窄伴随症状（神经根病和假性跛行）（见于第 7 章 背痛）。

循证医学诊断

A. OA 的诊断是临床诊断，基于相符的病史、体格检查和放射学检查结果。
B. 由于 OA 的患病率很高，应在任何有可疑症状的患者中进行鉴别。
C. 已建立的诊断标准。
1. 手关节
   a. 疼痛、酸痛或僵硬
   b. 符合以下三条
      (1) 以下关节至少两处发生骨性组织肥大
         （a）第二和第三 DIP 关节
         （b）第二和第三 PIP 关节
         （c）第一 MCP 关节
      (2) 两个或更多 DIP 关节发生骨性组织肥大
      (3) 少于三个 MCP 关节发生肿胀
      (4) a~c 中至少一个以上关节发生畸形
2. 髋关节
   a. 髋部疼痛
   b. 符合以下两项
      (1) 红细胞沉降率 <20mm/h
      (2) X 线片显示骨赘形成
      (3) X 线片显示关节间隙变窄
3. 膝关节：有多个标准，最容易记住的是
   a. 膝痛
   b. X 线片显示骨赘形成，以及
   c. 符合以下一项
      (1) 年龄 >50 岁
      (2) 僵硬 <30min
      (3) 捻发音
D. 这些标准的诊断特征，见表 27-15。

表 27-15 骨关节炎诊断标准的诊断效率

关节	敏感度	特异度	阳性预测值	阴性预测值
手	94%	87%	7.2	0.07
髋	89%	91%	9.9	0.12
膝	91%	86%	6.5	0.1

治疗

A. 非药物治疗

1. 加强患者教育和提高社会支持,可以改善疼痛并提高药物治疗疗效。

2. 减轻体重可改善 OA 患者下肢症状。

3. 物理和职业治疗可以帮助患者改善 OA 引起的功能障碍。

B. 药物治疗

1. 关于 OA 最有效治疗方法的争议很大。争议源于缺乏高质量、对照的、长期药物临床试验。

2. 对乙酰氨基酚

a. 鉴于其低不良反应,常用于 OA 初始治疗。

b. 最新数据对其疗效提出质疑。

3. 对于严重 OA,NSAID 可能比对乙酰氨基酚更有效。

4. 氨基葡萄糖和硫酸软骨素的口服药物组合,可能对某些患者有一定的效果,并且在不良反应方面具有优势。

5. 关节内用药

a. 关节内糖皮质激素,可非常有效地缓解 OA 急性发作时的疼痛。

b. 关节内注射透明质酸,可能对部分患者带来一些获益。

6. 对于症状严重的患者,曲马多和阿片类镇痛药是合理的药物选择。

C. 外科手术

1. OA 行关节镜手术可能无效。

2. 对于药物保守治疗失败的患者,髋和膝关节置换术效果显著,可减轻疼痛和改善功能。

诊断

L 先生的病史和体检结果均明显提示 OA,但 CPPD 仍然是可能病因。最初认为需要鉴别的关节周围综合征,大多数经过检查后不予考虑。腰椎病致神经根症状,不会导致患者体格检查所看到的运动范围受限。大转子滑囊炎患者的主要症状,应是滑囊处的压痛。L 先生体格检查时,未及疝气。股骨应力性骨折可能会导致腹股沟疼痛,但不应出现运动范围受限。这是一个"不能遗漏"的诊断,因此需要进一步鉴别。

 诊断 OA 后,予以对乙酰氨基酚 1 000mg,每天两次。预约 X 线片检查。

 是否已经达到了主要假设诊断骨关节炎的诊断阈值?是否排除了其他假设诊断?还需要完善哪些检查以排除其他假设诊断?

鉴别诊断:股骨应力性骨折

教科书内容回顾

股骨应力性骨折最常见于年轻女性运动员。症状始于急性腹股沟疼痛,随着时间推移持续并且加重。体检中常可发现股骨近 1/3 处有轻压痛。髋关节活动范围正常。X 线片通常是正常的。

疾病要点

A. 与其他类型的应力性骨折一样,股骨应力性骨折最常见于:

1. 近期提高训练水平的运动员

2. 女性

3. 骨密度降低者

B. 胫骨和跖骨处最常见应力性骨折。

C. 股骨应力性骨折通常伴有髋部或腹股沟疼痛,但髋关节可保持正常活动度。

循证医学诊断

A. 应力性骨折通常在最初的 X 线片上是看不到的,尤其是股骨应力性骨折。

B. MRI 和骨扫描被认为是首选的诊断检查。

治疗

A. 许多应力性骨折随着体力活动减少以及短期固定而可自愈。

B. 股骨应力性骨折可能会随着负重减轻(拐杖)而消退,或者可能需要内部固定。

病例解决方案

 患者的髋部 X 线片表现与 OA 一致。
临床高度怀疑、疼痛、放射线检查结果,综合考虑可明确诊断。

其他重要疾病

关节周围综合征

给全科医生、骨科医生和风湿病医生的许多教科书上,都有提到关节周围综合征。表 27-16 简要概述了该病最常见的临床表现。

表 27-16 常见的关节周围疼痛综合征

疼痛部位	诊断	病史	诊断评价
颈肩部	颈椎劳损	"颈部僵硬"患者最常见的病因 醒时明显	颈部和上背部肌肉痉挛 侧屈时颈部疼痛最严重 常出现头部倾斜
	神经根型颈椎病	颈椎疼痛和僵硬,常伴有上背部和手臂放射痛 有时仅表现为脊柱和肩胛骨疼痛	喷射试验:敏感度为 30%,特异度为 93% MRI 可诊断
	肩峰下或肩袖病变	肩痛,常为亚急性起病,夜间更明显	痛弧试验阳性
	肩袖撕裂	疼痛与上述相似 发生在年轻患者受伤后 老年患者常自发	内旋或外旋滞后试验阳性 MRI 可做出诊断
肘部	外侧和内侧上髁炎	内侧和外侧髁上肌腱插入处疼痛	疼痛部位有压痛 手腕屈曲(内侧)或伸展(横向)时加剧
	鹰嘴滑囊炎	鹰嘴囊疼痛	鹰嘴囊上压痛伴肿胀
手部	DeQuervain 腱鞘炎	拇指外侧根部疼痛	抓握钳子加剧 Finkelstein 动作阳性(手指弯曲在拇指上时腕部尺偏)
髋部	转子滑囊炎	法氏囊疼痛 患者常在躺下时感到疼痛	法氏囊处压痛 有时可见影像学改变
	感觉异常性肢痛	大腿外侧疼痛或麻木 通常在体重增加或减少后	神经性疼痛 股外侧感觉异常 皮神经分布
膝部	髌股综合征	膝关节前部疼痛,通常上下楼梯时加重	髌骨下捻发音
	半月板和韧带损伤	韧带损伤往往与创伤相关 典型的是膝关节弯曲位 半月板损伤可能是创伤性或退化性的 膝关节锁定是典型表现	韧带损伤会表现为体检时松弛 半月板损伤有击痛点 MRI 可做出诊断
足踝部	跟腱炎	肌腱远端疼痛 不活动后疼痛和僵硬加重	肌腱插入处压痛
	足底筋膜炎	足跟前部疼痛 起身站立时加重	根据病史通常可诊断 X 线可显示足跟骨赘
	Morton 神经瘤	第二和第三或第三和第四跖骨头之间疼痛	第二和第三或 第三和第四跖骨头之间压痛
多处关节周围	纤维肌痛	弥漫性疼痛综合征 睡眠常呈非恢复性	11 处或更多特定部位压痛有助于诊断
	风湿性多肌痛	肩部和臀部大肌肉疼痛和活动受限	疾病通常伴发炎症性疾病(贫血、CRP 和 ESR 升高)

CRP,C 反应蛋白;ESR,红细胞沉降率。

参考文献

Aletaha D, Neogi T, Silman AJ et al. 2010 Rheumatoid Arthritis Classification Criteria: An American College of Rheumatology/European League Against Rheumatism Collaborative Initiative. Arthritis Rheum. 2010;62(9):2569–81.

Arnett FC. Incomplete Reiter's syndrome: clinical comparisons with classical triad. Ann Rheum Dis. 1979;38 Suppl 1:suppl 73–8.

Black ER. *Diagnostic strategies for common medical problems.* 2nd ed. Philadelphia: American College of Physicians; 1999.

Cader MZ. Performance of the 2010 ACR/EULAR criteria for rheumatoid arthritis: comparison with 1987 ACR criteria in a very early synovitis cohort. Ann Rheum Dis. 2011;70:949–55.

Hannu T. Reactive arthritis. Best Pract Res Clin Rheumatol. 2011;5:347–57.

Mandl LA, Losina E. Relative efficacy of knee osteoarthritis treatments: are all placebos created equal? Ann Intern Med. 2015 Jan 6;162(1):71–2.

Margaretten ME, Kohlwes J, Moore D, Bent S. Does this adult patient have septic arthritis? JAMA. 2007;297(13):1478–88.

Nishimura K, Sugiyama D, Kogata Y et al. Meta-analysis: diagnostic accuracy of anti-cyclic citrullinated peptide antibody and rheumatoid factor for rheumatoid arthritis. Ann Intern Med. 2007;146(1):797–808.

O'Brien JP, Goldenberg DL, Rice PA. Disseminated gonococcal infection: a prospective analysis of 49 patients and a review of pathophysiology and immune mechanisms. Medicine (Baltimore). 1983;62(6):395–406.

Petri M, Orbai AM, Alarcón GS et al. Derivation and validation of the Systemic Lupus International Collaborating Clinics classification criteria for systemic lupus erythematosus. Arthritis Rheum. 2012;64:2677–86.

Primer on the rheumatic diseases. 13th ed. Atlanta, GA: Arthritis Foundation; 2008.

Qaseem A, Harris RP, Forciea MA et al. Management of acute and recurrent gout: a Clinical Practice Guideline From the American College of Physicians. Ann Intern Med. 2017;166(1):58–68.

Rainer TH, Cheng CH, Jannens HJEM et al. Oral prednisolone in the treatment of acute gout: a pragmatic, multicenter, double-blind, randomized trial. Ann Intern Med. 2016;164:464–71.

Richette P, Bardin T, Doherty M. An update on the epidemiology of calcium pyrophosphate dehydrate crystal deposition disease. Rheumatology (Oxford). 2009;48:711–15.

Sanchez E, Vannier E, Wormser GP, Hu LT. Diagnosis, treatment, and prevention of Lyme disease, human granulocytic anaplasmosis, and babesiosis: a review. JAMA. 2016;315:1767–77.

Shapiro ED. Lyme disease. N Engl J Med. 2014;370:1724–31.

Shmerling RH. Origin and utility of measurement of rheumatoid factors. In: Rose B, ed. UpToDate, 2007.

van der Linden MP, Knevel R, Huizinga TW, van der Helm-van Mil AH. Comparison of the 1987 American College of Rheumatology Criteria and the 2010 American College of Rheumatology/European League Against Rheumatism Criteria. Arthritis Rheum. 2011;63(1):37–42.

van Nies JA, Alves C, Radix-Bloemen AL et al. Reappraisal of the diagnostic and prognostic value of morning stiffness in arthralgia and early arthritis: results from the Groningen EARC, Leiden EARC, ESPOIR, Leiden EAC and REACH. Arthritis Res Ther. 2015;17:108.

Woolf AD, Campion GV, Chishick A et al. Clinical manifestations of human parvovirus B19 in adults. Arch Intern Med. 1989;149(5):1153–6.

（戴晓敏 译　周宁天 校）

第28章　急性肾损伤

碰到急性肾损伤患者，该如何确定病因？

Ernie L Esquivel, MD

主诉

病例 1

T 先生，77 岁，伴有急性肾损伤（AKI）。

排尿困难的鉴别诊断有哪些？作为医生你需要如何进行鉴别？

构建鉴别诊断

急性肾损伤（AKI）的定义为数小时至数天内肾功能的急剧下降，是以血清肌酐升高或尿量减少为特征的临床综合征。有关肾脏损伤进展与持续状态在不同时间段内的演变需要拓展两个定义（根据肾脏损伤进展情况与持续时间，衍生出两个概念），即急性肾脏疾病（AKD）与慢性肾脏疾病（CKD）。表 28-1 总结了目前 AKI、AKD 及 CKD 与疾病评估与预后相关的诊断标准与分期。

表 28-1　肾脏疾病诊断标准与分期

综合征	血清肌酐（Scr）/GFR 标准	肾脏损伤证据[1]	分期		
			分期	Scr	尿量
急性肾损伤（AKI）	• 48h 内血清肌酐升高≥0.3mg/dL（26.52μmol/L）或 • 7 天内血清肌酐升高至 1.5 倍基线值或 • 6h 内尿量 <0.5mL/（kg·h）	无需肾脏损伤证据	1	↑≥mg/dL（26.52μmol/L）或 1.5~1.9 倍基线值	6~12h 内 <0.5mL/（kg·h）
			2	2~2.9 倍基线值	持续 12h 以上 <0.5mL/（kg·h）
			3	3 倍基线值或≥4mg/dL（353.6μmol/L）或透析	持续24h以上 <0.3mL/（kg·h）或无尿
急性肾脏疾病（AKD）[3]	• AKI 或 • 3 个月内 GFR<60mL/min 或 • GFR 下降≥35% 或3 个月内血清肌酐升高 >1.5 倍基线值	持续 <3 个月	无		

			肾小球滤过率 [GFR，mL/（min·1.73m²）]		蛋白尿阶段（AER，mg/d）
慢性肾脏疾病（CKD）[3]	持续 3 个月以上 GFR<60mL/min	持续 >3 个月	G1　>90　正常或增高 G2　60~89　轻度下降 G3a　45~59　轻度至中度 G3b　30~44　中度至重度 G4　15~29　重度 G5　<15　肾脏衰竭		A1<30　正常或轻度 A2 30~300　中度 A3≥300　重度

[1] 以下任一情况均可定义为肾脏损伤：尿检出现细胞或管型（红细胞、白细胞、肾小管上皮细胞、颗粒细胞），白蛋白尿（白蛋白排泄率 >30mg/d）或蛋白尿（蛋白 / 肌酐比 >150mg），组织病理学异常，影像学异常（大小异常、肾积水、囊肿、结石）或进行过肾移植。

[2] 当患者血清肌酐与尿量分期不一致时，应划归至更高的分期。

[3] 若患者符合 Scr/GFR 标准或存在肾脏损伤证据，即患有急性肾脏疾病或慢性肾脏疾病。

结合解剖学与病理生理学基础,AKI 的病因鉴别分为肾前性、肾性和肾后性三大类:

A. 肾前性(由肾脏低灌注造成)

  1. 血容量不足

    a. 经胃肠道丢失

    b. 经肾脏丢失:药物或渗透性利尿(如由高血糖引起的渗透性利尿),尿崩症

    c. 经皮肤或黏膜丢失

    d. 出血

    e. 丢失于第三腔隙,如肾病综合征、胰腺炎等

  2. 有效循环血量降低(伴或不伴有低血压)

    a. 心力衰竭(HF),伴或不伴有心源性休克

    b. 肝硬化

    c. 肺动脉高压、肺栓塞

  3. 全身血管舒张或肾血管舒张

    a. 脓毒症

    b. 肝硬化

    c. 过敏反应

    d. 麻醉或药物

  4. 肾脏自我调节功能受损

    a. 药物,如非甾体抗炎药(NSAID),血管紧张素转换酶抑制剂或血管紧张素受体阻滞剂

    b. 肾动脉血栓或栓塞

    c. 腹主动脉瘤

    d. 肝肾综合征

B. 肾性

  1. 肾小管损伤[急性肾小管坏死(ATN)]

    a. 缺血,由长期肾灌注不足所致

    b. 毒性物质

      (1) 药物,如氨基糖苷类抗生素、顺铂等

      (2) 造影剂所致 AKI

      (3) 横纹肌溶解(肌红蛋白)或大量溶血(血红蛋白)

      (4) 异常蛋白,如骨髓瘤

  2. 间质性

    a. 急性间质性肾炎

      (1) 药物

      (2) 感染

      (3) 系统性疾病,如结节病、系统性红斑狼疮、淋巴瘤等

    b. 双侧肾盂肾炎

  3. 肾小球性

    a. 肾炎综合征

      (1) 免疫介导:感染后肾小球肾炎,IgA 肾病、系统性红斑狼疮、心内膜炎

      (2) 血管炎:寡免疫复合物型新月体性肾小球肾炎,显微镜下多血管炎,肉芽肿性多血管炎

      (3) Goodpasture 综合征

    b. 肾病综合征很少引起 AKI(见第 17 章,水肿、肾病综合征鉴别诊断)

  4. 血管性

    a. 大血管或中血管

      (1) 肾动脉血栓或栓塞

      (2) 肾静脉血栓

      (3) 动脉粥样硬化栓塞

    b. 小血管

      (1) 血栓性微血管疾病:溶血性尿毒综合征(HUS)或血栓性血小板减少性紫癜(TTP)

      (2) 恶性高血压

      (3) 肾小球肾炎或血管炎

C. 肾后性

  1. 机械性因素

    a. 输尿管(双侧梗阻)

      (1) 结石

      (2) 肿瘤

      (3) 血肿

      (4) 腹膜后淋巴结肿大或纤维化

    b. 膀胱颈

      (1) 良性前列腺增生或前列腺癌

      (2) 肿瘤

      (3) 结石

    c. 尿道

      (1) 狭窄

      (2) 肿瘤

      (3) 留置导管阻塞

  2. 神经源性膀胱

 AKI 最常见的病因为急性肾小管坏死(约 50%)、肾前性因素(约 25%)以及梗阻(约 10%)。

图 28-1 列出了急性肾损伤的诊断方法。

评估肾脏功能

A. 肾小球滤过率(GFR)

  1. 对肾功能进行整体评估的最佳方法。

  2. "金标准"为使用菊粉清除率进行评估,但较少应用于临床。

B. 血清肌酐

  1. 受年龄,性别,种族或民族,肌肉质量,饮食,营养状况等因素影响。

  2. 血清肌酐与肾小球滤过率呈反比并表现为指数性变化,因此早期血清肌酐小幅度的变化即可反映临床中肾小球滤过率显著降低。

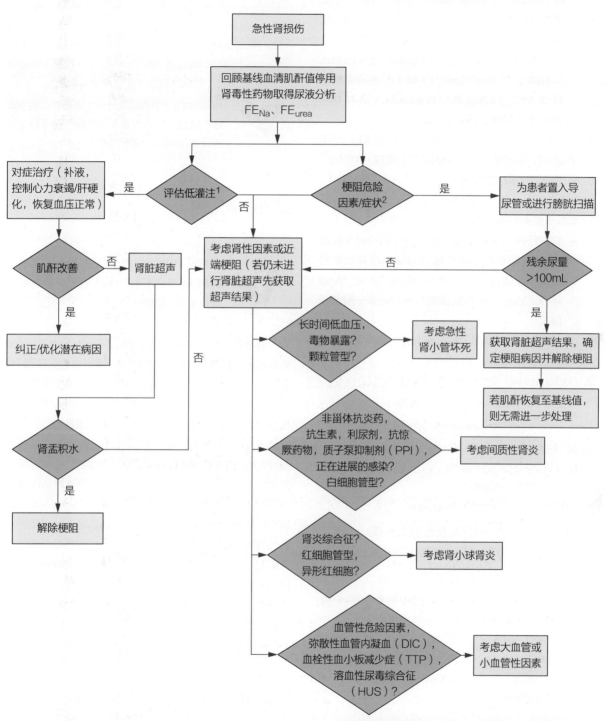

¹ 病史：与低血容量相关的症状（发热、恶心、呕吐、腹泻、出血）；心力衰竭（呼吸困难，端坐呼吸，阵发性夜间呼吸困难、水肿）或肝硬化（腹围增大、水肿）

体格检查：低血压、心动过速、直立性低血压、黏膜干燥；心力衰竭体征（肺部湿啰音，第三心音，颈静脉压升高，水肿）或肝硬化（腹水、水肿、蜘蛛痣）

实验室检查：尿比重>1.020，FE_{Na}<1%，FE_{urea}<35%

² 梗阻危险因素/症状：老人、男性、无尿、抗胆碱能药物、尿失禁、尿滴漏。

图28-1 诊断方法：急性肾损伤

a. 患者,男,50岁,白种人,血清肌酐基线值为1.0mg/dL(88.4μmol/L),GFR 80mL/(min·1.73m²);若血清肌酐值升高50%至1.5mg/dL(132.6μmol/L),则其GFR下降至50mL/(min·1.73m²)。

b. 若患者血清肌酐基线值为4.0mg/dL(353.6μmol/L),其GFR约为16mL/(min·1.73m²);若血清肌酐值升高50%至6.0mg/dL(530.4μmol/L),则其GFR约下降至10mL/(min·1.73m²)。

3. 不伴有GFR变化的血清肌酐上升(假性AKI)可见于某些药物抑制肾小管分泌肌酐的情况,如甲氧苄啶、西咪替丁和乙胺嘧啶。

C. GFR 估算方法

1. 肌酐和尿素清除率测量值

a. 肌酐经肾小球滤过,也可由近端小管分泌至尿液中,因此肌酐清除率会高于GFR。尿素依次经过肾小球滤过,近端小管与集合管重吸收,Henle袢分泌后排泄至尿液,因此尿素清除率一般低于GFR

b. 可通过计算24h尿量中肌酐与尿素清除率的平均值来估算GFR

2. Cockcroft-Gault 公式(女性乘以0.85)

$$C_{cr} = \frac{\left[(140-\text{年龄})\times \text{千克体重}\right]}{72 \times \text{肌酐 mg/dL 为单位}}$$

a. 未根据体表面积进行校正

b. 对GFR正常、肥胖或70岁以上患者不能准确评估

c. 优先用于调整药物剂量

3. 肾脏病饮食改良研究公式(MDRD公式)

肾小球滤过率 = 175 × (标准化血清肌酐值)⁻¹·¹⁵⁴ × (年龄)⁻⁰·²⁰³ × 0.742(若为女性)或 × 1.212(若为黑人)

a. 可在线使用计算器:http://www.kidney.org/professionals/kdoqi/ gfr_calculator.cfm

b. 对AKI、GFR正常、肥胖或70岁以上患者不能准确评估

c. 总体而言,比 Cockcroft-Gault 公式或24小时肌酐清除率更为准确

T 先生 3 天前出现发热、寒战、咳铁锈色痰,后持续发热、咳嗽加重、精神不振,胃纳较差。患者既往高血压控制良好,5 年前因前列腺癌接受放疗。目前服用氢氯噻嗪及赖诺普利。每天吸烟数支,每周饮酒 1 次。体格检查:体温38.6℃,血压 90/60mmHg,脉搏 110 次/min,呼吸 24 次/min。口唇黏膜干燥,肺部听诊于右下肺可闻及支气管呼吸音及湿啰音。

1 个月前,其血清肌酐为1.4mg/dL。6 个月前,其 PSA 为 1.0。本次实验室检查:WBC 16 × 10⁹/L(70% 多核细胞,20% 中性杆状,10% 淋巴细胞),Hb 102g/L,HCT 32%,MCV 88mcm³,Na 140mmol/L,K 5.4mmol/L,Cl 100mmol/L,HCO₃ 19mmol/L,BUN 40mg/dL(14.28mmol/L), 肌 酐 3.8mg/dL(335.92μmol/L),葡萄糖 102mg/dL(5.61mmol/L)。

目前为止,主要假设是什么? 还有什么鉴别诊断? 是否存在不可漏诊的疾病? 基于以上鉴别诊断,后续应做哪些检查?

鉴别诊断排序

虽然基于病史陈述已经可以推断出最有可能的病因,但对于每位 AKI 患者所需的初始检查几乎是相同的。

该患者临床表现中最为关键的部分为低血压,可能由低血容量、脓毒症(可能由肺炎引起)或两者共同作用引起。同时使用利尿剂及血管紧张素转换酶抑制剂可能会加重低血压并进一步损伤肾脏的自我调节能力。短时间内低血容量或低血压可引起肾前性氮质血症,但长时间低血压,如本例患者,可能导致肾脏缺血和急性肾小管坏死。在肾脏灌注减低时,该患者慢性肾脏病(CKD)病史(血清肌酐基线值 123.76μmol/L)、年龄与高血压增加了发展为急性肾小管坏死的风险。虽然如此,判断该患者是否同时合并因血容量不足所造成的肾前性急性肾损伤仍然是十分必要的。最后,虽然该患者前列腺特异性抗原(PSA)过去数月均位于正常范围内,但也存在由良性前列腺增生或前列腺癌复发所致梗阻的可能。链球菌感染后肾小球肾炎是可造成肾性急性肾损伤的病因之一,由于 A 族溶血性链球菌在肺炎中是较为罕见的致病菌,因此在本次病例中该病因暂不考虑。表28-2 列举了鉴别诊断。

由于低血容量和梗阻是可进行治疗的急性肾损伤的病因,因此不能被漏诊。

表 28-2　T 先生的诊断假设

诊断假设	人口统计学,风险因素,症状和体征	重要检查
主要假设		
急性肾小管坏死	任何原因导致的低血压接触毒性物质(特别是放射增强剂、氨基糖苷类药物)	FE_{Na} 尿液检测

续表

诊断假设	人口统计学,风险因素,症状和体征	重要检查
备选假设——不可漏诊的		
低血容量所致肾前性急性肾损伤	低血压 直立性低血压 锁骨下皮肤异常肿胀 腋窝或黏膜干燥 呕吐或腹泻史 胃纳不佳史 使用利尿剂 老高龄	BUN/肌酐比值 FE_{Na}、FE_{urea} 尿比重 对快速输液的反应
梗阻	尿失禁 排尿滴沥 骨盆不适 老年男性	超声 残余尿测定(通过膀胱超声或置入导尿管)

BUN,血尿素氮;FE_{Na},钠排泄分数;FE_{urea},尿素排泄分数。

对急性肾损伤评估的最初检查为尿液电解质与尿常规分析。可通过超声引导下膀胱置入导尿管进行残余尿测定。

T 先生在输注 2.5L 生理盐水后,血压仍没有变化。其输液前尿液分析显示:钠 40mmol/L;肌酐 45(3 978μmol/L),尿素氮 250mg/dL(89.25mmol/L),尿比重 1.010,白细胞(−);葡萄糖(−)潜血(−);蛋白质微量;红细胞 1 个 / 高倍视野;白细胞 1~2 个 / 高倍视野;颗粒管型阳性。留置导尿管进行血流动力学监测并导出 150mL 尿液。

根据以上信息能否得出诊断? 如不能,还需要哪些额外信息?

主要假设:急性肾小管坏死

急性肾小管坏死是急性肾损伤的病因之一,但其并不等同于急性肾损伤。

教科书内容回顾

急性肾小管坏死的临床表现从无症状(仅在常规实验室检查中发现肌酐升高)、容量超负荷症状(如水肿、呼吸困难)至尿毒症症状(如厌食、恶心、谵妄、乏力、瘙痒等)。

疾病要点

A. 病因

1. 长时间肾脏灌注不足所致缺血引起的肾小管细胞损伤。

   a. 肾脏及肾动脉正常患者可通过肾脏自我调节机制保持肾血流量及肾小球滤过率正常,并维持最低平均动脉压(MAP)于 80mmHg 以上。

   b. 随着肾动脉压降低,入球小动脉在肾前列腺素作用下舒张,而出球小动脉在血管紧张素 II 作用下收缩,从而达到维持肾小球毛细血管压及肾小球滤过率。

   c. 若肾动脉压低于肾脏自动调节范围,内源性血管收缩因子使入球小动脉阻力增高,导致肾小球毛细管压及肾小球滤过率下降。

   d. 若肾脏灌注不足持续存在,长时间缺血会导致肾小管损伤及细胞死亡。

   e. 具有表 28-3 中所列病症或暴露因素的患者,由于其肾脏自我调节能力受损,疾病进展为急性肾小管坏死的风险更高。

表 28-3　影响肾小球血管压自我调节及肾小球滤过率的因素

无法降低入球小动脉阻力	无法增高出球小动脉阻力	血管阻塞
年长	ACEI	肾动脉狭窄
动脉粥样硬化	血管紧张素受体阻滞剂	
慢性高血压		
慢性肾脏疾病		
恶性高血压		
NSAID/COX-2 抑制剂		
脓毒症		
高血钙		
环孢素 / 他克莫司		
肾动脉狭窄		

ACEI,血管紧张素转换酶;COX,环氧化酶;NSAID,非甾体抗炎药。

2. 毒性物质[药物(如氨基糖苷类、两性霉素 B、顺铂),血红蛋白,肌红蛋白,骨髓瘤轻链蛋白]。

3. 造影剂所致急性肾损伤。

   a. 定义为在放射性检查后48h 内血清肌酐升高 ≥0.5mg/dL(44.2μmol/L)或较基线值升高 25% 以上。

   b. 血清肌酐于 3 天内达峰,并可能在 10 天内降至基线值。

   c. 对比剂所致急性肾损伤的危险因素有慢性肾脏疾病、糖尿病、血管内容量减少、心力衰竭、贫血、低血压以及造影剂用量。

d. 可在线计算冠状动脉造影后对比剂所致急性肾损伤的 Mehran 风险评分：https://qxmd.com/calculate/calculator_47/contrast-nephropathy-post-pci。

B. 急性肾小管坏死的流行病学与预后

1. 55%~60% 急性肾损伤住院患者及 11% 急性肾损伤门诊患者由急性肾小管坏死所致。

2. 术后急性肾小管坏死及造影剂所致急性肾损伤是最常见的原因。

3. 可出现少尿（尿量 < 400mL/d）或非少尿。

4. 伴有急性肾小管坏死的住院患者死亡率约为 15%~30%；重症监护室中上述患者的死亡率为 40%~60%。

5. 死亡率增加的危险因素包括：

   a. 男性

   b. 老年人

   c. 伴有并发症

   d. 恶性肿瘤

   e. 少尿

   f. 脓毒症

   g. 机械通气

   h. 多器官衰竭

   i. 严重的基础疾病

6. 幸存的患者中 60% 可在 1~2 周内恢复肾脏功能；此期间可见"急性肾小管坏死后利尿"，即尿量一过性增加。

7. 慢性肾脏疾病更有可能发生于急性肾小管坏死康复、具有正常肾脏功能的患者中，已存在慢性肾脏疾病的患者在未来更有可能需要进行透析。

循证医学诊断

 常用尿液电解质、尿常规、血清尿素氮及肌酐鉴别急性肾小管坏死与肾前性因素；应用超声鉴别急性肾小管坏死与梗阻。

A. 尿液化学

1. 在造成缺血性损伤之前，低灌注会增强肾小管对钠、水及尿素的重吸收。

   a. 若低灌注时间延长，缺血会导致肾小管损伤。

   b. 之后，肾小管不能再增强重吸收，导致尿液中钠和尿素的流失。

2. 由于利尿剂会引起钠尿增多，因此尿钠测量可能受到利尿剂的影响。

3. 尿素的重吸收与尿钠相比较，受袢利尿剂及噻嗪类利尿剂的影响较小。

4. 在未使用利尿剂的情况下，肾前型急性肾损伤患者尿液中钠和尿素的含量比急性肾小管坏死患者相对较少。

5. 钠排泄分数（FE_{Na}）及尿素排泄分数（FE_{urea}）常用于区分肾前性急性肾损伤与急性肾小管坏死：

$$FE_{Na} = \frac{尿钠 \times 血清肌酐}{血清钠 \times 尿肌酐}$$

$$FE_{urea} = \frac{尿尿素氮 \times 血清肌酐}{血清尿素氮 \times 尿肌酐}$$

6. 应用实验室检查进行公式计算的研究样本量有限，同时由不同病因所引起的急性肾损伤诊断"金标准"也不一致，因此缺乏普适性。

   a. FE_{urea}<35%~40% 检测肾前性急性肾损伤的敏感度为 68%~98%，特异度为 48%~98%。

   b. FE_{Na}<1% 检测肾前性急性肾损伤的敏感度为 58%~96%，特异度为 75%~95%。

   c. 部分研究显示在患者使用利尿剂时，FE_{urea} 比 FE_{N} 更为敏感。

7. 表 28-4 列举了 FE_{Na} 与预期相反的情况。

表 28-4　FE_{Na} 与预期相反的临床表现

患者发生急性肾小管坏死（ATN）但 FE_{Na}<1%	患者存在肾前性急性肾损伤但 FE_{Na}>2%
由肝脏衰竭或心力衰竭（HF）引起急性肾损伤（AKI）	使用利尿剂
脓毒症相关急性肾损伤（AKI）	合并有潜在慢性肾脏疾病（CKD）
造影剂所致肾病	静脉（IV）输液后进行的 FE_{Na} 测定
无尿性急性肾小管坏死（ATN）	糖尿
由肌红蛋白尿或血红蛋白尿所致急性肾小管坏死（ATN）	碳酸氢盐尿（代谢性碱中毒）耗盐综合征

AKI，急性肾损伤；ATN，急性肾小管坏死；CKD，慢性肾脏疾病；FE_{Na}，钠排泄分数；HF，心力衰竭；IV，静脉内。

B. 尿液镜检

1. 颗粒管型与肾小管上皮细胞是急性肾小管坏死尿液镜检的典型表现。

2. 在一项研究中，全体肾前性急性肾损伤患者均未发现颗粒管型 >10 个 / 高倍视野或肾小管上皮细胞 >6 个 / 高倍视野。

   a. 颗粒管型为 0/ 高倍视野对肾前性急性肾损伤诊断的 LR+ 为 4.35。

   b. 颗粒管型为 6~10 个 / 高倍视野对急性肾小管坏死诊断的 LR+ 为 9.68；颗粒管型 >10 个 / 高倍视野对肾前性急性肾损伤诊断的特异度为 100%。

3. 血尿提示肾性或器质性肾病，并不出现于肾前性急性肾损伤或急性肾小管坏死中。

C. 其他发现

1. 尿比重 >1.020 及尿液渗透压 >500mOsm/kg 与肾前性因素相关。

   a. 在肾前性因素下,由于患者可能合并有潜在的慢性肾脏疾病、或存在渗透性利尿、使用利尿剂、尿崩症等情况,因此尿液渗透压也可能会降低。

   b. 以上敏感度与特异度仍未知。

2. 在肾前性状态中,由于对尿素及钠的重吸收,血尿素氮 / 肌酐的比值 >20∶1。

   a. 在胃肠道出血、使用糖皮质激素、高蛋白饮食或分解代谢增加(如术后或感染)等情况下,血尿素氮 / 肌酐的比率可能会上升。

   b. 在由营养不良或晚期肝脏疾病所引起的尿素合成降低或继发于横纹肌溶解的急性肾损伤中,血尿素氮 / 肌酐的比率可能更低。

D. 体格检查

1. 见第 31 章关于急性失血评估量立位生命体征及其有效性的讨论。

2. 目前关于依据体格检查确诊低血容量有效性的研究结论尚不明确,有价值的研究数据有:

   a. 直立位生命体征:脉搏增量 > 30 次 /min 且收缩压下降 >20mmHg 呈中度特异性(前者为 75%,后者为 81%),但两者的敏感度较差(前者为 43%,后者为 29%);LR+ 与 LR− 均约为 1。

   b. 腋窝干燥(LR+ 为 2.8)、口鼻黏膜干燥(LR+ 为 3.1)及锁骨下区域异常皮肤肿胀(LR+ 为 3.5)是最佳的低血容量预测因子。

   c. 锁骨下区域无异常皮肤肿胀且舌面无纵行褶皱时低血容量发生的可能性降低(两者的 LR− 均为 −0.3)。

   d. 有研究表明同时出现下述两种及以上临床表现时,如意识模糊,言语欠流利,黏膜干燥,舌干燥 /起皱、四肢无力及眼窝凹陷,高度提示低血容量的发生。

患者存在低血容量状态下仍表现为查体无明显异常。

治疗

A. 停用肾毒性药物。

B. 必要时调整可能产生肾损伤药物的剂量。

C. 保证适宜的容量与灌注压(平均动脉压,MAP)。

1. MAP=1/3 收缩压 +2/3 舒张压。

2. 一般情况下脓毒症患者目标 MAP≥65mmHg;老年患者需达到 MAP>80~90mmHg。

D. 于 48h 内完成肾内科会诊。

E. 优化营养支持。

F. 尚无证据支持使用袢利尿剂(如呋塞米)或低剂量多巴胺,两者实际上都可能有害。

G. 紧急透析指征:

1. 高钾血症。

2. 容量负荷过多。

3. 难以纠正的代谢性酸中毒。

4. 尿毒症引起的心包炎或电解质紊乱。

H. 造影剂诱导急性肾损伤的预防:

1. 正确识别有造影剂诱导急性肾损伤发生风险的患者(见上)。

2. 考虑应用其他影像学检查。

3. 造影检查前一天及检查后 2~4 天内避免使用非甾体抗炎药;造影检查前一天及检查后两天内避免使用二甲双胍,以防止造影剂诱发急性肾损伤时,二甲双胍诱导发生乳酸性酸中毒。

4. 在造影检查前调整患者血容量;有高质量证据支持在高风险患者中应用静脉补液治疗。

   a. 指南建议:

   (1) 住院患者:造影检查前后 12h 内 1mL/(kg·h)

   (2) 门急诊患者:造影检查前 1h 内采用 3mL/(kg·h),术后酌情应用 1~1.5mL/(kg·h)

   b. 应用生理盐水进行补液;目前尚无证据支持应用碳酸氢钠溶液代替生理盐水。

5. 应用 N- 乙酰半胱氨酸预防造影剂诱发急性肾损伤缺少证据。

诊断

T 先生的 FE_{Na} 为 2.41%,FE_{urea} 为 53%。在接受静脉输注抗生素与补液治疗后,恢复正常血压。数小时后再次测定血清肌酐,仍为 3.8mg/dL(335.92μmol/L)。

对于主要假设,急性肾小管坏死,是否达到了诊断标准? 是否能够排除其他诊断假设? 需要做哪些检查进一步排除其他诊断假设?

脓毒症、FE_{urea}>50%、尿检出现颗粒管型、未暴露于其他毒性物质且对静脉输液反应不佳,上述情况综合分析提示低血压所致急性肾小管坏死是主要假设,肾前性氮质血症的可能性极小。根据留置导尿管所显示尿量可排除尿道或膀胱颈梗阻的可能性。然而,基于现有信息并不能排除肾脏及输尿管水平的梗阻,因此进行肾脏超声检查仍十分必要(梗阻所致急性肾损伤将在本章后续进行讨论)。

尿路梗阻的危险因素有老年男性、腹部或盆腔恶性肿瘤史、肾结石、脊髓疾病、应用抗胆碱能药物及无尿、淋漓不尽、尿失禁等症状,对于具有上述危险因素或肾功能未迅速改善的急性肾损伤患者需对尿路梗阻进行鉴别诊断以进一步确定病因。

 未表现出无尿的患者仍可能是由梗阻所致的急性肾损伤。

 肾脏超声显示肾脏正常,无肾积水。出院当天,T 先生血压稳定且血清肌酐降至 2.0mg/dL(176.8μmol/L),但导尿管拔除 3h 后仍未解小便,膀胱超声显示约有尿液 500mL。

T 先生发生了急性尿潴留,这是一种在老年住院患者中常见的并发症,尤其是合并有良性前列腺增生的患者。

补充诊断:急性尿潴留及良性前列腺增生

1. 急性尿潴留

急性尿潴留最常见于因前列腺增生导致膀胱颈梗阻的老年男性(可见于约 10% 的 70 岁男性以及 33% 的 80 岁男性)。对于有中重度下尿路症状、尿流率 <12mL/s 以及直肠超声测量前列腺体积 >30mL 的患者,该发病风险随年龄增大而增加。

在女性中,急性尿潴留通常由神经源性膀胱引起。在年轻女性患者中,急性尿潴留通常由神经系统疾病引起,如多发性硬化症或脊髓损伤等疾病。药物如抗组胺药、抗胆碱药、止痉类药物、三环类抗抑郁药、阿片类药物以及 α 受体肾上腺素能激动剂等,常常会诱导易感患者发生尿潴留。

2. 良性前列腺增生

教科书内容回顾

良性前列腺增生的典型表现为有尿频、夜尿增多、尿线变细、终末滴沥等症状的老年男性。

疾病要点

A. 定义:微观角度(有细胞增生的组织学证据)、宏观角度(前列腺体积增大)及临床表现(有因前列腺体积增大所引起的症状)。

B. 成年后前列腺 2/3 由腺体组成,1/3 由纤维肌性组织构成。

 1. 睾酮经 5α 还原酶合成为二氢睾酮,在前列腺内调控腺体生长。

 2. 前列腺、尿道及膀胱的平滑肌受 α_1 肾上腺素能调控。

C. 前列腺增大会因为压迫尿道旁区域、膀胱引起症状;造成压迫的原因有前列腺增大的物理因素,也有尿道、前列腺纤维肌性组织、膀胱颈中肌张力增高的因素。

D. 80% 的男性在 70 岁时会出现良性前列腺增生。

E. 良性前列腺增生的危险因素有:

 1. 年龄增长

 2. 黑人

 3. 肥胖

 4. 糖尿病

 5. 大量饮酒

 6. 缺乏身体锻炼

循证医学诊断

A. 症状可分为如下几类:

 1. 尿潴留症状(尿急、尿频、夜尿增多、遗尿、压力性尿失禁)。

 2. 排尿症状(排尿不畅、尿线变细、排尿困难)。

 3. 发作后症状(终末滴沥,不能完全排空)。

B. 前列腺大小与症状严重程度并不相关。

C. 可使用国际前列腺症状评分(IPSS)评估症状的严重程度及对治疗的反应。

 1. 评分中有 7 个问题,每个问题分为 0~5 六档,总分为 35 分(表 28-5)。

 2. 评分:0~7,轻度良性前列腺增生;8~19,中度良性前列腺增生;20~35,重度良性前列腺增生。

D. 直肠指检:

 1. 无法向前或向后探明前列腺的延伸或感知整个前列腺后表面。

 2. 因此,与经直肠超声相比,直肠指检中前列腺大小会被低估 25%~55%;这种低估使前列腺体积较测量值更大。

 前列腺比直肠指检中所感知的体积更大。

E. 指南建议所有表现出临床症状的患者均应进行直肠指检、尿液分析、血清肌酐检测;其他检查(如尿流动力学、影像学检查)可选择性进行。PSA 检测通常在共同决策后进行。

F. 虽然良性前列腺增生会引起血尿,但其他可能引起血尿的因素也应考虑(见第 21 章)。

表 28-5　国际前列腺症状评分（IPSS）

	从未发生	<1/5	少于 50%	大约 50%	多于 50%	几乎每次
在过去 1 个月中，下列事件发生的频率						
有无尿不尽感？	0	1	2	3	4	5
两次排尿时间间隔是否小于 2h？	0	1	2	3	4	5
有无间断性排尿？	0	1	2	3	4	5
有无憋尿困难？	0	1	2	3	4	5
有无尿线变细现象？	0	1	2	3	4	5
是否需要用力或使劲才能开始排尿？	0	1	2	3	4	5
自入睡至早起过程中是否需要起夜排尿？	0	1	2	3	4	5

评分标准：0~7 分，轻度；8~19 分，中度；20~35 分，重度。

Modified with permission from Barry MJ, Fowler FJ Jr, O'Leary MP. et al：The American Urological Association symptom index for benign prostatic hyperplasia. The Measurement Committee of the American Urological Association, J Ural. 1992 Nov；148（5）；1549-1557.

G. 尿流率、尿流动力学评估及残余尿量与症状无明显相关性。

治疗

A. 建议所有男性采取行为干预治疗，如户外活动或睡前避免饮水，减少咖啡因和酒精的摄入，并加强排泄以保证膀胱排空。

B. 若条件允许，停用利尿剂，以尽可能地减少症状。

C. 根据 IPSS 评分定义为轻度症状的男性患者通常不需要药物治疗。

D. 根据 IPSS 评分定义为中度或重度症状的男性患者应进行药物治疗。

1. α 受体阻断剂（特拉唑嗪和多沙唑嗪）。

   a. 作用于前列腺平滑肌细胞的 α 肾上腺素能受体。

   b. 常见的副作用包括：直立性低血压、低血压及乏力。

   c. 选择性 α 受体阻断剂（坦索罗辛和阿夫唑嗪）对血压的影响相对较小。

2. 5-α 还原酶抑制剂（非那雄胺和度他雄胺）。

   a. 防止睾酮转化为有活性的二氢睾酮。

   b. 常见的副作用有性欲下降、勃起功能障碍及男性乳房发育。

3. 5- 磷酸二酯酶抑制剂（西地那非和他达拉非）在临床中也是有效的。

4. 5- 磷酸二酯酶抑制剂与 α 受体阻滞剂联合用药比单一用药更有效。

5. 抗胆碱能药物，如奥昔布宁，有时作为单一疗法或与 α 受体阻滞剂联合使用，可用于排空后残尿量低以及以尿潴留症状为主的男性。

6. 锯棕榈提取物作为一种补充治疗广泛用于 BPH 的治疗，但其疗效尚未在临床试验中得到证实。

E. 手术治疗，如经尿道前列腺切除术（TURP）或微波热疗，是药物治疗无效、无法耐受药物治疗或有急性尿潴留的患者的另一种选择。

病例解决方案

本案例的处理更换留置导尿管，服用坦索洛辛。门诊复查时排空后残尿量 <100mL。血清肌酐恢复到基线水平。留置导尿管取出后，排尿功能恢复正常。

主诉

病例

K 先生，80 岁，由他的家人陪同就诊，主诉为身体不适、厌食、意识混乱，近 3 天逐渐加重。

既往体健，可自理，但 2 月前开始出现精力下降、腹痛，具体不详。3 天前起出现右腹疼痛，并服用布洛芬。日常每天饮酒且进食较少。既往有长期高血压、良性前列腺增生及远端结肠直肠癌。目前用药有氯沙坦、氨氯地平以及非那雄胺。进行体格检查时，患者较为警觉但意识错乱，血压 160/80mmHg，脉搏 88 次/min，呼吸频率 16 次/min，无发热。未触及淋巴结肿大,肺部听诊呈清音,心脏检查未及异常。腹部检查未触及包块和腹肌紧张,右侧腹部有轻压痛,肠鸣音正常。前列腺轻度增大,无结节。外周无水肿。

初步实验室检查结果,Na 138mmol/L,K 4.8mmol/L,Cl 100mmol/L,HCO_3 20mmol/L,BUN 90mg/dL(32.13mmol/L),肌酐 7.2mg/dL(636.48μmol/L),较其基线值升高 1.5mg/dL(132.6μmol/L)。

目前主要假设是什么？鉴别诊断还有什么？是否存在不可漏诊的疾病？基于以上鉴别诊断,后续应做哪些检查？

鉴别诊断排序

急性肾损伤的三类病因都需予以考虑。该患者年龄、前列腺增大,以及腰腹部疼痛的主诉均为提示尿路梗阻的关键点。然而,该患者也可能存在因使用非甾体抗炎药或血容量不足所造成的肾前性急性肾损伤。此外,血管紧张素受体抑制剂可改变肾血流动力学,这也可能是造成肾前性急性肾损伤的因素。虽然合并高血压使该患者肾性急性肾损伤的发生风险增高,但该患者并没有提示特定肾性因素的病史,因此肾性因素只有在排除肾前性及肾后性因素或尿液分析有相应提示后(如颗粒管型或细胞管型)才予以考虑,表28-6列举了鉴别诊断。

表 28-6　K 先生的诊断假设

诊断假设	人口统计学,风险因素,症状和体征	重要检查
主要假设		
梗阻	夜尿增多 尿失禁 尿不尽 尿流较慢 腹部/盆腔不适 可触及的膀胱 老年患者	置入导尿管或膀胱扫描 残余尿测定 超声
备选假设——最常见的		
应用非甾体抗炎药	用药史,包括非处方药 停止用药	FE_{Na}
备选假设——不可漏诊的		
低血容量	直立性低血压 锁骨下皮肤异常肿胀 腋窝或黏膜干燥 呕吐或腹泻史 胃纳减少史 年长	FE_{Na} BUN/肌酐比率 对快速输液的反应

BUN,血尿素氮;FE_{Na},钠排泄分数。

已停用降压药,K 先生的尿钠为 20mmol/L;FE_{Na} 为 1%,并经静脉输注 1 000mL 生理盐水。数小时后,其血清肌酐为 7.0mg/dL(618.8μmol/L),并诉下腹部及右背部疼痛加重。在静脉输液后,该患者发生过数次遗尿。膀胱扫描显示残余尿量为 90mL。

根据以上信息能否能够作出诊断？如不能,还需要哪些额外信息？

虽然尿液检查结果提示肾前性氮质血症,但静脉输液及停用氯沙坦并未显著改变该患者血清肌酐。此外,残余尿量较少说明前列腺增大所致尿道梗阻可能性较小,膀胱水平以上梗阻的可能性应予以考虑。

主要假设:尿路梗阻

教科书内容回顾

症状因发病部位、梗阻程度及梗阻发生速度而异。急性梗阻可能会引起疼痛,而慢性梗阻可能疼痛症状较轻。尿失禁和遗尿在尿道梗阻中较常见。

疾病要点

A. 临床表现

1. 输尿管上段或肾盂病变可引起腰部疼痛;低位梗阻可导致盆腔疼痛,且有时可能放射到同侧睾丸或阴唇。

2. 必须为双侧梗阻才会引起急性肾损伤,因此梗阻性急性肾损伤最常见的原因为前列腺增大。

3. 尿排出量:

  a. 无尿,完全性梗阻时可发生。

    (1) 无尿的定义为 24h 内尿量 <100mL

    (2) 可见于休克、血管损伤、重度急性肾小管坏死或重度肾小球肾炎

  b. 部分梗阻时尿量可正常或增多。

  c. 尿量增多的原因是肾小管损伤导致了肾脏浓缩能力不足以及对钠的重吸收功能受损。

  d. 尿失禁、尿滴沥、尿量减少及血尿均可能发生。

B. 梗阻占门诊急性肾损伤的 17%,在急性肾损伤住院病例中占 2%~5%,且在男性中更常见。

C. 由于梗阻造成肾小管损伤,可引起 4 型肾小管性酸中毒及高钾血症。

D. 肾脏本身正常的患者中,由于健侧肾脏代偿足以维持正常肾功能,因此单侧梗阻常常难以被发现。

E. 预后:

1. 完全梗阻或持续性部分梗阻会导致肾间质纤维化、

肾小管萎缩及不可逆的肾功能损伤。

　　a. 若 7 天内输尿管完全梗阻可解除,肾功能可恢复正常;若梗阻持续存在超过 12 周,肾功能恢复程度极低甚至为 0。

　　b. 由梗阻导致的终末期肾病在临床上较为罕见。

2. 部分梗阻的预后难以预测。

循证医学诊断

A. 尿液电解质检测诊断意义较小。

B. 若为尿道梗阻,则残余尿量会增加(>100mL);若为膀胱上游尿路梗阻,则残余尿量仍正常。

C. 肾脏超声:

1. 梗阻首选的最佳检查。

2. 对探测尿路梗阻的敏感度为 90%~98%,特异度为 65%~84%。

3. 有 4 种情况梗阻不会引发泌尿系集合系统的扩张,因此会导致超声检查假阴性。

　　a. 梗阻早期阶段(<8h)。

　　b. 患者同时存在血容量减低;部分情况下补充血容量后重复超声检查可以显示扩张。

　　c. 存在腹膜后纤维化(奥蒙德病),可引起不伴输尿管扩张的肾积水;此类肾积水与纤维化在 CT 中可清晰显影。

　　d. 梗阻非常轻微,对肾功能没有损伤。

D. CT 平扫可发现超声未能发现的梗阻部位,在检测输尿管梗阻部位方面,CT 优于超声。

诊断

肾脏超声显示右肾 11cm,有显著的肾积水及输尿管扩张。左肾 7cm,皮质明显萎缩。CT 平扫显示有一结肠肿物压迫右输尿管,直径约 5cm。

对于主要假设,尿路梗阻,是否符合诊断标准? 是否能够排除其他诊断假设? 需要做哪些检查进一步排除其他诊断假设?

　　在本例中,无需进行其他检查确诊尿路梗阻。双肾体积的差异提示单侧肾脏疾病。在老年患者中,单侧肾动脉狭窄或肾动脉栓塞(动脉粥样硬化或心房颤动患者血栓栓塞)可导致肾脏萎缩,但通常无症状。由于该患者左肾萎缩、体积较小,左侧肾功能可能已丧失,此时右肾单侧梗阻使该患者进展为急性肾损伤。

治疗

A. 尽快解除梗阻。

1. 方法

　　a. 膀胱颈梗阻留置导尿管。

注意留置导尿管可能被块状物阻塞。

　　b. 若无法留置导尿管,可采取耻骨上导管置入。

　　c. 输尿管梗阻可采用经皮导管肾造瘘。

　　d. 也可采用输尿管支架治疗输尿管梗阻。文献报道中尚无证据显示经皮肾造瘘术与输尿管支架在疗效上有显著统计学差异。

2. 结果

　　a. 膀胱快速减压很少会导致血尿或低血压。

　　b. 梗阻后利尿较为常见,初始尿量为 500~1 000mL/h。

　　(1) 涉及的机制有梗阻阶段尿液滞留、渗透性溶质的利尿作用,如尿素,以及肾小管功能损伤导致对水和钠的重吸收功能降低。

　　(2) 起始阶段可能需要使用低张(1/2)生理盐水对损失液体进行 1∶1 累积补充,以预防血容量减低,后续可逐渐降低液体补充比率。

　　(3) 应定期监测电解质,并按需调整。

B. 纠正梗阻的根本原因。

病例解决方案

泌尿科医生对 K 先生进行了评估,并尝试进行了逆行输尿管支架置入术,但受限于梗阻程度并未成功。后由放射科大夫进行了右侧经皮肾造瘘导管置入术,并在起始 1h 内引流出 500mL 血性尿液。对其尿量进行密切监测,当其血压恢复正常时,开始补液,并有大量尿液产生。此时血清肌酐为 1.2mg/dL(106.08μmol/L)。对梗阻物的活检显示结肠腺癌复发。

主诉

病例

F女士,63岁,既往有心脏舒张功能障碍、高血压、膝关节及髋关节骨关节炎史。日常用药有阿替洛尔,赖诺普利及对乙酰氨基酚,其基线血清肌酐值为1.1mg/dL(97.24μmol/L)。4周前,该患者因右侧第一跖趾关节处疼痛剧烈、皮肤红肿就诊。

作为接诊医生,你诊断为痛风,处方为吲哚美辛25mg,一天3次,直至症状消失。该患者昨日再次就诊,自述痛风已于几天前减轻,但由于吲哚美辛缓解了她长期膝部及髋部的疼痛,因此近几天她仍在自行用药。尽管你对此持保留意见,但由于该患者在用药后自觉症状明显改善,因此同意了患者开药的请求,并告诫该患者只有在需要时才能用药。今天你收到了该患者随诊时的验血结果:Na 141mmol/L;K 5.0mmol/L,Cl 100mmol/L,HCO₃ 20mmol/L,血尿素氮32mg/mL(365.57μmol/L),血清肌酐2.5mg/mL(221μmol/L)。

此时,主要假设是什么? 鉴别诊断还有什么? 是否存在不可漏诊的情况? 基于以上鉴别诊断,后续应做哪些检查?

鉴别诊断排序

此时,该患者急性肾损伤的鉴别诊断非常广泛,逻辑上应将关注点集中于关键信息,在本例中,即患者近期的吲哚美辛用药史。通过抑制前列腺素,非甾体抗炎药可导致肾血流量减少,引起肾前性肾损伤状态。

非甾体抗炎药也是引起肾性疾病、间质性肾炎最常见的药物之一。虽然必须考虑梗阻的可能性,但该患者没有相关症状,也无相关危险因素。表28-7列举了可能的鉴别诊断。

表28-7　F女士的诊断假设

诊断假设	人口统计学,风险因素,症状和体征	重要检查
主要假设		
非甾体抗炎药诱发的肾脏低灌注	使用非甾体抗炎药 肾脏疾病史 心力衰竭	FE_Na 停止用药
备选假设		
间质性肾炎	非甾体抗炎药、抗生素用药史 感染	停止用药 肾活检

FE_{Na},钠排泄分数。

F女士的尿钠为35mmol/L,FE_{Na}为1.5%。尿液检查:尿蛋白1+,红细胞3个/高倍视野,白细胞5~10个/高倍视野,无管型。肾脏超声未见异常。

根据以上信息能否得出诊断? 如不能,还需要哪些额外信息?

主要假设:非甾体抗炎药所致肾脏低灌注

教科书内容回顾

非甾体抗炎药引起的急性肾损伤通常是无症状的,且大多数病例是通过血清肌酐升高发现的。

疾病要点

A. 可由非选择性非甾体抗炎药及COX-2抑制剂引起。

B. 对于因其他原因肾脏自我调节能力受损的患者,如慢性肾脏疾病、高血压、血容量减低、心力衰竭及肝硬化患者,肾脏前列腺素对肾小球压力及肾小球滤过率的自我调节非常重要。

C. 在上述患者中,前列腺素抑制剂可使肾血流量严重下降,进而导致可逆性肾脏缺血及急性肾损伤。

D. 见于起始治疗后的3~7天内。

E. 在肾脏正常状态下,肾脏前列腺素并不是血流的重要调节因子,因此在肾功能正常患者中并不会发生非甾体抗炎药所致的急性肾损伤。

循证医学诊断

A. 由于机制为灌注受损,因此FE_{Na}应小于1%(特异度与敏感度未知)。

B. 在停药后可逆转。

C. 不伴有血尿或脓尿。

治疗

停止用药。

诊断

电话告知F女士停止使用吲哚美辛;由于其尿液检查异常,同时为其预约了尿液嗜酸性粒细胞的检查。一周后,该患者血清肌酐仍为2.5mg/dL(221μmol/L)。尿液嗜酸性粒细胞阴性。

对于主要假设,非甾体抗炎药所致肾脏低灌注,是否达到了诊断标准? 是否能够排除其他诊断假设? 需要做哪些检查进一步排除其他诊断假设?

　　F 女士的 FE_{Na} 高于非甾体抗炎药所致肾脏低灌注时 FE_{Na} 的预期值。使用利尿剂或静脉输液可能会使尿钠及 FE_{Na} 升高,但该患者并无以上用药史。此外,该患者的尿液检查异常且血清肌酐值并未得到改善。因此前列腺素抑制剂可能并不是其肾脏疾病的病因。

鉴别诊断:间质性肾炎

教科书内容回顾

　　典型的表现有急性肾损伤、血尿、伴有白细胞管型的脓尿、发热及嗜酸性粒细胞增多。具有所有典型表现的综合征主要见于甲氧西林诱导的急性间质性肾炎,现在临床中较为罕见。

疾病要点

A. 间质性肾炎可见于全体肾脏活检的 2%~3%,在因急性肾损伤进行肾活检的患者中所占比例为 15%~27%。

B. 病因:

1. 药物诱导

　　a. 占急性间质性肾炎病例的 66% 以上,在有些病例系列研究中甚至高达 90%。

　　b. 药物诱发病例中绝大部分由抗菌药物与非甾体抗炎药所致;在两个病例系列研究中曾报道,非甾体抗炎药导致的间质性肾炎占药物诱发病例的 44%。

　　c. 也有关于别嘌醇、阿昔洛韦、法莫替丁、呋塞米、奥美拉唑、苯妥英诱导间质性肾炎的报道。

2. 感染相关

　　a. 在急性间质性肾炎病例中的占比为 15%。

　　b. 可由如下因素引起:

　　　　(1) 病毒感染,如巨细胞病毒、EB 病毒、单纯疱疹病毒、HIV、流行性腮腺炎病毒等。

　　　　(2) 细菌感染,如葡萄球菌、链球菌、耶尔森菌、军团菌。

　　　　(3) 其他感染,如分枝杆菌、弓形体病、梅毒。

3. 先天性

　　a. 在病例中占比为 5%~10%。

　　b. 包括肾小管性间质性肾炎、葡萄膜炎综合征与抗肾小管基底膜病。

4. 与系统性疾病有关:结节病、系统性红斑狼疮、干燥综合征。

C. 预后:

1. 多数患者于 6~8 周内好转,并恢复至基线肾功能。

2. 不可逆损伤的预测因子有:活检可见多发性弥漫性浸润肉芽肿,使用违禁药物(毒品)超过 1 个月,对泼尼松反应延迟,3 周后存在持续性肾病。

循证医学诊断

A. 临床表现:

1. 80% 的患者会在暴露于诱导性药物 3 周内出现肾脏表现,平均延迟时间为 10 天(范围:1 天至 18 个月;非甾体抗炎药的延迟时间更长)。

2. 若患者再次使用违禁药物,病情进展会更为迅速。

3. 发热、皮疹及嗜酸性粒细胞增多的经典三联征仅见于 10%~15% 的患者。

4. 表 28-8 总结了两个病例系列报告中的研究内容,共计有 121 例急性间质性肾炎患者,其中 90% 为药物诱发。

 无发热、皮疹、嗜酸性粒细胞增多或尿液中嗜酸性粒细胞阴性并不能排除间质性肾炎。

表 28-8　急性间质性肾炎的临床特征

临床表现	在全体病例中占比
关节疼痛	45%
发热	36%
皮疹	22%
非肾性蛋白尿	93%
脓尿	82%
镜下血尿	67%
嗜酸性细胞增多 [1]	35%
肉眼血尿	5%
肾病性蛋白尿	2.5%
肾病综合征	0.8%

[1] 在非甾体抗炎药所致急性间质性肾炎中较为少见。

B. 尿嗜酸性粒细胞相较于早期研究结论,临床应用价值在变小。

1. 敏感度为 40%,特异度为 72%。

2. LR+ 为 1.45,LR− 为 0.83。

C. FE_{Na} 通常大于 1%。

D. 镓扫描:

1. 急性间质性肾炎时摄取量大,但在肾小球肾炎、肾盂肾炎和其他情况中也可见摄取。

2. 敏感度和特异度尚不明确。

3. 急性肾小管坏死中无摄取,因此在与急性间质性肾炎鉴别时可能会有帮助。

E. 肾活检为"金标准",且常常是确诊的必要条件。肾活检的适应证和禁忌证概述见表 28-9。

表 28-9 肾脏活检的适应证和禁忌证

肾脏活检的适应证	肾脏活检的禁忌证
肾病综合征	多发囊肿
伴有蛋白尿及肾脏衰竭的系统性疾病(淀粉样变,骨髓瘤,结节病)	孤立肾
急性肾损伤(病因不明)	急性肾盂肾炎
肾移植	血压不稳定
	未控制出血因素
	尿毒症
	患者不能合作
	肥胖(相对禁忌证)

治疗

A. 停止可能的致病因素暴露。

B. 某些情况下会应用糖皮质激素,但目前尚无此类前瞻性随机临床试验。

  1. 避免致病因素暴露 1 周后肾功能无改善患者,肾活检确诊后使用。

  2. 难以进行肾活检、肾功能急剧恶且疑似急性间质性肾炎的患者,经验性用药。

3. 非甾体抗炎药所致急性间质性肾炎对糖皮质激素疗效不佳。

4. 应于 2~3 周内可见改善。

病例解决方案

患者尿液分析与间质性肾炎相符,尿液未见嗜酸性粒细胞并不能排除该诊断。该患者进行了肾活检,显示间质炎症细胞浸润。其肾功能在停用非甾体抗炎药数周后恢复到基线水平。医生提醒她未来不要使用非甾体抗炎药以避免间质性肾炎复发。

其他重要疾病

急性肾小球肾炎

    急性肾小球肾炎可由数种疾病过程引起,但均为免疫介导的增生性肾小球肾炎。临床经典的"肾炎综合征"包括急性发作的血尿(伴有红细胞管型)、蛋白尿、肌酐升高、高血压与水肿。病因概述见表 28-10,补体检测在肾小球疾病中

表 28-10 急性肾小球肾炎病因

类型	疾病	血清学标志物	要点
抗 GBM 疾病	Goodpasture 综合征	100% 抗 GBM 抗体 + 20%ANCA+ 补体 C3 正常	患者常突发少尿、血尿和肾功能障碍 双峰年龄分布:伴有肺肾综合征的年轻男性吸烟患者,50~60 岁患有肾脏疾病的女性患者 30% 患者发展为终末期肾病
寡免疫复合物型肾小球肾炎	显微镜下多血管炎	50%~75% pANCA+ 抗 GBM(−) 补体 C3 正常	中小血管炎 80% 患者有肾脏受累;20%~55% 患者有肺部受累 全身症状、血尿,有时会出现肾病范围蛋白尿 10%~46% 患者需要透析
	肉芽肿性多血管炎	>90%cANCA+ 抗 GBM(−) 补体 C3 正常	上呼吸道、下呼吸道和肾小球肾炎 在系统性血管炎发作之前可为惰性 主要见于 40~50 岁白种人男性与白种人女性 33%~50% 患者有眼科疾病
	嗜酸性肉芽肿性多血管炎(之前的 Churg-Strauss 综合征)	65% pANCA+ 抗 GBM(−) 补体 C3 正常 IgE 升高	哮喘、嗜酸性粒细胞增多、肉芽肿性血管炎和组织嗜酸性粒细胞浸润 发生于 30~40 岁患者 肾脏受累通常较轻
免疫复合物型肾小球肾炎	系统性红斑狼疮、链球菌感染后、膜增性,心内膜炎内脏脓肿、分流性肾炎	补体 C3 低 抗 GBM(−) ANCA(−)	链球菌感染后肾小球肾炎在感染后肾小球肾炎中最为常见,于 A 族乙型溶血性链球菌感染后 10~14 天内发生 仅支持治疗;残余肾损伤罕见
	冷球蛋白血症	补体 C4 低 抗 GBM(−) ANCA(−)	典型病例与慢性感染,如丙肝或血液系统恶性肿瘤相关 瘀点状皮疹,网状青斑,关节炎,全身受累
	IgA 肾病、过敏性紫癜、纤维性肾小球肾炎	补体 C3、C4 正常 抗 GBM(−) ANCA(−)	IgA 肾病是肾小球肾炎最常见的病因 在过敏性紫癜中可见紫癜和胃肠道症状

    ANCA,抗中性粒细胞胞浆抗体;cANCA,胞浆型抗中性粒细胞胞浆抗体;ESRD,终末期肾病;GBM,肾小球基底膜;pANCA,核周型抗中性粒细胞胞浆抗体。

的作用见表 28-11。

表 28-11 肾小球疾病中的低补体血症

肾小球疾病	补体变化	受影响通路
狼疮肾炎	C3↓、C4↓、	经典通路激活
特发性混合性冷球蛋白血症	CH50↓	
膜增性肾小球肾炎，Ⅰ型	+C4 肾炎因子	
链球菌感染后肾小球肾炎、乙型肝炎、溶血性尿毒综合征	C3↓、C4 正常、CH50↓	旁路激活
膜增性肾小球肾炎，Ⅱ型	+C3 肾炎因子	
获得性		补体合成减低
遗传性		
狼疮肾炎	C2 缺乏	
家族性溶血性尿毒综合征	H 因子缺乏	

横纹肌溶解

教科书内容回顾

患者可能描述肌肉疼痛、乏力与尿色加深。血清肌酸激酶的水平升高。

疾病要点

A. 对心肌细胞的直接损伤或细胞内 ATP 下降会导致细胞内钙离子浓度升高，进而造成肌细胞持续性收缩，最终导致细胞崩解。

B. 接下来发生肌细胞内容物外泄（电解质，肌红蛋白，肌酸激酶，其他蛋白质）。

C. 横纹肌溶解的原因有：
   1. 外伤（挤压伤）。
   2. 活动（剧烈运动、癫痫发作、酒精戒断综合征）。
   3. 肌肉缺氧（肢体长期受压制动，大动脉闭塞）。
   4. 感染（流感病毒，柯萨奇病毒，EB 病毒，HIV，军团菌，化脓性链球菌，金黄色葡萄球菌，梭菌，蜱虫感染）。
   5. 代谢性因素（低钾血症、低磷血症、低钙血症、糖尿病酮症酸中毒、非酮症高渗状态）。
   6. 药物 / 毒素（贝特类、他汀类、酒精、海洛因、可卡因）。
   7. 体温变化（中暑，恶性高热，恶性抗精神病药物综合征，体温过低）。
   8. 遗传缺陷。
   9. 先天性因素。

D. 急性肾损伤是横纹肌溶解症最严重的并发症。
   1. 在美国 7%~10% 的急性肾损伤病例由横纹肌溶解引起。
   2. 急性肾损伤的发生率为 13%~50%，且在使用违禁药物或酒精患者中发生率升高，在同时存在多种横纹

肌溶解病因的患者中发生率亦有升高。

   3. 横纹肌溶解并发急性肾损伤患者的存活率约为 80%，且大多数患者肾脏功能可恢复。
   4. 急性肾损伤的发生是由于肌红蛋白对近端小管细胞毒性作用，肌红蛋白沉淀阻塞远端小管及因血管内容量下降与肾血管调节因子激活所导致的肾内血管收缩。

循证医学诊断

A. 肌酸激酶峰值与急性肾损伤进展程度无明显相关性。
   1. 若入院肌酸激酶 <15 000~20 000U/L，急性肾损伤风险较小。
   2. 当肌酸激酶水平低至 5 000U/L，且同时存在脓毒症、脱水或酸中毒时，急性肾损伤有可能发生。

B. 尿液检测发现有：
   1. 色素颗粒管型。
   2. 红棕色上清液。
   3. 试纸检测红细胞阳性，但沉淀物中无红细胞（对横纹肌溶解检测的敏感度为 80%）。

C. 血尿素氮 / 肌酐的比率通常较低。

D. 少尿较为常见，无尿少见。

E. 由于急性肾损伤血管收缩，FE_{Na}<1%。

F. 临床表现常见电解质异常包括高钾血症、高磷血症、高尿酸血症、阴离子间隙增高的代谢酸中毒、高镁血症和低钙血症。

治疗

A. 积极补液至关重要，部分患者需达到 10L/d。

B. 对比研究表明，早期大容量补液优于延迟补液；应用不同种类液体（生理盐水、乳酸林格液、碳酸氢钠溶液）的患者结局并无差异，且加入甘露醇无临床获益。

C. 然而，大量输注生理盐水会导致代谢性酸中毒，因此若尿液 pH<6.5，专家建议每升生理盐水交替应用 1L 0.45% 盐水 + 碳酸氢盐。

急性肾损伤的血管性因素

血管意外是严重但罕见的急性肾损伤病因。急性血管损伤共有三种机制：肾动脉血栓形成、肾动脉血栓栓塞和动脉粥样硬化。

1. 肾动脉血栓形成

教科书内容回顾

典型表现为严重腰腹痛、血尿、恶心、呕吐、发热和高血压。

疾病要点

A. 钝伤为最常见的病因。

B. 非创伤性病因有：

1. 主动脉瘤或肾动脉瘤

2. 血管炎

3. 滥用可卡因

4. 抗磷脂抗体综合征

循证医学诊断

A. 血管造影为"金标准"。

B. 灌注 CT 往往具有诊断价值。

治疗

A. 若发生肾梗死,进行肾切除术。

B. 血管重建或溶栓。

C. 有时仅需观察和药物治疗。

2. 肾动脉血栓栓塞

教科书内容回顾

大部分患者有腰腹痛,常常伴有血尿或无尿。

疾病要点

A. 临床特点取决于栓塞的严重程度与部位。

B. 双侧栓塞或孤立肾栓塞更可能导致急性肾损伤和无尿。

C. 75% 的患者有腹痛或腰肋部疼痛。

D. 恶心、呕吐、血尿均有可能出现。

E. 发热与高血压常见,但发热常常在第二天或第三天延迟出现。

F. 栓塞来源:

1. 心脏:心房颤动、心肌梗死、风湿性瓣膜疾病、人工瓣膜、亚急性细菌性心内膜炎。

2. 主动脉瘤或肾动脉瘤。

3. 动脉导管置入。

循证医学诊断

A. 只有 30% 的患者在症状出现时明确诊断。

B. 通常有白细胞增多,乳酸脱氢酶(LDH)及转氨酶升高;乳酸脱氢酶升高程度较转氨酶升高程度更高。

C. 30%~50% 的患者碱性磷酸酶升高。

D. 血管造影是诊断的"金标准";灌注 CT 为诊断性检查。

治疗

A. 单侧栓塞和对侧肾正常:链激酶和／或血管成形术,后续抗凝治疗;无手术适应证。

B. 双侧栓塞或孤立肾栓塞:同上,但是如果不能恢复血流,可尝试手术重建。

3. 动脉粥样硬化

教科书内容回顾

典型病例为 60 岁以上白种人男性,吸烟,有高血压和血管疾病,在应激事件后出现网状青斑和急性或亚急性肾损伤。

疾病要点

A. 继发于主动脉粥样硬化的胆固醇结晶栓塞。

B. 三种综合征:在应激事件(如血管造影术后突发肾损伤,在某一事件后几周内肾功能亚急性恶化,慢性肾损伤。

C. 危险因素有:

1. 男性

2. 年龄 > 60 岁

3. 高血压

4. 吸烟

5. 糖尿病

6. 血管疾病

D. 可自发或在血管手术操作、血管造影(尤其是冠状动脉造影)后伴有抗凝治疗时发生。

E. 发病率可能很低(< 1%~2%),但在高危患者中发病率可高达 5%~6%。

F. 临床表现(据 5 篇病例系列报道总结):

1. 皮肤损伤:35%~90%

2. 胃肠道症状:8%~30%

3. 嗜酸性粒细胞增多:22%~73%

4. 中枢神经系统受累:4%~23%

5. 28%~61% 的患者需要透析

循证医学的诊断

A. 肾活检或皮肤活检。

B. 有时可通过眼底镜检查诊断。

治疗

A. 尚无优于对症治疗的最佳治疗方法。

B. 避免抗凝治疗。

C. 考虑采取积极的血脂管理。

参考文献

Bazari H, Guimaraes AR, Kushner YB. Case20-2012: A 77 year old man with leg edema, hematuria, and acute renal failure. N Engl J Med. 2012;366:2503–15.

Bosch X, Poch E, Grau JM. Rhabdomyolysis and acute kidney injury. N Engl J Med. 2009;361:62–72.

Goldfarb S, McCullough PA, McDermott J, Gay SB. Contrast-induced acute kidney injury: specialty specific protocols for interventional radiology, diagnostic computed tomography radiology, and interventional cardiology. Mayo Clin Proc. 2009;84:170–9.

Hilton R. Acute renal failure. BMJ. 2006;333:786–90.

KDIGO Clinical Practice Guideline for Acute Kidney Injury. Kidney International. 2012; volume 2, supplement 1.

Koyner JL. Assessment and diagnosis of renal dysfunction in the ICU. Chest. 2012;141:1584–94.

McGee S. *Evidence-Based Physical Diagnosis*, 3rd edition. Elsevier Saunders; 2012.

Mehran R, Aymong ED, Nikolsky E et al. A simple risk score for prediction of contrast-induced nephropathy after percutaneous coronary intervention: Development and initial validation. J Am Coll Cardiol. 2004;44:1393–9.

Perazella MA, Coca SG. Traditional urinary biomarkers in the assessment of hospital-acquired AKI. Clin J Am Soc Nephrol. 2012;7:167–74.

Praga M, Gonzalez E. Acute interstitial nephritis. Kidney Int. 2010;77:956–61.

Weisbord SD, Palevsky PM. Strategies for the prevention of contrast-induced acute kidney injury. Curr Opin Nephrol Hypertens. 2010;19:539–49.

（曾学军 译 黄新园 校）

第29章 皮疹

碰到皮疹患者,该如何确定病因?

Sarah Stein, MD

主诉

病例 ①

N 女士, 23 岁, 主诉皮疹。

皮疹的鉴别诊断有哪些? 作为医生你需要如何进行鉴别?

构建鉴别诊断

临床实践中,通过形态识别来诊断皮疹(通常称为系统1推理法)常常多于其他任何症状。当皮疹很典型或者诊断者经验很丰富时,这是一种有效的诊断方法。但这种推断方法容易受诊断者诊断经验的影响,因此,存在一定的风险,诊断者通常会做出一个不正确的诊断,往往忽略一些罕见疾病诊断。

皮疹鉴别诊断的第一个关键点为识别皮损形态。为了正确地区分皮损形态,医生必须首先确定原发皮损病灶,即皮疹中特征性的部分。由于原发皮损通常受继发病变影响,比如抓痕、糜烂、结痂或融合,使得鉴别诊断变得复杂化。由于皮损的鉴别诊断范围较为广泛,一旦识别原发皮损,接下来的关键点是确定皮损的整体反应类型和皮损的分布。下面是一些重要皮疹的定义,以及其最常见反应模式的鉴别:

1. 斑疹:是指既无隆起又无凹陷的小于 1cm 的皮损。
2. 斑片:是指既无隆起又无凹陷的大于 1cm 的皮损。
3. 丘疹:是指小于 1cm 的实质性、凸出的"隆起"。
4. 斑块:是指大小不等、隆起的平台状皮损,常由丘疹融合而成。
5. 结节:是指 1~5cm 可触及、隆起的实性皮损。
6. 肿瘤:是指大于 5cm 的实质性肿块。
7. 囊肿:是指内含软性成分的囊性皮损。
8. 水疱:是指小于 1cm 的隆起、内含液体的疱。
9. 大疱:是指大于 1cm 的隆起、内含液体的水疱。

10. 脓疱:是指大小不等、隆起、内含脓液的水疱。
11. 风团:是指短暂性浅层局部水肿形成的炎性丘疹或斑块。
12. 粉刺:角质物质和皮肤油脂堵塞毛囊所致,开放性粉刺有黑色内容物,闭合性粉刺呈肉色或淡红色。

原发性皮损可进一步分为不同的反应模式。鳞屑性丘疹表现为伴有表皮鳞屑的丘疹和斑块。毛囊性丘疹表现为起始并环绕毛囊分布的丘疹。累及并浸润至真皮和皮下组织的炎症反应形成真皮反应模式。当血液成分从发炎或受损血管渗漏到周围组织中时,会发生瘀点和紫癜。水疱性疾病表现为水疱和大疱。下面列出了有关皮疹的鉴别诊断,皮疹和皮损诊断流程图可参考图 29-1。

A. 水疱性疾病(水疱,脓疱和大疱)
  1. 自身免疫疾病
    a. 大疱性类天疱疮
    b. 获得性大疱性表皮松解症
    c. 寻常型天疱疮
  2. 过敏综合征
    a. Stevens-Johnson 综合征
    b. 中毒性表皮坏死松解症
  3. 感染疾病
    a. 单纯疱疹
    b. 脓疱疮
    c. 葡萄球菌烫伤样皮肤
    d. 水痘 - 带状疱疹
B. 以真皮反应模式为特征的疾病
  1. 结节性红斑
  2. 环状肉芽肿
  3. 结节病
  4. 荨麻疹
C. 毛囊性丘疹
  1. 寻常痤疮
  2. 毛囊炎
  3. 口周皮炎
  4. 玫瑰痤疮

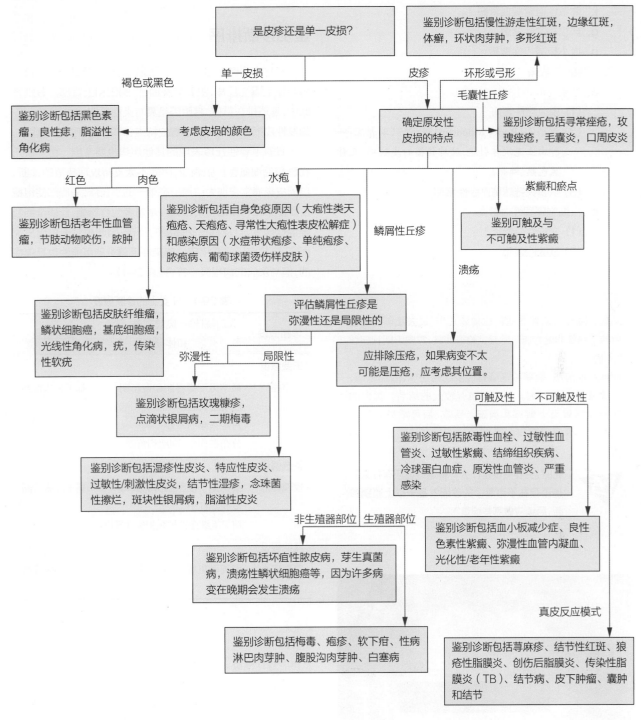

图 29-1　皮疹或皮损诊断流程

D. 丘疹鳞屑性皮疹（鳞屑性丘疹和斑块）

　　1. 湿疹性皮炎

　　　　a. 变应性接触性皮炎

　　　　b. 特异性皮炎

　　　　c. 刺激性接触性皮炎

　　2. 玫瑰糠疹

　　3. 银屑病

　　4. 脂溢性皮炎

　　5. 癣菌感染

E. 紫癜和瘀点

　　1. 不可触及性紫癜

　　　　a. 光化性 / 老年性紫癜

　　　　b. 淀粉样变紫癜

　　　　c. 菌血症性紫癜

　　　　d. 良性色素性紫癜

　　　　e. 糖皮质激素相关性紫癜

f. 弥散性血管凝血紫癜

g. 药物相关性紫癜

h. 血小板减少性紫癜

2. 可触及性紫癜

    a. 感染

        (1) 菌血症性紫癜

        (2) 落基山(Rocky Mountain)斑点热(译者注:一种由立克次体引起,硬蜱传播的皮肤病,又称黑色热、蜱热)

        (3) 脑膜炎链球菌血症性紫癜

    b. 白细胞碎裂性血管炎

        (1) 变应性血管炎

        (2) 过敏性紫癜

N 女士说脸上频繁"长痘"已持续几年,过去几年曾经使用若干局部非处方药。她感觉脸很油腻,需要定期从病灶"挤脓"。

检查发现前额、脸颊和下颌有很多红色丘疹,散在脓疱,开放及闭合性粉刺。沿下颌线有较大的结节。类似的红色丘疹累及上背部和胸部。头皮、眉弓或鼻唇沟均无明显的红斑或鳞屑。图 29-2 显示她初诊时面部皮疹情况。

此时,主要假设是什么? 备选假设还有什么?是否存在不可漏诊的诊断? 基于以上鉴别诊断,后续应做哪些检查?

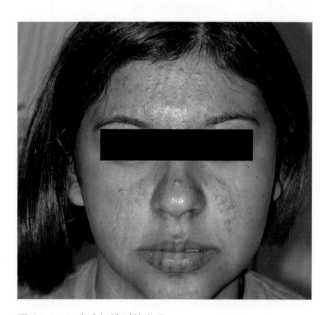

图 29-2　N 女士初诊时的表现

鉴别诊断排序

在这个病例中,关键线索为皮损的形态及其分布。该患者存在毛囊性丘疹,主要累及面部、胸部和上背部。鉴别诊断中,痤疮排在首位,其原因是具有炎性丘疹、脓疱和粉刺等原发性皮损。痤疮的典型病史特点:间歇性发作、慢性病程。

具有毛囊性丘疹表现的其他疾病也要考虑。由于缺乏红斑和毛细血管扩张表现,因此不太支持玫瑰痤疮的诊断。口周皮炎通常表现为口周形态单一的小丘疹,与局部使用糖皮质激素和化妆品密切相关。本患者包含粉刺、丘疹及结节等混合病变,且皮损广泛弥漫的分布,因此相对于口周皮炎而言,更倾向于诊断痤疮。感染性毛囊炎的可能性也是存在的,但与疾病的病程极不符合(表 29-1)。

表 29-1　N 女士的诊断假设

诊断假设	人口统计学,风险因素,症状和体征	重要检查
主要假设		
寻常痤疮	最常见于青春期和青年期 出现粉刺、丘疹、脓疱和结节 月经来潮时发作 分布在面部、胸部和背部	基于临床诊断
备选假设		
玫瑰痤疮	最常见于皮肤白皙的人群 皮肤潮红史 可见毛细血管扩张和炎性丘疹	基于临床诊断
其他假设		
口周皮炎	口周可见集簇均一、细小的红色丘疹	基于临床诊断

患者身体健康,未超重,目前未口服任何药物。月经周期正常,经期(面部)皮疹发作更加严重。但面部或胸部未见充血潮红,未出现毛发增多现象。她有 1 个孩子,孩子体健。

根据以上临床资料能否做出诊断? 如不能,还需要哪些额外信息?

主要假设:寻常痤疮

教科书内容回顾

寻常痤疮的典型特点是常常发生在青春期,表现为慢性、反复出现,分布在面部、胸部和背部,以炎性丘疹、脓疱、粉刺和结节样囊肿等多种皮损并存。

疾病要点

A. 皮损性状：面部、胸部和背部的炎性丘疹、脓疱、粉刺和囊性结节（图 29-2）。

B. 痤疮是一种非常普遍的疾病，最常见于青春期中后期。

C. 痤疮可以持续到青春期以后，尤其是女性。

D. 痤疮由面部和躯干的毛囊皮脂腺阻塞引起。皮损的发展涉及三个因素：

  1. 皮脂分泌增加（雄激素依赖性）并堆积在毛囊中。

  2. 上皮细胞和角蛋白脱落进入皮脂丰富的毛囊导致阻塞。

  3. 厌氧丙酸杆菌在缺氧的环境中增殖，继发炎症反应。

E. 虽然上述三个因素是造成大多数痤疮的原因，但也要重视其他可能导致痤疮的原因。

  1. 高雄激素状态：最常见的是多囊卵巢综合征（polycystic ovary syndrome，PCOS）或避孕药中具有雄激素活性的孕激素。

  2. 接触局部粉刺源（可可脂、矿物油、羊毛脂、脂肪酸）。

  3. 多种因素导致毛囊阻塞（例如，导致皮肤创伤或毛孔阻塞的习惯或衣物、湿热环境或大量出汗导致角蛋白过度水合）。

  4. 诱发或加重痤疮的药物（如皮质类固醇、异烟肼、锂、雄激素）。

循证医学诊断

A. 基于典型的临床表现即可诊断。

B. 当有多囊卵巢疾病、男性化体征或表现不典型（如晚年起病）时，可对患者进行高雄激素血症的检查。

治疗

A. 确定并围绕上述痤疮的病因进行治疗。

B. 易长痤疮皮肤的一般护理方法。

  1. 剧烈擦洗会促进炎症发展而加重痤疮。

  2. 清洁剂和机械方法也会促进炎症发展而加重痤疮。

  3. 最好用手洗和柔和的清洁剂及温水护理。

  4. 应减少使用保湿剂，使用无油的化妆品和洗剂。

  5. 减少发胶和其他定型产品接触面部皮肤（香膏剂痤疮）。

C. 针对痤疮发生三个因素的药物治疗。

  1. 减少皮脂分泌

    a. 局部用药不能有效减少皮脂分泌

    b. 雌激素

      （1）炔雌醇：剂量 >50μg 最有效

      （2）常用口服避孕药—炔雌醇含量≤35μg 者仍然有效

    c. 抗雄激素治疗（螺内酯）

    d. 异维 A 酸（请参阅后面的讨论）

  2. 调节表皮细胞更替和黏附

    a. 外用维 A 酸类：维 A 酸，他扎罗汀

    b. 阿达帕林：具有维 A 酸活性的萘甲酸

  3. 控制痤疮丙酸杆菌增殖以及缓解伴发的炎症

    a. 外用抗生素

      （1）红霉素

      （2）林可霉素

      （3）甲硝唑

      （4）过氧化苯甲酰

    b. 全身性抗生素

      （1）四环素类

      （2）大环内酯类

      （3）甲氧苄啶 / 磺胺甲噁唑

D. 药物使用指南：

  1. 粉刺为主的痤疮：维 A 酸或阿达帕林。

  2. 轻度炎性痤疮：外用抗生素和过氧化苯甲酰，加或不加维 A 酸或阿达帕林。

  3. 中重度非囊肿性炎性痤疮：全身抗生素联合局部维 A 酸。

  4. 结节囊肿性痤疮：异维 A 酸。

    a. 由于潜在的副作用，仅由具有经验的医生开具。

    b. 可能引起高甘油三酯血症和抑郁症。

    c. 由于明显的致畸性，必须确保有效避孕。

E. 其他方法：

  1. 口服激素含量高的避孕药对女性有用。

  2. 螺内酯对患有顽固性痤疮的成年女性有效。

诊断

    该患者最可能的临床诊断是痤疮。虽然根据患者的年龄和下颌皮损分布，可以考虑多囊卵巢综合征，但患者无月经过少以及雄激素过多的证据，这点对于多囊卵巢综合征诊断是必要的，故暂不考虑。

    临床诊断痤疮后，开始讨论最适的治疗方案。

 以上信息是否达到了主要假设寻常痤疮的最低标准？ 你是否已经排除了可能的备选？ 是否需要做其他检查来排除这些诊断？

鉴别诊断：玫瑰痤疮

教科书内容回顾

    皮疹好发于成人面部。表现为逐渐发展的毛细血管扩

张和面部中央持久性红斑,偶伴有炎性红色丘疹和丘疹脓疱,没有粉刺。通常有面部潮红病史。

皮疹可能会随着日光暴露、摄入辛辣食物以及温度过高的食物 / 液体、过激的情绪和运动而加重。

疾病要点

A. 皮损性状:面部中央持久性红斑、毛细血管扩张,偶见炎性丘疹和丘疹脓疱(图 29-3)。

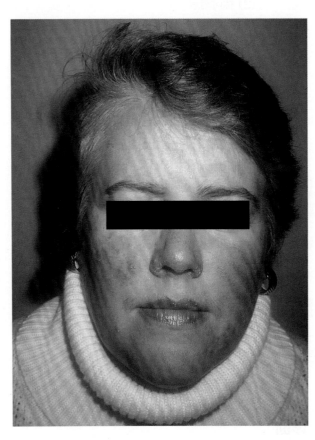

图 29-3　玫瑰痤疮(Used with permission from Dr. Anne E. Laumann.)

B. 玫瑰痤疮最常见于皮肤白皙的北欧血统人群,但也可见于深肤色人种。

C. 女性比男性的发病率更高。

D. 男性更易伴发皮脂腺增生和肥大性酒渣鼻(皮脂腺增生导致鼻部畸形)。

E. 典型的玫瑰痤疮通常比痤疮起病晚,并在中年达到高峰。也就是说,两者可以重叠。

F. 由于日光暴露被认为是玫瑰痤疮的诱因,因此玫瑰痤疮患者常有光损伤。

G. 超过 50% 的玫瑰痤疮患者,可能为眼型玫瑰痤疮,症状包括结膜充血、前睑缘炎和角膜炎。

循证医学诊断

A. 依据临床表现进行诊断。

B. 组织病理学检查:几乎是非必要的,因为病理表现与玫瑰痤疮病程阶段及其不同临床亚型有关,并且通常是非特异性的。

治疗

A. 防晒。

B. 避免面部潮红的诱发因素,包括:

  1. 防晒

  2. 减少摄入辛辣食物以及温度过高的食物 / 液体

  3. 避免情绪过激

  4. 避免过度消耗的体力活动:鼓励多次间歇性休息

C. 外用制剂:

  1. 甲硝唑(治疗丘疹和丘疹脓疱,对红斑有一定的疗效)

  2. 溴莫尼定(治疗红斑)

  3. 伊维菌素(治疗丘疹和丘疹脓疱)

D. 全身用药:口服四环素类抗生素可控制严重的炎性皮疹。

E. 激光治疗:

  1. 用于消除毛细血管扩张和改善面部红斑。

  2. 可能有助于缓解酒渣鼻。

病例解决方案

与患者共同讨论治疗计划,包括告知患者合适的皮肤护理方法,指导患者选择合适的局部护肤品,以及全身和局部药物的使用。在随后 3 个月随访中,患者的活动性皮损明显减少,同时皮疹消退,色素沉着减轻。

主诉

病例 2

B 先生,18 岁,既往身体健康,一周前出现左侧胸部疼痛。就诊前一天,他发现左侧胸部胸骨外侧缘出现皮疹。皮疹呈小的隆起,水疱及红色斑块。B 先生诉皮肤对轻微触摸异常敏感。余无特殊,无发热及其他症状。

此时,主要假设是什么? 可能的备选还有什么? 是否存在不可漏诊的诊断? 基于以上鉴别诊断,后续应做哪些检查?

鉴别诊断排序

当患者出现新发水疱或大疱时,需要考虑常见的几个病因。水疱可以是感染、自身免疫性疾病的一个症状,或是对外界刺激的一种反应。感染原因包括水痘 - 带状疱疹病毒(varicella zoster virus, VZV),表现为水痘或带状疱疹,以及大疱性脓疱疮。在这个患者身上两者都有可能存在。前驱性疼痛和单侧皮疹分布提示感染水痘 - 带状疱疹病毒。大疱性脓疱疮可发生在健康的年轻人,表现为水疱,往往开始于摩擦较多的区域。大疱性脓疱疮在儿童中最常见。簇集性水疱提示感染带状疱疹病毒或单纯疱疹病毒(herpes simplex virus, HSV),而其他水疱性疾病可能表现为明显的大疱或糜烂。

昆虫叮咬的大疱,可发生在任何年龄的患者。应询问患者的接触史。这个患者具有许多小的簇集的皮损,这不太支

持昆虫叮咬的诊断。大疱性类天疱疮和其他自身免疫性水疱疾病很少见,但该患者也有可能发生。考虑到该患者为亚急性发病,诊断 Stevens-Johnson 综合征可能性不大,但这是一个"不能遗漏"的诊断(表 29-2)。

患者未诉特殊病史。他因为咽炎刚使用完一个疗程阿莫西林。他还经常帮助母亲做园艺。患者没有发热,生命体征平稳。体格检查发现片状红斑,表面有成簇小水疱,内含透明液体,没有淋巴结肿大。皮肤其余部分未见明显异常(图 29-4)。

根据以上临床信息能否得出诊断? 如不能,还需要哪些额外信息?

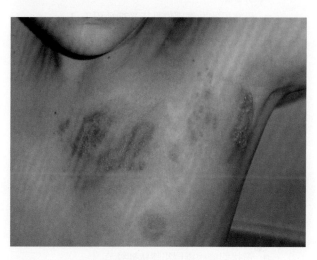

图 29-4 B 先生初诊时表现

表 29-2 B 先生的诊断假设

诊断假设	人口统计学,风险因素,症状和体征	重要检查
主要假设		
水痘 - 带状疱疹病毒	前驱性疼痛症状 沿皮区分布的局限性皮损	通常依靠临床诊断 Tzanck 涂片,PCR
备选假设		
大疱性脓疱疮	急性发作 摩擦部位 常见于儿童	局部皮损细菌培养
昆虫叮咬的大疱	瘙痒 无全身症状 接触史	临床诊断
大疱性类天疱疮	早期可出现荨麻疹和瘙痒 后期出现完整的水疱	皮肤活检和直接免疫荧光
备选假设——不可漏诊的		
Stevens-Johnson 综合征	伴有黏膜病变的急性进展性皮疹	皮肤活检

主要假设：带状疱疹

教科书内容回顾

通常表现为单侧皮疹。病变初期表现为片状红斑基础上紧密排列的水疱。2~3 天后变成脓疱，7~10 天后结痂。沿着受累皮肤的疼痛和感觉异常，往往比皮疹早出现几天。

疾病要点

A. 皮损性状：在片状红斑上出现小而紧密的水疱（图 29-4）。发病初期，皮损是大的丘疹，接着变成水疱，然后变成脓疱，最后结痂。

B. 皮损特点：

1. 皮疹往往发生在原发带状疱疹病毒感染（水痘）最严重的区域。

   a. 最常见的发病部位是三叉神经和 T_3~L_2。

   b. 相邻皮区有个别水疱并不少见。

2. 连续数天，偶尔长达 7 天都有新的皮损出现。

C. 带状疱疹是由脊髓后根神经节中的带状疱疹病毒重新激活所致。

D. 并发症：

1. 眼带状疱疹

   a. 三叉神经第一支受累。

   b. 鼻尖属于这个分布区，该部位水疱需考虑眼带状疱疹的可能性。

   c. 发生角膜损伤的风险增高。

2. 耳带状疱疹（Ramsay-Hunt 综合征）：

   a. 带状疱疹病毒侵犯膝状神经节

   b. 可能导致面瘫（Bell 麻痹）和耳痛

   c. 耳道内常可见水疱

   d. 常常存在前庭和听力障碍（眩晕和听力下降或耳鸣）

E. 可发生弥漫性水痘 - 带状疱疹，最常见于免疫功能低下患者。

F. 老年性水痘 - 带状疱疹：

1. 带状疱疹好发于老年患者。

2. 老年患者的皮疹更严重，一般持续时间更长。

3. 带状疱疹后神经痛是一种潜在致人衰弱的长期疼痛综合征，在老年人中最常见。

循证医学诊断

A. 水痘 - 带状疱疹通常依靠临床诊断，不需要额外的检查。

B. 如果诊断有疑问，对水疱疱液行病毒聚合酶链反应（PCR）检查有诊断意义。

C. 从新鲜水疱中刮取组织液，Tzanck 涂片染色结果（译者注：可见病毒包涵体），可以作为支持性证据，但不能区分水痘 - 带状疱疹病毒和单纯疱疹病毒。

治疗

A. 免疫功能正常的患者，皮疹具有自限性。只需止痛药等支持治疗即可。

B. 累及眼睛的患者应该由眼科医生进行评估。

C. 抗病毒药物（阿昔洛韦、泛昔洛韦、伐昔洛韦）。

1. 带状疱疹诊断的最初 72h 内使用效果最佳。

2. 减少疾病的持续时间和严重程度（包括减少急性神经性疼痛的持续时间和严重程度）。

3. 防止传播。

 如果水痘 - 带状疱疹皮疹出现超过 72h，使用抗病毒药物没有效果。

D. 对症治疗：湿敷和外用止痒剂是有用的。

E. 糖皮质激素：

1. 系统使用糖皮质激素与抗病毒药物联用，可以减少皮疹的持续时间和缓解急性疼痛症状。

2. 荟萃分析显示，系统使用糖皮质激素对预防带状疱疹后神经痛可能无效。

F. 控制传染：

1. 水疱的疱液对没有免疫力的人（既没有出过水痘，也没有接种过疫苗）具有传染性。

2. 避免直接接触疱液可降低感染风险。

G. 带状疱疹后神经痛：

1. 老年人常见。

2. 潜在的严重神经病理性疼痛综合征。

3. Meta 分析显示，系统使用糖皮质激素、抗病毒药物和其他辅助全身治疗（加巴喷丁、普瑞巴林、阿米替林）对预防带状疱疹后神经痛无效，而辅助介入治疗（神经阻滞、硬膜外镇痛剂、经皮神经电刺激）可能有效。

H. 预防：

1. 2017 年，美国批准使用一种灭活重组疫苗。

2. 该疫苗对 50 岁以上的患者预防效果达 97.2%。

3. 对老年患者有效（70~79 岁的有效率为 90%，80 岁及以上的有效率为 89.1%）。

4. 50 岁以上患者推荐接种疫苗。

   a. 无论有无水痘病史，都应接种疫苗。

   b. 水痘带状疱疹发作后 6~12 个月，也应接种疫苗。

诊断

鉴于前驱症状和典型的皮区分布，带状疱疹是该患者的主要诊断。因为皮疹不太典型，所以用手术刀刀尖划开一个新鲜的水疱，并将疱液送去做 PCR 检测。

带状疱疹的诊断往往依靠临床诊断。皮损的分布和临床表现,以及相关前驱症状,可以明确诊断。大多数脓疱疮、昆虫叮咬的大疱和自身免疫性大疱病的典型表现为明显较大的水疱或糜烂。如患者正在使用药物治疗时,必须始终考虑到 Stevens-Johnson 综合征和其他药物反应的可能,该患者正在服用阿莫西林,但上述皮损的临床表现、局部分布以及整个出疹的时间进程与该皮疹不一致,所以带状疱疹仍是首要诊断。

以上信息是否达到了主要假设带状疱疹的最低标准? 你是否已经排除了备选假设? 是否需要做其他检查来排除这些诊断?

鉴别诊断:大疱性脓疱疮

教科书内容回顾

大疱性脓疱疮最常见于儿童,表现为摩擦部位的松弛性透明大疱。水疱容易破裂,可见鳞屑和浅表的湿润糜烂面。

疾病要点

A. 皮损性状:正常皮肤上松弛性大疱(图 29-5)。

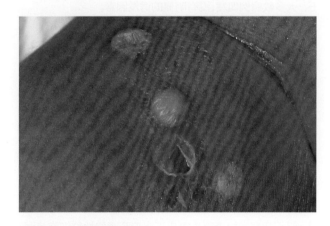

图 29-5 大疱性脓疱疮

B. 皮损部位:
1. 由于皮肤局部毒素产生,皮损可出现在完好无损的皮肤上。
2. 这与图 29-6 所示的由葡萄球菌或链球菌感染引起的非大疱性脓疱病形成鲜明对比,后者往往累及既往受损的皮肤。
3. 皮损最常发生在潮湿擦烂的皮肤。
C. 婴幼儿、儿童最易发生浅表性皮肤感染。
D. 致病菌是金黄色葡萄球菌。
E. 水疱由细菌产生的表皮剥脱毒素或表皮溶解毒素引起。

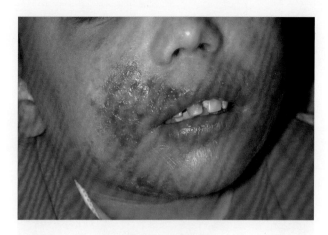

图 29-6 脓疱疮

循证医学诊断

A. 根据临床表现进行诊断。
B. 水疱疱液或结痂块的边缘湿润糜烂处取材培养可能有诊断意义。

治疗

A. 大疱性脓疱疮应口服对金黄色葡萄球菌有效的抗生素。必须要考虑耐甲氧西林金黄色葡萄球菌(methicillin-rcsistant *S aureus*,MRSA)的可能性。
B. 局部非大疱性脓疱病可以外用抗生素(对革兰氏阳性球菌有效),例如:
1. 杆菌肽
2. 多黏菌素
3. 莫匹罗星
C. 反复感染意味着葡萄球菌定植可能。根治措施包括每天用葡萄糖酸糖氯己定冲洗,鼻内涂抹莫匹罗星软膏,以及口服利福平和多西环素,效果较好。
D. 家庭成员和密切接触者也可能有细菌定植,适当时应进行检查和治疗。应考虑来源于家庭环境的影响,如共用毛巾和运动器材。

鉴别诊断:昆虫叮咬的大疱

教科书内容回顾

通常表现为皮肤上的一簇张力性水疱。水疱往往很大(≥1cm)且周围皮肤正常。

疾病要点

A. 皮损性状:正常皮肤上的张力性大水疱(图 29-7)。
B. 皮损特点和分布:
1. 皮损往往发生在皮肤的暴露部位,如四肢。
2. 其他部位无症状。

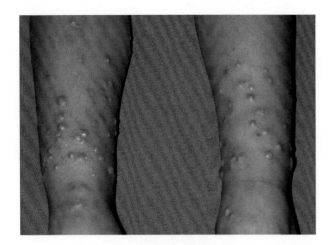

图 29-7　昆虫叮咬的大疱

3. 皮损瘙痒明显。

4. 水疱产生于正常的皮肤,但水疱周围正常皮肤常出现因摩擦和抓挠产生炎症改变。

C. 节肢动物咬伤反应是皮肤对昆虫唾液中抗原的超敏反应。

D. 臭虫、跳蚤、蚊虫和各种螨虫均是典型的病因。

E. 通过咬伤伤口的外观不能判定其为何种叮咬昆虫所致。

循证医学诊断

A. 诊断依靠临床表现。

B. 组织病理学诊断很少需要,但可作为支持依据。表现为水肿、表皮下水疱和真皮内有大量嗜酸性粒细胞的炎性浸润。

治疗

A. 使用防护服和驱虫剂来避免昆虫叮咬。

B. 注意清除叮咬昆虫的来源,如宠物、巢穴等。

C. 局部护理以防止继发感染和缓解瘙痒为主。

鉴别诊断:大疱性类天疱疮

教科书内容回顾

　　大疱性类天疱疮通常见于老年患者,多表现为突然出现的 1~2cm 的张力性水疱和鲜红色的荨麻疹斑块。皮损常始于下肢并向上发展。

疾病要点

A. 皮损性状:张力性大疱可出现在正常的、红斑的或荨麻疹的皮肤上(图 29-8)。

B. 大疱性类天疱疮是一种主要累及老年人的自身免疫性疾病。

C. 作用于表皮基底膜带抗原的自身抗体,引发表皮和真皮

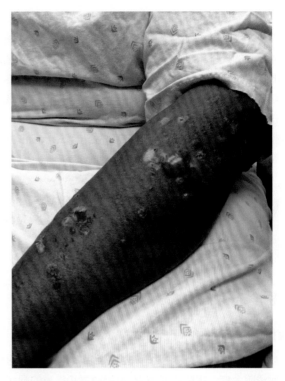

图 29-8　大疱性类天疱疮(Used with permission from Dr. Duri Yun.)

分离及水疱形成。

D. 皮损愈合后不留瘢痕。

E. 大多数病例偶发,没有明显的诱发因素。

F. 皮损的特点和部位:

1. 水疱好发于四肢

2. 皮损从无症状到强烈瘙痒均有

3. 黏膜表面很少受累

G. 其他水疱综合征,如寻常性天疱疮和获得性大疱性表皮松解症,由基底膜带的其他成分的抗体引起(译者注:寻常型天疱疮不是由基底膜带成分抗体引起,而是由棘层细胞间桥粒 Dsg 蛋白抗体引起)。

循证医学诊断

A. 组织病理学检查可见表皮下水疱和嗜酸性粒细胞浸润,可为诊断提供支持依据。

B. 免疫病理显示真皮 - 表皮交界处 IgG 和 C3 线性沉积,有确诊价值。

C. 70%~80% 患者血清可发现识别基底膜带抗原的循环 IgG 阳性。

治疗

A. 局部使用强效糖皮质激素有效。

B. 皮损泛发者,可系统使用糖皮质激素治疗。

C. 在这种慢性疾病中,联合糖皮质激素备用药物——免疫抑制剂可减少系统使用糖皮质激素的毒副作用。

D. 其他抗炎药物,如四环素和烟酰胺可能有效。

E. 病情通常在几周内缓解。然而,需要一定程度的长期治疗。

F. 血浆置换、静脉丙种球蛋白或利妥昔单抗可能对难治性病例有效。

鉴别诊断:Stevens-Johnson 综合征

教科书内容回顾

Stevens-Johnson 综合征患者的典型表现是发热、乏力、头痛和肌痛,并可能与正在服用的某个诱发药物有关。症状开始约 1 周后,胸部和面部出现斑疹。这些皮损随后起疱,迅速糜烂。皮肤通常非常脆弱。

疾病要点

A. 皮损性状:在先前存在的皮损上发展为松弛性大疱和水疱。大疱迅速糜烂,导致鲜红破损的创面(图 29-9)。

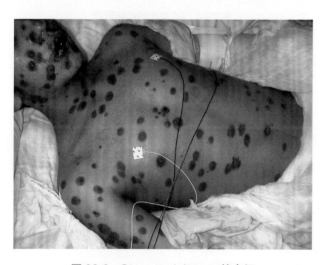

图 29-9 Stevens-Johnson 综合征

B. Stevens-Johnson 综合征和中毒性表皮坏死松解症是(药物)超敏反应累及皮肤的两种类型。

1. 通常,这两种情况反映了严重程度不同。Stevens-Johnson 综合征受累皮肤面积较小,而中毒性表皮坏死松解症则是大面积的皮肤及其全层受累剥脱。

2. 尽管尚未找到该疾病的确切病因,但大多数病例都与药物相关。

C. 超过 200 种药物被认为是 Stevens-Johnson 综合征和中毒性表皮坏死松解症的病因。

D. 一项早期、设计较规范的病例对照研究了该病的常见病因。表 29-3 中列出了这些药物及其相关的 OR 值。

E. 病程:

1. 潜伏期 1~2 周,常见症状表现为发热、乏力、头痛、肌痛以及胃肠道和呼吸道症状。

表 29-3 与 Stevens-Johnson 综合征或中毒性表皮坏死松解症有关的常见药物

药物	OR
短期	
磺胺类抗生素	172
氨基青霉素	6.7
喹诺酮类	10
头孢菌素类	14
长期	
卡马西平	90
苯巴比妥	45
苯妥英钠	53
丙戊酸钠	25
吡罗昔康	12
别嘌呤醇	52
皮质类固醇	54

Data from Roujeau JC, Kelly JP, Naldi L et al. Medication use and the risk of StevensJohnson syndrome or toxic epidermal necrolysis, N Engl J Med. 1995 Dec 14;333(24):1600-1607.

2. 皮疹最初为发生在面部和躯干中央的粉红色至红色斑疹和丘疹。

3. 皮疹迅速蔓延和发展,个别皮损中心呈暗黄色,最终融合成更大的斑块。

4. 随着皮肤的坏死,靶区中央可形成松弛的大疱和水疱。

5. 水疱形成并迅速糜烂,留下被灰白色假膜覆盖的鲜红创面。

6. 黏膜:

a. 黏膜皮损可能伴随或先于皮肤皮损。

b. 黏膜表面可能有疼痛和烧灼感。

c. 嘴唇常常肿胀、破裂、出血和结痂。

F. Stevens-Johnson 综合征和中毒性表皮坏死松解症的一个特征是皮肤剧烈触痛。

循证医学诊断

A. 组织病理学支持临床表现。

B. 病理显示表皮坏死,极少有表皮和真皮炎症的证据。

治疗

A. 停止使用致敏药物。

B. 来自烧伤科的支持性护理是最理想的。

C. 监测继发感染至关重要。

D. 推荐疾病早期使用免疫调节药物,以阻止表皮坏死和疾病进展,但确定受益与否,证据不足。

E. 系统使用糖皮质激素存在争议,相关研究尚未证实其益处大于风险。

病例解决方案

PCR 检测带状疱疹阳性,证实了带状疱疹的诊断。给患者

开了 7 天的伐昔洛韦,嘱咐他遮盖皮损,以防止接触者暴露于感染性疱液中。建议他避免与婴幼儿和免疫抑制个体密切接触,直到所有皮损结痂。

主诉

病例 3

M 女士是一个 16 岁的女孩,身上有许多小的红色斑疹。皮疹首先出现在她的躯干,并在最近两周扩展至四肢(图 29-10)。她否认有任何类似的皮疹史,其他方面感觉无异常。这种皮疹不是特别痒。检查时,有较多散在的直径 1~2cm 鲜红色的斑疹和丘疹,伴有白色鳞屑。皮损主要分布在躯干,但也泛发至四肢。有些皮损形态上似线状,而大多数呈圆形至椭圆形。鳞屑在皮损表面融合。指甲正常,手掌和足底无皮疹。口咽部充血,扁桃体肿大,但未见渗出。舌头呈地图样。其余的体格检查无异常。

此时,主要假设是什么? 备选假设还有什么? 是否存在不可漏诊的诊断? 基于以上鉴别诊断,后续应做哪些检查?

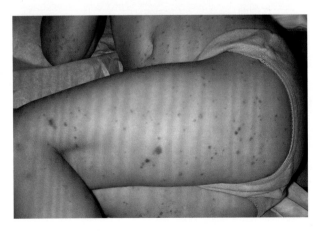

图 29-10　M 女士初诊时的表现

鉴别诊断排序

　　皮疹的外观表明这种皮损在形态上属于鳞屑性丘疹,也就是说,皮疹主要由带鳞屑的丘疹和斑块组成。鳞屑性丘疹的常见原因是银屑病、玫瑰糠疹、真菌感染和钱币状皮炎。

　　患者年龄、皮疹急性发作以及小丘疹和斑块的皮损类型是提示点滴状银屑病或玫瑰糠疹的关键。此外,咽部充血表明可能患有感染(常见于点滴状银屑病)。皮损形态和鳞屑有助于缩小鉴别诊断的范围。该患者的鳞屑在皮损表面融合,符合点滴状银屑病。体癣通常在皮损边缘有鳞屑(前缘有蔓延的鳞屑),玫瑰糠疹在皮损中心有鳞屑(圈状鳞屑)。钱币状皮炎通常发生在四肢,并伴有明显的瘙痒,因此本病例排除此诊断。二期梅毒被认为是一个"不能遗漏"的诊断。梅毒可表现为斑块,但常常累及手掌和足底,无附着鳞屑(表 29-4)。

表 29-4　M 女士的诊断假设

诊断假设	人口统计学、风险因素、症状和体征	重要检查
主要假设		
点滴状银屑病	在急性咽炎后出现散在的红色小丘疹和斑块,附着银色鳞屑	皮损的形态和模式,加上咽部(细菌)培养呈阳性
备选假设		
玫瑰糠疹	典型表现是:在皮疹泛发前 1~2 周,曾出现孤立的"前驱斑" 以躯干分布为主,呈"树状"分布	临床诊断
体癣	单发或散发皮损 环形皮损边缘伴有鳞屑 瘙痒	用氢氧化钾(KOH)制片镜检查菌或培养鉴定真菌
钱币状皮炎	界限清楚的斑块,伴结痂和丘疹、疱疹 瘙痒 四肢对称性分布	临床诊断
二期梅毒	手掌和足底均有受累 伴有较薄的无鳞屑斑块	RPR,FTA

FTA,荧光密螺旋体抗体;RPR,快速血浆反应素试验。

进一步询问,患者回忆起几周前有喉咙痛。既往病史无特殊。值得一提的是,家族史中父亲患有银屑病。

根据以上信息能否得出诊断? 如不能,还需要哪些额外信息?

主要假设：点滴状银屑病

教科书内容回顾

点滴状银屑病一般表现为背部和躯干部小的、圆形或椭圆形皮损。皮损常附着少许银色鳞屑。

疾病要点

A. 皮损性状：小的(0.5~1.5cm)，圆形或椭圆形皮损，特征性附着银色鳞屑(图29-10)。

B. 皮损特点：

1. 皮损往往发生在躯干上端和四肢近端。
2. 面部、耳和头皮也可能受累。
3. 皮损可能局限于皮肤轻微的损伤部位，如擦伤(Koebner现象)。
4. 皮疹一般持续3~4个月后自行消退。

C. 常见于青年人，发病前常有咽部链球菌感染病史。

D. 未来3~5年患寻常型银屑病的风险增加。

E. 家族中银屑病的发病率增加。

循证医学诊断

A. 通常根据临床表现做出诊断。

B. 若能发现链球菌性咽炎，则有助于诊断。

C. 皮肤活检可见寻常型银屑病典型组织学表现。

治疗

A. 点滴状银屑病是典型的自限性皮疹，完全消退可能需要数周至数月。

B. 紫外光(UV)治疗可以加速病情缓解。

C. 如果有感染性诱因，应给予适当抗生素治疗。

D. 具有抗炎性的抗生素，如红霉素和四环素，对皮损消退有额外帮助。

E. 局部使用糖皮质激素对单个皮损有效。

F. 银屑病患者应避免使用全身性皮质类固醇，如停药可能会引起反跳。

G. 外用药维生素D衍生物——卡泊三醇有效。

诊断

根据皮损的形态、家族史和近期咽喉炎病史，认为点滴状银屑病是最可能的诊断。已送咽喉部标本做培养。曾考虑进行皮肤活检，但没有进行。

以上信息是否达到了主要假设点滴状银屑病的最低标准？你是否已经排除了其他诊断？是否需要做其他检查来排除这些诊断？

鉴别诊断：玫瑰糠疹

教科书内容回顾

玫瑰糠疹通常在躯干和四肢近端有多个小的、椭圆形、有鳞屑的斑块。第一个出现的"前驱斑"往往是最大的皮损，可能早于其他皮损数周出现。皮疹可有瘙痒感。

疾病要点

A. 皮损性状：椭圆形或圆形斑块，中央(圈状)有鳞屑(图29-11)。

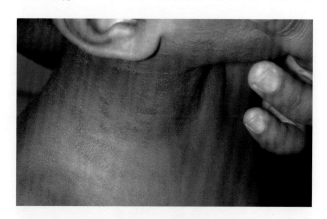

图29-11 玫瑰糠疹

B. 皮损特点：

1. 初发皮疹表现为单个椭圆形或圆形，呈粉红色或棕色斑块，皮损内侧边缘周围有圈状鳞屑("前驱斑")。这种"前驱斑"最常发生在躯干，常被误诊为体癣。
2. "前驱斑"出现1~2周后，较小的类圆形的有鳞屑的斑疹的继发性皮疹随之出现，泛发至全身，沿皮纹分布，呈"枞树"状。
3. 不同程度的瘙痒。
4. 8~12周皮疹自行消退，通常伴随炎症后色素减退或色素沉着。

C. 可有乏力、恶心、头痛和低热等轻微的前驱症状。

D. 玫瑰糠疹是一种常见的全球性疾病，没有遗传性或种族性，全年零星散发。

E. 推测该病由病毒引起；有证据提示与人疱疹病毒HHV-7感染有关，但未得到证实。

循证医学诊断

A. 根据皮损的形态和分布进行临床诊断。

B. 皮肤活检显示亚急性皮炎的非特异性表现，但可为诊断提供支持依据。

治疗

A. 没有特定、有效的治疗方法，病情8~12周内好转。

B. 严重瘙痒情况下,对症治疗如抗组胺药或局部使用弱效的皮质类固醇可能有效。

C. 主张用中波紫外线光疗(UVB)来降低症状严重程度,特别是病程早期。这种治疗可能会加重炎症后的色素沉着。

鉴别诊断:体癣

教科书内容回顾

体癣通常表现为圆形、淡红色斑块,边缘有小丘疹和圈状鳞屑。最常见的部位是颈部和背部(图 29-12)。

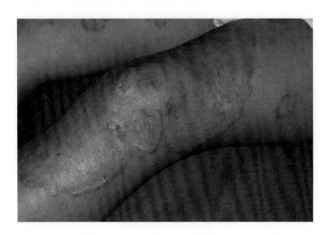

图 29-12 体癣

疾病要点

A. 皮损性状:可能有多种类型。

1. 边缘明显隆起和中心消退的圆形皮损,从感染原发部位开始呈离心性扩散。

2. 炎性皮损可能表现为脓疱或水疱,尤其是在边缘周围。

3. 常见鳞屑覆盖,皮损的边缘处更明显。

4. 可见单发皮损,也有散在或融合的多个斑块。

B. 病变的炎性变化程度是不同的,取决于真菌的致病种类。

C. 临床表现的巨大差异取决于真菌的种类、感染量、感染部位和患者的免疫状态。

循证医学诊断

A. 刮取皮损皮屑后,用 5%~20% 的 KOH 溶液溶解在显微镜载玻片上,进行真菌菌丝的显微鉴定。

B. 组织培养(如皮损皮屑)。

C. 浅表感染极少需要组织病理诊断,但使用特殊染色剂后(高碘酸希夫或高莫瑞甲胺银),在组织切片中可见菌丝。

治疗

A. 局部和全身抗真菌药物均有效。药物选择取决于感染

的程度和部位。

B. 有毛发部位受累者,通常需要全身治疗。

鉴别诊断:钱币状皮炎

教科书内容回顾

钱币状皮炎一般表现为下肢多发性异常瘙痒的圆形结痂皮疹。

疾病要点

A. 皮损性状:边界清楚的硬币状皮损,由红斑基础上的小水疱和丘疹组成。皮损表面有结痂,经常有渗出物(图 29-13)。

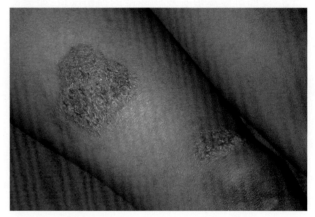

图 29-13 钱币状皮炎

B. 钱币状皮炎是一种主要出现在四肢的大量急性皮疹。

C. 皮损有严重瘙痒感。

D. 皮疹有缓解和复发的病程。

E. 患者有特应性过敏体质。

F. 经常出现继发性感染。

循证医学诊断

A. 刮片显微镜检查可排除体癣。

B. 组织病理呈现出急性皮炎的特征,有助于诊断。

治疗

A. 局部外用糖皮质激素治疗急性炎症。

B. 全身使用抗生素可以有效地控制继发感染。

C. 抗组胺药可以缓解瘙痒,直到炎症充分控制。

D. 应强调皮肤护理,特别是洗澡方法和适当使用润肤剂。

鉴别诊断:二期梅毒

教科书内容回顾

二期梅毒表现为椭圆形的斑疹。病变分布广泛,包括出

现在手掌和足底。通常几周前有短暂性、无痛性生殖器溃疡的病史。

疾病要点

A. 皮损性状：全身性的丘疹和斑块。颜色呈铜红色至色素过度沉着。

B. 皮损特点：

1. 疾病的不同阶段，皮损可能有所不同。

   a. 二期梅毒的早期，大约感染 8 周后，可以看到对称、铜红色、圆形和椭圆形的一过性斑疹。

   b. 中期的典型皮疹可累及黏膜表面、手掌和足底。

   c. 疾病后期，厚的鳞屑可覆盖斑块。

2. 二期梅毒的皮疹无瘙痒感。

3. 皮损一般呈对称分布。

循证医学诊断

A. 梅毒检测包括非梅毒螺旋体试验和梅毒螺旋体试验。

1. 非梅毒螺旋体试验评估对心磷脂 - 胆固醇 - 卵磷脂抗原的血清反应性。包括快速血浆反应素试验（RPR）和性病研究实验室试验（venereal disease research test，VDRL）。

2. 梅毒螺旋体试验是定性试验（"有反应"或"无反应"），检测针对特异螺旋体抗原的抗体。它们包括荧光螺旋体抗体吸附试验（fluorescent treponemal antibody，FTA）、梅毒螺旋体抗体微量血凝试验（microhcmagglutination treponema1 pallidum，MHA-TP）和梅毒螺旋体酶免疫测定（treponema1 pallidum enzyme immunoassay，TP-EIA）。

3. 梅毒螺旋体试验比非梅毒螺旋体试验更具特异性。

B. 梅毒的诊断是基于梅毒螺旋体试验和非梅毒螺旋体试验。大多数实验室采用的是先用梅毒螺旋体试验筛查，如果梅毒螺旋体试验呈现阳性，再用非梅毒螺旋体试验确认。

治疗

青霉素是治疗二期梅毒的首选药物。

病例解决方案

患者的咽部细菌培养显示为 A 族链球菌，临床诊断为点滴状银屑病。给予 10 天青霉素以及外用糖皮质激素和外用卡泊三醇治疗。中波紫外线照射每周 3 次，诱导缓解治疗银屑病发作期。告知患者未来有发展为寻常型银屑病的风险。

点滴状银屑病易发生于具有银屑病倾向的人群。点滴状银屑病的发作趋于稳定缓解。然而，受累的个体发展为慢性银屑病的风险增加。

其他重要疾病

荨麻疹

教科书内容回顾

荨麻疹通常表现为大小不等、可触及、遍布全身的红色瘙痒性皮疹。这种皮疹持续时间短，没有任何一个皮损能持续很长时间。抗组胺药对皮疹和瘙痒治疗有效。

疾病要点

A. 皮损性状：短暂的、肉色至红色、轻度隆起的水肿性丘疹或斑块，这些丘疹或斑块可融合成片。这种皮损消退后通常会留下瘀斑或中央区苍白（图 29-14）。

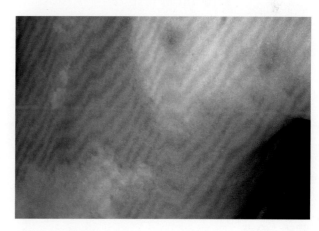

图 29-14 荨麻疹

B. 皮损特点：

1. 皮损在 24h 内消退，但新的皮损又可能持续不断地出现。

2. 皮疹通常伴有瘙痒，但很少有脱屑。

C. 黏膜、眼睑、手掌、足底可能出现皮下肿胀，即血管性水肿。

D. 大多数荨麻疹为急性发作，持续时间 <6 周。

E. 荨麻疹是对多种应激源的一种超敏反应。

1. 病因可用"I-I-I-I-I"（Infection-Infestation-Ingestion-Inhalation-Injection）来帮助记忆。

   a. 感染

   b. 昆虫

   c. 摄入（食物或药物）

   d. 吸入

   e. 注射

2. 特发性皮疹也属于此类。

F. 慢性荨麻疹(持续时间 >6 周)通常也为特发性,或与系统性疾病相关,比如胶原血管病、恶性肿瘤、寄生虫病以及慢性感染。

循证医学诊断

A. 典型的短暂发作性荨麻疹的临床表现具有诊断意义,很少需要皮肤活检来确诊。

B. 形态学上鉴别诊断通常包括以下内容:

1. 多形性红斑(荨麻疹呈靶状样外观)

2. 昆虫叮咬反应

3. 大疱性类天疱疮早期阶段

C. 荨麻疹是唯一一种持续时间 <24h 的皮损,这一特征容易与以上疾病鉴别。

D. 详细的了解病史,包括用药史、近期接触史、进食情况是评估乃至确定病因最重要的方面。

E. 慢性荨麻疹的患者,有时需要进行实验室检查,但研究表明在没有其他症状的情况下,很少得出阳性结果,因此不推荐。

治疗

A. 治疗的第一步是明确诱因(药物、食物、感染),这一点至关重要。

B. 主要的治疗药物是抗组胺药。应定期服用 H_1 受体拮抗剂,直到皮疹被控制,然后逐渐减量,以防止反弹。

C. 当一种 H_1 受体拮抗剂疗效不足时,联用不同的 H_1 受体拮抗剂可能有效。

D. 在难治性病例中加用 H_2 受体拮抗剂可能有效。

紫癜 / 瘀点

教科书内容回顾

紫癜和瘀点多见于出血性疾病或血管损伤的患者。瘀点是毛细血管出血,表现为压之不褪、针尖样红色斑点,最常见于下肢。通常与严重的血小板减少有关。紫癜是皮肤内较大的出血。紫癜与多种危及生命的疾病有关,如血管炎和脓毒症。

疾病要点

A. 皮损性状:瘀点呈红色、蓝色或紫色,压之不褪的针尖样斑点。紫癜为面积更大的(可达数厘米)、压之不褪的斑疹、丘疹或斑块,可或不可触及(图 29-15)。

B. 紫癜和瘀点基本上压之不褪(按压皮疹时颜色不会消失)。

C. 皮损形态多样,可为星形、圆形、椭圆形或靶形,甚至网状(网格状)。

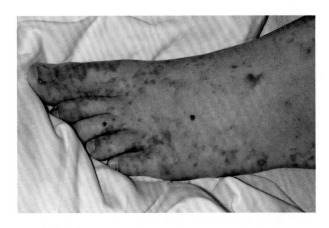

图 29-15　紫癜

D. 皮损的颜色、质地和形态有助于对病因进行鉴别诊断。

E. 紫癜 / 瘀点的鉴别诊断范围极广,已经提出了许多鉴别方案。第一步是区分瘀斑、紫癜和瘀点。

F. 瘀斑:

1. 瘀斑是皮肤出血的最常见形式。

2. 瘀斑通常由外伤引起,因此常见于易发生外伤的部位,比如手背、前臂、大腿外侧以及胫骨。

3. 因为瘀斑由外力导致,所以它们的形状常呈几何形态(矩形)或者线状。

4. 瘀斑的易感因素包括:继发于年龄的皮肤结构松弛、使用糖皮质激素、太阳辐射、维生素 C 缺乏以及凝血功能障碍。

G. 瘀点通常与血小板减少有关。

H. 紫癜:

1. 像瘀点一样,紫癜意味着皮肤出血。

2. 出血的可能原因:

a. 单纯通过破损的血管壁渗出。

b. 伴随损伤血管壁的炎症(这些皮损通常部分可褪色,因为炎症成分可褪色而出血性成分不会)。

c. 血管阻塞导致皮肤缺血性损伤的结果。

3. 紫癜皮损可触及程度有助于诊断。

a. 皮肤上不可触及的出血主要考虑血小板减少或者血小板功能异常。

b. 血液单独外渗到深层组织会产生结节(如血肿)。

c. 伴有血管损伤的水肿(例如炎性血管炎)可引起可触及性皮损。

(1) 可触及性紫癜可能是严重的、危及生命疾病的征兆(例如落基山斑点热、急性脑膜炎球菌血症、播散性淋菌感染)。

(2) 应在适当的时机进行血管炎和感染原因的检查(包括经验性治疗)。

循证医学诊断

A. 凝血功能评估(血小板计数与功能、凝血指标)用于明确紫癜和瘀点是否为凝血障碍、血小板减少或血管炎的症状。

B. 皮肤活检有助于明确：

1. 真皮和皮下组织中受损血管的大小和位置。
2. 相关炎症的程度和特征。
3. 血管损伤的类型（白细胞碎裂性或肉芽肿性）。
4. 血管内任何阻塞物的存在及其特征（生物体、钙、纤维蛋白）。

C. 组织学免疫荧光试验有助于识别血管壁上的抗体和补体沉积。

治疗

A. 治疗旨在针对导致血管损伤的原因进行处理。
B. 支持治疗包括局部伤口护理和预防二次感染。

皮肤癌

皮肤癌有无数特殊形式，起源于皮肤各层到皮下组织的所有结构。此外，许多癌症会转移到皮肤。最常见的三种原发性皮肤癌是基底细胞癌、鳞状细胞癌和黑色素瘤。

1. 基底细胞癌

教科书内容回顾

基底细胞癌常表现为肉色、半透明或微红色丘疹或结节，典型表现为边缘卷曲，最常见于老年人的头部或颈部。

疾病要点

A. 皮损性状：典型皮损为肉色、半透明或微红色丘疹或结节，典型表现为边缘向内卷曲（图 29-16）。

1. 皮损往往质脆、易出血并形成痂。表面毛细血管扩张是一个有意义的体征。
2. 较大的肿瘤有局部侵袭性。

B. 基底细胞癌是人类最常见的恶性肿瘤。
C. 除了观察到皮损部位容易出血外，通常无症状。

1. 罕见伴有疼痛。
2. 基底细胞癌很少见转移。

D. 高危人群是有金色的头发和眼睛、易长雀斑和容易晒伤的成年人。

1. 有色人种患的可能性较小。
2. 男性和女性患病率大致相同。
3. 长期以来，紫外线照射一直被认为是该肿瘤的发生、发展的致病因素，尽管确切的机制尚不清楚。在基底细胞癌中已分离出几种基因突变，可作为治疗的靶点。
4. 慢性伤口和炎症，以及免疫抑制可以诱发该肿瘤的发生。

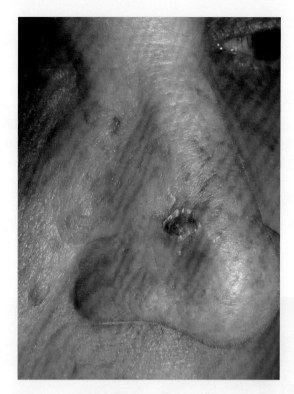

图 29-16　**基底细胞癌**（Used with permission from Dr. Anne E. Laumann.）

5. 砷暴露是基底细胞癌的另一个危险因素。

E. 头颈部是发生基底细胞癌最常见的部位。

1. 仅 10%~15% 的肿瘤发生在非日光暴露的皮肤。
2. 鼻部是最常见的部位，占全部病例的 20%~30%。

F. 基底细胞癌可能起源于毛囊。该名称意味着肿瘤细胞与表皮基底细胞有相似性，尽管这并不被认为是它们的起源。

G. 初诊后 5 年，其他部位发生基底细胞癌的风险高达 45%。

循证医学诊断

病变组织的组织学评估是诊断的"金标准"。

治疗

A. 治疗的目的是根除肿瘤，防止局部组织破坏。有许多方法可以实现这个目标，选择方法取决于肿瘤的大小、类型和位置、患者特征和意愿。

B. 5 年复发率因治疗方式而异。Mohs 显微外科手术的复发率最低。

1. 这种方法包括切除可见的肿瘤，然后对冷冻组织切片进行显微镜检查，以检查肿瘤边缘，并重复局部切除，直到所有边缘都没有肿瘤。
2. 这项技术可以最大限度地保留组织，同时确保肿瘤完全根除。

C. 随访患者是否复发或继发肿瘤至关重要。

2. 鳞状细胞癌

教科书内容回顾

鳞状细胞癌最常见表现为一个坚硬但有些边界不清的结节或斑块。它可能是由中年人日光暴露的区域皮肤光化性角化病演变而来。

疾病要点

A. 皮损性状：皮损表现为坚硬但边界不清的结节或斑块，可能来自原位癌或正常皮肤。肿块可能会溃烂或容易出血并结痂（图 29-17）。

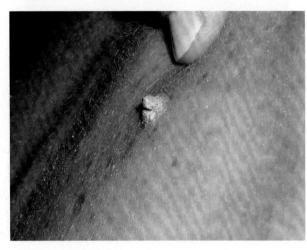

图 29-17　鳞状细胞癌（Used with permission from Dr. Anne E. Laumann.）

1. 表面可能是光滑的，呈疣状或乳头状，伴或不伴鳞屑。
2. 皮损局部侵犯时，逐渐固定于皮下组织。
3. 原位损害往往存在边界分明的鳞屑性红斑。

B. 这类肿瘤最常发生在皮肤白皙、日光过度暴露的人群。
1. 可能由阳光暴露区域皮肤上的光化性角化病演变而来。
2. 紫外线辐射是该肿瘤发生的主要危险因素。
3. 其他易感因素包括：
   a. 放射治疗
   b. 慢性瘢痕形成
   c. 化学致癌物，如烃类化合物
   d. 病毒感染
   e. 热暴露
   f. 砷暴露
   g. 长期免疫抑制状态（比如肾移植受者）。

C. 鳞状细胞癌有局部复发和转移的风险。

1. 局部复发的风险约 3%。
2. 转移不太常见，但在皮肤损害最深厚的患者中，转移可达到 10%。
3. 其他因素，如特殊的肿瘤部位（如耳），免疫抑制状态，也与转移的高风险有关。

D. 口腔鳞状细胞癌主要累及成年男性。
1. 危险因素包括饮酒和吸烟以及 HPV 感染。
2. 口腔鳞癌在无症状的早期获得诊断者，很容易治愈。

E. 发病率随年龄增长而增加，并随地理位置、种族和行为模式而变化。

循证医学诊断

A. 病变组织的组织学评估是诊断的"金标准"。
B. 当皮损外观或位置特殊时，需要高度怀疑潜在肿瘤可能。比如，鳞状细胞癌可能被误认为是疣。

治疗

A. 治疗的目标是根除肿瘤，同时尽量减少患者的残疾和功能障碍。
B. 仔细评估肿瘤的转移部位至关重要。在某些情况下，可能包括淋巴结清扫。
C. 根据肿瘤的大小、形状和位置以及患者的意愿，可以选择多种手术方式。这些方式包括但不限于：
1. 外科手术切除
2. Mohs 显微外科手术
3. 电刀手术
4. 放疗
5. 局部免疫疗法

D. 由于鳞状细胞癌通过直接的蔓延生长，广泛地破坏这些肿瘤通常能治愈。然而，残留的肿瘤可以侵入并沿周围神经延伸，偶尔会导致深部复发。

E. 避免过度日光暴露可以预防大部分鳞状细胞癌。肿瘤常规筛查非常必要，尤其是高危患者。

3. 黑色素瘤

教科书内容回顾

黑色素瘤通常见于中年人，表现为深棕色或黑色斑点或丘疹。整个皮损色素多样且边界不规则。

疾病要点

A. 皮损性状：黑色素瘤最常见的类型是浅表扩散型（图 29-18）。
1. 此类肿瘤可表现为深棕色到黑色的斑点或斑块，通常伴有色素变化和边界不规则。
2. 随着肿瘤生长，表面变得有光泽。

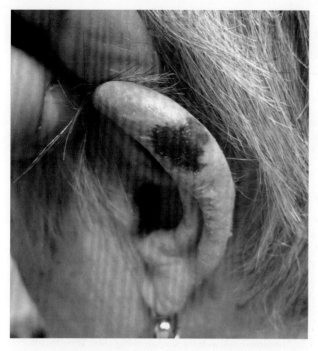

图 29-18 恶性黑色素瘤（Used with permission from Dr. Anne E. Laumann.）

3. 浅表扩散型黑色素瘤最常见部位是男性的上背部和女性的腿部。

B. 好发于年龄 40~50 岁。

C. 黑色素瘤可能发生在先前存在的黑色素细胞痣或新生痣中。

D. 存在多种亚型,包括恶性雀斑样黑色素瘤、浅表扩散型黑色素瘤、结节型黑色素瘤、肢端雀斑样黑色素瘤和无色素性黑色素瘤等。

  1. 结节型黑色素瘤是第二常见的黑色素瘤类型。

    a. 最常见于头部、颈部或者躯干。

    b. 肿瘤在数月内迅速发展。

    c. 呈现为蓝黑色、淡红色、紫色,甚至是无色素的丘疹或结节。

  2. 肢端雀斑样黑色素瘤是黑色素瘤的主要类型,见于肤色较深的种族,如非洲人、亚洲人。

    a. 肢端雀斑痣样黑色素瘤好发于手掌、足底和甲板下方。

    b. 诊断常常被延误,因此它们往往在晚期才被确诊。

    c. 患病个体往往年龄较大。

  3. 恶性雀斑样黑色素瘤是一种罕见的黑色素瘤,主要见于老年人头颈部曝光部位。

    a. 肿瘤多呈扁平状,形状不规则,直径为几厘米。

    b. 颜色不一,从棕褐色到棕色再到黑色、紫色和蓝色。

E. 黑是素瘤是黑色素细胞肿瘤。

  1. 良性色素痣由变异的黑色素细胞组成,称为"黑色素细胞痣"。

  2. 黑色素细胞和黑色素细胞痣可恶变为黑色素瘤,从正常皮肤或既往的黑色素细胞痣(痣或胎记)引起。

F. 皮肤黑是素瘤的发病率在美国稳步上升。

  1. 1935 年,美国人发展为黑色素瘤的终身风险为 1/1 500,而 2016 年,被诊断为浸润性或原位黑色素瘤的终身风险为 1/28。

  2. 预计到 2097 年,将有 96 480 名美国人被诊断有黑色素瘤,其中 7 230 人将死于该病。

  3. 自 20 世纪 70 年代以来,黑色素瘤的 5 年生存率已大幅增加。

    a. 生存率的提高可能归因于早期诊断以及治疗和手术技术的进步。

    b. 发病率的上升和预后的改善增加了过度诊断的可能性。

G. 白人黑色素瘤的患病率是黑人的 26 倍。在世界范围内,白人患黑色素瘤的风险最高,而亚洲人患黑色素瘤的风险最低。

H. 流行病学研究强烈证据表明,日光暴露是浅肤色人群发生皮肤黑色素瘤的主要危险因素。

  1. 18 岁之前反复高强度的日光暴露是易感人群中的高危因素。

  2. 外貌特征与皮肤黑色素瘤的风险增加有关:肤色浅,易晒伤,金色或红色头发,高密度雀斑以及蓝色或绿色眼睛。

I. 家族性黑色素瘤占 8%~12%。至少有两个一级亲属患有黑色素瘤的人,患病风险会特别高。

J. 非典型痣(临床上看起来不典型的痣)被认为是个体黑色素瘤患病风险增加的标志。

  1. 身上痣的数量与黑色素瘤风险的大小直接相关。

  2. 大约 1/3 的黑色素瘤与皮下痣有关。

K. 疾病的复发通常逐步发生:首先是局部,然后是区域淋巴结,最后远处转移。

循证医学诊断

A. 切除活检是获得诊断组织的首选方法。这保留了原发肿瘤的范围和所有相关的组织学特征,而不会破坏淋巴系统结构。

B. 皮损全层切除,或者因皮损太大只做部分切除或只能在解剖敏感部位时的穿刺活检均能获得满意的效果。

C. 黑色素瘤的组织学诊断是基于一系列特征,没有任何单一特征可以诊断。细胞学和结构特征均需要评估。

D. 黑色素瘤的分期系统遵循肿瘤、淋巴结和远处转移(TNM)系统,该系统基于对原发肿瘤,区域淋巴结以及是否存在远处转移的评估。对原发肿瘤的评估以肿瘤的组织学厚度和是否伴发溃疡作为最重要的初始指标。

治疗

A. 皮肤黑色素瘤的治疗基于疾病的分期。扩大切除是一般原则。

B. 前哨淋巴结定位有益于更晚期肿瘤的诊断,可减少全部淋巴结被清扫后的相关并发症。

C. 晚期肿瘤的辅助治疗方案包括:

1. 一线治疗是免疫节点抑制剂(帕博利珠单抗,纳武利尤单抗,易普利单抗)和靶向疗法(抑制 *BRAF* 和 / 或 *MEK* 基因)。

2. 放射治疗对有症状的局部区域可能有姑息作用。

3. 细胞毒化疗尚未被证明能提高晚期黑是素瘤患者的总体生存率。

D. 黑色素瘤的随访至关重要,以便发现复发以及新发的原发肿瘤和提供持续的健康教育。

E. 黑是素瘤的预防重点在于对易发人群的普及教育,包括告知长期暴露在日光或日光机下紫外线的潜在风险、提供防晒指南以及日常皮肤自查的重要性。

1. 早期发现对于改善预后很重要。

2. 应指导患者重视自身皮肤检查,及时识别令人担忧的痣非常重要,而痣评估可通过 "ABCDE" (Asymmetry, Borders, Color, Diameter, Evolution)。

    a. A:不对称

    b. B:边缘不规则或变化

    c. C:颜色不均匀或变化

    d. D:直径 >6mm(或者大小超过一块铅笔擦)

    e. E:皮损的总体进展

参考文献

Brantsch KD, Meisner C, Schonfisch B et al. Analysis of risk factors determining prognosis of cutaneous squamous-cell carcinoma: a prospective study. Lancet Oncol. 2008;9:713–20.

Gnann JW Jr, Whitley RJ. Clinical practice. Herpes zoster. N Engl J Med. 2002;347:340–6.

He L, Zhang D, Zhou M, Zhu C. Corticosteroids for preventing postherpetic neuralgia. Cochrane Database Syst Rev. 2008 Jan23;(1):CD005582.

Lal H, Cunningham AL, Godeaux O et al. Efficacy of an adjuvanted herpes zoster subunit vaccine in older adults. N Engl J Med. 2015;372:2087–96.

Kotani N, Kushikata T, Hashimoto H et al. Intrathecal methylprednisolone for intractable postherpetic neuralgia. N Engl J Med. 2000;343:1514–9.

Kozel MM, Mekkes JR, Bossuyt PM, Bos JD. The effectiveness of a history-based diagnostic approach in chronic urticaria and angioedema. Arch Dermatol. 1998;134:1575–80.

Lens MB, Dawes M. Global perspectives of contemporary epidemiological trends of cutaneous malignant melanoma. Br J Dermatol. 2004;150:179–85.

Roujeau JC, Kelly JP, Naldi L et al. Medication use and the risk of Stevens-Johnson syndrome or toxic epidermal necrolysis. N Engl J Med. 1995;333:1600–7.

Simor AE, Phillips E, McGeer A et al. Randomized controlled trial of chlorhexidine gluconate for washing, intranasal mupirocin, and rifampin and doxycycline versus no treatment for the eradication of methicillin-resistant *Staphylococcus aureus* colonization. Clin Infect Dis. 2007;44(2):178–85.

Viard I, Wehrli P, Bullani R et al. Inhibition of toxic epidermal necrolysis by blockade of CD95 with human intravenous immunoglobulin. Science. 1998;282:490–3.

Xing XF, Zhou ZF, Zhang FJ, Yan M. The effect of early use of supplemental therapy on preventing postherpetic neuralgia: a systematic review and meta-analysis. Pain Physician. 2017 Sep;20:471–86.

总　结

原发皮损形状	诊断	临床线索	分布	图片
毛囊性丘疹	痤疮	好发于青春期,病情常有反复 炎性丘疹,脓疱,粉刺和结节囊肿	面部、胸部和背部	图 29-2
	玫瑰痤疮	见于成年人 毛细血管扩张和面中部持久性红斑,偶伴有炎性红色丘疹和丘疹脓疱	面部	图 29-3
水疱性疾病	带状疱疹	在红斑基础上紧密排列的水疱,2~3 天后,皮损逐渐变为脓疱直至 7~10 天后结痂。 受累皮肤的疼痛和感觉异常往往先于皮疹	单侧皮肤	图 29-4
	大疱性脓疱疮	表现为容易破裂的松弛性、透明水疱,可见鳞屑和浅表的湿润糜烂面 常见于儿童	间擦部位	图 29-5
	昆虫叮咬的大疱	暴露在皮肤上的一簇张力性水疱	常见于四肢	图 29-7
	大疱性类天疱疮	见于老年患者 突然出现的 1~2cm 张力性水疱和鲜红色的荨麻疹斑块	起始于下肢并向上发展	图 29-8
	Stevens-Johnson 综合征	中心暗沉的靶形红斑或斑块,随后起疱、糜烂 皮肤通常非常脆弱 嘴唇通常糜烂并覆盖有血痂	起始于胸部和面部,然后扩散 手掌和足底常受累 黏膜表面可能受累(嘴唇、结膜、生殖器)	图 29-9

续表

原发皮损形状	诊断	临床线索	分 布	图片
鳞屑性皮疹	银屑病	边界清楚的红斑,附着银色鳞屑	伸侧表面,脐周和头皮(点滴状银屑病在躯干和近端肢体)	图 29-10
	玫瑰糠疹	"前驱斑"发展为小的、椭圆形的、有鳞屑的斑块,呈"枞树"状	躯干	图 29-11
	体癣	圆形、淡红色斑块,周围有小丘疹,并有进行性鳞屑边界	任何部位	图 29-12
	钱币状皮炎	极其瘙痒的多发圆形结痂皮疹	双下肢	图 29-13
	二期梅毒	呈弥漫性椭圆形红色 / 棕色斑疹,包括手掌和足底 通常前几周有短暂性、无痛性生殖器溃疡的病史	皮疹呈弥漫性,包括手掌和足底	
皮肤癌	基底细胞癌	肉色、半透明或微红色丘疹或结节,典型表现为边缘卷曲	头部、颈部,或其他日光暴露的皮肤	图 29-16
	鳞状细胞癌	固定但有些边界不清的结节或斑块	日光暴露的皮肤	图 29-17
	黑色素瘤	从深棕色到黑色色素变化的斑疹,且边界不规则	任何部位	图 29-18
紫癜 / 瘀点	瘀点	压之不褪、针尖样红色斑点	身体相关部位,最常见于下肢	图 29-15
	紫癜	红色、蓝色或者紫色的压之不褪的斑疹、丘疹或斑块,或不可触及,皮损直径可达数厘米	任何部位	

(廖晓阳 译　厉蓓 校)

第 30 章 咽痛

碰到咽痛患者，该如何确定病因？

Ryan W. Nall

主诉

病例 ①

W 先生，30 岁，主诉咽痛 3 天。

咽痛的鉴别诊断有哪些？作为医生你需要如何进行鉴别？

构建鉴别诊断

咽痛是门诊的常见症状。本章节主要讨论急性起病的咽痛。感染性疾病是绝大多数咽痛的病因。对于慢性咽痛、缺少感染征象、抗感染治疗无效的患者，需考虑感染之外的病因。

下面介绍急性咽痛的常规鉴别诊断思路。这一思路框架将咽痛的病因分为感染（包括细菌和病毒）和非感染两类。病毒感染是感染性咽炎的最常见病因，其中，普通感冒最主要由鼻病毒引起，25% 由冠状病毒引起。A 族乙型溶血性链球菌（GABHS）是细菌性咽炎的最常见病原，占成人咽痛病因的 5%~15%，儿童咽痛病因的 20%~30%。表 30-1 展示了咽痛的各项病因、占比和相应症状。

A. 感染性因素
  1. 病毒
    a. 鼻病毒
    b. 冠状病毒
    c. 腺病毒
    d. 单纯疱疹病毒（HSV）1 型和 2 型
    e. 流感病毒 A 型和 B 型
    f. 副流感病毒
    g. EB 病毒（EBV）
    h. 巨细胞病毒（CMV）
    i. 人疱疹病毒（HHV）6 型
    j. 人类免疫缺陷病毒（HIV）

表 30-1　咽痛的感染性病因、占比、临床症状

分类	病原	占比	临床症状
病毒	鼻病毒	20%	普通感冒
	冠状病毒	5%	普通感冒
	腺病毒	5%	急性呼吸道感染
	HSV 1/2	4%	口炎，咽炎
	流感病毒 A/B	2%	流感
	副流感病毒	2%	普通感冒，犬吠样咳
	EB 病毒	<1%	传染性单核细胞增多症
	巨细胞病毒	<1%	传染性单核细胞增多症
	人类免疫缺陷病毒	<1%	原发性 HIV 感染
细菌	A 族乙型溶血性链球菌	15%~30%	咽炎，扁桃体炎
	坏死梭形杆菌	10%	咽炎，扁桃体周围脓肿，Lemierre 综合征（罕见）
	C 族乙型溶血性链球菌	5%	咽炎，扁桃体炎
	奈瑟淋病菌	<1%	咽炎
	白喉棒状杆菌	<1%	白喉
	肺炎支原体	<1%	肺炎，支气管炎
	肺炎衣原体	未知	肺炎，支气管炎

  2. 细菌
    a. GABHS
    b. 坏死梭形杆菌
    c. C 族乙型溶血性链球菌
    d. 奈瑟淋病菌
    e. 白喉棒状杆菌
    f. 肺炎支原体
    g. 肺炎衣原体
B. 非感染性因素
  1. 持续性咳嗽
  2. 鼻后滴漏

3. 胃食管反流病

4. 急性甲状腺炎

5. 肿瘤

6. 过敏

7. 吸烟

　　在临床工作中,面对急性起病、感染可能性大的咽痛患者,我们的首要目标是识别并治疗 GABHS 感染性咽炎,并预防化脓性(如扁桃体周围脓肿、咽后脓肿、中耳炎)、非化脓性(如急性风湿热)并发症的出现。第二目标是识别其他需要治疗的细菌感染(如坏死梭形杆菌、奈瑟淋病菌)。另外,诊断非细菌类病原体也对患者的治疗和预后有重要的意义,如原发性 HIV 感染、流感病毒 A/B、单核细胞增多症等。因此,在患者评估过程中应重点关注单侧症状(提示有脓肿形成或梭状杆菌感染)、大量渗出物(提示 GABHS 感染)、性传播疾病及 HIV 感染的高危因素、流感或单核细胞增多症的症状与体征。

W 先生于 3 天前突发咽痛、吞咽痛、发热、头痛。否认咳嗽、鼻炎、流涕。

此时,最有可能的诊断是什么? 鉴别诊断还有什么? 是否存在不可漏诊的情况? 基于以上鉴别诊断,后续应做哪些检查?

鉴别诊断排序

　　W 先生病史中的关键点在于,他在 3 天前急性起病,同时出现咽痛、发热、头痛症状。这提示感染可能性大。鉴别诊断包括细菌性咽炎,尤其是 GABHS 感染。患者否认咳嗽、流涕、鼻炎症状,说明病毒感染可能性小。通常,病毒性咽炎表现为咳嗽、鼻炎、流涕、声嘶,而细菌性咽炎和单核细胞增多症表现为发热、颈前淋巴结肿痛、化脓性扁桃体炎,可有扁桃体肿大伴渗出。

　　流感也可表现为发热和咽痛,但通常伴有咳嗽和肌痛。传染性单核细胞增多症通常由 EB 病毒感染引起,也可导致发热伴咽痛,但多见于 15~24 岁人群,且通常伴有明显乏力和腺体肿大。原发性 HIV 感染可出现咽痛、发热、皮肤黏膜溃疡、腺体肿大、乏力等非特异性症状,在有高危行为的人群中应警惕。表 30-2 列出了 W 先生的鉴别诊断。

W 先生平素身体健康,近期未接触过任何患者,无近期旅行史。他是异性恋,已婚,妻子是唯一性伴侣。他没有输血史或滥用药物史。
体格检查:体温 39.2℃,血压 130/70mmHg,脉搏 98 次 /min,呼吸频率 12 次 /min。巩膜、结膜无充血。口咽部体格检查发现双侧扁桃体肿大伴渗出,未见溃疡。无颈部淋巴结肿大。腹软,肠鸣音活跃,肝脾不大。皮肤检查无明显异常。

根据以上信息能否得出诊断? 如不能,还需要哪些额外信息?

主要假设:GABHS 感染性咽炎

教科书内容回顾

　　GABHS 感染性咽炎的症状包括急性起病的严重咽痛、中度发热(39~40.5℃)、不适和头痛。局部体征包括咽后部水肿、积脓、扁桃体灰白色渗出、颈前淋巴结肿痛等。消化道症状以恶心、呕吐为主,腹痛多见于儿童。

疾病要点

A. 当出现发热、咽痛但不伴咳嗽、鼻炎、流涕时,应怀疑 GABHS 感染。

B. 未经治疗的 GABHS 感染通常持续 8~10d。患者在病程急性期及其之后的 1 周内具有传染性。

C. GABHS 感染可能引起 2 种重要并发症:

表 30-2　W 先生的诊断假设

诊断假设	人口统计学,风险因素,症状和体征	重要检查
主要假设		
GABHS 感染性咽炎	起病急骤,吞咽疼痛,发热,扁桃体渗出,颈淋巴结肿大,头痛,腹痛	咽拭子(RADT),咽部细菌培养
备选假设		
流感	多见于流感季节,发热,咳嗽,肌痛,乏力	主要为临床诊断。可进行直接免疫荧光测定或 ELISA
传染性单核细胞增多症	发热,不适,咽痛,扁桃体渗出,淋巴结肿大(尤其是颈后群淋巴结)	嗜异性抗体检测(单斑试验)
原发性 HIV 感染 / 急性逆转录病毒综合征	发热,非渗出性咽炎,皮肤黏膜溃疡,淋巴结肿大,皮疹	HIV RNA 检测;HIV 抗原 / 抗体检测在急性期可出现假阴性

ELISA,酶联免疫吸附试验;GABHS,A 族乙型溶血性链球菌;RADT,快速抗原检测试验。

1. 急性风湿热

   a. 出现于咽痛后 1~5 周。

   b. 临床诊断基于 Jones 标准(满足 2 条主要标准,或 1 条主要标准与 2 条次要标准):

     (1) 主要标准:心肌炎,关节炎,小舞蹈症,皮下结节,游走性红斑。

     (2) 次要标准:发热,关节痛,炎性指标升高,心电图显示 PR 间期延长。

   c. 由于 GABHS 感染的治疗较为积极,在发达国家,急性风湿热较为少见(但在发展中国家仍常见)。美国的年发生率为 1/1 000 000。

2. 链球菌感染后肾小球肾炎

   a. 出现于咽痛后 1~2 周。

   b. 主要表现包括水肿、血尿、蛋白尿和高血压。

循证医学诊断

A. GABHS 感染性咽炎的临床诊断

1. 验前概率:

   a. 患者患有 GABHS 感染性咽炎的验前概率大小主要取决于患者年龄、临床表现和发病季节。

   b. 人群中,成人链球菌感染性咽炎的验前概率为 5%~10%。

   c. 由于链球菌感染性咽炎更多见于秋冬季,故应根据季节上调或下调验前概率。

2. 临床症状与临床决策评分

   a. 改良 Centor 评分是最为广泛接受的临床决策评分之一。下列每项临床症状各占 1 分:扁桃体渗出,颈前淋巴结肿痛,不伴有咳嗽,发热,年龄 <15 岁。若患者年龄在 45 岁及以上,则减 1 分。

   b. 当验前概率为 10% 时,诊断的似然比和验后概率见表 30-3。

表 30-3　改良 Centor 评分的似然比和验后概率[1]

Centor 评分	似然比	验后概率
−1~0	0.05	0.55%
1	0.52	5.46
2	0.95	9.55
3	2.5	21.74
4~5	4.9	35.25

[1] 假设验前概率为 10%。

B. 实验室检查

1. 咽部细菌培养

   a. 单次咽拭子培养的敏感度为 90%~95%,特异度为 95%~99%。

   b. 咽部细菌培养的主要缺点是获得结果有 24~72h 延迟。

2. 快速抗原检测试验(RADT)

   a. RADT 在数分钟内即可获得结果。

   b. 与细菌培养相比,RADT 的敏感度为 70%~90%;但在临床实际工作中,RADT 的敏感性接近该范围的下界。

   c. RADT 的特异度为 90%~100%。

C. 综合运用临床决策评分和实验室检查

1. 通常,临床医生根据临床决策评分来决定哪些患者需要完善进一步检查。

2. 低风险患者(改良 Centor 评分 0~1 分,验前概率低)不进行进一步检查。

3. 较高风险患者(改良 Centor 评分 2~3 分,验后概率 5%~50%)应进行 RADT 或咽部细菌培养,并根据检查结果选择下一步治疗。

4. 高风险患者(改良 Centor 评分 4 分,验后概率 >50%)应进行 RADT 或咽部细菌培养,并根据检查结果选择下一步治疗。部分学会推荐对改良 Centor 评分为 4 分的患者进行经验性治疗。

5. 由于 RADT 的敏感性较高,且成人风湿热的发病率极低,因此对于 RADT 阴性的患者,不必进行咽拭子培养(但对于儿童和青少年,若 RADT 阴性,有必要通过咽拭子确证)。

6. 由于 RADT 的特异性高,故阳性的 RADT 结果不需要通过培养确证。

治疗

A. GABHS 感染性咽炎的患者应接受正规抗生素治疗,以预防急性风湿热。

1. 青霉素和阿莫西林是一线抗生素。因为它们较为窄谱,且价格适中。

2. 对于青霉素过敏的患者,可以选择第一代头孢菌素、克林霉素、克拉霉素和阿奇霉素。

B. 治疗可以缓解症状、降低传染风险,并降低出现化脓性并发症和急性风湿热的风险。

C. 抗生素治疗可将急性风湿热的风险降低 73%。

D. 开始治疗后的 48h 内,患者的临床症状应有所改善;若未见明显改善,应重新评估患者病情。

E. 扁桃体切除的指征是患者每年出现至少 4 次严重咽炎。

 所有诊断为 GABHS 感染性咽炎的患者,若在接受正规抗生素治疗 48h 后仍无明显改善,都应接受再次评估。

诊断

W 先生的改良 Centor 评分为 3 分（发热、扁桃体渗出、不伴有咳嗽）。他接受了 RADT 检查。

你能对 W 先生做出诊断吗？是否排除了其他可能的诊断？还需要进一步完善其他检查吗？

由于患者的改良 Centor 评分为 3 分，他患有 GABHS 感染的风险为 28%~35%。在这一风险等级的患者中，RADT 的结果尤为重要，对排除其他诊断有重要的意义。W 先生没有 HIV 感染的危险因素，缺少乏力、不适、咳嗽等提示流感的症状，也没有乏力或颈部淋巴结肿大，也不处于传染性单核细胞增多症的高发年龄，故不倾向于考虑单核细胞增多症。

鉴别诊断：流感

见本书第 10 章。

鉴别诊断：传染性单核细胞增多症

教科书内容回顾

传染性单核细胞增多症的典型前驱症状是发热、乏力、寒战、出汗。随后出现典型三联征：严重咽痛，发热（38~40℃），淋巴结肿大。

疾病要点

A. 传染性单核细胞增多症最多见于 15~24 岁人群（6~8 例 / 1 000 人年）。在成人中并不常见。在 40 岁以上的人群中，传染性单核细胞增多症导致的咽炎占比 <2%。

B. 传染性单核细胞增多症的最常见病原是 EB 病毒（EBV），其次是巨细胞病毒（CMV）和人类疱疹病毒 6 型（HHV 6）。

C. EB 病毒由唾液传播。

1. EB 病毒可在唾液中存活数周。

2. 将近 20% 的健康既往感染者，可间断传播 EB 病毒数十年。

D. 大部分人在童年时期感染过 EB 病毒，但多数人不出现症状。仅有不到 10% 的感染儿童会表现出症状。

E. 约 90% 的成年人的 EB 病毒血清学阳性。

循证医学诊断

A. 病史

1. EB 病毒感染的最早期症状为发热、乏力、寒战、出汗。

2. 症状随后进展为典型三联征：严重咽痛，发热（38~40℃），淋巴结肿大。

B. 体格检查

1. 常见体征包括：扁桃体肿大、咽部红斑、覆盖有黏稠的咽部渗出物、腭部瘀点、颈前 / 颈后淋巴结肿痛等。颈后淋巴结肿大是 EB 病毒感染的特异性表现。

2. 表 30-4 列出了提示 EB 病毒感染的体征。

3. 皮疹在传染性单核细胞增多症中并不常见，除非使用过抗生素。

   a. 5%~10% 的患者会出现多形性皮疹。

   b. 27%~69% 的接受过阿莫西林或氨苄西林治疗的传染性单核细胞增多症患者会出现皮疹。

传染性单核细胞增多症的经典三联征是：发热，咽痛，淋巴结肿大。

C. 实验室检查

1. 嗜异性抗体检测（单斑试验）对 EB 病毒感染的特异性较高：

   a. 特异度为 99%。

   b. 敏感度：

      (1) 感染第一周的假阴性率为 25%。

      (2) 感染第二周的假阴性率为 5%~10%。

      (3) 感染第三周的假阴性率为 5%。

2. 血清抗 EB 病毒壳抗原（EBV-CA）IgM 抗体检测：

   a. 准确率高，但比单斑试验耗时。

表 30-4 提示传染性单核细胞增多症的症状和体征

症状或体征	敏感度	特异度	阳性似然比	阴性似然比
脾大	26%	71%~99%	1.9~6.6	0.65~0.94
腭部瘀点	25%~27%	95%	5.3	1.0
颈后淋巴结肿大	64%	87%	3.1	0.69
乏力	93%	23%	1.2	0.3
体温 >37.5℃	72%	12%~84%	0.9~1.7	0.87~1.7
颈前淋巴结肿大	67%	43%	1.2	0.7

b. 检测方法特点:
(1) 敏感度为 97%。
(2) 特异度为 94%。
(3) LR+ 为 16。
(4) LR− 为 0.03。
c. 该检测方法对于疑似传染性单核细胞增多症但单斑试验阴性的患者有较高的价值。

3. 其他检查:
a. 淋巴细胞增多以及异型淋巴细胞的出现具有诊断价值。
(1) 外周血涂片中淋巴细胞比例 >50%:敏感度为 66%,特异度为 84%。
(2) 淋巴细胞中异型淋巴细胞比例 >10%:敏感度为 75%,特异度为 92%。
(3) 既有淋巴细胞比例 >50%,又有异型淋巴细胞比例 >10%:敏感度为 43%,特异度为 99%,LR+ 为 54,LR− 为 0.58。
b. 多数患者转氨酶升高。

治疗

A. 传染性单核细胞增多症为自限性疾病,多数症状在 3 周内缓解。

B. 对症治疗包括补液、退热、镇痛和休息,是治疗的主要措施。

C. 不推荐将糖皮质激素、阿昔洛韦和抗组胺药作为传染性单核细胞增多症的常规治疗。
1. 阿昔洛韦可降低病毒载量,但不改变临床病程。
2. 对于即将出现呼吸道受累的患者,可使用糖皮质激素。

D. 在症状缓解后,仍可能有脾大。患者在病后 4 周内应避免提重物和剧烈运动。

E. 并发症较为罕见,包括:
1. 脾破裂
a. 罕见,但可致命。
b. 估算发生率为 1~2 例 /1 000。
2. 气道梗阻
3. 肺炎
4. 血液学并发症
a. 溶血性贫血
b. 血小板减少
c. 中性粒细胞减少
d. 再生障碍性贫血
5. 神经系统并发症
a. 脑炎
b. 脑膜炎
c. 颅神经麻痹

d. 抽搐
e. 脊髓炎
f. 视神经炎
g. 吉兰 - 巴雷综合征

鉴别诊断:原发性 HIV 感染 - 急性逆转录病毒综合征

教科书内容回顾

急性逆转录病毒综合征的症状不具有特异性,且病程自限,多不需治疗即可自发缓解。最常见的表现包括发热,淋巴结肿大,咽痛,皮疹,肌痛 / 关节痛,头痛和皮肤黏膜溃疡。

疾病要点

A. HIV 感染的高危人群是:
1. 与男性发生性关系的男性。
2. 滥用静脉药物者。
3. 性工作者。
4. 有多个性伴侣且不常规使用避孕套者。

B. HIV 的传播多见于感染后的前 3 个月:
1. 这一时期病毒载量较高。
2. 这一时期,血液和生殖道分泌物内的病毒水平高。
3. 这一时期,患者通常不知道自己已经感染。
4. 因此,早期诊断对于阻断传播有重要意义。

循证医学诊断

A. 临床表现
1. 通常从 HIV 感染到出现症状需要 2~4 周。
2. 50%~90% 的急性 HIV 感染者会出现急性逆转录病毒综合征的症状。
3. 超过 50% 的急性逆转录病毒综合征患者会出现:
a. 发热
b. 乏力
c. 皮疹
d. 头痛
e. 淋巴结肿大
f. 咽炎
g. 肌痛,关节痛
h. 恶心,呕吐,腹泻
i. 消瘦
4. 伴有疼痛的皮肤黏膜溃疡:
a. 较少见,但对于该病具有特征性。
b. 多为浅层溃疡,边界清
c. 可累及口腔黏膜、肛门、阴茎、食管
5. 表 30-5 列出了提示急性 HIV 感染的症状和体征。

表 30-5 提示急性 HIV 感染的症状和体征

症状或体征	敏感度	特异度	阳性似然比	阴性似然比
生殖器溃疡	18%	94%	3	0.87
消瘦	21%	96%	4.7	0.83
呕吐	13%	97%	4.6	0.90
淋巴结肿大	11%	98%	4.6	0.91
体温 >37.5℃	33%	90%	3.4	0.74
淋巴结病	39%	88%	3.1	0.7

B. 实验室检查
1. 当怀疑急性反转录病毒综合征时,均可进行实验室检查。
2. 实验室检查包括:
   a. 第四代 HIV 免疫分析:
      (1) 可在感染后 18 天检出 HIV。
      (2) 传统 HIV 抗体检测法(ELISA 和 Western 印迹法)的检测窗口较长。
      (3) 敏感度为 99%~100%。
      (4) 特异度为 98%~100%。
   b. HIV 病毒载量分析:
      (1) 可在感染后 11 天检出 HIV。
      (2) 急性反转录病毒综合征的患者,其病毒载量通常高达 100 000 拷贝/mL。
      (3) 当病毒载量 <10 000 拷贝/mL 时,可能出现假阳性。
      (4) 敏感度为 95%~98%。
   c. 基因型耐药检测:推荐对所有原发性 HIV 感染的患者进行检测,因为已经出现了耐药 HIV 病毒株的传播。

 由于 HIV 抗原/抗体检测在急性血清转换期可能阴性,因此当怀疑 HIV 感染时,都应进行 HIV 病毒载量分析。

治疗

A. 推荐对所有 HIV 感染者进行抗反转录病毒治疗,包括急性期和早期感染者。
B. 若接诊医师未经过 HIV 诊治培训,推荐转诊至 HIV 专家就诊。
C. 应在开始抗逆转录治疗之前完善基因型抗性检测,从而指导治疗方案的选择。
D. 应让患者充分意识到抗反转录病毒治疗的重要性,并做好心理准备,提高患者依从性。
E. 对于急性逆转录病毒综合征的症状,应进行对症、支持治疗,并除外其他性传播疾病的可能。

病例解决方案

 1

W 先生接受了 RADT 检测,结果为阳性。在确认过他没有抗生素过敏史后,W 先生开始了为期 10 天的青霉素治疗(500mg/ 次,每天 2 次)。2 天后,他表示自己的症状有了明显好转。

主诉

 病例 2

L 女士,25 岁,既往体健,咽痛、发热、乏力 7 天,张口受限 1 天。她主诉严重咽痛,右侧为著,伴右耳疼痛、吞咽时咽痛加重。

此时,最有可能的诊断是什么?鉴别诊断还有什么?是否存在不可漏诊的情况?基于以上鉴别诊断,后续应进行哪些检查?

鉴别诊断排序

本案例的关键点在于,患者的咽痛以单侧为著,同时伴有牙痛、张口受限。这些症状提示扁桃体周围脓肿,又称为扁桃体周围炎。扁桃体周围脓肿多见于软腭附近,就在扁桃体上极的上方。

扁桃体周围脓肿是一个不可遗漏的诊断,因为如果不予处理,可进展到气道梗阻、脓肿破裂或败血症。其他重要的鉴别诊断包括咽后脓肿、会厌炎。另外,罕见的由坏死梭形杆菌感染引起的 Lemierre 病也应考虑。表 30-6 列出了可能的鉴别诊断。

表 30-6　L 女士的诊断假设

诊断假设	人口统计学,风险因素,症状和体征	重要检查
主要假设		
扁桃体周围脓肿	严重的单侧咽痛伴发热、发音模糊,单侧扁桃体肿大伴移位,悬雍垂偏向健侧	多为临床诊断
备选假设——不可漏诊的		
会厌炎	咽痛伴发音模糊,吸气喘鸣音,流涎,颈前肿痛	颈部侧位相;可直视喉镜
咽喉脓肿	与会厌炎类似,但颈部症状更重(僵硬、疼痛)	颈部侧位相;颈部 CT
Lemierre 综合征	下颌角疼痛、肿胀、变硬,伴持续高热、牙关紧闭	颈部 CT

L 女士的体格检查显示:呼吸无不适,体温 39.0℃,脉搏 102 次 /min,血压 110/70mmHg,呼吸频率 15 次 /min。口咽部体格检查发现右侧扁桃体明显肿大,伴软腭肿胀、悬雍垂向左侧偏移。右侧鼓膜完好,光锥完整,无向外突出。双侧颈前淋巴结肿痛。肺部体格检查正常,无吸气喘鸣音。

根据以上信息能否得出诊断? 如不能,还需要哪些额外信息?

主要假设:扁桃体周围脓肿

教科书内容回顾

　　扁桃体周围脓肿的典型临床表现为显著的单侧咽痛伴发热、发音模糊,仿佛嘴里有一块烫土豆。乏力、吞咽困难、耳痛也为常见表现。吞咽困难常导致唾液大量分泌、流涎。患者可出现牙关紧闭,因为炎症引起的疼痛会导致张口困难。口咽部体格检查可见扁桃体明显肿大,悬雍垂向健侧偏移,患侧软腭肿大。患侧可伴有颈部淋巴结炎。

疾病要点

A. 扁桃体周围脓肿表现为急性起病的扁桃体渗出性炎,可快速进展为蜂窝织炎和脓肿形成。当出现 Weber 腺(一组位于软腭的唾液腺)梗阻时,可在无前驱感染的情况下突然形成脓肿。

B. 扁桃体周围脓肿是最常见的头颈深部感染,占头颈部脓肿的 30%。

C. 主要见于 20~40 岁的年轻人。

D. 扁桃体周围脓肿通常为多重细菌感染。常见病原包括:

　1. 需氧菌

　　a. A 族链球菌

　　b. 金黄色葡萄球菌

　　c. 流感嗜血杆菌

　2. 厌氧菌

　　a. 梭形杆菌

　　b. 消化链球菌

　　c. 色素普氏菌属

　　d. 韦荣球菌属

循证医学诊断

A. 扁桃体周围脓肿的诊断多依赖于临床表现;对于症状典型的患者,无需加做实验室检查或影像学检查。

　1. 症状

　　a. 发热

　　b. 乏力

　　c. 明显咽痛(常为单侧)

　　d. 吞咽困难

　　e. 同侧耳痛

　2. 体征

　　a. 软腭黏膜红肿,腭垂偏移,扁桃体肿大

　　b. 牙关紧闭(见于约 66% 的患者)

　　c. 流涎

　　d. 发音模糊,"烫土豆"音

　　e. 呼吸喀喇音,呼气异味

　　f. 颈部淋巴结炎

B. 脓液培养可确诊。文献报道的培养阳性率差异较大,范围在 <50%~100%。

C. 实验室检查:

　1. 实验室检查对于诊断而言不是必需的,但有助于评估病情严重程度,也可直接治疗。

　2. 常用检查包括:

　　a. 血常规。

　　b. 咽拭子培养 A 族链球菌。

　　c. 取脓液进行革兰氏染色、细菌培养和药敏试验,尤其适用于持续感染或合并糖尿病、免疫缺陷的患者。

D. 影像学检查:

　1. 影像学检查不是诊断所必需,但在下列情况下应考虑:

　　a. 怀疑已经蔓延到扁桃体后间隙

　　b. 由于患者牙关紧闭,咽部体格检查不满意

　　c. 抗生素和引流治疗效果不佳

　2. 一般推荐进行增强 CT 检查:

　　a. 敏感度为 100%

　　b. 特异度为 75%

　　c. LR+ 为 4

　　d. LR- 为 0

3. 口腔超声可用于鉴别扁桃体周围脓肿和蜂窝织炎，并在超声引导下进行穿刺抽吸。

   a. 敏感度为 89~95%

   b. 特异度为 79~100%

治疗

A. 主流治疗方式包括：脓肿引流，抗生素治疗，支持治疗。

  1. 随机对照试验的结果表明穿刺抽吸和切开引流的效果相当。

  2. 这两种操作在 1~2 天内出现脓肿复发的概率相当，约为 10%。

  3. 穿刺抽吸具有侵略性小、疼痛少、更易耐受的特点。

B. 推荐在引流的同时进行有效的抗生素治疗，覆盖 GABHS、金黄色葡萄球菌和呼吸道厌氧菌。

  1. 引流与抗生素联合治疗可以控制超过 90% 的扁桃体周围脓肿。

  2. 糖皮质激素可以减轻水肿和炎症，从而减少疼痛、缩短住院时间。但这方面证据不一致，因此不推荐常规使用糖皮质激素。

C. 很多患者在门诊治疗即可。在门诊治疗的患者应当：

  1. 在引流后留观，以确保他们可以耐受口服抗生素、止痛药和输液。

  2. 在引流 24~36h 后复查。

  3. 当出现下列症状时，及时就诊：

   a. 呼吸困难

   b. 咽痛加重，颈痛，牙关紧闭

   c. 肿块进一步增大

   d. 发热

   e. 颈强直

   f. 出血

D. 治疗效果不佳时，应扩大抗生素的抗菌谱，复查 CT 以评估感染情况，并进行扁桃体切除术。

诊断

L 女士的症状包括单侧扁桃体肿大、向内侧偏移，悬雍垂偏向健侧，可以做出扁桃体周围脓肿的诊断。你进一步安排了耳鼻喉方面的检查。

 你能对 L 女士做出诊断吗？是否排除了其他可能的诊断？还需要进一步完善其他检查吗？

鉴别诊断：会厌炎

见本书第 33 章。

鉴别诊断：咽后脓肿

见本书第 33 章。

鉴别诊断：Lemierre 综合征

教科书内容回顾

Lemierre 综合征是颈静脉化脓性血栓性静脉炎。其典型症状和体征包括高热、寒战、呼吸窘迫、颈痛或咽痛。口咽部体格检查可见黏膜溃疡、伪膜或红斑。颈静脉区可触及硬结、肿痛。部分病例可无阳性体征。

疾病要点

A. Lemierre 综合征较为罕见（每年约 3.6 例 / 百万），但具有潜在致死性。

B. 约 81% 的病例由革兰氏阴性的厌氧菌坏死梭形杆菌引起。

C. 自 1940 年起，抗生素的广泛应用使该病的发病率显著降低，但近年来有回升趋势。

D. 坏死梭形杆菌现在被认为是引起青少年和青年人咽炎的地方性因素。怀素梭形杆菌感染性咽炎与 Lemierre 综合征的关系尚未充分阐明。

E. 症状：

  1. Lemierre 综合征最常见的症状缺乏特异性（如咽痛、颈部硬结或肿痛、发热）。

  2. 一些见于 Lemierre 综合征但不常见于咽炎的症状包括：呼吸困难（23.8%）、胸膜牵拉性胸痛（31.1%）、腹痛（13.7%）和牙关紧闭（9.1%）。

F. 化脓性血栓性静脉炎可产生菌栓。菌栓的潜在并发症包括：

  1. 肺部

   a. 菌栓栓塞

   b. 渗出

   c. 肺脓肿

   d. 胸腔积液

   e. 脓胸

  2. 骨关节

   a. 化脓性关节炎

   b. 骨髓炎

  3. 肝脓肿

  4. 中枢神经系统

   a. 脑脓肿

   b. 脑膜炎

   c. 海绵窦血栓形成

G. 化脓性血栓性静脉炎和菌栓栓塞的症状可能掩盖原发的口咽部症状。

在 Lemierre 综合征中,化脓性血栓性静脉炎和菌栓栓塞的症状可能掩盖原发的口咽部症状。因此,在出现化脓性栓塞的患者中均应考虑 Lemierre 综合征。

循证医学诊断

A. 由于 Lemierre 综合征的症状和体征均缺乏特异性,故需要临床上高度怀疑才可做出诊断。

B. 对于有寒战高热合并单侧颈部肿胀的患者,应强烈怀疑 Lemierre 综合征。患者可能同时伴有前驱咽炎、化脓性肺栓塞和抗生素治疗无效的发热。

C. 分离出坏死梭形杆菌可能需要 5~8 天。

D. 下列表现强烈提示 Lemierre 综合征:

   1. 口咽部原发性厌氧菌感染。

   2. 继发菌血症(至少 1 次血培养阳性)

   3. 至少 1 处远处播散感染灶

   4. 颈静脉血栓性静脉炎

E. 颈部增强 CT 是首选的辅助检查。

治疗

A. 抗生素治疗。

   1. 坏死梭形杆菌通常对耐 β- 内酰胺酶的 β- 内酰胺类抗生素、克林霉素、甲硝唑和氯霉素敏感。

   2. 文献报道的第二代、第三代头孢菌素的有效性差异较大。

B. 对于合并有脓肿形成或抗生素治疗无效的患者,可考虑手术治疗。

C. 抗凝治疗的效果有待明确。由于 Lemierre 综合征发病率低,对照试验尚未明确抗凝治疗的风险与获益。

病例解决方案

耳鼻喉科的会诊医生对病灶进行了穿刺抽吸,并引流出 8mL 脓液,并由此明确了扁桃体周围脓肿的诊断。在引流后,L 女士可以耐受经口饮水和口服止痛药,并在 14 天的克林霉素治疗后出院。在穿刺 24h 后,L 女士在耳鼻喉科诊室复查,自诉咽痛症状有所缓解,且已经退热。医生建议她继续完成 14 天的抗生素治疗。

参考文献

Aronson MD, Komaroff AL, Pass TM, Ervin CT, Branch WT. Heterophile antibody in adults with sore throat. Ann Intern Med. 1982;96:505–8.

Bisno AL. Acute pharyngitis. N Engl J Med. 2001;344(3):205–11.

Brenner BG, Roger M, Routy JP et al. High rates of forward transmission events after acute/early HIV-1 infection. J Infect Dis. 2007;195(7):951–9.

Brook I. Microbiology and management of peritonsillar, retropharyngeal, and parapharyngeal abscesses. J Oral Maxillofacial Surg. 2005;62(12):1545–50.

Centor RM, Atkinson TP, Ratliff AE et al. The clinical presentation of *Fusobacterium*-positive and streptococcal-positive pharyngitis in a University Health Clinic: a cross-sectional study. Ann Intern Med. 2015;162:241–7.

Choby BA. Diagnosis and treatment of streptococcal pharyngitis. Am Fam Physician. 2009;79(5):383–90.

Chu C, Selwyn PA. Diagnosis and initial management of acute HIV infection. Am Fam Physician. 2010;81(10):1239–44.

Ebell MH. Epstein-Barr virus infectious mononucleosis. Am Fam Physician. 2004;70(7):1279–87.

Ebell MH, Smith MA, Barry HC, Ives K, Carey M. The rational clinical examination. Does this patient have strep throat? JAMA. 2000;284(22):2912–8.

Ebell MH, Call M, Shinholser J, Gardner J. Does this patient have infectious mononucleosis? The Rational Clinical Examination Systematic Review. JAMA. 2016;315(14):1502–9.

Fox JW, Cohen DM, Marcon MJ, Cotton WH, Bonsu BK. Performance of rapid streptococcal antigen testing varies by personnel. J Clin Microbiol. 2006;44(11):3918–22.

Galioto NJ. Peritonsillar abscess. Am Fam Physician. 2008;77(2):199–202.

Hollingsworth TD, Anderson RM, Fraser C. HIV-1 transmission, by stage of infection. J Infect Dis. 2008;198(5):687–93.

Johnson RF, Stewart MG, Wright CC. An evidence-based review of the treatment of peritonsillar abscess. Otolaryngol Head Neck Surg. 2003;128(3):332–43.

Kociolek LK, Shulman ST. In the clinic. Pharyngitis. Ann Intern Med. 2012 Sep 4;157(5):ITC3-1– ITC3-16.

McIsaac WJ, Goel V, To T, Low DE. The validity of a sore throat score in family practice. CMAJ. 2000;163(7):811–5.

Panel on Antiretroviral Guidelines for Adults and Adolescents. Guidelines for the Use of Antiretroviral Agents in Adults and Adolescents Living with HIV. Department of Health and Human Services. Available at http://www.aidsinfo.nih.gov/ContentFiles/AdultandAdolescentGL.pdf. Accessed October 29, 2018.

Perlmutter BL, Glaser JB, Oyugi SO. How to recognize and treat acute HIV syndrome. Am Fam Physician. 1999;60(2):535–42, 545–6.

Powell J, Wilson JA. An evidence based review of peritonsillar abscess. Clin Otolaryngol. 2012;37:136–45.

Renn CN, Straff W, Dorfmüller A, Al-Masaoudi T, Merk HF, Sachs B. Amoxicillin-induced exanthema in young adults with infectious mononucleosis: demonstration of drug-specific lymphocyte reactivity. Br J Dermatol. 2002;147(6):1166–70.

Shulman ST, Bisno AL, Clegg HW et al. Clinical practice guideline for the diagnosis and management of group A streptococcal pharyngitis: 2012 update by the Infectious Diseases Society of America. Clin Infect Dis. 2012;55(10):1279–82.

Spinks A, Glasziou PP, Del Mar CB. Antibiotics for sore throat. Cochrane Database Syst Rev. 2013 Nov 5;(11):CD000023.

Vincent MT, Celestin N, Hussain AN. Pharyngitis. Am Fam Physician. 2004;69(6):1465–70.

Wood E, Kerr T, Rowell G et al. Does this patient have early HIV infection? The Rational Clinical Examination Systematic Review. JAMA. 2014;312(3):278–85.

(张昀 译　任延平 校)

第 31 章 晕 厥

碰到短暂性意识丧失患者,该如何确定病因?

Scott D. C. Stern

主诉

病例 1

M 先生是一位 23 岁的医学生,今天早上他在第一次进入解剖实验室后失去知觉。他感觉很震惊,也很尴尬。

 短暂性意识丧失的鉴别诊断是什么? 您将如何进行鉴别?

构建鉴别诊断

短暂意识丧失可能是由外伤、中毒、癫痫发作、低血糖、蛛网膜下腔出血、脑血管疾病(涉及脑干)或晕厥引起。尽管晕厥经常被错误地认为是短暂性意识丧失的代名词,但晕厥实际上是指由于短暂性全脑低血压而导致的短暂性意识丧失,由短暂的全脑低灌注引起。因此,评估短暂性意识丧失病因的第一个关键步骤是区分短暂性意识丧失的晕厥与非晕厥原因。

三个关键特征有助于区分晕厥患者:晕厥发作突然;持续时间短暂;可完全自发的恢复(图 31-1)。原因简单,晕厥是由于短暂的全脑灌注不足引起的,所以意识丧失是突然的。此外,必须迅速发生血流的恢复,否则患者将死亡而不是出现晕厥。因此,晕厥是短暂的。最后,当血流恢复时,短暂性意识丧失自发性迅速完全恢复。具有其他特征(例如,恢复时间延长)的患者应进行非晕厥原因的评估,这些原因可能会误诊成晕厥(例如癫痫发作、低血糖症)。一个实用的技巧是询问患者失去知觉后,下一个能想起的事情是什么? 1min 或 2min 以上的明显持续性困惑都是提示暂时性意识丧失的非晕厥病因的重要指征(例如,癫痫的发作期)。

鉴别晕厥患者的第二个关键步骤是确定其晕厥的可能类型:反射性、直立性或心脏性晕厥(图 31-2)。由于这些类型中的每一种都与特定的潜在疾病相关,因此可以缩小鉴别诊断的范围。重要的是,这一关键步骤还有助于识别出心脏

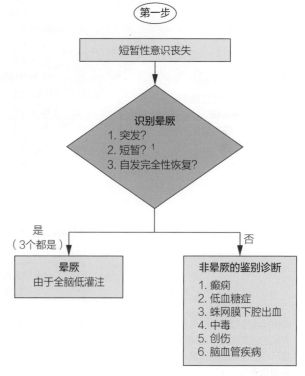

第一步

短暂性意识丧失

识别晕厥
1. 突发?
2. 短暂? 1
3. 自发完全性恢复?

是
(3个都是)

晕厥
由于全脑低灌注

否

非晕厥的鉴别诊断
1. 癫痫
2. 低血糖症
3. 蛛网膜下腔出血
4. 中毒
5. 创伤
6. 脑血管疾病

1 一个实用的询问技巧"你能想起的下一件事情是什么?"

图 31-1 晕厥的鉴别诊断

性晕厥的患者,这类患者有高猝死风险。如果导致晕厥的潜在心脏病理生理过程(如心律不齐或梗阻性疾病[如主动脉瓣狭窄])持续时间长而不是短暂性的,则可能发生猝死。

 应仔细评估晕厥患者,以确定他们是否患有心脏性晕厥,有无增加心脏猝死的风险。

对所有晕厥患者的评估必须包括详细全面的病史、体格检查和心电图(electrocardiogram,ECG)。详细病史至关重要,包括对发作环境的描述(长时间站立、温暖的环境),容量丢失(呕吐、腹泻、黑便、直肠出血),精确到患者正在做的事情(自我锻炼)以及他们在晕厥发生前所处的体位(站立、坐下、仰卧)。此外,应询问患者有关触发因素(疼痛、焦虑),

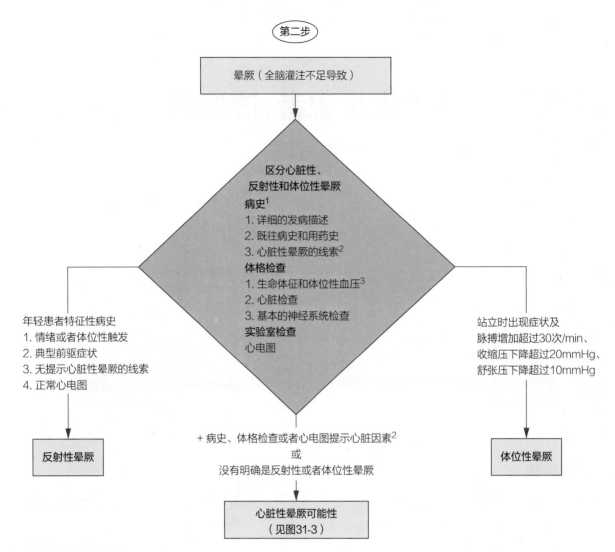

1 病例描述应包括晕厥患者的既往病史，现状（触发），晕厥之前的活动，体位，前驱症状，伴随症状（恶心，腹痛），
 先前的容量丢失，后续事件的记忆。
2 提示心脏性晕厥的线索：
 病史线索
 既往心脏病史；心力衰竭；冠状动脉疾病；仰卧、坐着或运动时晕厥；相关的胸痛，心悸或呼吸急促症状；猝死家族史；年龄>60岁。
 体格检查
 节律异常，明显的杂音，奔马律，颈静脉怒张，肺部湿啰音，显著水肿。
 心电图
 异常心电图：窦性心动过缓，二度或三度心脏传导阻滞，束支传导阻滞，缺血性心电图改变，室上性心动过速或室性心动过速或左心
 室肥厚或右心室肥厚，预激，长或短 QT，心房颤动。
3 建议在站立时立即检查生命体征，然后在3min后再复查。

图 31-2　区分心脏性、反射性和直立性晕厥

前驱症状（恶心、腹痛），相关症状（胸痛、心悸、呼吸急促）以及旁观者观察到的任何症状。应仔细询问患者的既往史和用药史，以查找任何心脏病史（包括缺血性、瓣膜性或心力衰竭）。体格检查包括生命体征和体位性血压，还应包括详细的心脏和神经系统检查。最后，每位晕厥患者都应完成ECG 检查，并检查其有无心律不齐、传导性疾病、缺血性或结构性心脏病的体征。

怀疑心脏性晕厥的患者应接受评估（图31-3）。提示心脏性晕厥的线索包括既往心脏病史；仰卧、坐着或运动时晕厥；相关的胸痛，心悸或呼吸急促症状；有猝死的家族史；或年龄 >60 岁。体格检查的线索包括心脏节律异常，明显的杂音，奔马律，颈静脉怒张，肺部湿啰音，显著水肿。最后，对于心电图异常的患者，包括节律异常，束支传导阻滞（bundle-branch block，BBB），新发或陈旧的缺血性改变，左心室肥大（left ventricular hypertrophy，LVH），长 QT 或预激，均应怀疑心脏性晕厥。

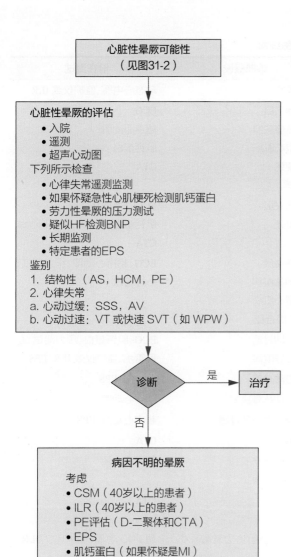

AS，主动脉瓣狭窄；AV，房室传导阻滞；BNP，脑钠肽；CSM，颈动脉窦按摩；CTA，CT血管造影；EPS，电生理研究；HCM，肥厚型心肌病；ILR，植入式循环记录器；MI，心肌梗死；PE，肺栓塞；SSS，病态窦房结综合征；SVT，室上性心动过速；VT，室性心动过速；WPW，预激综合征。

图 31-3　心脏性晕厥

值得一提的是，由于晕厥只有三类，因此对于既不符合直立性也不符合反射性晕厥的患者，也应怀疑心脏性晕厥。

站立时立即出现晕厥或体检时出现明显的直立性低血压提示直立性晕厥，而长时间站立或伴有腹部不适的晕厥提示血管迷走性晕厥。

体位性或心脏性晕厥患者的最后一步是确定具体病因。表 31-1 通过病史、体格检查、心电图和超声心动图确定了各种线索，可以提示心脏性晕厥的具体原因。

短暂性意识丧失的鉴别诊断

A. 非晕厥原因

1. 全身性癫痫发作

2. 脑血管疾病

    a. 椎 - 基底动脉供血不足

    b. 锁骨下动脉盗血综合征

    c. 蛛网膜下腔出血

3. 低血糖症

4. 创伤

5. 中毒

B. 晕厥原因

1. 反射性晕厥

    a. 血管迷走性晕厥

    b. 情境性晕厥（咳嗽、排尿或排便）

    c. 颈动脉窦综合征

2. 体位性晕厥

    a. 脱水（呕吐、腹泻、无法控制的糖尿病、过度透析）

    b. 出血

    c. 自主神经功能障碍

        （1）原发性自主神经功能衰竭：多系统萎缩、帕金森病

        （2）继发性自主神经功能衰竭：糖尿病、维生素 B_{12} 缺乏、尿毒症

    d. 药物（利尿剂、α 受体阻滞剂、血管扩张剂、硝酸酯）

3. 心脏性晕厥

    a. 心律失常

        （1）心动过速

            （a）室性心动过速（ventricular tachycardia，VT）

                i. 继发于结构性心脏病（例如，心力衰竭、缺血性心脏病、急性心肌梗死、心脏瓣膜病）

                ii. 先天性（例如，长 QT 综合征、Brugada 综合征）

                iii. 电解质紊乱或缺氧

                iv. 药物（三环类抗抑郁药、抗心律失常药、吩噻嗪类、大环内酯类、蛋白酶抑制剂、非镇静抗组胺药和利尿剂［由于电解质异常］）

            （b）快速性室上性心动过速（例如，WPW 综合征）

        （2）心动过缓

            （a）窦房结疾病

                i. 窦性心动过缓（<35 次 /min）

                ii. 窦性停搏（>3s 或 >2s 有症状）

            （b）房室传导阻滞（二或三度）

    b. 结构性（梗阻性）

        （1）主动脉瓣狭窄

        （2）肥厚型心肌病（hypertrophic cardiomyopathy，HCM）

表 31-1 心脏性晕厥线索

	线索	诊断假设	潜在测试
相关症状	心悸	心律失常	动态心电图、监护仪或 ILR
	胸痛	主动脉夹层	ECG
		主动脉瓣狭窄	超声心动图
		肥厚型心肌病	肌钙蛋白
		心肌梗死	CTA
		肺栓塞	
	晕厥	主动脉夹层	ECG
		心肌梗死	肌钙蛋白
			CTA
	劳力性晕厥	主动脉夹层	ECG、超声心动图、压力测试、
		冠状动脉疾病	心导管术
		肥厚型心肌病	
		长 QT 综合征	
既往病史	冠状动脉疾病	室性心动过速	ECG、肌钙蛋白、压力测试、心
		房室传导阻滞	导管术、监护仪或 ILR、EPS
	心力衰竭	室性心动过速	监护仪、EPS
	主动脉瓣狭窄	严重主动脉瓣狭窄	超声心动图
	肥厚型心肌病	梗阻或室性心动过速	超声心动图、EPS
	有记录的 DVT 或相关危险因素（固定、手术）	肺栓塞	CTA
体格检查	杂音	主动脉瓣狭窄	超声心动图
		肥厚型心肌病	
	右室心力衰竭（颈静脉怒张），单侧下肢水肿，心动过速，或缺氧	肺栓塞	CTA
	左室心力衰竭（第三心音奔马律、湿啰音、JVD、双侧水肿）	室性心动过速（心力衰竭诱发）	超声心动图、监护仪、ILR、EPS
异常心电图	窦性心动过缓或停搏	病态窦房结综合征	监护仪、ILR
	房室传导阻滞（二度或三度）	房室传导阻滞	监护仪、ILR、EPS
		室性心动过速	
	BBB	房室传导阻滞或室性心动过速（右 BBB 则为肺栓塞）	监护仪、ILR、EPS、CTA
	S1Q3T3，RAD 或 RBBB	肺栓塞	CTA
	短 PR 间期或 δ 波	WPW 综合征	EPS
	左室肥厚	室性心动过速（来自心力衰竭）	超声心动图、监护仪、EPS
		肥厚型心肌病	
		主动脉瓣狭窄	
	QTc≥0.44	室性心动过速	
	缺血改变	室性心动过速或房室传导阻滞	肌钙蛋白、超声心动图、压力
		急性冠脉综合征	测试或心导管检查
异常回声	HFrEF	室性心动过速	监护仪、EPS
	右室心力衰竭	肺栓塞	CTA
	严重主动脉瓣狭窄	主动脉瓣狭窄	
	室间隔肥大	肥厚型心肌病	

[1] 如果考虑诊断为严重的主动脉瓣狭窄，禁止进行压力测试。

BBB，束支传导阻滞；CTA，CT 血管造影；DVT，深静脉血栓形成；EPS，电生理学研究；HFrEF，射血分数降低的心力衰竭；ILR，植入式循环记录器；JVD，颈静脉怒张；RAD，电轴右偏；RBBB，右束支传导阻滞。

（3）肺栓塞（pulmonary embolism，PE）

（4）罕见原因：Δ 心房黏液瘤、人工瓣膜功能障碍、主动脉夹层

M 先生说，在进入解剖室之前，他处于平时健康状况良好状态，感觉非常好。当看着尸体，他感到恶心和发热。出汗并倒在地板上。当他恢复意识时，他很尴尬，但不感到困惑。教师告诉他，他昏迷的时间只有几秒。

此时，最有可能的诊断是什么？鉴别诊断还有什么？是否存在不可漏诊的情况？基于这些鉴别诊断，应该做哪些检查？

鉴别诊断排序

如前所述，评估一过性意识丧失患者的第一步是将晕厥与其他原因区分开来。突然发作、持续时间短和自行完全恢复符合晕厥（图 31-1）。对此类患者进行评估的下一步是将心脏性晕厥与反射性或直立性晕厥区分开来（图 31-2）。触发因素（与强烈的情绪相关）和伴随的恶心、发热的前驱症状是血管迷走性晕厥的典型表现，显然可以作为最可能的诊断。然而，还必须考虑心脏性晕厥，因为可能会危及生命而必须加以鉴别。虽然心脏性晕厥的大多数原因在年轻患者中并不常见，但肥厚型心肌病和离子通道病，如长 QT 综合征，可能出现在儿童和年轻成人中，必须加以考虑。事实上，长 QT 综合征患者可能会因情绪压力诱发危及生命的心律失常。同时，直立性晕厥是一个必须考虑的鉴别诊断。表 31-2 列出了鉴别诊断，需要详细询问病史、体格检查和复查心电图（图 31-2）。

M 先生说没有腹泻、呕吐、黑便或直肠出血，未服用任何药物。既往无心脏病，进行剧烈运动后无症状。未伴随胸痛、心悸或呼吸困难。无心源性猝死家族史。体检时，血压和脉搏正常，未随站立而变化。心脏检查显示心率和节律正常，无明显杂音、颈静脉怒张、第三心音奔马律、湿啰音或水肿。心电图正常。

目前临床信息资料足以进行诊断吗？如果不能，您还需要哪些其他信息？

主要假设：血管迷走性晕厥引起的反射性晕厥

教科书内容回顾

血管迷走性晕厥通常发生在年轻患者中，有触发诱因（长时间站立伴或不伴有情绪压力源），并伴有前驱症状（发热、恶心、出汗和头晕）。

表 31-2　M 先生的诊断假设

诊断假设	人口统计学、风险因素、症状和体征	重要检查
主要假设		
反射性晕厥：血管迷走性晕厥	晕厥前的疼痛、焦虑、恐惧或长时间站立腹部不适和恶心 没有心脏病	ILR 对于复发性、非典型性或 40 岁以上的患者开展直立倾斜试验
备选假设——最常见的		
体位性晕厥：（脱水）	呕吐、腹泻、经口摄入不足、黑便、直肠出血史	测量体位性血压和脉搏 CBC BMP
体位性晕厥：（药物）	α 受体阻滞剂、其他抗高血压药物的历史	测量体位性血压和脉搏
备选假设——不可漏诊的		
心脏性晕厥：肥厚型心肌病	猝死家族史 劳力性晕厥病史，站立时收缩期杂音增加	ECG 超声心动图
心脏性晕厥：长 QT 综合征	猝死、先天性神经性耳聋家族史 大声喧哗、情绪触发或运动诱发的晕厥	心电图：QTc>450ms（男性），>460ms（女性）

BMP，基本代谢特征；CBC，全血细胞计数；ILR，植入式循环记录器。

疾病要点

A. 反射性晕厥是指一组相关疾病，可以触发不适当的心血管反射，导致低血压和晕厥。

1. 主要反射可能是心动过缓（心脏抑制型）、血管舒张（血管降压型），或两者兼而有之。

2. 这种区别可能会影响治疗的选择，起搏器是重度、复发性有症状的心脏抑制性反射性晕厥患者的潜在选择。

3. 反射性晕厥的类型包括血管迷走性（或神经心源性晕厥）、情境性晕厥和颈动脉窦高敏综合征。

4. 触发因素因反射性晕厥的类型而异：

   a. 血管迷走神经性晕厥：有压力或无压力的直立姿势。

   b. 颈动脉窦高敏综合征：颈动脉受压，见下述。

   c. 情境性晕厥：与排便、排尿或长时间咳嗽有关。

B. 本节的其余部分重点介绍血管迷走性晕厥。

1. 晕厥的最常见原因（占所有病例的 20%~33%）

2. 病理生理学如图 31-4 所示，包括：

   a. 长时间站立会导致静脉淤积，减少静脉回流，从而降低左心室（LV）前负荷（脱水可加剧）。

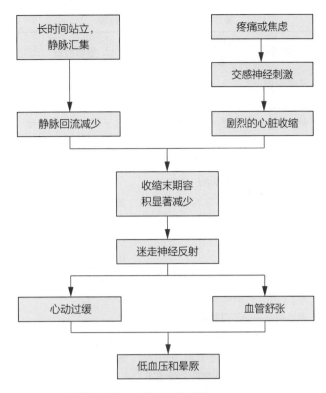

图 31-4 血管迷走性晕厥的病理生理学

b. 叠加的焦虑、疼痛或恐惧会触发交感神经刺激,从而增强心室收缩。

c. 剧烈收缩伴随着心室前负荷降低导致收缩末期容积显著降低,从而触发心内机械感受器。

d. 机械感受器触发迷走神经反射。

e. 迷走神经反射触发心动过缓、血管舒张或两者兼有,导致低血压和晕厥。

循证医学诊断

A. 病史

1. 没有对血管迷走性晕厥非常敏感的单一临床表现(14%~60%)。

   a. 触发因素包括长时间站立(37%)、温暖环境(42%)、缺乏食物(23%)、恐惧(9%~21%)和急性疼痛(14%)。

   b. 前驱症状包括出汗(32%~66%)、恶心(13%~60%)和发热(6%~18%)。

   c. 运动后静脉汇集也可能引发血管迷走性晕厥。然而,运动期间的晕厥提示心脏性晕厥。

2. 然而,某些发现具有特异性,出现会增加血管迷走性晕厥的可能性。

   a. 长时间站立(LR+ 为 9.0)

   b. 晕厥前腹部不适(LR+ 为 8)

   c. 在注射/插管过程中发生(LR+ 为 7)

   d. 脱水(LR+ 为 3.7)

   e. 晕厥后恶心(LR+ 为 3.5)

B. 实验室和放射学检查

1. 患者具有典型病史、正常体格检查和正常心电图且无危险因素[仰卧、坐位或劳累时晕厥、伴发胸痛、心悸或呼吸困难、年龄超过 60 岁或既往心脏病史或家族猝死史(见图 31-2)],不需要进一步检测。

2. 40 岁以上的患者、有非典型病史(即没有明确依据)和患有心脏病或具有危险因素的患者需要进一步的评估,包括超声心动图和潜在的直立倾斜试验和/或植入式循环记录器(ILR)。

3. 血管迷走性晕厥的直立倾斜试验:

   a. 患者最初仰卧 20~45min。

   b. 然后将平台倾斜 70°,患者保持直立 30~40min,在此期间持续监测脉搏和血压。

   c. 可以给予异丙肾上腺素和舌下含服硝酸甘油,这会增加敏感性但会降低特异性。

   d. 阳性结果的标准包括低血压、心动过缓或两者兼有的晕厥前或晕厥症状的重现。

   e. 由于缺乏"金标准",测试特性仅是估计。然而,最近一项研究在 40 岁以上复发性血管迷走性晕厥的患者中使用植入式循环记录器 ILR,表明直立倾斜试验的准确性有限。

   (1) 没有一项标准是非常敏感的(26%~56%)。

   (2) 直立倾斜试验的阳性结果不是血管迷走性晕厥的特异性诊断指标。

      (a) 无晕厥病史的患者直立倾斜试验可能呈阳性。

      (b) 直立倾斜试验可触发因结构性心脏病和心律失常而晕厥的患者的迷走神经反射和晕厥,可能导致血管迷走性晕厥的误诊。

      (c) 给直立倾斜试验阳性的患者作出血管迷走性晕厥的诊断必须谨慎。

 直立倾斜试验阳性结果对神经心源性晕厥没有特异性

4. ILR:

   a. ILR 是植入左胸区的装置,可以记录晕厥期间的心律失常长达 36 个月。

   b. 对无法通过短期连续循环记录仪捕捉到且使用直立倾斜试验未再现的复发晕厥的患者很有用。

   c. 在一项大型研究中,大于等于 3 次的晕厥发作被认为继发于血管迷走性晕厥,ILR 的诊断率为 37%。

   d. 血管迷走性晕厥的确诊率为 21%~32%,但重要的是,5%~16% 的患者被诊断为心律失常,24% 的患者被确定起搏器有效。

5. 图 31-5 展示了一种治疗反射性晕厥的方法。

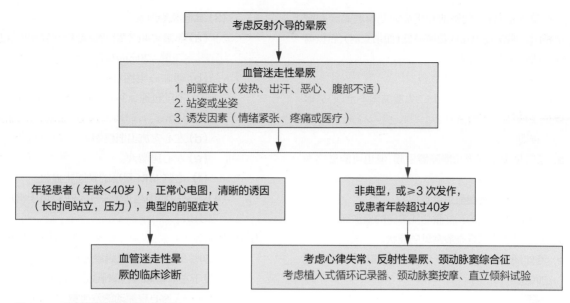

图 31-5　反射性晕厥的诊断方法

治疗

A. 应该让患者放心,指导他们避免触发因素,如果他们注意到即将发生的昏厥的预兆,就躺下。

B. 减少降压药物(和酒精)用量可以显著降低血管减压药引起的复发性血管迷走性晕厥(NNT3)患者的晕厥发生率。

C. 肌肉紧张 2min 的反压动作(握力、手臂绷紧、下蹲和腿交叉)可显著升高血压并减少血管迷走性晕厥(绝对风险降低 19%,NNT5)。

D. 米多君是一种可能有用的 α 受体激动剂。然而,由于其每日 3 次给药要求和不良反应(尿潴留),治疗依从性不佳。

E. 氟氢可的松和 β 受体阻滞剂尚未被证明有效。

F. 起搏器适用于有严重复发性心脏抑制性反射性晕厥(停顿时间 >3s 伴有症状或无症状,停顿时间 >6s 或房室传导阻滞)且对其他治疗无效的特定患者(NNT3)。

诊断

　　M 先生明确有血管迷走性晕厥的诱发因素和典型的先兆症状,加上没有严重心脏性晕厥的危险信号(如心力衰竭、缺血性心脏病、高龄、异常体检或心电图),神经心源性晕厥是最有可能的诊断。正常心电图排除了长 QT 综合征。没有脱水病史,体检时也没有体位性变化,均排除了直立性低血压。仍需鉴别肥厚型心肌病。

 以上信息是否达到了拟诊神经心源性晕厥的最低标准? 是否排除了其他鉴别诊断? 是否需要进行其他检查以排除其他鉴别诊断?

鉴别诊断:肥厚型心肌病(HCM)

教科书内容回顾

　　肥厚型心肌病可能是无症状的,可由于心脏性猝死家族史,在评估无症状收缩期杂音期间,在参加运动员筛查前准备期间或在出现症状(晕厥、心力衰竭、心房颤动或心搏骤停)时被发现。

疾病要点

A. 是导致年轻人和青年运动员心血管死亡的最常见原因。

B. 肌节成分(例如,肌球蛋白)的多种突变会导致肌细胞肥大而杂乱、心脏纤维化增加和舒张功能障碍。已经报道了 11 个基因中的 1 400 多个突变(通常是常染色体显性)。

C. 影响一般人群中 0.02%~0.23% 的成年人。

D. 该疾病的标志是在没有负荷条件(高血压、主动脉瓣狭窄等)情况下的左心室肥大:

1. 左心室肥大可能发生在儿童期、青春期或成年期。

2. 左心室肥大可以影响左心室的任何部分,但通常先影响室间隔,这会导致左心室流出道梗阻(left ventricular outflow tract obstruction, LVOTO)。

3. 左心室流出道梗阻会增加进展为心力衰竭、卒中和心源性猝死的风险。流出道梗阻可以是固定的或动态的。

4. 梗阻的病理生理学是复杂的,包括室间隔肥大自身导致左心室主动脉下流出道变窄,以及收缩后牵拉二尖瓣瓣叶与流出道接触导致的流出道狭窄。二尖瓣的运动也可能导致二尖瓣关闭不全。

5. 腔室大小影响梗阻的严重程度。较小的腔室尺寸(即血容量不足)使二尖瓣前叶更靠近肥厚的隔膜并增加梗阻。常常发生在前负荷降低(如站立时)、后负荷降低或收缩力增加时。

E. 大多数患者无症状或症状轻微。

F. 并发症包括心力衰竭、心绞痛、二尖瓣关闭不全、心房颤动、猝死、晕厥和心源性猝死。

1. 心力衰竭

  a. 通常是由于舒张功能障碍引起,但也可能进展为收缩功能障碍。

  b. 左心室流出道梗阻患者更常见。

  c. 由于流出道梗阻和舒张功能障碍的累加而发生。

  d. 劳累时呼吸困难是最常见的症状。

  e. 若伴随二尖瓣关闭不全,心力衰竭症状会出现加重。

2. 心绞痛

  a. 可以是典型的或非典型的。

  b. 发生于 25%~30% 的患者。

  c. 可能继发于以下一项或多项:

    (1) 无冠状动脉疾病,由于供需不匹配导致的缺血。

    (2) 冠状动脉疾病。

    (3) 左心室流出道梗阻。

3. 晕厥

  a. 肥厚型心肌病患者中 15%~25% 发生。

  b. 可能是由于室性心律失常、流出道梗阻和罕见传导阻滞。

  c. 肥厚型心肌病中不明原因的晕厥是心源性猝死的危险因素。

4. 心脏性猝死是最可怕的并发症

  a. 常发生于既往无症状的患者。

  b. 通常继发于室性快速性心律失常(可能由心肌纤维化和紊乱、流出道梗阻或缺血引发)。偶尔继发于心搏骤停、心脏传导阻滞、无脉搏的电活动或血栓栓塞。

  c. 所有肥厚型心肌病患者的年风险为 1%~2%。

  d. 主要风险因素包括:

    (1) 既往病史

      (a) 既往有过心搏骤停

      (b) 自发性持续性室性心动过速

    (2) 临床高危因素

      (a) 年龄 <40 岁(有或无肥厚型心肌病)的一级亲属有心脏性猝死家族史或任何年龄的一级亲属确诊为肥厚型心肌病。

      (b) 不明原因的晕厥(特别是反复发作的、运动诱发的或发生在儿童身上)。

      (c) 巨大的左心室肥厚(>30mm)。

    (3) 其他风险因素

      (a) 年龄 ≤40 岁患者运动后的异常血压反应(下降 >20mmHg)。

      (b) 动态心电图(Holter)中的非持续性室性心动过速 ≥3 次,心率 ≥120 次 /min。

      (c) 年轻。

      (d) 左心室流出道梗阻。

      (e) 左心房增大。

      (f) 心脏 MRI 呈现的晚期钆强化。

    (4) 不建议将电生理学研究(EPS)用于常规风险分级。

5. 心房颤动

  a. 在 20% 的肥厚型心肌病患者出现。

  b. 继发于左心室顺应性降低或二尖瓣关闭不全的左心房扩大,为心房颤动的发生奠定基础。

  c. 心房颤动降低左室充盈并使流出道梗阻加剧。

  d. 房颤显著增加血栓栓塞的风险(与窦性心律患者相比,*OR* 为 17.7)。

6. 卒中通常继发于伴随的心房颤动和随后的栓塞。

循证医学诊断

A. 超声心动图是一种典型的诊断检测选择。

1. 肥厚型心肌病的标准包括左心室壁增厚(≥15mm),但不存在其他已知导致左心室肥厚的情况(如高血压或主动脉瓣狭窄)。

2. 左心室肥厚可以发生在左心室的任何部位和分布中,但通常呈分布不对称。

3. 导致特殊结果的典型特征是间隔肥大。

B. 当经胸超声心动图欠佳时,可使用心脏 MRI 和经食管超声心动图,钆的晚期强化可识别心肌纤维化,并与心源性猝死风险增加有关。

C. 体格检查:

1. 肥厚型心肌病患者可能体检正常或有左心室流出道梗阻引起的收缩期杂音,心尖和胸骨左下缘的收缩期杂音和 / 或二尖瓣关闭不全的杂音,二尖瓣收缩期前移导致瓣膜接触不良和二尖瓣关闭不全。

2. 典型的肥厚型心肌病杂音是由左心室流出道梗阻引起的,并因腔室容积减小(导致梗阻增加)而加重。

  a. 杂音随着患者从蹲位变为站立位而增加(敏感度为 95%,特异度为 84%,LR+ 为 5.9,LR− 为 0.06)。

  b. 被动抬腿可降低杂音(敏感度为 85%,特异度为 91%,LR+ 为 9.4,LR− 为 0.16)。

D. 心电图结果:

1. 心电图异常可能会早于超声心动图异常,并且随着年龄的增长而频繁出现。

2. 异常变化包括复极改变(ST 段抬高、压低或 T 波倒置)和左心室肥厚的电压标准,包括异常的 Q 波、左心房扩大,电轴左偏。

3. 超声心动图提示左心室肥厚的患者中有 86%~90%、无左心室肥厚(基因阳性)患者中 46% 存在心电图异常。

4. 超声心动图提示左心室肥厚的患者中的 65%、无左心室肥厚(基因阳性)患者中 32% 达到左心室肥厚的心电图电压标准。

E. DNA 分析:

1. DNA 分析可以识别突变基因,精确度欠佳。

2. 少于 50% 的患者具有可识别的突变,许多突变的意义仍不确定。

3. 检测肥厚型心肌病患者的亲属基因有一定的意义,尤其是当受检者具有已知的致病突变时,检测可以用于排除此类疾病,亦可在病变进展为左心室肥厚之前识别可能受影响的人。

F. 区分运动员的心脏和肥厚型心肌病。

1. 训练有素的运动员偶尔会出现显著的左心室肥厚(13~15mm),提示肥厚型心肌病。多种特征可用于区分此类患者。

2. 可以提示肥厚型心肌病的特征包括:

a. 更小的左心室舒张末容积 <55mm(敏感度为 100%,特异度为 100%)。

b. T 波倒置(敏感度为 52%,特异度为 93%,LR+ 为 7.4,LR- 为 0.52)。

c. 肥厚型心肌病的家族史。

d. 心脏 MRI 的晚期钆强化。

治疗

A. 评估

1. 初始和年度实验室检查应包括 12 导联心电图、经胸超声心动图、48h 动态心电图(Holter)和连续循环监护仪(针对心悸或头晕的患者),以及症状限制性压力测试(评估血压对运动的反应及缺血性)。

2. 心脏 MRI 伴钆晚期强化应考虑进一步确定解剖结构。

3. 左心室流出道梗阻应充分评估。

a. 左心室流出道梗阻梯度 >50mmHg,会显著增加猝死的风险。

b. 针对左心室流出道梗阻的动态性,采用多种措施,包括站立超声心动图(以减少前负荷和增加梗阻)和有症状患者的运动经胸超声心动图(如果静息动态流出道梗阻梯度 <50mmHg)。

B. 治疗

1. 无症状患者

a. 患者应避免脱水和剧烈运动,可以适度低强度的

有氧运动。

b. β 受体阻滞剂和钙通道阻滞剂在无症状肥厚型心肌病(有或无梗阻)的作用未经证实。

c. 肥厚型心肌病伴梗阻患者应避免使用血管扩张剂和大剂量利尿剂。

d. 不应进行室间隔减容。

2. 有症状的患者

a. 左心室流出道梗阻。

(1) β 受体阻滞剂降低收缩力和减慢心率,增加舒张充盈,从而减少流出道动态梗阻。也推荐用于伴有呼吸困难或心绞痛的患者。

(2) 如果 β 受体阻滞剂无效,可以使用丙吡胺。

(3) 维拉帕米或地尔硫草。

(a) 如果 β 受体阻滞剂无效或不能耐受,可以使用。

(b) 维拉帕米易导致心脏阻滞、心力衰竭,不宜与 β 受体阻滞剂同时使用。

(c) 其他禁忌证包括心力衰竭晚期、高压力梯度或窦性心动过缓。

(4) 有症状(但非无症状)的左心室流出道梗阻梯度 ≥ 50mmHg。

(a) 尽管进行充分的药物治疗,仍可能出现反复劳累性晕厥,由心力衰竭或左心室流出道梗阻引起。

(b) 应考虑室间隔消融以减少阻塞。

(c) 室间隔切开术或冠状动脉内酒精注入室间隔穿支而产生坏死。

(5) 患者应避免脱水;过量饮酒;以及使用各种药物,包括地高辛、正性肌力药、动脉和静脉扩张剂(包括二氢吡啶类、硝酸酯,以及用于勃起功能障碍的磷酸二酯酶抑制剂如西地那非、他达拉非和伐地那非)。

b. 胸痛评估:

(1) 肥厚型心肌病患者非特异性心电图和核素成像异常的频率很高,限制了压力测试的检测效果。

(2) 典型劳力性心绞痛患者、猝死幸存者、持续性室性心动过速患者推荐冠状动脉造影。

c. 晕厥:

(1) 对肥厚型心肌病合并晕厥患者的评估推荐包括 12 导联心电图、运动负荷超声心动图和 48h 动态心电图。

(2) 应评估心脏性猝死的风险。高危人群应使用植入式心脏除颤器(ICD)。而低风险的人可以使用植入式循环监护仪进一步评估。

d. 心力衰竭:

(1) 有左心室流出道梗阻(见上文)。

(2) 射血分数降低的心力衰竭(HFrEF),射血分数 <50%:

  (a) 推荐使用血管紧张素转换酶(ACE)抑制剂或血管紧张素受体阻滞剂和 β 受体阻滞剂。

  (b) 如果用 β 受体阻滞剂和 ACE 抑制剂治疗后仍然存在呼吸困难,可以使用低剂量利尿剂。必要时考虑盐皮质激素受体拮抗剂。

(3) 射血分数保留的心力衰竭:

  (a) 如果 β 受体阻滞剂无效,应考虑维拉帕米或地尔硫䓬。

  (b) 如果症状持续存在,应考虑使用低剂量利尿剂。

e. 心房颤动:由于肥厚型心肌病合并心房颤动的患者血栓栓塞的风险较高,建议进行抗凝治疗。

C. 植入式心脏除颤器(ICD)

1. ICD 是预防肥厚型心肌病患者心源性猝死的最有效策略。

2. 推荐用于高危肥厚型心肌病患者。

a. 肥厚型心肌病患者既往有心搏骤停史或伴有血流动力学改变明显的自发持续性室性心动过速病史,建议使用 ICD。

b. 肥厚型心肌病患者有以下导致心脏性猝死风险增加高危因素,可以合理使用 ICD 植入,包括一级亲属心脏性猝死家族史、近期不能解释的晕厥、巨大左室肥厚,同样可以用于出现非持续性室性心动过速(≥120 次/min,≥3 次连续搏动)或在其他危险因素的情况下对运动产生异常血压反应的患者。

3. 欧洲心脏病学会开发了一个计算器来估计肥厚型心肌病的心脏猝死风险。然而,对大量患者的分析表明,计算器不够灵敏,无法有效地识别有风险的患者。"高风险"评分对心源性猝死的敏感性仅为20%,特异度为 93%(LR+ 为 2.6,LR- 为 0.9)。即使是中等风险评分也不够敏感(特异度为 41%,LR- 为 0.8)。

4. 患者选择很复杂,适应证也在不断变化。建议会诊。

D. 筛查

1. 受影响患者的一级亲属应该进行遗传学检查以完成肥厚型心肌病的筛查。

2. 在普通人群中,对所有年轻竞技运动员进行病史(包括家族病史)、体检和心电图的筛查工作已被证明可将心源性猝死的发生率降低 79%,这主要得益于肥厚型心肌病的死亡人数减少。

病例解决方案

如上所述,M 先生的病史、体格检查及正常心电图提示诊断为血管迷走性晕厥。同时,依据还有无心源性猝死的家族史、心脏无杂音或心电图未提示长 QT 综合征或肥厚型心肌病,以及无脱水、服用药物(如血管扩张剂)或直立性低血压。对于明确诊断的血管迷走性晕厥的单次发作的患者,不建议进行直立倾斜试验。

M 先生放心了,虽然很尴尬,但是感觉好多了。在解释了他的疾病的病理生理机制之后,医生给出预防发作的建议。

主诉

病例 2

C 先生是一位 65 岁的男性糖尿病患者,他来看医生,主诉坐在家里看电视时突然失去知觉,没有任何预兆。他的妻子说,C 先生大约 30s 内没有反应,无强直阵挛活动或尿失禁,恢复意识后无意识模糊。当 C 先生晕倒时,她测量了他的血糖,为 6.67mmol/L。

此时,主要假设诊断是什么?鉴别诊断还有什么?是否存在不可漏诊的情况?基于以上鉴别诊断,后续应做哪些检查?

鉴别诊断排序

如图 31-1 所示,意识丧失患者的第一步是确定这是由于晕厥还是某些非晕厥原因(例如,外伤、中毒、低血糖或癫痫发作)引起的。如前所述,三个问题有助于做出这一关键性的区分:意识丧失是否开始突然、持续时间短,以及是否有自发的完全恢复?显然,这个事件表明这三个都是存在的,因此明确存在晕厥(尽管任何接受过治疗的糖尿病患者都应该考虑低血糖,但此患者在没有干预低血糖的情况下自发恢复了,当时的正常血糖也基本上排除此种可能)。第二个关键步骤是确定患者晕厥类型,心脏性、直立性或反射性晕厥?如图 31-2 所示,寻找风险因素和相关症状来确定晕厥类型,并确定患者有无可能危及生命的心脏性晕厥风险。尤其应询问患者既往心脏病史或家族猝死史,是否在劳累、仰卧或坐姿时发生晕厥,以及任何相关的胸痛、呼吸困难或心悸。

C 先生否认在失去知觉之前有任何劳累史、任何相关的胸痛、心悸或呼吸困难。既往有 2 型糖尿病。患者步行超过 20m 时出现呼吸困难。平素药物治疗包括阿替洛尔、阿司匹林、阿托伐他汀、胰岛素和赖诺普利。检查时,血压为 128/70mmHg,脉搏为 72 次 /min,站立后脉搏血压无明显变化。肺部听诊清晰,心脏检查提示明显的颈静脉怒张和响亮的第三心音奔马律,没有明显的杂音。胫前水肿 2+,直肠检查显示大便愈创木脂阴性。

 这些临床信息是否足以做出诊断? 如果不能,还需要什么其他信息?

　　虽然 C 先生在晕厥时没有劳力性晕厥、胸痛、心悸或呼吸困难,但是既往心脏病史大大地增加了心脏性晕厥的可能性,应作为主要病因纳入首选诊断。C 先生的病史和辅助检查也没有提示其他两种类型的晕厥(直立性或反射性晕厥),也增加了心脏性晕厥的可能性。因为患者为坐着发病,没有任何容量减少或出血的病史,更重要的是,站立时没有体位性血压的变化,排除体位性晕厥。反射性晕厥包括由于神经心源性晕厥,因为缺乏任何触发因素、前驱症状、坐位发病,均导致低可能性。患者应该接受评估、完善病史、体格检查和心电图以寻找支持心脏性晕厥病因的线索(表 31-1)。在对鉴别诊断进行排序之前,有必要回顾一下心脏性晕厥。

主要假设:心脏性晕厥

教科书内容回顾

　　心脏性晕厥是指继发于心脏疾病的晕厥。心律失常(快速性心律失常或缓慢性心律失常)是最常见的。不太常见的疾病包括急性冠脉综合征、阻塞性综合征(主动脉瓣狭窄、肥厚型心肌病和肺栓塞)和罕见原因(主动脉夹层和心房黏液瘤)。传统上,心脏性晕厥患者是患有已知心脏病(即心力衰竭或冠状动脉疾病)的老年患者,他们可能在没有预兆的情况下突然发生晕厥。患者可有心悸。

疾病要点

A. 与反射性晕厥、直立性晕厥或不明原因晕厥相比,心脏性晕厥的死亡率显著增加。

B. 在扩张型心肌病患者中,心源性猝死(往往是心律失常)占死亡率的 30%。

C. 怀疑心脏性晕厥的患者应入院进行评估。

D. 虽然有大量心律失常,但只有少数发生晕厥。大多数室上性心动过速不会引起晕厥,因为房室结限制了心室反应率。与晕厥相关的最常见心律失常包括:

1. 心动过速
   a. 室性心动过速
   b. 与旁路相关的室上性心动过速(即 WPW 综合征)或与非常快速的心室反应相关的室上性心动过速

2. 心动过缓
   a. 窦房结功能障碍
      (1) 窦性心动过缓(<35 次 /min)
      (2) 窦性停搏(定义为:>3s 或有症状 >2s)
   b. 房室结传导阻滞(二度或三度)
   c. 心房颤动伴缓慢心室反应

循证医学诊断

A. 病史:

 1. 某些临床发现会显著增加出现心脏性晕厥的可能性,包括:
   a. 既往心脏病
   b. 心电图异常
   c. 与胸痛相关的晕厥
   d. 劳累时晕厥(LR+ 为 6.5~14)
   e. 仰卧(LR+ 为 2.5~∞)或坐着时的晕厥

 劳力性晕厥不常见,往往提示心脏性晕厥。

2. 其他症状可提示心脏性晕厥,但特异性较低(心悸、突然发作的晕厥、与晕厥相关的呼吸困难)。

3. 仔细考虑患者的相关症状、体检结果或心电图异常,寻找可能提示心脏性晕厥的特定原因(表 31-1)。

4. 根据起始病史、体格检查和心电图(LR- 为 0.09~0.12),没有明确或疑似心脏病的患者发生心脏性晕厥的可能性低。

5. 表 31-3 总结了心脏性晕厥的敏感性、特异性和 LR。

表 31-3　心脏性晕厥的敏感度、特异度和 LR

临床特征	敏感度	特异度	LR+	LR-
奋力性晕厥	13%~14%	98~99%	65~141	0.87~0.89
仰卧位晕厥	4%~14%	97~100%	4.0~∞	0.89~0.96
疑似或确诊心脏病	95%	53%	2.0	0.09

B. ECG:

1. 心电图异常会增加无血管迷走性晕厥患者的心律失常发生[OR 为 23.5(CI,7~87)]。

2. 晕厥患者的某些心电图表现可能提示特定的心脏病因（表31-1）。

  a. 先前心肌梗死或长QT间期的ECG增加了室性心动过速的可能性。

  b. 显著心动过缓、二度或三度房室传导阻滞的心电图结果增加了病态窦房结综合征（SSS）或房室传导阻滞导致晕厥的可能性。

  c. ECG上的束支传导阻滞（BBB）增加了房室传导阻滞和室性心动过速的可能性。

    (1) 晕厥和BBB患者在发病40个月时的死亡率为28%，其中32%是猝死。

    (2) 死亡率增加归因于潜在心脏病患者的室性心动过速或电机械分离。

    (3) 17%的BBB和晕厥患者出现房室传导阻滞。

    (4) EPS可以通过希氏-浦肯野系统长时间记录传导，具有高度特异性但不敏感（67%）。ILR记录仪可能有用。

    (5) 起搏器治疗可有效地预防几乎所有此类患者的晕厥（但不能预防猝死）。

  d. 右心室劳损（S1Q3T3）或右侧BBB提示PE。

  e. 缺血性改变提示MI。

  f. δ波或短PR间期表明存在旁路（例如，WPW综合征）。

C. 临床综合诊疗决策，是结合临床风险因素和ECG结果来预测心脏性晕厥和死亡率。然而，与任何评分系统相比，临床判断在预测严重30天事件方面更敏感（94% vs.75%）。

D. 其他检测：

  1. 超声心动图：

    a. 对疑似主动脉瓣狭窄和肥厚型心肌病（即收缩期杂音）的患者有用。

    b. 对可能患有心脏性晕厥的患者有用（既往心脏病病史；家族猝死史；仰卧、坐着或心累时晕厥；与胸痛、心悸或呼吸困难相关；心脏检查异常；或心电图异常）。此类患者的27%和诊断为明显心律失常的患者中的50%可以发现射血分数≤40%。

    c. 对于没有心脏病史或心电图异常的原因不明的晕厥患者无用。

    d. 表31-1总结了超声心动图诊断线索。

  2. B型利钠肽和肌钙蛋白：

    a. 两者都没有证明对心脏性晕厥的诊断具有足够的准确性。

    b. 2017ACC/AHA/HRS晕厥指南仅推荐在怀疑心肌梗死或心力衰竭时使用。

  3. 运动测试：

    a. 特别适用于劳力性晕厥、胸痛或心电图缺血性改变的患者。

    b. 应极其谨慎地执行。

    c. 可能对劳力性呼吸困难患者有用。

4. 心脏监测：

  a. 仅用于诊断。

    (1) 捕获的心律失常和心律失常期间患者有症状。

    (2) 出现症状时节律正常（心律失常除外）。

    (3) 欧洲心脏病学会指南也认为某些显著的心律失常具有诊断意义，即使是无症状的，包括Mobitz Ⅱ二度或三度房室传导阻滞，快速室上性心动过速>160次/min，搏动>32次，室性心动过速或心搏停止约3s（除外受过训练的年轻人或睡眠期间或心率控制的心房颤动）。

  b. 多种设备可以监测患者的心脏节律并自动或在触发时传输记录。

  c. 设备的监测持续时间各不相同（动态心电图监测为数天，检测仪的数周到ILR的数年）。

  d. ILR已成功用于一些反复出现不明原因晕厥的患者。此设备可以保持原位长达2~3年。此类患者的接收率（55%）通常高于外部监护仪（19%）。重要的是，19%的此类患者有严重的症状性缓慢性心律失常（通常是心搏停止）。另外11%的患者在晕厥期间没有心律失常，排除了心律失常的原因。

  e. 设备选择取决于症状的频率（较长的持续时间对症状不常见的患者很重要）和症状触发设备的能力。

5. EPS需要右心导管术。在EPS期间，施加刺激以引起快速性心律失常并检测旁路。当患者的传导时间或窦房结对快速起搏的反应异常时，尤其传导时间延长时，可能暗示缓慢性心律失常。

  a. 对室性心动过速的敏感度为90%。

  b. 对缓慢性心律失常的敏感度较低（33%）。

  c. EPS的总体诊断率在心脏病患者中为50%，在无心脏病患者中为10%，在心电图异常患者中为22%，而在心电图正常患者中为3.7%。

  d. 不明原因晕厥患者的EPS适应证包括：

    (1) 既往MI

    (2) 结构性心脏病

    (3) LV功能受损

    (4) 双分支阻滞

    (5) 监测提示窦房结功能障碍或房室传导阻滞

  e. 有植入式心脏除颤器Ⅰ类适应证的患者不需要EPS（射血分数≤35%）。

  f. 欧洲心脏病学会推荐，EPS对没有结构性心脏病、心电图异常或心悸的不明原因晕厥患者无效。

g. EPS 的风险包括心脏穿孔、心肌梗死、动静脉瘘、深静脉血栓形成和肺血栓。

E. 表 31-1 总结了有关病史、体格检查、ECG 和超声心动图的线索,这些线索提示了心脏性晕厥的各种原因。

回顾一下,C 先生为 65 岁男性,有冠状动脉疾病和 2 型糖尿病病史。最近坐着时发生晕厥。

是否有足够的临床信息做出诊断? 如果不够,您还需要哪些其他信息?

查看表 31-1,表明 C 先生过去的冠状动脉疾病病史增加了因 AV 传导阻滞或室性心动过速而发生心脏性晕厥的风险,这两种情况都不可漏诊。此外,他的轻微劳累呼吸困难史、JVD 和第三心音奔马律都提示 HF。HFrEF 还显著增加了 VT 的可能性,使其成为最可能的诊断。此外,鉴于 C 先生过去的 CAD 病史,还必须考虑急性冠脉综合征(尽管是晕厥的罕见原因)。最后,心脏性晕厥的另一个"绝不能错过"的原因是 PE。表 31-4 列出了鉴别诊断。

表 31-4 C 先生的诊断假设

诊断假设	人口统计学、风险因素、症状和体征	重要检查
主要假设		
心脏性晕厥(室性心动过速)	冠状动脉疾病、HF 或心脏瓣膜病病史 仰卧或运动时晕厥 心悸、第三心音奔马律、JVD 或明显的杂音	ECG 超声心动图 压力测试 监护仪 EPS
备选假设——不可漏诊的		
心脏性晕厥(急性冠脉综合征)	冠状动脉疾病病史或冠状动脉疾病危险因素、胸痛	ECG 肌钙蛋白 ETT 血管造影
心脏性晕厥(心脏传导阻滞)	冠状动脉疾病病史	心电图上的 AV 阻滞或 BBB 监护仪 ILR
PE	PE 风险因素 胸膜性胸痛或呼吸困难 响亮第二心音 原因不明的持续性低血压 心电图上的右心劳损(右束支传导阻滞,电轴右偏)或超声心动图上的右心室扩张	D- 二聚体 CT 血管造影 通气灌注扫描 下肢静脉多普勒

ECG 显示 Q 波在导联 V₁~V₄ 和 II、III 和 aVF 中与先前的前壁和下壁 MI 一致。也出现在 6 个月前的心电图上。PR 间期正常,没有窦性心动过缓、窦性停搏或房室传导阻滞的证据。QRS 波宽度正常,排除 BBB。超声心动图显示左室功能障碍,前壁和下壁运动减退,射血分数估计为 38%,主动脉瓣正常,不支持主动脉瓣狭窄。

回顾表 31-4 中的差异,C 先生没有急性胸痛或心电图改变提示新的急性冠状动脉事件。尽管当前心电图上没有 BBB 或房室传导阻滞,降低了房室传导阻滞的可能性,但并不完全排除,因为 AV 阻滞可能是间歇性的。超声心动图证实了 HFrEF,这增加了发生室性心动过速的风险。

修正诊断假设:室性心动过速(VT)

教科书内容回顾

VT 患者可能无症状或有症状,包括心悸、头晕、近乎晕厥或心源性猝死。

VT 最常见于心脏病患者,对于晕厥和既往有 VT、HF 或其他心脏病史的患者,应认真考虑。

疾病要点

A. 病因和关联
   1. 缺血性心脏病
      a. 80% 的病例与冠状动脉疾病相关
      b. 可能继发于急性缺血 / 心肌梗死或先前的病灶
      c. 室性心动过速和心室颤动使 10% 的 STEMI(ST 段升高 MI)复杂化
   2. 心力衰竭
   3. 其他心脏病:肥厚型心肌病、心脏瓣膜病、浸润性疾病
   4. 其他原因
      a. 电解质紊乱(低钾血症和低镁血症)
      b. 缺氧
      c. 药物,尤其是那些延长 QT 间期的药物(例如,抗心律失常药、抗精神病药、三环类抗抑郁药、大环内酯类、一些氟喹诺酮类药物等)
   5. 先天性疾病
      a. 先天性心脏病
      (1) 长 QT 综合征
         (a) 受影响家族成员的心电图显示长不应期(长 QT 间期定义为 QTc 男性 >450ms,女

性 >460ms)。

(b) 此类患者因为尖端扭转型室性心动过速导致发生心源性猝死的风险增加。

(c) 心律失常可能由情绪压力、运动、突然的巨响或睡眠期间诱发。

(d) 与血管迷走性晕厥相关的几种典型症状在长QT综合征中也很常见：由情绪压力、疼痛或噪声引发(70%)、出汗(67%)、恶心(29%)、与排尿、排便或咳嗽有关的情境(17%)、腹部不适(16%)。

 长QT综合征可能症状类似于血管迷走性晕厥。因此即使有典型血管迷走性晕厥症状的患者也应进行心电图检查并测量QTc。

(e) 与先天性神经性耳聋有关。

(2) Brugada综合征

(a) 由钠通道基因突变引起。此类患者易患多形性室性心动过速和猝死。

(b) 具有提示性基线ECG异常包括右BBB模式和右侧心前导联ST段抬高。

B. 预后

1. VT是一种可能危及生命的心律失常。

2. VT患者死亡率的预测因素包括既往心搏骤停病史、LV功能障碍、MI后或EPS诱发的室性心动过速。

循证医学诊断

A. VT的心电图标准：

1. >3次连续宽波群(QRS>0.12s)，搏动 >100次/min，构成宽波群心动过速(但不一定是室性心动过速)，见图31-6。

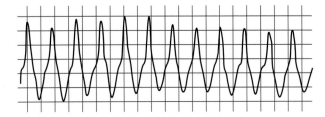

图31-6 室性心动过速

a. 80%~90%的宽复合波心动过速是由VT引起。

b. 然而，室上性心动过速偶尔也会出现宽QRS波群(>0.12s)，这是由于伴随的BBB或旁路、高钾血症或药物引起的QRS改变(三环类抗抑郁药过量和Ⅰa类抗心律失常药)。

c. 既往冠状动脉疾病或HF病史增加了宽复合波心动过速是室性心动过速的可能性。

d. 增加的心电图标准：宽复合波心动过速是由室性心动过速而非室上性心动过速引起的可能性包括：

(1) 捕获搏动(在宽波群心动过速中间存在的窄室上波群)。

(2) 融合搏动(一种QRS波群，其形态介于正常窄QRS波群和宽波群心动过速之间的混合形态)，表明室上性冲动部分捕获了心室。

(3) 房室解离。

(4) 胸前导联的一致性(胸导联或全部导联为正向，或全部为负向)(图31-7)。

(5) QRS持续时间 >160ms，LR+ 为22.9。

(6) 缺乏这些发现不能确定室上性心动过速。

e. 回顾既往的心电图可能会有所帮助。

(1) 既往心电图(窦性心律期间)上存在BBB，其QRS波形态与心律失常期间相同，倾向于室上性心动过速伴异常。

(2) WPW综合征的证据表明室上性心动过速伴有旁道向下的传导。

f. 血流动力学稳定不排除室性心动过速。

 除非有确凿的室上性心动过速证据，否则所有宽复合波心动过速都应假定为室性心动过速。

2. 持续性室性心动过速定义为持续时间 >30s的室性心动过速。

B. EPS可应用于具有VT高危因素(例如缺血性心脏病、心力衰竭、肥厚型心肌病)，但没有明确诊断为VT的患者。

1. 引起持续的单形性VT具有诊断意义。

2. 尤其适用于怀疑VT但还没有ICD指征的患者。

治疗

A. 持续性室性心动过速患者：

1. 不稳定的患者(有低血压、心绞痛、心力衰竭或精神状态改变)应根据ACLS指南进行管理。

2. 评估应包括：

a. 获取基线心电图(如果患者症状足够稳定)

b. 测量肌钙蛋白水平以寻找缺血的证据

c. 检测电解质(尤其是钾、镁)和SaO_2

d. 获取用药史以寻找与QT延长相关的药物

e. 适时检测药物水平(例如地高辛)

B. 后续评估项目旨在评估室性心动过速的病因和猝死风险。

1. 压力测试(和特定患者的冠状动脉造影)可以帮助发现导致VT的潜在缺血，推荐用于运动性晕厥或胸痛或中等以上概率发生冠状动脉疾病的患者。

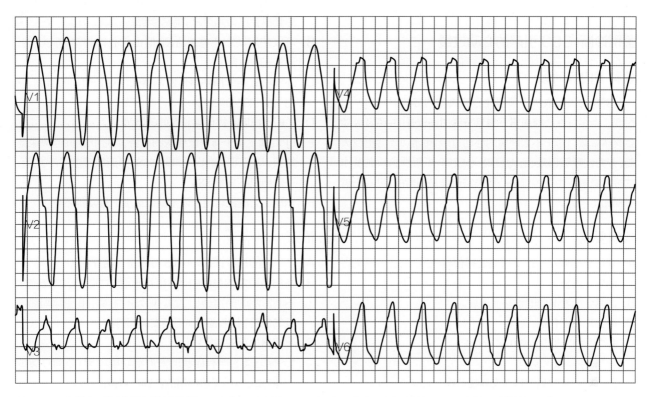

图 31-7　室性心动过速的阳性对照(Reproduced with permission from ECG Library at https://litfl.com)

2. 应使用超声心动图以评估 LV 功能并排除瓣膜性心脏病和心力衰竭。

3. 对选定的患者推荐 EPS。

C. 预防复发性室性心动过速和心源性猝死。

　　1. 治疗潜在病症。

　　　　a. 治疗缺血性心脏病(必要时包括血运重建)。

　　　　b. 治疗心力衰竭(ACE 抑制剂、β 受体阻滞剂和螺内酯均显示可降低死亡率)。

　　　　c. 稳定电解质,包括镁。

　　2. 治疗和预防 VT 的具体疗法包括抗心律失常药物(尤其是 β 受体阻滞剂和胺碘酮)、导管消融、ICD 和上述方案的组合。

　　　　a. ICD 是植入式设备,可监测心律并自动检测 VT 并对其进行心脏复律。

　　　　b. ICD 用于特定的猝死高危患者,包括特定的 HFrEF 患者、猝死幸存者、持续性 VT 患者以及可能由 VT 引起的晕厥患者。

　　　　c. ACCF/AHA 已经发布了 ICD 的适用使用标准。

鉴别诊断:急性冠脉综合征和晕厥

　　急性冠脉综合征是晕厥的一种不常见原因,在第 9 章中有详细介绍。这里将重点讨论因急性冠脉综合征而出现晕厥的患者。简而言之,急性冠脉综合征约占急诊室晕厥患者的 3%。晕厥的机制各不相同,包括反射性晕厥(尤其是

下壁 MI)、高度房室传导阻滞(尤其是前壁心肌梗死)和室性心动过速。急性心肌梗死晕厥患者的症状通常不典型;仅 17% 出现胸痛,30% 出现呼吸困难,54% 有冠状动脉疾病病史。实验室异常包括就诊时肌钙蛋白升高(50%)和 ST 段升高 (9%)。尽管如此,正常的心电图(定义为没有新的或不确定的变化的正常窦性心律)使得急性 MI 的诊断不太可能,阴性预测值为 99%(敏感度为 80%,特异度为 64%,LR+ 为 2.2,LR− 为 0.31)。

诊断

C 先生的血清肌钙蛋白水平多次低于检测限(因此排除急性 MI)。室性心动过速的验前概率非常高。

　　您仍然怀疑是否由明显的缓慢性心律失常或 PE 可能导致 C 先生的晕厥。

以上信息是否达到了拟诊主要假设室性心动过速的最低标准? 是否需要进行其他检查以排除其他鉴别诊断?

鉴别诊断:SSS 引起的心动过缓

教科书内容回顾

SSS 的表现取决于缓慢性心律失常的持续时间和严重程度。当缓慢性心律失常严重且持续时间较长时,患者可能会突然晕厥。对于不太严重的心动过缓,患者可能会出现虚弱、劳力性呼吸困难、心力衰竭、心绞痛、短暂性脑缺血发作或接近晕厥。由于缓慢性心律失常可能是短暂的,患者无需干预即可康复。

疾病要点

A. 窦房结的偶发性或持续性起搏传导失败,无法满足患者的生理需求。

B. 通常会随着时间的推移而进展。

C. 电生理表现包括:

1. 窦性心动过缓 <40 次 /mim。

2. 窦性停顿 >2s。

3. 窦性停搏(具有逃逸交界性节律)。

4. 窦房出口阻滞(窦性冲动不能离开窦房结)。

5. 心脏变时性功能不全:在这种情况下,窦性心率不会随着体力活动而适当增加,导致持续性心动过缓和相应症状。

6. 心动过速 - 心动过缓综合征:在 40%~60% 的患者中,SSS 与室上性快速性心律失常有关,尤其是心房颤动。这些患者可能会抱怨心悸。心动过缓通常在心动过速终止后出现。与单独 SSS 相比,心动过速 - 心动过缓综合征显著增加了死亡风险或非致命性卒中的发生率(2~3 倍)。

D. 是最常见的起搏器放置指征(占所有起搏的 30%~50%)。

E. 年龄是主要的危险因素(RR 为 1.73/5 年),平均发病年龄为 68 岁。

F. 通常是由于窦房结的纤维化和变性。

G. 潜在的冠状动脉疾病很常见,并构成一些患者 SSS 的发病机制。

H. 多种药物可抑制窦房结功能并加重 SSS,包括 β 受体阻滞剂、维拉帕米、地尔硫䓬、地高辛、乙酰胆碱酯酶抑制剂、西咪替丁、可乐定、锂、甲基多巴和其他抗心律失常药。

I. 不太常见的原因包括甲状腺功能减退症、结节病、淀粉样变性、血色病、心包炎、莱姆病、美洲锥虫病和风湿热。

J. 超过 50% 的 SSS 患者伴有房室传导阻滞。

循证医学诊断

A. 同时出现的症状和心电图发现(窦性心动过缓、明显的停顿或窦出口阻滞)可确定诊断。

B. 可以使用动态心电图监测,但由于心律失常的间歇性,通常无法诊断。

C. 外部心脏连续循环事件监测器允许更长时间的监测,评估与症状的相关性。

D. ILR 还被用于提供更长时间的监测。

E. EPS:偶尔用于有严重症状的患者,其症状期间监测未能捕获,从而可以确认或排除 SSS,然而敏感度并不完美,正常结果不排除 SSS。

F. 运动压力测试可用于识别缺血或变时性功能不全。

治疗

A. 不稳定的患者:根据 ACLS 指南进行治疗。

B. 在病情稳定的患者中,停用任何可能对窦房结功能产生不利影响的药物(见上文)。如果不能停用 β 受体阻滞剂或其他药物,患者可能需要安装起搏器。

C. 起搏器放置的指征:

1. 有记录的伴有症状的窦房结功能障碍(心动过缓或停顿),包括无法停用的药物所导致的症状。

2. 心脏变时性功能不全(无法获得足够的运动心率)。

3. 当怀疑 SSS 但无法确诊时,对不明原因晕厥患者使用起搏器是合理的:

    a. 清醒时呼吸频率 <40 次 /min 的患者。

    b. EPS 显示明显的窦房结功能障碍的证据。

鉴别诊断:房室传导阻滞引起的心动过缓

教科书内容回顾

根据心脏传导阻滞的持续时间和严重程度,患者可能无症状或伴有晕厥、近晕厥、心源性猝死、心悸、心绞痛或短暂性脑缺血发作的症状。

疾病要点

A. 继发于 AV 结、His 束或束支的传导异常,心房到心室的传导受到损害。

B. 损害可能是间歇性的或永久性的。

C. 分类(表 31-5):

1. 一度房室传导阻滞,所有窦性冲动(P 波)均传导,但 PR 间期延长。

2. 在二度房室传导阻滞中,传导了一些脉冲,有两个亚型:Mobitz Ⅰ型和 Mobitz Ⅱ型(表 31-5)。

3. 三度房室传导阻滞不传导任何 P 波(图 31-8)。

4. 在二度或三度房室传导阻滞中,心室率减慢并且可能取决于位于心室内的较低的固有起搏点。心动过缓可引起呼吸困难、心绞痛、低血压、晕厥或死亡。

D. 对于心室反应缓慢且未服用减慢房室传导的药物(如地

表 31-5　心脏传导阻滞的分类

分类	房室传导	心电图结果	临床结果	治疗
一度	1∶1	PR 间隔大于 0.2s QRS 宽度通常在正常范围内	无	无
二度莫氏 I 型	间歇性	间期逐渐增加,直到 P 波不传导且 QRS 消失 QRS 下降后 PR 间期短于 QRS 下降前 PR 间期 QRS 宽度 <0.12s	与下壁 MI 相关 很少进展到三度 AV 阻滞	观察或使用阿托品
二度莫氏 II 型	间歇性	间歇性不传导 P 波 QRS 波可能会增宽,可能会看到 BBB(由于更严重的结下损伤)	与前壁 MI 相关	起搏器
三度	φ	P 波未传导 完全 AV 分离 心室率取决于起搏器逸搏	与 CAD、药物、退化、电解质异常、心动过缓、低血压有关	起搏器

AV,房室;BBB,束支传导阻滞;CAD,冠状动脉疾病;MI,心肌梗死。

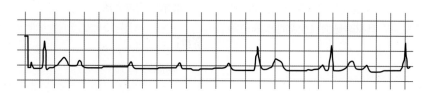

图 31-8　三度房室传导阻滞

高辛、β 受体阻滞剂、维拉帕米或地尔硫草)的心房颤动患者,也应怀疑房室结疾病。

E. 病因:

1. 传导系统纤维化。

2. 缺血性心脏病。

3. 药物(如 β 受体阻滞剂、维拉帕米、地尔硫草、地高辛、腺苷、胺碘酮)。

 大多数因维拉帕米、地尔硫草或 β 受体阻滞剂导致房室传导阻滞的患者都患有传导性疾病,即使不服用药物也可能(>80%)出现房室传导阻滞。

4. 结节病是 60 岁以下患者(34%)不明原因的二度或三度房室传导阻滞的常见原因,即使事先没有诊断出结节病也应考虑。27% 的此类患者随后因心力衰竭发生室性心动过速。

5. 高钾血症。

6. 心脏瓣膜病(由于钙化扩展到传导系统)。

7. 迷走神经张力增加。

8. 其他原因(甲状腺功能减退症、莱姆病、淀粉样变性等)。

9. 心脏手术(即经导管主动脉瓣植入术)。

循证医学诊断

A. 在监护中捕获以下任何一项时即可进行诊断:

1. 三度房室传导阻滞。

2. 具有以下任何一项的高度二度房室传导阻滞(定义为 2 个连续的 P 波阻滞):

  a. 症状。

  b. 推定继发于房室传导阻滞的室性心律失常。

  c. 心搏停止≥3s 或逃逸率 <40 次 /min 或 AV 结以下的逃逸节律。

  d. 与心房颤动和停顿≥5s 有关。

3. 有症状的二度房室传导阻滞(不分类型)。

4. 不明原因晕厥伴慢性双分支阻滞。

B. 使用 ILR 进行长期监测可提高诊断率。

治疗

A. 停用减缓 AV 传导的药物

B. 治疗缺血

C. 纠正电解质异常

D. 阿托品可用于紧急情况

E. 起搏器

1. 精确的指征是复杂的。ACCF/AHA 于 2012 年发布了指南。一些更常见的起搏指征包括:

  a. 三度房室传导阻滞;

  b. 具有以下任何一项的高度二度 AV 阻滞(定义为两个连续阻滞的 P 波):

  (1) 相关症状。

  (2) 推定继发于房室传导阻滞的室性心律失常。

  (3) 心搏停止≥3s 或逃逸率 <40 次 /min 或在房

室结以下逃逸节律。

(4) 与心房颤动和停顿≥5s 有关。

 c. 有症状的二度房室传导阻滞(不分类型)。

 d. 不明原因的晕厥和慢性双束支传导阻滞(特别是伴有 EPS 的 HV 间期≥70ms)。[译者注:HV 间期指希氏束至心室(His bundle-ventricular,HV)间期。]

鉴别诊断:肺栓塞(PE)

教科书内容回顾

  PE 在第 15 章中有详细的介绍。这里将侧重于因 PE 出现晕厥的患者。

  PE 伴晕厥患者的典型表现是突然出现胸痛、呼吸困难和突然意识丧失,往往发生在具有静脉血栓栓塞性疾病危险因素的老年患者。

疾病要点

A. PE 是晕厥的常见原因,其发生率高于我们通常的认知。首次因无明显原因(如脱水、血管迷走神经)晕厥入院的患者有 17% 被诊断为 PE。

B. 晕厥中 9%~24% 的患者发生 PE。

C. 晕厥继发于大面积栓塞(累及 >50% 的肺血管床),严重限制血液回流到 LV,心输出量减少,导致低血压和晕厥。

循证医学诊断

A. 超声心动图显示 88%~94% 的 PE 合并晕厥患者存在 RV 功能障碍(发生晕厥需要达到一定的血管栓塞程度)。

B. 部分到达医院仍存活的 PE 晕厥患者通常情况稳定,伴血流动力学稳定且相对无症状,考虑由于血栓块碎裂和左心室回流改善。

C. 25% 的 PE 合并晕厥的患者没有提示 PE 的其他症状或体征(增加漏诊的可能性)。

 不明原因晕厥患者应考虑 PE,即使缺乏相关临床症状和体征。

D. PE 合并晕厥患者可能有典型的危险因素、相关症状(如胸痛或呼吸困难)和 PE 相关性体征。

E. 在此类晕厥患者中提示 PE 的体征包括呼吸急促(LR+ 为 6.4)和单侧腿部肿胀(LR+ 为 8.9)。

F. 其他可能提示 PE 的症状包括:

 1. 持续性低血压

 2. 缺氧(PaO_2<60mmHg)

 3. 心电图结果(S1 Q3T3 模式、电轴右偏或右束支传导阻滞)

 4. 影像学检查结果(不明原因的胸腔积液或浸润提示肺梗死)

 5. 超声心动图发现右心房或右心室扩大

G. D- 二聚体检测和 CT 血管造影是评估患者 PE 可能性的最常用检查方法。

治疗

  详见第 15 章。

病例解决方案

24h 后,C 先生感觉良好。他急着要回家。遥感监测显示正常窦性心律,没有间歇性房室传导阻滞或室性心动过速的证据。压力测试显示陈旧性 MI,并没有急性缺血的证据。D- 二聚体水平正常。

  遥感监测的敏感度不足以排除危及生命的心律失常,如 VT。此外,病史、体检或实验室检查结果均未提示其他诊断(如 PE、SSS 或 AV 传导阻滞)。与 C 先生仔细讨论后,预约了 EPS。

EPS 显示可诱导的持续性室性心动过速,使患者处于自发性致死性室性心律失常的高风险中。因此放置了 ICD。12 个月后随访。C 先生情况良好,没有再发晕厥事件。ICD 提示进行了 2 次电击除颤。

主诉

病例 3

S 夫人是一名 60 岁的女性,她在短暂的意识丧失后由救护车送达急诊室。患者诉说她正在吃晚饭时失去意识,恢复时已经在急诊室。S 先生说,当他回到家时,发现妻子躺在餐桌旁的地板上。当时,S 夫人有意识,但昏昏欲睡。食物和盘子散落在地板上。没有大小便失禁。体检时,S 夫人生命体征正常。头眼与耳鼻喉科检查显示右眼有挫伤,舌头右半部分有瘀伤。心脏和肺部检查正常。腹部检查无异常。大便隐血阴性。神经系统检查未提示局灶性体征。

此时,最有可能的诊断是什么? 鉴别诊断还有什么? 是否存在不可漏诊的情况? 基于以上鉴别诊断,后续应做哪些检查?

鉴别诊断排序

如前所述,评估一过性意识丧失患者的第一个关键步骤是确定意识丧失的原因是晕厥,还是某些非晕厥因素(图 31-1)。此外,晕厥的主要特征是突然发作、持续时间短和自发恢复。S 夫人病史的显著特征是到达急诊室之前一直持续昏睡和混乱。这是一个关键线索,表明她的意识丧失由非晕厥病因引起。考虑的诊断包括癫痫发作、低血糖、中毒或其他神经系统疾病(如后循环或外伤引起的脑缺血)。患者带有瘀伤的舌头是关键诊断线索,提示癫痫发作的较高可能性。低血糖诱发的晕厥通常继发于意识模糊或交感神经刺激导致颤抖、紧张或出汗,并且几乎只发生在服用胰岛素、磺酰脲类或噻唑烷二酮类药物的糖尿病患者中。表 31-6 列出了鉴别诊断。

应该询问晕厥患者:"你记得的下一件事情是什么?"不记得曾乘坐救护车或在晕厥发生后一段时期(>5min)遗忘的患者应评估癫痫发作可能性。

3

患者表示没有癫痫病史、中枢神经系统肿瘤或卒中(增加癫痫发作可能性)。无糖尿病史,未服用任何药物。无脑血管疾病、高血压或心房颤动病史。否认有身体局部无力、构音障碍、复视或行走困难。无头部外伤史,否认最近饮酒或吸毒。

以上临床信息是否足以做出诊断? 如果不能,您还需要哪些其他信息?

表 31-6　S 夫人的诊断假设

诊断假设	人口统计学、风险因素、症状和体征	重要检查
主要假设		
(癫痫)发作	长时间的嗜睡、意识模糊、发作后遗忘	EEG
	强直阵挛活动	增强 CT 或 MRI 扫描
	大小便失禁	
	既往卒中、CNS 肿瘤或神经系统疾病	
	神经系统检查异常	
备选假设——最常见的		
低血糖症	用胰岛素、噻唑烷二酮或磺脲类药物治疗的糖尿病	发作时的血糖测量
脑血管事件(后循环)	高血压、心房颤动、糖尿病、吸烟史	CT、MRI、MRA
中毒	饮酒或吸毒史	酒精水平、毒理学筛查

CNS,中枢神经系统;EEG,脑电图;MRA,磁共振血管造影。

主要假设:癫痫

教科书内容回顾

全身性癫痫发作通常表现为强直阵挛活动、意识丧失、肌张力增高、失禁以及发作后嗜睡期延长。本节重点在于区分癫痫发作和晕厥。

疾病特征

A. 3% 的美国人一生中会癫痫发作。

B. 癫痫发作是 1%~7% 的患者暂时性意识丧失(可能类似于晕厥)的原因。

C. 60 岁以上患者癫痫发作的病因学和患病率。

1. 特发性,35%

2. 缺血性,49%

3. 中枢神经系统肿瘤,11%(约 1/3 原发,2/3 转移)

4. 中枢神经系统创伤,3%

5. 中枢神经系统感染,2%

6. 代谢紊乱

   a. 低血糖和高血糖(显著的)

   b. 缺氧

   c. 低钠血症

   d. 低钙血症

   e. 尿毒症

7. 药物

   a. 涉及多种药物。

   b. 一些常用的引起癫痫发作的药物(尽管很少)包括

环孢素、芬太尼、哌替啶、利多卡因、吩噻嗪、喹诺酮类、茶碱、三环类抗抑郁药和安非他酮。

8. 违禁药物，即 MDMA（摇头丸）、可卡因

9. 戒断状态（即酒精、巴氯芬、苯二氮䓬类和阿片类药物）

循证医学诊断

A. 特异性指标：舌撕裂伤、头部转动和不寻常的姿势是最具体的临床特征，并显著增加癫痫发作的可能性（特异度为97%，LR+ 为 12~15），见表 31-7。

表 31-7　癫痫发作的敏感度、特异度和似然比

临床特征	灵敏性度	特异度	阳性似然比	阴性似然比
舌咬伤	45%	97%	15	0.57
转头	43%	97%	14	0.59
不寻常的姿势	35%	97%	12	0.67
遗尿	24%	96%	6.4	0.79
旁人可注意到的四肢抽搐	69%	88%	5.8	0.35
前驱震颤	29%	94%	4.8	0.76
前驱专注	8%	98%	4.0	0.94
前驱幻觉	8%	98%	4.0	0.94
发作后混乱	94%	69%	3.0	0.09

Data from Sheldon R, Rose S, Ritchie D, et al: Historical criteria that distinguish syncope from seizures, J Am Coll Cardiol. 2002 Jul 3; 40(1):142-148.

B. 大多数全身性癫痫患者有发作后意识模糊，若没有则全身性癫痫发作的可能性不大（敏感度为94%，LR- 为 0.09）。

C. 癫痫患者的某些症状是不寻常的，它们的存在降低了癫痫发作的可能性。

1. 发作前出汗，LR 为 0.17

2. 发作前胸痛，LR 为 0.15

3. 心悸，LR 为 0.12

4. 发作前呼吸困难，LR 为 0.08

5. 冠状动脉疾病，LR 为 0.08

6. 长时间站立晕厥，LR 为 0.05

D. 惊厥性晕厥：

1. 肢体抽动并非癫痫发作所特有。

2. 15%~90% 与癫痫无关的晕厥患者会出现肢体抽动，这种现象称为**惊厥性晕厥**。晕厥引起的四肢抽搐与肌阵挛抽搐有关，应与强直阵挛活动相区别。

　　a. 肌阵挛抽搐倾向于无节奏和不对称，而强直阵挛活动则相反。

　　b. 肌阵挛抽搐（平均 6.6s）往往短于癫痫发作中的强直阵挛活动（约 1min）。

　　c. 肌阵挛抽搐永远不会先于晕厥，而强直阵挛活动可能会先于晕厥。

3. 最后，全身性癫痫发作通常有显著发作后期，惊厥性晕厥没有显著的发作后期（<1min）。

4. 有难治性"癫痫症"和脑电图（EEG）非特异性异常的患者应接受心脏评估，以排除伴有肌阵挛性抽搐的惊厥性晕厥。

E. 制定了区分癫痫发作和晕厥的量表（表 31-8）。≥1 分表明癫痫发作（敏感度为94%，特异度为94%，LR+ 为 16，LR- 为 0.06）。

表 31-8　癫痫发作和晕厥的评分量表[1]

标准	分值
舌咬伤	2
异常行为（如四肢抽搐、先兆颤抖、注意力集中、幻觉）	1
情绪压力导致意识丧失	1
发作后混乱	1
头转向一侧	1
似曾相识先兆	1
任何先兆晕厥	−2
长时间站立后失去知觉	−2
发作前出汗	−2

[1] 分数≥1 提示癫痫。

F. 评估：

1. EEG：

　　a. 用于评估可能癫痫发作的患者。

　　b. 发作间隔期的敏感度较低（35%~50%），但随着睡眠不足而增加。

　　c. 特异度为 98%。

2. 神经影像学：

　　a. 37% 的成人新发癫痫有结构性病变（如肿瘤、卒中），15% 没有局灶性神经系统表现。

　　b. 适用于所有成人新发癫痫。

　　c. 在急性病例中，通常进行非增强 CT 以排除颅内出血。MRI 对肿瘤和卒中的敏感性增加，因此建议后续完成。

3. 当诊断不确定，可用直立倾斜试验帮助区分晕厥和癫痫发作。与低血压相关的直立倾斜试验阳性提示晕厥。

4. ILR 可用于怀疑但未经证实的对药物治疗无效的癫痫患者，发现 26% 的心律失常患者。

5. 检测钠、钙、葡萄糖、尿素氮、肌酐和氧饱和度。

6. 腰椎穿刺。

a. 如果怀疑中枢神经系统感染(比如患者免疫功能低下或发热、脑膜炎、头痛或持续性意识模糊),应考虑进行腰椎穿刺。

b. 在腰椎穿刺之前应排除颅内压升高(通常使用神经影像学检查),以防止腰椎穿刺引起的脑疝。

c. 腰椎穿刺前应检查血小板计数、凝血酶原时间和部分凝血活酶时间,血小板减少症和凝血功能障碍会增加腰椎穿刺部位出血的风险以及继发于出血的脊髓压迫。

7. 如果怀疑使用非法药物,应进行毒理学筛查。

治疗

抗惊厥治疗很复杂且进展迅速(见神经病学教材)。

 预约了脑电图来评估患者癫痫发作的可能性。

尽管既往无癫痫发作史,此次发作经过缺乏目击者,但患者的舌头瘀伤和发作后症状强烈提示癫痫发作。此时您仍需考虑是否可能发生急性卒中,是否需要对颅外或颅内血管附加成像?

鉴别诊断:脑血管疾病和晕厥

虽然医生通常在晕厥患者的鉴别诊断中考虑颈动脉阻塞,但晕厥需要短暂的全脑低灌注,而单侧颈动脉阻塞不会导致晕厥。因此,对晕厥患者不进行前循环评估。另一方面,后循环的阻塞可能通过引起网状激活系统缺血而导致短暂的意识丧失。这可能发生在锁骨下窃血综合征、椎 - 基底动脉供血不足和基底动脉闭塞中。这些疾病几乎总是与神经系统体征或症状相关,并且当患者出现晕厥和其他与脑干相关的症状(即复视、眩晕、共济失调和虚弱)时应考虑(见第 14 章)。最后,发生蛛网膜下腔出血的患者可能会出现晕厥。这些患者不可避免地也会抱怨严重的头痛或意识模糊。评估包括急诊非增强头部 CT 扫描。

诊断

 患者的脑电图显示间歇性右侧颞部棘波模式。

脑电图确认新发癫痫发作。由于结构性病变在新发癫痫的成年人中很常见,因此需要进行神经影像学检查。

随访

 MRI 扫描显示一个孤立的右侧颞叶肿块。随后的活检显示多形性胶质母细胞瘤。该患者接受了手术切除并接受了抗惊厥治疗。大约 6 个月后,她去世了。

主诉

病例 4
P 夫人是一名 42 岁的女性,因腹痛、晕厥由救护车送到急诊室。P 夫人平素身体健康。入院前早上出现左下腹剧烈疼痛,疼痛持续加重。起身后,失去知觉,倒在地上。很快恢复意识,被丈夫扶到椅子上。几分钟后,当她站起来时,又短暂地失去了知觉。患者诉说她的腹痛好多了。没有胸痛或呼吸困难。生命体征:血压 105/60mmHg,脉搏 85 次 /min,体温 37.0℃,呼吸频率 18 次 /min。心肺检查正常,腹部检查显示左下腹轻度压痛。心电图正常,HCT 为 36.0%。

此时,最有可能的诊断是什么? 鉴别诊断还有什么? 是否存在不可漏诊的情况? 基于以上鉴别诊断,后续应做哪些检查?

鉴别诊断排序

如图 31-1 所示,鉴别诊断第一步是确定 P 夫人有无晕厥或其他短暂性意识丧失。没有预兆的突然发作和快速恢复的病史强烈提示晕厥。下一步需考虑区分反射性晕厥、直立性晕厥或心脏性晕厥(图 31-2)。P 夫人的晕厥发作有几个特征值得注意。首先,与腹痛有关,增加了血管迷走性晕厥的可能性。其次,站立时有 2 次晕厥发作。这一关键线索增加由脱水、出血、药物治疗或自主神经功能障碍引起的直立性晕厥的可能性。最后,所有晕厥患者都应考虑心脏性晕厥。幸运的是,P 夫人没有心脏病史,降低心脏性晕厥的可能性。此外,没有心脏性晕厥提示性症状(胸痛晕厥、劳力性晕厥、坐位或仰卧晕厥、心悸或呼吸困难)或提示心脏性晕厥的体征(明显杂音、奔马律或 JVD)。她的心电图也正常。缺乏潜在的心脏病或心脏性晕厥的提示症状,加上站立后立即复发性晕厥,使得发生直立性晕厥可能性大,心脏性晕厥可能性小。表 31-9 列出了鉴别诊断。

表 31-9　P 夫人的诊断假设

诊断假设	人口统计学、危险因素、症状和体征	重要检查
主要假设		
血管迷走性晕厥（晕倒）	发作前的疼痛、焦虑、恐惧或长时间站立 意识快速恢复 没有心脏病	ILR 如果复发性、非典型性或 40 岁以上的患者使用倾斜试验
备选假设——最常见的		
直立性低血压（脱水）	呕吐、腹泻、口服摄入量减少的病史	血压和脉搏的体位测量
直立性低血压（出血）	胃肠道出血：黑便、直肠鲜红色血液或其他失血 腹膜后出血（来自脾脏破裂、异位或 AAA）：腹痛或外伤、AAA 的危险因素、育龄妇女无保护性交	血压和脉搏的体位测量 CBC β-HCG 腹部超声或 CT
直立性低血压（药物）	α 受体阻滞剂、其他抗高血压药物的用药史	血压和脉搏的体位测量
直立性低血压（自主神经功能障碍）	帕金森病、多系统萎缩、糖尿病或高龄病史	血压和脉搏的体位测量（低血压常与脉搏上升不足有关）

AAA，腹主动脉瘤；CBC，全血细胞计数；ECG，心电图；HCG，人绒毛膜促性腺激素；ILR，植入式循环记录仪。

进一步病史询问提示，P 夫人未服用任何药物。初步评估是继发于一过性腹痛的神经心源性晕厥。

正如第一个病例介绍中所讨论的，血管迷走性晕厥通常由疼痛诱发，时间短暂，随后意识迅速恢复。P 夫人发病特征与此诊断一致。然而，两次晕厥都是在站立后立即发生，线索导向晕厥实际上是体位改变诱发。此外，患者腹痛虽有所改善，仍然无法解释原因。下一步选择检查患者直立性血压和脉搏，是评估晕厥患者的关键内容（图31-2）。

P 夫人仰卧时的血压为 105/60mmHg，脉搏为 85 次 /min；坐位是血压为 95/50mmHg，脉搏为 90 次 /min。站位的时候情况发生了变化，血压下降到 60/0mmHg，脉搏为 140 次 /min。患者失去了知觉，将患者平放，很快又恢复意识。

血压和脉搏的体位测量至关重要。如果患者站立时未测量血压和脉搏，则可能会忽略危及生命的血容量不足。

P 夫人站立时血压大幅下降和反复晕厥是一个关键的诊断线索，清楚表明晕厥是由于直立性低血压引起。这与反射性晕厥不一致。因此，可将最可能的诊断修改为直立性低血压导致的晕厥。

目前临床信息是否足以做出诊断？如果不能，还需要哪些其他信息？

主要假设：直立性低血压

教科书内容回顾

当患者站立时，通常会出现直立性低血压的症状。通常患者从椅子上站起来或从床上起来后立即发生晕倒。其他症状包括近乎晕厥、虚弱、视物模糊、虚弱或腿屈曲。

疾病要点

A. 20% 的 75 岁以上患者可发生直立性低血压，占晕厥患者的 12%~30%。

B. 站立后 3min 内会发生典型的直立性低血压，直立性低血压也可能延迟 >3~10min 或迅速发展，呈一过性，难以用标准血压计检测到。

1. 一过性直立性低血压定义为站立后 15s 内收缩压下降 >40mmHg 或舒张压下降 >20mmHg。

2. 由于其快速改善，如果没有即刻测量血压就无法检测到低血压，但患者可能仍然有症状。

3. 一项研究记录了 27% 的直立性头晕但没有明显直立性低血压的患者有晕厥病史，表明这些患者中的许多患者有未被发现的短暂或间歇性直立性低血压。另一项研究表明，直立性低血压占年轻人晕厥病例的 8%。

C. 病因：

1. 血容量不足
   a. 脱水
      (1) 口服摄入量减少
      (2) 胃肠道损失(呕吐、腹泻)
      (3) 尿液丧失
         (a) 未控制的糖尿病
         (b) 失盐性肾病
         (c) 肾上腺皮质功能不全
   b. 出血
      (1) 消化道
      (2) 腹主动脉瘤破裂
      (3) 脾脏破裂
      (4) 宫外孕破裂

　　腹腔内和腹膜后出血是直立性晕厥的罕见原因,但可能危及生命,具有隐匿性。因此,对于不明原因的明显直立性低血压患者,伴有腹痛或背痛时,应考虑予以鉴别。

   c. 过度透析
   d. 餐后低血压,在老年人中尤为常见,如果摄入大量碳水化合物或酒精,情况会更糟。内脏汇集减少了静脉回流
   e. 热环境(热水浴缸、浴室、桑拿)
2. 药物
   a. α 受体阻滞剂和 β 受体阻滞剂
   b. 利尿剂
   c. 血管扩张剂(即硝酸酯、钙通道阻滞剂、肼屈嗪)
   d. ACE 抑制剂和血管紧张素受体阻滞剂
   e. 三环类抗抑郁药
   f. 抗精神病药和抗帕金森病药物
   g. 西地那非和其他磷酸二酯酶抑制剂,特别是与硝酸酯合用时
   h. 酒精、镇静催眠药和阿片类药物
3. 自主神经功能不全:许多(不是全部)此类患者在站立时血压下降,不伴随脉搏增加
   a. 中枢神经系统疾病(例如,帕金森病、多系统萎缩、纯自主神经功能衰竭、多发性硬化症等)
   b. 周围神经系统疾病:糖尿病、维生素 B_{12} 缺乏症、尿毒症、莱姆病、梅毒、HIV 和其他自主神经病的原因
   c. 长期卧床休息

循证医学诊断

A. 直立性低血压的定义:
1. 站立 3min 内收缩压下降≥20mmHg;收缩压降低

≥30mmHg 可能是高血压患者更合适的标准。
2. 站立 3min 内舒张压下降≥10mmHg。
3. 或站立后 3min 内脉搏增加 >30 次 /min。
4. 欧洲心脏病学会还包括收缩压降至 <90mmHg。

B. 20% 的老年人有直立性低血压。因此,仅存在直立性低血压并不能证实晕厥继发于直立性低血压。直立性低血压导致晕厥或站立时先兆晕厥的患者可确诊为直立性低血压晕厥。

C. 体位测量比单独的坐位或仰卧血压测量敏感得多,即使在因危及生命的出血或明显脱水而晕厥的患者中,也可能漏掉严重的直立性低血压。对中等容量放血(450~630mL)或大容量放血(630~1 150mL)的影响的研究表明:
1. 血压和脉搏的简单仰卧测量对即使大量失血也不敏感(敏感度为 12%~33%)。
2. 站立时脉搏增加 >30 次 /min 对大量失血(1~2 单位)高度敏感(97%)和高度特异度(98%,LR+ 为 48)(表 31-10)。如果患者坐着而不是站立(39%~78%),敏感度会急剧下降。

表 31-10　大量失血的查体准确度(1.2~2.2 单位)

临床发现	敏感度	特异度	阳性似然比	阴性似然比
体位性脉搏增加 >30 次 /min	97%	98%	48.0	0.03
卧位脉搏 >100 次 /min	12%	96%	3.0	0.9
卧位血压 <95mmHg	33	97%	11.0	0.7

　　Data from McGee 5, AbernethyWB, Simel DL: lhe rational clinical examination. ls this patient hypovolemic7 JAMA. 1999 Mar 17;281(11):1022~1029.

3. 如果比较仰卧位和站立位血压,直立测量的敏感度最高。如果不测量仰卧血压,则可能无法识别 67% 的直立患者。
4. 任何关于直立动作的异常发现都强烈提示容量减少(特异度为 94%~98%,LR+ 为 3.0~48)。
5. 患者测量直立血压前应站立 1min。
6. 没有任何措施对中度失血(0~27%)非常敏感。

　　直立性生命体征是晕厥或接近晕厥患者体格检查的关键组成部分。

7. 大量失血偶尔会引起反常性心动过缓。(收缩末期容积的减少可能会触发神经介导的反射)。
8. 全血细胞计数可能有用,但重要的是要认识到初始血细胞比容可能无法准确反映急性出血的严重程度。补液前血细胞比容可能正常,其下降可能需要

24~72h。

D. 直立倾斜试验可用于诊断迟发性直立性低血压。

E. 恶心、呕吐、腹泻或摄入不足的病史可能表明血容量不足,可由 BUN、肌酐和 / 或低尿 Na^+、FE_{Na^+}(钠排泄分数)或 FE_{urea}(尿素排泄分数)升高支持。

治疗

A. 急性失血:输血适用于有急性失血的直立性患者,以及潜在失血的识别和治疗。

B. 脱水(腹泻、呕吐或经口摄入减少):

1. 能够耐受口服摄入的患者:口服补液最好用富含钠的饮料

2. 不能耐受口服摄入的患者:静脉补液

   a. 优选生理盐水。

   b. 通常在 1h 内给予 500mL 至 1L 的剂量。

   c. 体弱的患者(即体型较小的老年妇女或有肾病或心力衰竭病史的患者)可给予较小的剂量。

   d. 在每次剂量后重复进行体位性血压测量,进行肺和心脏检查,以确保患者液体负荷过重。

   e. 静脉治疗应持续到直立性低血压缓解。

C. 慢性直立性低血压:

1. 补液(水、汤或运动饮料)。

2. 停用或减量有问题的药物(抗高血压药,尤其是 β 受体阻滞剂、噻嗪类药物和 α 受体阻滞剂;硝酸酯;三环类抗抑郁药;吩噻嗪)。

3. 可以尝试反压操作(见上文血管迷走性晕厥)。

4. 建议患者缓慢起身(站立前坐在床边),避免大餐和过热,并使用高腰支撑型软管进食。

5. α 受体激动剂(即米多君)临床应用有效。不良反应包括尿潴留、高血压和心力衰竭恶化。

6. 氟氢可的松临床应用有效。

诊断

P 夫人诉说,她没有出现任何腹泻或呕吐,并且摄入了正常量的液体。否认有任何呕血、黑便或每次大便后有鲜红色的血液。

有一点非常重要,P 夫人出现了晕厥和腹痛,疼痛虽然有所好转,但并未解决;可能为潜在病因提供重要线索。

鉴于严重的直立性低血压,外部血液或容量损失的证据缺乏,无不恰当药物治疗,内出血被认为是她腹痛和晕厥的原因。在鉴别诊断中,需要考虑脾破裂、腹主动脉瘤破裂和异位妊娠破裂。没有外伤不支持脾破裂,而且患者的年龄

和性别对于腹主动脉瘤来说是不典型的。因此,需要除外她是否患有宫外孕破裂。

分析患者的主诉很重要,因为它通常包含诊断的最重要线索。

病例解决方案

P 夫人说她已经错过末次月经日期。进行腹部超声检查并显示骨盆中有 750mL 液体(怀疑血液)。尿妊娠试验呈阳性。

虽然最初没有考虑异位妊娠的最终诊断,但仔细的临床检查证实了直立性晕厥。一旦发现了这一关键线索,就可以缩小鉴别诊断的范围并确定根本原因。值得注意的是,她最初的血细胞比容是正常的,因为血管内血液尚未被任何口服或静脉输液稀释。

最初的 HCT 测量不能准确反映近期出血患者的失血量。

给 P 夫人建立两个大口径静脉通路,进行血型分型和交叉配血用于红细胞输血。测量全血细胞计数、凝血酶原时间、部分凝血活酶时间和血小板计数,并给予 1L 生理盐水,同时等待红细胞。在容量和血液复苏后,她接受了手术探查并切除了破裂的输卵管。

其他重要疾病

主动脉瓣狭窄

教科书内容回顾

主动脉瓣狭窄通常是在常规体格检查中偶然发现,而不是由于症状。通常,主动脉瓣狭窄在右侧第二肋间产生响亮的渐强 - 渐弱收缩期杂音,并可能放射到颈部。当主动脉瓣狭窄变得严重时,患者可能会出现三种主要症状中的任何一种:晕厥、心绞痛或心力衰竭(呼吸困难,通常伴有劳累)。

疾病要点

A. 瓣叶增厚和钙化导致血流逐渐阻塞。

B. 左心室肥厚以代偿阻塞。

C. 主要症状的病理生理学见图 31-9。

D. 75 岁以上患者的患病率为 3%。

E. 病因:

1. 最常见的原因是三叶主动脉瓣钙化。

2. 在先天性二尖瓣异常患者进展迅速。

 a. 1%~2% 的人口出生时就有先天性二尖瓣异常。

 b. 与三尖瓣患者相比,66% 的患者会出现严重的主动脉瓣狭窄,并且发生的年龄更早。

 c. 主动脉根部结构通常也是异常的,通常与主动脉根部进行性扩张有关,可能需要修复以防止破裂或产生夹层。

3. 风湿性心脏病。

F. 重度主动脉瓣狭窄的特征是瓣膜面积 <1cm²,与跨过主动脉瓣的血流速度增加(≥4m/s)和平均主动脉瓣梯度 >40mmHg 相关。心输出量低的患者的梯度和速度可能较低。

G. 预后:当症状出现(心力衰竭、心绞痛或晕厥)时死亡率显著增加。最常见的症状是运动耐力下降和劳累时呼吸困难。有症状患者没有进行瓣膜置换术的死亡率如下:

1. 主动脉瓣狭窄和心绞痛:5 年死亡率为 50%。

2. 主动脉瓣狭窄和晕厥:3 年死亡率为 50%。

3. 主动脉瓣狭窄和呼吸困难:2 年死亡率为 50%。

H. 其他晚期表现:

1. 可出现心房颤动。这通常是难以耐受的,因为 LV 的顺应性降低需要依赖于心房收缩来代偿。

2. 异常的主动脉瓣破坏大分子的冯·维勒布兰德多聚体导致出血倾向增加。

循证医学诊断

A. 病史和体格检查:大多数研究表明,检查者之间的可重复性一般。

1. 有助于提示主动脉瓣狭窄的发现。

 a. 收缩期杂音患者出现劳累后晕厥(LR+ 为 1.3~∞,LR- 为 0.76)

  b. 颈动脉上行缓慢(敏感度为 15%~42%,特异度为 95%~100%,LR+ 为 9.2~∞)

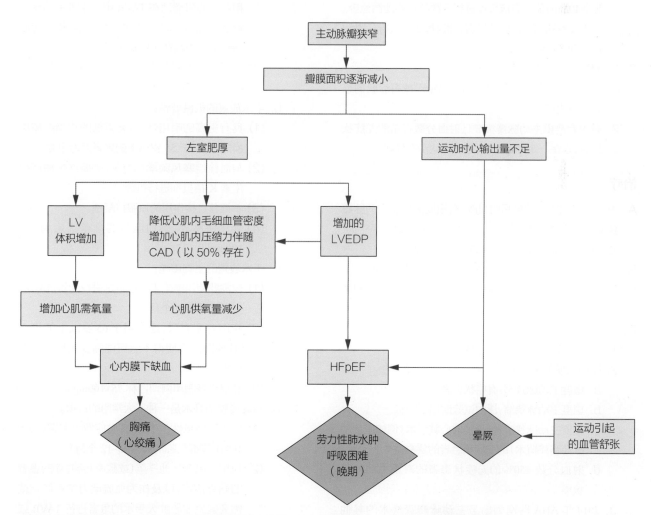

CAD,冠状动脉疾病;HFpEF,射血分数保留型心力衰竭;LV,左心室;LVEDP,左心室舒张末压力。

图 31-9　主动脉瓣狭窄症状的病理生理学

⚠️FP

    c. 放射至右颈部的杂音(敏感度为 71%~73%,特异度为 90%,LR+ 为 7.5)

  2. 有助于排除主动脉瓣狭窄的发现。

    a. 无任何杂音(LR- 为 0.0)

    b. 右锁骨下方无杂音(LR- 为 0.1)

  3. 合并心力衰竭患者的杂音可能不那么强烈。

B. 超声心动图:

  1. 评估主动脉瓣狭窄的首选测试。

  2. 推荐用于收缩期杂音≥Ⅲ/Ⅵ级的患者。

  3. 严重主动脉瓣狭窄的标准是流速 >4.0m/s,对应瓣膜面积 <1.0cm^2,压力梯度≥40mmHg。

  4. 心力衰竭或轻度肥厚的左心室患者可能具有较低的房室流速,这可能低估了主动脉瓣狭窄的严重程度。

  5. 建议使用超声心动图监测进展(严重主动脉瓣狭窄每 6 个月一次,伴有明显钙化的轻中度主动脉瓣狭窄每年一次)。对于症状或体征的任何变化以及妊娠期间,也建议进行超声心动图检查。

  6. 有二叶式主动脉瓣和主动脉瓣狭窄或主动脉根部扩张(>40mm)的患者应每年进行一次超声心动图检查。对于没有狭窄或扩张的患者,建议每 2 年进行一次超声心动图检查。

C. 压力测试:

  1. 严重主动脉瓣狭窄且射血分数 <50% 或有症状的患者不应进行。

  2. 对于有严重主动脉瓣狭窄且射血分数正常的无症状患者,存在一定的合理性,用以确认没有症状。

治疗

A. 由于有症状患者的预后明显改变,重度无症状主动脉瓣狭窄患者应每 6 个月复查一次,询问有无心力衰竭症状、心绞痛或晕厥。还应指导患者反馈新症状。

B. 有症状的:患者应该接受机械矫正,而不是药物治疗。

C. 等待手术期间,有心力衰竭症状的患者可谨慎使用利尿剂和 ACE 抑制剂治疗。

D. 机械矫正:

  1. 瓣膜置换几乎完全取决于症状。

  2. 瓣膜置换的明确指征:

    a. 重度主动脉狭窄:有症状患者

    b. 重度主动脉狭窄:压力试验时出现症状

    c. 重度主动脉狭窄:接受其他心脏手术(例如冠状动脉旁路移植术)的无症状患者的狭窄

    d. 射血分数 <50% 的无症状患者的严重主动脉瓣狭窄

  3. 2014 年 AHA 指南列出了主动脉瓣置换术的其他几个"合理"指征,包括非常严重的无症状主动脉瓣:低风险患者的狭窄(速度 >5m/s 或平均梯度

>60mmHg)。

4. 标准的术前评估包括对患者进行血管造影以确定患者是否需要同时进行冠状动脉旁路移植手术。评估对象包括具有冠状动脉疾病症状、危险因素(包括 40 岁左右的男性、绝经后女性)或射血分数降低的患者。

5. 通常使用三种瓣膜置换选择:手术放置的机械瓣膜,手术放置的生物瓣膜,以及导管插入的生物瓣膜[经导管主动脉瓣置换术(TAVR)]。

6. 精确的指征正在不断完善。选项的相关优缺点包括:

  a. TAVR 不需要心脏直视手术,当手术风险为中到高时,对于有症状的严重主动脉瓣关闭不全的患者,TAVR 是手术主动脉瓣置换术的合理替代方案。

    (1) 这些瓣膜的主要优点是它们不需要心脏直视手术,而是使用导管放置,最常见的是通过股动脉放置导管。

    (2) 生物假体的使用寿命:TAVR 瓣膜尚不清楚。

    (3) 围手术期心肌梗死、早期大出血、急性肾损伤和新发心房颤动在 TAVR 中比手术主动脉瓣置换少见,而早期血管并发症、需要植入起搏器和瓣周围漏在 TAVR 中更常见。

    (4) 术后需要双联抗血小板治疗 3~6 个月,然后终身服用阿司匹林治疗。

  b. 手术放置的机械瓣膜:

    (1) 具有更高的耐用性,显著更低的故障率和更换需求,对于 55 岁以下的患者尤为重要。

    (2) 与血栓栓塞风险增加有关,需要终生使用维生素 K 拮抗剂进行抗凝。

    (3) 不推荐直接作用的口服抗凝剂。

    (4) 除华法林外,阿司匹林的推荐剂量为 75~100mg/d。

  c. 手术放置的生物瓣膜:

    (1) 仅需要使用维生素 K 拮抗剂进行短暂抗凝(放置后的前 3~6 个月)。

    (2) 使用寿命有限,通常用于 65 岁以上的患者(其预期寿命使得不太可能需要进行第二次更换)。

    (3) 建议终身服用阿司匹林 75~100mg/d。

  d. 球囊瓣膜切开术是一种不太常用的选项。

    (1) 可用作姑息性手术,但并发症发生率高(大于 10%),仅提供临时缓解(6~12 个月)。

    (2) 仅用于患有其他严重(或致命)合并症的患者的姑息治疗,以及作为血流动力学不稳定或需要紧急非心脏大手术的患者进行 TAVR 或主动脉瓣置换术的过度。

E. 对于中度至重度主动脉瓣狭窄的患者,应避免做剧烈运

动,避免或谨慎使用血管扩张剂(肼屈嗪、硝酸甘油和硝苯地平)。

情境性晕厥

反射性晕厥的一种变体,情境性晕厥发生在排尿、排便、吞咽或咳嗽期间或之后,会增加迷走神经张力。

颈动脉窦综合征

教科书内容回顾

颈动脉窦综合征(CSS)是反射性晕厥的另一种变体。患者通常主诉有晕厥或跌倒,这可能是在无意中对颈动脉施加压力(例如转动头部、扣领子、剃须或颈椎运动)或自发诱发的。

疾病要点

A. 颈动脉窦超敏反应(CSH)表现为由于心动过缓、血管舒张或两者兼有而导致颈动脉敏感性增加出现低血压的综合征。

B. 在日常生活中越来越常见,占 40 岁以上病因不明晕厥患者晕厥事件的 8%~15%。

C. 发病平均年龄 77 岁,在 40 岁以下的患者中不常见。

D. 15%~56% 的受影响患者主诉为跌倒,否认晕厥。

　　1. 可能是由于逆行性遗忘症或低血压,不足以维持直立姿势,但可以避免明显的意识丧失。

　　2. CSS 存在于 19%~27% 的不明原因跌倒患者中,但在意外跌倒患者中为 0。

 对不明原因跌倒的老年患者考虑 CSS。

循证医学诊断

A. 颈动脉窦按摩用于诊断 CSS。

　　1. 在连续心电图和血压监测期间,(单侧)颈动脉窦按摩 5~10s,颈动脉窦按摩需每侧间隔时间≥1min,仰卧位和直立位均进行。

　　2. 81% 的患者的抑制反应是单侧的,这表明需要评估双侧颈动脉。

　　3. 30%~50% 的患者只有在直立时才有发现。

　　4. 颈动脉窦按摩并发暂时性或永久性神经系统症状的占 0.24%。在有颈动脉杂音、已知颈动脉狭窄 >70%、近期脑血管意外、短暂性脑缺血发作或最近 3 个月内心肌梗死的患者中禁用。

B. CSH 应与 CSS 区分。

　　1. CSH 定义为伴随颈动脉窦按摩而出现≥3s 的心脏停顿或收缩压降低(≥50mmHg)。

2. CSS 被诊断为伴有颈动脉窦按摩而出现≥3s 的停顿或收缩压降低(≥50mmHg)和不明原因的晕厥,与反射机制相关。

3. 一些作者还建议将颈动脉窦按摩期间出现症状且绝对收缩压≤85mmHg 的患者诊断为 CSS,以提高敏感度(为 93%~100%)。

4. 无并发晕厥的 CSH 是非特异性的,不能用于诊断,因为它可发生在 35% 的无症状老年患者中,既往无跌倒、头晕或晕厥。

5. CSS 似乎更具体。它仅影响 5% 以前没有跌倒、头晕或晕厥的老年患者。此外,尽管这些患有 CSS 的老年人群的晕厥通常有其他可能的解释(74%),但在随访期间只有 8% 的 CSS 患者明确了鉴别诊断。

C. 47% 的患者报告因向上看而出现症状。

治疗

美国心脏协会和欧洲心脏病学会得出结论,起搏器应在有心搏停止时间≥3s 的心脏抑制性 CSS 的晕厥患者中考虑使用,且已被证明可减少未来晕厥和跌倒的发生率(从 38% 降到 9%)。

沃尔夫 - 帕金森 - 怀特综合征

教科书内容回顾

沃尔夫 - 帕金森 - 怀特(Wolff-Parkinson-White,WPW)综合征可能无症状或表现为心悸、呼吸困难、近乎晕厥、晕厥或猝死。在某些患者中,往往在因其他原因开具的心电图检查时发现典型的心电图,才能做出诊断。

疾病要点

A. 一种先天性疾病,旁路绕过房室结直接连接心房和心室肌。

B. 虽然许多 WPW 综合征患者表现为无症状,但可能会发生多种危及生命的快速性心律失常。

　　1. 在顺行性心动过速中,冲动沿快速传导的希氏 - 浦肯野系统向下传播,然后以逆行方式(图 31-10)返回旁路到达心房。因为心室是由希氏 - 浦肯野系统激活的,所以 QRS 波群很窄。

　　2. 在逆向性心动过速中,折返环沿旁路相反方向运行。由于心室去极化开始于旁路的插入部位(而不是通过快速传导的希氏 - 浦肯野系统),它会在细胞间去极化,导致宽 QRS 波群心动过速。

　　3. 可能会出现心房颤动或扑动。旁路将冲动直接传导到心室(绕过 AV 结),可致使出现非常快速的心室去极化并使患者面临心室颤动和猝死的风险。

C. WPW 综合征患者的晕厥与 25% 的快速、危及生命的旁路传导有关。

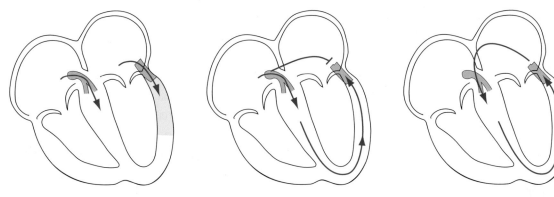

图 31-10　WPW 综合征患者的顺向性心动过速（Reproduced with permission from McPhee SJ:Pathophysiology of Disease,5th ed. New York,NY:McGraw-Hill Education;2006.）

循证医学诊断

A. 正常窦性心律期间的基线 ECG 异常可能显示短 PR 间期和 δ 波的组合。

1. 短 PR 间期（<0.12s）

a. 在健康人中，正常 PR 间期是由 AV 结的内置延迟产生的（目的是允许心室收缩前心房排空）。

b. 在 WPW 综合征中，旁路绕过 AV 结并启动心室除极，没有平常的延迟，导致 75% 的患者 PR 间期缩短（图 31-11）。

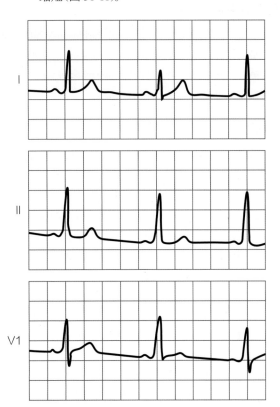

图 31-11　WPW 综合征的心电图特征（Reproduced with permission from Fuster V:Hurst's The Heart,12th ed. New York. NY:McGraw-Hill Education;2008.）

2. δ 波

a. 在大多数 WPW 综合征患者中，旁路直接传导入心室肌（而不是专门的希氏 - 浦肯野传导系统）。

b. 心室去极化通过间隙连接缓慢地从一个细胞扩散到另一个细胞，而不是通过专门的希氏 - 浦肯野传导系统迅速扩散。

c. 这导致缓慢的心室去极化和缓慢的 QRS 复合波初始上冲，称为 δ 波（图 31-11）。

d. 最后，随着心室除极的进展，房室结也遇到室上性冲动。最终，冲动穿过房室结，激活希氏 - 浦肯野系统，并导致快速去极化。因此导致 QRS 复合波的末端部分较窄。

治疗

A. 风险分级

1. 压力测试：在某些患者中，旁路不能以快速心率传导，从而降低患者发生危及生命的心律失常的风险。如果在快速心率下 δ 波突然消失和 PR 间期短，这在压力测试中可能很明显。

2. EPS 可用于诊断、预后和治疗。

a. EPS 可以确认旁路通道的存在。

b. EPS 可以测量旁路通道的传导特性，以确定它是否可以承受快速危及生命的心律失常。

c. 射频消融可以消除高危患者的旁路通道。

d. EPS 通常在以下患者中进行：

(1) 有症状的患者（例如，心动过速、晕厥或猝死病史）。

(2) 心房颤动风险较高的结构性心脏病患者。

(3) 在选定的无症状患者中，其压力测试未显示出快速心率下的预激消失。

B. 具体治疗

1. 即时管理

a. 对于患有急性 WPW 相关心律失常的患者，存在多种选择,包括电复律和药物治疗。

b. 药物治疗的选择取决于心动过速的机制。

c. 建议会诊。

2. 长期管理

a. 长期治疗选择包括药物治疗和旁路射频导管消融术。

b. 如果快速心动过速的风险很高,可以进行射频消融。

c. 建议会诊。

参考文献

Alboni P, Brignole M, Menozzi C et al. Diagnostic value of history in patients with syncope with or without heart disease. J Am Coll Cardiol. 2001;37(7):1921–8.

Anpalahan M, Gibson S. The prevalence of neurally medicated syncope in older patients presenting with unexplained falls. Eur J Intern Med. 2012;23:e48–e52.

Bell WR, Simon TL, DeMets DL. The clinical features of submassive and massive pulmonary emboli. Am J Med. 1977;62(3):355–60.

Birnbaum A, Esses D, Bijur P, Wollowitz A, Gallagher EJ. Failure to validate the San Francisco Syncope Rule in an independent emergency department population. Ann Emerg Med. 2008;52:151–9.

Brignole M, Moya A, de Lange FJ et al. 2018 ESC Guidelines for the diagnosis and management of syncope. Eur Heart J. 2018;39(21):1883–1948.

Calkins H, Shyr Y, Frumin H, Schork A, Morady F. The value of the clinical history in the differentiation of syncope due to ventricular tachycardia, atrioventricular block, and neurocardiogenic Syncope. Am J Med. 1995;98:365–73.

Calvo-Romero JM, Perez-Miranda M, Bureo-Dacal P. Syncope in acute pulmonary embolism. Eur J Emerg Med. 2004;11(4):208–9.

Castelli R, Tarsia P, Tantardini C, Pantaleo G, Guariglia A, Porro F. Syncope in patients with pulmonary embolism: comparison between patients with syncope as the presenting symptom of pulmonary embolism and patients with pulmonary embolism without syncope. Vasc Med. 2003;8(4):257–61.

Colman N, Nahm K, van Dijk JG, Reitsma JB, Wieling W, Kaufmann H. Diagnostic value of history taking in reflex syncope. Clin Auton Res. 2004;14 Suppl 1:37–44.

Colman N, Bakker A, Linzer M, Reitsma JB, Wieling W, Wilde AA. Value of history-taking in syncope patients: in whom to suspect long QT syndrome. Europace. 2009;11:937–43.

Corrado D, Basso C, Pavei A, Michieli P, Schiavon M, Thiene G. Trends in sudden cardiovascular death in young competitive athletes after implementation of a preparticipation screening program. JAMA. 2006;296:1593–1601.

Davies AJ, Steen N, Kenny RA. Carotid sinus hypersensitivity is common in older patients presenting to an accident and emergency department with unexplained falls. Age Ageing. 2001;30:289–93.

Elliott PM, Anastasakis A, Borger MA et al. 2014 ESC Guidelines on diagnosis and management of hypertrophic cardiomyopathy. Eur Heart J. 2014;35:2733–79.

Epstein AE, DiMarco JP, Ellenbogen KA et al. 2012 ACCF/AHA/HRS 2012 focused update incorporated into the ACCF/AHA/HRS 2008 guidelines for device-based therapy of cardiac rhythm abnormalities. J Am Coll Cardiol. 2013;61(3):36–75.

Epstein AE, DiMarco JP, Ellenbogen KA et al. ACC/AHA/HRS 2008 Guidelines for Device-Based Therapy of Cardiac Rhythm Abnormalities: a report of the American College of Cardiology/American Heart Association Task Force on Practice Guidelines (Writing Committee to Revise the ACC/AHA/NASPE 2002 Guideline Update for Implantation of Cardiac Pacemakers and Antiarrhythmia Devices): developed in collaboration with the American Association for Thoracic Surgery and Society of Thoracic Surgeons. Circulation. 2008;117(21):e350–408.

Etchells E, Bell C, Robb K. Does this patient have an abnormal systolic murmur? JAMA. 1997;277(7):564–71.

Etchells E, Glenns V, Shadowitz S, Bell C, Siu S. A bedside clinical prediction rule for detecting moderate or severe aortic stenosis. J Gen Intern Med. 1998;13(10):699–704.

European Heart Rhythm Association; Heart Rhythm Society, Zipes DP, Camm AJ, Borggrefe M et al; American College of Cardiology; American Heart Association Task Force; European Society of Cardiology Committee for Practice Guidelines. ACC/AHA/ESC 2006 guidelines for management of

patients with ventricular arrhythmias and the prevention of sudden cardiac death: a report of the American College of Cardiology/American Heart Association Task Force and the European Society of Cardiology Committee for Practice Guidelines (Writing Committee to Develop Guidelines for Management of Patients With Ventricular Arrhythmias and the Prevention of Sudden Cardiac Death). J Am Coll Cardiol. 2006;48(5):e247–346.

Gersh BJ, Maron BJ, Bonow RO et al. 2011 ACCF/AHA Guideline for the Diagnosis and Treatment of Hypertrophic Cardiomyopathy: Executive Summary: A Report of the American College of Cardiology Foundation/American Heart Association Task Force on Practice Guidelines. Circulation. 2011;124:2761–96.

Goldberger ZD, Rho RW, Page L. Approach to the diagnosis and initial management of the stable adult patient with a wide complex tachycardia. Am J Cardiol. 2008;101:1456–66.

Graf D, Schlaepfer J, Gollut E et al. Predictive models of syncope causes in an outpatient clinic. Int J Cardiol. 2008;123:249–56.

Grubb BP. Clinical practice. Neurocardiogenic syncope. N Engl J Med. 2005;352(10):1004–10.

Joint Task Force on the Management of Valvular Heart Disease of the European Society of Cardiology (ESC); European Association for Cardio-Thoracic Surgery (EACTS), Vahanian A, Alfieri O, Andreotti F et al. Guidelines on the management of valvular heart diseases (version 2012). Eur Heart J. 2012;33:2451–96.

Kerr SR, Pearce MS, Brayne C, Davis RJ, Kenny RA. Carotid sinus hypersensitivity in asymptomatic older persons. Implications for diagnosis of syncope and falls. Arch Intern Med. 2006;166:515–20.

Lakdawala NK, Thune JJ, Maron BJ et al. Electrocardiographic features of sarcomere mutation carriers with and without clinically overt hypertrophic cardiomyopathy. Am J Cardiol. 2011;108:1606–13.

Lembo NJ, Dell'Italia LJ, Crawford MH, O'Rourke RA. Bedside diagnosis of systolic murmurs. N Engl J Med. 1988;318(24):1572–8.

Maron BJ, Casey SA, Chan RH, Garberich RF, Rowin EJ, Maron MS. Independent Assessment of the European Society of Cardiology Sudden Death Risk Model for Hypertrophic Cardiomyopathy. Am J Cardiol. 2015;116:757–64.

McDermott D, Quinn JV, Murphy CE. Acute myocardial infarction in patients with syncope. CJEM. 2009;11(2):156–60.

McGee S, Abernethy WB 3rd, Simel DL. The rational clinical examination. Is this patient hypovolemic? JAMA. 1999;281(11):1022–9.

McKeon A, Vaughan C, Delanty N. Seizure versus syncope. Lancet Neurol. 2006;5(2):171–80.

Mitro P, Kirsch P, Valočik G, Murín P. Clinical history in the diagnosis of the cardiac syncope—the predictive scoring system. Pacing Clin Electrophysiol. 2011;34:1480–5.

Moya A, Brignole M, Menozzi C et al; International Study on Syncope of Uncertain Etiology (ISSUE) Investigators. Mechanism of syncope in patients with isolated syncope and in patients with tilt-positive syncope. Circulation. 2001;104:1261–7.

Nishimura RA, Otto CM, Bonow RO et al. 2017 AHA/ACC Focused Update of the 2014 AHA/ACC Guideline for the Management of Patients with Valvular Heart Disease. JACC. 2017;70(2):252–89.

Nishimura RA, Otto CM Bonow RO et al. 2014 AHA/ACC guideline for the management of patients with valvular heart disease: executive summary: a report of the American College of Cardiology/American Heart Association Task Force on Practice Guidelines. Circulation. 2014;63(22):2438–88.

Nishimura RA, Holmes DR Jr. Clinical practice. Hypertrophic obstructive cardiomyopathy. N Engl J Med. 2004;350(13):1320–7.

O'Mahony C, Tome-Esteban M, Lambiase PD et al. A validation study of the 2003 American College of Cardiology/European Society of Cardiology and 2011 American College of Cardiology Foundation/American Heart Association risk stratification and treatment algorithms for sudden cardiac death in patients with hypertrophic cardiomyopathy. Heart. 2013;99:534–41.

Pezawas T, Stix G, Kastner J, Schneider B, Wolzt M, Schmidinger H. Implantable loop recorder in unexplained syncope: classification, mechanism, transient loss of consciousness and role of major depressive disorder in patients with and without structural heart disease. Heart. 2008;94:e17.

Prandoni P, Lensing AW, Prins MH et al. Prevalence of pulmonary embolism among patients hospitalized for syncope. N Engl J Med. 2016;375:1524–31.

Russo AM, Stainback RF, Bailey SR et al. ACCF/HRS/AHA/ASE/HFSA/SCAI/SCCT/SCMR 2013 appropriate use criteria for implantable cardioverter-defibrillators and cardiac resynchronization therapy. Heart Rhythm. 2013;10(4):1–48.

Sheldon R, Rose S, Connolly S, Ritchie D, Koshman ML, Frenneaux M. Diagnostic criteria for vasovagal syncope based on a quantitative history. Eur Heart J. 2006;27(3):344–50.

Sheldon R, Rose S, Ritchie D et al. Historical criteria that distinguish syncope from seizures. J Am Coll Cardiol. 2002;40(1):142–8.

Shen WK, Sheldon RS, Benditt DG et al. 2017 ACC/AHA/HRS Guideline for the evaluation and management of patients with syncope: executive summary: a report of the American College of Cardiology/American Heart Association/ Task Force on Clinical Practice Guidelines and the Heart Rhythm Society. Circulation. 2017;136(5):e25–e59.

Solano A, Menozzi C, Maggi R et al. Incidence, diagnostic yield and safety of the implantable loop-recorder to detect the mechanism of syncope in patients with and without structural heart disease. Eur Heart J. 2004;25:1116–9.

Ungar A, Sgobino P et al. Diagnosis of neurally mediated syncope at initial evaluation and with tilt table testing compared with that revealed by prolonged ECG monitoring. An analysis from the Third International Study of Syncope of Uncertain Etiology (ISSUE-3). Heart. 2013;99:1825–31.

Warren J. The effect of venesection and the pooling of blood in the extremities on the atrial pressure and cardiac output in normal subjects with observations on acute circulatory collapse in three instances. J Clin Invest. 1945 May;24(3):337–44.

（郑晓文 译　胡丙杰 校）

非自愿体重下降的患者,该如何确定其原因?

Andrew Olson

主诉

病例 ①

85 岁的 M 太太因担心自己的体重下降来到办公室。她担心自己有什么严重的问题。

非自愿体重下降的鉴别诊断有哪些? 作为医生您将如何进行鉴别诊断?

构建鉴别诊断

显著的非自愿体重下降被定义为在过去 6~12 个月内体重减轻 >5%,它可能是严重潜在疾病的预兆。一项研究记录与体重稳定或增加的男性相比,非自愿体重减轻的男性的死亡率显著增加(36% vs. 约 15%)。对老年人非自愿体重减轻病因的评估,因其频发而变得复杂;65 岁以上的成年人中有 15%~20% 可能会出现非自愿体重下降,而养老院居民的患病率上升到 50%~60%。体重通常在 60 岁左右达到峰值,然后开始逐渐下降,特别是在 70 岁之后,尽管正常情况下变化很小(<0.45kg/ 年)。

应该注意的是,老年人的体重下降通常是一种被称为"衰弱"的整体功能下降综合征的一部分,其中包括虚弱、行动缓慢、身体活动能力低、自觉疲劳和非自愿的体重下降。衰弱的出现对老年人的发病率和死亡率有显著的影响,其发病率和死亡率大大地高于同龄人。

有大量疾病可能导致非自愿体重下降,能很好地按系统分类(见下文)。在已发表的研究中,非自愿体重下降最常见的原因是癌症(最常见的是胃肠道,还有肺部癌症,淋巴瘤和其他恶性肿瘤),占 19%~36%;抑郁和酗酒占 16%;非恶性胃肠道疾病占 13%;未知病因占 22%。内分泌紊乱占非自愿体重下降的 7%。虽然癌症是最常见的病因,但它并不是大多数患者的病因。轻微的认知障碍和痴呆也可能由于能量消耗增加(由于激动和踱步)和热量摄入量减少而导致体重下降。

在评估非自愿体重下降的患者时,应记住四个关键点(图 32-1)。第一,如果可能,应该记录体重下降的情况;25%~50% 诉有非自愿体重下降的患者实际上并没有体重减轻(也不需要评估体重下降的原因)。老年人通常会出现肌肉含量减少,只是看起来好像是体重减轻了。应通过比较之前的体重来记录体重减轻,如果无法记录体重变化,则通过患者的衣服和 / 或腰带的尺寸显著减少来发现体重下降。从家人和 / 或看护人那里看到确凿的信息或试着从患者身上试探出体重减轻也可能会有所帮助。

临床医生应验证患者体重减轻或记录患者衣服或腰带尺寸的显著变化情况。

第二个关键步骤是识别吸收不良的患者。应询问患者排便的变化,包括腹泻或大量、难以冲洗或恶臭的粪便。虽然是非自愿体重下降的不常见原因,但这些症状提示小肠或胰腺疾病,并指导诊断的线索。此外,排便困难或大便直径改变会增加诊断患结直肠癌的可能性。

第三个关键步骤是将热量摄入减少引起的体重减轻与热量消耗增加或吸收不良引起的体重减轻区分开来。大多数患者由于热量摄入减少而致体重减轻。正常或增加摄入量依然体重减轻表明存在分解代谢旺盛或能量损失,这种情况可在癌症、严重慢性阻塞性肺疾病、甲状腺功能亢进(简称甲亢)、吸收不良或控制不佳的糖尿病患者中看到。

第四,也是最重要的一点:如果她能确定伴随症状,那么临床医生就有可能成功地确定患者非自愿体重减轻的原因。临床医生应进行全面的病史问询(包括多系统、心理社会史和用药史的回顾)并进行详细的从头到脚的体格检查(特别注意精神状态检查)以识别任何异常。初始基本实验室评估应包括全血细胞计数(complete blood count,CBC)与分类、尿液分析、肾功能、钙、肝功能、空腹血糖、粪便潜血试验(fecal occult blood test,FOBT)、红细胞沉降率(erythrocyte sedimentation rate,ESR)、促甲状腺激素(thyroid-stimulating hormone,TSH)、HIV 检测和胸部 X 线片。在病史、体格检查

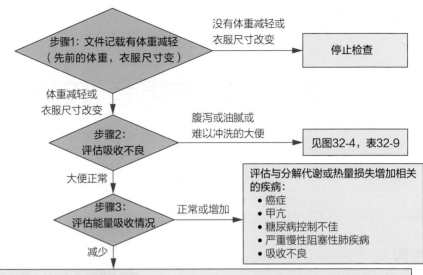

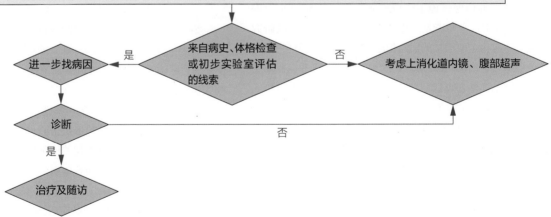

[1] ROS应该包括：

心血管： 呼吸急促、端坐呼吸、劳累时呼吸困难、心脏瓣膜病或心内膜炎病史

内分泌： 怕热、心悸、心悸、多尿、烦渴

胃肠道： 味觉、嗅觉、义齿不合适、吞咽痛、吞咽困难、腹痛、使用非甾体抗炎药、早饱、恶心、呕吐、腹泻、大便困难、黄疸、尿色深、肝炎病史、排便习惯改变、便秘、便血、黑便

血液学： 淋巴结肿大，盗汗

感染： 发热、寒战、皮疹

神经系统： 记忆力减退、头痛、静止性震颤、卒中病史

呼吸系统： 咳嗽、咯血、严重呼吸困难、PPD 或 IGRA +、异物

肾脏： 肾脏疾病史、瘙痒

风湿病： 关节或肌肉疼痛、皮疹、脱发

[2] USPSTF 2013建议每年对55~80岁吸烟史≥30年或之前戒烟≤15年的患者进行低剂量胸部 CT扫描。

CBC，全血细胞计数；COPD，慢性阻塞性肺疾病；ESR，红细胞沉降率；FOBT，粪便潜血试验；IGRA，干扰素−γ释放试验；PMH，既往病史；PPD，纯化蛋白衍生物；ROS，系统审查。

图 32-1 非自愿体重下降的诊断方法

或初始实验室检查中发现的异常或可能异常很少具有决定性的诊断意义，但通常为潜在诊断提供关键线索，应进行彻底评估。这些异常发现的例子包括贫血，可能是由于不明原因的结肠癌或胃癌引起的铁缺乏所致；碱性磷酸酶升高，可能是由于肝脏或骨骼的转移性疾病引起；血尿，可能由肾癌或膀胱癌引起；或 ESR 显著升高，可能是由于多发性骨髓瘤、颞动脉炎、亚急性细菌性心内膜炎（subacute bacterial endocarditis，SBE）或其他慢性感染所致。此外，应及时更新推荐的预防性健康检查（例如，乳房 X 线检查、巴氏乳头状瘤病毒检测、结肠镜检查或其他适当的结直肠癌筛查、特定患者的前列腺特异性抗原以及对吸烟史≥30 年的患者进行低剂量胸部 CT 扫描检查（除非他们之前已经戒烟 >15 年）。

没有任何此类线索的患者可能会从上消化道内镜检查和腹部超声检查中获益。图 32-1 说明了诊断方法。

有趣的是，一项未公布的初步评估令人欣慰：一项针对体重减轻患者进行的研究表明，在接受评估的患者中，初始检测没有异常或相关异常结果的人在研究期间没有被诊断出癌症。最近的一项更大规模的研究表明，癌症可能在生前未确诊，但在尸检中发现。这表明，虽然随访（初步评估后）诊断出的癌症率很低，但癌症可能仍然存在，因此需要进行持续的临床随访。

非自愿体重下降的鉴别诊断

体重减轻的鉴别诊断是广泛的，最好根据系统组织分类。

A. 心血管疾病

  1. 心力衰竭（严重程度）

  2. SBE

B. 内分泌学

  1. 肾上腺功能不全

  2. 糖尿病

  3. 甲亢

C. 胃肠道（GI）

  1. 牙齿状况不佳（50% 的患者在 65 岁时出现缺牙，口腔问题占 65 岁以上非自愿体重减轻成人的 9%）

  2. 嗅觉丧失，食物带来的愉悦感降低，其他原因引起的味觉改变

  3. 食管疾病

    a. 食管狭窄或蹼

    b. 动力学障碍

    c. 食管癌

  4. 胃疾病

    a. 消化性溃疡（peptic ulcer disease，PUD）

    b. 胃癌

    c. 胃瘫

    d. 胃出口梗阻

  5. 小肠病

    a. 肠系膜缺血（慢性）

    b. 克罗恩病

    c. 乳糜泻

    d. 细菌过度生长综合征

    e. 乳糖不耐受症

  6. 胰腺疾病

    a. 急性胰腺炎（或其并发症）

    b. 慢性胰腺炎

    c. 胰腺功能不全

    d. 胰腺癌

  7. 肝病

    a. 肝炎（病毒性、酒精性、非酒精性脂肪性肝炎、其他）

    b. 肝硬化症

    c. 肝细胞癌

  8. 胆道疾病：有症状的胆石症（伴有厌食）

  9. 结肠性疾病

    a. 慢性便秘（原发性或继发于药物或其他过程）

    b. 结直肠癌

    c. 缺血性结肠炎

  10. 慢性胃肠道感染（免疫功能低下的人更可能发生）

    a. 贾第鞭毛虫

    b. 艰难梭菌

    c. 溶组织内阿米巴

    d. 长期携带的病毒性肠炎（尤其是免疫功能低下的人）

D. 血液学 / 肿瘤学

  1. 肺癌

  2. 胰腺癌

  3. 胃肠道癌

  4. 淋巴瘤

  5. 其他杂项

E. 传染性：HIV 感染或并发症

F. 神经病

  1. 痴呆症或认知功能障碍

  2. 卒中

  3. 帕金森病或帕金森综合征

G. 精神病

  1. 抑郁

  2. 焦虑症

  3. 双相情感障碍

  4. 精神分裂症

H. 社会心理

  1. 贫困而且食品不安全（65 岁以上的患者中有 15% 生活在贫困线以下）

  2. 孤僻

  3. 不活动或交通不便

I. 药物滥用 / 依赖性

1. 酒精使用障碍
2. 阿片类药物使用障碍
3. 其他物质使用障碍(甲基苯丙胺,其他)

J. 肾脏 / 代谢

1. 尿毒症
2. 高钙血症

K. 呼吸系统

1. 慢性阻塞性肺疾病(严重)
2. 支气管扩张症
3. 肺结核
4. 肺癌

L. 风湿病

1. 风湿性多发性肌痛症
2. 颞动脉炎
3. 类风湿关节炎
4. 系统性红斑狼疮
5. 干燥综合征

M. 其他事项

1. 药物[如地高辛、祥利尿剂、地尔硫䓬、左旋多巴、二甲双胍、阿片类药物、某些选择性 5- 羟色胺再摄取抑制 剂(selective serotonin reuptake inhibitors,SSRI) 和许多其他药物]
2. 医疗饮食
3. 辐射
4. 慢性疼痛
5. 衰弱综合征

M 太太报告说,她在过去的 6 个月里体重下降了,并指出她的食欲不如以前那么好。她不称体重,也不确定自己减了多少千克。

此时,最主要假设是什么? 鉴别诊断还有什么? 是否存在不可漏诊的情况? 基于以上鉴别诊断,后续应做哪些检查?

鉴别诊断排序

患者的相对非特异性病史是许多主诉体重减轻的患者的典型特征。患者报告与厌食症相关的体重减轻数字不详。评估的第一个关键步骤是验证是否发生了体重下降。

M 太太是初到就诊,没有以前的体重数值。虽然 M 太太不知道她的体重下降了多少千克,她确实报告说衣服太宽松了,她需要买小 2 号的裤子。

M 太太衣服尺寸的变化表明她真实和显著的体重减轻。评估体重减轻患者的第二个关键步骤是确定患者有无提示吸收不良的症状,例如腹泻或漂浮的粪便。

M 太太报告说她每天或每隔一天排便一次。她注意到没有腹泻。没有漂浮或难以冲洗的粪便,并且在过去几年中她的排便习惯没有改变。

由于病史并未提示腹泻或吸收不良,因此评估非自愿体重减轻患者的第三个关键步骤是将热量摄入或吸收减少导致的体重减轻与热量消耗增加引起的体重减轻区分开来。M 太太一开始的主诉已经表明,她的体重减轻是由于厌食症和热量摄入减少引起的。第四步是全面的、基于系统的方法,利用完整的病史(包括既往史、详细的社会心理病史,系统回顾),体检、基本实验室检测以及完成适合她年龄的健康管理检查,以寻找诊断线索。

M 太太的既往史,包括电子健康记录不详。她的社会心理史也不详。她和丈夫(身体健康)住在一起,他们在获取或烹饪食物方面没有任何困难。她从不抽烟,很少喝酒。详细的系统回顾未见明显异常。

体检时,M 太太看起来很虚弱,疲惫不堪。她的生命体征正常。HEENT 检查显示没有口腔病变或淋巴结肿大。肺部叩诊和听诊清晰。心脏检查表明心率正常和心律齐。沿胸骨左缘有 Ⅱ 级血流收缩期杂音,无辐射。舟状腹,没有肝脾大或肿块。FOBT 阴性。神经系统检查正常,包括她的简易精神状态检查分数为 29/30。

临床信息是否足以做出诊断? 如果没有,您还需要哪些其他信息?

不幸的是,就像许多非自愿体重减轻的患者一样,M 太太没有具体的线索来指向任何特定的诊断。鉴于她恶病质的外表(尽管缺乏文字记录,但她真的是体重减轻)以及癌症是非自愿体重减轻的最常见原因并且是不能漏诊的鉴别诊断的事实,这是此时必须评估的主要疾病假设。她疲惫的外表也增加了诊断她患抑郁症的可能性(这可能是原发性精神疾病或对潜在疾病的反应)。最后,还应考虑非恶性胃肠道疾病,因为这也是非自愿减肥的常见原因。鉴别诊断也需考虑甲亢。表 32-1 列出了她的鉴别诊断。

主要假设:癌症恶病质

教科书内容回顾

癌症恶病质患者通常患有晚期疾病。癌症患者的体重

表 32-1 M 太太的诊断假设

诊断假设	人口统计学,风险因素,症状和体征	重要检查
主要假设		
癌症		
胃	早饱	EGD 或上消化道造影
结肠	大便改变,便血,FOBT 阳性,缺铁性贫血	结肠镜
肺	咳嗽、咯血,烟草使用史	胸部 X 线片,胸部 CT 扫描
胰腺	腹痛、黄疸,尿色深(胆红素尿)	腹部超声或 CT 扫描
备选假设——最常见的		
抑郁	消瘦史,情绪低落的主诉,快感缺乏,抑郁症的个人或家族史,产后状态,>6 种躯体症状,对体重减轻的高估	PHQ-2 或 PHQ-9
衰弱综合征	虚弱,行动迟缓,体力活动水平低,自我报告的疲惫和无意的体重减轻	聚焦病史,验证量表
非恶性胃肠道疾病		
牙科	新的不合适的义齿,牙齿状况不佳	口腔检查
食管疾病	吞咽困难、吞咽痛	EGD 或上 GI
消化性溃疡病	上腹痛,早饱,恶心,黑便,使用 NSAID 或阿司匹林	EGD 幽门螺杆菌呼气测试或 粪便抗原
备选假设——不可漏诊的		
甲亢	出汗增多,紧张,甲状腺肿,心动过速,房颤,眼睑迟滞或凝视,细震颤,反射亢进,眼球突出	TSH

EGD,食管胃十二指肠镜检查;FOBT,粪便潜血试验;GI,胃肠道;TSH,促甲状腺激素。

减轻可能是由于热量摄入减少(厌食症)、热量消耗增加或两者兼而有之。它们可能有针对其特定恶性肿瘤的其他症状。癌症可能在体重减轻之前就被诊断出来,或者可能因体重减轻而诊断。

疾病要点

A. 癌症占原因不明体重减轻病例的 36%。

B. 与体重减轻相关的最常见的是胃肠道肿瘤、肺恶性肿瘤和淋巴瘤。

C. 体重减轻是肺癌患者最常见的症状之一(与咳嗽相比)。它比呼吸困难、咯血或胸痛更常见。

D. 非自愿体重减轻在癌症患者中很常见。在诊断时,24% 的癌症患者有体重减轻。

E. 体重减轻会增加行动不便、身体不适的风险,并对免疫力产生不利影响。肺栓塞的风险、压力性损伤(以前称为压疮)和肺炎的风险增加。

循证医学诊断

A. 患者对体重减轻的估计与实际测量的比较。

1. 对于高估体重减轻(超过 0.5kg)的患者,不太可能患癌症(6%)并且 73% 患者没有发现器质性原因。

2. 在低估了体重减轻(超过 1kg)的患者中,52% 的人被诊断为癌症。

B. 为了帮助非自愿体重减轻患者发现癌症,几项研究评估了患者的病史、体检和初步实验室检查结果。

C. 实验室检测通常包括 CBC、生化检查(包括葡萄糖、钙、血尿素氮、肌酐和肝脏生化检测)、适当时 HIV 检测、ESR、TSH、C 反应蛋白(CRP)、尿液分析和胸部 X 线检查。其中一些研究还纳入了腹部超声检查。

D. 进一步的检查取决于初始评估中检测到的异常情况(例如,有胃肠道不适主诉或缺铁性贫血的患者可先行上消化道内镜和结肠镜检查;腹痛或肝生化检查异常等患者可先行肝胆胰造影)。

1. 在这些研究中,14%~28% 的患者检测到癌症。

2. 这一组检查对于非自愿体重减轻患者癌症检测敏感度为 93%。

3. 初始评估未发现异常的患者隐匿性癌症发生率较低(<5%)。

 对于初始评估为阴性(包括对异常情况的正常随访)的患者,癌症不太可能是导致体重减轻的原因。

治疗

A. 营养支持:

1. 在很多患者中,人工营养支持治疗无效。

2. 某些亚组患者可能受益于营养支持;这些患者通常是有可逆机械原因导致口服摄入不足。

   a. 头颈部癌(放疗后)

   b. 肠梗阻

   c. 外科患者(尤其是上消化道癌)

   d. 接受高剂量化疗的患者

3. 如果可能,肠内营养更优于肠外营养。

B. 治疗潜在的恶性肿瘤。

C. 甲羟孕酮和黄体酮:

1. 减少恶心和厌食症,增加体重。

2. 可能会增加血栓栓塞事件发生的风险。

3. 其他不良反应包括高血糖、子宫内膜出血、水肿、高血压、肾上腺抑制和功能不全。

D. 皮质类固醇:

1. 减少厌食和恶心。

2. 增加食欲、提高生活质量和幸福感。

3. 由于副作用,皮质类固醇通常用在晚期疾病患者。

E. 已经尝试了多种其他药物,但都没有成功。

1. 促动力药(甲氧氯普胺)可以减少厌食和恶心,但不会增加食欲或热量摄入。

2. 大麻素四氢大麻酚不如孕激素有效。

3. 其他正在研究的药物包括饥饿素、褪黑素、ATP 灌注和氧甲氢龙。

4. 尽管大麻医疗用途越来越多,但缺乏关于大麻使用的研究。

诊断

　　显然,M 太太的病史或体格检查尚不能明确诊断。数据表明,当非自愿体重减轻的原因是恶性病时,通常可以通过病史、体格检查或实验室检查找到线索。您选择检查 CBC、肝脏检查、肾脏检查、尿液分析、胸部 X 线片和乳房 X 线检查。最后,您选择安排 M 太太做结肠镜检查,因为她从未接受过结肠癌筛查。您谈论说这与通常的适龄的结肠癌筛查不同,她的年龄虽然高于筛查年龄但仍建议筛查。这是一个具有显著不同的验前概率的诊断评估。

意外的是,M 太太的化验结果正常。她的 CBC 正常,没有缺铁性贫血(可能提示胃癌或胃肠直肠癌)的证据。胸部 X 线片也是正常的,因此不太可能患肺癌,特别是对于从不吸烟的患者。ALT、AST、碱性磷酸酶、胆红素正常,肾功能正常。她的 HIV 检测呈阴性,尿液分析没有血尿(这可能表明肾细胞癌或膀胱癌)。她的乳腺 X 线检查和结肠镜检查都正常。

假设您如果诊断癌症恶病质是否超出诊断阈值? 您是否排除了最可能的鉴别诊断? 是否需要进行其他检测以排除最可能的鉴别诊断?

鉴别诊断:抑郁症

教科书内容回顾

　　抑郁症可能伴随着可识别的失落感或在没有明确诱因的情况下发生。经典的表现为患者抱怨极度悲伤、对活动缺乏兴趣(快感缺乏)、睡眠和食欲障碍、注意力不集中和其他症状。患者体重可能减轻或增加,可能会出现自杀或杀人的念头。

疾病要点

A. 重度抑郁症(major depressive disorder,MDD)的时点患病率为 5%~13%。MDD 的终身患病率为 16.2%,轻度抑郁症的患病率是 MDD 的两倍。

B. 抑郁症是初级保健实践中第二常见的疾病,也是导致残疾的第四大原因。

C. 复发很常见,1 年内高达 50%,许多患者需要终身治疗。

D. 患重度抑郁症的危险因素:

1. 既往抑郁症发作史

2. 产后期

3. 合并症

4. 老年人

5. 伴随神经系统疾病

6. 慢性疼痛

7. 缺乏社会支持

8. 女性(发病率是男性的 2~3 倍)

9. 家族史(一级亲属)

10. 压力性生活事件(必须区别于调节障碍)

11. 药物滥用 / 依赖性

12. 失业和社会经济地位较低

E. 相关焦虑:50% 的抑郁症患者有焦虑症状。

1. 10%~20% 的 MDD 患者有惊恐障碍的证据,30%~40% 有广泛性焦虑障碍的证据。

2. 焦虑症和 MDD 症患者的自杀风险较高。

F. 轻微抑郁症:

1. 10%~18% 的患者在 1 年内发展为重度抑郁症。

2. 20% 的人患有中度至重度残疾。

循证医学诊断

A. MDD 的 DSM-5 标准要求符合以下 9 条标准中的 5 条(其中 1 条是情绪低落或快感缺乏)至少 2 周:

1. 一天中的大部分时间都很沮丧,几乎每天都有沮丧。
2. "对所有或几乎所有活动的兴趣或快乐明显减少"的快感减退。
3. 食欲或体重变化(1 个月体重变化大于 5%,与饮食无关)。
4. 睡眠障碍(失眠症或嗜睡症)。
5. 精神运动性激惹或反应迟钝。
6. 疲劳状态。
7. 感到毫无价值,过度或不适当的内疚。
8. 注意力不集中。
9. 自杀倾向。

B. 这些标准必须与严重的痛苦或功能受损有关,并且不能继发于药物滥用或其他医疗状况。此外,不应有躁狂症的既往史(这可诊断为双相情感障碍)。

C. 轻度抑郁症需要上述症状中的 2~4 个,包括快感缺乏或情绪低落超过 2 周。

D. 有多种经过验证的抑郁症筛查工具,包括 2 项患者健康问卷(PHQ-2)、9 项患者健康问卷(PHQ-9)和老年抑郁量表。

E. 可以使用汉密尔顿抑郁量表来估计严重程度。18 分被归类为轻度至中度,19~22 分被归类为重度,≥23 分被归类为非常严重的抑郁症。

F. 伴随重大损失(悲痛)的悲伤,如丧亲之痛,可能难以与 MDD 区分,两者可能并存。患者可能会出现极度悲伤、厌食、失眠和体重减轻。暗示悲伤(而不是 MDD)的特征包括:
1. MDD 患者通常缺乏在悲伤中获得短暂幸福或快乐的能力。
2. 痛苦引发的悲伤通常是偶发的,而不是普遍存在和持续的。
3. 在痛苦中,悲伤的焦点通常是失去,而不是 MDD 焦点中的自我厌恶或无价值感。

G. 筛查:
1. 常规评估中经常会遗漏抑郁症。在随后被诊断出抑郁症的患者中,只有 8.8% 的人在常规访谈中发现抑郁症。
2. 筛查工具将抑郁症患者的识别率提高了 2~3 倍(增加了 10%~47%)。同样,经过有效的特定筛选工具可以实现标准化,并且可以轻松用于初级保健工作流程。此外,筛查与治疗相结合可降低临床发病率。

 抑郁症经常在非系统性的临床会诊中被遗漏,筛查工具是诊断的宝贵辅助工具。

3. 美国预防服务工作组(US Preventive Services Task Force,USPSTF)建议进行筛查。

4. 和使用更复杂的工具筛查一样,需要进行 2 个筛选问题的提问(对任一问题的正面回答都被认为阳性)。
   a. "在过去的两周里,你是感到沮丧、沮丧,还是绝望? "
   b. "在过去的两周里,你对做事有兴趣或乐趣吗? "
   c. 敏感度为 96%~97%,特异度为 57%~67%,LR+ 为 2.2~2.9,LR- 为 0.04~0.07。
   d. 对任何一个问题都有积极反应的患者应该接受全面的诊断评估,以确定他们是否符合抑郁症的诊断标准,并排除躁狂病史。

5. 可能表明患者抑郁的临床线索包括:
   a. 最近的压力或失落感。
   b. 慢性医学疾病、慢性疼痛综合征。
   c. 大于 6 种身体症状。
   d. 患者对症状严重程度的评分高。
   e. 患者对整体健康的评分降低。
   f. 医生认为交流困难。
   g. 滥用药物(23% 有 MDD)。
   h. 器官功能限制比患者的医学疾病能解释的更严重。
   i. 用来描述他们状况的语言是极端的(如可怕的、无法忍受的等)。
   j. 睡眠障碍。

6. 许多内科疾病会导致体重减轻和抑郁(例如,20%~45% 的癌症患者有抑郁症,40% 的帕金森病患者有抑郁症)。即使是抑郁症患者,将体重减轻仅仅归因于抑郁症也必须小心谨慎。

 诊断了抑郁症并不排除其他会导致体重减轻的严重疾病。应监测患者体重,以确保抑郁症治疗后体重增加或稳定。

 对伴随体重减轻的抑郁症患者的评价应包括全面的体格检查和系统回顾,以避免过早下结论。

治疗

A. 检查应包括完整的社会心理病史,包括功能障碍程度、家庭暴力史和药物史,以及寻找可能加重或诱发抑郁症的药物(阿片类药物、酒精、干扰素、左旋多巴、皮质类固醇、口服避孕药、普萘洛尔、可卡因)。

B. 应筛查患者有无躁狂症状史,这些症状表明双相障碍(睡眠需求减少、冲动、欣快情绪、思绪纷飞、性活动增加和自大)。

C. 建议进行筛查试验(即 TSH、基础代谢组合、肝脏生化试验、CBC)以排除可模拟或引起抑郁症的医学状况(如甲状腺功能减退症）。

D. 评估自杀风险：想法、意图或计划。

1. 你有过死亡的念头吗？

2. 你有计划自杀吗？

3. 患者有无手段（例如武器）来执行他们的计划？

4. 危险因素包括：

    a. 年长的男人

    b. 精神病症状

    c. 酒精或其他药物滥用

    d. 先前尝试自杀的历史

    e. 有自杀家族史或近期有自杀倾向

5. 黑种人患者自杀未遂的危险因素包括年轻（*OR* 9.4）、高中以下学历（*OR* 3.6）、心境障碍（*OR* 3.8），焦虑症（*OR* 6.0）和药物滥用（*OR* 4.5）。

6. 对于有自杀危险因素、出现醉酒状态、无法保证安全或社会支持较差的自杀患者，应进行紧急精神评估。

E. 药物治疗：

1. 根据症状和功能障碍的数量。

2. 不受是否存在明确的压力的影响，对于在遭受损失后持续 2 个月以上 MDD 症状的悲伤患者，应强烈考虑治疗。

3. 多类药物治疗有效：SSRI、血清素和去甲肾上腺素再摄取抑制剂（serotonin and norepinephrine reuptake inhibitors，SNRI）、三环抗抑郁药（tricyclic antidepressants，TCA）和单胺氧化酶抑制剂（monoamine oxidase inhibitors，MAOI）。

4. 一项患者水平的荟萃分析报告说药物治疗是有效的。这种益处在非常严重的抑郁症患者中最为显著（汉密尔顿抑郁量表≥25 分）。对于轻度至中度、重度和极重度抑郁症患者，NTT 数分别为 16、11 和 4。

5. SSRI 因其不良反应发生频率低且过量时安全，常被作为一线药物。SSRI 和 SNRI 都可能导致性功能障碍。文拉法辛（一种 SNRI）过量可能会致命。

6. 某些年龄组建议慎用 SSRI：

    a. USPSTF 得出的结论是，公认的证据表明，SSRI 会增加 18~29 岁患者的自杀行为，尤其是那些接受帕罗西汀治疗的 MDD 患者（*OR* 6.7；*CI*，1.1~149.4）。治疗的第一个月风险最高。

    b. 对于这些年龄组，替代药物或心理治疗可能是首选。

7. 米氮平可能对体重减轻、食欲缺乏和失眠的患者有用，安非他酮可能对白天嗜睡和疲劳的患者有用。

8. TCA 经常引起令人不安的抗胆碱能不良反应（包括心律失常）、体重显著增加（>9kg）并且过量服用是危险的，因此它们的使用频率较低。大剂量 TCA 可能会增加心脏猝死的风险。

9. MAOI 与多种含酪胺的食物和药物相互作用，可能会引发高血压危象。通常，只有精神科医生会开这些处方。

10. 有既往躁狂症状的患者应在开始抗抑郁治疗前进行精神评估，抗抑郁治疗可引发躁狂症。

11. 临床恢复后继续治疗 6~9 个月。

12. 多次复发（≥2~3 次）的患者可能需要终身治疗。

F. 心理治疗：

1. 对于轻度至中度抑郁症患者，心理治疗与药物治疗同样有效。选择包括认知行为疗法、问题解决疗法和人际关系心理疗法。

2. 重度抑郁症患者疗效不如药物治疗。心理治疗和药物治疗结合可能是最好的选择。

G. 锻炼计划可能对患有轻度至中度抑郁症的老年人有所帮助。

H. 电休克疗法是重度难治性抑郁症患者的替代疗法，尤其是那些具有精神病或自杀特征的患者。

I. 转诊指征包括精神病症状，滥用药物，惊恐障碍，激惹、严重或复发的抑郁症，双相特征，自杀倾向和恶劣心境。

M 太太报告没有异常的压力或损失。她与丈夫住在一起，定期与女儿和其他家庭成员见面，并积极参与教会活动。她否认在上个月感到沮丧、沮丧或绝望，否认对做事失去兴趣或乐趣。她在 PHQ-2 仪器上的得分为 0。

    M 太太对筛查问题的回答不符合抑郁症的诊断（LR-为 0.07）。尽管她的外表似乎与您对甲亢的了解背道而驰，但您想知道有无这种可能性。

鉴别诊断：甲亢

教科书内容回顾

    典型症状包括心悸、怕热、出汗增多、失眠、颤抖、腹泻和体重减轻。甲亢的体征包括窦性心动过速、收缩压升高、惊恐凝视、甲状腺肿大、静止性细颤和眼球突出（仅当甲亢继发于 Graves 病时）。其他表现可能包括色素沉着过度、月经不规则、瘙痒和头发稀疏。随着时间的推移，发生的并发症包括骨质疏松症、气管阻塞或吞咽困难（来自甲状腺肿）、快速性心律失常（特别是心房颤动）、高输出量心力衰竭、贫血和近端肌无力。

疾病要点

A. 患病率为 0.3%。

B. 甲亢实际上是由几种不同的病理生理因素引起的内分泌综合征（表 32-2）。

表 32-2　几种甲亢状态的区别特征

疾病	发病机制 / 重要特征	TSH	T₄,游离 T₄ 或 T₃	甲状腺扫描和其他检测
Graves 病	自身免疫产生抗体(TSI)结合并刺激 TSH 受体 眼球突出(单侧或双侧)是 Graves 的独特发现	↓	↑	均匀摄取增加 TSI 升高
毒性多结节性甲状腺肿	老年人最常见的形式	↓	↑	斑片状摄取增加
疼痛性亚急性甲状腺炎	病毒或免疫炎症攻击甲状腺导致颈部疼痛、压痛、发热和激素释放	↓	↑	摄取减少 ESR 升高
毒性腺瘤	自主功能的良性甲状腺结节	↓	↑	热结节,腺体其余部分的摄取受到抑制
碘或胺碘酮	胺碘酮[1]可能引起 T₄ 和 T₃ 的释放	↓	↑	通常摄取减少
产生促甲状腺激素的垂体腺瘤	自主功能的良性垂体腺瘤 可能会导致双颞侧偏盲 33% 的女性会出现溢乳	↑	↑	摄取量普遍增加
人为的或医源性的	自我或提供者诱导	↓	↑	摄取减少 T₄/FTI 高于 T₃ 低甲状腺球蛋白浓度
减肥补充剂[2]	患者可能没意识到,非自主提供信息	↓	↑	摄取减少 低甲状腺球蛋白浓度

[1] 胺碘酮通过损害 T₄ 向 T₃ 的转化而导致 20% 的患者甲状腺功能减退。

[2] 据报道,一些减肥补充剂含有甲状腺激素,会导致甲亢。这种情况很少见,但应特别询问患者正在服用的任何补充剂。

ESR,红细胞沉降率;FTI,游离甲状腺素指数;TSH,促甲状腺激素;TSI,促甲状腺免疫球蛋白。

循证医学诊断

A. 病史和体格检查

1. 甲亢的某些表现非常有特征性(即眼睑迟滞及眼睑退缩)并有助于诊断(特异度为 99%,LR+ 为 17~32)。

2. 然而,临床表现不是高度敏感的。因此,缺乏临床表现并不能排除甲亢。

a. 甲状腺肿存在于 70%~93% 的病例中。

b. 80% 的病例出现脉搏 >90 次 /min。

c. 19% 的病例存在眼睑迟滞。

d. 25%~50% 的 Graves 病患者存在眼病。

e. 反射亢进因患者的年龄而异。

B. 老年人

1. 老年人甲亢患病率为 2%~3%。

2. 老年患者甲亢常不典型。预期的肾上腺素能表现通常不存在,而心房颤动更为常见,这种现象被称为老年人淡漠性甲亢。表 32-3 比较了年轻和年长甲亢患者的表现。

 对于体重减轻(OR 8.7)、心动过速(OR 11.2)、心房颤动或冷漠(OR 14.8)的老年患者,应考虑甲亢。在随后被诊断为甲亢的入院患者中,有 54% 的患者最初甚至根本未考虑甲亢。

表 32-3　甲亢患者临床表现的敏感度

症状和体征	70 岁或以上的患者	50 岁或以下的患者
窦性心动过速	41%	94%
心房颤动	35%~54%	2%
疲劳	56%	84%
厌食症	32%~50%	4%
体重下降	50%~85%	51%~73%
甲状腺肿	50%	94%
眼病	6%	46%
震颤	44%~71%	84%~96%
紧张	31%	84%
反射亢进	28%	96%
出汗增多	24%~66%	92%~95%
耐热性	15%	92%

C. 实验室检查

1. TSH 是甲亢(无垂体疾病)的首选检测(敏感度 >99%,特异度 >99%,LR+>99,LR−<0.01)。

a. 低 TSH 通常提示甲亢。

b. TSH 正常提示表明甲状腺功能正常。

c. 高 TSH 通常提示甲状腺功能减退。

2. 当垂体本身患病(罕见)时,会出现上述情况的例外情况。

a. 垂体腺瘤可产生 TSH，引起 TSH 和游离 T$_4$ 升高的甲亢。

b. 垂体功能障碍或破坏（例如，来自结节病或肿瘤）导致甲状腺功能减退，TSH 和游离 T$_4$ 降低。

3. T$_4$ 检测：

a. 总 T$_4$ 测量。血清中的总甲状腺激素，包括游离 T$_4$ 和与甲状腺结合球蛋白（thyroid-binding globulin，TBG）结合的 T$_4$。

b. 游离 T$_4$ 是有活性的，比总 T$_4$（受 TBG 水平影响）更准确地反映甲状腺活动。当 TSH 异常时应检测游离 T$_4$。

c. 在评估重症患者的甲状腺激素水平时应谨慎。

4. 甲亢患者偶尔会出现 T$_3$ 孤立升高（称为 T$_3$ 甲状腺毒症）。在这些患者中，TSH 仍然受到抑制。

5. 甲状腺功能检查方法如图 32-2 所示。

6. 甲亢：

a. 某些特征有助于区分甲亢的病因，包括促甲状腺免疫球蛋白和放射性碘摄取扫描（表 32-2）。两个最常见的原因是 Graves 病和毒性多结节性甲状腺肿。

b. 多普勒血流可用于无法进行放射性摄取扫描的患者（例如孕妇）。血流量增加与摄取增加有关。

c. 绝经前妇女应在碘扫描或治疗开始前进行妊娠试验检测。

d. 超声成像或偶尔 CT 扫描或 MRI 检测对大甲状腺肿患者有用，特别患者如果有气道阻塞的体征时。

治疗

A. β 受体阻滞剂主要用于减轻交感神经刺激引起的症状，包括震颤、心动过速、心悸和出汗。

B. 甲亢的具体治疗取决于潜在的病因。

1. Graves 病或毒性多结节性甲状腺肿：选项包括抗甲状腺药物、放射性碘或手术。

a. 抗甲状腺药物（甲巯咪唑、卡比马唑和丙硫氧嘧啶）

(1) 起效迅速。

(2) 很少引起粒细胞缺乏症（0.1%~0.3%）。

(3) 大约 40% 的患者复发。

(4) 需要经常监控。

(5) 甲巯咪唑优于丙硫氧嘧啶，因为它起效更快，肝毒性发生率更低。然而，丙硫氧嘧啶更适用于妊娠头三个月的女性或甲状腺危象患者。

b. 放射性碘

(1) 成功使用 60 多年。

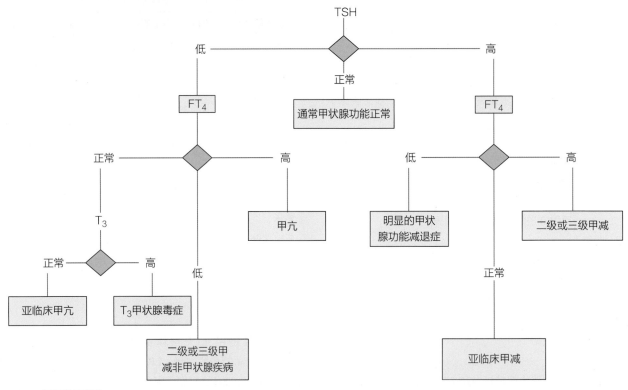

TSH，促甲状腺激素。

图 32-2　甲状腺功能障碍的诊断（Reproduced with permission from Muller AF，Berghout A，Wiersinga WM，et al: Thyroid function disorders-Guidelines of the Netherlands Association of Internal Medicine，Neth J Med. 2008 Mar;66（3）:134-142.）

(2) 大约 21% 的复发率。

(3) 部分患者建议使用抗甲状腺药物进行预处理。

(4) 禁忌证包括妊娠、哺乳期和严重眼病。

(5) 导致永久性甲状腺功能减退和需要终身甲状腺激素替代。

c. 手术

(1) 偶尔使用，特别是如果甲状腺肿令人很痛苦时。

(2) 部分患者建议使用抗甲状腺药物进行预处理。

(3) 导致永久性甲状腺功能减退和需要终身甲状腺激素替代。

(4) 并发症可能包括甲状旁腺功能减退、喉返神经损伤和术后甲状腺危象。

2. 亚急性甲状腺炎：

a. 阿司匹林或非甾体抗炎药（nonsteroidal anti-inflammatory drugs，NSAID）可减轻甲状腺炎症。严重时可使用泼尼松。

b. 甲亢通常是一过性的，不需要抗甲状腺药物。β受体阻滞剂用于减轻甲亢的症状，直到炎症消退。

c. 随着甲状腺炎的消退，暂时性轻度甲状腺功能减退可能会发展。有时，需要使用左甲状腺素进行治疗。

病例解决方案

M 太太的 TSH 被完全抑制（<0.1μU/mL）。T_4 升高至 20μg/dL（nL 5~11.6μg/dL），游离 T_4 为 3.6（nL 0.0~1.8ng/L）。您诊断为原发性甲亢。甲状腺扫描显示与毒性多结节性甲状腺肿一致的异质摄取。

检查每位评估体重减轻的患者的 TSH。

由于她年龄已高，您选择让她接受放射性碘治疗。6 个月后她回来了；她正在服用替代左甲状腺素治疗放射性碘诱发的甲状腺功能减退症。实验室检查显示她的甲状腺功能正常，感觉良好。她的体重已经增加了 4.5kg。

主诉

病例 2

O 先生是一名 55 岁的男子，他主诉体重下降。他报告说他多年来一直试图减肥（失败），但最近他体重毫不费力地下降越来越多。他一开始很高兴，但最近开始担心了。他报告说他在过去 6 个月内减掉了 13.6kg（从 90.7kg 降到 77.1kg）。

此时，主要假设是什么？鉴别诊断还有什么？是否存在不可漏诊的情况？基于以上鉴别诊断，后续应做哪些检查？

鉴别诊断排序

如上所述，评估非自愿体重减轻的第一个关键步骤是验证体重减轻情况。O 先生显然遭受了可证实的非自愿体重明显减轻。评估体重减轻患者的第二个关键步骤是确定患者有无表明吸收不良的症状。

O 先生报告没有腹泻、没有排恶臭或难以冲洗的粪便。他报告说他以前每天大便一次，但最近每隔一天大便一次。他将此归因于食欲下降和口服摄入量减少。

由于 O 先生的体重减轻并非明显继发于吸收不良，因此重点转向第三个关键步骤，即区分热量摄入或吸收减少导致的体重减轻与热量消耗增加引起的体重减轻。像许多体重减轻的患者一样，O 先生清楚地注意到口服摄入量减少，并且评估集中在第四个关键步骤：一种综合的、基于系统的方法，利用完整的病史（包括既往史、详细的社会心理病史和系统回顾）、体检、基本实验室检查和完成适合年龄的健康维护检查，以寻找将指导进一步评估的诊断线索。

O 先生注意到他的食欲下降，开始进食后很快就感觉饱了。除了轻微的膝关节骨关节炎外，他过去的病史并不明显，因为他一直感觉很好。关于社会心理史，他报告说他在过去一个月中没有感到沮丧或绝望，也没有因对活动缺乏兴趣而烦恼。他否认家里有任何变化，而且在获取食物方面没有任何困难。他从不抽烟，大约每月喝 2 瓶啤酒。

系统回顾,他无发热、盗汗、淋巴结肿大、肌肉酸痛、头痛、气短、咳嗽、怕热、心悸或颤抖。无口腔疼痛、吞咽困难、吞咽痛、黑便、便血、腹痛或黄疸等胃肠道症状。

他每天服用 600mg 布洛芬 2~3 次,用于治疗左膝轻度骨关节炎。体格检查显示他是一个瘦弱但健康的中年男子,生命体征正常,他剩下的检测完全正常。

实验室检查,包括 CBC 分类、肝功能、肾功能、尿液分析、CRP、ESR 和 TSH,均正常。HIV 和 FOBT 为阴性。胸部 X 线片正常,无肿块或淋巴结肿大。

O 先生体重减轻的原因并不是很明显。然而,他早饱和使用非甾体抗炎药提示消化性溃疡病(peptic ulcer disease,PUD)可能、胃炎或胃癌的线索。您认为 PUD 是您考虑的主要诊断。胃癌是另一种可能的诊断,考虑到他大便习惯的改变,结肠癌是一个不能漏诊的鉴别诊断。表 32-4 列出了鉴别诊断。

表 32-4　O 先生的诊断假设

诊断假设	人口统计学,风险因素,症状和体征	重要检查
主要假设		
PUD	上腹痛、早饱、恶心、黑便、使用 NSAID	EGD,幽门螺杆菌呼气试验或粪便抗原
备选假设——最常见的		
胃癌	早饱	EGD 或上消化道造影
备选假设——不可漏诊的		
大肠癌	大便改变、便血、FOBT 阳性、缺铁性贫血	结肠镜检查

EGD,食管胃十二指肠镜检查;NSAID,非甾体抗炎药;PUD,消化性溃疡病。

对于诉有非自愿体重下降的患者,应仔细检查所有药物(处方药、非处方药和传统/草药)。一些药物通过抑制食欲直接引起厌食症,而其他药物则通过各种器官毒性起作用。

引起不完全梗阻的结肠癌可能表现为排便习惯的改变,如便秘或腹泻。

以上的信息是否足够得出诊断?如果不能,还需要哪些额外信息?

主要假设:PUD

教科书内容回顾

PUD 的疼痛通常被描述为上腹部的钝痛或饥饿样疼痛,进食会加剧或改善。醒来时疼痛通常更严重,并可能放射到背部。症状期通常持续数周。可能会出现恶心和早饱。

疾病要点

A. 美国每年有 250 000 例患者。

B. 病因:在美国,大多数溃疡继发于使用 NSAID、幽门螺杆菌感染或两者兼而有之。幽门螺杆菌的患病率因地而异。

1. 幽门螺杆菌感染:

   a. 存在于世界 50% 的人口中。

   b. 大多数患者无症状。

   c. 1%~10% 的感染患者会出现消化性溃疡(胃或十二指肠)。

   d. 幽门螺杆菌还可能导致萎缩性胃炎、肠化生,以及罕见的胃癌(占感染患者的 0.1%~3%)。

2. NSAID:

   a. 几乎所有 NSAID 都会增加 PUD 的风险,包括非处方 NSAID 和低剂量阿司匹林。环氧合酶(cyclooxygenase,COX)-2 抑制剂的风险较低。

   b. 25% 定期服用 NSAID 的人会患溃疡病。

   c. 2%~4% 定期服用 NSAID 的人会出现 PUD 相关的出血或穿孔。

   d. 导致在美国每年有 100 000 例 NSAID 相关住院治疗,其中 7 000~10 000 例死亡。

   e. 胃溃疡比十二指肠溃疡多 5 倍。

   f. 溃疡最有可能发生在使用 NSAID 的前 1~3 个月。

   g. NSAID 相关 PUD 的风险因素包括:

      (1) 既往 PUD 的历史。

      (2) 年龄 >65 岁。

      (3) 大剂量 NSAID 治疗。

      (4) 同时使用阿司匹林(低剂量或高剂量)、皮质类固醇或抗凝剂。

      (5) 并发幽门螺杆菌感染。

   h. NSAID 可能是非选择性的,抑制 COX-1 和 COX-2,或选择性的,仅抑制 COX-2。

      (1) 选择性 COX-2 抑制剂胃肠道毒性较小。

      (2) 然而,一些选择性 COX-2 抑制剂会增加心肌梗死的风险,并且一些已经从市场上撤出。塞来昔布仍然可用。

      (3) 降低 NSAID 相关 PUD 风险的替代策略包括同时使用质子泵抑制剂(PPI)或米索前列醇。

3. Zollinger-Ellison 综合征是一种罕见的 PUD 病因,由分泌胃泌素的肿瘤引起,导致胃中 HCL 分泌过多。

C. 并发症:

1. 出血,可以从大量出血(伴有呕血和黑便或便血)到隐匿性、慢性、轻微出血伴缺铁性贫血(见第 19 章)。

2. 穿孔。

3. 体重减轻。

循证医学诊断

A. 病史和体格检查

1. 疼痛不是 PUD 的良好预测指标。

a. 溃疡通常无症状,症状更可能出现于非 NSAID 相关的溃疡。

(1) 60% 的 NSAID 相关溃疡是无症状的。

(2) 25% 的非 NSAID 溃疡是无症状的。

b. 疼痛通常反映非溃疡性消化不良而不是 PUD。

(1) 不到 1/3 的上腹不适患者有 PUD。

(2) 在接受内镜检查的患者中,非溃疡性消化不良患者的症状比 PUD 患者更严重、症状更多。

c. 令人惊讶的是,一些临床预测指标并不擅长区分溃疡和非溃疡性消化不良,包括:

(1) 对抗分泌疗法的反应。

(2) 上腹压痛。

(3) 疼痛的性质。

2. PUD 的最佳预测指标是 NSAID 使用史和幽门螺杆菌感染史(表 32-5)。

表 32-5 消化不良患者 PUD 的患病率

年龄	既无幽门螺杆菌也无非甾体抗炎药	目前使用非甾体抗炎药	幽门螺杆菌
40 岁	1%	5%	20%
75 岁	3%	20%	30%

在考虑 PUD 时,向患者询问 NSAID 的使用情况至关重要,包括非处方和处方镇痛药,以及小剂量阿司匹林。

3. PUD 的首发征兆可能是危及生命的并发症(出血或穿孔):> 50% 的严重至危及生命的并发症患者之前没有任何症状。

4. 非自愿体重减轻可能是良性胃溃疡的征兆。

a. 31%~55% 的良性胃溃疡患者体重减轻。

b. 大约 50% 体重减轻 4.5~9kg;21% 体重减轻 >9kg。

c. PUD 在因体重减轻而接受食管胃十二指肠镜检查(EGD)的患者中,比在消化不良时更常见。

大量患有 NSAID 引起的溃疡的患者不会感到疼痛。贫血、胃肠道出血、早饱或体重减轻可能是 PUD 的唯一症状。

B. 实验室检查

1. 幽门螺杆菌检测

a. 根除幽门螺杆菌可显著降低 PUD 的复发率,从 60%~100% 降至小于 20%。所有有记录的 PUD 患者,无论他们是否服用 NSAID,都应进行幽门螺杆菌检测。

b. 之前没有接受过幽门螺杆菌治疗的既往有 PUD 病史的患者也应接受检测。

c. 还建议对消化不良患者进行幽门螺杆菌检测。建议对所有感染患者进行根除。

d. 诊断幽门螺杆菌感染的检测选择包括侵入性和无创性检测。

(1) 无创检测

(a) 在未接受 EGD 的患者中首选尿素呼气试验和幽门螺杆菌粪便抗原检测。

(b) 粪便抗原测试比尿素呼气测试更广泛可用,并且在实践中更常用。

(c) 血清学检测不能区分当前感染或既往感染,因此在大多数情况下不推荐。

(2) 侵入性检测

(a) 接受 EGD 的患者首选快速尿素酶检测和显微镜检查活检,尽管这通常不作为年龄 <60 岁患者的第一步。

(b) 近期使用 PPI(2 周内)或近期使用抗生素(4 周内)可能导致尿素酶试验假阴性。

(c) 活动性出血降低了快速尿素酶试验的敏感度。出血、快速尿素酶试验阴性和组织学阴性的患者应在完成 PPI 治疗数周后进行尿素呼气试验。

(3) 试验特性见表 32-6。

表 32-6 检测幽门螺杆菌的测试特性

检测	敏感度	特异度	阳性似然比	阴性似然比
侵入性检测				
尿素酶快速检测	90%	95%	18	0.11
组织学	70%	90%	7	0.33
培养	45%	98%	22.5	0.56
无创检测				
尿素呼气试验	95%	95%	19	0.05
粪便抗原	95%	95%	19	0.05
血清学	85%	79%	4.0	0.19

2. 溃疡的诊断

　a. EGD 比上消化道系列检测更敏感(92% vs.54%)，有助于排除其他严重病理疾病。

　b. 最近的指南根据患者年龄对 EGD 的检测方法进行分层。

　　(1) 建议 60 岁或以上消化不良患者进行 EGD，以排除包括癌症在内的严重疾病。

　　(2) 小于 60 岁的消化不良患者通常不推荐 EGD。

　　　(a) 由于无创幽门螺杆菌检测的优势及可以推断性 PPI 治疗，EGD 通常可以推迟进行。

　　　(b) 这包括具有"警报特征"(贫血、体重减轻、吞咽困难或持续呕吐)的 60 岁以下患者。

　　　　i. 对于存在器质性病变(胃炎、PUD 或瘤形成)的患者，警报特征的整体操作特性相对较差。

ii. LR+ 为 2.74。

iii. 再加上 60 岁以下患者的胃癌患病率非常低(没有家族史或个人危险因素使他们处于较高风险的患者)，内镜检查不是一种具有成本效益的检测策略。

　　(c) 年龄小于 60 岁且体重减轻约 9kg、快速进行性吞咽困难或同时具有警报特征的患者应考虑 EGD。

　　(d) 在没有消化不良的情况下出现警报症状时，本指南不适用；在这种情况下，应更积极地寻求警报症状。

　　(3) 消化不良的诊断方法如图 32-3 所示。

治疗

A. PUD 治疗的 3 个组成部分包括根除幽门螺杆菌(如果存在)；如果可能，停止使用 NSAID，给予 PPI。此外，胃溃疡需要活检以排除恶性肿瘤。

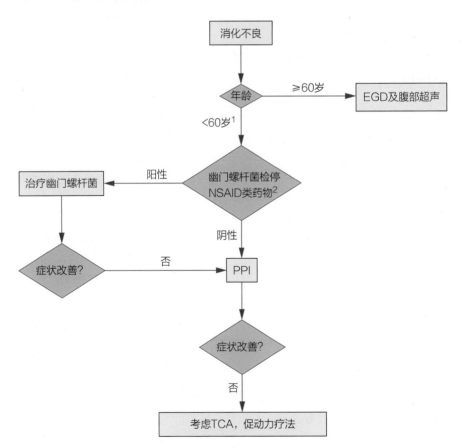

EGD，食管胃十二指肠镜检查；PPI，质子泵抑制剂；TCA，三环类抗抑郁药。
[1] 60 岁以下体重减轻≥20 磅(9.07kg)，快速进行性吞咽困难，或具警报特征组合的患者应考虑 EGD。
[2] 建议见正文。

图 32-3 消化不良的诊断方法

B. 无论溃疡的原因是什么,有无出血,PPI 可显著抑制胃酸分泌,是治疗的主要药物。对于感染幽门螺杆菌的患者,在抗生素治疗过程中给予 PPI,对于较大的溃疡(>1~2cm)和有并发症或持续症状的患者,需要治疗更长的时间。

C. 幽门螺杆菌的根除。

1. 多种选择:理想的初始治疗是有争议的,并且由于耐药模式的变化,治疗建议可能会发生变化。

2. 确认幽门螺杆菌根除。

a. 因幽门螺杆菌耐药发生率增加因此建议进行治疗后检查,以确认已记录的 PUD 或复发性消化不良患者幽门螺杆菌已根除。

b. 合适的检测包括粪便抗原或尿素呼气检测。检测应推迟到完成治疗后 4~6 周,因为 PPI 和抗生素都会导致检测假阴性。

D. NSAID 相关溃疡。

1. 预防

a. 有多种选择可用于降低 NSAID 相关 PUD 的风险,包括尽量减少 NSAID 剂量;尽可能地避免同时使用阿司匹林、皮质类固醇和口服抗凝剂;在无心血管风险的患者中使用 COX-2 选择性抑制剂;并用 PPI 或米索前列醇添加胃保护。

b. PPI:

(1) 非常有效。

(2) 将高危患者(65 岁以上或有溃疡病史者)的溃疡发生率从 17% 降低到 5%,降低消化道出血率(相对风险为 0.13)。

c. 米索前列醇:

(1) 与 PPI 相似的功效。

(2) 需要每天给药 4 次,因经常与腹泻相关,限制了其有效性。

d. H₂ 受体拮抗剂不如 PPI 有效。

e. COX-2 抑制剂:

(1) 与非选择性 NSAID 相比,降低溃疡发生率(相对风险 0.26),但效果不如 PPI(当与非选择性 NSAID 联合使用时)。

(2) 增加心血管事件的风险。

(3) 同时服用小剂量阿司匹林的患者,COX-2 抑制剂的胃保护作用被消除。

f. 预防 NSAID 相关胃溃疡的无效策略包括硫糖铝和肠溶阿司匹林。

g. 近期有 PUD 相关出血的患者。

(1) 继续使用 NSAID(非选择性使用 PPI 或 COX-2 选择性)会导致高并发症发生率。

(2) PPI 与 COX-2 抑制剂联合使用对没有幽门螺杆菌感染的溃疡出血患者是安全的。

h. 目前预防溃疡的指南:

(1) 所有患者:如果有 PUD,检测并根除幽门螺杆菌。

(2) 在最短的时间内尽可能地使用最低剂量的 NSAID。

(3) 根据患者的 PUD 危险因素分层预防性治疗。

(a) 风险因素包括年龄 >65 岁;大剂量 NSAID 治疗;简单的 PUD 既往史;同时服用阿司匹林、皮质类固醇或抗凝剂。

(b) 有 1~2 个危险因素的患者推荐使用 PPI 或米索前列醇

(c) 对于有超过 2 个危险因素或近期或复杂 PUD 的患者:

i. 需要低剂量阿司匹林(用于 CAD 或 CVD):避免使用所有其他 NSAID(包括 COX-2 抑制剂)并使用 PPI 或米索前列醇。

ii. 不需要低剂量阿司匹林:尽可能地避免使用 NSAID,或者将 COX-2 抑制剂与 PPI 或米索前列醇一起使用。

2. 证实的溃疡

a. 检测幽门螺杆菌感染并根除(如果存在)。

b. 如果可能,停止使用 NSAID,开始 PPI 治疗。

c. 需要继续使用 NSAID(甚至是低剂量阿司匹林)的患者的策略应包括:

(1) 在 NSAID 期间继续 PPI 治疗(即使在幽门螺杆菌根除后)。

(2) 尽量减少 NSAID 的剂量和持续时间。

(3) 避免使用某些高危非选择性 NSAID,如酮咯酸、吡罗昔康、吲哚美辛、双氯芬酸、舒林酸和萘普生,所有这些都会增加 PUD 的相对风险。

E. 后续内镜检查。

1. 许多权威指南建议对有胃溃疡记录的患者进行治疗后内镜检查随访,以排除初始内镜检查漏诊的潜在胃癌。

2. 这将在高危人群(亚洲人、西班牙裔、55 岁以上的患者以及最近未使用 NSAID 的有幽门螺杆菌感染史的患者)中产生最大的获益。

3. 胃溃疡患者在初次内镜检查中没有获得足够的活检组织,随访内镜检查尤为重要。

诊断

鉴于没有疼痛,O 先生的 NSAID 使用史、早饱感和体重减轻令您预约 EGD 检测。

EGD 显示 2 个大小为 1.5cm 的胃溃疡。病理学提示病原体为幽门螺杆菌。

假设您如果诊断胃溃疡是否超出了诊断阈？您是否排除了主要假设？是否需要进行其他检测以排除最可能的鉴别诊断？

您得出结论，O 先生体重减轻的可能原因是胃溃疡。您选择在没有进一步检查的情况下开始治疗。

总之，恶性和非恶性 GI 疾病是 28% 患者非自愿体重减轻的原因。非自愿体重减轻患者 EGD 检测率为 12%~44%。在评估不明原因体重减轻的患者时应考虑 EGD 检查，尤其是在没有上腹痛的情况下（这是反常的）。

病例解决方案

O 先生接受了 PPI 根除疗法，并停用布洛芬。三个月后，他的胃口很好，体重也接近基线。建议他使用对乙酰氨基酚治疗关节炎疼痛并进行无影响的体力活动。

主诉

病例

A 先生，男，62 岁，他诉说最近体重减轻。在过去 6~9 个月体重下降了 6.8kg，他目前的衣服已不合身。患者没有腹泻，但有腹胀，每天大便数次，大便不成形，难以冲洗。患者自述近期胃纳较以前差，他认为是最近与妻子分居有关。他坦言他与妻子多年来一直相处不好。他似乎把一切都归咎于他的酗酒，但他保证绝对不是酒精引发的问题。

此时，主要假设是什么？鉴别诊断还有什么？是否存在不可漏诊的情况？基于以上鉴别诊断，后续应做哪些检查？

鉴别诊断排序

评估 A 先生的非自愿体重减轻，关键的第一步是证实他体重确实减轻。从患者的病史和病历中可以很好地证明这一点。第二步是寻找吸收不良的症状，尽管患者否认有明显的腹泻，但他的大便频繁，增加了吸收不良相关胃肠道疾病的可能性。第三个关键步骤是区分是由于热量摄入或吸收减少而导致的体重减轻，还是由于热量消耗增加而导致的体重减轻。第四步（也是关键的一步）是通过病史、体检和实验室检查，寻找其他能提示诊断的线索。根据 A 先生的社会相关病史能提出几种可能性。首先，可怀疑他酗酒问题是导致其体重减轻的原因。其次，他可能比自己承认的抑郁程度更严重，或者仅仅是由于与妻子分居而导致的生活方式改变造成的。他难以冲洗的粪便也表明吸收不良也可能是多种病因之一。鉴别诊断见表 32-7。

再进一步询问病情，A 先生说，他"每晚喝两杯左右的酒精饮料"。他还自豪地说，他从来没有因为宿醉而错过工作，也从未在中午之前喝酒。当问起他准备的每种饮料含多少酒精，以及有无其他人曾对他的饮酒发表评论时，他会有防御性，并提醒你，他在这里就诊是因为他体重下降。

目前的临床信息是否足以进行诊断？如果不够，你还需要其他什么信息？

A 先生的防御性使您更加怀疑他有酒精使用障碍。您想要知道对于他来说喝多少酒是正常的，什么会构成饮酒问题，以及如何更彻底地评估他的酒精使用障碍。

主要假设：酒精使用障碍

教科书内容回顾

酒精的摄入量从低风险摄入到有风险摄入、酗酒、滥用，最后是酒精依赖。从正常的饮酒者到无家可归的酗酒者，心理社会并发症包括失业、婚姻问题、失去驾照和暴力行为。医疗并发症可能包括意外受伤、胰腺炎、胃炎、肝硬化、维生素缺乏、心肌病、高血压、营养不良、体重下降和死亡。体重减轻可能是多因素造成的，可能是继发于醉酒期间或由于醉酒引起的热量摄入减少，或引起酒精相关疾病（胃炎、胰腺炎、肝硬化）。当干预还可能预防疾病进展时，可能很难早期识别酒精使用障碍。

疾病要点

A. 在美国，每年因酒精造成 7.9 万人死亡，并有 9% 的人酒精滥用。与酒精相关的死亡原因包括机动车辆事故、溺

表 32-7　对 A 先生的诊断假设

诊断假设	人口统计学、风险因素、症状和体征	重要检查
主要假设		
酒精使用障碍	饮酒量 与家庭有关或与工作相关的问题 损伤情况 酗酒家族史	采用测量工具或简单的问题筛查酒精情况， AST 或 MCV 升高
备选假设——最常见的		
抑郁	体重减轻史，情绪低落，缺乏快感，抑郁个人或家族史，产后状态，超过 6 个躯体症状，高估体重下降	PHQ-2 或 PHQ-9 问卷
慢性胰腺炎	上腹痛 饮酒史或复发性急性胰腺炎 腹泻或大便不成形、难以冲洗	腹部 X 线检查，CT 扫描，ERCP
克罗恩病	腹泻 慢性腹痛 IBD 家族史 犹太血统 维生素 B$_{12}$ 缺乏 葡萄膜炎、结节性红斑、贫血、直肠脓肿、口腔溃疡 多种微生物的尿路感染（经瘘管）	结肠镜检查，胶囊内镜
溃疡性结肠炎	血性腹泻 IBD 家族史 犹太血统 葡萄膜炎、结节性红斑、关节炎	结肠镜检查
细菌的过度生长	腹泻 肠道手术、狭窄、盲袢 胰腺炎 小肠憩室	空肠抽吸物定量 D- 木糖呼气试验
乳糜泻	腹泻 家族史 缺铁性贫血 疱疹状皮炎	IgA-tTG 抗体 IgA 肌内膜抗体

AST，谷草转氨酶；ERCP，内镜逆行胆管造影；IBD，炎症性肠病；MCV，平均红细胞体积。

水、自杀、肝硬化，以及患癌症（食管癌、乳腺癌、食管癌、咽癌、喉癌和肝细胞癌）的风险增加。

B. 女性更有可能否认与酒精相关的问题，以及酒精相关的饮食失调、抑郁和惊恐障碍。

C. 有 37% 酗酒或酒精成瘾的成年人伴有情绪或人格障碍。

D. 饮酒模式和定义（1 个酒精单位定义为 12g 酒精或 44mL 的蒸馏酒，148mL 葡萄酒或 355mL 啤酒）。

1. 有风险的饮酒：患病率为 4%~29%，标准为：
   a. 男性 <65 岁：>14 杯 / 周，或 >4 杯 / 次。
   b. 任何年龄的女性和男性 >65 岁：>7 杯 / 周，或 >3 杯 / 次。

2. 危险性饮酒：面临酗酒引发的风险。

循证医学诊断

A. USPSTF 建议应每年对所有成年人进行酗酒筛查。

1. 推荐的 3 种筛选工具分别是有 10 个问题的评估工具，3 个问题评估 -C 工具（见 httt：//www. integration. samhsa.gov/clinical-practice/scr eeningtools#drugs）或单个问题"过去一年里，你每天喝 5 杯酒或以上（男性）或 4 杯（女性和 65 岁以上的人群）的次数是多少？"

2. 男性 >4 分（女性 >3 分）的敏感度为 84%~85%，特异性度为 77%~84%，LR+ 为 4.2，LR- 为 0.2。

3. 对于只有 1 个问题的评估工具，其阳性反应的敏感度为 82%，对不健康使用酒精的特异度为 79%，LR+ 为

3.9,LR- 为 0.23。

B. DSM-5 将酒精使用障碍定义为"一种有问题的饮酒模式,导致临床上出现明显的损害或痛苦,并有如下的 2 种以上表现"持续 1 年以上:

1. 饮酒量比预期多,饮酒时间通常比预期的长。

2. 具有减少或控制饮酒的持续愿望或不成功的努力。

3. 花了大量的时间来获取,使用酒精或从饮酒中恢复。

4. 对饮酒有渴望,或强烈的渴望。

5. 因反复饮酒,导致未能履行主要角色或义务。

6. 尽管由于饮酒引起或加剧了社会或人际关系问题,但仍在继续饮酒。

7. 因饮酒,重要的社会活动、职业或娱乐活动被放弃或减少。

8. 尽管知道由于饮酒会引起或加剧身体或心理问题,但仍继续饮酒。

9. 耐受。

10. 戒断。

C. 各种临床线索表明存在酒精滥用,包括伤害,顽固性高血压,家庭、工作或法律问题,暴力,抑郁,药物滥用,慢性疼痛,贫血,血小板减少或酗酒的家族史。

D. 实验室检查异常情况(表 32-8)。

表 32-8　不健康饮酒实验室检测的准确性

	敏感度	特异度	阳性似然比	阴性似然比
GGT 升高	65%	80%	3.3	0.4
大红细胞增多症	24%	96%	6	0.79

1. 在大量饮酒的患者中可以看到各种实验室检查结果异常,包括 AST、GGT 升高或大红细胞增多症。

2. 检查结果升高可能会增加对酒精中毒的怀疑程度,但敏感性不高,也不应用来作为酒精中毒的诊断依据。因为酒精使用障碍的患者可能(而且经常有)肝酶和血常规结果仍正常。

3. 在有酒精依赖的诊断也变得更明显患者,其敏感性增加。

E. 怀疑有危险饮酒的患者应询问酒精使用障碍相关的症状及酗酒相关的健康问题[胃炎、胰腺炎、酒精性肝病(包括酒精性肝炎和肝硬化)及难治性高血压]以及他们的饮酒习惯(包括每天平均饮酒量、每天饮酒次数和每周饮酒的最大天数)。

治疗

A. USPSTF 建议:对于带风险的或具有危害性饮酒行为者应予以短暂(6~15min)多接触的咨询干预措施,以减少他们每周的饮酒量、减少大量饮酒、减少外伤和死亡。

B. 对危险性饮酒行为者采取的有效干预措施包括:

1. 转诊至专科。

2. 临床和实验室评估的反馈。

3. 与饮酒规范比较。

4. 讨论酒精的不良反应。

5. 建议饮酒限制的声明。

6. 限酒处方。

7. 患者教育材料(www.niaaa.nih.gov)。

8. 饮酒日记。

9. 办公会议跟进和电话联系。

C. 酒精戒断的中度至高风险患者(一种潜在的致命疾病)和那些伴有精神障碍(尤其是自杀意念)或不稳定的家庭环境的患者应在戒毒室住院(见第 11 章)。

D. 饮酒障碍患者应转诊到专业治疗中心、药物治疗和支持小组中进行治疗。

E. 预防复发有如下选择:

1. 匿名戒酒会(Alcoholics Anonymous,AA)是一个 12 步骤的项目,已证明可有效地将 3 年的戒酒率从 43% 提高到 62%。

2. 激励性增强疗法。

3. 发展认知行为应对技巧的疗法。

4. 纳曲酮、阿坎酸和双硫仑能减少酒精依赖患者的饮酒量。药物治疗与行为支持相结合效果更好。

5. 抑郁症和其他精神疾病的治疗(如果有)。

诊断

　　A 先生每晚喝酒"两杯左右"的病史表明他饮酒有风险。此外,他离婚的原因虽然可能是多因素的,但增加了酗酒干扰他人际关系的可能性。你问了 A 先生一个筛查问题,是否在过去一年中的任何一天喝了 5 杯或更多酒。

A 先生回答说,当他"参加派对"时,他可能每月至少有一次喝 5 杯或更多酒。

　　A 先生的回答增加了您的关注,您选择执行评估积分问卷(Alcohol Use Disorders Identification Test)。

A 先生得分为 15 分(满分 40 分)。他承认他在结婚的时候就已经减少了饮酒,但自从分居后,他就不再感到那种约束了。他承认,他偶尔会从这些聚会中听到一些关于他自己的有趣故事,但他无法回忆起(健忘症)。A 先生也很不情愿地报告说,在过去一年内因醉驾而收到 2 次传票。他对此感到轻微的内疚,但向你保证他知道最好不要再犯那个错误。他重申,他从来没有因为酗酒而错过工作,但因为"聚会"而错过了几次家庭活动。

　　A 先生的评估量表积分、婚姻问题、虚弱无力、醉驾罚单、错过社交活动以及尽管人际交往困难仍继续饮酒符合酒精使用障碍的诊断。您选择检查 CBC 和肝功能。

CBC 显示大红细胞增多,肝脏检查显示 AST 和 ALT 轻度升高。AST 升高比 ALT 升高更明显。这是酒精性肝病中常见的一种模式。

　　显然,酗酒可能是 A 先生非自愿体重减轻的唯一原因或促成原因。您选择启动治疗计划并在他戒酒后重新评估他。

病例解决方案

你与 A 先生坦率地讨论了这些问题。你承认"他的婚姻问题很复杂",但他喝酒的许多特征表明他有酗酒障碍。错过家庭聚会、酗酒、耐受性、酒驾罚单、异常的血液检测结果都表明这是一个严重的医疗问题。A 先生坦言,他害怕去"戒酒"。因为每当他停止喝酒时,他都会感到颤抖和激惹。你建议他进入戒毒所。A 先生仔细听了,同意进入戒毒所。

A 先生的随访

两个月后,A 先生回到您的办公室。显然,他的心情好多了。他自豪地报告说他"在戒酒"并且感觉好多了。他每周参加 5~7 次 AA 聚会。然而,他仍然担心自己的体重。他报告说他的胃口变好,吃得也很好,但体重没有恢复。

此时,主要诊断假设是什么? 鉴别诊断还有什么? 是否存在不可漏诊的情况? 基于以上鉴别诊断,后续应做哪些检查?

　　A 先生对您的干预的反应是好的。令人惊讶的是他的体重并没有改善,特别是考虑到他的食欲有所改善的情况

下。在他之前的访问中,他提到大便难以冲洗,你想知道他的体重减轻是否部分继发于吸收不良。他大便量多而难以冲洗的问题依然存在。您重温了吸收不良的常见原因(表32-9 和图 32-4)。

表 32-9　按发病机制组织慢性腹泻的鉴别诊断

最常见的原因:IBS、乳糖不耐受、慢性感染、IBD、乳糜泻

渗透性腹泻:
- 诊断线索:渗透压差增加
- 乳糖不耐受
- Mg^{2+} 泻药、抗酸剂

脂肪性腹泻:
- 诊断线索:粪便脂肪
- 乳糜泻
- 克罗恩病
- 短肠综合征
- 细菌过度生长
- 胰腺功能不全

炎症性腹泻:
- 诊断线索:粪便钙卫蛋白、粪便乳铁蛋白
- IBD
- 感染性疾病
- 缺血性结肠炎
- 放射性疾病
- 肿瘤

分泌性腹泻:
- 诊断线索:无渗透压差
- 滥用泻药(非渗透性泻药)
- 细菌毒素
- IBD
- 胶原性结肠炎
- 胆汁盐吸收不良
- 显微镜下结肠炎
- 运动障碍:糖尿病神经病、甲亢、IBS
- 神经内分泌:肥大细胞增多症、类癌综合征、血管活性肠肽瘤
- 肿瘤:结肠癌、淋巴瘤、绒毛腺瘤

感染包括侵入性细菌、艰难梭菌、TB、HSV、CMV、阿米巴病、贾第鞭毛虫病。

渗透压差 = 测量的粪便渗透压 − 计算的粪便渗透压 nl<50mOsm/L

计算的粪便渗透压 =2 × (粪便 Na^+ + 粪便 K^+)

CMV,巨细胞病毒;HSV,单纯疱疹病毒;IBD,炎症性肠病;IBS,肠易激综合征;TB,结核病。

鉴别诊断排序

　　A 先生排便困难但没有腹泻的病史与慢性感染性腹泻相比更能提示慢性吸收不良。您仔细检查这些原因并考虑

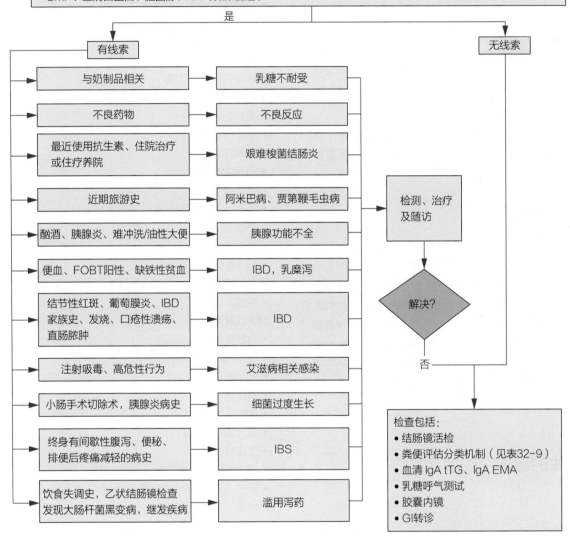

> **病史：**
> 　饮食史：与奶制品、含山梨糖醇的薄荷糖或口香糖、咖啡因、ruffage相关
> 　用药史：包括非处方药、抗酸剂、近期使用的抗生素、二甲双胍
> 　社会史：近期旅行、饮酒、感染HIV的危险因素
> 　家族史：犹太血统、IBD或乳糜泻家族史
> 　临床线索：体重减轻、大便外观（血性、油性）、胰腺炎病史、饮酒、IBD表现（便血、结节性红斑、葡萄膜炎、
> 　　口疮性溃疡、直肠脓肿、发热）；
> 　既往病史：既往小肠或胃切除术、胆囊切除术、放疗
> **体格检查**：包括综合检查、体重、甲状腺和腹部检查、FOBT。苍白、水肿、易擦伤
> **实验室检测**：CBC鉴别诊断、粪便培养、O&P（或粪便贾第鞭毛虫抗原）、粪便艰难梭菌毒素、TSH、LFT、
> 　BMP、血清白蛋白、胆固醇、HIV（如果合适）

是

有线索　　　　　　　　　　　　　　　　　　　　　　　　　　　　**无线索**

与奶制品相关 → 乳糖不耐受

不良药物 → 不良反应

最近使用抗生素、住院治疗
或住疗养院 → 艰难梭菌结肠炎

近期旅游史 → 阿米巴病、贾第鞭毛虫病

酗酒、胰腺炎、难冲洗/油性大便 → 胰腺功能不全

便血、FOBT阳性、缺铁性贫血 → IBD，乳糜泻

结节性红斑、葡萄膜炎、IBD
家族史、发烧、口疮性溃疡、
直肠脓肿 → IBD

注射吸毒、高危性行为 → 艾滋病相关感染

小肠手术切除术，胰腺炎病史 → 细菌过度生长

终身有间歇性腹泻、便秘、
排便后疼痛减轻的病史 → IBS

饮食失调史，乙状结肠镜检查
发现大肠杆菌黑变病，继发疾病 → 滥用泻药

检测、治疗
及随访

解决？

否

检查包括：
- 结肠镜活检
- 粪便评估分类机制（见表32-9）
- 血清 IgA tTG、IgA EMA
- 乳糖呼气测试
- 胶囊内镜
- GI转诊

BMP，基础代谢组；FOBT，粪便潜血试验；IBD，炎症性肠病；IBS，肠易激综合征；LFT，肝脏生化测试；O&P，
虫卵和寄生虫。

图 32-4 吸收不良和腹泻的诊断方法

慢性小肠病［例如，炎症性肠病（IBD）、细菌过度生长、乳糜泻］和慢性胰腺炎。

⏷3 A 先生从未被诊断出患有急性胰腺炎。他确实记得在暴饮暴食后的几年里多次发作腹痛。他没有就医，而是待在家里几天，只喝清澈的液体，直到疼痛消退。他否认任何肠道手术史、IBD 家族史或便血。

A 先生酗酒和反复疼痛的病史使您怀疑他可能患有慢性胰腺炎。这成为最可能的诊断。

根据以上临床信息能否得出诊断？如不能，还需要哪些额外信息？

主要假设：慢性胰腺炎

教科书内容回顾

　　患者常常会因长期的餐后腹痛就医。大便频繁、松散、有恶臭，并且出现体重减轻。患者可能会注意到需要多次冲洗才能把马桶清理干净。既往酗酒史和急性胰腺炎是诊断的线索。

疾病要点

A. 通常继发于复发性急性胰腺炎，主要病因为酗酒（占成人病例的70%）。成人不太常见的原因包括囊性纤维化、遗传性胰腺炎、导管阻塞（即结石、肿瘤）、烟草使用、自身免疫性疾病、高钙血症和高甘油三酯血症。

B. 进行性胰腺破坏导致外分泌和内分泌功能不全。

C. 临床表现包括：

1. 慢性、致残、中上腹餐后疼痛非常常见（80%～100%的患者），并且是发病的主要原因。疼痛可能会放射到背部，坐位前倾疼痛可缓解。

2. 继发于厌食和吸收不良并伴有脂肪泻的体重减轻。

3. 脂肪泻。

   a. 定义为脂肪吸收不良 ≥14g/d（75～100g脂肪饮食中 ≤ 7g/d 的粪便脂肪。主要表现为水样腹泻的患者可能排泄高达 13g/d 的粪便脂肪）。

   b. 临床表现包括难以冲洗的油性粪便和体重减轻。老年患者可能不会腹泻。

   c. 漂浮的粪便不是脂肪泻所特有的。细菌性气体也可能导致粪便漂浮。

   d. 腹泻可能继发于细菌过度生长，40% 的慢性胰腺炎患者会出现这种情况。

4. 由于胰岛细胞的伴随破坏可能会发展为糖尿病。

   a. 酮症酸中毒很少见。

   b. 由于产生胰高血糖素的胰腺 α 细胞丧失，低血糖症很常见。

5. 并发症包括假性囊肿、坏死、胆总管或十二指肠梗阻，以及胰性腹水（通常来自胰管破裂）。也可能发生脾静脉血栓形成，导致胃底静脉曲张。

6. 4% 的患者会发展为胰腺癌，但对胰腺癌的筛查没有达成共识。

循证医学诊断

A. 一项研究指出，68% 的患者会出现非自愿体重减轻和腹泻，30% 的患者出现腹胀，28% 的患者患有糖尿病。

B. 实验室检查：

1. 其表现可能是结构性的（胰腺钙化、萎缩和导管扩张）或功能性的改变（胰腺功能不全）。

2. 虽然晚期疾病患者通常同时具有结构和功能变化，但早期疾病患者可能仅具有结构变化（通过影像学诊断）或仅具有功能异常（通过促胰液素检测诊断）。

3. 诊断的"金标准"是活检，但很少进行活检。

4. 由于活检频率不高，结构和功能变化不一致的患者难以解释结果，以及敏感度和特异度随疾病分期的变化而变化，因此难以精确地评估活检的敏感度和特异度。

5. 结构性改变通常通过 CT 扫描、内镜逆行胰胆管造影（ERCP）、内镜超声（EUS）或磁共振胰胆管造影（MRCP）来诊断。

6. 增强 CT 扫描：

   a. 尽管 MRCP、EUS 和 ERCP 具有相似的操作特性，但通常假如可以进行增强 CT 扫描，则首先进行增强 CT 扫描。

   b. CT 表现包括导管钙化（敏感度为 74%～90%，特异度为 85%）、导管扩张和胰腺萎缩。也可以看到胰腺积液、坏死或肿瘤。

   c. 胰腺钙化通常被认为是慢性胰腺炎特有的，但也有多种胰腺肿瘤的报道。

7. ERCP 是有创性的，通常在可能需要治疗（即支架植入术）的患者（敏感度为 75%～95%，特异度约为 90%）中使用。

8. 分泌刺激功能评估：

   a. 通常是慢性胰腺炎中最敏感的检测，具有极好的阴性预测值。

   b. 费时、劳动密集、具有侵入性且不能广泛开展。

   c. 使用促胰液素并在十二指肠中收集胰腺分泌物，测量碳酸氢盐峰值浓度。

   d. 缩胆囊素刺激腺泡（产生脂肪酶）也已被使用。

9. EUS：以促胰液素为"金标准"，敏感度为 71%，特异度为 92%，LR+ 为 7.9，LR− 为 0.32。

10. 其他诊断性较低的检测：

    a. 淀粉酶和脂肪酶通常正常或略有升高。

    b. 腹部 X 线片能显示胰腺钙化。敏感度只有 30%。

    c. 常规腹部超声的敏感度为 60%～70%，特异度为 80%～90%。

11. 具促胰液素的 MRCP（用于增强胰管的可视化）用于对慢性胰腺炎的诊断的作用正在评估。

12. 慢性胰腺炎患者粪便弹性蛋白酶可能较低（<200μg/g），但存在假阳性和假阴性。与促胰液素测试相比，总敏感度为 77%，特异度为 88%（LR+ 为 6.4，LR− 为 0.26）。

对外分泌功能不全风险低的患者,正常值排除胰腺外分泌功能不全;在高危患者中,假阴性率可能高达 10%。

治疗

A. 戒烟戒酒至关重要(但在阻止进展方面并非普遍有效)。

B. 疼痛处理:

1. 排除其他增加或持续疼痛的原因。

2. 常常使用 NSAID、TCA 和阿片类药物。阿片类药物依赖是一个常见问题。

C. 胰酶:

1. 可以减轻疼痛,改善营养状况。

2. 随餐服用和低脂饮食(<20g/d)。

3. 非肠溶酶可以提供显著的止痛效果。

4. 建议与 PPI 共同给药以防止酶失活。

D. 糖尿病患者在接受治疗时有发生低血糖的风险(由于伴随胰高血糖素生成减少,糖尿病患者应谨慎治疗,酒精使用障碍患者应避免使用二甲双胍)。

E. 带有支架的 ERCP 和手术可用于特定患者以缓解梗阻和疼痛。

F. 胰周积液和胰腺坏死的治疗需要专科会诊,通常需要内镜引流。

G. 对于患有慢性胰腺炎和严重功能受限的年轻患者,可以考虑在专科中心进行全胰腺切除术和自体胰岛移植。

诊断

腹部 CT 扫描显示与慢性胰腺炎一致的多个胰腺钙化区域。粪便弹性蛋白酶为 $84\mu g/g$,提示胰腺功能不全。

假设你如果诊断慢性胰腺炎是否超出了诊断阈值? 您是否排除了最可能的鉴别诊断? 是否需要进行其他检测以排除最可能的鉴别诊断?

鉴别诊断:细菌过度生长

教科书内容回顾

传统上,患者以前接受过胃肠道手术,导致某种类型的手术盲袢,可导致细菌繁殖。患者可能会出现长期腹泻、腹胀和体重减轻。

疾病要点

A. 腹泻的机制是多因素的。

1. 细菌消化碳水化合物,产生气体和渗透活性副产物,促进渗透性腹泻。

2. 细菌及其脂肪酸副产物会损伤黏膜并导致腹泻。

3. 黏膜损伤可导致乳糖酶缺乏。

4. 胆汁盐的细菌解偶联干扰脂肪吸收以及脂溶性维生素的吸收。

B. 病因:

1. 瘀滞:

a. 狭窄(手术、克罗恩病、放射性肠炎)。

b. 解剖异常(手术盲袢或憩室)。

c. 运动障碍(糖尿病自主神经病变、硬皮病、阿片类药物使用)。

d. 慢性胰腺炎(阻塞或阿片类药物治疗可瘀滞加重)。

2. 小肠到大肠连接异常(即瘘管)或回盲瓣切除术(使得细菌能从重度定植的结肠逆行定植到回肠)。

3. 胃酸缺乏(即 PPI 治疗或自身免疫)。

4. 其他(胰腺功能不全、肝硬化中高达 60% 的患者,终末期肾病)。

C. 细菌可能会使用维生素 B_{12},导致维生素 B_{12} 缺乏。

D. 不常见的并发症包括手足抽搐(由于低钙血症)和由于维生素 A 缺乏导致的夜盲症。

循证医学诊断

A. 健康的老年患者也可能有细菌过度生长而没有任何症状,这使得诊断困难。

B. "金标准"是定量空肠抽吸物,证明 $>10^5$ 个细菌 /mL。

C. 多种检查可检测呼出气中的细菌副产物,以帮助诊断。由于细菌通常存在于结肠中,但仅在小肠中含量较低,因此这些副产物浓度的早期峰值表明小肠细菌过度生长。当其他情况分别增加或减少肠道通过时间时,就会出现假阳性和假阴性。抗生素会干扰呼气试验。

1. 因细菌消化释放放射性标记 ^{14}C 的木糖而导致 D 木糖呼气试验通常异常。

a. 敏感度为 30%~95%,特异度为 89%~100%。

b. 避免在育龄女性中使用。

2. 氢气呼气试验测量患者摄入糖分后呼出的细菌产氢量。

a. 它们的准确性类似于木糖试验并避免放射性。

b. 一些细菌会产生甲烷,这种测量可能会提高准确性。

D. 如果上消化道摄影表明胃肠出动力不足、梗阻或憩室,则考虑细菌过度生长。

E. 腹泻可能会导致体重减轻。

F. 可能需要用抗生素进行试验性治疗。

治疗

A. 消除降低肠道蠕动的药物(尤其是阿片类药物)或降低

胃酸度的药物。

B. 各种口服抗生素已使用 7~10 天。一些患者已轮换疗程使用抗生素。利福昔明是一种肠道极少吸收的有效抗生素。

C. 纠正钙以及维生素 A、维生素 D、维生素 K 和维生素 B_{12} 缺乏。

D. 尽量减少碳水化合物,尤其是乳糖摄入,可能会有所帮助。

鉴别诊断:炎症性肠病(IBD)

克罗恩病是一种透壁过程,可能会影响从口腔到肛门的整个胃肠道,而溃疡性结肠炎是一种仅限于结肠的黏膜疾病。这两种情况更常发生在犹太血统的患者和有 IBD 家族史的患者中。IBD 的肠外表现可能包括葡萄膜炎、结节性红斑、颗粒性脓皮病、大小关节周围关节炎、强直性脊柱炎、原发性硬化性胆管炎、继发性淀粉样变性和静脉血栓栓塞。慢性结肠炎会增加患结肠癌的风险,与所涉及的结肠数量和疾病持续时间成正比。

1. 克罗恩病

教科书内容回顾

常见的主诉包括慢性腹痛、腹泻、发热、体重减轻、肠皮瘘和急性腹痛(类似于急性阑尾炎)。

疾病要点

A. 斑片状的透壁炎症可导致瘘管形成、蜂窝织炎、阻塞性狭窄、穿孔、脓肿形成和腹膜炎。

B. 临床表现:

1. 病程以加重和缓解为特征。

2. 通常表现为体重减轻、腹泻和腹痛等症状的隐匿性发作,但偶尔会出现急性症状(例如,急性中毒性巨结肠或类似于急性阑尾炎的急性回肠炎)是克罗恩病的表现。

3. 可以累及胃肠道的任何部分,受累区域之间具有正常"跳过区域"。表现为:

   a. 大约 20% 的患者有回肠炎、45% 的患者有回肠结肠炎和33% 患者有结肠炎。可能有上消化道受累。

   b. 大约 27% 患者有狭窄或穿孔。

4. 14%~37% 的患者发生肛周或直肠瘘。

5. 腹泻(有或没有大出血)、体重减轻、腹痛和发热很常见。

6. 腹泻可能是由于:

   a. 小肠疾病影响吸收。

   b. 回肠疾病。

   (1) 可能会减少胆盐的吸收,使胆盐进入结肠,引起刺激和腹泻。

   (2) 严重的胆盐吸收不良还会引起胆盐缺乏和脂肪泻。

   c. 继发于肠道狭窄的细菌过度生长。

7. 狭窄引起的阻塞。

8. 瘘管可能是肠皮肤瘘(最常见的是肛周)、肠膀胱瘘(导致多种微生物尿路感染)、肠阴道瘘或肠瘘。

9. 维生素 B_{12} 缺乏(继发于回肠疾病)。

10. 草酸钙肾结石:

    a. 正常的 GI 草酸盐吸收受到肠腔内草酸盐与钙的结合的限制。

    b. 吸收不良会增加腔内脂肪。腔内脂肪与腔内钙结合,降低钙对草酸盐的结合。

    c. 这种情况会导致草酸盐吸收增加。

    d. 草酸盐吸收增加会导致高草酸尿症并促进草酸钙肾结石的形成。

11. 由于维生素 D 缺乏、钙吸收不良和长期使用皮质类固醇治疗引起的骨质疏松症。

12. 克罗恩病的大出血比溃疡性结肠炎少。

13. 阿弗他溃疡。

循证医学诊断

A. 在考虑诊断克罗恩病时,重要的病史特征包括体重变化、腹痛、发热、近期使用抗生素或 NSAID 的个人病史(考虑患艰难梭菌或 NSAID 相关结肠炎的可能性)、症状或肠道外表现(葡萄膜炎、关节炎或结节性红斑)和 IBD 家族史。

B. 体检应包括体重(和之前的变化);生命体征;以及口腔、腹部、直肠和皮肤病学检查。

C. 初始实验室检查应包括 CBC、综合代谢检查、ESR、CRP、维生素 B_{12} 和叶酸检查。

D. 腹泻患者应排除下列微生物的活动性感染:沙门菌、志贺菌、弯曲杆菌、耶尔森菌、大肠杆菌 O157:H7。贾第鞭毛虫、艰难梭菌和溶组织大肠杆菌。艰难梭菌的患病率越来越高(即使没有使用抗生素),必须在开始治疗前排除。

E. 带有回肠镜和活检的结肠镜检查通常具有诊断意义,但在急性严重结肠炎可能是禁忌证。

F. 上消化道内镜检查可能对并发消化不良的患者有用。

G. 诊断成像。

1. 有多种成像技术可用于可视化小肠以进行诊断,并且在以下情况下很有用:

   a. 当结肠镜检查 / 回肠镜检查未能确定诊断时。

   b. 并发症(即狭窄、脓肿)和疾病程度的评估。

   c. 选项包括超声、小肠造影、灌肠法、CT 肠道造影、CT 肠钡剂灌注法检查,MR 肠造影、MR 肠钡剂灌注法检查和胶囊内镜检查。

2. 影像学检查的确切作用尚未确定。当地的专业知识和可用性可以指导选择。

    a. 磁共振肠造影。

        (1) 避免辐射。

        (2) 可以检测脓肿。

        (3) 可区分纤维性狭窄和炎症性狭窄。

        (4) 推荐为首选技术。

    b. CT：

        (1) 广泛可用。

        (2) 可以检测脓肿。

        (3) 与辐射风险相关(这对于需要系列检查的年轻患者可能特别重要)。

        (4) 需要静脉造影剂,有过敏反应和肾脏并发症的风险。

    c. 胶囊内镜：

        (1) 可以观察在 MRI 或 CT 上不可见的溃疡。

        (2) 一些研究表明比 MR 和 CT 的敏感性提高。

        (3) 胶囊可能会卡在狭窄处。

        (4) 指南建议在胶囊内镜检查前通过小肠追踪、CT 肠造影或 MR 肠造影排除狭窄。

        (5) 开发了一种自动溶解的胶囊。

    d. 超声波不贵,但依赖于操作者,不能提供对肠道的全面评估。

治疗

A. 治疗：目标包括诱导缓解和维持缓解。

1. 选项包括 5- 氨基水杨酸(5-ASA)、布地奈德或常规皮质类固醇、6- 巯基嘌呤(6-mercaptopurine,6MP)、甲氨蝶呤、抗肿瘤坏死因子(tumor necrosis factor,TNF)疗法、环孢素、他克莫司和那他珠单抗。

2. 5-ASA 和皮质类固醇可以全身或局部给药(作为灌肠剂或栓剂)。

B. 细菌过度生长、腹膜炎或脓肿通常需要抗生素治疗(这可能还需要引流)。

C. 在出现 IBD 发作的患者中排除肠道病原体的伴随感染是至关重要的。此外,合并巨细胞病毒感染可能是许多 IBD 患者发作的一个原因。

D. 戒烟可减少 65% 的复发。

E. 辅助治疗：

1. 治疗乳糖不耐受症(如果存在)。

2. 根据需要评估和补充维生素 B_{12}、叶酸、维生素 D、锌、铁和钙。

3. 无法维持足够营养的患者可能需要全胃肠外营养,尽管这种情况并不常见,一般应尽可能避免这种情况的发生。

4. 胆汁酸树脂用于水样泻和回肠疾病患者。

5. 定期结肠镜检查以监测结肠受累患者的结肠癌。

6. 手术

    a. 50% 的患者在前 10 年需要手术治疗。

    b. 非治愈性。手术后复发率高(10%~15%/ 年临床复发,80% 内镜复发)。

    c. 适应证包括治疗大出血、暴发性结肠炎、脓肿、腹膜炎、梗阻或药物治疗难治的疾病。

7. 尽可能避免使用非甾体抗炎药和阿片类药物。

8. 疫苗接种：

    a. 患者应根据指南的建议接种流感、肺炎球菌和人乳头瘤病毒疫苗。

    b. 在免疫抑制或抗 TNF 治疗之前,建议还没有免疫接种患者接种乙型肝炎疫苗。

    c. 服用免疫抑制剂(包括皮质类固醇)的患者应避免接种活疫苗[卡介苗(Bacillus Calmette-Guerin,BCG);麻疹、腮腺炎和风疹(measles,mumps,and rubella,MMR);口服脊髓灰质炎;活伤寒;水痘]。

溃疡性结肠炎

教科书内容回顾

通常,临床表现为血性腹泻和大便急迫。像克罗恩病一样,临床病程通常是一种恶化和缓解交替的过程。

疾病要点

A. 主要是黏膜病(有时,严重的炎症可能会扩散到更深的地方,累及肌肉层,导致运动障碍和中毒性巨结肠)。

B. 严格限于结肠,与克罗恩病相反。

C. 从直肠开始并以连续方式向近端进展;可能仅限于直肠或涉及直肠乙状结肠或整个结肠。直肠没累及提示另一种疾病(即克罗恩病)。

D. 吸烟者风险降低(与克罗恩病相反)。

E. 贫血、发热和腹泻增加见于更广泛的疾病。

F. 并发症：

1. 大出血(罕见)

2. 贫血

3. 中毒性巨结肠

4. 狭窄

5. 结肠癌

    a. 除了直肠炎或非常远端结肠炎的患者外,癌症风险会增加。

    b. 结肠癌的风险在疾病发作后 7~8 年开始增加。

循证医学诊断

A. 乙状结肠镜检查或结肠镜检查显示血管纹消失、红斑、变脆和从直肠向近端延伸的连续渗出。

B. 活检标本显示隐窝脓肿、分支隐窝和腺体萎缩。

C. 应询问患者旅行史或近期抗生素使用情况,这会增加细菌性胃肠炎或艰难梭菌结肠炎的可能性。应送粪便样本检测以排除急性感染(沙门菌、志贺菌、弯曲杆菌、大肠杆菌 O157:H7、艰难梭菌、溶组织阿米巴)。常规活检以排除巨细胞病毒感染。

D. 对于具有特征性内镜和病理结果的没有感染患者通常能做出诊断。如果考虑克罗恩病,小肠成像也可能有用(小肠受累提示克罗恩病,因为溃疡性结肠炎不影响小肠)。

E. NSAID 也可能引起结肠炎,所以应排除 NSAID 相关结肠炎这个病因。

治疗

A. 应定期监测患者的复发情况,询问有无腹泻、直肠出血和全身症状。应监测患者的体重和血红蛋白。

B. 关于治疗选择取决于病变位置和疾病的严重程度。

1. 远端疾病(降结肠及降结肠以下部位)通常可以用局部制剂(栓剂或灌肠剂)治疗。选择包括 5-ASA 或皮质类固醇(栓剂、灌肠剂或泡沫剂)的局部制剂或口服 5-ASA 制剂。

2. 病变位置处于更近端或疾病严重者需要全身治疗。

3. 对大便次数增多、出血增多、有症状(发热、心动过速、贫血、CRP 升高、ESR 升高)或有乙状结肠镜表现的重症患者,也应加强治疗。

C. 对于疾病严重或治疗无反应者,可以添加口服或全身皮质类固醇治疗。

D. 环孢素、6MP 和英夫利昔单抗对一些严重的、皮质类固醇难治的患者有效。

E. 抗生素可能对特定的患者有用,特别是那些患有中毒性巨结肠或腹膜炎的患者。

F. 5-ASA 制剂(但不是外用皮质类固醇)可有效维持缓解。6MP 和英夫利昔单抗也有效。

G. 手术(结肠切除术)是治愈性的。适应证包括:

1. 高级别不典型增生、原位癌或需结肠镜监测癌症的患者,低度不典型增生也应提示考虑结肠切除术。

2. 其他严重并发症,包括大出血、穿孔、中毒性巨结肠。

3. 疑难杂症。

H. 辅助治疗:

1. 持续腹泻。

2. 溃疡性结肠炎和克罗恩病结肠癌在诊断后 8 年开始需结肠镜检查监测有无肠癌,然后每 1~2 年进行一次。

3. 补充铁剂。

4. 鱼油和尼古丁(透皮贴剂)已被证明可诱导某些患者的症状缓解。

5. 如果患者无法维持足够的营养,则应进行全胃肠外营养治疗,但应尽可能避免这种情况。

6. 止泻药可能会增加中毒性巨结肠的风险。

7. 服用皮质类固醇 > 3 个月的患者应筛查是否患有骨质疏松症,并补充钙和维生素 D。

病例解决方案

X 先生的病史和 CT 扫描强烈指向慢性胰腺炎。IBD 是可能的,但不太像。由于细菌过度生长会使慢性胰腺炎变得复杂,如果慢性胰腺炎的治疗不成功,可以进行经验性抗生素试验。

医生让 A 先生在进餐和零食时服用胰酶治疗。他随后报告说他腹泻和腹胀得到了很大改善。6 个月后,他体重恢复到基线,并且仍然保持着戒酒状态。

其他重要疾病

乳糜泻

教科书内容回顾

典型患者,存在慢性腹泻、脂肪泻和体重减轻。可能会出现铁和维生素缺乏症。

疾病要点

A. 世界范围内发病,北欧人的患病率为 0.5%~1%;女性的患病率是男性的 1.5 倍。

B. 仅在具有 HLA-DQ2 或 HLA-DQ8 单倍型的人群中发病。

1. 仅在此类患者的一部分中发展。

2. 在抗原呈递细胞表面表达的那些单倍型可以与在小麦、黑麦和大麦中发现的脱氨谷蛋白肽结合。

3. 这会触发肠黏膜内的异常免疫反应,随后导致黏膜损伤、萎缩和吸收不良。

4. 产生抗麦醇溶蛋白、转谷氨酰胺酶(transglutaminase, tTG)和内切霉素(endomysin,EMA)的抗体。

C. 临床表现:

1. 虽然老年患者也可能出现,但通常在 10~40 岁发病。

2. 因接触小麦、黑麦或大麦蛋白质(麸质)而引起的症状,并在无麸质饮食的情况下在数周至数月内消退。

3. 27%~50% 的患者出现腹泻。患者也可能有体重减轻

(6%~22%)、原因不明的缺铁性贫血、骨质疏松、口疮性口炎或肝脏生化检查异常。然而,他们也可能没有症状。

4. 维生素 D 缺乏和继发性甲状旁腺功能亢进可能导致骨质减少和骨质疏松症。

5. 少数继发于针对表皮转谷氨酰胺酶抗体的患者与疱疹样皮炎密切相关。

6. 在 21- 三体患者中更为常见。

7. 其他自身免疫性疾病的风险增加,包括甲状腺炎和 1 型糖尿病。

8. 乳糜泻患者患肠腺癌和肠病相关 T 细胞淋巴瘤的风险增加。

循证医学诊断

A. 诊断性检查选择包括十二指肠活检("金标准")、血清学和对无麸质饮食的临床反应。

B. 小肠活检是"金标准",有用但具有侵入性。策略可以帮助确定何时需要活检。

C. 血清学检测非常准确但并不完美。

1. 组织谷氨酰胺酶抗体(tissue glutaminase antibody, IgA TTG)。

2. 肌内膜抗体(endomysial antibody, IgA EMA)也非常准确:敏感度为 85%~98%,特异度为 97%~100%,LR+ 为 61,LR− 为 0.06。

3. 出现假阴性血清学的原因有多种,包括:

a. IgA 缺乏:当高度怀疑而 IgA 水平低或不存在时,可以检测 IgG TTG 抗体或脱酰胺醇溶蛋白肽抗体。

b. 无麸质饮食:无麸质饮食患者的 IgA TIG 和 IgA EMA 水平下降(并可能变为阴性)。(乳糜泻患者滴度增加表明饮食依从性不好。)

D. HLA 分型:

1. 几乎所有乳糜泻患者都表达 HLA-DQ2 或 HLA-DQ8 异源二聚体。

2. HLA-DQ2 或 HAL-DQ8 阴性的患者实际上可以排除乳糜泻。

3. 可能对在评估前开始无麸质饮食的患者有用,这些患者的 IgA tTG 和 IgA EMA 抗体水平可能由于疾病活动性降低而降低。如果患者不表达任一 HLA-DQ 单倍型,也可以排除乳糜泻。

E. 由于乳糜泻的总体患病率较低,EMA 和 tTG 尽管具有很高的特异度,但血清学阳性并不能确诊乳糜泻。

1. 阳性预测值为 29%~76%,需要小肠活检确诊。

2. 相反,EMA 和 tTG 血清学阴性则确诊的可能性低(阴性预测值为 99%)并基本上排除该疾病。

3. 如果尽管血清学结果为阴性但仍有顾虑,HLA 分型可以帮助完全排除疾病。

4. 图 32-5 显示了诊断方法。

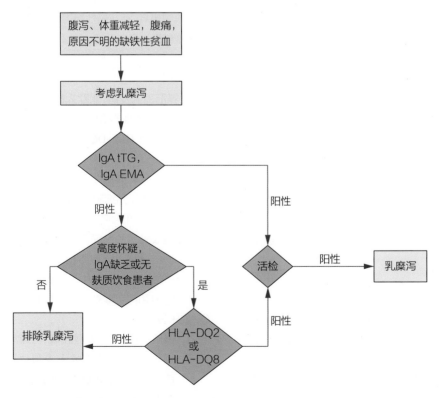

图 32-5 乳糜泻诊断方法

F. 尽管血清学和活组织检查呈阴性，某些患者仍抱怨麸质相关症状和无麸质饮食后症状改善。此类患者可能对麸质过敏。

治疗

A. 无麸质饮食（不含小麦、黑麦和大麦）。

B. 不含麸质的燕麦通常可被乳糜泻患者耐受。

C. 由于伴随的乳糖酶缺乏，可能需要避免摄入乳糖。

D. 纠正铁、叶酸、维生素 B_{12} 和维生素 D 缺乏。

E. 一些专家推荐接种肺炎球菌疫苗。

F. 难治性乳糜泻患者很少需要皮质类固醇或其他免疫抑制剂治疗。

G. 建议进行骨质疏松症筛查。

参考文献

American Psychiatric Association. *Diagnostic and Statistical Manual of Mental Disorders*, 5th ed. DSM-5. Arlington, VA: American Psychiatric Publishing. 2013.

Arroll B, Khin N, Kerse N. Screening for depression in primary care with two verbally asked questions: cross sectional study. BMJ. 2003;325:1144–6.

Bergstrom JP, Helander A. Clinical characteristics of carbohydrate-deficient transferrin (% disialotransferrin) measured by HPLC: sensitivity, specificity, gender effects, and relationship with other alcohol biomarkers. Alcohol. 2008;43(4):436–41.

Bhatt DL, Scheiman J, Abraham NS. ACCF/ACG/AHA 2008 expert consensus document on reducing the gastrointestinal risks of antiplatelet therapy and NSAID use. Circulation. 2008;118:1894–909.

Bilbao-Garay J, Barba R, Losa-Garcia JE et al. Assessing clinical probability of organic disease in patients with involuntary weight loss: a simple score. Eur J Intern Med. 2002;13:240–5.

Bradley KA, Boyd-Wickizer J, Powell SH, Burman ML. Alcohol screening questionnaires in women: a critical review. JAMA. 1998;280(2):166–71.

Brent GA. Clinical practice. Graves' disease. N Engl J Med. 2008;358(24):2594–605.

Callery MP, Freedman SD. A 21-year-old man with chronic pancreatitis. JAMA. 2008;299(13):1588–94.

Fasano A, Catassi C. Celiac disease. N Engl J Med. 2012;367:2419–26.

Fournier JC, DeRubeis RJ, Hollon SD et al. Antidepressant drug effects and depression severity: a patient-level meta-analysis. JAMA. 2010;303:47–53.

Friedmann P. Alcohol use in adults. N Engl J Med. 2013;368:365–71.

Gisbert JP, Abraira V. Accuracy of *Helicobacter pylori* diagnostic tests in patients with bleeding peptic ulcer: a systematic review and meta-analysis. Am J Gastroenterol. 2006;101(4):848–63.

Gisbert JP, de la Morena F, Abraira V. Accuracy of monoclonal stool antigen test for the diagnosis of *H. pylori* infection: a systematic review and meta-analysis. Am J Gastroenterol. 2006;101(8):1921–30.

Hadithi M, von Blomberg BM, Crusius JB et al. Accuracy of serologic tests and HLA-DQ typing for diagnosing celiac disease. Ann Intern Med. 2007;147(5):294–302.

Hernandez JL, Riancho JA, Matorras P, Gonzalez-Macias J. Clinical evaluation for cancer in patients with involuntary weight loss without specific symptoms. Am J Med. 2003;114(8):631–7.

Hopper AD, Cross SS, Hurlstone DP et al. Pre-endoscopy serological testing for coeliac disease: evaluation of a clinical decision tool. BMJ. 2007;334(7596):729.

Lanza FL, Chan FK, Quigley EM; Practice Parameters Committee of the American College of Gastroenterology. Guidelines for prevention of NSAID-related ulcer complications. Am J Gastroenterol. 2009;104:728–38.

Lieb JG, Brensinger CM, Toskes PP. The significance of the volume of pancreatic juice measured at secretin stimulation testing: a single-center evaluation of 224 classical secretin stimulation tests. Pancreas. 2012;41:1073–9.

McColl K. *Helicobacter pylori* infection. N Engl J Med. 2010;362:1597–604.

McMinn J, Steel C, Bowman A. Investigation and management of unintentional weight loss in older adults. BMJ. 2011;342:d1732.

Metalidis C, Knockaert DC, Bobbaers H, Vanderschueren S. Involuntary weight loss. Does a negative baseline evaluation provide adequate reassurance? Eur J Intern Med. 2008;19(5):345–9.

Mowat C, Cole A, Windsor A et al. Guidelines for the management of inflammatory bowel disease in adults. Gut. 2011;60:571–607.

Moyer VA on behalf of the U.S. Preventive Services Task Force. Screening and Behavior Counseling Interventions in Primary Care to Reduce Alcohol Misuse. U.S. Preventive Services Task Force Recommendations Statement. Ann Intern Med. 2013 May 14;158.

Moyer VA on behalf of the U.S. Preventive Services Task Force. Screening for Lung Cancer: U.S. Preventive Services Task Force Recommendation Statement. Ann Intern Med. www.annals.org Dec 31, 2013.

Nakao H, Konishi H, Mitsufuji S et al. Comparison of clinical features and patient background in functional dyspepsia and peptic ulcer. Dig Dis Sci. 2007;52(9):2152–8.

Peyrin-Biroulet L, Loftus EV Jr, Colombel JF, Sandborn WJ. The natural history of adult Crohn's disease in population-based cohorts. Am J Gastroenterol. 2010;105:289–97.

Pignone MP, Gaynes BN, Rushton JL et al. Screening for depression in adults: a summary of the evidence for the U.S. Preventive Services Task Force. Ann Intern Med. 2002;136(10):765–76.

Reese GE, Constantinides VA, Simillis C et al. Diagnostic precision of anti-Saccharomyces cerevisiae antibodies and perinuclear antineutrophil cytoplasmic antibodies in inflammatory bowel disease. Am J Gastroenterol. 2006;101(10):2410–22.

Saitz R. Clinical practice. Unhealthy alcohol use. N Engl J Med. 2005;352(6):596–607.

Schoepfer AM, Trummler M, Seeholzer P, Seibold-Schmid B, Seibold F. Discriminating IBD from IBS: comparison of the test performance of fecal markers, blood leukocytes, CRP, and IBD antibodies. Inflamm Bowel Dis. 2008;14(1):32–9.

Stevens T, Dumot JA, Zuccaro G Jr et al. Evaluation of duct-cell and acinar-cell function and endosonographic abnormalities in patients with suspected chronic pancreatitis. Clin Gastroenterol Hepatol. 2009;7:114–9.

Talley NJ, American Gastroenterological Association. American Gastroenterological Association medical position statement: evaluation of dyspepsia. Gastroenterology. 2005;129(5):1753–5.

Triester SL, Leighton JA, Leontiadis GI et al. A meta-analysis of the yield of capsule endoscopy compared to other diagnostic modalities in patients with non-stricturing small bowel Crohn's disease. Am J Gastroenterol. 2006;101(5):954–64.

U.S. Preventive Services Task Force; Screening for Depression in Adults: U.S. Preventive Services Task Force Recommendation Statement. Ann Intern Med. 2009 Dec;151(11):784–92.

US Preventive Services Task Force. Screening and behavioral counseling interventions in primary care to reduce alcohol misuse: recommendation statement. Ann Intern Med. 2004;140(7):554–6.

Uskudar O, Oguz D, Akdogan M, Ahiparmak E, Sahin B. Comparison of endoscopic retrograde cholangiopancreatography, endoscopic ultrasonography, and fecal elastase 1 in chronic pancreatitis and clinical correlation. Pancreas. 2009;38:503–6.

（王彩霞 译 任菁菁 校）

第33章 喘 息

碰到哮鸣、喘鸣患者,该如何确定病因?

Nadia L. Bennett

主诉

病例 1

C 先生,32 岁,男性,主诉偶尔喘息。

喘息的鉴别诊断有哪些? 作为医生你需要如何进行鉴别?

构建鉴别诊断

哮鸣和喘鸣是由病理性狭窄气道壁振动引起的气流阻塞症状。哮鸣是一种高调的带音乐性的声音,主要在呼气时由任何大小的气道发出。喘鸣是一个单一的高音,发生在吸气时,由大气道严重狭窄引起,它可能是由任何近端气道严重阻塞引起的。

喘鸣通常是呼吸道梗阻即将发生的迹象,应视为临床急症。

鉴别哮鸣和喘鸣是至关重要的。通常情况下,哮鸣和喘鸣的患者将其症状简单地描述为喘息。体格检查将确定患者是否真的有哮鸣或喘鸣。由于气道阻塞的鉴别诊断范围较为广泛,按解剖定位方法可帮助记忆。

A. 喘鸣
  1. 口、鼻、咽
     a. 扁桃体肥大
     b. 咽炎
     c. 扁桃体周围脓肿
     d. 咽后壁脓肿
  2. 咽、喉
     a. 会厌炎
     b. 反常声带运动(paradoxical vocal cord movement,

PVCM)
     c. 过敏反应、喉头水肿
     d. 鼻后滴漏
     e. 喉部及上呼吸道良、恶性肿瘤
     f. 声带麻痹
  3. 主气管
     a. 气管狭窄
     b. 气管软化
     c. 甲状腺肿
  4. 近端气管
     a. 异物吸入
     b. 摄入或吸入腐蚀性物质
     c. 烧伤
B. 哮鸣
  1. 近端气管:支气管炎
  2. 远端气管
     a. 哮喘
     b. 慢性阻塞性肺疾病(COPD)
     c. 肺水肿
     d. 肺栓塞
     e. 支气管扩张
     f. 毛细支气管炎
     g. 心力衰竭
     h. 结节病

1

C 先生的症状已经持续 1~2 年。他的症状一直比较轻,因此从未寻求治疗。在过去的一个月里,他感觉喘息、胸闷和呼吸急促症状加重。这些症状在运动时、晚上更严重,但也常常一整天不出现上述症状。

此时,主要假设是什么? 鉴别诊断还有什么?是否存在不可漏诊的情况? 基于以上鉴别诊断,后续应进行哪些检查?

鉴别诊断排序

图 33-1 显示了哮鸣或喘鸣患者的处置流程。喘息、胸闷和呼吸急促同时出现是关键线索,鉴别诊断首先考虑哮喘。虽然哮喘是主要假设,但可引起反复呼吸道阻塞症状的其他疾病也应考虑(表 33-1)。过敏性鼻炎可引起咳嗽和喘鸣。但它引起呼吸急促并不常见。声带功能障碍,如

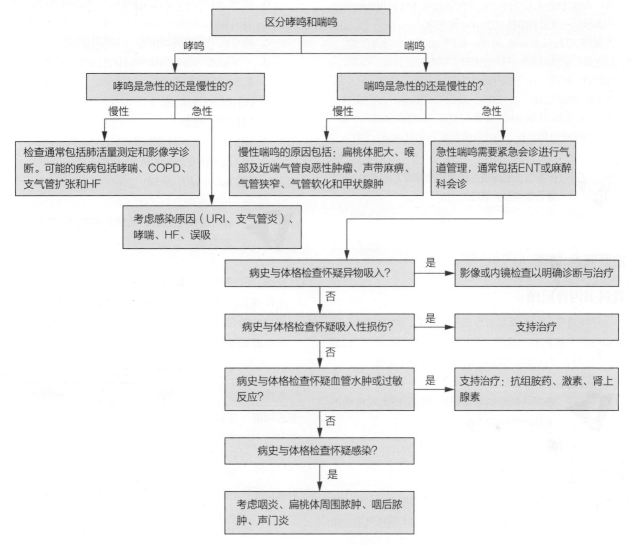

COPD,慢性阻塞性肺疾病;ENT,耳鼻喉;HF,心力衰竭;URI,上呼吸道感染。

图 33-1 哮鸣或喘鸣患者的处置流程

表 33-1 C 先生的诊断假设

诊断假设	人口统计学,风险因素,症状和体征	重要检查
主要假设		
哮喘	间歇性、可逆性的气流受限	肺活量测定
	典型的临床表现是间歇性喘息、胸闷与呼吸急促	乙酰甲胆碱激发试验
		对治疗的反应
备选假设		
过敏性鼻炎	与季节变化有关的鼻炎	对治疗的反应
声带功能障碍	声音改变伴随气流受限	可见异常的声带运动
备选假设——不可漏诊的		
COPD	吸烟史	肺功能检测

PVCM,经常与哮喘相混淆,并可导致反复喘鸣。COPD 也可引起慢性喘息和肺部症状。

进一步病史询问,C 先生说他小时候患有哮喘并用茶碱治疗多年。一直没有症状,直到两年前搬家。

当感冒、慢跑以及与猫、狗在一起时,他的症状最为严重。最常见的症状是胸闷和呼吸困难。只有当症状最严重时,他才会听到哮鸣音。否认吸烟史。

体格检查结果良好。生命体征:血压 120/76mmHg,呼吸 14 次 /min,脉搏 72 次 /min,体温 36.9℃。肺部查体正常,无哮鸣音或呼气相延长。他的峰值流量是 550L/min(占 87% 预计值)。

根据以上临床信息能否得出诊断? 如不能,还需要哪些额外信息?

主要假设:哮喘

教科书内容回顾

哮喘通常表现为反复发作的呼吸困难,常伴有胸闷、咳嗽和喘息。常常有一定的诱发因素(如过敏原、冷空气、运动)以及对 β 受体激动剂吸入剂有较快的治疗反应。

哮喘是喘息的常见原因,然而,没有喘息绝不能排除哮喘的诊断。

疾病要点

A. 定义:国际哮喘教育和预防计划专家小组报告中对哮喘的定义为"一种由许多细胞和细胞因子参与的慢性气道炎症性疾病"。"在易感人群中,这种炎症会导致喘息、呼吸困难、胸闷和咳嗽反复发作,尤其是在夜间和 / 或清晨。上述症状反复发作通常与广泛但可逆的气流受限有关,这种气流受限通常是可逆的,可自行缓解或经治疗后缓解。"

B. 临床表现:

1. 哮喘具有反复发作性与间歇性。

   a. 大多数患者一段时间内没有或只有轻微的症状。

   b. 病情严重的患者会有持续性症状。

2. 哮喘通常出现在儿童期,但成人期并不少见。

3. 哮喘患者的气道功能波动比没有诊断的患者更大。

   a. 气道功能最常用的测量值是呼气流量峰值(peak expiratory flow,PEF)。

   b. 这个值通常在上午最低,中午最高。

   c. 哮喘患者一天中 PEF 变化超过 20%。

4. 确定加重因素和症状出现的时间很重要。它有助于

哮喘的诊断(加重因素通常是典型的)和治疗(如果这些因素可以避免或可逆)。

   a. 哮喘经常在夜间恶化(可能与黏液纤毛清除率下降、气道冷却和内源性儿茶酚胺水平低有关)。

   b. 哮喘常因运动而恶化(可能与气道冷却和干燥有关)。

   c. 病毒感染是哮喘加重的一个常见原因。

   d. 一系列的气道刺激物和职业性因素可能通过多种机制引起或加重哮喘:

      (1) 吸烟、香味、废气

      (2) 腐蚀剂(氨)

      (3) 药物(有机磷酸酯类)

      (4) 反射性支气管收缩剂(臭氧)

      (5) IgE 介导的(乳胶)

有间歇性呼吸道症状患者的鉴别诊断应该考虑哮喘。

C. 分级:现有的哮喘分级方法将注意力集中在哮喘病情严重程度上,这有助于治疗方案的拟定(表 33-2)。然而,值得注意的是,这一分级方法必然简化了哮喘的表型,许多患者不能很好地归入一个单一的类别。

表 33-2　哮喘病情严重程度分级

分级	症状	肺功能
轻度间歇状态	症状小于每周 2 次 无症状发作间期 病情加重短暂出现 夜间症状小于每月 2 次	PEF>80% 预计值
轻度持续	症状超过每周 2 次,但小于每天 1 次 无症状发作间期,病情恶化可能影响活动 夜间症状大于每月 2 次	PEF>80% 预计值
中度持续	每天有症状 病情恶化影响活动 夜间哮喘症状大于每周 1 次	PEF 60%~80% 预计值
重度持续	症状持续存在 症状长期影响日常活动 夜间哮喘症状频繁出现	PEF<60% 预计值

PEF,呼气流量峰值。

D. 加重或"突然恶化"。

1. 哮喘加重是指疾病活动增加,疾病活动表现为:

   a. 气流阻塞

   b. 症状

   c. 缓解药物的使用

2. 哮喘加重可能有明确的诱发因素,但也有可能没有明确的诱发因素。

3. 对加重患者的处理依据病情恶化原因和患者风险的准确评估。

循证医学诊断

A. 没有单一的检查可以诊断哮喘;哮喘为临床诊断,根据病史、体格检查和肺功能测定多方面综合诊断。

B. 当哮喘表现为间歇性喘息时,很容易识别。事实上,诊断往往是由患者给出的。

C. 当哮喘以非典型的方式出现时,诊断哮喘具有挑战性。当患者出现以下任何一种间歇性症状时,鉴别诊断应高度考虑哮喘:

1. 喘息

2. 呼吸困难

3. 咳嗽

4. 胸闷

D. 哮喘诊断的要点是:

1. 反复发作性的气流受限症状

2. 气流受限可逆性

3. 排除其他可能的疾病

E. 关于哮喘各种症状的诊断价值,目前尚无大量的数据。

1. 一项大型研究采访了近 10 000 名健康的社区居民以了解过去 12 个月的肺部症状。

   a. 其中 225 人患有哮喘,这里的哮喘指的是居民自身报告有哮喘并且医学专业人员已确认诊断。

   b. 最具诊断意义的临床表现特点,如表 33-3 所示。

表 33-3　各种临床表现特征对于诊断哮喘的意义

	敏感度	特异度	阳性似然比	阴性似然比
喘息	74.7%	87.3%	5.77	0.29
静息状态下呼吸困难	47.1%	94.9%	9.23	0.56
无上呼吸道感染症状的喘息	59.8%	93.6%	9.34	0.43
夜间呼吸困难	46.2%	96%	11.55	0.56
喘息伴劳力性呼吸困难	54.2%	95.7%	12.60	0.48
喘息伴呼吸困难	65.2%	95.1%	13.30	0.37
喘息伴夜间胸闷	40.9%	97.5%	16.44	0.61
喘息伴夜间呼吸困难	37.5%	98.6%	26.79	0.61
喘息伴静息状态下呼吸困难	38.4%	98.7%	29.54	0.62

Reproduced with permission from Sistek D, Tschopp JM, Schindler C et al : Clinical diagnosis of current asthma : predictive value of respiratory symptoms in the SAPALDIA study. Swiss Study on Air Pollution and Lung Diseases in Adults, Eur Respir J. 2001 Feb ; 17 (2) : 214-219.

   c. 值得注意的是,关于这些症状特点的数据是在健康人群中得出的。在有其他心肺疾病患者的人群中,特异性较低。

2. 在另一项使用乙酰甲胆碱激发试验诊断哮喘的研究中,90% 的特异度是通过"你在运动期间还是运动后咳嗽?"

F. 国家哮喘教育和预防计划的专家小组报告中概述了具有临床诊断价值的其他线索:

1. PEF 的日变异率(最佳与最差之间变异率 >20%)。

2. 在以下情况时症状会出现或恶化:

   a. 运动

   b. 病毒感染

   c. 接触动物皮毛或头发

   d. 屋内尘螨

   e. 霉

   f. 吸烟

   g. 花粉

   h. 天气变化

   i. 大笑或大哭

   j. 空气中的化学物质或粉尘

3. 晚上症状出现或恶化。

G. 有一些证据表明,哮喘患者对呼吸困难的描述与其他心肺疾病患者不同。他们更可能是指胸闷或缩窄的症状。

H. 肺功能检查(pulmonary function tests,PFT)

1. 怀疑哮喘的患者推荐肺功能检查,结果可作为诊断哮喘的依据并为疾病管理提供客观的数据。

2. 图 33-2 给出了示意图:PFT 检查中的许多测量数值,包括肺容积、肺容量以及流速。

3. 以下均支持哮喘的诊断:

   a. 第一秒用力呼气量(FEV_1)下降。

   b. FEV_1/ 用力肺活量(FEV_1/FVC,即 1 秒率)下降。

   c. 吸入支气管扩张剂后,FEV_1 绝对值增加 >200mL,且 FEV_1 增加 >12%。

I. 其他检查

1. 胸部 X 线检查主要是用于排除其他疾病。

2. 乙酰甲胆碱激发试验

   a. 对于有可疑哮喘病史但 PFT 结果正常的患者,该项检查可用于诊断(或排除)哮喘。

   b. 吸入乙酰甲胆碱后,FEV_1 下降 <20%,有 95% 的阴性预测价值。

治疗

A. 哮喘治疗目标:

1. 控制哮喘症状(呼吸困难、运动不耐受、夜间醒来)。

2. 维持正常的肺功能(通过 PEF 和肺功能来评估)。

3. 维持正常的体力活动水平。

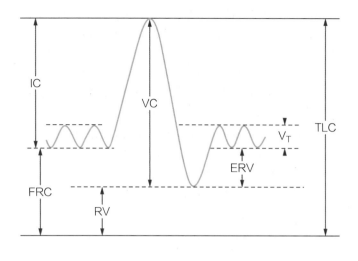
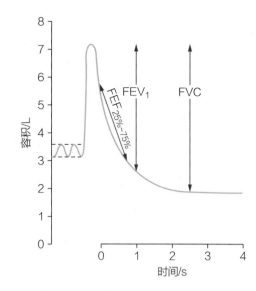

图 33-2　肺功能检查。ERV,补呼气量;FEF 25%~75%,呼出 25%~75% 用力肺活量时测得的用力呼气流速;FEV₁,第一秒用力呼气量;FRC,功能残气量;FVC,用力肺活量;IC,深吸气量;RV,残气量;TLC,肺总量;V_T,潮气量。

　　a. 实现这目标具有挑战性。

　　b. 很多患者已经耐受呼吸困难,因此他们可能不会报告呼吸困难限制了他们的日常活动。

4. 预防急性发作。

B. 国际哮喘教育和预防计划专家小组报告列出了哮喘照护的四方面内容。

1. 定期评估哮喘的严重程度,并监测哮喘是否得到控制。需要在基线和治疗期间准确地评估患者病情严重程度。

2. 患者的健康教育。

3. 除去诱发因素和治疗共患疾病。针对以下方面的药理学和非药理学进行干预:

　　a. 吸烟与二手烟

　　b. 空气污染(臭氧,二氧化硫,二氧化氮)

　　c. 胃食管反流病(gastroesophageal reflux disease,GERD)

　　d. 常见的过敏原

　　e. 皮屑、灰尘、霉菌、昆虫

　　控制加重哮喘的疾病和危险因素是至关重要的,以便采用尽可能低强度地治疗方案来控制哮喘。

4. 药物:

　　a. 哮喘的药物治疗本身旨在针对引起哮喘及其症状的因素。药物总结见表33-4。

　　b. 目前的指南推荐阶梯式治疗方案。第1级治疗方案适用于间歇性发作哮喘患者;第2~6级针对持续性哮喘加重患者。

　　(1) 第1级:按需使用短效 β₂ 受体激动剂

　　(2) 第2级:低剂量吸入糖皮质激素

　　(3) 第3级:低剂量吸入糖皮质激素 + 长效 β₂ 受体激动剂或中剂量吸入糖皮质激素

　　(4) 第4级:中剂量吸入糖皮质激素 + 长效 β₂ 受体激动剂

　　(5) 第5级:高剂量吸入糖皮质激素 + 长效 β₂ 受体激动剂,针对过敏性哮喘可考虑再联合奥马珠单抗

　　(6) 第6级:高剂量吸入糖皮质激素 + 长效 β₂ 受体激动剂 + 口服糖皮质激素,针对过敏性哮喘可考虑再联合奥马珠单抗

　　c. 当短效 β₂ 受体激动剂每周使用两次以上时,应考虑升级治疗。

　　d. 当症状控制时,应尽力降级治疗。

　　e. 吸入噻托溴铵可能有利于吸入糖皮质激素和长效 β₂ 受体激动剂仍控制不佳的哮喘患者。

　　每次随访时,评估哮喘患者的病情与药物的使用情况,如条件允许,尽可能降级治疗。

C. 难治性哮喘:虽然大多数哮喘病例都能得到很好的控制,但仍有些哮喘患者对标准疗法不敏感。这可能是由于疾病的自身严重性或其他因素造成的:

1. 患者对治疗的依从性问题,包括吸入装置使用不正确(常见)以及对长期维持药物与按需使用药物的不理解。

2. 潜在的共病情况未被识别或治疗,比如胃食管反流病,鼻窦炎以及持续接触过敏原。

表 33-4　哮喘治疗药物

药物	目的及适应证	常见的不良反应
短效 β₂ 受体激动剂	快速缓解症状	心动过速、骨骼肌震颤
吸入糖皮质激素	长期治疗的主要药物	鹅口疮、声音嘶哑,高剂量时潜在骨量减少的风险
长效 β₂ 受体激动剂	当吸入糖皮质激素不能有效控制症状时的长期治疗药物; 控制夜间症状有效	心动过速、骨骼肌震颤
奥马珠单抗 [1]	吸入糖皮质激素联合长效 β₂ 受体激动剂治疗仍未控制的过敏性哮喘患者	注射局部反应,病毒感染,过敏反应
白三烯受体拮抗剂	适用于过敏性哮喘、控制不佳的哮喘	无严重不良反应
美泊利单抗 [2] 瑞利珠单抗 [2]	吸入糖皮质激素联合长效 β₂ 受体激动剂治疗仍未控制的过敏性哮喘患者,特别是在过去一年中有多次哮喘急性加重的患者	美泊利单抗:带状疱疹,头痛,注射局部反应; 瑞利珠单抗:口咽部疼痛、过敏反应;活动性寄生虫感染者避免使用
系统性糖皮质激素	急性发作的短期治疗或难治性哮喘的长期治疗	糖皮质激素常见的不良反应(体重增加、高血糖、骨质疏松)
茶碱	类似于长效的 β₂ 受体激动剂,但使用频率较少	剂量相关性的心动过速、恶心、骨骼肌震颤

[1] 抗 Ig E 单克隆抗体。
[2] 抗 IL-5 抗体单克隆抗体结合循环中的 IL-5,从而阻断 IL-5 的作用。

3. 诊断错误,考虑其他引起慢性间歇性气流受限的疾病,比如 PVCM、COPD 或结节病。
4. 出现可引起或加重哮喘的罕见疾病,如嗜酸性肉芽肿伴多血管炎(Churg-Strauss 综合征)或变应性支气管肺曲霉病。

D. 急性加重:
1. 病史
   a. 病情加重的持续时间:
      (1) 最近的(数小时)和轻微的病情恶化单独使用 β 受体激动剂可能改善,而更明确的、更严重的病情恶化需要糖皮质激素。
      (2) 因为早期治疗可以带来更好的效果,所以患者监测自己的疾病并知晓如何开始适当的治疗,必要时联系医生非常重要。
   b. 诱发因素:
      (1) 考虑是否存在需要紧急处理的诱发急性加重的因素(如:鼻炎 - 鼻窦炎、接触变应原)。
      (2) 考虑是否存在住院后可能会减轻的诱发因素(如:房子涂油漆、最近使用灭虫剂)。
   c. 严重程度。以下患者存在哮喘相关死亡的风险。任何病情恶化的患者和以下任何一个因素都需要特别关注,包括健康教育、监测和护理:
      (1) 既往有严重的病情加重。
      (2) 近期多次急诊就诊或住院。
      (3) 在过去一个月里使用了两瓶以上的 β 受体激动剂。

(4) 目前使用或近期刚刚停用系统性糖皮质激素。
(5) 难以发现的气流受限。
(6) 社会经济地位低或市内居住。
(7) 违禁药物使用。
(8) 合并其他疾病或精神疾病。

 任何有哮喘相关死亡危险因素并出现哮喘加重的患者都需要特别关注,首先要考虑住院治疗。

2. 体格检查
   a. 肺部体格检查通常不能很好地反映疾病的严重程度。
   b. 无喘息可反映气流的改善或恶化。

 喘息减轻但伴有呼吸困难加重、呼吸音减弱或精神状态下降的患者可能提示有严重的气流阻塞。相反,呼吸困难减轻伴呼吸音正常的患者,其喘息减少提示气流阻塞的改善。

3. 其他检查
   a. 肺活量测定对确定病情恶化的严重程度至关重要。
      (1) 轻度急性发作定义为仅有运动时引起症状以及 FEV_1 或 PEF ≥占预计值的 70%。
      (2) 中度发作包括日常活动引起症状以及 FEV_1 或 PEF ≥占预计值的 40%~69%。

(3) 重度发作是指休息状态下有呼吸困难、呼吸困难影响言语交流以及 FEV$_1$ 或 PEF< 占预计值的 40%。

 肺功能测定以及患者既往哮喘急性加重史是做出住院决策最重要的参考信息。

b. 动脉血气分析（ABG）对于峰值流量在治疗后没有改善的患者非常有用。严重急性发作时 ABG 应显示呼吸性碱中毒。呼吸性酸中毒（或严重发作时甚至是正常的 PCO$_2$）是非常令人担忧的，因为它表明严重的气道狭窄和呼吸疲劳。

c. 胸部 X 线检查仅有助于鉴别不常见的合并感染或并发症（如气胸）。

4. 哮喘急性发作的治疗。图 33-3 是哮喘急性发作的处理流程。

诊断

 医生给 C 先生安排了肺功能检查，并予沙丁胺醇吸入剂治疗。在运动或预期的动物接触前 30min，医生告知患者根据需要吸入 2 次。6 周后随访。C 先生诉症状有所改善。只要吸入沙丁胺醇，他就可以毫不费力地锻炼身体，并且可以与朋友的宠物相处较短的时间。

肺功能检查显示吸入沙丁胺醇，FEV$_1$ 占预计值的 70%。

在之后几个月的随访中，患者每天都在使用沙丁胺醇吸入剂来维持哮喘病情的控制。

 以上信息是否达到拟诊哮喘的诊断标准？你是否已经排除了其他诊断？是否需要做其他检查来排除这些诊断？

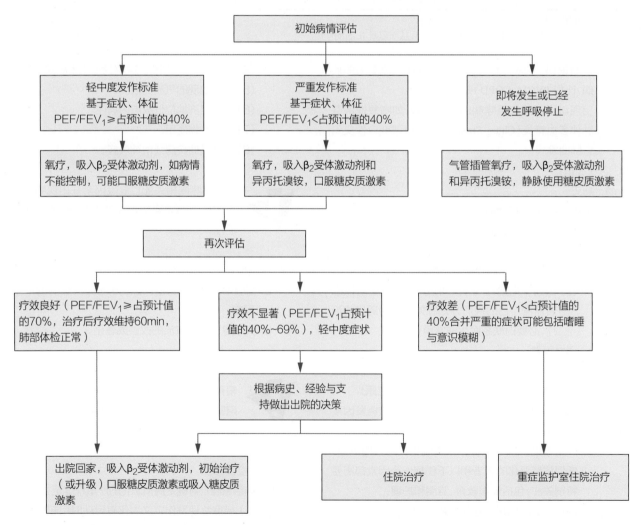

图 33-3　哮喘急性发作的处理流程（Adapted with permission from National Heart, Lung, and Blood Institute, National Asthma Education and Prevention Program. Expert Panel Report 3: guidelines for the diagnosis and management of asthma: full report 2007.）

C 先生的临床病史与哮喘一致,儿童时期的哮喘病史使哮喘成为主要假设,也能解释他的"喘息"症状。体格检查时无哮鸣音不能排除哮喘的诊断。他有间歇性的喘息、呼吸困难以及胸闷,急性发作诱发因素的存在以及肺功能的检查进一步增加了哮喘诊断的可能性。

 由于哮喘很常见且初始治疗温和,所以起始治疗要求比较低。采用诊断性药物治疗通常是合适的。

病例解决方案

患者病史以及对 β₂ 受体激动剂的治疗反应证实了哮喘的诊断。患者无过敏性鼻炎相关的鼻部症状,无吸烟史,COPD 可能性不大。声带功能障碍也不太可能,下面将对它进行讨论。考虑到患者的年龄、无心脏病史以及对支气管扩张剂的治疗反应,均不符合心力衰竭,故心力衰竭可能性不大。

考虑到患者使用沙丁胺醇的频率,医生给予低剂量糖皮质激素吸入,随后患者的症状改善,很少需要吸入沙丁胺醇。第二年,C 先生的症状出现恶化,最终需要高剂量的糖皮质激素吸入才能控制哮喘症状。他把家里的地毯搬走后,他就不用再依赖这些药物了。

主诉

病例
P 女士,62 岁,女性,因气短与喘息急诊科就诊。患者诉症状已持续 3 天,在休息时、劳累后均会出现上述症状,并且吸入沙丁胺醇后症状不缓解。

患者诉上述症状间歇性出现已经 6 年,症状出现时,一般持续数小时至数天。她被诊断为哮喘,曾使用长效与短效 β 受体激动剂,吸入性和系统性糖皮质激素,直到一年前停用上述所有药物,原因是上述药物带来的不良反应与缺乏疗效感到沮丧。她决定用瑜伽和冥想来治疗。自从做了这个决定,她诉疾病未再发作。

目前她否认咳嗽、胸痛、发热或鼻炎症状。当自觉呼吸不畅时会出现声音嘶哑。

此时,主要假设是什么?鉴别诊断还有什么?是否存在不可漏诊的情况?基于以上鉴别诊断,后续应进行哪些检查?

鉴别诊断排序

如上所述,哮喘很常见,任何人出现间歇性肺部症状应该考虑哮喘。在这个案例中,对 β 受体激动剂治疗无效以及终止哮喘治疗药物病情也没有恶化,这两点都不支持哮喘的诊断。另外,患者主诉声音嘶哑,这也不是哮喘的典型症状。(哮喘患者有时会出现声音嘶哑,这与 GERD,鼻后滴漏,或吸入糖皮质激素引起的声带肌病有关。)确定该患者症状是哮鸣还是喘鸣将有助于缩小诊断范围。

PVCM 是一种间歇性的声带内收综合征,会产生喘鸣。对支气管扩张剂治疗无反应以及出现声音嘶哑症状是该疾病的诊断线索。GERD 是非常常见的疾病(见第 9 章),通过刺激声带诱发与加重哮喘,并可出现声音嘶哑。有时候与 PVCM 有关。当血管通透性增加导致组织水肿时,就会发生血管性水肿,出现气道损害与喘鸣,通常伴随着其他体征,比如面部水肿,舌头肿胀或荨麻疹。表 33-5 列出了鉴别诊断。

进一步病史询问,P 女士说目前的症状对她来说是中度的。既往病史:抑郁症与高血压。她唯一使用的药物是依那普利。无已知的药物过敏,否认吸烟。

根据以上临床信息能否得出诊断?如不能,还需要哪些额外信息?

主要假设:PVCM

教科书内容回顾

PVCM 通常表现为呼吸窘迫发作,伴有哮鸣或喘鸣或两者兼有。呼吸窘迫常伴有声音的改变,对传统的哮喘治疗无效。

疾病要点

A. PVCM 有很多名称,包括声带功能障碍、发作性喉运动障碍、Munchausen 喘鸣、心因性喘鸣与人为哮喘。

B. 最常见于年轻患者(<35 岁),但可见于任何年龄段。

C. 好发于女性。

表 33-5　P 女士的诊断假设

诊断假设	人口统计学,风险因素,症状和体征	重要检查
主要假设		
声带反常运动	与间歇性气流受限相关的喘鸣	喉镜检查显示声带反常运动
备选假设——最常见的		
哮喘	间歇性、可逆性气流阻塞	峰流量 PFT 乙酰甲胆碱激发试验 对治疗的反应
备选假设		
胃食管反流病	可诱发或加重哮喘,可引起声音改变	内镜下食管和喉部异常可予以鉴别诊断
备选假设——不可漏诊的		
血管性水肿	通常与荨麻疹以及致病性因素暴露有关	有无危险因素的临床表现

PFT,肺功能检查。

D. PVCM 发生与许多条件与活动有关,包括:
   1. 焦虑以及其他精神疾病
   2. 运动
   3. 气道损伤(医源性的、吸入性的)
   4. GERD
   5. 神经损伤
E. 症状不是有意识的产生的。
F. 无症状期间,肺功能检查无异常。
   1. 肺活量正常。
   2. 无哮喘患者那种气道反应性增加的情况。
   3. 支气管激发试验正常。

循证医学诊断

A. 由于哮喘的患病率高以及两种疾病临床表现的相似性,怀疑 PVCM 的患者都需要排除哮喘。尤其是这两种疾病可能同时存在。
B. 鉴别这些疾病的线索如下:
   1. PVCM 无加重因素(比如:运动、过敏原)以及昼夜变化规律,而哮喘有加重因素与昼夜变化规律。
   2. 对哮喘药物治疗无反应。
   3. 睡眠时症状偶尔可缓解。
   4. 发作时有声音的改变。
   5. 绝大多数有颈部听诊阳性。
      a. PVCM 产生的是吸气性喘鸣,而相反的是哮喘以呼气性喘息为主。
      b. 实际上,这些很难用于鉴别。
   6. 流量 - 容积环上呈现出一个吸气曲线的平直,提示可变的胸外气道阻塞。
C. 最终的诊断需要做喉镜得出。
   1. 发作时声带内收。
   2. 发作间歇期声带功能基本正常。

治疗

A. 对 PVCM 的治疗无对照性研究报道。
B. 以放松喉部为重点的言语治疗似乎是最有效的治疗方法。
C. 建议对伴有心理疾病患者进行心理干预。
D. 急性发作可能很难控制。
   1. 氦 / 氧混合吸入被认为可以通过狭窄的喉部使患者获得更好的气流,尽管没有证据支持它的疗效。
   2. 指导患者将舌头放在口腔底部以及通过噘嘴呼吸也可能有帮助。

诊断

2

体格检查发现患者有轻度的呼吸困难,声音嘶哑并且“吱吱”作响。生命体征:体温 37.1℃,脉搏 110 次 /min,血压 140/90mmHg,呼吸 32 次 /min。颈部可闻及呼气相与吸气相喘鸣音并传导至肺部。

其余体格检查正常。

PEF 是 300L/min,占预计值的 70%。

以上信息是否达到拟诊 PVCM 的诊断标准?你是否已经排除了其他诊断?是否需要做其他检查来排除这些诊断?

体格检查与喘鸣一致,反复发作的喘鸣使 PVCM 诊断成为可能。另一个重点考虑的诊断是血管性水肿。

鉴别诊断:血管性水肿

教科书内容回顾

血管性水肿表现为急性软组织肿胀,尤其是面部、嘴唇、舌头、喉部或包皮。肠道水肿可导致腹痛,患者几乎都有血管性水肿病史或有其危险因素。

疾病要点

A. 血管性水肿发病通常是快速的,持续数分钟至数小时。

B. 血管性水肿可能由以下原因引起:

  1. 药物(使用血管紧张素转换酶抑制剂和非甾体抗炎药是迄今为止最常见的原因)

  2. 过敏反应

  3. 遗传性和后天性 C1 抑制剂缺乏

C. 表现可以轻微,仅患者能感觉到;也可能是不经意地观察到面容改变;也可能是致命的。

D. 不同病因的血管性水肿通过不同的机制产生症状,有不同的临床表现和不同的治疗方法。

  1. 组胺相关的血管性水肿

    a. 患者几乎总是伴有瘙痒和皮疹(荨麻疹)。

    b. 通常与变应原接触有关,比如虫咬或食物。

    c. 荨麻疹也可以是慢性的,多由过敏原、药物作用、自身免疫现象或恶性肿瘤引起。

  2. 非组胺相关的血管性水肿(由于缓激肽水平升高引起的)

    a. 最常见的原因是血管紧张素转换酶抑制剂引起的。

    b. C1 抑制剂缺乏也会导致缓激肽水平的升高以及 C2b 水平升高,这也是血管性水肿的另一个原因。

 如果血管性水肿与荨麻疹相关,则不是由于血管紧张素转换酶抑制剂治疗所致。

循证医学诊断

A. 血管性水肿的诊断依据临床表现,基于血管性水肿以及相关症状的识别。

B. 血管性水肿最常见的表现为嘴唇、舌头或两者的肿胀。

C. 图 33-4 给出了血管性水肿的鉴别诊断和治疗的流程图。

治疗

A. 血管性水肿治疗的关键是维持气道稳定。

B. 所有患者均接受 H_1 受体、H_2 受体阻滞剂以及糖皮质激素的治疗。

C. 气道受损或任何口咽部肿胀的患者应该使用肾上腺素治疗。

D. 患者需要密切监护,因为随时有可能需要气管插管。

E. C1 抑制剂缺乏的患者可以使用雄激素治疗,雄激素可以增加 C1 抑制剂或 C1 抑制剂浓缩物的产生。也建议 C1 抑制剂缺乏的患者避免使用含雌激素的药物。

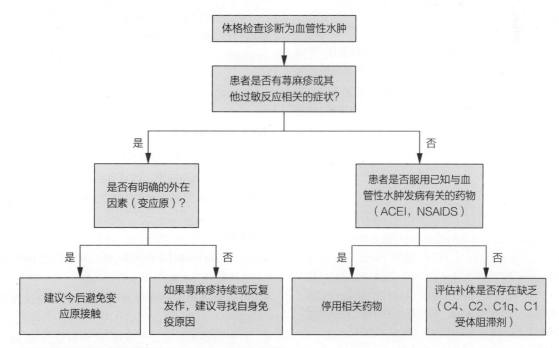

ACEI,血管紧张素转换酶抑制剂;NSAID,非甾体抗炎药。

图 33-4 血管性水肿的鉴别诊断及处理流程

病例解决方案

在喉镜检查前,给予患者短暂的氦氧混合气体。喉镜的检查结果符合 PVCM 的诊断。在急诊室患者的气流受限得

到了改善,在接下来的一个小时内症状减轻。患者在医院住了 2 天,在观察期间只出现了 1 次轻微的呼吸困难。

喉镜检查有助于 PVCM 的诊断。除了使用血管紧张素转换酶抑制剂之外,几乎没有其他证据支持血管性水肿;患者无面部肿胀,喉镜检查结果也不一致,故不考虑血管性水肿。

主诉

S 先生,50 岁,男性,因喉咙痛、发热、气喘到急诊室就诊。他主诉两天前开始喉咙痛。在过去的两天里,喉咙痛变得越来越严重,并且发不出声音。在入院的早上,体温 38.0℃,并出现喘息。他也因为咽痛而无法进食。从未有过类似的症状。

此时,主要假设是什么? 鉴别诊断还有什么? 是否存在不可漏诊的情况? 基于以上鉴别诊断,后续应进行哪些检查?

鉴别诊断排序

在 S 先生的主诉中,关键点是急性起病和发热。这两个特点需要考虑感染的可能。因为症状无反复发作,哮喘(最常见的气流受限原因)几乎不太可能。首先必须考虑急性感染的原因。这包括常见的疾病,如咽炎,罕见但严重的原因,如会厌炎和咽后壁脓肿。血管性水肿也有可能,但是感染性症状(发热和疼痛)和缺乏明显的肿胀不太符合血管性水肿,因此其可能性不大。吸入异物可能导致肺炎或颈部软组织感染从而出现发热。表 33-6 列出了鉴别诊断。

体格检查,S 先生有明显的痛苦面容,强迫坐位,并且说话低沉。生命体征:体温 38.3℃,脉搏 110 次 /min,血压 128/88mmHg,呼吸 18 次 /min。口咽部检查可见扁桃体轻度肿大,无明显的分泌物。颈部淋巴结弥漫性病变,前颈部有明显压痛。颈软,无抵抗。肺部听诊无特殊。但是颈部可闻及喘鸣音。

此时,临床信息足够明确诊断吗? 如不能,则进一步需要哪些信息?

表 33-6 S 先生的诊断假设

诊断假设	人口统计学,风险因素,症状和体征	重要检查
主要假设		
急性咽炎	咽痛伴有发热、咽喉分泌物及淋巴结肿大	临床体格检查咽喉部分泌物细菌培养
备选假设——不可漏诊的		
会厌炎	咽痛伴有低沉的声音,喘鸣以及颈前压痛	喉镜直接检查
咽后壁脓肿	与会厌炎相似,但颈部症状更为突出(僵硬、疼痛)	颈部侧位 X 线片或颈部 CT 扫描
备选假设		
异物吸入	通常有急性起病的疼痛或气道阻塞的病史	直接可见或影像学报告的异物

患者的体格检查结果使得疾病诊断更加清晰;S 先生有喘鸣。对于患者有急性的喘鸣与感染性症状时,会厌炎与咽后壁脓肿必须考虑,是首要鉴别诊断的疾病。

主要假设:会厌炎

教科书内容回顾

发热与咽喉疼痛是常见症状,有不同程度的气道阻塞,包括喘息、喘鸣与流涎。自从 B 型流感嗜血杆菌疫苗的研制和使用以来,这种疾病在儿童中的发病率明显降低。

疾病要点

A. 会厌炎是一种感染性疾病,多因流感嗜血杆菌感染引起会厌和声门水肿,从而发病。

B. 由于会厌炎可迅速导致呼吸道梗阻,应视为呼吸道急症。

C. 典型的临床表现是咽喉疼痛、声音低沉、流涎与呼吸困难。

D. 只在一小部分成人患者中培养出流感嗜血杆菌;呼吸道病毒感染可能是大多数会厌炎的可能病因。

E. 会厌炎在病程早期可能类似咽炎。

循证医学诊断

A. 诊断的"金标准"是直接可见的会厌水肿。

1. 假如怀疑会厌炎,需要立刻请耳鼻喉科会诊。

2. 可通过直接或间接喉镜来检查。

3. 对于有严重症状(如声音低沉、流涎和呼吸困难)的患者,经验丰富的医生应直接对患者进行喉镜检查,并随时准备对患者进行气管插管或气管切开术(当气道无法控制时)。

B. 典型症状:声音低沉、流涎和喘鸣音很少见,表明即将发生气道梗阻。

1. 喘鸣和患者被动坐位姿势是即将进行气道管理的独立干预因素。

2. 这些气道干预体征的测试特征为:

a. 喘鸣:敏感度为 42%,特异度为 94%,LR+ 为 7,LR- 为 0.61。

b. 被动坐立位:敏感度为 47%,特异度为 90%,LR+ 为 4.7,LR- 为 0.59.

C. 会厌炎的常见症状和体征(括号内给出相应症状和体征的发生率)。

1. 咽喉疼痛(95%)

2. 吞咽疼痛(94%)

3. 声音低沉(54%)

4. 咽炎(44%)

5. 发热(42%)

6. 颈部淋巴结肿大(41%)

7. 呼吸困难(37%)

8. 流涎(37%)

9. 强迫坐立位(16%)

10. 喘鸣音(12%)

D. 颈部侧位 X 线片是一种常用的诊断工具,其敏感度约为 90%。典型的表现是会厌肿胀,呈现"拇指征"。

 颈部侧位 X 线片正常不能排除会厌炎。在临床高度怀疑会厌炎的患者,即使其颈部侧位 X 线片正常,也应进行喉镜检查。

治疗

A. 气道控制

1. 所有患者均应入住重症监护病房(ICU)进行密切监护。

2. 有气道梗阻症状或体征的患者应进行选择性气管插管。

3. 选择性气管插管是首选,因为会厌炎的患者进行气管插管是非常困难的。

4. 有些人主张对所有患者进行预防性插管。

B. 会厌炎是呼吸道急症

1. 患者需要密切的监测,在气道稳定前不能单独待着。

2. 应陪同患者行放射学检查或其他检查。

C. 抗生素

1. 抗生素必须对流感嗜血杆菌有效。

2. 通常推荐第二代或第三代头孢菌素。

诊断

S 先生的病史很令人担忧。他的直立位姿势,声音的改变,以及喘鸣音不仅强烈地提示会厌炎,而且气道可能即将发生梗阻。病史不符合异物吸入。咽后壁脓肿仍然是一种可能性诊断。

 考虑到会厌炎,患者做颈部侧位 X 线片检查。另外,请耳鼻喉科会诊以查看患者的上气道情况。

 以上信息是否达到拟诊会厌炎的诊断标准?你是否已经排除了其他诊断? 是否需要做其他检查来排除这些诊断?

鉴别诊断:咽后壁脓肿

教科书内容回顾

咽后壁脓肿可见于儿童或成人。患者通常有类似于会厌炎的症状,但通常最近有上呼吸道感染或最近进食某些食物(如骨头)或手术(肺部或胃肠道内镜检查)造成创伤的病史。

疾病要点

A. 提示咽后壁脓肿而非会厌炎的症状有:

1. 咽后壁脓肿的患者经常会感觉到咽喉部有一个肿块。

2. 通常患者最舒服的姿势是仰卧位伴有颈部伸长(与会厌炎完全不同)。

循证医学诊断

A. 咽后壁脓肿可在颈部侧位 X 线片上发现咽后壁组织明显增厚。

B. X 线片可能不是 100% 敏感,因此当 X 线片正常且临床高度怀疑咽后壁脓肿时,应进行 CT 扫描以证实诊断。

治疗

A. 咽后壁脓肿通常是多细菌感染。

B. 包括药物与手术治疗。

1. 应尽快进行手术引流。

2. 许多抗生素均被推荐。覆盖革兰氏阳性菌和厌氧菌的克林霉素是最常见的治疗选择。

病例解决方案

患者的颈部侧位 X 线片显示拇指征,提示可能是急性会厌

炎。耳鼻喉科医生观察到会厌部位炎症和水肿,根据患者的症状和气道梗阻的严重程度,进行了气管插管。S 先生被送到重症监护室,并接受了第二代头孢菌素治疗。血液和会厌分泌物培养阴性。

患者感染是通过颈部侧位 X 线片诊断出来的。因为患者有呼吸道梗阻的症状和体征,所以有必要进行气管插管。喉镜显示明显的气道阻塞。

主诉

病例 4

A 太太,52 岁,因气短与喘息就诊。患者诉有持续性、轻度呼吸困难症状已经 2 年,在运动或感冒时会加重。她很少感觉"近乎正常"的状态。还诉有轻度的咳嗽伴清晨咳痰。她并不觉得她的咳嗽是大问题,因为自从两年前戒烟以来,咳嗽明显好转了。

此时,最有可能的诊断假设是什么? 其他可能的诊断? 后续应进行哪些检查?

鉴别诊断排序

　　本病例的关键点是患者有慢性呼吸困难、喘息和吸烟史。鉴别诊断应重点考虑 COPD 与哮喘。心力衰竭也有可能。患者的吸烟史是冠心病的危险因素,冠心病又是心力衰竭的最常见原因。如第 15 章所述,心力衰竭常合并 COPD,或特别患者有呼吸困难时常被误诊为肺部疾病。支气管扩张症可引起呼吸困难、咳嗽和咳痰症状,但患者的咳痰似乎是一种轻微的症状(而支气管扩张患者咳痰是主要症状)。肺结核可能会引起慢性咳嗽和呼吸困难,鉴别诊断也应考虑。考虑到这些症状的慢性特质,如果是肺结核,那么体重减轻和其他特异性的体征应该是预料中的。表 33-7 列出了鉴别诊断。

A 太太说她有 60 包 / 月的吸烟史,30 年来每天吸两包烟,直到两年前开始戒烟,因为慢性咳嗽让她担心。患者经常咳嗽,但很少咳痰。
无发热、寒战、体重减轻或周围性水肿。患者自觉平躺之后呼吸不畅,但她从未出现过夜间阵发性呼吸困难的症状。

表 33-7　A 太太的诊断假设

诊断假设	人口统计学、风险因素、症状和体征	重要检查
主要假设		
COPD	慢性不可逆性气流受限伴吸烟史	肺功能、影像学检查
备选假设——最常见的		
哮喘	发作性、可逆性气流受限	峰流量 PFT 乙酰甲胆碱激发试验 对哮喘治疗药物的反应
备选假设——不可漏诊的		
HF	危险因素的存在以及体格检查阳性体征	心脏超声
其他假设		
支气管扩张症	慢性咳嗽、咳脓痰	胸部 CT 扫描

COPD,慢性阻塞性肺疾病;HF,心力衰竭;PFT,肺功能检查。

端坐呼吸是一个非特异性症状。它存在于许多类型的心肺疾病中。

此时,临床信息足够明确诊断吗? 如不能,则进一步需要哪些信息?

主要假设:COPD

教科书内容回顾

　　COPD 的症状包括进行性呼吸困难、运动耐力下降、咳嗽和咳痰。起病通常缓慢进行,偶有急性加重。几乎所有居住在工业化国家的 COPD 患者都有很长的吸烟史。

疾病要点

A. COPD 在 WHO/NHLBI 全球 COPD 诊断、管理和预防策略中被定义为"以气流受限为特征的不完全可逆的疾病状态"。气流受限通常是进行性的，并与肺部对有害颗粒或气体的异常炎症反应有关。"

B. 任何有吸烟史且有肺部症状的患者都应考虑 COPD 的可能。这些主诉可以是：

1. 轻度（吸烟者有咳嗽或持续性感冒）

2. 中度（慢性咳嗽，咳痰以及呼吸困难）

3. 重度（活动受限的呼吸困难伴危及生命的急性加重）

C. COPD 也可见于无吸烟史但大量接触二手烟、职业性粉尘和化学品的患者，尤其是在欠发达国家，还可见于燃料燃烧造成的室内空气污染。

D. 由于疾病病程变化差异很大，不可能给出引起疾病所需的平均暴露量。

1. 肺部症状通常在暴露有害物质 10 年后出现。

2. 气流受限在之后慢慢进展。

E. 肺气肿和慢性支气管炎目前很少被用作 COPD 类型的描述。

1. 肺气肿是一个病理学术语，这与它的临床应用并不准确相关。

2. 慢性支气管炎是指患者有咳嗽、咳痰症状，且每年发病持续 3 个月，连续 2 年。这种症状并不意味着气流阻塞导致 COPD 的发病。

3. 由于这两个术语的重叠和缺乏特异性，COPD 应作为诊断学术语。

F. GOLD 分级系统基于患者的症状以及急性加重风险。该系统利用症状的严重程度以及急性加重风险对 COPD 患者进行分级。

1. 症状评估可采用改良版英国医学研究委员会（modified medical research council，MMRC）呼吸困难问卷：

   a. 0 级：只有在剧烈活动时才感到呼吸困难。

   b. 1 级：在平地快步行走或步行爬小坡时出现气短。

   c. 2 级：由于气短，平地行走时比同龄人慢或需要停下来休息。

   d. 3 级：在平地行走 100m 左右或数分钟后需要停下来喘气。

   e. 4 级：因严重呼吸困难以至于不能离开家，或在穿衣服、脱衣服时出现呼吸困难。

2. 综合评估：

   a. A 组低风险、症状较少：过去 1 年急性加重次数 ≤1 次，MMRC 症状评级 0~1 级。

   b. B 组低风险、症状较多：过去 1 年急性加重次数 ≤1 次，MMRC 症状评级 ≥2 级。

   c. C 组高风险、症状较少：过去 1 年急性加重次数 ≥2 次，MMRC 症状评级 0~1 级。

   d. D 组高风险、症状较多：过去 1 年急性加重次数 ≥2 次，MMRC 症状评级 ≥2 级。

G. BODE 指数是一种广泛使用的临床决策指标，它考虑了患者的其他特征，比如体重指数和 6min 步行距离，从而得出患者的 4 年死亡率。

循证医学诊断

A. COPD 的诊断基于病史、体格检查以及辅助检查（主要是肺功能检查）。

B. 病史。

1. 重要的病史如下：

   a. 慢性咳嗽

   b. 迁延不愈的感冒

   c. 咳痰

   d. 呼吸困难

   e. 运动耐力下降

2. 支持气流受限的其他重要病史特征包括：

   a. 吸烟史 ≥70 包 / 年：敏感度为 40%，特异度为 95%，LR+ 为 8.0，LR- 为 0.63。

   b. 咳痰 >1/4 杯：敏感度为 20%，特异度为 95%，LR+ 为 4，LR- 为 0.84。

C. 体格检查。

1. 体格检查适用于病情较严重的患者。

2. 无足够敏感的阳性体征可以排除 COPD 的诊断。

3. 体征对诊断 COPD 的敏感度和特异度如表 33-8 所示。

 无喘息并不能排除 COPD 的诊断，甚至不能降低患 COPD 的可能性。

D. 结合患者的病史特点，症状及体征能更有效地诊断 COPD。

1. 有很多决策原则有助于 COPD 的诊断。

2. >55 包 / 年的吸烟史、听诊时有喘鸣音以及患者自述有喘息的症状，以上特征可综合判定患者存在气流阻塞（LR+ 为 156）。

3. 无吸烟史对排除气流阻塞非常有效（LR- 为 0.18）。

E. 肺活量测定。

1. 所有疑似 COPD 和呼吸系统症状的患者都应进行肺活量测定。

2. 由于肺活量测定是诊断 COPD 所需信息的一部分，因此无法计算敏感度与特异度。

3. 虽然没有正式纳入 GOLD 分级，但气流受限对于病情评估是非常重要的。GOLD 推荐吸入支气管扩张

表 33-8　体征对诊断 COPD 的敏感度和特异度

体征	敏感度	特异度	阳性似然比	阴性似然比
剑突下心尖搏动	4%~27%	97%~99%	~8	~1
LLSB 无心脏浊音	15%	99%	15	~1
膈肌偏移 <2cm	13%	98%	6.5	~1
吸气早期啰音	25%~77%	97%~98%	8~38.5	~1
任何自发的喘息	13%~56%	86%~99%	1~56	~1

COPD,慢性阻塞性肺疾病;LLSB,左胸骨下缘。

Modified with permission from McGee SR. Evidence-based physical diagnosis. Philadelphia, PA: Elsevier/Saunders; 2001.

剂后,$FEV_1/FVC<0.7$ 判定存在持续气流受限,吸入支气管扩张剂后 FEV_1 占预计值 % 来评价气流受限的严重程度。

  a. 轻度:FEV_1 占预计值 %≥85%(译者注:《慢性阻塞性肺疾病诊治指南》(2021 年修订版)为:FEV_1 占预计值 %≥80%)

  b. 中度:50%<FEV_1 占预计值 %<85%(译者注:《慢性阻塞性肺疾病诊治指南》(2021 年修订版)为:50%≤FEV_1 占预计值 %<80%)

  c. 重度:30%≤FEV_1 占预计值 %≤50%(译者注:《慢性阻塞性肺疾病诊治指南》(2021 年修订版)为:30%≤FEV_1 占预计值 %<50%)

  d. 极重度:FEV_1 占预计值 %<30%

4. COPD 在肺功能检查通常表现为:

  a. 肺弹性回缩力下降从而导致肺总量增加

  b. 气体残留导致功能残气量与残气容积增加

  c. 由于气流阻塞导致 FEV_1、FVC 下降

  d. 氧 / 血红蛋白交界面结构被破坏,导致一氧化碳弥散量(DLCO)降低

F. 其他检查:

1. 建议使用支气管舒张试验排除哮喘,完全可逆性气流受限的患者可能有哮喘。

2. 胸部 X 线检查对于 COPD 诊断意义不是很大。

  a. 有些检查结果具有提示意义。

    (1) 上叶肺大疱病变(少见但有诊断价值)

    (2) 胸部侧位 X 线片横膈膜扁平

    (3) 胸骨后间隙增大

    (4) 肺野透亮度增加

    (5) 外周肺纹理减少

  b. 胸部 X 线检查常用于排除其他能引起慢性咳嗽、咳痰、呼吸困难症状的疾病。

G. 当患者 FEV_1 预计值 <40% 或右心侧力衰竭时,推荐行动脉血气分析。

H. 建议对以下患者进行 $α_1$- 抗胰蛋白酶进行检测($α_1$- 抗胰蛋白酶缺乏是 COPD 一种罕见原因):

1. 45 岁之前发生 COPD 的患者

2. 无吸烟史或无可疑危险因素暴露的患者

 一般情况下,任何有吸烟史的患者,如果不能做出其他诊断,则其慢性咳嗽、咳痰或呼吸困难症状应考虑为 COPD。其他检查可用于确定诊断和评估病情严重程度。

治疗

A. 疾病稳定期的管理

1. 非药物治疗与预防措施

  a. 戒烟,避免其他有害物质的吸入。

 在 COPD 患者中,戒烟比任何药物治疗更能有效地保护肺功能。

  b. 如果心功能条件允许的情况下,制订运动计划。

  c. 接种流感疫苗以及肺炎链球菌疫苗。

2. 药物治疗

  a. 有症状且 FEV_1 预计值 <60% 的患者治疗获益最大,这类患者应吸入支气管扩张剂,如长效 β 受体激动剂或抗胆碱能吸入制剂。

  b. 病情较轻的患者可以从治疗中获益,尤其是在需要支气管扩张剂时。

  c. 对于单药治疗效果不佳的患者,联合使用长效 β 受体激动剂和抗胆碱能吸入剂可能会改善患者的预后。

  d. 吸入糖皮质激素。

    (1) COPD 患者使用吸入激素仍然存在争议。

    (2) 有一些研究证据表明,吸入激素联合长效 β 受体激动剂或抗胆碱能药物能减轻症状,减少急性加重的频率。这对于肺功能检查提示有可逆性气流受限的患者可能是确实可信的。

    (3) 吸入激素似乎不能延缓肺功能下降,并可能增加肺炎的风险。

　　e. 建议慢性缺氧或肺源性心脏病的患者进行家庭氧疗。

　　f. 对于接受最佳方案治疗后仍发生急性加重的患者受益于抗生素治疗,通常使用阿奇霉素。

B. 急性加重期的管理

　1. 评估:

　　a. 基线 FEV_1、PaO_2、pH 低,PCO_2 高的患者预后较差,这些患者从急诊室出院后应该重点关注。

　　b. 急性加重的因素:

　　　(1) 应在治疗期间寻找可能导致 COPD 急性加重的因素并解决。

　　　(2) 应寻求感染或接触(空气污染、臭氧)的依据。

　　　(3) 所有患者应进行胸部 X 线检查以确定是否有肺炎。

　　　(4) 如第 15 章"呼吸困难"所述,若未找到急性加重的原因,则应考虑肺栓塞和心力衰竭。

　　c. 与评估哮喘急性加重不同,肺功能测定在决定 COPD 是否入院时参考价值不高。

　2. 治疗:

　　a. 所有患者均应接受抗胆碱能与 β 受体激动剂吸入治疗。

　　b. 急性加重期 2 周内给予全身性激素是有效的。对于无并发症的 COPD 急性加重,临床上使用全身性激素,通常疗程为 5 天。没有证据表明吸入激素治疗是有效的。

　3. 对于病情更加严重的急性加重期患者,抗生素治疗是有效的。

　4. 推荐氧疗。

　　a. 吸氧确实有增加高碳酸血症和呼吸衰竭的风险。

　　b. 呼吸衰竭的发生有时候是可以预测的。

　　c. 以下公式有助于识别 CO_2 潴留以及需要机械通气高风险的患者:$pH=7.66-0.009\,19 \times PaO_2$。如果计算所得的 pH 大于患者实际 pH,那么该患者可能需要气管插管。敏感度为 80%。

如果 COPD 急性加重的患者存在低氧血症,就应该进行氧疗,而不能因为担心 CO_2 潴留而不提供氧气。如果真的发生了呼吸衰竭,那么是由 COPD 疾病本身引起的,而不是由医生给氧造成的。

5. 无创正压通气(如双水平气道正压通气)可降低重症患者的气管插管率、住院时间和住院死亡率。

6. 黏液溶解剂、茶碱和胸部理疗在 COPD 急性加重期的治疗中没有作用。

诊断

体格检查时,A 太太看起来很好。生命体征正常。仅有的阳性体征是肺部检查提示呼吸音减弱,呼气相延长,呼气相哮鸣音很少。胸部 X 线片正常。肺功能检查结果如表 33-9 所示。

以上信息是否达到拟诊 COPD 的诊断标准?你是否已经排除了其他诊断?是否需要做其他检查来排除这些诊断?

　　患者的吸烟史、主诉喘息以及肺部听诊喘鸣音表明存在气流受限。其余的病史与体格检查结果支持 COPD 的诊断,胸部 X 线片也排除了其他诊断假设。

　　患者的肺功能也支持 COPD 的诊断,最重要的是,气流存在不可逆性的受限,DLCO 下降,提示氧气 / 血红蛋白交界面结构破坏。根据 GOLD 分组原则,患者属于 C 组:高风险,症状少。

　　哮喘和心力衰竭是其他诊断假设,但结合患者的病史及检查结果不太可能。不可逆性的气流受限不符合哮喘的表现。心力衰竭的可能性也较小,肺功能检查或胸部 X 线检查结果均不支持心力衰竭的诊断。另外一个可能性诊断:支气管扩张症,但患者无脓痰也不支持该诊断。

表 33-9　A 太太的肺功能检查结果

检测值	给予支气管舒张剂之前		给予支气管舒张剂之后	
	实测值	占预计值 /%	实测值	占预计值 /%
肺总量 /L	6.92	128		
用力肺活量(FVC)/L	3.03	91	2.90	−4.0
第一秒用力呼气量(FEV_1)/L	1.03	43	1.00	−4.0
FEV_1/FVC/%	34	NA	34	0
DLCO/[mL/(min·mmHg)]		50		

DLCO,一氧化碳弥散量;FEV_1/FVC,第一秒用力呼气量 / 用力肺活量。

鉴别诊断:支气管扩张症

教科书内容回顾

支气管扩张症患者常有慢性咳嗽、咳脓痰和呼吸困难症状。通常有慢性感染史,导致气道损伤和扩张。

疾病要点

A. 慢性咳痰是支气管扩张症的特征。

B. 该病是由呼吸道感染和免疫功能受损或解剖异常(先天性或后天性)导致感染无法清除引起的。支气管扩张症可由常见原因(病毒、细菌感染)或罕见原因(卡氏综合征)引起。

  1. 百日咳和肺结核是引起支气管扩张的典型病因。

  2. 其他常见原因:

    a. 病毒感染后常常伴有淋巴结病从而引起气流受限

    b. 曲霉菌主要与过敏性支气管肺曲霉病有关

    c. 鸟 - 胞内分枝杆菌复合体感染常常引起中叶病变

    d. 囊性纤维化

    e. HIV

C. 从支气管扩张症患者痰中分离出的最常见细菌是流感嗜血杆菌、铜绿假单胞菌和肺炎链球菌。

D. 并发症包括咯血和由于慢性炎症导致的罕见淀粉样变。

循证医学诊断

A. 支气管扩张症的诊断依据:临床症状(慢性咳嗽、咳脓痰)以及通过高分辨率 CT 扫描显示的气道损伤和扩张。

B. 症状及其发生率:

  1. 呼吸困难与喘息,75%

  2. 胸膜性胸痛,50%

C. 体征及其发生率:

  1. 啰音,70%

  2. 喘鸣音,34%

D. 支气管扩张症和 COPD 的鉴别有时是困难的,因为两者都可能表现为咳嗽、咳痰、呼吸困难和气流受限。区别的要点如下:

  1. 支气管扩张症患者痰液量大且是慢性的,而 COPD 患者在病情加重时才出现脓痰。

  2. COPD 患者通常有吸烟史。

  3. 由于支气管扩张症患者也会出现气流受限和气道高反应性,所以肺功能检查对鉴别诊断无帮助。

  4. 影像学检查(CT 扫描)可显示支气管扩张症的典型气道改变,具有诊断价值。而 COPD 患者,CT 可能显示或不显示肺实质病变。

治疗

A. 抗生素既可用于疾病发作期的治疗,也可用于慢性感染的控制。

B. 肺部卫生:

  1. 胸部物理疗法:比如改变体位等。

  2. 震荡呼气期正压(positive expiratory pressure,PEP)装置以促进排痰。

  3. 支气管扩张剂、黏液溶解剂和抗炎药可能有作用。

C. 外科手术主要用于治疗气道阻塞,清除受损和慢性感染的肺组织,以及治疗危及生命的咯血。

病例解决方案

A 太太使用了噻托溴铵吸入剂,她说症状有轻微改善。一个月后,增加了 β 受体激动剂吸入。这种联合疗法能更好地控制她的症状。四个月后,她上呼吸道感染时症状急剧加重,她因 COPD 急性加重而入院。

其他重要疾病

结节病

教科书内容回顾

当以肺部症状为主时,二十多岁或三十多岁的患者会出现呼吸困难、咳嗽和 / 或喘息。临床表现可能与哮喘难以区分。由于结节病是一种多系统疾病,它也可能出现皮肤、眼睛、心脏或神经系统受累引起的症状。偶尔也可根据胸部 X 线片诊断出无症状的结节病患者。

疾病要点

A. 结节病是一种多系统炎症性疾病。

B. 结节病的病因尚不清楚,由细胞介导的免疫应答从而形成非干酪样肉芽肿,一般认为结节病患者有遗传倾向,暴露于某些诱发因素而发病。

C. 最常见的受累器官是肺、皮肤、眼睛、心脏和中枢神经系统。

  1. 90% 的患者肺脏受到累及。

    a. 常见的特征是无症状的肝门淋巴结肿大、DLCO 降低的限制性肺病和阻塞性肺疾病。

    b. 患者可能会出现呼吸困难、咳嗽、胸痛或喘息。

  2. 皮肤受累的症状是多种多样的,约 30% 的患者有皮肤受累。

3. 眼睛的任何部位都可能受到结节病的影响，约 25% 的结节病患者有眼睛受累。

4. 心脏结节病：

   a. 在临床上症状通常不明显，常常在尸检时被发现。

   b. 心脏肉瘤可引起晕厥、心力衰竭或猝死。

   c. 结节病是心脏起搏阈值 ≤60，"特发性"二度或三度房室传导阻滞患者的常见原因。

5. 神经系统结节病：

   a. 脑神经受累最常见。

   b. 神经系统结节病的其他常见临床表现：共济失调、认知功能障碍、头痛和癫痫。

   c. 结节病也可累及垂体或脊髓。

循证医学诊断

A. 结节病是依据合理的临床怀疑以及非干酪样肉芽肿的组织学证据进行诊断。

B. 活检：

   1. 任何可触及的病变都可以活检。淋巴结和皮肤活检是最常用的。

   2. 经支气管活检的诊断率为 85%。

C. 患者出现 Lofgren 综合征（结节性红斑、肺门淋巴结肿大和多关节炎）时，结节病的诊断可以确定，通常不需要活检。

D. Siltzbach 分类系统常被用来定义结节病的分期：

   1. 0 期：胸部 X 线片表现正常

   2. 1 期：仅有淋巴结增大

   3. 2 期：淋巴结增大和肺实质病变

   4. 3 期：仅有肺实质病变

   5. 4 期：肺纤维化

E. 血管紧张素转换酶（ACE）水平不敏感且非特异，不建议用于结节病诊断。

治疗

A. 绝大多数结节病患者不需要治疗。

B. 当结节病患者处于临床活动期，则需要治疗。

C. 糖皮质激素仍然是最主要的治疗药物。

D. 甲氨蝶呤和英夫利昔单抗也被认为是有效的，主要用于需要长期治疗的患者。

参考文献

Aaron SD, Vandemheen KL, Fergusson D et al. Tiotropium in combination with placebo, salmeterol, or fluticasone-salmeterol for treatment of chronic obstructive pulmonary disease: a randomized trial. Ann Intern Med. 2007;146(8):545–55.

Aaron SD, Vandemheen KL, FitzGerald JM et al. Reevaluation of diagnosis in adults with physician diagnosed asthma. JAMA. 2017;317(3):269–79.

Bach PB, Brown C, Gelfand SE, McCrory DC. Management of acute exacerbations of chronic obstructive pulmonary disease: a summary and appraisal of published evidence. Ann Intern Med. 2001;134:600–20.

Barker AF. Bronchiectasis. N Engl J Med. 2002;346:1383–93.

Bone RC, Pierce AK, Johnson RL Jr. Controlled oxygen administration in acute respiratory failure in chronic obstructive pulmonary disease: a reappraisal. Am J Med. 1978;65:896–902.

Bohadana A, Izbicki G, and Kraman S. Fundamentals of lung auscultation. N Engl J Med 2014;370:741–51.

Calverley PM, Anderson JA, Celli B et al. Salmeterol and fluticasone propionate and survival in chronic obstructive pulmonary disease. N Engl J Med. 2007;356(8):775–89.

Christopher KL, Wood RP 2nd, Eckert RC, Blager FB, Raney RA, Souhrada JF. Vocal-cord dysfunction presenting as asthma. N Engl J Med. 1983;308:1566–70.

Corren J, Newman KB. Vocal cord dysfunction mimicking bronchial asthma. Postgrad Med. 1992;92:153–6.

Donaldson GC, Law M, Kowlessar B et al. Impact of prolonged exacerbation recovery in chronic obstructive pulmonary disease. Am J Respir Crit Care Med. 2015;192:943–50.

Frantz TD, Rasgon BM, Quesenberry CP Jr. Acute epiglottitis in adults. Analysis of 129 cases. JAMA. 1994;272:1358–60.

Iannuzzi MC, Fontana JR. Sarcoidosis: clinical presentation, immunopathogenesis, and therapeutics. JAMA 2011;305:391–9.

Israel E, Reddel HK. Severe and difficult-to-treat asthma in adults. N Engl J Med 2017;377:965–76.

Kerstjens HA, Engel M, Dahl R et al. Tiotropium in asthma poorly controlled with standard combination therapy. N Engl J Med. 2012;367:1198–207.

Mahler DA, Harver A, Lentine T, Scott JA, Beck K, Schwartzstein RM. Descriptors of breathlessness in cardiorespiratory diseases. Am J Respir Crit Care Med. 1996;154:1357–63.

McGee SR. *Evidence-based physical diagnosis:* 4th edition. Philadelphia, PA: Elsevier Saunders; 2017 National Heart, Lung, and Blood Institute, National Asthma Education and Prevention Program. Expert Panel Report 3: guidelines for the diagnosis and management of asthma: full report 2007. (http://www.nhlbi.nih.gov/guidelines/asthma/asthgdln.pdf.)

Qaseem A, Wilt TJ, Weinberger SE et al. Diagnosis and management of stable chronic obstructive pulmonary disease: a clinical practice guideline update from the American College of Physicians, American College of Chest Physicians, American Thoracic Society, and European Respiratory Society. Ann Intern Med. 2011;155:179–91.

Talley NJ, O'Connor S. *Clinical examination: A systematic guide to physical diagnosis.* 7th ed. Elsevier; 2014.

Turcotte H, Langdeau JB, Bowie DM, Boulet LP. Are questionnaires on respiratory symptoms reliable predictors of airway hyperresponsiveness in athletes and sedentary subjects? J Asthma. 2003;40:71–80.

Global Strategy for the Diagnosis, Management and Prevention of COPD, Global Initiative for Chronic Obstructive Lung Disease (GOLD) 2017 at http://goldcopd.org

Global Initiative for Chronic Obstructive Lung Disease: Diagnosis of diseases of chronic airflow limitation: asthma, COPD and asthma-COPD overlap syndrome (ACOS) 2016. www.ginasthma.org

Shellenberger RA, Balakrishnan B, Avula S et al. Diagnostic value of the physical examination in patients with dyspnea. Cleve Clin J Med. 2017;84:943–50.

Simel DL, Rennie D. *The Rational Clinical Examination: Evidence-Based Clinical Diagnosis.* New York: McGraw Hill; 2009.

Walters JA, Tan DJ, White CJ et al. Different durations of corticosteroid therapy for exacerbations of chronic obstructive pulmonary disease. Cochrane Database Syst Rev. 2014. 2014: Issue 12.

Wedzicha JA, Banerji D et al. Indacaterol-glycopyrronium versus salmeterol-fluticasone for COPD. N Engl J Med. 2016;374:2222–34.

Woodruff PG, Barr RG, Bleecker E et al. Clinical significance of symptoms in smokers with preserved pulmonary function. N Engl J Med. 2016;374:1811–21.

Zhou Y, Zhong N, Li X et al. Tiotropium in early-stage chronic obstructive pulmonary disease. N Engl J Med. 2017;377:923–35.

（厉蓓 译 廖晓阳 校）

索　引

图书在版编目（CIP）数据

从症状到诊断：循证学指导 /（美）斯科特·D. C.
斯登（Scott D. C. Stern）原著；任菁菁主译 . —北
京：人民卫生出版社，2022.12
　ISBN 978-7-117-33405-1

　Ⅰ. ①从⋯　Ⅱ. ①斯⋯②任⋯　Ⅲ. ①诊断学　Ⅳ.
①R44

中国版本图书馆 CIP 数据核字（2022）第 134329 号

| 人卫智网 | www.ipmph.com | 医学教育、学术、考试、健康，购书智慧智能综合服务平台 |
| 人卫官网 | www.pmph.com | 人卫官方资讯发布平台 |

图字：01-2021-3490 号

从症状到诊断：循证学指导
Cong Zhengzhuang dao Zhenduan：Xunzhengxue Zhidao

主　　译：任菁菁
出版发行：人民卫生出版社（中继线 010-59780011）
地　　址：北京市朝阳区潘家园南里 19 号
邮　　编：100021
E - mail：pmph @ pmph.com
购书热线：010-59787592　010-59787584　010-65264830
印　　刷：北京顶佳世纪印刷有限公司
经　　销：新华书店
开　　本：889×1194　1/16　　印张：39
字　　数：1435 千字
版　　次：2022 年 12 月第 1 版
印　　次：2022 年 12 月第 1 次印刷
标准书号：ISBN 978-7-117-33405-1
定　　价：238.00 元
打击盗版举报电话：010-59787491　E-mail：WQ @ pmph.com
质量问题联系电话：010-59787234　E-mail：zhiliang @ pmph.com
数字融合服务电话：4001118166　E-mail：zengzhi @ pmph.com